Richard Krafft-Ebing

Lehrbuch der Psychiatrie

auf klinischer Grundlage für praktische Ärzte und Studierende

Richard Krafft-Ebing

Lehrbuch der Psychiatrie
auf klinischer Grundlage für praktische Ärzte und Studierende

ISBN/EAN: 9783742813053

Hergestellt in Europa, USA, Kanada, Australien, Japan

Cover: Foto ©Lupo / pixelio.de

Manufactured and distributed by brebook publishing software
(www.brebook.com)

Richard Krafft-Ebing

Lehrbuch der Psychiatrie

LEHRBUCH

DER

PSYCHIATRIE

AUF KLINISCHER GRUNDLAGE

FÜR

PRAKTISCHE ÄRZTE UND STUDIRENDE

VON

DR. R. v. KRAFFT-EBING,
K. K. O. Ö. PROFESSOR DER PSYCHIATRIE UND DER NERVENKRANKHEITEN AN DER UNIVERSITÄT WIEN.

Vierte theilweise umgearbeitete Auflage.

STUTTGART.
VERLAG VON FERDINAND ENKE.
1890.

Vorwort.

Die vorliegende 4. Auflage folgt den Traditionen ihrer Vorgängerinnen, insofern das Lehrbuch des Verfassers ein brauchbarer Führer auf dem schwierigen Gebiet psychiatrischen Studiums und Wissens für den Hörer der Klinik sowie für den ärztlichen Praktiker sein soll. Klare verständliche Sprache, thunliche Vermeidung von theoretischen Erörterungen und von Hypothesen, Hervorhebung dessen, was die Psychiatrie als mehr weniger gesicherten Besitz aufweist, systematische übersichtliche Ordnung des wissenschaftlichen Materials waren bei dem Versuch, jener Aufgabe gerecht zu werden, die leitenden Gesichtspunkte.

Es ist wohl in der Eigenartigkeit des Wissensgebietes und der Unvollkommenheit seines Ausbaus begründet, dass psychiatrische Lehrbücher ein mehr weniger subjektives Gepräge an sich tragen. Das vorliegende Lehrbuch steht auf dem Boden 25jähriger Erfahrung am Krankenbett und zeichnet Krankheitsbilder, wie sie die Erfahrung dem Verfasser erscheinen liess. Die vielfache Uebereinstimmung mit dem, was Andere beobachtet haben, dürfte eine Gewähr dafür sein, dass im Allgemeinen richtig beobachtet wurde und dass in der verwirrenden Mannigfaltigkeit der Erscheinungen, wie sie die Klinik der „Krankheiten der Person" aufweist, dennoch Gesetzmässigkeit besteht und empirisch klare Krankheitsbilder sich herausarbeiten lassen.

Die Aenderungen in der Klassifikation werden hoffentlich sich als ein Fortschritt erweisen. Den Erweiterungen psychiatrischen Wissens seit dem letzten Erscheinen des Buches wurde gewissenhaft Rechnung getragen.

Umgearbeitet sind der Abschnitt über die Wahnideen sowie das Krankheitsbild der Paranoia.

Neu aufgenommen ist der periodische Wahnsinn.

Als neue Krankengeschichten sind zu verzeichnen Beob. 43, 44, 45, 47, 55.

Möge das Buch auch in seiner neuen Gestalt sich Freunde erwerben!

Wien, im Juni 1890.

Der Verfasser.

Inhaltsverzeichniss.

Erstes Buch.

Einführung in das Studium der Psychiatrie.

Zweites Buch.

Die allgemeine Pathologie und Therapie des Irreseins.

Drittes Buch.

Die specielle Pathologie und Therapie des Irreseins.

Verzeichniss der Krankengeschichten.

Erstes Buch.

Einführung in das Studium der Psychiatrie.

Abschnitt I.

Forschungsgebiet und Hilfswissenschaften.

Capitel I.

Begriff und Wesen psychischer Krankheit.

Die klinische Psychiatrie ist eine Erfahrungswissenschaft und Theilgebiet der Gehirn- und Nervenpathologie.

Ihr Forschungsobjekt sind die Bedingungen und Erscheinungen, unter welchen die psychischen Funktionen eine Abweichung von der Norm erfahren, sowie die Ermittlung der Wege, auf welchen eine Zurückführung der gestörten Funktionen zur Norm angestrebt werden kann. Diese Hirnkrankheiten mit vorwaltenden Störungen der psychischen Funktion nennt man auch Krankheiten der Seele oder Seelenkrankheiten. Der heutigen Psychiatrie als Naturwissenschaft mit empirischer Forschungsmethode liegt der Streit über das Wesen der Seele vollkommen fern. Für sie ist dieses Wort nur der Inbegriff der psychischen Funktionen in der Zeitdauer individueller Existenz. Was es mit der Seele für eine Bewandtniss hat, bevor sie sich funktionell äussert und ob und wie die Seele nach dem Erlöschen des Lebens des Leibes fortbesteht, dies zu ergründen überlässt sie der Metaphysik und der Theologie.

Besser als der Ausdruck „Krankheiten der Seele" ist der nichts präjudicirende, weil streng objektive und naturwissenschaftliche des „Irreseins" als Forschungsobjekts der Psychiatrie.

Die naturwissenschaftliche Auffassung der Seele als einer funktionellen Erscheinung in der Zeitdauer individuellen Daseins führt nothwendig zur Frage nach dem Ort, an welchen im Körper das Vonstattengehen der psychischen Funktionen gebunden ist, zur Frage nach dem Organ der „Seele“.

Capitel 2.

Das Organ der psychischen Funktionen. Anatomische Vorbegriffe.

Als das Organ der psychischen Verrichtungen spricht die naturwissenschaftliche Forschung die Rinde des Grosshirns an, unbeschadet der übrigen Theile des Centralnervensystems und der peripheren Nerven als der Leitungsbahnen und untergeordneten Mechanismen für Zustandekommen und Ablauf der psychischen Vorgänge.

Die Berechtigung zur Erklärung der Grosshirnrinde für den Ort des Zustandekommens der psychischen Funktionen im engeren Sinne gewinnt die Wissenschaft aus einer Fülle von Thatsachen der descriptiven und mikroskopischen Anatomie des menschlichen Gehirns, der vergleichenden Anatomie, der Pathologie, und vor Allem aus neueren Forschungen der Physiologie, die als den ausschliesslichen Ort, wo Wahrnehmungen entstehen und Impulse zu Willkürbewegung ausgelöst werden, die Gehirnrinde erweist.

In dieser haften zugleich als Residuen früherer Empfindung, Wahrnehmung und Willkürbewegung „Erinnerungsbilder“. Da aber alle geistige Leistung aus sinnlicher Wahrnehmung entspringt und an solche anknüpft, kann die Werkstätte des Denkens (Wahrnehmung als Verschmelzung eines neuen Sinneseindrucks mit dem Erinnerungsbild eines früheren, Gedächtniss als Wiederhervorrufung von Erinnerungsbildern, Intelligenz als associative Verwerthung disparater Erinnerungsbilder) nur die Gehirnrinde sein. Dass mindestens die Grosshirnhemisphären die Stätte sind, innerhalb welcher die psychischen Funktionen zu Stande kommen, lehrte schon längst die vergleichende Anatomie, indem sie nachwies, dass das relative Verhältniss zwischen Grosshirnhemisphären und Ganglien der Basis (Vierhügel) zu Gunsten jener in dem Masse proportional steigt, als die psychischen Leistungen der verschiedenen Species vollkommenere werden.

Schon Johannes Müller hat von vergleichend anatomischer Seite diesen Nachweis erbracht.

So sind z. B. beim Frosch die Vierhügel die massigsten Theile des Grosshirns und weitaus überwiegend über die Hemisphären, die kaum an sie hinreichen.

Bei der Schildkröte erreichen die schon mehr entwickelten Hemisphären bereits die Vierhügel; beim Huhn reichen jene bereits bis zum Kleinhirn und bedecken die

Vierhügel theilweise. Beim Hund sind diese schon verhältnissmässig klein und vollständig von den Hemisphären bedeckt.

Eine interessante Bestätigung dieser Thatsache hat Meynert[1]) gefunden, indem er das proportionale Verhältniss zwischen Fuss und Haube der Grosshirnschenkel, durch die Thierreihe zum Menschen aufwärts, der relativen Entwicklung, in welcher Hemisphäre und Mesocephalon zu einander stehen, entsprechend fand. Er constatirte, dass in demselben Masse, als die Hemisphären zunehmen, auch der Querschnitt des Fusses (direkte Vorderhirnbahn und Leitungsbahn der Willkürbewegungen) sich entwickelt zeigt und dass der Querschnitt der Haube der Grosshirnschenkel (direkte Bahn zum Mesocephalon), entsprechend der Abnahme der Masse der Vier- und Sehhügel, sich vermindert.

Diese Thatsachen der vergleichenden Anatomie gestatten den Schluss, dass die Entwicklung eines Hirntheils in entsprechendem Verhältniss zur physiologischen Bedeutung desselben für die betreffende Species steht.

Als Beweis für diese Annahme können die grossen Lobi olfactorii bei gewissen, durch Schärfe des Geruchssinns hervorragenden Thieren gelten gegenüber ihrer Kleinheit beim Menschen, in dessen geistigem Leben Geruchsempfindungen eine untergeordnete Rolle spielen. Bemerkenswerth ist ferner die bedeutende relative Entwicklung der Vierhügel bei den durch Schärfe des Gesichtssinns ausgezeichneten Vögeln.

Beim vergleichenden Studium der Grosshirnhemisphären der verschiedenen Stufen der Säugethiere ergibt sich uns, dass die hervorragende Entwicklung dieser ganz besonders das Vorderhirn betrifft und dass ferner die um die Fossa Sylvii herumgelagerten Hirnwindungen, welche die Physiologie und Pathologie bestimmt als den Sitz des Sprachvermögens kennen lehren, eine ganz besondere Ausbildung beim Menschen erfahren.

Von ausgezeichneten Forschern (Meynert u. A.) wird desshalb das Vorderhirn als das wesentliche Organ der psychischen Funktion (Bewusstsein, Willkür) bezeichnet.

Die hervorragende Bedeutung des Vorderhirns für den Intellekt ergibt sich unter Anderem ferner aus der proportionalen Zunahme seiner Masse, je höher geistig stehend Race und Individuen sind, ferner aus Meynert's Hirnwägungen bei den Sektionen Geisteskranker, wonach vorwiegend das Stirnhirn Verluste erleidet.

Die Oberfläche des Gehirns erscheint gelappt, gefurcht[2]) und ein Vergleich der Hirnoberfläche des Menschen und der der verschiedenen Säugethiere lehrt, dass neben einer fortschreitend massigeren Entwicklung des Vorderhirns eine immer reichere Lappung und Furchung seiner Ober-

[1]) Sitzungsbericht der Wiener Academie LX, 2. Abth. 1869.

[2]) Ecker, Hirnwindungen des Menschen, 1869; Huguenin, Allgem. Pathologie der Krankheiten des Nervensystems, 1873; Pansch, Die Furchen und Wülste am Grosshirn des Menschen. Berlin 1878.

fläche platzgreift, je höher die psychische Entwicklung in den verschiedenen Species der Thierreihe sich erweist.

Es lässt sich so eine fortlaufende Reihe von Hirnorganisationen, die von den einfachsten bis zu den vollkommensten Typen fortschreiten, aufstellen, eine Erkenntniss, die von Gratiolet gewonnen und erfolgreich verwerthet wurde.

Die niederste Stufe unter den Säugethieren, bei welchen überhaupt erst Windungen auftreten, nehmen die Insektenfresser, Nager, Fledermäuse etc. ein. Die ganze Furchung beschränkt sich bei ihnen auf die Bildung der Sylvischen Spalte. Bei Lepus, Castor etc. findet sich ausserdem ein longitudinaler, der Grosshirnspalte paralleler Sulcus.

Bei Fuchs, Hund, Wolf treten auf jeder Hemisphäre drei bogenförmig um die Sylvische Spalte herumgelegte Sulci auf, wodurch vier Windungen geschaffen werden.

Da auch die Furchung des menschlichen Fötus in dieser Form zuerst auftritt und da diese Windungen die Grundlage der Windungssysteme aller folgenden Thierclassen bilden, hat man sie Urwindungen genannt. Vom Elephant an aufwärts zeigt das Gehirn einen höheren Typus, insofern eine grosse, von der Grosshirnspalte auf dem Scheitel entspringende und bis gegen die Fossa Sylvii sich erstreckende Furche auftritt, die also alle von dem Stirn- zum Schläfenhirn verlaufenden, d. h. um die Fossa Sylvii herumgelegten Urwindungen quer durchschneidet. Es ist dies die Fissura Rolandi. Durch sie wird die Hirnrinde in zwei neue Windungszüge zerlegt, die vordere und die hintere Centralwindung. Beim Hirn der höher stehenden Affen treten noch zwei neue Spalten auf, die Fissura occipitalis, eine tiefe Furche, die von der Fissura longitudinalis aus einschneidet, sich in einem nach hinten convexen Bogen über die Hirnoberfläche nach aussen hinzieht und beinahe die occipitale Spitze der Hemisphäre wegschneidet, endlich der Sulcus hippocampi, eine weiter nach hinten, näher der Hinterhauptsspitze einschneidende Spalte.

Die Furchung der menschlichen Hirnoberfläche folgt demselben Schema wie bei den Affen und höheren Raubthieren, nur finden sich noch eine Reihe secundärer, individuell verschiedener Ausfältelungen dieser Primärfurchen und erreichen die Stirnlappen eine Entwicklung, wie sie keiner der vorausgehenden Stufen zukommt.

Die Bedeutung dieser Furchen ergibt sich daraus, dass sie mit grauer Rinde belegt sind. Je reicher ausgefältelt und gefurcht eine Gehirnoberfläche ist, um so grösser wird ihre räumliche Ausdehnung, um so reicher das Gehirn an grauer Substanz.

Die Annahme liegt nahe, dass mit der Zunahme an grauer Substanz die parallel damit einhergehende Zunahme psychischer Potenz in Zusammenhang stehe.

Diese aus Thatsachen der vergleichenden Anatomie und Psychologie sich aufdrängende Erkenntniss findet Stützen in Thatsachen der Anthropologie und menschlichen Psychologie, insofern, je höher stehend die Race, um so vollkommener und windungsreicher die Hirnoberfläche ihrer Repräsentanten wird. Aber auch bei Individuen derselben Race zeigt sich diese Beziehung zwischen Masse der Hirnrinde und Intellekt, insofern grössere geistige Begabung mit einem entsprechend grösseren Reichthum an secundären und tertiären Windungen, namentlich am Vorderhirn, einhergeht. So lehrt auch die Entwicklungsgeschichte, dass die Differenzirung der Furchen und Windungen der Hirnoberfläche des Neugeborenen eine höchst unvollkommene ist und, gleichen Schritt haltend mit der fortschreitenden Entwicklung der Intelligenz, erst um das 21. Lebensjahr ihren vollständigen Abschluss findet.

Wir lernen die Bedeutung der Hirnwindungen endlich bei gewissen Idiotengehirnen erkennen, bei denen nur eine grosse Armuth an Hirnwindungen, ein Stehengebliebensein derselben auf nahezu fötaler Entwicklungsstufe als Substrat der geistigen Nullität aufgefunden wird. Die Struktur [1]) der Grosshirnrinde ist eine äusserst verwickelte. 500—800 Millionen Ganglienzellen, nach Meynert's Schätzung, sind hier in einem bindegewebigen Stroma von grossem Blutreichthum eingebettet. Wahrscheinlich sind diese Millionen von Zellen unter einander verbunden. Jedenfalls stehen Territorien von funktionell zusammengehörigen Zellengruppen, überhaupt ganze Windungszüge der Hirnrinde mit einander in Verbindung durch bogenförmig von Windung zu Windung verlaufende Fasern (fibrae arcuatae Arnoldi — Meynert's Associationsfasern).

Ausserdem vermitteln quer zwischen den beiden Hemisphären sich erstreckende und in sie ausstrahlende Fasersysteme (Commissuren) den Zusammenhang zwischen den beiden Gehirnhälften. Es ist wahrscheinlich, dass von jeder Ganglienzelle der Hirnrinde ein Fortsatz aus- und in den Axencylinder einer Nervenröhre übergeht.

Diese Nervenröhren sammeln sich zu theilweise durch Abfaserung am gehärteten Gehirn verfolgbaren Fasern und Bündeln.

Thatsachen der sogenannten secundären Degeneration bei lokalisirten Erkrankungen und die schönen Untersuchungen von Flechsig, wonach die verschiedenen Faserzüge in zeitlich verschiedenen Abschnitten des fötalen und des kindlichen Lebens ihre Markscheiden erhalten, ergänzen die Resultate der grob-anatomischen Abfaserung. Auch durch Gudden's Vivisectionen (Atrophirung bestimmter Faserzüge nach Zerstörung von bestimmten Hirnabschnitten) wird die anatomische Verbindung mit und die funktionelle Zugehörigkeit zu bestimmten Abschnitten der Gehirnoberfläche nachgewiesen.

Entsprechend seiner grossen Arbeitsleistung bedarf das Gehirn und speciell die Gehirnrinde einer ausgiebigen und ungehinderten Zufuhr von Blut und günstiger Abfuhrbedingungen.

---

[1]) Meynert, Vierteljahrsschrift für Psychiatrie 1867, Heft 1; ferner in Stricker's Lehre von den Geweben p. 703; Jahrb. für Psychiatrie II, Heft 2 und 3; Archiv für Psychiatrie IV und Klin. Psychiatrie (Lehrbuch).

Das hauptsächliche Gefässgebiet[1]) für die Zufuhr des Bluts zum Gehirn sind die Carotiden.

Die Carotis spaltet sich nach ihrem Durchtritt durch den Sinus cavernosus in die Arteria cerebri anterior (s. Corporis callosi) für die untere und mediale Fläche des Stirnlappens, indem sie sich in 3 Aeste (a. für 2. und 3. Frontalwindung, b. für Balkenwindung, Balken, 1. und 2. Stirnwindung, oberes Ende der vorderen Centralwindung und Lob. paracentralis; c. für Lob. quadratus) theilt, und in die Arteria cerebri media (s. Fissurae Sylvii). Diese versorgt den Rest des Stirnlappens und den ganzen Parietallappen, indem sie in 4 Aeste sich auflöst (nach Duret's Terminologie a. Frontalis ant. inf. für die 3. Stirnwindung; b. Parietalis ant. für die vordere Centralwindung; c. Parietalis post. für die hintere Centralwindung; d. für die gekrümmte und die 1. Schläfenwindung).

Für die übrigen Lappen (untere Fläche des Grosshirns, Occipitallappen, Schläfenwindungen) liefert das Blut die aus der Arteria basilaris (Vertebralarteriengebiet) entspringende Arteria cerebri post. s. profunda mit 3 Aesten (a. für Gyr. uncinatus, b. für untere Schläfenwindung und Lob. fusiformis, c. für Lob. lingualis, Cuneus und Occipitallappen).

Diese 3 Hauptarterien (A. cerebri anterior, media und posterior) verlaufen vom Ursprung an der Basis aus anfangs in dem subarachnoidealen Raum, später in der Pia, ohne (nach Duret) regelmässige Anastomosen unter einander zu bilden. Sie verästeln sich büschelförmig und senden von der Innenfläche der Pia aus senkrecht in die Hirnrinde sich einsenkende Ernährungsarterien, die, im Gegensatz zu den Endarterien der Basis, schon bald nach ihrem Ursprung capillaren Bau annehmen. Ein Theil dieser Gefässe endigt schon in der Corticalis, keilförmige Gefässmaschen daselbst bildend. Die nicht in der Gehirnrinde endigenden Gefässe dringen 3—4 cm in den Stabkranz ein (medulläre Arterien). Jede Gehirnwindung weist deren etwa 12—15 auf. Diese medullären Arteriolen anastomosiren nur wenig unter einander und gar nicht mit den Endausbreitungen des aus den Ganglien der Hirnbasis sich bis zum Hirnmantel herauf erstreckenden Gefässgebiets. Dadurch dass die Gefässvertheilung regionär gesondert, relativ selbständig für die verschiedenen Hirntheile ist, wird dem Auftreten umschriebener Hyperämien (z. B. Cortex im Gegensatz zu den Ganglien der Basis) Vorschub geleistet und selbst das Eintreten umschriebener (funktioneller) Hyperämien ermöglicht. Ein besonderer Schutz scheint der Hirnrinde gegen fluxionäre Hyperämien dadurch gewährleistet, dass, wie schon Schröder van der Kolk fand und Heubner neuerlich bestätigte, ein grosser Theil der Piaarterien direkt in Venen übergeht (derivatives Gefässnetz im Gegensatz zum nutritiven der Gehirnrinde). Dadurch wird die Möglichkeit gegeben, dass ein Gefäss-

[1]) Duret, Progrès médical 1873, Jan., Febr., Nov., und Arch. de physiol. 1874; Heubner, Die luet. Erkrankung der Hirnarterien. 1874; Nothnagel, Ziemssen's Handb. 1876, XI.

sturm, unschädlich für die Hirnrinde, über dieser in der Pia dahinbraust. Der Rückfluss des venösen Hirnbluts findet durch die Sinus der Dura mater statt. Die wichtigsten sind der Sinus transversus, der via Sinus longitud. das Venenblut der Hirnoberfläche aufnimmt, und der Sinus rectus, der via Vena magna Galeni das Blut aus den Ventrikelflächen und überhaupt dem Inneren des Gehirns abführt.

Von grosser Wichtigkeit ist die Kenntniss der Abfuhrkanäle für die Stoffwechselprodukte. Erst die Neuzeit (Key und Retzius [1]), Schwalbe [2]) hat bezüglich der Lymphbahnen des Gehirns die erwünschte Klarheit gebracht.

Es kann keinem Zweifel mehr unterworfen sein, dass das ganze Gehirn von Lymphräumen durchzogen, sozusagen drainirt ist und dass diese unter einander und, theils direkt theils indirekt, mit den Lymphräumen in der Umgebung des Gehirns communiciren.

Intracerebrale Lymphräume lassen sich sowohl um die Ganglienzellen als auch um die Gefässe (perivasculäre oder adventitielle Saftbahnen zwischen Advenditia und Media) nachweisen. Die Abfuhr aus diesen Räumen besorgen mit den Venen der Pia verlaufende Lymphbahnen, die in den tiefen Halsdrüsen und im Tract. lymphat. jugularis münden. Als epicerebrale Lymphräume sind ein subduraler, an der inneren Fläche der Dura, zwischen dieser und der äusseren Endothelschichte der Arachnoidea, und ein Arachnoidealraum, zwischen Arachnoidea und Pia, sichergestellt.

Der Subduralraum hat nur die Bedeutung eines capillaren. Vermittelst der Pacchionischen Granulationen (Appendices der Venensinus) communicirt er mit den Sinus und den Diploevenen. Der Arachnoidealraum stellt einen mit Lymphe gefüllten Sack dar, der mit einem Maschenwerk versehen ist, gebildet dadurch, dass Arachnoidea und Pia durch ein Netzwerk locker an einander geheftet sind. Nur an der Gehirnbasis sind diese Maschen sehr gross und stellen förmliche Cysten („Cisternen" — Key und Retzius) dar.

Der Arachnoidealraum communicirt mit den Ventrikeln und mit den Nervenscheiden des Opticus und des Acusticus (dadurch zugleich mit der perilymphatischen Flüssigkeit des Labyrinths). Subduraler und arachnoidealer Raum stehen in keiner direkten Communication mit einander. Bei bedeutender Drucksteigerung kann jedoch das subarachnoideale Serum durch Filtration in den subduralen Raum und von da in die Sinus und Venen gelangen.

---

[1]) Studien zur Anatomie des Nervensystems. Stockholm 1875—78.

[2]) Archiv für die gesammte Physiologie, XIII. XIV.

Capitel 3.

Physiologische Vorbemerkungen [1]).

Die Hirnrinde ist, wie im vorigen Capitel besprochen wurde, histologisch durch grossen Reichthum an Ganglienzellen ausgezeichnet. Da überall, wo im Centralnervensystem eigenartige Funktionsleistungen ausgelöst werden, eine Anhäufung grauer, an Ganglienzellen reicher Substanz zu finden ist, war die graue Hirnrinde schon längst Gegenstand der Forschung und auch der Speculation. Bis auf die neuere Zeit galt die Annahme, dass die verschiedenen Abschnitte der Hirnrinde einander funktionell gleichwerthig seien und einander ersetzen könnten.

Mit dieser von Flourens, Vulpian, Schiff u. A. vertretenen Anschauung stimmte nicht der Broca'sche Nachweis von der Lokalisation des Sprachvermögens an einer bestimmten Stelle der Gehirnrinde.

Aber auch morphologische Unterschiede des Baues derselben (Meynert) deuteten auf eine regionär funktionelle Differenz der Leistung hin.

So fand schon Betz 1874 (Centralbl. f. d. med. Wissenschaft p. 578) analog den Formunterschieden der physiologisch jedenfalls höchst differenten Ganglienzellen der Vorder- und Hinterhörner des Rückenmarks auffällig grosse Ganglienzellen („Riesenzellen") in der Rinde des Stirnhirns, kleine, mehr denen der Hinterhörner des Rückenmarks entsprechende in der des Scheitel- und Hinterhauptslappens.

Die Betz'schen Riesenzellen sind überdies im Gehirn der kleinen Kinder höchst spärlich zu finden und entwickeln sich massig erst im Verlauf der Ausbildung des Gehirns. Interessant ist ferner Soltmann's Entdeckung (Jahrb. f. Kinderkrankheiten N. F. IX), wonach die Rindenfelder, in welchen diese Zellen vorzugsweise vorkommen, bei ganz jungen Thieren experimentell sich noch unerregbar erweisen und erst später im Sinne ihrer specifischen Funktion (s. u.) erregbar werden. Für eine funktionelle Ungleichartigkeit der Hirnrinde sprach endlich der Umstand, dass die Bahnen der willkürlichen Muskelinnervation ihren Ausgangspunkt im Stirnhirn, die sensorischen Bahnen ihre Endigung ausschliesslich im Hinterhauptshirn und in angrenzenden Bezirken des Scheitelhirns finden.

Den epochemachenden experimentellen Forschungen von Fritsch, Hitzig, Ferrier, Munk u. A. an Thieren, womit zahlreiche pathologische Befunde am Menschengehirn in Einklang stehen, ist es zu danken, dass

[1]) Exner, Hermann's Handb. der Physiol. Bd. II, Thl. II, p. 192; Munk, Gad, Eulenburg's Realencyklopädie 2. Aufl., Art. Gehirn; Hitzig, Untersuchungen über das Gehirn. Berlin 1874; Ferrier, Die Funktionen des Gehirns, übers. von Obersteiner 1879; Munk, Ueber die Funktionen der Gehirnrinde. Berlin 1881.

wir heute über die Funktionen der Hirnrinde und deren regionär verschiedene Bedeutung und Leistung einigermassen orientirt sind. Dass diese Forschungen der Experimentalphysiologie für die menschliche Gehirnpathologie aber nicht ohne Weiteres gültig sein können und cum grano salis, namentlich für das Studium der psychischen Funktionen, verwerthet werden müssen, lässt sich, angesichts der Thatsache, dass Bau und Funktionen des Thierhirns grundverschieden von denen der Menschen sind, nicht bestreiten.

Immerhin sind die Erfahrungen über umschriebene Rindenreizung oder Zerstörung, namentlich wenn sie an höherstehenden Thieren (Hunden, Affen) gemacht und mit reinen Fällen von Heerderkrankung der menschlichen Pathologie verglichen werden, als die Fundamente einer Physiologie der Hirnrinde zu betrachten. Hervorragend bezüglich Vollendung der Technik und der Schärfe der Deutung der experimentellen Ergebnisse stehen jedenfalls die Forschungen Munk's da, deren Resultate hier kurz angedeutet werden mögen.

Die motorischen Rindenfelder.

Wie schon Fritsch-Hitzig und Ferrier fanden, bewirkt (elektrische) Reizung der Region der Rolando'schen Furche (Gyr. centralis anterior, posterior, Lob. paracentralis und angrenzende Partien des Präcuneus) Bewegung gewisser Muskelgruppen. So bewirkte Reizung im unteren Drittel der Centralwindungen Muskelcontraction im Gebiet des N. facialis und hypoglossus, im mittleren Drittel solche des Arms, im oberen Drittel und auf der medialen Fläche solche der Fussmuskeln.

Stärkere Reizung dieser motorischen Rindenfelder bewirkt Convulsionen in den betreffenden Muskelgruppen bis zu (wohl durch Irradiation des Reizes erklärbaren) allgemeinen Convulsionen. Zerstörung jener Territorien bedingt Aufhebung der Willkürbewegung in den betreffenden Muskelgebieten, während die Mit- und die Reflexbewegung erhalten sein können, jedoch fallen dann die Mitbewegungen ungeschickt aus.

Unter Aether-Chloral-Choroformintoxication verlieren die betreffenden Regionen ihre Ansprucbsfähigkeit für Reize. Auf Grund dieser Thatsachen hielt man die betreffenden Regionen für die Centra der willkürlichen Innervation, für die Angriffspunkte des „Willens“, für psychomotorische Centren. Mit der Lähmung besteht aber auch zugleich ein sensorischer Ausfall, der Verlust des Bewusstseins der Lage der betreffenden Glieder. Dieselbe Erfahrung hat man wiederholt bei corticalen Lähmungen am Menschen gemacht.

Erwägt man, dass keine Thatsachen dafür sprechen, dass die Hirnrinde andere psychische Funktion vermittle als Empfindung (Meynert), im weiteren Sinn Wahrnehmung und Vorstellungen früherer Wahrnehmung, so liegt es nahe, den motorischen Ausfall auf den sensorischen zu beziehen und aus diesem zu erklären.

Die Lehre von den Willkürbewegungen und die Erklärung ihres Ausfalls bezw. Zustandekommens würde sich nach Munk folgendermassen gestalten:

Die Ursache sogen. willkürlicher Bewegungen sind Bewegungsvorstellungen (Residuen, Erinnerungsbilder früherer Bewegungsakte, nach Meynert ursprünglich entstanden aus den Innervationsgefühlen von in subcorticalen Centren, wahrscheinlich Thalamus opticus, ausgelösten Reflexbewegungen). Das Eintreten jener Bewegungsvorstellungen in genügender Reizstärke ruft die betreffende („willkürliche") Bewegung hervor, sofern nicht anderswoher eine Hemmung erfolgt.

Der Ausfall der willkürlichen (erlernten) Bewegungen nach Exstirpation gewisser Rindenterritorien erklärt sich nach Munk aus dem Verlust der betreffenden Gefühls- und Bewegungsvorstellungen (Seelenlähmung d. h. Seelengefühllosigkeit und Seelenbewegungslosigkeit).

Thatsächlich lieferte der genannte Forscher den Nachweis, dass die sogen. motorischen Rindenfelder Centralstätten für den Gefühlssinn (Berührungs-, Druck-, Muskelgefühle nebst den betreffenden Lokalzeichen) und für die aus den Gefühlen hervorgehenden Bewegungs- und Tastvorstellungen sind. Er wies ferner nach, dass Exstirpation der gedachten Rindenfelder immer zum Verlust dieser Vorstellungen, bei ausgebreiteter Zerstörung sogar zum bleibenden Verlust aller Gefühle und Gefühlsvorstellungen (Rindenlähmung, Rindenbewegungs- und Rindengefühllosigkeit) führt.

Es handelt sich nach dieser Darlegung, beim Ausfall der Willkürbewegung nach Exstirpation von sogen. motorischen Rindengebieten, um Ausfall der Erinnerungsbilder früherer Bewegungen und diese Rindenterritorien wären als sensorische anzusprechen. Die ungeschickte Ausführung der etwa noch erhaltenen Mitbewegungen erklärt sich durch den Ausfall sie controllirender, regulirender Muskelgefühle und Tastvorstellungen.

Die Willkür-Bahnen, auf welchen die „Willensinnervation" der Centren zu den Muskeln geleitet wird, laufen von den betreffenden Rindenfeldern durch den Stabkranz, gehen wahrscheinlich keine Verbindung mit den Ganglien der Basis ein, passiren die vorderen zwei Drittel des hinteren Schenkels der Capsula interna, erscheinen im mittleren Drittel des Fusses des Hirnschenkels, steigen abwärts zu den Pyramiden (im Pons möglicherweise durch Ganglienzellenherde unterbrochen), kreuzen sich daselbst mit denen der anderen Hirnhälfte, laufen vorwiegend in den Seitensträngen des Rückenmarks abwärts, durchsetzen die Vorderhörner und treten durch die Vorderwurzeln zu den Muskeln. Die Leitungsbahnen für die unwillkürliche Innervation (Reflexbahnen) gehen von den corticalen Feldern zu Seh- und Vierhügeln, laufen in der Haube des Hirnschenkels, nehmen nicht Theil an der Pyramidenkreuzung, durchziehen in den Türkschen Strängen das Rückenmark, welches sie durch die Vorderwurzeln verlassen.

Die Bahn der Empfindungsnerven des Rumpfs und der Extremitäten läuft, nach Einstrahlung dieser Nerven durch die hinteren Wurzeln in den Hinter(seiten)strängen und Hinterhörnern des Rückenmarks, bald nach dem Eintritt in dieses (wie die Brown-Sequard'sche Halbseitenläsion erweist) sich kreuzend. Höher oben findet sich die sensorische Bahn in den Fasciculi graciles und cuneati, dann in der Haube des Hirnschenkels (vom Fuss durch die Substantia nigra geschieden). Von da zieht sie durch das hintere Drittel des hinteren Schenkels der Capsula interna, an welcher Stelle auch sämmtliche Bahnen für die Sinnesnerven und die sensiblen Trigeminusnerven zusammentreffen („Carrefour sensitif"), durch den Stabkranz zur Rinde des Scheitelhirns.

Die Rindenfelder für die Wahrnehmung.

Munk's Sehregion. Nachdem schon Panizza (1856) durch Zerstörung von Partien der Hirnrinde und durch Constatirung von secundärer Atrophie derselben Partien nach Enucleation des Augapfels beim Hund zur Vermuthung gelangt war, dass das Centrum für die Gesichtswahrnehmung in der Gegend der hinteren Grosshirnwindungen gelegen sei und nachdem Ferrier dasselbe im Occipitallappen nachgewiesen hatte, erkannte und demonstrirte Munk diese Region als den Sitz der optischen Erinnerungsbilder und lieferte den Nachweis, dass Zerstörung des Occipitallappens nahe seiner hinteren oberen Spitze (Seelen-)Blindheit für die vom Auge der contralateralen Seite stammenden Eindrücke bedinge. Die Thiere sahen noch, aber es verbanden sich keine Erinnerungsvorstellungen mit ihrem Sehen. Die Thiere zogen keine Schlüsse aus den ihnen zu Theil gewordenen optischen Bildern, weil diese für sie unverständlich waren. Sie waren in den Zustand der frühesten Jugend zurückversetzt, insofern die Erinnerungsbilder, welche die Anschauungsbilder als Residuen hinterlassen hatten, durch Wegfall der sie bewahrenden und zur Wiederhervorrufung befähigten Ganglienzellengruppen in Verlust gerathen waren. Das Anschauungsbild erschien damit als eine ganz neue unbekannte Wahrnehmung und es bedurfte der Schaffung neuer Erinnerungsbilder, die wenigstens beim Hund möglich ist, falls die Zerstörung der corticalen Sehsphäre nicht allzu gross ausfiel.

Die Opticusbahnen kreuzen sich nur theilweise im Chiasma und zwar die inneren Fasern. Die Sehbahn geht im Tract. opticus, nächst den Corpp. geniculata, durch den Stabkranz zur lateralen Oberfläche des Occipitallappens. Ob Fasern des Tract. opticus, die thatsächlich in die äusseren Corpp. geniculata sowie in Seh- und Streifenhügel einstrahlen, daselbst eine Unterbrechung erfahren, ist noch ungewiss.

Sicher durch das Thierexperiment erwiesen ist, dass beschränkte Zerstörung der Sehsphären beider Occipitallappen Seelenblindheit, ausgebreitete, aber Rindenblindheit hervorruft. Einseitige Läsion des Occipitalhirns setzt Funktionsausfall (Hemianopie) auf den der Verletzung gleichseitigen Hälften der beiden Retinae, also bei Zerstörung der rechten Occipitalrinde Funktionsausfall der rechten Hälfte jeder Retina. Denselben Erfolg muss Zerstörung der Opticusbahn im Gehirn oder auch des Tract. opticus dexter haben.

Hörregion und Sprachcentrum. Das Hörcentrum suchte und fand Ferrier im Schläfelappen. Munk wies nach, dass dasselbe in der Gegend der unteren Spitze des Temporallappens (Gyr. temporal. sup. et medius) vorhanden ist, insofern Zerstörung dieser Rindenpartie Seelentaubheit bedingt. Die derart verstümmelten Thiere hörten noch, aber sie verstanden nicht das Gehörte. Analoge Erfahrungen hat man bei Menschen gemacht, insofern Zerstörung der Spitze des Schläfelappens sie zwar nicht der Hörfähigkeit beraubte, wohl aber der Fähigkeit das Gehörte zu verstehen. Die sonst geläufige Sprache war ihnen nicht mehr verständlich.

Die Acusticusbahn zieht von den Kernen der Rautengrube aufwärts durch die Brücke (?). Ihre Fasern kreuzen sich früh, laufen dann in den oberen Partien der Haube zum Carrefour sensitif und von da zur Spitze des Schläfelappens.

Die von den Acusticuskernen in der Rautengrube zum Kleinhirn ziehenden Fasern sind wahrscheinlich Labyrinthfasern des Acusticus und helfen die Funktion der Erhaltung des Gleichgewichts, die dem Cerebellum zugeschrieben wird, vermitteln.

Da die Kreuzung der Acusticusbahnen eine vollständige ist, entsteht durch einseitige Zerstörung der Hörsphäre contralaterale (Rinden-)Taubheit. Das Hörcentrum ist das sensorische Centrum für die Sprache und sein Untergang, bevor Sprachvorstellungen gebildet sind, bedingt die Unfähigkeit zur Erwerbung solcher.

Räumlich nahe dem Hörfeld als sensorischem Centrum und in sehr inniger anatomischer und funktioneller Verbindung mit diesem ist das Feld für die Sprachbewegungsanschauungen. Dieses „motorische" Sprachcentrum hat schon Broca in der Gegend der 3. Stirnwindung (und zwar des linken Stirnlappens beim Rechtshänder) nachgewiesen. Zerstörung dieser Region bedingt Ausfall der zum Sprechen nöthigen Bewegungsvorstellungen (motorische und ataktische Aphasie).

Region für Geschmack, Geruch und Gemeingefühl. Als Centralstelle für den Geschmacksinn, dessen Bahn wahrscheinlich ausschliesslich im Trigeminus verläuft (Gowers), vermuthet Ferrier den Gyrus uncinatus. Munk's Untersuchungen sprechen, wenigstens beim Hund und beim Affen, zu Gunsten einer Lokalisation in kleinen Rindenabschnitten der Basis, vor der Fossa Sylvii. Als Region der Geruchswahrnehmung und der Geruchsvorstellungen spricht Ferrier den Gyrus uncinatus an, welcher Gyrus bei durch ihren Geruchssinn hervorragenden Thieren (Hund, Katze) allerdings besonders entwickelt ist. Munk vermuthet, dass die Rinde des Gyrus hippocampi das Geruchscentrum enthalte, insofern anatomische Verbindungen dafür sprechen und in einem Fall von Zugrundegehen beider Gyri hippocampi bei einem Hund der Geruchssinn fehlte. Zuckerkandl (Ueber das Riechcentrum 1887) vindicirt aus vergleichend anatomischen Forschungen dem Ammonshorn die Zugehörigkeit zum Riechcentrum. Die Centralstelle für geschlechtliche Vorstellungen verlegt Ferrier in die Gegend des Riechcentrums. Bei der nahen funktionellen Beziehung, in welcher Geschlechts- und Geruchssinn bei Mensch und Thier stehen, dürfte allerdings Manches zu Gunsten dieser Annahme sprechen. Das Centrum für Gemeingefühle (Hinterhauptslappen?) ist noch streitig.

Dass die Hirnrinde auch vasomotorische, thermische und secretorische Funktionen beeinflusst, ist nicht zu bezweifeln. Ueber die etwaigen Centra und Bahnen dieser Funktionen und darüber, ob die Hirnrinde unmittelbar oder mittelbar auf sie Einfluss nimmt, bestehen derzeit bloss Vermuthungen.

Die vorausgeschickten Thatsachen der neueren Experimentalphysiologie lassen es zweifellos erscheinen, dass die elementaren Vorgänge der Wahrnehmung und Bewegung an bestimmte Rindenterritorien gebunden sind.

Die Residuen (Erinnerungsbilder) früheren Wahrnehmens und Bewegens sind die Elemente, an welche die Entwicklung des Seelenlebens anknüpft.

Bedingung dieser Entwicklung ist, dass die in den verschiedenen Wahrnehmungsterritorien sich anhäufenden Erinnerungsbilder mit einander in Beziehungen treten, dass sich daraus allgemeine Vorstellungen bilden, welche Merkmale von verschiedenen Wahrnehmungen derselben Sinnessphäre und solchen anderer Sinnesgebiete enthalten.

Dazu ist nöthig, dass die verschiedenen Rindenterritorien in anatomischer Verbindung stehen (durch „Associationsbahnen“ Meynert) und in funktionellen Verkehr treten.

Dies ist um so leichter möglich, wenn die betreffenden Centra einander nahe sind (Geruchs-Geschmackssinn, Geruchs-Geschlechtssinn, motorisches und sensorisches Sprachcentrum, Muskelgefühl und Muskelbewegung).

Auf der associativen Einübung bestimmter Verbindungsbahnen beruhen die complicirten Muskelleistungen und Bewegungsfertigkeiten. Wohl die wichtigste für die Entwicklung des geistigen Lebens ist die Erlernung der Sprache, des Gedankenprodukts einer unendlich langen geistigen Thätigkeit eines ganzen Volkes, des Worts als Zeichen für ein „verdichtetes", ganze Reihe von Einzelvorstellungen in sich fassendes Denken. Eine weitere wichtige associative Verknüpfung ist die von Tast-, Gefühls- und Gesichtswahrnehmungen als die erste Grundlage für die Gesammtvorstellung eines eigenen Leibes und für das sich daraus entwickelnde Bewusstsein einer Persönlichkeit („Ich"). Damit erfolgt die Abgrenzung dieser von der Aussenwelt, deren räumliche Dimensionen durch associatives Zusammenwirken der Centra für die Augenmuskelbewegung mit der Sehsphäre und durch daraus sich entwickelnde Raumvorstellungen zum Bewusstsein gelangen. Bemerkenswerth ist die Leichtigkeit, mit welcher im kindlichen und im jugendlichen Gehirn diese associativen Knüpfungen sich herstellen, während dem erwachsenen Gehirn das Erlernen von technischen Fertigkeiten, das Erlernen fremder Sprachen äusserst schwer fällt.

Die Associationsbahnen und die Möglichkeiten ihrer Knüpfung und Verwerthung sind zahllos. Je besser in der Anlage die Centren und Bahnen sind, je früher und zweckmässiger ihre associative Knüpfung und Einübung (methodische Erziehung) stattfindet, um so reicher gestaltet sich der Inhalt des individuellen Geisteslebens.

Aus diesen Thatsachen ergibt sich, dass die Intelligenz nur als der Inbegriff und die Resultirende aller aus den Sinneswahrnehmungen stammenden Vorstellungen aufgefasst werden kann (Munk).

Es ist demnach ebenso widersinnig, Verstand, Gemüth, Wille als besondere Seelenvermögen hinzustellen, wie nach Lokalisation derselben, etwa im Sinne der Phrenologen, zu suchen, denn das geistige Leben ist ein einheitliches, untheilbares.

Wie physikalische Eindrücke psychische Vorgänge in den Ganglienzellen der Hirnrinde, als den Formelementen und Substraten psychischer Thätigkeit auslösen mögen, entzieht sich der Forschung einer experimentellen Wissenschaft. Die letzten denkbaren materiellen Grundlagen des psychischen Lebens sind molekulare Bewegungen in den Ganglienzellen. Die intensiv und qualitativ hohe Leistungsfähigkeit der Hirnrinde wird einerseits ermöglicht durch ihren grossen Blutreichthum und durch die Leichtigkeit der Blutvertheilung, andererseits durch ihren Reichthum an fettartigen Substanzen (Cerebrin, Lecithin etc.) von hohem Kohlen- und Wasserstoffgehalt und sehr complicirter chemischer Zusammensetzung, vermöge deren ein hoher Verbrennungswerth und bedeutende Spaltbarkeit sich ergeben.

Diese Stoffe werden offenbar in den Nervenelementen aus dem Blut gebildet und rasch umgesetzt, wodurch eine bedeutende Summe von Arbeitswerth bezw. lebendiger Kraft entsteht. Zudem erfährt das Gehirn eine zeitweilige Herabsetzung seiner Thätigkeit, namentlich der psychischen, durch den Schlaf.

Interessante Theorien über den Umsatz physikalisch-chemischer Vorgänge (in den Ganglienzellen) in (psychische) Arbeitskraft haben Pflüger (Archiv der Physiol. X) und Wundt (physiol. Psychologie p. 260 und Untersuchungen zur Mechanik der Nerven 1871) aufgestellt.

Capitel 4.

Psychologische Vorbemerkungen [1]).

Alles geistige Leben besteht in Vorstellungen und der Wechselwirkung derselben auf einander.

Alle funktionellen Erscheinungen des Seelenlebens, elementare wie complicirte, finden ihre Vereinigung in dem Selbstbewusstsein (Ich). Das Bewusstsein repräsentiren die in der Zeiteinheit im wissenden Ich gegenwärtigen Vorstellungen. Alles, was nicht im Bewusstsein gerade verweilt, ist latente, virtuelle Vorstellung. Alles Vorstellen geht in letzter Linie aus Sinnesempfindungen hervor, und empfängt beständig wieder seine Anregung aus solchen. Die Empfindungen sind elementare Vorstellungen. Sie besitzen Intensität und Qualität. Die erstere ist abhängig von der Reizbarkeit des Empfindenden (gemessen an dem Minimum von Reiz, das gerade noch empfunden wird — Reizschwelle); die Reizbarkeit ist eine variable Grösse, abhängig vom Erregbarkeitszustand des peripheren Sinnesorgans, des Sinnescentrums in der Hirnrinde (Aufmerksamkeit, Schlaf, Wachen), der gleichzeitigen Einwirkung anderer Reize.

Sie ist aber auch verschieden für die verschiedenen Sinnesgebiete und psychophysisch feststellbar.

Die Qualität einer Empfindung ist abhängig von Art und Form der Bewegung (Zahl und Länge der Wellenbewegung), welche dem äusseren Reiz zu Grunde liegt. Die verschiedenen Sinnesapparate beantworten, vermöge ihrer anatomisch-physiologischen Einrichtung, nur innerhalb gewisser Grenzen liegende Schwingungsgeschwindigkeiten mit Empfindung.

Aus der ungeheueren Summe von Einzelempfindungen bilden sich

---

[1]) Nur die nöthigsten psychologischen und psychophysischen Vorbegriffe können hier angedeutet werden. Hauptwerk für das Studium der empirischen Psychologie sind Wundt's Grundzüge der physiologischen Psychologie, 1873; s. f. Herbart, Lehrb. der Psychologie, 1834; Domrich, Die psych. Zustände, 1849; Jessen, Versuch einer wissenschaftl. Begründung der Psychologie, 1855; Griesinger, Lehrb., p. 25; Schüle, Handb. p. 3.

allmählig, durch Verschmelzung gleichartiger und Differenzirung ungleichartiger, sinnliche Vorstellungen, die sich mit einander verbinden, von der ursprünglichen, sinnlichen Quelle losmachen und zu allgemeinen Vorstellungen, Begriffen, Urtheilen und Schlüssen verarbeitet werden. Zusammengehalten durch das Bewusstsein der Einheit des Körpers, werden sie schliesslich zu einem Complex von Vorstellungen (Ich), der der Aussenwelt und somit auch jeder neu auftretenden Vorstellung sich gegenüberstellt.

Alle (sinnlichen) Vorstellungen laufen unter den Anschauungsformen der Zeit und des Raums im Bewusstsein ab.

Jede Vorstellung, die einmal im Bewusstsein aufgenommen wurde, kann reproducirt und als identisch mit der originalen Vorstellung erkannt werden (Gedächtniss).

Die Reproduktion ist eine spontane (physiologische Erregung) oder sie ist hervorgerufen direkt durch einen Sinneseindruck (Apperception), indirekt durch die sich an eine Wahrnehmung knüpfenden Associationsvorgänge.

Je häufiger, klarer, und je mehr mit einem Gefühl betont die ursprüngliche Vorstellung sich im Bewusstsein befand, um so leichter wird ihre Reproduktion möglich. Die reproducirte Vorstellung kann der originalen identisch sein oder verändert (Phantasie). Die Phantasie schafft nie absolut Neues, sondern nur eine neue Combination des Alten. Ihre gestaltende Thätigkeit ist theils eine unwillkürliche, theils vom Willen beeinflusste.

Die sinnliche Vorstellung wird bei ihrer Reproduktion von einer schwachen sinnlichen Miterregung (Sinnesbild) begleitet, wie auch das Vorstellen beständig durch die Sinnlichkeit unterhalten, zur Thätigkeit angeregt wird.

Unsere concreten Vorstellungen sind fortwährend von gewissen psychischen Bewegungen begleitet, die man Gefühle nennt. Diese Betonung der Vorstellungen durch Gefühle ist eine Thatsache, die dem Gemüth zugeschrieben wird. Die Art der Betonung (Lust, Unlust) ist abhängig theils von dem Inhalt der concreten Vorstellung, der Intensität und Dauer derselben (zu starke oder zu lange einwirkende, an und für sich angenehme Reize setzen Unlustgefühle), theils von der Art der Vorstellung (sinnliche, abstrakte, appercipirte, reproducirte), insofern ganz besonders intensiv im Bewusstsein (Gemüth) die durch sinnliche Empfindungen (Sinneswahrnehmungen, Gemeingefühle) hervorgerufenen Vorstellungen Gefühle anregen.

Nicht minder bedeutungsvoll als der Vorstellungs**inhalt** ist für die Hervorrufung von Gefühlen die Art und Weise des formalen Vonstattengehens des Vorstellungsablaufs.

Verlangsamtes oder gehemmtes Vorstellen (Nichtbegreifen. Sichnichterinnernkönnen einer Thatsache) erzeugt lebhafte Unlustgefühle, desgleichen mangelnder Wechsel der Vorstellungen (Langeweile, Melancholie), während beschleunigtes, erleichtertes Vorstellen (Finden der Lösung einer Frage, Erinnerung eines vergessen gewesenen Namens etc.), rascher Wechsel der Vorstellungen (Zerstreuung, Manie etc.) Lustgefühle erzeugt. Die Resultante aller gerade im Bewusstsein gegenwärtigen Gefühle stellt die Stimmung dar. Sie wird bedingt durch den Inhalt der concreten Vorstellungen, durch die Art und Weise des Vonstattengehens des formalen Vorstellungsprocesses und des Gemeingefühls. Eine höhergradige, tumultuarisch das Bewusstsein erschütternde Gefühlsreaktionsweise auf Vorstellungen stellt der Affekt dar.

Seine Bedingungen sind in der Plötzlichkeit der veranlassenden Vorstellungen, ihrem Inhalt, ihrer besonderen Bedeutung für den innersten Kern der Persönlichkeit (Ich), ihrer Dauer gegeben. Aber auch die Erregbarkeit des vorstellenden Subjekts (die wieder durch vorausgegangene Eindrücke und den habituellen Tonus, das Temperament desselben bedingt wird) ist von Bedeutung.

Gemüthsbewegungen können sowohl durch reproducirte Vorstellungen als auch durch Sinneswahrnehmungen zu Stande kommen. Ganz besonders wichtig für die Pathologie sind die durch Reflex von unbewussten Vorgängen im psychischen Organ (Irritation von peripheren Organen, so bei Hypochondrie, Ernährungsstörungen im psychischen Organ selbst. Innewerden von Hemmungen seiner Funktion) gesetzten Vorstellungen. Sie können lebhafte Affekte hervorrufen, ohne dass die Vorstellung sich zu einer deutlich bewussten mit concretem Inhalt zu erheben bräuchte.

Auch bei der Erzeugung von Affekten spielen die formalen Ablaufsmodalitäten des Vorstellungsprocesses eine grosse Rolle. Die heftigsten Affekte werden durch gestörten (Zwangsvorstellungen) oder erleichterten Ablauf der Vorstellungen hervorgerufen.

Ganz besonders heftig ist der Affekt, wenn eine Vorstellung durch Zumischung eines lebhaften Gefühls in ein Streben übergeht und dieser Spannungszustand keine sofortige Lösung findet. Es entstehen dann Affekte des Zorns, der Wuth, während umgekehrt eine plötzliche Lösung der Spannung (Realisirung des Strebens) einen Lustaffekt hervorruft.

Inhaltlich unterscheiden wir Lust- und Unlustaffekte.

Die Affekte wirken auf Circulation, Muskeltonus und vegetative Processe zurück und gehen mit Veränderungen dieser Funktionen einher. Dies gilt für die Affekte des Gesunden wie für die affektartigen Zustände des Irren (Melancholie, Manie). Besonders bemerkenswerth sind hier gewisse präcordiale Sensationen (Präcordialangst und -Lust), secretorische (Weinen) und motorische Vorgänge (Lachen etc.).

Eine besonders wichtige Form, in welcher Gefühle und Affekte auftreten können, ist die der ethischen. Sie beziehen sich ausschliesslich auf die Persönlichkeit, sei es die eigene (Selbstgefühl), sei es die fremde (Mitgefühl), und entstehen durch Vorstellungen, welche den innersten Kern der geistigen Persönlichkeit, die das Selbstbewusstsein bildende Vorstellungsmasse afficiren. Das Mitgefühl stellt eine höhere Stufe der Entwicklung des Selbstgefühls dar. Es beruht darauf, dass wir unser Selbstgefühl in eine andere Persönlichkeit übertragen, mit ihr empfinden. Das Mitgefühl beschränkt sich auf niederer Entwicklungsstufe auf die nächsten Angehörigen, oder erstreckt sich, als edelste Blüthe der Culturentwicklung, auf die Gesammtheit der Menschen. Die Bevorzugung des Mitgefühls vor dem Selbstgefühl ist das Ziel des ethischen Vervollkommnungsprocesses des einzelnen Menschen wie der Massen. Die höchste Befriedigung des Selbstgefühls entspringt aus der Erfüllung jener Forderung, die auch die Grundlage aller Sittenvorschriften bildet. Auf der subjektiven Geltendmachung dieser beruht das Gewissen, auf ihrer objektiven die Sitte. Diese wird zum Gesetz, wenn sie von der Gesammtheit der Individuen (Gesellschaft, Staat) als eine bindende Weisung erklärt und ihre Befolgung dem Einzelnen zur Pflicht gemacht wird. Im Wesentlichen erscheinen die ethischen Gefühle und affektartigen Bewegungen, wie die Affekte überhaupt, in zwei Formen, den Lustgefühlen (Selbstachtung, Hochachtung, Mitfreude) und den Unlustgefühlen (Selbstverachtung, Verachtung, Mitleid).

Kehren wir zu den Vorstellungsprocessen zurück, so finden wir als ihnen gemeinsame Merkmale, dass sie gewissen allgemeinen Kategorien des Raums und der Zeit sich unterordnen. Die Allgemeinvorstellung des Raums wird durch die orientirende Wirkung des Tastsinns und der Muskelgefühle ursprünglich hervorgerufen; die Allgemeinvorstellung der Zeit beruht in der Succession der Vorstellungen, insofern diese, sich gegenseitig ablösend, verdrängend, am Bewusstsein vorüberziehen. Die kürzeste Zeit, binnen welcher eine Vorstellung der anderen folgt, ist psychophysisch messbar und beträgt im Mittel ⅛ Sekunde. Die gerade im Bewusstsein vorhandene Vorstellung zieht aus der ungeheuren Summe der latenten, unterhalb der Bewusstseinsschwelle befindlichen, einzelne herauf und wird von ihnen abgelöst. Dieser Vorgang ist ein grossentheils unwillkürlicher und nur in beschränktem Mass vermögen Aufmerksamkeit, Wille in den Vorstellungsablauf modificirend einzugreifen.

Die Aufeinanderfolge der Vorstellungen ist jedoch keine gesetzlose. Unser abstraktes Denken bewegt sich in Form von Urtheilen, die im Gewand der Sprache logisch gegliedert (Satzbau) ablaufen. Neben dieser logischen Folge der Vorstellungen findet sich eine mechanische — die sogen. Ideenassociation.

Die Vorstellungen können einander mechanisch hervorrufen: Nach dem Verhältniss des Ganzen und seiner Theile (ein Stück des Körpers, ein Theil einer Statue erweckt die ergänzende Vorstellung des Gesammtkörpers, der ganzen Statue) oder nach dem Verhältniss von Ursache und Wirkung (ein gehörter Schuss erweckt die Vorstellung Jäger, Flinte), von Aehnlichkeit und Contrast (eine Physiognomie, die zur vergleichenden Vorstellung ähnlicher Gesichter anregt, die Vorstellung Himmel, der sich etwa die Contrastvorstellung Hölle associirt), der Verknüpfung durch Gewohnheit (Vater unser — der du bist im Himmel), der gleichzeitigen oder gleichörtlichen primären Entstehung der Vorstellungen (Reproduktion von ganz disparaten Begebnissen, die sich gleichzeitig ereigneten, Erinnerung an Personen bei dem Wiedersehen des Orts, an dem man sie kennen lernte), endlich der lautlichen Aehnlichkeit (Tanne — Tante, Nichte — Fichte). Unter physiologischen Verhältnissen verharrt eine concrete Vorstellung, trotz aller Willensenergie, nur kurze Zeit im Bewusstsein, indem sie von anderen verdunkelt, abgestossen, ersetzt wird; unter pathologischen (gehemmte Ideenassociation) kann sie mit krankhafter Intensität und Dauer im Bewusstsein verharren und damit folgenreiche Störungen herbeiführen (Zwangsvorstellung).

Die motorische Seite des Seelenlebens bietet auf den verschiedenen Stufen seiner Entwicklung verschiedene Phänomene dar.

Die niederste Form der Bewegungen ist die Reflexbewegung. Prästabilirt in der anatomischen Anordnung des Centralnervensystems findet sie sich schon beim Neugeborenen. Sie vollzieht sich ausserhalb des Bewusstseins. Ihre Erreger sind sensible Reize. Eine höhere, aber der Reflexbewegung noch nahestehende Form der Bewegung ist die sensumotorische, ausgelöst durch Sinnesempfindungen. Sie kommt auf der Schwelle des Bewusstseins zu Stande. Eine Stufe höher steht das instinktive triebartige Bewegen. Seine Motive sind Organempfindungen. Es repräsentirt eine niedere Stufe des Bewusstseins.

Eine vervollkommnete psychomotorische Leistung ist das Wollen. Es vollzieht sich innerhalb der Sphäre des Bewusstseins. Sein primum movens ist eine Vorstellung, die durch ein Gefühl betont wird Je intensiver das mit einer Vorstellung verbundene Gefühl auftritt, um so eher wird daraus ein Begehren. Die zur Befriedigung eines Begehrens unternommene Bewegung heisst eine Handlung. Das Begehrte wird dabei als erreichbar gedacht. Andernfalls besteht bloss ein Sehnen, Wünschen. Die Handlung setzt immer Vorstellungen als Motiv voraus, aber jene können mehr oder weniger deutlich bewusst sein. Eine Handlung, bei der die Motive nicht deutlich zum Bewusstsein gelangen, ist eine impulsive. Auf verwandter Stufe stehen die Affekthandlungen. Sie entstehen an und für sich unbewusst und unwillkürlich, jedoch kann der Wille sie bis zu einem gewissen Grade unterdrücken (Erziehung).

Die höchste Stufe des Handelns stellt umgekehrt das sogen. freie Handeln dar. Seine Bedingungen sind vollbewusste complicirte Vorstellungen der Nützlichkeit und Sittlichkeit, die Reflexion über die verschiedenen Möglichkeiten von Wollen oder Nichtwollen auf Grund jener logischen und sittlichen Motive und die Möglichkeit einer Entscheidung im Sinne dieser zu handeln.

Zur Erzielung einer gewissen Beständigkeit der Handlungsweise bedarf es eines Charakters, d. h. fest geschlossener, durch Erfahrung und Erziehung befestigter psychischer Associationen, die zu stehenden Vorstellungscomplexen, Gefühlen und Handlungsimpulsen erstarkt sind. Diese Fügung ist beim Kind noch nicht vorhanden und wird vielfach zerstört oder wenigstens gelockert durch geistige Krankheit.

Capitel 5.

Die Sonderstellung der psychischen Krankheitszustände innerhalb des Gesammtgebiets der Hirnkrankheiten.

Nach allem Vorausgehenden kann es keinem Zweifel unterliegen, dass Störungen der psychischen Funktionen, wie sie im Irresein vorliegen, der Ausdruck von Veränderungen in dem Organ sein müssen, das unter normalen Verhältnissen das Zustandekommen der psychischen Processe vermittelt. Die psychische Erkrankung beweist somit das Vorhandensein einer Hirnrindenerkrankung und da umschriebene Corticaliserkrankungen nur Ausfallserscheinungen in dem befallenen Rindengebiete bewirken können („Heerderkrankungen"), kann das psychische Kranksein nur durch eine diffuse Veränderung in der Hirnrinde bedingt sein.

Psychische Erkrankungen sind diffuse Erkrankungen der Hirnrinde.

Dieser Annahme scheinen auf den ersten Blick die Sectionsergebnisse von im Irresein Gestorbenen zu widersprechen, insofern in der Mehrzahl der Fälle ein makroskopischer Befund vermisst wird.

Da aber der obige Satz eine logische Folgerung aus Erfahrungsthatsachen darstellt, behilft man sich mit der Annahme, dass die intra vitam vorauszusetzenden Ernährungsstörungen der jedenfalls (wie toxische und febrile Delirien lehren) sehr empfindlichen Hirnrinde so feine seien, dass sie mit den gewöhnlichen Hilfsmitteln post mortem nicht nachweisbar sind.

Die Mehrzahl der psychischen Krankheiten erscheint, gleichwie viele andere Erkrankungen des Centralnervensystems mit negativem Sektionsbefund, deshalb als eine sogen. funktionelle Erkrankung, als eine molekuläre Veränderung, eine Ernährungsstörung.

Diese Auffassung vieler Psychosenprocesse als bloss funktioneller Erkrankungen darf aber nicht zu weit gehen und darauf Verzicht leisten, die pathologisch-anatomischen Grundlagen des Psychosenprocesses zu erforschen. Man vergesse nicht, dass bei gar manchen psychischen Erkrankungen immer pathologisch-anatomische und nahezu identische Befunde sich ergeben, dass die Zeit, seitdem man angefangen hat, das Gehirn (nach Griesinger's treffendem Ausdruck) anders als mit Messer und Gabel zu zerlegen, eine kurze ist; dass ferner die mikroskopische Untersuchung selten beim psychisch erkrankt gewesenen Gehirn ohne Ausbeute bleibt und dass unsere Kenntnis des histologischen Details dieses höchst complicirten Organs, speciell das Verhältniss der Neuroglia zur eigentlichen nervösen Substanz u. s. m., noch bedeutende Lücken aufweist.

Man bedenke aber auch, dass die Ursache der klinischen Erscheinungen in Anomalien der Gefässinnervation und dadurch bedingter Anämie, Hyperämie, Oedem, Aenderung der Druckverhältnisse bestehen kann, die der Tod verwischt, endlich in chemischen Veränderungen, wobei die normale Chemie erst unvollständig, die pathologische des Gehirns noch gar nicht erforscht ist.

Die Erfahrung lehrt, dass es fast ausschliesslich die primären Formen, die Anfangsstadien des Irreseins sind, in denen wir post mortem nichts Palpables finden und uns mit der Annahme von Anomalien der Innervation, der Blutvertheilung, der chemischen Zusammensetzung begnügen müssen.

In den secundären und Endstadien des Irreseins finden sich dagegen in der Regel formative, theils in Residuen von Entzündungs- und Degenerationsprocessen an den Hirnhäuten und der Hirnrinde bestehende Veränderungen, die offenbar durch jene nutritiven Störungen eingeleitet wurden.

Jedenfalls dürfen wir heutzutage schon den Satz aufstellen, dass es keine einzige diffuse Veränderung in der Rinde des Grosshirns gibt, bestehe sie nun in Hyperämie, Anämie, Oedem oder Entzündung, die nicht klinisch durch eine Störung der psychischen Funktionen sich kundgäbe (Griesinger).

Psychische Krankheit lässt sich demnach vom anatomischen Standpunkt aus definiren als eine diffuse Erkrankung der Grosshirnrinde mit sogen. nutritiven bis zu formativen, speciell entzündlichen und degenerativen Veränderungen in dieser.

Herkömmlicher Weise werden psychische Funktionsstörungen als Begleiter acuter schwerer allgemeiner Ernährungsstörung (Intoxication,

Fieber) nicht zu den psychischen Krankheiten gerechnet und als solche nur Störungen der Psyche bezeichnet, die der Ausdruck spontaner, selbstständig in der Hirnrinde entwickelter, im Allgemeinen chronisch und fieberlos verlaufender Processe sind.

Diese Unterscheidung ist praktisch, aber willkürlich und nicht streng wissenschaftlich, insofern derartige acute und nur symptomatische Ernährungsstörungen der Hirnrinde auch selbstständig werden und, den ursprünglichen Process überdauernd, in wirkliche Psychosen übergehen können. Jedenfalls bestehen fliessende Uebergänge vom Inanitions-, Intoxications- und Fieberdelirium zu den Psychosen („Wahnsinn"). Andererseits können diese gelegentlich auch acut, selbst peracut verlaufen. Der Satz: psychische Krankheiten sind diffuse Erkrankungen der Gehirnrinde von selbstständigem Charakter und im Allgemeinen chronischem und fieberlosem Verlauf, enthält somit nur eine relative und conventionelle Wahrheit.

Vom klinischen Standpunkt aus erscheinen die psychischen Krankheiten (Psychosen) zunächst als ein Theilgebiet der Cerebralpathologie. Dies lehrt unwiderleglich das Studium der Aetiologie dieser Krankheiten, insofern die Entstehungsgesetze der Geisteskrankheiten wesentlich die gleichen sind, wie die der übrigen Hirn- und Nervenkrankheiten, wobei namentlich das biologische und nur auf organischer Basis denkbare Gesetz der Vererbung hier eine eminente Bedeutung hat.

Geisteskrankheit vererbt sich vielfach auf die Nachkommen, aber auch die mannigfachsten Hirn- und Nervenkrankheiten der Erzeuger können die Disposition zum Irresein bei der folgenden Generation hervorbringen.

Neben der exquisiten Neigung zur Vererbung wohnt diesen Krankheitszuständen die Eigenschaft inne, in transformirter Gestalt, in den verschiedensten Formen von Neurosen wieder zu erscheinen, so dass vom ätiologischen Standpunkt die verschiedenartigsten Hirn- und Nervenkrankheiten sich nur als Glieder ein und derselben pathologischen Familie betrachten lassen.

Nicht minder häufig sehen wir beim Individuum den successiven Uebergang einfacher Neurosen (Chorea, Hysterie, Epilepsie) in Irresein, oder wir finden bei mehreren Individuen derselben Familie, in welcher eine Disposition vorhanden ist, dass eine Gelegenheitsursache, z. B. Schreck (je nach zufälligen oder individuellen Momenten), bei dem einen Epilepsie, beim andern Irresein z. B. hervorbringt.

Vom klinisch symptomatologischen Standpunkt lassen sich die Psychosen bezeichnen als eine besondere Classe von Cerebralkrankheiten, ausgezeichnet durch das Vorwiegen psychischer Funktionsstörungen im Krankheitsbild. Aber diese sind nicht die einzigen und entsprechend der direkten oder indirekten Bedeutung der Gehirnrinde für sensible, sensorische, sensorielle, motorische, vasomotorische, secretorische, trophische, wärmeregulirende Funktionen, können sich entsprechende Symptome neben den psychischen einstellen.

Andererseits ist zu berücksichtigen, dass psychische Störungen nicht ausschliesslich bei den sogen. Psychosen vorkommen, sondern, wenigstens in elementarer Form, auch bei allen möglichen anderen Cerebralkrankheiten. Heerderkrankungen der Hirnrinde und Hirnkrankheiten überhaupt können überdies durch sympathische oder secundäre anatomische Beeinflussung der Hirnrinde temporär oder dauernd mit psychischer allgemeiner Störung einhergehen, während allerdings bei den Heerderkrankungen des Gehirns motorische, sensible, überhaupt nicht psychische Funktionsstörungen im Vordergrund des Krankheitsbilds stehen.

Aus diesen Erwägungen ergibt sich, dass die Trennung der psychischen von den übrigen Hirnkrankheiten eine künstliche, willkürliche ist und dass die Sonderstellung dieser Hirnkrankheiten mit besonders hervortretenden psychischen Störungen wesentlich nur aus praktischen Gesichtspunkten (sociale Wichtigkeit, reiche Symptomatologie, theilweise Unerforschtheit, Besonderheit der Forschungswege) sich rechtfertigen lässt.

Praktisch ergibt sich die Nothwendigkeit, die Psychosen, unbeschadet ihrer Eigenart, zu studiren und zu behandeln gleichwie die übrigen Hirnkrankheiten.

Die psychischen Funktionsstörungen sind allerdings die vorwaltenden, aber sie geben vielfach weder diagnostisch noch prognostisch den Ausschlag.

Die klinische Betrachtungsweise kann deshalb keine ausschliesslich psychologische, sondern nur eine umfassende cerebral-pathologische sein, mit Einbeziehung der nicht psychischen Funktionsstörungen und ihrer Verwerthung zur Diagnose und Prognose.

Aus der Natur dieser besonders qualificirten Hirnkrankheiten ergeben sich aber noch weitertragende Gesichtspunkte und Aufgaben. Die Hirnrinde, als Organ der psychischen Funktionen, ist die unerlässliche Voraussetzung für das, was wir psychologisch „Ich“ und Bewusstsein nennen.

Eine diffuse Erkrankung der Hirnrinde muss nothwendig eine Aenderung des Bewusstseins und der psychischen Persönlichkeit herbeiführen. Damit erscheint die Psychose nicht bloss als eine Krankheit des Gehirns, sondern zugleich als eine krankhafte Veränderung der Person.

Praktisch-medicinisch ergibt sich aus dieser Thatsache die Nothwendigkeit einer psychischen und individualisirenden Behandlung der kranken Person, social und juridisch eine wichtige Aenderung der Beziehungen dieser zum Rechts- und gesellschaftlichen Gebiet. Damit gewinnt die Psychiatrie eine hohe sociale Bedeutung.

Einer der wichtigsten Gesichtspunkte in dieser Hinsicht ist zunächst die staatliche Fürsorge für die in den letzten Jahrzehnten immer mehr zunehmende Zahl Irrer in allen Ländern. Die zweckentsprechende Fürsorge für diese Kranken, ihre Heilung, ihre humane Pflege im Fall der Unheilbarkeit sind ein Gegenstand ernster Erwägung für Behörden und Aerzte, zumal da die Erfahrung lehrt, dass geschlossene Anstalten für alle diese Kranken nicht ausreichen und viele derselben sich für freiere Verpflegungsformen eignen (familiale, coloniale Versorgung etc.), über deren Werth in technischer und ökonomischer Hinsicht erst die Zukunft entscheiden wird.

Nur so viel steht fest, dass die heilbaren und die gefährlichen Kranken geschlossener Anstalten nicht entbehren können. Eine nicht minder wichtige Aufgabe erwächst der Psychiatrie in ihren Beziehungen zur Rechtspflege.

Die Irren sind gesetzlich unzurechnungsfähig, ihre bürgerliche Verfügungsfähigkeit geht durch ihre Krankheit verloren, sie können in dieser gefährlich für die Gesellschaft werden; damit kann ihre Freiheitsberaubung nöthig erscheinen. Sie bedürfen aber auch, da sie für sich und ihre Angelegenheiten nicht sorgen können, eines Rechtsschutzes. Aus diesen Verhältnissen erwachsen eine Reihe von theils allgemeinen legislativen, theils concreten Fragen, deren wissenschaftliche Beantwortung zunächst der Psychiatrie als gerichtlicher Psychopathologie zufällt, Fragen, die höchst wichtig sind für die staatliche Ordnung und Sicherheit, aber auch für Ehre, Leben und Freiheit der Kranken selbst. Unstreitig die schwierigste hieher gehörige Frage ist die nach dem Geisteszustand eines Menschen zur Zeit der Verübung einer strafbaren That. Gar manche Aufgaben sind hier noch zu lösen, noch schwankend und unsicher sind die Grenzgebiete des Verbrechens und des Wahnsinns. Trotzdem vermag die Psychiatrie auch diesen Aufgaben gerecht zu werden, wenn sie auf streng klinischem Boden sich bewegt, von aller Phraseologie sich ferne hält, und da, wo die bisherige Wissenschaft nicht ausreicht, ihr „non liquet“ ungescheut ausspricht.

Capitel 6.

Wichtigkeit des Studiums der Psychiatrie.

Trotz ihrer unvollkommenen Entwicklung als Wissenschaft ist die Bedeutung der Psychiatrie in dem Verband der übrigen Wissenschaften keine geringe und bedarf sie academischer Vertretung und Pflege auf den Hochschulen. Insofern sie die Aetiologie der psychischen Krankheiten erforscht und diese ein schweres sociales Uebel sind, hat sie ein grosses Interesse für die Hygiene, deren Aufgabe die Verhütung von Krankheiten ist.

Sie berührt hiebei das Gebiet der Pädagogik, insofern in nicht seltenen Fällen Geistesstörung die Folge einer fehlerhaften Erziehung ist, die besonderen Veranlagungen und Temperamentseigenthümlichkeiten keine Beachtung schenkte. Wenn die Pädagogik ein tieferes Studium aus dem Menschen in seinen normalen und pathologischen Verhältnissen machte, so würden manche Fehler und Härten der Erziehung wegfallen, manche unpassende Wahl des Lebensberufs unterbleiben und damit manche psychische Existenz gerettet werden.

Nicht minder interessant ist die Psychiatrie für die Theologie, insofern sie den psychopathischen Ursprung so mancher religiöser Verirrungen und Sekten aufweist, ferner für die Weltgeschichte [1]), insofern die räthselhafte Erscheinung so mancher weltgeschichtlicher Persönlichkeit ihre Aufklärung in psychopathischen Bedingungen findet.

Die Psychologie als Wissenschaft des menschlichen Geistes vermag wichtige Erkenntnissquellen aus der Pathologie desselben zu schöpfen, gleichwie die Pathologie überhaupt eine solche für die Physiologie ist. Jedenfalls ist die Psychiatrie ein integrirendes Wissensgebiet für den allseitige Bildung anstrebenden Naturforscher und Arzt und unerlässlich für seine umfassende Geistes- und Herzensbildung, sicher ein wichtiges Förderungsmittel für eine höhere philosophische Weltanschauung. Auch im Alltagsleben bringt ihr Studium Früchte, indem sie das Verständniss krankhaft veranlagter, geistig abnormer Persönlichkeiten, deren so viele in der Gesellschaft sich herumtreiben, fördert. Daran reiht sich die Frage, warum der praktische Arzt psychiatrischer Kenntnisse bedarf?

Merkwürdiger Weise verlangt in Culturstaaten ersten Ranges, wie

---

[1]) Bird, Allgem. Zeitschr. f. Psych. V, p. 151 (Johanna von Castilien), p. 569 (Carl VI., von Frankreich), VI, p. 12 (Carl IX. von Frankreich), VII, p. 45, 218, VIII, 17, 209 (verschiedene histor. Persönlichkeiten; Dietrich ebenda IX, p. 558 (Philipp V. und Ferdinand VI.); Bergrath ebenda X, p. 249, 396; Winslow, Obscure diseases of the brain, p. 101—106; Wiedemeister, Der Cäsarenwahnsinn, 1875; Ribot, Die Erblichkeit, übersetzt von Hotzen, 1876, p. 116 (die Familie der Borgia, der Bourbonen, Catharina von Medici u. s. w.).

Deutschland und Oesterreich-Ungarn, der Staat keine psychiatrischen Kenntnisse vom praktischen Arzt und nur vom Gerichtsarzt. Die Psychiatrie ist nicht Gegenstand des Staatsexamens in diesen Ländern.

Wenn auch vorläufig der Staat keine psychiatrischen Kenntnisse verlangt, so setzt sie doch das Publikum beim praktischen Arzt voraus. Es ist unredlich von diesem, sich den Anschein von etwas zu geben, was er nicht besitzt. Aus Büchern kann man niemals Psychiatrie erlernen.

Indem der psychiatrisch ungebildete Arzt einen psychisch Kranken übernimmt, ladet er sich eine grosse Verantwortung auf und gefährdet die wichtigsten Interessen (Gesundheit, Leben, Ehre, Vermögen) seines Clienten.

Als Gründe, um derentwillen der praktische Arzt, auch ohne staatliche Verpflichtung, das Gebiet der psychischen Krankheiten kennen lernen sollte, lassen sich folgende anführen:

1. Psychisch Kranke ergeben sich in der Praxis jedes beschäftigten Arztes, denn diese Krankheitszustände sind häufig (man kann 1 geistig Gestörten auf 200 Geistesgesunde rechnen) und treten immer häufiger in der modernen Gesellschaft auf.

Allerdings fällt eine erhebliche Zahl dieser Kranken Specialärzten (Irrenärzten) zu, indem sich die Nothwendigkeit der Aufnahme in eine Irrenanstalt ergibt. Die Zahl dieser beträgt aber nur ungefähr ein Drittel sämmtlicher psychisch Kranken, die nothwendig auf den Nichtspecialisten angewiesen sind.

In dem Masse, als die Psychiatrie Gemeingut der praktischen Aerzte wird, lässt sich eine umfassendere Behandlung acuter Fälle ausserhalb der Anstalten in Privatpflege oder in gewöhnlichen Spitälern durchführen. Diese Aufgabe ist eine dankbare für den Arzt und überaus segensreich für die Bevölkerung.

Die rechtzeitige Erkennung der Gefahr psychischer Erkrankung und ihre Verhütung wird naturgemäss immer den Nichtspecialisten zufallen. Die Kenntniss der Art und Bedeutung der psychischen Krankheit ist aber auch nöthig, um schwerer Gefahr, wie sie durch Selbstmord, gefährliche Handlungsimpulse der alienirten Person gegen Leben und Eigenthum Anderer bedingt ist, vorzubeugen.

Aber auch bezüglich der Kranken, die der Irrenanstalt zugeführt werden, hat der praktische Arzt Pflichten zu erfüllen.

Zunächst muss er wissen, von welchem Zeitpunkt an der Kranke der specialistischen Behandlung und des operativen Apparates der Irrenanstalt bedarf, gerade wie jeder Arzt, auch ohne Ophthalmologe und Operateur von Fach zu sein, ein Glaucom z. B. rechtzeitig zu erkennen im Stande sein und wissen muss, ob und wann der Kranke specialistischer und operativer Hilfe bedarf. Aber der Arzt hat im Falle der Nothwendigkeit den psychisch Kranken nicht bloss nach der Irrenanstalt transportiren zu lassen, er muss auch die Krankheit attestiren, die Nothwendigkeit der Aufnahme begründen und vor Allem die Vorgeschichte der Krankheit feststellen und damit dem Anstaltsarzt wissenschaftlich vorarbeiten.

Sind doch Anamnese und Pathogenese die Grundbedingungen für eine richtige Beurtheilung und Behandlung solcher Fälle! Der Kranke ist meist zu sehr gestört, um eine brauchbare Anamnese zu geben, und das Leiden ist vielfach zu weit vorgeschritten, als dass der Irrenarzt ohne Mithilfe seines auswärtigen Collegen die Entwicklung der Krankheit ermitteln könnte. Dann ist eine gute Krankengeschichte eine unschätzbare Wohlthat für Arzt und Kranken. Eine Menge chronisch Kranker wird überdies wieder aus den Anstalten entlassen und wäre, da sie oft nur eines temporären Eingriffs bedürfen, ganz gut in freier Behandlung verpflegbar.

Ist der praktische Arzt psychiatrisch gebildet, so wird die Entlastung der ohnedies allenthalben überfüllten Irrenanstalten erleichtert und die freie Behandlung, die ein grösseres Mass von Freiheit und Behaglichkeit für unzählige Kranke bedeutet, ermöglicht.

2. Häufig hat das Forum Rechtsfragen bezüglich eines psychisch Kranken zu entscheiden und bedarf dazu des Zeugnisses oder Gutachtens des Arztes. Kein Arzt kann sich gesetzlich dieser Pflicht entziehen. Welche traurige Rolle ein Arzt in foro spielt, der in Fragen zweifelhafter Geistesgesundheit nicht sachverständig ist, und wie seine Gutachten ausfallen, möge hier nur angedeutet werden. Ein Arzt, der nicht praktisch-psychiatrische Kenntnisse hat, kann nur pro forma als „Sachverständiger" figuriren. Das wären die direkten Vortheile des psychiatrischen Studiums für den praktischen Arzt.

Dasselbe bietet aber auch indirekte Vortheile:

1. Die sonstige praktische Medicin nimmt von der kranken Person wenig Notiz, obwohl auch in schwererer körperlicher Krankheit die (psychische) Person als Träger des Krankheitsprocesses mitleidet und der Berücksichtigung bedarf. Diese wichtige Seite der praktischen Heilkunde (med. Homiletik, psychische oder moralische Behandlung) fällt naturgemäss der Psychiatrie und psychiatrischen Klinik zu. Die Schärfung des Blicks für die Erkennung der Bedürfnisse der kranken Persönlichkeit und die Erwerbung der Kunst, psychisch wohlthätig auf sie einzuwirken, ist ein nicht zu unterschätzender Vortheil des Studiums psychisch Kranker.

2. Eine Unzahl von sogen. Neurosen sind Neuropsychosen, d. h. die Psyche ist mitbetheiligt. Nur psychiatrische Diagnostik vermag den psychischen Antheil am Krankheitsbild einer Hysterie, Hypochondrie,

Neurasthenie u. s. w. zu erkennen und nur Berücksichtigung des Bedürfnisses moralischer Behandlung vermag diesen Zuständen mit Erfolg therapeutisch zu begegnen.

3. Eine Reihe von fieberhaften und chronischen constitutionellen Krankheiten, desgleichen eine grosse Zahl von cerebralen Heerderkrankungen geht mit (elementaren) psychischen Anomalien einher.

Nur psychiatrische Bildung vermag diese nicht unwichtigen Störungen praktisch und wissenschaftlich richtig zu würdigen. Insofern bildet die Psychiatrie ein wichtiges und integrirendes Theilgebiet der allgemeinen Pathologie des centralen Nervensystems.

Capitel 7.

Schwierigkeiten und allgemeine Gesichtspunkte beim Studium der psychischen Krankheiten.

Aetiologie wie klinische Beobachtung lassen die Psychiatrie in der Cerebralpathologie aufgehen und fordern dieselbe Beobachtungs- und Behandlungsweise mit Aufgebung aller einseitig psychologischen oder gar metaphysischen Anschauungen. Trotz dieser inneren Zusammengehörigkeit erscheint das Studium der psychischen Krankheiten mit eigenthümlichen Schwierigkeiten umgeben.

Sie haben auf den ersten Blick kein Analogon in den Erscheinungen gestörter Funktion anderweitiger Centra des Nervensystems, sie machen den Eindruck eigenartiger Processe.

Die gewohnten Anschauungsweisen der pathologischen Anatomie fehlen uns hier, denn klinische Phänomene und Sektionsbefunde sind nur selten mit einander in Einklang zu bringen, nicht minder lassen uns die sichern und geläufigen Hilfsmittel diagnostischer Exploration im Stich — mit der Auscultation und Percussion, mit der pathologischen Chemie wissen wir auf psychopathologischem Gebiet schlechterdings nichts anzufangen. Wir haben es hier grossentheils mit Phänomenen neuer Ordnung, mit psychologischen zu thun. Aus Schwankungen des Bewusstseins, Störungen des Gedächtnisses, aus qualitativ und quantitativ abnormen Gefühlen, Vorstellungen, Strebungen etc. müssen wir Rückschlüsse auf Art und Grad der Erkrankung des Gehirns machen.

Die Eigenartigkeit der Vorgänge im Irresein ist indessen nur eine scheinbare. Wenn Geisteskrankheiten wirklich Hirnkrankheiten sind, so müssen sie, unbeschadet der Eigenthümlichkeit ihrer Symptome und Symptomengruppen, den allgemeinen Gesetzen der Physiologie und Pathologie des Nervensystems folgen. Die Gesetze der Erregbarkeit und Erregung, der Erschöpfung und Erschöpfbarkeit, der reflektorischen Uebertragung, der vicariirenden Leistung, der Irradiation und Leitung, der excentrischen Projektion der Erregungsvorgänge etc. müssen auch für diese Funktionsqualitäten Gültigkeit besitzen.

Diese Annahme bestätigt sich in vollem Umfang — überall begegnen wir Erscheinungen erleichterter und gehemmter reflektorischer Erregbarkeit und Uebertragung, das Gesetz der excentrischen Erscheinung erscheint uns auf Schritt und Tritt. Nicht minder entspricht der Gesammtverlauf der psychischen Krankheiten dem der anderweitigen Neurosen — der temporären Latenz und Intermission, der Exacerbation und Remission durch Summirung der Reize und Erschöpfung, der Periodicität der Wiederkehr der Symptome.

Die in der specifischen physiologischen Dignität des afficirten Organs begründete Eigenartigkeit der psychopathischen Phänomene wird unserem Verständniss noch näher gebracht und verliert dadurch viel an ihrer Fremdartigkeit, wenn wir es versuchen, jene in Analogie mit anderweitigen, unserer Anschauungsweise verständlicheren Erscheinungen gestörter Nervenfunktion zu bringen, sie in die uns geläufige Sprache zu übersetzen.

So sind wir bis zu einem gewissen Grad berechtigt, von einer psychischen Hyperästhesie und Anästhesie, von psychischem Krampf und Lähmung, von vermindertem und gesteigertem Leistungswiderstand, von gesteigerter und darniederliegender psychischer Reflexerregbarkeit zu sprechen. Aber noch eine weitere und wichtige Quelle des Verständnisses eröffnet sich uns unter der Annahme, dass Irrsinn eine Krankheit ist.

Krankheit ist Leben unter abnormen Bedingungen. Krankheit und Gesundheit sind nicht unbedingte Gegensätze.

Die psychopathischen Vorgänge können somit nicht grundverschieden sein von denen des physiologischen Lebens, es müssen sich werthvolle Analogien und Uebergänge zwischen beiden Lebensgebieten ergeben.

Auch diese Voraussetzung findet ihre Bestätigung. Die Elemente, aus welchen sich das krankhafte Seelenleben zusammensetzt, sind dieselben wie die des gesunden Lebens, nur ihre Entstehungsbedingungen sind geänderte.

Die Bedingungen für den Ablauf der psychischen Funktionen im normalen Geistesleben sind (neben normal von Statten gehender Ernährung des Organs der psychischen Funktionen) äussere Anstösse (Sinneserregungen), sowie eine den äusseren Erregungsvorgängen adäquate Reaktionsweise des psychischen Organs. Damit wird eine beständige Uebereinstimmung der Bewusstseins- und der äusseren Vorgänge gewährleistet. Das Gehirn des Geisteskranken befindet sich unter abnormen Bedingungen. Seine Hirnrinde ist Sitz eines Krankheitsvorgangs und wird vermöge desselben durch innere Anstösse (Erregungen, Reize) wesentlich in Thätigkeit versetzt.

Sein psychisches Organ producirt spontan, somit nicht motivirt durch Vorgänge in der Aussenwelt und Einwirkungen dieser, Stimmungen, Wahrnehmungen, Vorstellungen, Strebungen u. s. w. Dadurch geräth der Kranke in seiner Innenwelt in Widerspruch mit der Aussenwelt (Alienatio mentis!).

Aber der Inhalt dieser von innen heraus gegebenen und krankhaften psychischen Vorgänge ist wesentlich congruent dem durch äussere Erreger hervorgerufenen.

Nicht die Qualität, sondern die Entstehungsweise jener ist entscheidend für die Beurtheilung.

Diese inneren centralen spontanen Erregungen sind die Folge erregend wirkender gestörter Ernährungsvorgänge in der Hirnrinde. Diese gestörte Ernährung setzt ausserdem zwei wichtige Störungen in der Gehirnrinde:

Geänderte Reaktionsverhältnisse auf die von aussen kommenden Reize (geänderte Erregbarkeit, vermehrte oder verminderte, qualitativ geänderte).

Ferner eine Störung des Bewusstseins als solche (unbeschadet der Trübung desselben durch spontane subjektive Erregungen).

Damit besteht aber die Gefahr, dass das gestörte Bewusstsein die innere subjektive Erregung der äusseren objektiven gleichsetzt (Hallucination, Wahn), wobei das Gesetz der excentrischen Erscheinung, überhaupt die Gewohnheit und Erfahrung, nur durch objektive Vorgänge der Aussenwelt psychisch beeinflusst zu werden, förderlich ist.

Diese Trübung des Bewusstseins (Störung der Kritik, Besonnenheit) ist die Grundlage für das Verständniss der Phänomene im Irresein.

Sie besteht speciell im Ausfall oder der Hemmung von Thatsachen früherer Erfahrung (wichtig bei der Entstehung von Wahnideen), in der Verwechslung (Hallucination) oder Vermischung (Illusion) central ausgelöster Sinnesvorgänge mit objektiven, in der fehlerhaften Interpretation von Eindrücken im gestörten Bewusstsein durch Supponirung von ursächlichen Vorgängen in der Aussenwelt, nach dem Gesetz der excentrischen Erscheinung bezw. der bisherigen psychologischen Erfahrung.

Unerklärlich wie das Räthsel überhaupt, dass die Materie Bewusstsein vermittelt, bleiben die Bedingungen des krankhaft geänderten Bewusstseins beim Irrsinnigen. Nur Einzelgründe für die Trübung des Bewusstseins lassen sich ermitteln in Form von Hemmung oder Ausfall von Erinnerungsbildern (z. B. Seelenblindheit, Seelentaubheit), von Hemmung oder Ausfall ganzer Reihen von Erfahrungen des gesunden Lebens, die wieder durch dauernden Verlust derselben (Gedächtnissschwund) oder Hemmung in Folge von affektartigen Seelenzuständen (Associationsstörungen im Vorstellungsablauf) oder durch Hemmung oder Ausfall von den Vorstellungsprocess begleitenden Gefühlen gegeben sein können, oder auch durch Störungen des Apperceptionsvorgangs (Illusionen), ferner durch Auftreten von subjektiven Sinneswahrnehmungen (Hallucinationen) neben objektiven.

Capitel 8.

Die Analogien des Irreseins.

Die physiologische Leistung des Organs der psychischen Thätigkeit ist die Produktion von Gefühlen, Vorstellungen, Strebungen.

Die spontane oder den äussern Erregern inadäquate Entstehung dieser psychischen Vorgänge ist im Allgemeinen das Zeichen innerer Erregungsvorgänge und anomaler Reaktionszustände, deren Andauer, Intensität, Disproportion nicht lange Zweifel über ihre pathologische Begründung lassen wird. Damit erscheint jene Entstehungsweise als das nächste und wichtigste klinische Erkennungszeichen des Irreseins. Die Signatur, die äussere Erscheinung des Irren und des Geistesgesunden kann ganz die gleiche sein. Nur indem wir die Quelle und Motivirung ihrer psychischen Vorgänge kennen, vermögen wir vorläufig zu entscheiden, ob wir einen Irrsinnigen oder einen Gesunden vor uns haben.

Da das Irresein aber ganz die gleichen Elemente enthält wie das normale Geistesleben, da dieselben Gesetze für Verbindung und Ablauf jener gelten, gibt die Betrachtung der psychischen Processe in physiologischen, wie auch in gewissen häufiger zu beobachtenden pathologischen Lebenszuständen, werthvolle Analogien an die Hand, mit Hilfe derer, als unsrer Erfahrung geläufige Zustände, wir in Stand gesetzt werden, uns in der Pathologie des Seelenlebens zu orientiren und einigermassen zu begreifen, wie die krankhaften Gedankenverbindungen und Wahnideen, die irren Gefühle und Strebungen im eigentlichen Irresein zu Stande kommen.

Solche Analogien bietet schon das alltägliche Leben zur Genüge. Wie Gesundheit und Krankheit im Bereich der somatischen Sphäre, wo doch exakte physikalische Hilfsmittel als diagnostischer Massstab verwerthbar sind, sich nicht scharf scheiden lassen, so geht es auch in der psychischen, ja wir haben hier allen Grund, die Grenze physiologischer Breite nicht zu scharf zu markiren.

In der Mehrzahl der Fälle von beginnender psychischer Krankheit liegt der Schwerpunkt des Symptomenbildes nicht in intellectuellen Störungen, sondern in Gemüthsbewegungen, in nicht oder ungenügend motivirten Stimmungen, Affekten und Erscheinungen abnormer Gemüthsreizbarkeit. Es liegt nahe, diese pathologischen Gemüthszustände mit den Gemüthsbewegungen des physiologischen Lebens zu vergleichen [1]).

Unsere gewöhnliche Empfindungsweise, das ruhige Vonstattengehen unserer Gefühle kann eine tumultuarische Erschütterung erfahren. Wir sprechen dann von Affekten und unterscheiden, je nachdem der veranlassende Vorgang eine Hemmung oder Förderung unserer geistigen Interessen herbeiführt, depressive Affekte der Bestürzung, Beschämung, Sorge, des Grams, Kummers — oder expansive der Freude, Ausgelassenheit, des Jubels. Entsprechend diesen beiden Affektmöglichkeiten des physiologischen Lebens finden sich auch auf pathologischem zweierlei affektartige Gemüthszustände: melancholische und maniakalische.

Stellen wir den im schmerzlichen Affekt versunkenen Gesunden dem Melancholischen gegenüber, so finden wir zunächst äusserlich keine wesentliche Differenz. Bei Beiden findet sich derselbe physiognomische Ausdruck psychischen Schmerzes, dieselbe schmerzliche Niedergeschlagenheit. Beide sind dem Zwang ihrer schmerzlichen Gedanken und Gefühle hingegeben, Beide unfähig, sich für etwas Anderes, ausserhalb des ihnen aufgezwungenen Gedankenkreises Liegendes, zu interessiren, ihren gewohnten Pflichten und Beschäftigungen nachzukommen; bei Beiden wird der Schlaf nothleiden, der Appetit vermindert, die Thätigkeit der Darmperistaltik herabgesetzt sein und die Gesammternährung sinken. Der wesentliche Unterschied zwischen dem schmerzlich verstimmten Gesunden und dem Melancholischen liegt zunächst darin, dass bei dem Einen der psychische Schmerz ein motivirter, die physiologische Reaktion auf einen äusseren Vorgang ist, während bei dem Anderen jener ein äusserlich nicht, oder doch wenigstens nicht genügend motivirter, somit durch innere Vorgänge vermittelter ist, dass er sich etwas einbildet, dass sein psychisches Organ in Folge einer Erkrankung ihm der Wirklichkeit nicht entsprechende Bilder und Vorstellungen vorspiegelt und sein Bewusstsein zu gestört ist, um die falsche Münze, mit der er rechnet, zu erkennen.

Diese Verwechslung des motivirten psychischen Schmerzes mit der Gemüthskrankheit findet nur zu häufig von Seiten des Laien statt, der sich nur an die äusserlich gleichen Züge des Erscheinungsbildes hält. Sie ist um so leichter möglich, da nicht selten die Gemüthskrankheit ihre Entstehung aus einem wohl motivirten depressiven Affekt findet, und, anfangs physiologisch, unmerklich in einen pathologischen übergehend, den cardinalen Unterschied zwischen motivirtem physiologischem und spontanem pathologischem psychischem Vorgang verwischte.

---

[1]) Vgl. Griesinger, Pathologie und Therapie der psych. Krankheiten, p. 61.

Die grundverschiedene Bedeutung beider ergibt sich jedoch aus dem Misserfolg des Laien, der die Verstimmung für eine physiologische hält, und auf den ausgleichenden Einfluss der Zeit, die Wegräumung der deprimirenden Ursache, auf die Hoffnungsbelebung, Zerstreuung und Erheiterung des Deprimirten baut.

Während all diese Erwartungen beim physiologisch Verstimmten eintreffen, findet das Gegentheil beim Gemüthskranken statt. Der tröstende Zuspruch erbittert ihn nur, Zerstreuung versagt oder irritirt ihn sogar, ein Versuch, ihn logisch zu überzeugen, dass er nicht ruinirt ist, keine Gefahr droht u. dgl., beruhigt ihn vielleicht momentan, aber im nächsten Augenblick äussert er eine neue Wahnidee, z. B. ein Verbrecher zu sein.

Die Quelle seiner irren Gefühle und Vorstellungen ist eben eine Hirnkrankheit, sie ist eine organische, keine psychologische.

Ganz dieselben Analogien liefert die Vergleichung des expansiven Affekts des Gesunden mit dem Zustand des maniakalischen Gemüthskranken, sobald jener eine gewisse Höhe erreicht hat, nur dürfen wir nicht den hochcivilisirten Culturmenschen, der seine Gefühle zu bemeistern dressirt ist, als Beobachtungsobjekt wählen, sondern etwa ein Kind, einen in der Beherrschung seiner Gefühle ungeübten Naturmenschen oder wenigstens den Culturmenschen in einem Zustand, in welchem bei ihm der Affekt so mächtig und überwältigend geworden ist, dass er die Schranken, welche Sitte und Anstand seiner Entäusserung setzen, durchbricht. Denken wir uns in die Lage des Verliebten, der unerwartet am Ziel seiner Wünsche steht, in die eines sicherem Tod Entgegengehenden, der unverhofft gerettet wird, eines Geizhalses, der die Nachricht, dass er das grosse Loos gewonnen, empfängt — sie alle werden sich äusserlich momentan vom Maniakalischen nicht unterscheiden — närrisches Umherspringen und Tanzen, tollen Jubel, Ueberfliessen vor Seligkeit werden sie zeigen, ja selbst zu einer ziemlichen Unordnung der Gedanken, zu abspringender Rede, zu abgerissenen Ausrufen, Incohärenz der Vorstellungen wird es bei der Ueberfüllung des Bewusstseins kommen.

Bei dem Glücklichen geht der Sturm bald vorüber, der Einfluss der Zeit macht sich rasch geltend, bei dem Maniacus dauert die organisch begründete Störung möglicherweise Wochen bis Monate, ja selbst bis zur Erschöpfung fort.

So liefert das Studium der physiologischen Affekte werthvolle Anhaltspunkte und Vergleiche für das Geschehene im affektiven Irresein, ja es lässt sich bei genauerer Betrachtung keine scharfe Grenze finden zwischen noch auf dem Gebiet physiologischer Breite sich bewegenden Affekten und gewissen, äusserlich zwar nothdürftig motivirten, aber durch Intensität, Dauer und temporären Verlust des Selbstbewusstseins pathologischen Affekten, wie sie bei gewissen krankhaften Hirnorganisationen und Nervenkrankheiten (Epilepsie etc.) zur Beobachtung gelangen.

Wie schwankend die Grenzgebiete geistiger Gesundheit und Krankheit sind, lehrt die Betrachtung einer Kategorie von Menschen, deren Typen äusserst zahlreich im öffentlichen und privaten Leben sich finden und deren Beurtheilung eine sehr differente ist, sogar zwischen den Extremen eines Genies [1]) und eines Narren schwanken kann.

Es finden sich bei solchen Menschen Eigenthümlichkeiten im Denken, Fühlen und Handeln, sie reagiren auf Reize, die für andere nicht existiren und noch dazu in einer Weise, die ungewöhnlich, sonderbar ist und den Betreffenden gelegentlich den Namen eines Sonderlings, wenn nicht gar den eines Narren einträgt, einfach weil die ungeheuere Majorität der Menschen anders empfindet und handelt. Ebenso ungewöhnlich sind die Gedankenverbindungen derartiger Individuen — sie bringen die Dinge in sonderbare, ungewöhnliche, neue, möglicherweise interessante und selbst einen Fortschritt bekundende Beziehungen. Aber im besten Fall sind sie doch nicht fähig, Nutzen aus diesen neuen Gedanken zu ziehen. Solche Menschen sind noch nicht irre, aber es ist auch nicht ganz richtig bei ihnen. Sie stehen an der Schwelle des Irreseins, bilden den Uebergang zu diesem.

Das Verständniss dieser problematischen Naturen wird erst gewonnen, wenn man ihre Abstammung erforscht. In der Regel stammen sie von Irrsinnigen ab oder weisen wenigstens solche in ihrer Blutsverwandtschaft auf. Das Studium und Verständniss dieser Leute, wie es die Psychiatrie lehrt, hebt diese weit über den engen Horizont einer Fachwissenschaft hinweg und lässt sie als wichtige Hilfswissenschaft der geistigen Naturgeschichte des Menschen erkennen.

Solcher Pseudo-Genies finden sich unzählige im öffentlichen Leben, bald auf dem harmlosen Gebiet wichtiger Erfindungen, gemeinnütziger Vorschläge, die sich aber als unausführbar bei genauer Prüfung erweisen, bald auf dem Gebiet der Politik, des Kirchen- und Staatslebens. Aus ihren Reihen gehen jene Erfinder, unruhigen Köpfe, Weltverbesserer, Revolutionshelden, Schöpfer neuer Sekten hervor, deren Plänen wohl zuweilen eine aufgeregte Zeit williges Ohr leiht, deren Werk aber nothwendig hinfällig ist, weil es nur ein Geistesblitz eines zwar induktiven aber wirren Kopfes, nicht das aus der Culturentwicklung gereifte, wenn auch anticipirte Geistesprodukt eines Genies war (Maudsley). Das Studium derartiger problematischer Naturen erleichtert uns das Verständniss gewisser Formen des Irreseins (Paranoia), in denen ebenfalls die Einseitigkeit gewisser Strebungen, das Fixirtsein gewisser absurder und Obersätze des gesammten Denkens gewordener Vorstellungsmassen auffällig ist. Häufig genug entwickelt sich unmerklich im Laufe des Lebens

---

[1]) S. den trefflichen Vergleich zwischen dem Genie und dem „Narren" bei Maudsley, Physiol. und Pathol. der Seele, übers. von Boehm. p. 308.

bei diesen originär Verschrobenen auch wirklich der Zustand der Paranoia (Verrücktheit).

Eine interessante Analogie mit dem Irresein bieten weiter die Vorgänge des Traumlebens[1]).

Es besteht zwar zwischen Traum und Irresein ein fundamentaler Unterschied, insoferne jener eine Erscheinung des Schlafenden, dieses eine solche des Wachenden ist, jedoch ist zu bedenken, dass unsere Träume dann am lebhaftesten sind, wenn wir uns im Halbschlaf befinden, und dass die Zustände der Schlaftrunkenheit und des Schlafwandelns vermittelnde Uebergänge zwischen Schlaf und Wachen darstellen. Was nun die Vorgänge des Traumlebens besonders instruktiv für das Verständniss gewisser Vorgänge im Irresein macht, ist der Umstand, dass in beiden Zuständen die Produktion von Vorstellungen und sinnlichen Anschauungen vorwiegend durch innere spontane Erregung zu Stande kommt, gegenüber der Entstehung derselben im wachen und geistesgesunden Zustand durch äussere Wahrnehmung und Ideenassociation.

Als Ursachen jener spontanen automatischen Erregung vorstellender Centren im Gehirn lassen sich innere Reize (Veränderungen des Blutes) bezeichnen, ihre Produkte sind der Wirklichkeit nicht entsprechende Vorstellungen (Delirien) und Hallucinationen.

Indem in beiden Zuständen die fortdauernde automatische Erregung ganz disparate Vorstellungen hervorruft, und die dadurch fortwährend gestörte, zudem sehr reducirte Ideenassociation die Vorstellungen nicht mehr nach ihrem logischen Inhalt zu knüpfen vermag, sondern sie höchstens nach oberflächlicher Aehnlichkeit (die oft nur durch äusseren Gleichklang der Worte bedingt ist) aneinander reiht, entsteht jene Confusion und Incohärenz, die den Traum wie gewisse Zustände des Irreseins auszeichnet.

Von überraschender Analogie ist in beiden Zuständen ferner die phantastische Umbildung und Uebertreibung, welche etwaige zum Bewusstsein vorgedrungene Eindrücke aus der äusseren oder körperlichen Welt beim Träumenden wie beim Irren erfahren.

Wie ein Nadelstich Jenem zum Degenstoss, der Druck der Bettdecke zur Bergeslast, ein eingeschlafenes Glied zur Lähmung desselben, körperliche Angstempfindungen aus Respirationsstörung zu Geschichten von Alpdrücken und lebendig Begrabensein phantastisch sich gestalten, so geschieht es auch mit den Sensationen der Irren, die oft zu den abenteuerlichsten Wahnvorstellungen verarbeitet und umgestaltet werden. Eine weitere Uebereinstimmung bietet die nicht seltene Entzweiung der Persönlichkeit in beiden Zuständen. Die eigenen Gedanken des Irren werden

---

[1]) Moreau, Annal. méd.-psychol. 1855, p. 361; Maury, ebenda p. 404; Griesinger, op. cit., p. 108.

zuweilen von ihm einer anderen Persönlichkeit zugeschrieben (Dämonomanie), wie auch im Traum wir unsere eigenen aber contrastirenden Vorstellungen anderen Personen in den Mund legen, mit solchen disputiren etc.

Ganz besonders interessant ist aber beim Irren, dass er gegen das Zeugniss seiner Sinne, gegen alle bisherige Erfahrung an fiktiven Dingen festhält, den baarsten, physikalisch ganz unmöglichen Unsinn, den ihm sein erkranktes Gehirn vorspiegelt, nicht zu corrigiren vermag.

Dasselbe begegnet uns im Traum. Wir erleben das Absurdeste, Contradiktorische, ohne seine Realität zu bezweifeln, wir staunen darüber höchstens, wie der Irre, ja wir kommen wohl momentan zur Ahnung, das müsse ein Traum sein, gleichwie der Irre in einem flüchtigen Moment des lucidum intervallum zur Anerkennung seiner Hirngespinnste, zum Bewusstsein seiner Krankheit gelangt.

Die Ursache dieser Erscheinung liegt beim Träumenden in der Ausschaltung der die Processe des Schliessens, Urtheilens vermittelnden höheren psychischen Thätigkeit, und in der mangelnden Controle seitens der Sinne, die der Aussenwelt verschlossen sind.

Beim Geisteskranken ist die Correktur unmöglich durch Erkrankung des psychischen Organs, durch die dadurch gesetzte Bewusstseinsstörung und die Verfälschung des Bewusstseins durch subjektive Sinneswahrnehmungen — Hallucinationen.

Bemerkenswerth ist ferner, dass sowohl angenehme Träume beim Gesunden als heitere Delirien beim Irren viel seltener sind als unangenehme. Erfahrungsgemäss sind angenehme Träume noch am häufigsten zu Zeiten geistiger und körperlicher Erschöpfung. Dasselbe sehen wir beim Irren, wo Grössendelir vorwiegend schwere, zu geistigem Zerfall und Zerstörung führende Hirnprocesse begleitet und dadurch eine schlimme Bedeutung gewinnt.

Auf ähnliche Bewusstseinszustände im Traum und in gewissen Formen von Irresein deutet endlich die Erklärung vieler Genesener, dass ihnen die ganze Periode der überstandenen Krankheit wie ein Traum in der Erinnerung stehe.

Auch die Genesung vom Irresein gleicht vielfach dem Erwachen aus einem Traum. Zuweilen ist sie eine plötzliche, es fällt dem Kranken wie Schuppen von den Augen, dass er delirirte; häufiger ist diese Erkenntniss eine allmählige, es spinnen sich Rudera des irren Vorstellens, gleich Traumgebilden im Zustand der Schlaftrunkenheit, in die Lucidität hinüber, so dass der Genesende erst durch einen mühsamen und peinlichen Klärungsprocess, einen Kampf zwischen phantastischer und realer Vorstellungswelt, zur Anerkennung der Krankheit und ihrer Produkte gelangt.

Weitaus die zutreffendste Analogie mit dem Irresein, zugleich die umfassendste, liefert endlich die acute Alkoholintoxication[1]). Wir finden hier alle Formen des Irreseins, von jenen leicht melancholischen Zuständen, wie sie der Rausch zuweilen in der Form des sogen. trunkenen Elends vorführt, bis zu jenen äussersten Stadien völliger Aufhebung der psychischen Funktionen, wie sie schwerer nicht im terminalen Blödsinn zum Ausdruck kommen können.

Aber auch die schwerste Form des Irreseins, die Dementia paralytica, findet sich unter dem Bild der Berauschung oft so treu copirt, dass bei flüchtiger Begegnung nur die Anamnese unterscheiden kann, ob wir die acute, reparable Alkoholparalyse oder die unheilvolle des Irren vor uns haben.

Der Rausch ist eigentlich nichts Anderes als ein artificielles Irresein, und wir können an demselben zwei psychiatrische Grundthatsachen constatiren, dass nämlich, je nach constitutionellen Verhältnissen, die gemeinsame Ursache ganz differente Krankheitsbilder erzeugt und dass den Zuständen psychischer Lähmung, wie sie die Stadien sinnloser Betrunkenheit und des terminalen Blödsinns als Ausgang der Geistesstörung darstellen, Zustände von Erregung vorausgehen. In der Mehrzahl der Fälle äussert sich die Alkoholwirkung zu Anfang in einer leicht maniakalischen Erregung.

Alle körperlichen und geistigen Leistungen werden gesteigert, der Gedankenfluss erleichtert. Der Schweigsame wird schwatzhaft, der Ruhige lebhaft. Ein erhöhtes Selbstgefühl führt zu Dreistigkeit, keckem Auftreten, Lustigkeit. Ein grösseres Bedürfniss nach Muskelbewegung, ein wahrer Bewegungsdrang macht sich im Singen, Schreien, Lachen, Tanzen, allerlei muthwilligen und vielfach zwecklosen Akten kund.

Noch sind die Gesetze des Anstands bewusst, werden Form und Sitte gewürdigt, eine gewisse Selbstbeherrschung geübt. Mit fortschreitender Alkoholwirkung erlöschen nun aber wie beim Tobsüchtigen eine Reihe ästhetischer Vorstellungen, moralischer Urtheile, die hemmend und controlirend sonst dem gesunden Ich zu Gebote stehen.

In diesem Stadium lässt sich der Betrunkene völlig gehen, gibt seine Charakterfehler, seine Geheimnisse preis — in vino veritas — setzt sich über Sitte und Anstand hinweg, wird cynisch, brutal, rechthaberisch und gewaltthätig. Jetzt hat er auch die Beurtheilungsfähigkeit seines Zustandes verloren — er hält sich ebenso wenig für betrunken als der Wahnsinnige für irre und nimmt es übel, wenn man an ihm die richtige Diagnose stellt.

Endlich kommt es zu einem psychischen Schwächezustand, zur schweren Trübung des Bewusstseins; es treten Sinnestäuschungen (Illusionen) auf, es stellt sich Verworrenheit ein und ein Zustand tiefen blödsinnigen Stupors mit lallender Sprache, taumelndem Gang, unsicheren Bewegungen, ganz wie beim Paralytiker, beschliesst die widerliche Scene.

Die Aehnlichkeit des artificiellen Irreseins mit dem wirklichen ergibt sich noch daraus, dass zuweilen, allerdings auf Grund einer beson-

[1]) Casper, Lehrb. d. gerichtl. Med., biolog. Theil, p. 454; Bayle, Annal. méd.-psychol. 1855, p. 423; Lasègue, Archiv. génér. 1853, I, p. 49; Griesinger, op. cit., p. 411.

deren Anlage, der Rausch von vorneherein sich als acutes Delirium oder als transitorische Tobsucht abspielt, sowie dass hie und da eine Berauschung die nächste Veranlassung zu einem unmittelbar aus derselben hervorgehenden dauernden Irresein wird.

Abschnitt II.

Geschichtlicher Rückblick auf die Entwicklung der Psychiatrie als Wissenschaft [1]).

Die geläuterte Anschauung, dass dass Gehirn das Organ der psychischen Leistungen und Geisteskrankheit gleichbedeutend mit Hirnkrankheit ist, erscheint als das Resultat eines fortschreitenden Erkenntnissprocesses, der zu den grössten Errungenschaften des menschlichen Geistes gezählt werden darf.

Indem die Geschichte der Psychiatrie diesen grossartigen Aufklärungsprocess berichtet, lehrt sie die Schwierigkeiten kennen, die ihm entgegenstanden und versöhnt uns dadurch mit dem relativ geringen Mass positiven Wissens, über das dieser junge Zweig der medicinischen Wissenschaft verfügt. Sie bringt zudem manche Streit- und Zeitfrage der Gegenwart dem Verständniss näher und eröffnet Ausblicke in die Ziele und Hoffnungen der Zukunft.

Die Geschichte der Irrenheilkunde ist jedoch zugleich eines der interessantesten Blätter in der Culturgeschichte der Menschheit. Von den krassesten Irrthümern gibt sie Kunde, von Gefolterten, Besessenen, Verzauberten, die doch nur Hirnkranke waren, von der Unmenschlichkeit vergangener Jahrhunderte, die Geisteskranke in Gefängnissen schmachten liess, zusammengesperrt mit den gemeinsten Verbrechern, mit Ketten belastet, preisgegeben dem Unverstand und der Rohheit eines Kerkermeisters, der die Sprache des Leidens nicht verstand oder kein Herz für dasselbe hatte und erbarmungslos über den Unglücklichen die Peitsche schwang.

Aber von einem zwar langen und schweren, jedoch siegreichen Kampf weiss sie zugleich zu berichten, den Wissenschaft und Humanität mit Irrthum, Rohheit und Aberglauben führten.

---

[1]) Friedreich, Literärgeschichte der psych. Krankheiten 1830; Lasègue, Annal. médico-psychol. 1835; Semelaigne, Journ. du médec. mentale 1863—65; Bucknill and Tuke, Manual of psychol. medicine 1862; Falk, Allg. Zeitschr. f. Psych. 23.

Er galt nichts Geringerem als der Beseitigung Jahrhunderte alter Vorurtheile, die in dem unglücklichen Geisteskranken nur den Entmenschten, Verthierten, den geistig Todten, von Gott Verlassenen, von bösen Mächten Besessenen, den Auswürfling und Verbrecher sahen. Die Resultate dieses Kampfes sind die Begründung der Psychiatrie als Wissenschaft und die Fürsorge für die unglücklichsten unserer Mitmenschen in zweckentsprechenden Humanitätsanstalten. Die Geschichte der Psychiatrie bildet nur einen kurzen Zeitabschnitt in der Geschichte der Geistesstörungen des Menschengeschlechtes.

Die Mannigfaltigkeit der Ursachen dieser Erkrankungszustände berechtigt uns zur Annahme, dass schon in frühen Zeiten menschlicher Existenz Geistesstörungen vorgekommen sind, aber ein düsterer Schleier deckt das Leben und Leiden derer, welche in Zeiten wissenschaftlichen Wahns und Irrthums dem eigenen Wahn und Geistesirrthum erlagen.

Capitel 1.

Die Psychiatrie im Alterthum.

Die Geschichte des Irreseins verliert sich im grauen Alterthum. Was wir über das Vorkommen von Geistesstörungen in jenen fernen Zeiten menschlicher Existenz wissen, beschränkt sich auf gelegentliche Mittheilungen im alten Testament und in den Werken der Dichter. So heisst es, dass von Saul der Geist des Herrn wich und ein böser Geist ihn sehr unruhig machte und dass er in seinen Anfällen von Geistesverwirrung in Davids Harfenspiel Erleichterung fand. So berichtet das Buch Daniel von Nebucadnezar, dem König von Babylon, dass er sich in ein Thier verwandelt wähnte, von den Menschen verstossen ward, Gras verzehrte gleich Ochsen und dass sein Leib unter dem Thau des Himmels lag und nass ward, bis sein Haar wuchs wie Adlerfedern und seine Nägel wurden wie Vogelklauen. Ein Beispiel, dass im Alterthum schon Wahnsinn simulirt wurde, bietet David, der aus Furcht vor dem Zorn des Königs Aschisch Irresein simulirte und damit seinen Zweck erreichte.

Nicht minder reich an Beispielen sind die Werke der Dichter. Auch der schlaue Odysseus stellt sich irrsinnig, um nicht den Feldzug gegen Troja mitmachen zu müssen, Ajax, der Held der Iliade, wird von den Furien gepeinigt, d. h. tobsüchtig, und stürzt sich in sein Schwert; Beispiele von Melancholie bieten Oedipus und Orestes, die nach der poetischen Auffassung jener Zeit von Eumeniden verfolgt werden, ein solches von Lycanthropie ist der Wahnsinn des Königs Lykaon von Arkadien.

Wir dürfen annehmen, dass zu einer Zeit, wo die Naturwissenschaften auf einer so tiefen Stufe der Entwicklung standen, die richtige Beurtheilung derartiger abnormer Geisteszustände grösstentheils fehlte und sie meist dem übernatürlichen Einfluss geheimnissvoller Mächte, der

Götter oder schlimmer Dämonen zugeschrieben wurden. Die etwaige Behandlung solcher Krankheiten beschränkte sich demgemäss auf religiöse Ceremonien, auf Beschwörungen und Zaubermittel.

Die Kranken wurden entweder als Heilige verehrt, wie es im Orient noch heutzutage da und dort der Fall sein soll, oder religiös beeinflusst, wie im alten Aegypten, wo sich dem Saturn geweihte Tempel befanden, in die man die Melancholischen schickte.

In diesem Zustand blieb die Psychiatrie bis auf Hippokrates (460 v. Chr.). Mit ihm nimmt sie einen naturwissenschaftlichen Aufschwung; er entwindet sie den Händen der Priester, die in dem Asklepios geweihten Tempeln Kranke behandelten und orakelartige Consultationen gaben.

Die hippokratische Lehre von den Geisteskrankheiten lässt sich in folgenden Sätzen zusammenfassen und in unsere heutige wissenschaftliche Sprache so übertragen: das Gehirn ist der Sitz der Seelenthätigkeit und wie alle anderen Organe natürlichen Krankheitsursachen ausgesetzt. Geisteskrankheiten entstehen durch Abnormitäten des Gehirns.

Bekanntlich ist Hippokrates der Vater der Humoralpathologie. Krankhafte Veränderungen in den von ihm angenommenen vier Cardinalsäften (Blut, Schleim, schwarze und gelbe Galle) sind die Hauptursachen des Irreseins. Aber die Bedeutung der erblichen Anlage ist dem genialen Blick des Hippokrates nicht entgangen, auch kennt er acute und chronische Erkrankungen vegetativer Organe als Ursachen psychischer Störung. Offenbar trennt Hippokrates nicht den eigentlichen Wahnsinn von dem Fieberdelir und fasst beide unter der gemeinsamen Bezeichnung „Phrenitis“ zusammen. Wahnsinn tritt plötzlich ein und endet rasch oder er hält lange an. Auch gibt es dem Wahnsinne nahe aber nicht eigentlich geisteskrank zu nennende Individuen. Von Geisteskrankheiten kennt er melancholische und Tobsuchtszustände, sowie solche von Geistesschwäche. Nervenleiden, namentlich Krämpfe, gesellen sich leicht zum Irresein, dann ist die Prognose ungünstig. Im Uebrigen sind Geisteskrankheiten meist heilbar, selten tödtlich. Die Kur ist eine somatische, und zwar arzneiliche und diätetische. Doch dürfen nie die Temperamente, auf deren Boden sich die Geistesstörung entwickelt, ausser Acht gelassen werden. Meist ist das melancholische, d. h. schwarzgallige Temperament überwiegend, weshalb Hippokrates ableitende Behandlung mittelst Helleborus, der im Alterthum bei psychisch Kranken überhaupt eine grosse Rolle spielt, anwendet. Weitere Mittel sind Aderlass, Brechmittel, rigorose Diät und Ruhe.

Aus diesen Andeutungen geht hervor, dass der geniale Arzt des Alterthums unserer heutigen Anschauungsweise nicht allzufern stand. Er war jedenfalls der Erste, welcher klar erkannte, dass in diesen Zuständen das Gehirn das leidende Organ ist, dass jene nicht übernatürliche Erscheinungen, sondern leibliche Störungen sind, wie andere Krankheiten auch. Die hippokratische Lehre wurde zum feststehenden Lehrsatz für die Nachfolger, doch ist ein gewisser Fortschritt auf dem betretenen Weg nicht zu verkennen. Aretäus (60 n. Chr.) gibt eine gute Schilderung der Melancholie und der Manie, erweitert die Diagnostik und Prognostik. In der Aetiologie steht er ganz auf dem Boden seines grossen Vorgängers.

Auch Galen (160 n. Chr.) hält an dem Satze fest, dass Geisteskrankheit mit Hirnkrankheit gleichbedeutend ist. Seine Lehre erfährt insofern einen Fortschritt, als er sie sowohl als primäres Hirnleiden wie auch in deuteropathischer Entstehung durch Affektion anderer Organe, namentlich der abdominalen auffasst. Auch eine genaue Scheidung des Fieberdelirs (Phrenitis) von dem eigentlichen Irresein hat er durchgeführt.

Eine hervorragende Erscheinung auf psychiatrischem Gebiet ist Cölius Aurelianus, der Zeitgenosse Trajan's und Hadrian's. Er fasst die verschiedenen chronischen Krankheitsformen im Grund nur als Varietäten ein und derselben Krankheit auf; auch hat er sich von der hippokratischen Theorie der Cardinalsäfte glücklich emancipirt. Er erkennt nur somatische und psychische Krankheitsursachen an. Seine Heilmethode ist schärfer und präciser als die aller Früheren. Die Zwangsmittel verwirft er bei der Behandlung fast gänzlich. Entschieden betont er den Satz, dass Geisteskrankheiten nichts Anderes sind, als Hirnkrankheiten mit vorwaltenden psychischen Symptomen, weshalb sie zur Domaine des Arztes gehören, denn kein Philosoph habe bisher eine Heilung herbeizuführen vermocht. Mit Cölius Aurelianus endigt dieser frühe und vielversprechende Aufschwung der Psychiatrie durch bedeutende griechische und römische Aerzte.

Capitel 2.

Die Psychiatrie im Mittelalter.

Der Untergang des altrömischen Reichs mit seiner Culturentwicklung, die Zeiten der Völkerwanderung waren einer Entwicklung der Wissenschaften nicht günstig. Die Medicin verfällt und fristet ein kümmerliches Dasein in Klöstern, bei den Arabisten und in zunftmässigen Schulen, wie z. B. in Salerno. Begreiflicherweise macht sich der Rückschlag am meisten auf ihrem dunkelsten Gebiet, dem der Psychiatrie geltend.

An die Stelle empirischer wissenschaftlicher Forschung tritt Gaukelei, Mysticismus und krasser Aberglaube. Die neutestamentlichen Anschauungen, welche im Irren einen von bösen Dämonen Besessenen erkennen, sind einer geläuterten Erkenntniss nicht förderlich und so darf es uns nicht wundern, wenn, wie im Anfang der Zeiten, die Therapie fast ausschliesslich in Exorcismen, Kasteiungen, Zauber- und Scharfrichtermitteln, ja selbst in Tortur und Todesstrafe bestand.

Aber auch der Wahn jener finsteren Jahrhunderte spiegelte sich im Delirium der unglücklichen Kranken wieder, die im Mittelalter grösstentheils die Form der Dämonomanie oder Besessenheit darboten.

Die Behandlung der Irren fiel den Priestern zu, die in blindem Fanatismus dem vermeintlichen Hexen- und Teufelsspuck Scheiterhaufen und Tortur entgegengetzten oder mit kräftigem Exorcismus den bösen Dämon auszutreiben versuchten.

Unzählbar sind die Hexenprocesse, unzählbar die Unglücklichen, meist Melancholische, die dabei ihren Tod fanden. So sollen im Kurfürstenthum Trier binnen wenigen Jahren 6500 Menschen als Bezauberte und Behexte hingerichtet worden sein.

Die kaum weniger zu bedauernden Tobsüchtigen wurden in finsteren Kerkern wie wilde Thiere gefesselt gehalten, bis sie in Schmutz und Elend verkamen. Nur wenige Kranke, deren Wahn für die Kirche nichts Anstössiges hatte, fanden da und dort in Klöstern und Stiftungshäusern eine Zuflucht.

So blieb sich das Schicksal der Irren Jahrhunderte lang gleich, und wenn auch schon Karl der Grosse verboten hatte, Hexen zu verbrennen, und der edle Wier 1515 sich an Kaiser und Reich wandte, mit der Bitte, das Blut der vermeintlichen Hexen zu schonen, die ja nur Melancholische, Wahnsinnige oder Hysterische seien, so waren diese vereinzelten Stimmen nicht im Stande, die träge abergläubische Menge, deren Vorurtheile noch von der Kirche genährt wurden, zu bekehren. So kam es, dass die Hexenprocesse bis tief ins 18. Jahrhundert fortdauerten.

Mit dem Zeitalter der Reformation beginnt auch für die Medicin der Anbruch einer besseren Zeit. Aber es dauerte lange, bis sie aus dem Kampf mit Aberglauben, Mystik und Scholastik siegreich hervorging, sich aus den Banden der Kirche befreite und der blinde Autoritätsglaube an die Alten, durch die positiven Forschungen eines Vesal und die zersetzende Polemik eines Paracelsus gestürzt wurde.

Schon im 16. Jahrhundert regen sich auch auf psychiatrischem Gebiet Anfänge einer besseren Erkenntniss. Wier's aufklärende Bemühungen finden Unterstützung in Porta und Zacchia. Anfänge einer neuen wissenschaftlichen Bearbeitung der Psychiatrie verrathen die Schriften eines Prosper Alpin, Merkurialis, Bellini, Fernelius. Felix Plater (1537—1614) versucht sogar eine Classification der Geisteskranken.

Der Einfluss eines Baco und Harvey bezeichnen den Anfang eines Aufschwungs der Naturwissenschaften.

Auf dem Gebiet der Psychiatrie sind die Anfänge kindlich. Noch lange Zeit streitet man darüber, ob der Irre von bösen Geistern besessen und der Geistlichkeit zu überlassen sei, oder ein Kranker, der der Medicin anheimfalle.

Die aufgeklärteren unter den Aerzten sind noch im Zweifel darüber, ob das Wesen des Irreseins die Verderbniss der hippokratischen Cardinalsäfte sei. Heilversuche werden keine gemacht oder ganz albern angestellt; sie zeigen nur, auf wie tiefer Stufe die Wissenschaft sich befindet.

Wie man früher den Teufel austrieb, versuchen nun die Aerzte den Wahn auszutreiben und verfallen, unbekannt mit seiner Entstehung und Bedeutung, auf die lächerlichsten Kniffe. Ein Kranker, der sich ohne Kopf glaubt, wird dadurch angeblich geheilt, dass man ihm eine Mütze von Blei aufsetzt. Einer hysterischen Frau, die eine Schlange im Magen zu haben wähnt, reicht man ein Brechmittel und practicirt eine Eidechse ins Erbrochene. Einen Kranken, der sich für so kalt hält, dass er glaubt, nichts anderes als das Feuer könne ihm seine natürliche Wärme wieder verschaffen, lässt Zacutus Lusitanus (1571—1642) in einen Pelz nähen und diesen anzünden.

Ein trefflich jene Zeiten charakterisirendes Lebens- und Leidensbild hat Stenzel in seiner Geschichte des preussischen Staates mitgetheilt.

Es betrifft Johann Wilhelm Herzog von Jülich, den Sohn Wilhelms des Reichen und Maria's von Oesterreich, die beide das traurige Schicksal traf, in Geistesstörung zu verfallen. Der Herzog war von Jugend auf schwachsinnig und nie recht fähig, sein Land zu regieren. Bevor er völlig wahnsinnig wurde, quälte er sich mit der grundlosen Idee, man strebe ihm nach dem Leben, weshalb er viele Nächte im Harnisch schlaflos zubrachte.

Als er in einem Angstanfalle mehrere Hofleute verwundet hatte, musste er eingesperrt werden. Auf den Rath eines Priesters und einer Nonne nähte man das Evangelium St. Johannis in das Wamms des Herzogs und gab ihm geweihte Hostien mit den Speisen — doch Alles ohne Erfolg; ebenso fruchtlos waren die wohlbezahlten Exorcismen der Mönche. Von den Aerzten wurde ebenfalls Rath begehrt, aber diese wussten Nichts gegen das Uebel. So blieb sich der Herzog selbst überlassen und eingesperrt, bis ihn der Tod erlöste.

So stand es mit der Therapie vor wenigen Jahrhunderten; die Mehrzahl der Geisteskranken blieb sich selbst überlassen, schutz- und rechtlos der Verwahrlosung oder gar Verfolgung anheimgegeben.

Noch im Jahre 1573 erlaubte ein englischer Parlamentsbeschluss den Bauern auf Diejenigen Jagd zu machen, die man Wehrwölfe nannte, weil sie in ihrem Wahn sich für wilde Thiere ausgaben und in den Wäldern umherirrten. Einem Kranken in Padua, der sich für einen Wehrwolf hielt und behauptete, der Pelz sei nach innen gewendet, schnitt man Arme und Beine ab, um sich davon zu überzeugen, so dass der Kranke verblutete.

An manchen Orten wurden die Irren Abrahams-Männer genannt. Sie wurden allgemein gemieden; nur hie und da regte sich ein besseres Gefühl des Mitleids, aber gemischt mit abergläubischer Furcht, und verschaffte ihnen kärgliche Nahrung und Unterkunft. Scharfrichter und Geisterbeschwörer versahen an einem grossen Theil der Kranken jener Zeit die Stelle der heutigen Irrenärzte.

Dass selbst Reichthum und vornehmer Stand hilflos gegenüber den Vorurtheilen und der Unkenntniss der damaligen Zeit waren, beweisen die Biographien bedeutender Personen, die uns die Geschichte bewahrt hat.

So erging es der unglücklichen Johanna von Castilien, der Stammmutter des österreichischen Kaiserhauses, die nach dem Tode ihres Gemahls, Philipps des Schönen, irrsinnig wurde und im Schmutz und Elend verkommen wäre, wenn sich Cardinal Ximenes nicht um sie angenommen hätte; kaum besseres Schicksal widerfuhr ihrem Urenkel Kaiser Rudolf II.

Capitel 3.

Die Neubegründung der Psychiatrie vom Ende des 18. Jahrhunderts ab.

Bis zur Mitte des 18. Jahrhunderts war das Loos der Geisteskranken ein sehr trauriges. War man auch allmählig zu geläuterten Ansichten über das Wesen dieser dunklen Krankheitszustände gelangt, ahnten selbst einsichtsvolle Aerzte, dass es hier sich nur um krankhafte Störungen der Hirn- und Nerventhätigkeit handle, so war doch eine wichtige Thatsache fast unbekannt, nämlich die, dass diese Krankheiten, wenn rechtzeitig erkannt und richtig behandelt, heilbar sind wie viele andere.

So lange diese Wahrheit nicht erkannt war, betrachtete die Gesellschaft die Irren nur als verlorene Glieder, der Staat erkannte in ihnen eine Last und Gefahr und fühlte sich vollkommen beruhigt, wenn er sie, im Vorurtheil ihrer Unheilbarkeit, hinter Schloss und Riegel als gemeingefährliche Menschen in den Händen eines Kerkermeisters wusste.

So war es in der Zeit der Narren- und Tollhäuser, von denen uns Kaulbach ein drastisches Bild entworfen hat [1]).

Aber die Zeiten sollten sich ändern. Immer lauter und eindringlicher wurden die Stimmen der Aerzte und Menschenfreunde, die zunächst vom humanen Standpunkte aus darauf drangen, im Irren doch noch den Menschen zu achten und, im Hinblick auf einzelne Genesungen, welche die Heilkraft der Natur selbst unter den ungünstigsten Verhältnissen des

---

[1]) Die ersten Anstösse zur Umwandlung der Tollhäuser als Zucht- und Bewahrungsanstalten für Irre in Heilanstalten datiren in Frankreich von 1780. Es scheint, dass Impulse dazu von den Menschenfreunden John Howard und Kaiser Josef, der damals in Frankreich verweilte, ausgingen. Das Christenthum hat keinen Sinn für die Irren, da es sie meist für vom Teufel besessen hielt. Die Sorge für die Geisteskranken wurde von den Türken angenommen, die schon lange Zeit vor den Christen Verwahrungsorte für Irre besassen. Mönche vom Orden de la Mersi, die wegen Loskaufs christlicher Gefangener viel mit den Muselmannen verkehrten, lernten diese Anstalten kennen und errichteten 1409 in Valencia in Spanien das erste Asyl für Geisteskranke nach orientalischem Muster. Bald folgten Saragossa, Sevilla, Valladolid, Toledo. Das erste muselmannische Asyl war das von Fez, das laut Leo Africanus schon im 7. Jahrhundert errichtet wurde. Durch die Spanier verbreitete sich die Irrenpflege nach Italien, wo wahrscheinlich 1352 in Bergamo, 1387 in Florenz, sicher 1584 in Rom Asyle errichtet wurden. Anfang des 17. Jahrhunderts begannen die Spitäler in Frankreich Irre zur Verwahrung zu übernehmen. 1660 wurde das Hôtel Dieu für dieselben bestimmt. Um diese Zeit verwahrte die Stadt Paris erst etwa 40 Irre. Noch 1818 berichtete Esquirol an den Minister, dass die Irren in Frankreich schlechter dran seien, als die Verbrecher und die Thiere. (Rapport du service des aliénés de 1874, p. 11.)

Tollhauses zu Stande gebracht hatte, an die Möglichkeit einer Heilung der Irren durch Verbesserung ihrer materiellen Lage dachten und sie eindringlich von den indolenten Behörden forderten.

Das erste Land, in welchem eine Heilung der Irren im Grossen angestrebt wurde, war England, in welchem um die Mitte des vorigen Jahrhunderts eine Heilanstalt, St. Lukes in London, freilich in noch sehr primitiver Weise gegründet wurde. Es geschah dies zu einer Zeit, wo man auf dem Continent nur Zucht-, Toll- und Detentionshäuser für die Unterbringung solcher Unglücklichen kannte.

Die Erfolge der Anstalt St. Lukes veranlassten die Quäkergemeinde von York schon kurz darauf zur Errichtung eines eigenen Asyls für ihre Glaubensgenossen, die „Retreat" bei York.

Um die gleiche Zeit gab Cullen 1777 den Anstoss zur wissenschaftlichen Förderung der Psychiatrie in England, Bemühungen, in welcher ihm Aerzte wie Arnold, Pargeter, Haslam, Perfect folgten.

In Frankreich lieferte Lorry 1765 ein gutes descriptives Werk über Irresein; namentlich aber war es Pinel, der, freilich anfangs ganz an der Hand Locke'scher und Condillac'scher Philosophie, sich dem Studium der psychischen Krankheiten zuwandte.

Sein unvergängliches Verdienst ist und bleibt jedoch, dass er als Arzt im Bicêtre 1792 den Kranken die Ketten abnahm, sie menschlich zu behandeln lehrte und damit den Anstoss zu einer Reform der Irrenpflege gab, die sich auf alle Culturländer forterstreckte[1]).

In Deutschland war es Langermann, der, 1810 zum Leiter des Medicinalwesens in Preussen ernannt, sich grosse Verdienste um die Reform des Irrenwesens erwarb, aber auch in der wissenschaftlichen Förderung des Gebiets Rühmliches leistete. Unter den Italienern verdient Chiarugi Erwähnung, dessen Lehrbuch sich lange Zeit im Ansehen behauptete und der schon vor Pinel die Humanisirung der Irrenbehandlung anstrebte.

Aber erst das 19. Jahrhundert sollte einen mächtigen Aufschwung der Psychiatrie und ihre innige Verknüpfung mit der übrigen Medicin erblicken.

Während die Initiative zur Reform und zur Humanisirung der Irrenpflege ausschliesslich den Italienern, Franzosen und Engländern zukommt, dürfen auf das Verdienst, den Aufschwung der Psychiatrie als Wissenschaft angebahnt zu haben, alle Culturvölker gleichen Anspruch machen.

---

[1]) Interessante Mittheilungen über die Entwicklung der Irrenpflege und Irrengesetzgebung in Frankreich seit 1792 siehe im Rapport du service des aliénés de 1874, p. 18—38.

Eine hervorragende Erscheinung in Frankreich bildet Esquirol als Bearbeiter wichtiger Fragen, vorwiegend auf dem Wege der Statistik und als erster klinischer Lehrer in Frankreich. Nach ihm brachten Georget, Bayle, Calmeil, Foville, Leuret werthvolle anatomische und klinische Detailstudien; auch die ersten Kenntnisse über die Paralyse der Irren verdanken wir den französischen Collegen. Als ausgezeichnete Irrenärzte der Neuzeit sind Morel, Falret Vater und Sohn, sowie Brierre de Boismont, Legrand du Saulle u. A. zu nennen; auf administrativem Gebiet haben sich Ferrus und Parchape verdient gemacht.

Hervorragende Leistungen bot die englische Psychiatrie durch Cox, Willis, Ellis, Prichard in älterer, durch Bucknill, Robertson, Maudsley in neuerer Zeit, während Conolly das Verdienst zukommt, die Abschaffung des mechanischen Zwangs in der Behandlung angebahnt zu haben.

In den Niederlanden machte die Irrenheilkunde Fortschritte unter Schröder van der Kolk, dem hervorragenden Anatomen, Physiologen und Neuropathologen; in Belgien unter Balinsky; in Schweden unter Oehrström, Kjellberg, Sandberg. In Deutschland standen einer rascheren Entwicklung der Psychiatrie als Naturwissenschaft manchfache Hindernisse gegenüber; namentlich durch die einseitig methaphysische und psychologische Richtung, unter dem Einfluss der Kant'schen Lehren und der Schelling'schen Naturphilosophie.

In dieser rein philosophisch-psychologischen Richtung finden wir Männer thätig wie Hofbauer, Reil, Blumröder, vor Allem aber Heinroth, Professor der Psychiatrie in Leipzig. Es genügt, die Hauptlehren dieses Mannes zu skizziren, um die ganze Schule zu kennzeichnen.

Heinroth fasste die Seele als eine freie, durch Reize erregbare aber mit Selbstbestimmungsvermögen begabte Kraft auf. Der Leib galt ihm nicht als etwas Selbstständiges, sondern als zum Organ gewordene Seele. Das Grundgesetz der Seele ist die Freiheit, die Quelle ihrer Erhaltung die Vernunft. Seine Aetiologie ist eine ethisch-religiöse. Alle Uebel des Menschen entspringen aus der Sünde, daher auch die Seelenstörungen. Die Seele macht sich selbst krank. Leidenschaften und Sünde, d. h. der Abfall von Gott, sind die Ursachen der psychischen Krankheiten. Die Hauptsache in der Therapie derselben bildet die psychische Behandlung, namentlich frommes Leben, gänzliche Hingabe an Gott und an das Gute. Die einzige Prophylaxis gegen Irresein ist ihm der christliche Glaube.

Merkwürdiger Weise fand Heinroth bei dieser mystisch-frömmelnden Richtung Anhänger, zunächst in Beneke, der zwar dieser frömmelnden Auffassung nicht im ganzen Sinn huldigt, aber das Wesen des Irreseins rein im psychischen Gebiet sucht und findet und demgemäss die Psychosen vom einseitig psychologischen Standpunkt aus behandelt.

Ein weiterer Vertreter dieser Richtung ist Ideler, der, leider mit allzu grosser Dialektik und Scharfsinn, die Geistesstörungen vom rein ethischen Standpunkte aus beurtheilt und für nichts Anderes als krankhaft gewucherte Leidenschaften ausgibt. Die berechtigte Opposition gegen diese Verirrungen konnte nicht ausbleiben. Die Hauptvertreter der gegen diese spiritualistische, ethische und psychologisirende Richtung ankämpfenden naturwissenschaftlichen Schule waren Nasse, der berühmte Bonner Kliniker, der durch seine 1818 gegründete Zeitschrift für psychische Aerzte den Anstoss gab, ferner Vering, Friedreich, Amelung, die wenigstens noch an der Ansicht festhielten, dass der Sitz der psychischen Krankheiten das Gehirn sei, namentlich aber Jacobi, der in seinem Eifer, den somatischen Boden des Irreseins zu finden, so weit über das Ziel hinausschoss, dass er den Sitz der psychischen Krankheiten in die extracephalen Organe verlegte, die Geistesstörung nur als Symptom anerkannte, das jede Krankheit der vegetativen Organe begleiten könne, und so nur einen höchst untergeordneten Werth der nach seiner Anschauung secundären Hirnaffektion beilegte.

Trotz dieser Einseitigkeit hat er das Verdienst, einer Erfolg bringenden naturwissenschaftlichen, klinisch-anatomischen Beobachtungsmethode den Weg geebnet, die Aufmerksamkeit auf die das Irresein begleitenden und pathogenetisch höchst wichtigen Erkrankungen und Funktionsstörungen vegetativer Organe gerichtet und jeglicher moral-philosophischen, speculativen und metaphysischen Beobachtungsweise den Weg gewiesen zu haben.

Eine rege Thätigkeit entwickelte sich in den letzten Decennien auf dem bisher so unfruchtbaren oder gar nicht bebauten Feld der psychiatrischen Wissenschaft. Die fortschreitende Humanität schuf günstige Orte zur Beobachtung Irrer im grossen Massstab in gut geleiteten Irrenanstalten und die Aerzte dieser Anstalten, vertraut mit allen Hilfsmitteln der Diagnostik und geschult in der empirischen Methode, die sich in den übrigen Naturwissenschaften so glänzend bewährt hatte, sah man allenthalben bestrebt, die Erfahrungen, welche pathologische Anatomie, Physiologie und Pathologie des Nervensystems, Anthropologie und Psychophysik boten, für einen Neubau der Psychiatrie zu verwerthen. Verdienstvolle Forscher auf dem nunmehr rein medicinischen somatischen Weg sind Flemming, Jessen, Zeller, welch letzterer zuerst den Satz zur Geltung brachte, dass die verschiedenen Formen des Irreseins nur Stadien ein und desselben Krankheitsprocesses seien, namentlich sein bedeutender Schüler Griesinger, dessen nahezu epochemachendes Lehrbuch 1845 zum erstenmale erschien und in geistvoller Weise alle bisherigen Resultate der naturwissenschaftlichen exacten Forschungsweise zu einem Lehrgebäude zusammenfügte.

So hat sich die Psychiatrie nach schwerem Kampf ihre richtige Stellung im Verband der Naturwissenschaften errungen und sich von den letzten ihr anklebenden philosophischen und metaphysischen Schlacken gereinigt.

Noch unendlich viel muss aber geschehn, um die Psychiatrie, die zur Zeit höchstens auf den Namen einer descriptiven Wissenschaft Anspruch machen kann, auf die Höhe einer erklärenden zu erheben. Sind auch gerade hier dem menschlichen Erkennen scheinbar unlösbare Probleme geboten, so bürgen die in der kurzen Zeitspanne naturwissenschaftlicher Forschungsweise bereits gewonnenen Resultate und das voraussetzungslose Ringen bedeutender Forscher aller Culturländer auf den verschiedensten Gebieten der Psychiatrie für eine gedeihliche Fortentwicklung, deren nächstes und erreichbares Ziel ihr Aufgehen, wenigstens für die wissenschaftliche Anschauungsweise, in der ganzen Cerebralpathologie sein wird. Neben dem klinischen, nur leider gegenwärtig zu wenig betretenen Weg, der auch den somatischen, speciell cerebralpathologischen Phänomenen im Irresein seine Forschung zuwendet und damit zu einem neuropathologischen wird, neben dem biologisch-anthropologischen, der in die Geheimnisse der Aetiologie und Pathogenese eindringt, ist es die anatomische Forschung, die den Weg für das pathologische Verständniss ebnet und die Psychiatrie jenem Ziele zuführt.

Die neuere anatomisch-physiologische Forschung hat durch Auffindung der Lymphräume, durch das Studium der Circulationsverhältnisse des Gehirns, der Innervationsbahnen seiner Gefässe, Licht über Circulation und Ernährung dieses Organs verbreitet. Leider ist die Chemie noch nicht im Stande, die Gesetze und Produkte des Stoffwechsels klarzulegen. Die empirische Psychologie auf exacter, psychophysischer Grundlage bahnt das Verständniss der psychopathologischen Phänomene des Seelenlebens an, während die klinische Psychiatrie, fussend auf den Erfahrungen der gesammten Neuropathologie, die Gesammtheit der cerebralpathologischen Phänomene des Irreseins auf dem Weg exacter klinischer Beobachtung und ausgerüstet mit allen Hilfsmitteln einer solchen, zu erforschen sucht und ihre klinischen Resultate zur Gewinnung classificatorischer Ordnung und Aufstellung empirisch wahrer Krankheitsbilder zu verwerthen bemüht ist.

Von möglicherweise weittragender Bedeutung für die Psychiatrie sind die neueren Forschungen der Experimentalphysiologie und Pathologie über das Gebundensein von Vorgängen der Bewegung, Wahrnehmung, Secretion, Wärmebildung, Gefässinnervation an gewisse, regionär begrenzte Gebiete der Hirnrinde. Während sie einerseits den Satz bestätigen, dass es diffuser Erkrankungen der Hirnrinde bedarf, um Psychosen hervorzubringen, machen sie es andererseits begreiflich, wie gewisse elementare psychische Störungen als Ausfalls- oder als Reizerscheinungen bei Intaktheit der psychischen Funktionen als Ganzes, gleichsam als funktionelle Heerderscheinungen bestehen können (Aphasie, Seelenblindheit, isolirte Hallucinationen u. s. w.). Es fehlt auch nicht an bis zu einem gewissen Grad berechtigten Deutungsversuchen psychopathischer Phänomene im Sinn der neueren Lokalisationsthatsachen. So erklärt Wernike (Ueber den wissenschaftlichen Standpunkt in der Psychiatrie, 1880); die Demenz des Paralytikers aus der Summation des fortschreitenden Verlustes der Erinnerungsbilder und Bewegungsanschauungen der verschiedenen sensorischen und motorischen Centren in der atrophirenden Hirnrinde (Ausfallserscheinungen); die motorischen Störungen speciell werden als Verlust der Bewegungsvorstellungen gedeutet. Etwas gewagt ist die Erklärung des Grössenwahns als „Reizzustand im Gebiete derjenigen Erinnerungsbilder, welche die Persönlichkeit constituiren". Annehmbar ist die Zurückführung der Verwirrtheit, Rathlosigkeit, Unorientirtheit und der reaktiven Gemüthsbewegungen der in acuten Wahnsinn und Delirium verfallenen Kranken auf eine Incongruenz der Erinnerungsbilder mit den Eindrücken der Aussenwelt in Folge krankhafter Veränderungen ihrer körperlichen Substrate, nämlich der Ganglienzellen. Hallucinationen erscheinen im Lichte der neuen Rindenphysiologie als Reizerscheinungen in den betreffenden sensorischen Centren (Wernike, Tamburini, Westphal), der Bewegungsdrang des Tobsüchtigen als solche in den sensorisch-motorischen Centren des Vorderhirns (Wernike u. A.). Crichthon Browne (Brain, Oct. 1880) erklärt sich sogar die vorwiegende Bewegungsaktion der Tobsüchtigen in gewissen Muskelgruppen durch Erregung der betreffenden motorischen Centren in Folge regionärer Hyperämie.

Leider gestatten die dürftigen Ergebnisse der pathologisch-anatomischen Forschung nicht, den Krankheitsbildern einheitlich pathologisch-anatomische Befunde gegenüber zu stellen und an die Stelle klinisch-symptomatologischer Bezeichnungen pathologisch-anatomische treten zu lassen.

Zweites Buch.

Die allgemeine Pathologie und Therapie des Irreseins.

Abschnitt I.

Die elementaren Störungen der Gehirnfunktionen im Irresein.

Die klinische Betrachtung der complicirten psychopathischen Zustände, welche die specielle Pathologie als sogen. Formen des Irreseins schildert, setzt das Studium der elementaren Störungen voraus, aus welchen jene hervorgehen. Im Vordergrund stehen die psychischen Anomalien, deren überwiegendes Hervortreten ja gerade die Sonderstellung der Psychiatrie im Gebiet der Cerebralpathologie bedingt.

Die Betrachtung dieser elementaren psychischen Störungen ist aber nicht bloss von Werth für das Verständniss der krankhaften Vorgänge im Irresein, wo sie gehäuft und als geschlossene Krankheitsbilder erscheinen, sondern auch wichtig für die allgemeine Pathologie des centralen Nervensystems überhaupt, insofern sie isolirt und vorübergehend in das klinische Bild anderweitiger Hirn- und Nervenkrankheiten, die nicht im engeren Sinn zu den psychischen gerechnet werden, eintreten.

Dies gilt namentlich von den Hallucinationen und Illusionen, den Störungen der Reproduktion der Vorstellungen, ihres formalen Ablaufs, der Apperception, von den Erscheinungen abnormer Gemüthserregbarkeit etc. Die klinische Psychiatrie darf sich jedoch nicht auf das Studium der psychischen Phänomene des Irreseins beschränken, denn vielfach liegt der Schwerpunkt der Diagnose, Prognose, Pathogenese nicht sowohl in diesen, als vielmehr in motorischen, sensiblen, vasomotorischen Funktionsstörungen.

Entsprechend der funktionellen Bedeutung des Gehirns als eines Centralorgans für psychische, sensorische, sensorielle, sensible, motorische, vasomotorische und trophische Funktionen, ergeben sich für die klinische Betrachtung, als Ausdruck einer zu Grunde liegenden Hirnerkrankung, ebensoviele Gruppen elementarer Störungen.

Im Anschluss daran sind gewisse Störungen der vegetativen Lebensprocesse, der Ernährung, Absonderung, Respiration, Circulation, Eigenwärme zu berücksichtigen, die mittelbar oder unmittelbar durch die Erkrankung des psychischen Organs hervorgerufen werden.

Capitel 1.

Die psychischen Elementarstörungen[1]). Eintheilung.

Die Mannigfaltigkeit der Phänomene des gesunden und kranken Seelenlebens fordert zunächst eine Uebersicht und Eintheilung.

Am natürlichsten erscheint eine solche nach den drei Grundrichtungen, in welchen sich das Seelenleben nach aussen bethätigt. Es lassen sich unterscheiden:

I. Vorgänge in der affektiven Seite des Seelenlebens — Gemüthszustände und Gemüthsbewegungen.

II. Solche in der vorstellenden Sphäre, die den grössten Theil aller dem Verstand, der Vernunft, der Erinnerung und der Phantasie zugeschriebenen Thätigkeiten in sich begreift.

III. Solche in der psychomotorischen Seite desselben, den Trieben und der Willensthätigkeit.

Wir sprechen somit von Anomalien des Fühlens, Vorstellens und Strebens.

Diese Eintheilung hat nur eine didaktische Bedeutung. Sie verfällt damit nicht in den Irrthum einer älteren methaphysischen Psychologie, die eine Trias von isolirten selbständigen Seelenvermögen annahm und dadurch zu den folgereichsten Irrthümern (Monomanien, partielle Geistesstörung) Anlass gab.

Die empirische Psychologie kennt nur ein einheitliches Seelenleben, in welchem die verschiedenen Facultäten desselben in solidarischem, einheitlichem Zusammenwirken nur besonders hervortretende Seiten der psychischen Leistung darstellen.

---

[1]) Vgl. Griesinger, op. cit., p. 61; Brosius, Die Elemente des Irreseins 1865; Schüle, Handbuch der Geisteskrankheiten, p. 39; Emminghaus, Allgemeine Psychopathologie, p. 61.

Capitel 2.

Psychische elementare Störungen. Anomalien des Fühlens (Gemüth)[1].

Die klinische Erfahrung, dass in der Mehrzahl der Fälle von Irresein die Störung nicht von vorneherein in falschen Urtheilen, Delirien und Sinnestäuschungen, sondern in krankhaften Stimmungen und Affekten zu Tage tritt, fordert zunächst zum Studium der Anomalien des Fühlens auf. Sie lassen sich übersichtlich eintheilen in krankhafte Aenderungen im Inhalt des Gemüthslebens und in solche im formalen Zustandekommen der Gemüthsbewegungen, speciell solche in der gemüthlichen Ansprechsfähigkeit.

1) Störungen im Inhalt. Krankhafte Gemüthsstimmungen.

Krankhaft erscheint die Stimmung dadurch, dass sie spontan eintritt, d. h. nicht durch einen äusserlichen entsprechenden Anlass vermittelt. Ihre Entstehung ist somit keine psychologische, sondern eine organische. Sie ist Ausdruck einer Ernährungsstörung im psychischen Organ.

Dadurch unterscheidet sie sich vorweg von der physiologischen Stimmungsänderung, die immer motivirt ist.

Im Irresein muss ebenfalls dieser Unterschied festgehalten werden. Es gibt hier vielfach Stimmungszustände, die zwar durch krankhafte Anlässe hervorgerufen, aber an und für sich nicht pathologisch, sondern die natürliche Reaktion auf diese sind. So hört z. B. der an Verfolgungswahn Leidende Stimmen: er sei ein schlechter Kerl, am Leben bedroht und ist darüber traurig. Der Wahnsinnige, Paralytiker, Delirant hat Delirien von Grösse, macht hallucinatorisch entsprechende Wahrnehmungen und fühlt sich in Stimmung und Selbstgefühl gehoben. Es wäre im Gegentheil pathologisch und würde einen tieferen Zerfall des Seelenlebens bedeuten, wenn der betreffende Kranke nicht in der entsprechenden Weise reagiren würde.

Diese reaktiven, depressiven und expansiven Stimmungen im Irresein dürfen somit mit den primären, spontanen, unmotivirten und darum krankhaften Stimmungen der Gemüthskranken (Melancholie, Manie) nicht verwechselt werden. Dieselben Stimmungen, wie sie das physio-

---

[1]) Vgl. Brosius, Allg. Zeitschr. für Psych., 14, p. 189; Wachsmuth, ebenda, 15, p. 325; Frese, ebenda, 27, p. 59; Meynert, Psych. Centralbl. 1871, 12 und Anzeiger der Gesellsch. der Aerzte in Wien 1875, 10; Spamer, Arch. für Psych. VII, p. 160; Emminghaus, Psychopathol., p. 62—102; Schüle, Handbuch, 2. Aufl., p. 39.

logische Leben zeigt, finden sich im Irresein. Praktisch kommen in Betracht Zustände schmerzlicher und heiterer krankhafter Stimmung.

a) Die schmerzliche, deprimirte Stimmung (Psychalgie, Phrenalgie) ist die Grunderscheinung in den melancholischen Irreseinszuständen. Es handelt sich hier um einen analogen Vorgang wie bei dem durch eine Ernährungsstörung krankhaft afficirten und in Form einer Neuralgie reagirenden sensiblen Nerven. Die Ernährungsstörung der Hirnrinde führt zu psychischem Schmerz (psychische Neuralgie).

Während aber beim neuralgisch afficirten Nerven das Bewusstsein einfach in Form eines Gemeingefühls (Schmerz) reagirt, ist der Erfolg ein complicirter da, wo das Organ des Bewusstseins selbst erkrankt ist. Bei der Solidarität der psychischen Vorgänge müssen aus der elementaren Störung weitere Störungen nothwendig sich ergeben.

Dadurch erfährt der zunächst organisch vermittelte psychische Schmerz weiteren psychologisch bedingten Zuwachs.

Eine wichtige Schmerzquelle ergibt sich zunächst durch die Berührung des verstimmten Bewusstseins mit der Aussenwelt. Die Auffassung dieser hängt ganz von der Art und Weise unserer Stimmung, unserer Selbstempfindung ab. Dasselbe Ereigniss berührt uns verschieden, je nachdem wir düster oder heiter gestimmt sind. In ganz verschiedene Stimmungen, Betrachtungen versetzt uns, ja sogar in ganz anderen Farben erscheint uns ein und dieselbe Landschaft, je nachdem Kummer oder Freude sie anschauen. Das physiologische Gesetz gilt auch unter pathologischen Bedingungen.

Dem Melancholischen erscheint die Aussenwelt trüb, verändert, in anderen Farben, ja selbst Objekte, die sonst angenehme Eindrücke gemacht hätten, erscheinen nun in dem Spiegel der krankhaft veränderten Selbstempfindung als Gegenstände der Unlust (psychische Dysästhesie).

Eine weitere Quelle für psychischen Schmerz liegt darin, dass das Vorstellen unter dem Zwang der Stimmung, des jeweiligen Fühlens steht und nur solche Vorstellungen, die der Stimmung entsprechend sind, sich im Bewusstsein zu halten vermögen.

Auf Grund dieses Gesetzes können sich im Bewusstsein Melancholischer nur schmerzliche, quälende Bilder und Vorstellungen befinden. Die nächste Folge ist Monotonie des Vorstellens und damit nothwendig Langweile.

Mit der melancholischen Verstimmung geht aber auch eine Behinderung des formalen Ablaufs der Vorstellungsprocesse und eine merkenswerthe Hemmung der psychomotorischen Seite des Seelenlebens einher.

In dieser Behinderung des Strebens, dieser gehemmten Lösung der psychischen Spannungen liegt ein mächtiger Zuwachs an Unlustgefühlen, der noch dadurch gesteigert wird, dass der Kranke sich, von der über ihn hereingebrochenen Störung seines psychischen Mechanismus überwältigt, ihr machtlos hingegeben fühlt.

Auf der Höhe der Krankheit kommt dazu noch als wichtige Schmerzquelle die Wahrnehmung des Kranken, dass seine Vorstellungen nicht mehr durch die gewohnten Gefühle der Lust oder Unlust betont sind, dass er sich über nichts mehr freuen, über nichts mehr betrüben kann (psych. Anästhesie). Es fehlt dadurch seinem Dasein jeglicher Reiz.

Endlich gehen neben der psychischen Neurose als Ausdruck einer Ernährungsstörung, da diese eine allgemeine ist, vielfach sensible Störungen (Neuralgien, Paralgien, Par- und Anästhesien, geändertes Gemeingefühl) einher, nicht minder leiden die vegetativen Funktionen sowie der Muskeltonus. Diese mannigfachen Befindens- und Gemeingefühlsstörungen sind eine weitere und ergiebige Quelle für psychischen Schmerz im verstimmten Bewusstsein. Ueberwiegt diese Schmerzquelle, so gewinnt die Verstimmung ein hypochondrisches Gepräge. Die krankhafte schmerzliche Verstimmung ist an und für sich objektlos. In leichteren und vorübergehenden Krankheitsfällen bleibt sie es und wird auch in der Regel als krankhafte erkannt. Mit vorschreitender Krankheit und Trübung der Besonnenheit sucht der Kranke seine Verstimmung zu motiviren und da er die Quelle seiner Verstimmung in allem Anderen (Aussenwelt, frühere Lebensbeziehungen u. s. w.) eher als in einer Affektion seines centralen Nervensystems findet, so kommt er zu falscher Motivirung seiner Stimmung (s. u. Wahnideen). Ganz besonders früh drängt sich das Bedürfniss nach Objektivirung auf bei der, durch organische Begleitzeichen gestörten körperlichen Befindens ausgezeichneten hypochondrischen Verstimmung. Bleibt hier auch die Auffassung der Beziehungen zur Aussenwelt eine ungetrübte, so kommt doch der Kranke zu falschen Vorstellungen bezüglich seines körperlichen Zustands, indem er organische, meist unheilbare Veränderungen in seinem Körper da annimmt, wo nur funktionelle Störungen bestehen.

b) D i e k r a n k h a f t h e i t e r e S t i m m u n g (Amönomanie, psychische Hedonie — Emminghaus), für welche die motivirte physiologische Lust sowie die durch toxische Stoffe (Alkohol, Lustgas etc.) hervorgerufene, heitere Selbstempfindung Analogien bieten, bildet den affektiven Grundton der maniakalischen Krankheitszustände und den diametralen Gegensatz zu der melancholischen Verstimmung. Vermöge innerer organischer Veränderungen ist hier die Selbstempfindung eine heitere, expansive, der psychische Apparat nur auf Lust gestimmt.

In dieser Betonung erscheinen die Eindrücke der Aussenwelt und die Empfindungen des eigenen Körpers; im Bewusstsein finden und erhalten sich nur der Stimmung entsprechende Bilder und Vorstellungen.

der Vorstellungsablauf ist ein erleichterter, sein Inhalt ein überreicher, kurzweiliger, das Uebergehen von Vorstellungen in ein Begehren und Handeln ein ungehemmtes, ja sogar erleichtertes.

Indem der Kranke sich zudem jeden Augenblick dieser Erleichterung und Beschleunigung seines Vorstellens und Strebens bewusst wird, ergeben sich für ihn ebensoviel Lustgefühle als dem Melancholischen das Bewusstwerden gegensätzlicher Verhältnisse und Zustände Schmerz bereitet.

2) Störungen im (formalen) Zustandekommen der Gemüthsbewegungen. (Abnorme gemüthliche Reaktion.)

Die sich hier ergebenden Störungen zerfallen in solche der Anspruchsfähigkeit des Gemüthslebens überhaupt, in Anomalien bezüglich der Intensität der Gemüthsreaktion und hinsichtlich der Art der Gefühlsbetonung.

a) Anomalien der Anspruchsfähigkeit des Gemüthslebens.

Bezüglich der Anspruchsfähigkeit des Gemüths, als der Eigenschaft desselben, Wahrnehmungs- oder Erinnerungsvorstellungen mit Gefühlen der Lust oder Unlust zu betonen, ergeben sich zwei Möglichkeiten:

Gemüthsbewegungen treten abnorm leicht ein, die Erregbarkeitsschwelle für gemüthliche Reize liegt tiefer als im normalen Leben oder — jene kommen abnorm schwer oder gar nicht zu Stande.

α) Zustände abnorm leichter Anspruchsfähigkeit (psychische Hyperästhesie, Emotivität) des Gemüths[1]).

Sie sind immer Ausdruck eines in seinem Tonus erschütterten d. h. in seiner Ernährung geschädigten, mehr weniger erschöpften Gehirns, Erscheinung einer funktionellen Schwäche des Gemüthslebens. In ihren höchsten Graden äussert sich diese Gemüthsschwäche darin, dass schon der blosse Gedanke mit einer Gemüthsbewegung sich verbindet. Eine besondere Tiefe derselben braucht damit nicht verbunden zu sein, jedenfalls besteht — im Gegensatz zu den Gemüthsbewegungen des rüstigen Gehirns — der Vorgang nicht lange im Bewusstsein.

Die kurze Dauer des emotionellen Vorgangs findet ihre Erklärung theils in der raschen Erschöpfung für eine bestimmte Qualität des Fühlens (reizbare Schwäche), theils in dem raschen Vergessen der Vorstellung als Anlass der concreten Gemüthsbewegung, theils in der Verdrängung jener durch eine neue.

Die Folge ist bei fortdauernder abnorm leichter Anspruchsfähigkeit der Gemüthssphäre ein beständiger Stimmungswechsel, insofern mit

[1]) Vgl. Emminghaus, op. cit., Psych. Hyperalgie, p. 69 und Hyperhedonie, p. 87.

dem beständig wechselnden Vorstellungsinhalt jeweils eine adäquate Gefühlsbetonung hervorgerufen wird. Diese reizbare Schwäche, diese Emotivität im Gemüthsleben findet sich in hervorragender Weise bei durch schwere Krankheit, z. B. Typhus in ihren Hirnleistungen geschwächten Reconvalescenten, bei erheblich und sonstwie neuropathisch Belasteten, bei Hysterischen, Hypochondern, Neurasthenikern, bei gewissen organischen Hirnkrankheiten (Dem. senilis, apoplectica, paralytica, Lues cerebralis in früheren Stadien dieser Zustände).

Die Bedeutung des Symptoms als einer Erscheinung verminderter Hemmungswirkung der höchstorganisirten Centren ergibt sich auch aus der lebhaften mimischen und überhaupt motorischen, vasomotorischen und secretorischen Mitbetheiligung bei dem psychischen Vorgang. Klinisch findet diese Gemüthsschwäche ihren Ausdruck in der Rührseligkeit, Gemüthsweichheit dieser Kranken, in der Leichtigkeit, mit welcher Weinen und Lachen, so besonders bei Hysterischen, bis zur Unbeherrschbarkeit, ja selbst bis zum förmlichen Krampf, bei diesen Kranken zu Stande kommen. Inhaltlich sind diese Gefühlsbetonungen Lust- oder Unlustgefühle (psychische Hyperhedonie und Hyperalgie — Emminghaus). Je nach dem Werthcharakter der die betr. Gefühle auslösenden Vorstellungen lassen sich unterscheiden: sensorielle Hyperästhesien — die Wahrnehmungen aus der Aussenwelt oder auch aus dem Körper sind mit Unlustgefühlen verbunden (so bei Hysterischen, Hypochondern, Fieberkranken, Melancholischen) oder mit Lust (gesteigertes Behagen an Speisen, Genussmitteln, Gefühle der Euphorie bei Manie); ästhetische Hyperästhesie als peinliches Bewusstsein von künstlerischen Unschönheiten, von abstossender Gesichtsbildung, Benehmen, Unreinlichkeit der Umgebung u. s. w., umgekehrt als gesteigertes Lustgefühl an Kunstleistungen, Personen und Sachen der Umgebung mit daraus wieder hervorgehenden Sym- und Antipathien, Idiosyncrasien.

Ethische Hyperästhesie als ungewöhnlich lebhaftes Mitgefühl an fremdem Unglück oder Glück, als heftiger Abscheu an gemeinen, als Begeisterung für edle Handlungen der Mitmenschen; mit Bezug auf das Selbstgefühl als ungewöhnlich lebhafte Gefühlsreaktion auf Kränkung oder Auszeichnung, als leichtes Eintreten von Wehmuth und Begeisterung durch adäquate Vorstellungen, als gesteigerte Verletzlichkeit des Schamgefühls bis zur Prüderie und zur Unerträglichkeit des Anblicks von nackten Stuhlbeinen (gewisse Hysterische).

β) Zustände erschwerter bis aufgehobener gemüthlicher Reaktion (Gemüthsstumpfheit bis Gemüthslosigkeit).

Verminderte bis aufgehobene gemüthliche Reaktion auf bezügliche Eindrücke (psychische Anästhesie) ist ein häufiges und wichtiges elementares psychisches Symptom. Es kann die Bedeutung einer Hemmungs-

oder auch einer **Ausfallserscheinung** im psychischen Mechanismus haben. Dieser Unterschied ist klinisch und prognostisch wohl zu beachten. Ein wichtiges differentielles Erkennungszeichen ergibt sich daraus, ob der Kranke seiner fehlenden Gefühlsbetonung sich bewusst wird, sie vielleicht gar schmerzlich empfindet (Anaesthesia psych. dolorosa [1]).

Das letztere ist beim Melancholischen im Allgemeinen der Fall. Seine psychische Anästhesie ist eine Hemmungserscheinung. Die Hemmung des Eintretens freudiger Gefühlsbetonung ist Folge seiner krankhaft und organisch fixirten schmerzlichen Verstimmung, aber sein Gemüth ist, auf der Höhe der Krankheit wenigstens, auch stumpf gegenüber sonst schmerzlich empfundenen Eindrücken. Der Grund dafür liegt in der heftigen abstumpfenden Wirkung des spontanen psychischen Schmerzes, vermöge dessen äussere schmerzliche Eindrücke sich zu schwach erweisen, um zur Geltung zu gelangen. Ganz dasselbe sieht man zuweilen bei heftigen physiologischen depressiven Affektzuständen, wo durch das Uebermass schmerzlicher Eindrücke ein Zustand der Abstumpfung und Gleichgültigkeit eintritt, der, vorläufig wenigstens, von einem neuen schmerzlichen Ereigniss nicht mehr afficirt wird.

Besonders wichtig ist beim Melancholischen die Gemüthsstumpfheit auf ethischem und religiösem Gebiet. Sie äussert sich praktisch in trostloser Gleichgültigkeit gegen die sonst so hoch gehaltenen Gebiete der Religion, des Familien-, des Berufslebens, die Freundes- und socialen Pflichten. Die Kranken sind davon peinlich berührt und fangen an zu zweifeln, ob sie noch Menschen sind, weil sie nicht mehr menschlich fühlen. Besonders schmerzlich wird der Mangel an religiöser Erbauung, des Trostes durch Gebet empfunden. Diese Hemmungserscheinungen können das Substrat für spätere zoanthropische und für dämonomanische Wahnideen abgeben.

In einer weiteren Kategorie von psychischen Krankheitszuständen ist die Gemüthsstumpfheit theils Hemmungs- theils Ausfallserscheinung. Die Gefühlsbetonung bleibt auf allen Gebieten des Vorstellungslebens aus oder nur in der ethischen Sphäre.

So besteht beim Maniakalischen eine bemerkenswerthe Interesselosigkeit gegenüber ethischen Lebensbeziehungen und Pflichten. Sie deutet auf einen Mangel der sonst ihm zu Gebote stehenden sittlichen und ästhetischen Corrective und erklärt sich theils aus der Verfälschung seines Bewusstseins durch Lustgefühle, aus der durch den Stimmungszwang

---

[1]) Vgl. Emminghaus, op. cit., psychische Analgie, p. 80, und psychische Anhedonie, p. 92; Snell, Allg. Zeitschr. für Psych. 35, p. 587, „Oligorie", d. h. mangelnde Empfänglichkeit, begreift unter diesem Ausdrucke neben Zuständen von wahrer psychischer Anästhesie (als Hemmungs- oder Ausfallserscheinung) auch solche aufgehobener Apperception.

gegebenen Unmöglichkeit, gegensätzliche Vorstellungen der Gefahr, der Unsittlichkeit, der zu gewärtigenden Strafe mit den bezüglichen Unlustgefühlen aufkommen zu lassen und mit solchen zu verbinden, theils aus der Beschleunigung aller psychischen Processe, die ein Verweilen aus einer Vorstellung, eine Reflexion über die Bedeutung eines Ereignisses oder einer Handlung verhindert.

Im Irresein mit systematischen Wahnvorstellungen (Paranoia) hemmen die das Bewusstsein des Kranken verfälschenden Wahnideen die Wahrnehmung der früheren Lebensinteressen und Beziehungen. Er schaut in seinem neuen krankhaften Ich die gesunde Vergangenheit als etwas Fremdes, ihm gar nicht Zugehöriges an. Bei manchen derartigen Kranken ist zudem durch den concreten Inhalt ihrer Wahnideen (Verfolgungswahn) eine feindliche Beziehung zur Aussenwelt gegeben und das Interesse an fremdem Wohl und Wehe ein tief geändertes. Im Kreise der ihn beschäftigenden Wahnideen ist der Kranke dagegen gemüthlich sehr erregbar. Mit der Zeit kann auch die Gemüthsreaktion für die Wahnideen erlöschen — als Zeichen eines psychischen Schwächezustandes, eines Ausfalls und tieferen Zerfalls im psychischen Mechanismus.

Viel häufiger erscheint gemüthliche Abstumpfung auf psychopathischem Gebiete als Ausfallserscheinung. In allen psychischen Schwächezuständen hat sie diese diagnostisch und prognostisch schwer ins Gewicht fallende Bedeutung. Sie ist nur eine Theilerscheinung der allgemeinen Abstumpfung und Insufficienz der psychischen Leistungen. Da diese Einbusse an dem, was den Werth des Menschen ausmacht, vom Kranken nicht wahrgenommen werden kann, wird sie auch nicht schmerzlich empfunden. Diese gemüthliche Unerregbarkeit ist die Ursache der Theilnahmslosigkeit der Mehrzahl der Irrenhauspfleglinge für das Geschick ihrer Angehörigen und Leidensgefährten und mit ein Grund, warum sie so leicht lenkbar sind.

Die gemüthliche Abstumpfung dieser psychischen Invaliden zeigt viele Gradstufen und, bei dem Reichthum des Gemüthslebens, vielfache Ausfallserscheinungen auf dessen mannigfachen Gebieten.

Am wichtigsten ist der Defekt auf ethischem Gebiete.

Er findet sich oft in interessanter Weise als das erste Zeichen beginnender geistiger Schwäche auf Grund schwerer organischer Hirnprocesse (Dem. paralytica, senilis) und geht häufig längere Zeit dem Eintritt der intellectuellen und Gedächtnissschwäche voraus. Er bildet nicht selten auch das einzige Residuum einer scheinbar zur Heilung gelangten Psychose. Die Individuen kehren ins Leben zurück, sind sogar social vollkommen leistungsfähig, aber sie sind Philister und Egoisten geworden, was sie früher nicht waren. Das Wohl und Wehe ihrer Mitmenschen berührt sie nicht mehr, selbst die alten Familien- und Freundschaftsbande sind nur mehr locker und durch Gewohnheit geknüpft. Bei mangelndem Interesse für alle höheren ästhetischen und ethischen Beziehungen des Culturlebens gehen sie in der Befriedigung ihrer materiellen Bedürfnisse und Dienstpflichten auf.

Dass dieser Defekt in gemüthlicher Beziehung vielfach die erste Erscheinung eines sich ausbildenden geistigen Schwächezustands darstellt, erklärt sich daraus, dass die ethischen Gefühle (Mitgefühl, Ehrgefühl, religiöses Gefühl), soweit sie in der Bildung und Anwendung ethischer Vorstellungen und Begriffe wurzeln, die höchsten geistigen Leistungen darstellen, die feinste Hirnorganisation voraussetzen und somit bei Erkrankungen des psychischen Organs in erster Linie nothleiden müssen.

Ein solcher Zustand krankhafter Gemüthlosigkeit entwickelt sich aus gleicher Ursache nicht selten bei Onanisten und Schnapstrinkern. Er kann sich auch als angeborene, meist in hereditär degenerativen Momenten begründete Anomalie vorfinden und lässt sich dann als moralische Idiotie bezeichnen, insofern das Gehirn solcher Unglücklicher durch degenerative Momente, die schon den Zeugungskeim trafen, eine inferiore Organisation bekam, die es der Fähigkeit beraubt, ästhetische und ethische Vorstellungen zu bilden und sie zu ethischen Begriffen zu verknüpfen. Schüle (Hdb. p. 46) unterscheidet hier als schwereren Zustand denjenigen, wo überhaupt sittliche Gefühle und Vorstellungen fehlen, von dem leichteren, wo zwar solche Vorstellungen erworben, aber nicht erregbar sind, da eine gemüthliche Betonung derselben ausbleibt. Als praktisch wichtige, namentlich forensisch beachtenswerthe Theilerscheinungen des ethischen Defekts ergeben sich der Mangel des Selbstgefühls (Ehrgefühls) und der Reue für eine rechtswidrige unsittliche Handlung.

Der Mangel ästhetischer Gefühle (ästhetische Anästhesie) in solchen psychischen Schwächezuständen erklärt und vermittelt den Genuss ekelhafter Dinge, die Annahme ekelhafter Gewohnheiten; auf sexuellem Gebiet, in Verbindung mit sittlicher Anästhesie, motivirt er gewisse abscheuliche Verirrungen des Geschlechtstriebs, die Ungenirtheit gewisser Kranker in der Befriedigung ihrer geschlechtlichen und körperlichen Bedürfnisse überhaupt.

Dagegen muss es fraglich erscheinen, ob die Ungenirtheit gewisser Hypochonder und Hysterischen in der Befriedigung ihrer Bedürfnisse, die Ungenirtheit, mit welcher sie von den Funktionen des Leibes der Umgebung erzählen, eine Ausfallserscheinung des ästhetischen Gefühls oder eine Hemmungserscheinung darstellt, insofern der Zwang der Empfindungen und des Vorstellungsinhalts das Eintreten gegensätzlicher Vorstellungen hindert.

Die Hemmung oder der Ausfall ethischer und ästhetischer Gefühle führt nothwendig zum Egoismus, und die Häufigkeit dieser Anomalie bei

Geistesgestörten macht es erklärlich, warum die Mehrzahl dieser auch wirklich Egoisten sind.

b) Anomalien in der Intensität der gemüthlichen Reaktion.

Eine krankhafte Intensität der gemüthlichen Reaktionsweise besteht unbedingt da, wo die eine Vorstellung begleitende Gemüthsbewegung sich bis zur Höhe von Affekten erhebt, während bei gleichem Anlass unter physiologischen Verhältnissen sich nur Gefühle mit der erregenden Vorstellung verbinden würden.

Als besonders schweres Zeichen funktioneller Störung im Gemüthsleben, so zu sagen convulsibler Reaktion des psychischen Organs, sind Affektzustände anzuführen, die durch bis zum Verlust des Bewusstseins gesteigerte Intensität und ungewöhnliche Dauer ausgezeichnet, selbst bis zu einer völligen Verwirrung des Seelenlebens sich erstrecken (s. u. pathologische Affekte — transitorisches Irresein). Der Zustand der psychischen Hyperästhesie erleichtert das Eintreten krankhaft intensiver Reaktionsweisen. Dass dieser aber keine Grundbedingung ist, lehren die durch den Mangel aller Hemmung oft sehr intensiven freudigen, wie auch die depressiven, namentlich zornigen Affekte Blödsinniger. Nur Affekte von ethischer oder ästhetischer Entstehungsweise sind hier unmöglich. Im Wesentlichen lässt sich die Intensität der Gemüthsreaktion auf den Ausfall hemmender centraler Vorgänge zurückführen, psychisch auf die funktionelle Schwäche der höchsten geistigen Gebiete, somatisch auf die mangelhafte Hemmung vasomotorischer und motorischer, vom Affektvorgang getroffener Centren, wodurch die begleitenden organischen Vorgänge besonders mächtig werden.

Es gibt Individuen, bei denen habituell eine abnorme Gemüthsreizbarkeit besteht. Man hat daraus früher eine eigene psychische Krankheitsform gemacht (Excandescentia furibunda s. Iracundia morbosa), während sie doch nur eine elementare, affektive Störung, einen pathologischen Reaktionsmodus des Gehirns darstellt. Immer ist sie Zeichen einer tieferen Erkrankung desselben. Sie weist auf ein durch Anämie oder Alkoholexcesse oder durch schwere Insulte (Hirnkrankheit, Kopfverletzung) geschwächtes oder von einer schweren Neurose (erbliche Belastung, Epilepsie, Hysterie) heimgesuchtes oder in der Anlage defektes (Idiotie) Gehirn hin. Die geringfügigsten Anlässe führen auf solcher Grundlage explosive Affekte des Zorns herbei, die durch schmerzliche Reproduktionen auf der Höhe erhalten werden.

Die Art des Affekts ist wesentlich von dem Inhalt der afficirenden Vorstellung und von dem gegenwärtigen Verhalten der Selbstempfindung und des Selbstgefühls abhängig. Ist jene schmerzlich und das Selbstgefühl herabgesetzt (Melancholie), so können Gefühlsbetonungen bezw. Affekte nur schmerzliche sein. Sowohl reproducirte Vorstellungen als auch sinnliche Wahrnehmungen aus der Aussenwelt oder dem eigenen Körper vermögen sie hervorzurufen.

Auch Vorstellungen, die physiologisch Lust erregen würden, erzeugen hier nur schmerzliche Affekte. Auf der Höhe der Erkrankung ruft jeder psychische Vorgang, selbst die blosse Sinneswahrnehmung einen solchen hervor (psychische Hyperästhesie), analog dem neuralgisch afficirten Nerven, bei dem ebenfalls die Reizschwelle tiefer liegt, so dass mechanische, thermische, atmosphärische Reize, die sonst keine Erreger wären, Schmerzparoxysmen hervorrufen. Nicht selten geht auch geradezu neben solchen Zuständen psychischer Hyperästhesie sensorielle, zuweilen auch cutane einher.

Die Affekte sind einfach schmerzliche (Traurigkeit, Verzweiflung) oder Ueberraschungsaffekte (Verlegenheit, Verwirrung, Bestürzung, Beschämung) oder am häufigsten Erwartungsaffekte (Angst).

Bei heiterer Selbstempfindung und gehobenem Selbstgefühl (Manie) äussert sich die Störung in Lustaffekten, da wo sonst nur Lustgefühle sich finden würden.

Auch hier finden sich auf der Höhe der Erkrankung Phasen, in welchen ein Zustand wahrer psychischer Hyperästhesie vorhanden ist, insofern jede Vorstellung, ja jede Sinneswahrnehmung sich mit Affekten verbindet, und der Kranke in fortgesetzten Lustaffekten schwelgt (Hyperhedonie — Emminghaus, Hypermetamorphose — Neumann).

Ist das Selbstgefühl nicht deprimirt und die den Affekt provocirende Vorstellung eine mit Unlustgefühlen verbundene, so kommt es zu dem sog. gemischten Affekt des Zornes.

Bei zornig erregter Stimmung können dann die geringfügigsten Anlässe, ein Blick, eine Geberde, selbst ein begütigendes Wort genügen, um bei dem Verletzlichen beständig neuerliche Zornexplosionen hervorzubringen.

c) Anomalien hinsichtlich der Art der Gefühlsbetonung.

Es gibt abnorme Zustände im Fühlen, vermöge welcher die concrete Vorstellung nicht die physiologische und der früheren Reaktionsweise des Individuums entsprechende Gefühlsbetonung findet, sondern eine andere, nach Umständen gegensätzliche (Perversion des Gefühls, Paralgie — Emminghaus, nach Analogie des krankhaft reagirenden sensiblen Nerven).

Diese Anomalie setzt die Thatsache voraus, dass, unbeschadet dem alten Satze „de gustibus“, gewisse Eindrücke von den verschiedensten Individuen im normalen Zustande in übereinstimmender Weise gemüthlich betont werden. Es handelt sich hier nicht, wie bei der Gemüthsstumpfheit, um den Ausfall gewisser normaliter eintretender Gefühlsbetonungen, sondern um das Eintreten von in der Norm des individuellen und allgemeinen Daseins erfahrungsgemäss gegensätzlichen Reaktionen. Eben dadurch erscheinen diese perversen Gefühlsbetonungen ohne Weiteres und viel deutlicher krankhaft, als die Anomalien der Anspruchsfähigkeit und der Intensität der Reaktion. Praktisch wichtig sind sie in hohem Grad dadurch, dass sie sich leicht mit einem Drang verbinden, der zu einer den Interessen des Individuums wie der Gesellschaft schädlichen Handlung führen kann.

Als perverse Reaktionen auf dem Gebiet der sinnlichen Gefühle lassen sich beispielsweise die sog. Idiosyncrasien neuropathischer, besonders hysterischer Personen anführen, von denen physiologisch angenehme Empfindungen (z. B. Blumenduft) unangenehm, unangenehme (z. B. Stinkharze) angenehm empfunden werden können. Als motorische Reaktion ergibt sich dann die sog. Pica (Gelüste).

In der Regel verbinden sich mit dieser Perversion der Gefühlsbetonung sensorielle und psychische Hyperästhesie (erleichterte Anspruchsfähigkeit und abnorm intensive Reaktion, psychisch bis zu heftigen Affekten, somatisch bis zu Convulsionen).

Analog und wichtig sind im Gebiet der sexuellen Gefühle die Unlustempfindungen gewisser Belasteter gegenüber dem anderen und die Lustgefühle gegenüber dem eigenen Geschlecht mit entsprechendem Drang zu geschlechtlichem Verkehr. Als Perversion geschlechtlicher Unlustgefühle sind die zuweilen vorkommenden Lustgefühle gegenüber Thieren, weiblichen Leichen anzuführen, mit entsprechendem Drang zu widernatürlicher geschlechtlicher Befriedigung.

Hierher gehören auch gewisse Fälle von krankhafter Wollust (erleichterte Anspruchsfähigkeit und abnorme Intensität sexueller Gefühle), wobei unter Vermittlung perverser Lustgefühle es zur Abschlachtung des Opfers der Lüste, bis zum Wühlen in den Eingeweiden (perverse Lustbetonung von Geruchsempfindungen)[1]) und selbst zur Anthropophagie kommen kann.

Als Perversion der ethischen Gefühle erscheinen die Lust am Schmerz von Menschen und Thieren, mit daraus sich ergebender Neigung zur Menschenquälerei, Thierschinderei, zum Zerstören und Profaniren von Denkmälern der Kunst, der Gottesverehrung. Sie sind häufig in Verbindung mit Anomalien der geschlechtlichen Gefühle, als der somatischen Wurzel der ethischen und socialen.

Weiter lassen sich hierher rechnen die Unlust an Arbeit, ehelichem

---

[1]) Ueber den Connex zwischen Geruchssinn und Geschlechtssinn s. Zippe, Wien. med. Wochenschr. 1879, Nr. 24; Althaus, Arch. f. Psych. XII, H. 1, p. 123; v. Krafft-Ebing, Psychopathia sexualis, 4. Aufl., p. 17.

Leben, die Lust am Verbrechen, an Unsittlichkeit, an Störung des Lebens- und Familienglücks anderer Menschen, wie sie so häufig bei psychisch Entarteten (moralisches Irresein) sich vorfinden, allerdings in der Regel mit Ausfallserscheinungen verbunden.

Hierher gehört ferner die Betonung sonst schmerzlich empfundener Vorstellungen mit Lustgefühlen — eine meiner Kranken verlor im manischen Stadium einer folie circulaire den geliebten Mann und musste sich zusammennehmen, um nur nothdürftig den Eindruck einer Leidtragenden zu machen. Den Gegensatz bilden die Melancholischen, welche, ebenfalls unter dem Zwang einer krankhaften Stimmung, auf physiologisch heitere Anlässe nur mehr schmerzlich zu reagiren vermögen, z. B. im Verkehr mit den sonst geliebten Kindern und Bekannten nur mehr widrige Eindrücke bekommen. Die Reaktion kann eine einfach passive sein (Misopädie, Misanthropie) oder es kommt sogar zu Antrieben feindseliger Begegnung in Wort oder That.

Eine eigenartige perverse Empfindungsweise Melancholischer stellt endlich die sogen. Leidseligkeit (Ideler, Emminghaus) dar, insofern bei Jenen im gesunden Geistesleben sonst schmerzlich empfundene Vorstellungen schwache Befriedigungsgefühle in dem schmerzlichen Bewusstsein, als relativ angenehme Gefühlsbetonung, hervorrufen.

Capitel 3.

Psychische elementare Störungen. Anomalien der vorstellenden Seite des Seelenlebens [1]).

Auch im Gebiet des Vorstellens ergeben sich vorweg zweierlei Reihen von elementaren Störungen:

1. solche im formalen Vonstattengehen des Vorstellungsprocesses.
2. Verfälschungen im Inhalt des Vorstellungslebens (Wahnideen).

1. Die formalen Störungen im Vorstellen.

Sie besitzen nicht mindere Wichtigkeit, als die vom Laien einseitig ins Auge gefassten inhaltlichen. Klinisch und namentlich forensisch ist bemerkenswerth, dass sie für sich allein die ganze Störung im Vorstellen ausmachen können (Irresein ohne Wahnideen).

[1]) Falret, Leçons cliniques, p. 704; Maudsley, Physiologie und Pathologie der Seele, übers. von Böhm, p. 340; Brosius, Psychiatr. Abhandl. II, p. 84; Neumann, Lehrb., p. 111; Emminghaus, op. cit. p. 103, 178.

Die formalen Störungen lassen sich eintheilen:

a) In solche in der Ablaufsgeschwindigkeit der Vorstellungen, im Tempo derselben.

b) In der Association derselben, insofern als gewisse Associationsweisen einseitig vorherrschen.

c) In der Quantität der Vorstellungen, insofern gewisse Vorstellungen mit krankhafter Intensität und Dauer im Bewusstsein haften.

d) In der Verknüpfung der Vorstellungen mit Sinnesempfindungen (Apperception).

e) In der Reproduktion früher aufgenommener Vorstellungen im Bewusstsein (Gedächtniss).

a) Störungen in der Ablaufsgeschwindigkeit der Vorstellungen.

Hier sind zwei Fälle möglich: Der Ablauf der Vorstellungen kann abnorm verlangsamt oder beschleunigt sein.

α) Zu grosse Langsamkeit des Vorstellens findet sich unter verschiedenen Bedingungen — bei Melancholie und bei psychischen Schwächezuständen (Blödsinn.)

Die Ursache beim Melancholischen liegt einerseits darin, dass durch die Beschränkung des Vorstellungsinhalts auf schmerzliche Vorstellungen nur der Stimmung entsprechende im Bewusstsein erscheinen können. andererseits darin, dass beim Melancholischen überhaupt alle psychischen Vorgänge eine Hemmung erfahren haben.

Die Verlangsamung des Vorstellens in der Melancholie kann sich bis zu einer temporären Stagnation desselben steigern, die sich in dem trostlosen Gefühl von Stillstand des Denkens, Verdummung, Gedankenlosigkeit, dem Bewusstsein kundgibt. Nothwendig kommt es durch die Verlangsamung des Vorstellens zu Langweile, der Hauptklage so vieler Melancholischen. Es geht hier dem Kranken wie dem Gesunden in einem Erwartungsaffekt. Der mangelnde Wechsel der Vorstellungen lässt in beiden Fällen die Zeit als eine Ewigkeit erscheinen und führt zu manchen zwecklosen, triebartigen Handlungen, die nur durch das Bedürfniss vermittelt sind, die Spannung zu lösen und dadurch auf andere Ideen zu kommen.

Das träge Vorstellen in psychischen Schwächezuständen ist Theilerscheinung allgemeiner Abschwächung der psychischen Energien, namentlich des Gedächtnisses, ferner bedingt durch das Fehlen geistiger Interessen, die den Vorstellungsprocess anzuregen vermöchten, und durch mangelhafte Apperception.

β) Eine Beschleunigung des Vorstellens ist allen Exaltationszuständen gemeinsam und der Schnelligkeitsgrad des Vorstellungsablaufs ein werthvoller Gradmesser für die Intensität des Erregungsvorgangs im Hirn.

Leichtere Grade dieses Zustands, analog dem expansiven Affekt des Gesunden und dem Zustand der Weinwarmheit, wo der Wein anfängt die Zunge zu lösen, kennzeichnen die beginnende maniakalische Exaltation.

Sie sind eine Theilerscheinung der allgemeinen Erscheinung und Beschleunigung der psychischen Bewegungen, wie sie beim Maniakus, namentlich in der Sphäre des Gedächtnisses sich kundgibt, zum Theil auch bedingt durch den belebenden fördernden Einfluss der hier bestehenden Lustgefühle.

Dieser Zustand äussert sich klinisch in grösserem Bilder- und Wortreichthum, in geistreichen Beziehungen, witzigen Redewendungen, ungewöhnlicher Redseligkeit und Beredtsamkeit und geht unvermerkt über in den abspringenden Ideengang.

Der Kranke kommt hier in seinem Redefluss auf ganz disparate Dinge. Der Gang der Associationen wird unverständlich, wohl dadurch, dass bei dem beschleunigten Ideengang die verbindenden Mittelglieder der Gedankenreihe zwar noch gedacht aber nicht mehr sprachlich geäussert werden oder nicht mehr klar genug zum Bewusstsein kommen, um ihren Reflex im Sprachorgan zu finden.

Noch höhere Grade von beschleunigtem Vorstellungsablauf lassen sich als Ideenjagd oder Gedankenflucht bezeichnen. Hier vermag der Kranke seinen Gedankenlauf nicht mehr zu zügeln, er kommt vom Hundertsten ins Tausendste, er verliert den Faden des Gesprächs, er vermag weiter das überreich ihm zuströmende Material nicht mehr logisch zu ordnen, er schwatzt sinnloses Zeug, abgerissene Sätze, Worte, Silben, je nachdem eben noch solche einen Reflex in dem Sprachmechanismus finden. Gewöhnlich findet man in diesem Vorstellungsschwindel und Vorstellungsgewirre wenigstens noch einen Associationsfaden, die Knüpfung von Vorstellungen nach Contrast oder nach Assonanz und Allitteration. Das logische Denken hat hier nothwendig sein Ende erreicht und da die blitzartig auftauchenden Vorstellungen nicht mehr coordinirt, logisch in Bezug gesetzt werden können, ergibt sich Verworrenheit.

Verworrenheit[1]) des Gedankens und damit auch des Redens ist jedoch nicht ausschliesslich Resultat einer Beschleunigung des Vorstellens und Symptom maniakalischer Krankheitsbilder.

Sie findet sich auch in den verschiedensten anderweitigen Krankheitszuständen und lässt sich dann im Allgemeinen auf Störungen des

[1]) Fritsch, Jahrbücher für Psychiatrie, II. Bd.

Bewusstseins, speciell der Apperceptionsfähigkeit, und auf solche der Association der Vorstellungen zurückführen.

Verworrenheit oder Verwirrtheit ist zunächst eine gewöhnliche Erscheinung in Affektzuständen, besonders da, wo es sich um ein belastetes oder geschwächtes Gehirn handelt.

Die heftige gemüthliche Erregung führt hier massenhafte gegensätzliche Vorstellungen in's Bewusstsein und hindert vorläufig deren Apperception, Association, logische Succession. Dies gilt namentlich für den Affekt der Befangenheit, wo das peinliche Gefühl der Unsicherheit, der Gefahr des Misslingens, störend die Entwicklung des Vorstellungsablaufs, z. B. in Rede oder complicirter Handlung, bis zur thatsächlichen Unmöglichkeit der intendirten Leistung beeinflusst.

Verwirrtheit ist ein wichtiges Symptom in psychischen Erschöpfungszuständen. Sie lässt sich zurückführen auf eine funktionelle Schwäche in der logischen Knüpfung der Associationen, wobei der Gedankenfaden beständig abreisst, der Gedankengang lückenhaft bleibt, vielfach auch zwangsmässig gar nicht zur Sache gehörige Vorstellungen sich einschieben. Dazu kommt in deliranten derartigen Schwächezuständen die beständige Durchkreuzung des logischen Vorstellungsgangs durch Delirien, durch illusorische und hallucinatorische Wahrnehmungen, die ihrerseits wieder ganz disparate Vorstellungsreihen hervorrufen. Mit solchen Zuständen verbinden sich häufig Störungen des Bewusstseins bezw. der Apperception eigener Art, die erst in neuerer Zeit als Seelenblindheit und Seelentaubheit näher untersucht worden sind. Die Wahrnehmungscentra sind hier unfähig, frühere Erinnerungsbilder zu reproduciren — die Kranken sind gänzlich unorientirt in der Aussenwelt — oder jene sind den gegenwärtigen Eindrücken nicht congruent.

Verworrenheit besteht ferner in terminalen geistigen Schwächezuständen, wo Massen und Reihen von Vorstellungen defekt geworden sind, Worte und Begriffe eine pathologische Umgestaltung erfahren haben oder gar neue Worte gebildet wurden, durch Gewohnheit befestigte Vorstellungsreihen sich beständig in den Vorstellungsgang einschieben.

In allen diesen Fällen kommt es zum Irrereden und Irrehandeln. Beide Störungen sind jedoch nicht nothwendig vereinigt.

Verwirrtheit der Rede kann aber auch einfach durch Paraphasie und Worttaubheit bedingt sein. Die Correctheit der Handlungen gibt dann einen Fingerzeig für das Bestehen dieses bei gewissen heerdartigen Hirnkrankheiten zuweilen vorkommenden Phänomens der verwirrten, richtiger verkehrten Rede bei erhaltener Intelligenz ab.

Eine eigenartige Form von Verwirrtheit, d. h. Unorientirtheit durch Seelenblindheit, Worttaubheit mit darniederliegender Vorstellungsthätigkeit (Schluss-, Urtheilsbildung), mit Beängstigung des getrübten Bewusstseins durch die unverstandenen Vorgänge in der Aussenwelt und in Verbindung mit amnestisch-aphasischen und paraphasischen Erscheinungen hat Meynert als „pseudaphasische Verwirrtheit" beschrieben.

b) Störungen in der Associationsweise [1]).

Hierher gehört das einseitige Vorwiegen gewisser Associationsformen. Bei Irren kann es vorkommen, dass der Vorstellungsgang vorwiegend durch den äusseren Gleichklang, durch die lautliche Aehnlichkeit der Worte geknüpft wird, während unter physiologischen Bedingungen sich die Vorstellungen vorwiegend nach ihrem begrifflichen Inhalt, nach ihren ursächlichen Beziehungen gegenseitig hervorrufen und Assonanz und Allitteration nur eine zufällige und höchst untergeordnete Bedeutung haben.

Diese Associationsstörung, die in maniakalischen Zuständen besonders schön zu beobachten ist, lässt sich als Silbenstecherei bezeichnen. Der Kranke spricht dann in Versen, die natürlich Knittelverse sind, oder er reiht Worte an einander, die logisch gar nicht zusammengehörig und nur durch lautliche Verwandtschaft verknüpft sind [2]).

Eine weitere krankhafte Associationsweise bilden die Fälle, wo an eine reproducirte oder appercipirte Vorstellung sich beständig und zwangsweise die Frage nach dem „Warum" anreiht.

Das Krankhafte dieser Erscheinung ergibt sich u. A. daraus, dass sie paroxystisch und mit anderen nervösen Symptomen combinirt auftritt, dem Kranken überaus peinlich und lästig ist und die Beantwortung der oft ganz unfruchtbaren, auf religiöse und metaphysische Dinge gerichteten Frage, ihn gar nicht interessirt. Griesinger hat zuerst die Aufmerksamkeit auf diese interessante elementare Störung gelenkt und sie „Grübelsucht" [3]) genannt. Meschede [4]) hat als „Phrenolepsia erotematica" im Anschluss daran Fälle mitgetheilt, in welchen das Denken beständig in Form des Fragesatzes vor sich ging und der Kranke demgemäss unablässig sich mit Problemen beschäftigte, die Umgebung mit Fragen bestürmte, ohne dass aber diese rein zwangsmässige Fragesucht sich mit einem Interesse des Fragenden an der Aufklärung der gestellten Frage verband.

---

[1]) Schüle, Handb. p. 97; Billod, Annal. méd. psychol. 1861, p. 510.

[2]) Eine meiner maniakalischen Kranken bot folgenden Ideengang:
Ich lieg' an der Wand, geben sie mir die Hand; geben sie mir einen Kuss, und da gibt es viel Verdruss; ich muss haben einen Sterz, und das Auge sieht himmelwärts; legen sie die Hand auf mein Herz! Ach, das macht mir Schmerz." In andern Fällen reihen sich z. B. die Vorstellungen Tante, Tanne, Fichte, Nichte an einander; Beispiele s. bei Brosius, Psychiatr. Abhandl. p. 103.

[3]) Griesinger, Arch. für Psych. I, p. 626; Berger, ebenda, VI. H. 1.

[4]) Meschede, Allg. Zeitschr. für Psych., 28.

Diese Erscheinung, die sich fast ausschliesslich bei Belasteten und zugleich durch Sexualexcesse erschöpften Individuen findet, bildet den Uebergang zu den verwandten:

c) Störungen bezüglich der Intensität und Dauer der Vorstellungen. Zwangsvorstellungen[1].

Es gibt zahlreiche Gemüths- und Nervenkranke, die darüber klagen, dass sie gewisse quälende, lästige Gedanken, deren Ungereimtheit und Ungehörigkeit sie vollkommen einsehen, nicht los werden können, dass diese Gedanken sich beständig in ihr bewusstes logisches associirtes Vorstellen eindrängen, sie in dem Ablauf desselben stören, dadurch beunruhigen, ja selbst sich mit Impulsen zu entsprechenden Handlungen verbinden, die, je nach ihrem Inhalt, der Betreffende lächerlich oder abscheulich findet.

Solche, mit krankhafter Intensität und Dauer im Bewusstsein fixirte Vorstellungen, nennen wir Zwangsvorstellungen. Die ursprüngliche Entstehung der Zwangsvorstellung ist eine spontane, sie überfällt plötzlich das Bewusstsein, oder ein äusseres Ereigniss von erschütterndem Einfluss hat sie hervorgerufen (Mord, Hinrichtung, Brandunglück, Selbstmord einer geliebten Person u. dergl.). Ihre Bildung im ersten Fall kann nicht auf dem gewöhnlichen Weg der psychologischen Weckung der Vorstellungen durch Ideenassociation erfolgen, sie muss durch innere, physiologische, das psychische Organ treffende Reize geweckt und unterhalten sein. Dadurch erklärt sich ihr das bewusste Vorstellungsleben störender, fremdartiger Inhalt und ihre Widerstandskraft gegenüber der Associationsenergie. Sie gleichen in Bezug auf ihre Entstehungsweise den Primordialdelirien (s. u.) im Gegensatz zu den auf psychologischem Wege durch Association und Reflexion gebildeten Wahnideen. Es sind spontane primäre Schöpfungen eines abnorm organisirten oder eines erkrankten Gehirns, unmittelbare Erzeugnisse aus der Mechanik des unbewussten Geisteslebens heraus, wie solche die Mehrzahl der Hallucinationen auf psychosensoriellem Gebiet darstellt. Diese Zwangsvorstellungen finden ihre Analogie in gewissen, in physiologischen Lebenszuständen in unser ruhiges Denken sich störend einmischenden Bildern, Vorstellungen, musikalischen Motiven, die gar nicht zur Sache gehören.

---

[1]) v. Krafft, Beiträge zur Erkennung krankhafter Gemüthszustände. Erlangen 1867; Derselbe, Ueber formale Störungen des Vorstellens. Vierteljahrsschr. für ger. Med. 1870 (mit Literatur); Morel, Du Délire émotif, Arch. gén. de méd. 1866; Westphal, Berl. klin. Wochenschr. 1877, Nr. 46—49; Brosius, Irrenfreund 1881; Journal l'Encéphale 1881, März; Buccola, Rivista sperim. di freniatria 1880.

uns zerstreuen, ablenken, beunruhigen, ja selbst nur mit einer gewissen Aufbietung von Willenskraft und Anstrengung des Associationsmechanismus sich verscheuchen lassen.

Auch hier handelt es sich offenbar um spontane, durch physiologische Erregung vorstellender Centra entstandene Schöpfungen; denn dass sie nicht auf dem psychologischen Wege der Ideenassociation entstanden sind, beweist eben ihr fremdartiger, störender Inhalt und ihre Widerstandskraft gegenüber der Associationsenergie. In vielen Fällen bleibt die erregende Ursache der Zwangsvorstellung dunkel, in anderen finden wir Organgefühle, Neuralgien, die mit derselben gleichzeitig ins Bewusstsein eintraten, sie offenbar auslösten und beständig wieder anklingen machen. Da wo ein äusseres Ereignis den Anlass gibt, handelt es sich um ein ungewöhnlich impressionables Centralorgan und lässt sich der Vorgang in Analogie mit einer Nachempfindung bringen.

Auch hier können körperliche Missgefühle coincidiren, können sich mit der Zwangsvorstellung in statu nascenti Erregungen sensibler Bahnen verbinden und dadurch die krankhafte Vorstellung im Bewusstsein fixiren. Von den Wahnideen im eigentlichen Sinn unterscheiden sich diese wahren fixen Ideen oder Zwangsvorstellungen durch ihr Verhalten gegenüber dem Bewusstsein, das sie fortwährend als krankhafte Erscheinungen beurtheilt und damit über ihnen steht.

Der Inhalt derselben kann ein ebenso mannigfacher sein, wie bei den Wahnideen. Bei den durch eine Wahrnehmung hervorgerufenen besteht die Zwangsvorstellung in der fortdauernden Geltendmachung der durch jene Apperception hervorgerufenen erschütternden ursprünglichen Vorstellung und damit zusammenhängenden Befürchtungen und imitatorischen Impulsen, die besonders dann und verstärkt, selbst mit heftiger Angst verbunden auftreten, wenn die ursprüngliche Wahrnehmung oder eine ihr verwandte wiederkehrt. Bei der hochgesteigerten Erregbarkeit des Vorstellungslebens solcher Kranken können die entferntesten Erinnerungen und Wahrnehmungen die Zwangsvorstellung hervorrufen. Nicht selten geschieht dies auf dem Wege des Contrastes.

Eine grosse Zahl hieher gehöriger Beobachtungen habe ich andernorts (Vierteljahrsschr. f. ger. Med. 1870. Jan.) mitgetheilt. Nicht selten ist bei solchen Kranken der Drang in der Kirche, während der Predigt, Gott zu lästern, im Gebet statt Himmel — Hölle u. dgl. zu sagen, beim Anblick der Angehörigen sie zu ermorden, beim Gehen am Wasser Vorübergehende hinabzustossen, beim Anblick von Waffen sich umzubringen, grauenvolle Verbrechen in imitatorischer Wiederholung zu begehen u. dgl. Mit überraschender Häufigkeit findet sich bei gewissen Kranken, neben Grübelzwang über religiöse und metaphysische Dinge, mit der Zwangsvorstellung der Verunreinigung oder Vergiftung in Zusammenhang stehende Unfähigkeit, Metallgegenstände, Kleider u. dgl. zu berühren (folie du doute avec délire du toucher, s. spec. Pathologie).

Von besonderem Interesse sind die Fälle der sog. Agoraphobie [1]) (Westphal), wo Leute, sobald sie einen freien Platz oder eine menschenleere Strasse passiren sollen, sofort von der Zwangsvorstellung der Unmöglichkeit dieser Leistung befallen werden und darüber in so heftige Angst und nervöse Zustände gerathen, dass sie faktisch dazu unfähig sind, während sie, an den Häusern hinschleichend oder in Begleitung, dies ganz gut vermögen. Sehr richtig stellt Jolly die psychische Unsicherheit gewisser neuropathischer Individuen, die vor Anderen eine Handlung ausführen sollen, ferner die Impotentia psychica coeundi in Parallele mit jenen interessanten Zuständen der Platzangst.

Emminghaus (op. cit., p. 79) rechnet diese Erscheinungen zu den Angstzuständen, aber die Angst ist offenbar nur ein reaktiver, wenn auch nicht nebensächlicher Vorgang; das Primäre ist die Zwangsvorstellung der Unmöglichkeit der Leistung, der mit ihr verbundenen Gefahr. Die Zwangsvorstellung ist wieder begründet in einem temporären oder dauernden muskulären Schwächegefühl (Cordes erklärt die Platzangst einfach für eine Erschöpfungsparese) oder in der Erinnerung eines Schreckens, Missgeschicks, Misserfolgs, die unter denselben früheren Umständen sich ereigneten. Vermittelnd wirken auch im letzten Fall das Bewusstsein früherer und in der Gegenwart sich geltend machender muskulärer Schwäche, Befindensstörungen. Gefühl der Insufficienz oder Vorstellung des früheren Missgeschicks machen dann thatsächlich unfähig zur Leistung bis zur Hilflosigkeit. Die peinliche Situation, in welcher sich der Kranke befindet, führt zu Angst, wodurch jene noch peinlicher wird. Nun kommt es zu vasomotorischen Störungen, zu Blässe, Schweissausbruch, Herzklopfen, Sinken des Muskeltonus bis zum Knieschlottern, Zittern, Vergehen der Sinne, wahren nervösen Krisen. Es gibt eine ganze Reihe von Analoga der sogen. Platzangst bei neuropathischen Individuen (vgl. Beard, Die Nervenschwäche, p. 37—38), unter denen die Scheu, allein auszugehen aus der Vorstellung drohender Gefahr (z. B. durch Schlagfluss) und mangelnder (ärztlicher) Hilfe, die Scheu, im geschlossenen Wagen zu fahren, unter Menschen zu gehen aus wirklicher oder eingebildeter Furcht, zu erröthen, die Scheu vor geschlossenen Räumen, z. B. Theater, Concertsaal, ausser es wäre ein Eckplatz disponibel, die Blitz- und Gewitterfurcht u. a. am häufigsten sind.

Unter allen Umständen handelt es sich da, wo solche Zwangsvorstellungen und Angsterscheinungen auftreten, um einen Zustand reizbarer Schwäche im centralen Nervensystem, als Theilerscheinung eines temporären oder dauernden funktionellen Schwächezustands im Gehirn (Neurasthenie). Dies gilt auch für jene bekannten, noch physiologischen Zwangsvorstellungen und Zwangsimpulse zum Hinabstürzen von Thürmen oder Felsen, Hinabstürzen Anderer u. dgl. Immer treten sie da auf, wo eine relative Erschöpfung durch geistige Ueberanstrengung, schlaflose Nacht, Nahrungsmangel u. s. w. besteht, und verschwinden nach einer Mahlzeit, nach dem Genuss von Spirituosen, gerade wie auch Agoraphoben und andere derartige Leidende dadurch vorübergehend leistungsfähig werden.

Die Zwangsvorstellungen Nerven- und psychisch Kranker stehen ebenfalls immer auf dem Boden einer Neurasthenie. Häufig handelt es sich um erblich veranlagte

---

[1]) Arch. f. Psych. III, p. 521; Hertz VII, H. 2; Cordes X, H. 1; Anjel VIII H. 2; Jolly, Ziemssen's Handb. p. 352 (ausführliche Literatur); Annal. méd.-psychol. 1876, Nov.

constitutionell-neuropathische Individuen, doch kommen auch zahlreiche Fälle vor, wo die Neurasthenie erworben ist. Geschlechtliche Excesse, besonders Onanie, sind hier besonders belangreich, ausserdem geistige Ueberanstrengung, namentlich in Verbindung mit Gemüthsbewegungen, sowie erschöpfende Krankheiten, Puerperien. Cordes führt auch aus seiner Erfahrung langwierige gastrische Störungen, Corpulenz mit Fettherz als belangreich an.

Das nicht seltene erstmalige Auftreten der Zwangsvorstellung in einer Phase besonderer Erregbarkeit (Menses, Schwangerschaft, Lactation) oder zugleich mit einem schwächenden Excess, der Erfolg einer tonisirenden Behandlung, sind weitere wichtige Fingerzeige.

Die Zwangsvorstellungen sind mit einer psychischen Erkrankung (Melancholie, Paranoia) oder mit einer Neurose (Neurasthenie, Hysterie, Hypochondrie) einhergehende elementare Störungen, oder sie sind primär, massenhaft, andauernd, führen zu secundären Anomalien des Fühlens und Handelns, so dass sie ein wahres Irresein in Zwangsvorstellungen darstellen, das einer besonderen Besprechung in der speciellen Pathologie bedarf.

Beob. 1. Zwangsvorstellungen und Zwangsimpulse nach Debauchen.

B., 23 J., Hutmacher, wurde am 23./2. 82 der Grazer psychiatrischen Klinik zugeführt, da er Spuren von Geistesverwirrung zeige und eine grosse Scheu vor dem Wasser habe.

Er ist ruhig, geordnet und gibt folgende Anamnese:

Keine Erblichkeit, keine schweren Krankheiten, solide Lebensweise. Seit einem Jahr fühlte sich Pat. schwächer, ermüdete leicht, hatte öfter Kopfschmerz vor dem Einschlafen, zuweilen Zusammenzucken, mit dem Gefühl eines Blutandrangs zum Kopf. Er schrieb diese Beschwerden angestrengter Arbeit, namentlich am Kohlenfeuer zu. Am 20./2. trat Pat. aus seinem bisherigen Dienst aus, um sich einen besseren in Graz oder Wien zu suchen. An diesem Tag trank er gegen seine sonstige Gewohnheit viel mit seinen Kameraden, rauchte stark, ass sehr wenig und setzte sich Abends auf die Eisenbahn, um die Nacht hindurch nach seinem neuen Bestimmungsort zu fahren. Er genoss auch unterwegs nichts, rauchte aber andauernd. Gegen Morgen bemerkte er plötzlich, dass ihm beim Anblick von Wasser, steil abfallenden Höhen, Brücken u. dgl. so sonderbar und unbehaglich wurde. Er wurde von dem Gedanken geplagt, sich ins Wasser oder in Abgründe bei der Vorüberfahrt zu stürzen, entsetzte sich vor diesem Gedanken, suchte durch Conversation, Rauchen ihn los zu werden. Es ging nicht. Immer mehr erfasste ihn unter Gefühl eines Blutandrangs zum Kopf ein schwindelartiger bänglicher Zustand. Er merkte, dass er die Selbstcontrole über diese absurden Gedanken und Impulse verlor. Er warf nun Sacktuch und einen ihm anvertrauten Brief zum Coupéfenster hinaus, und da es nicht besser wurde, war er im Begriff, sein Gepäck und dann sich selbst zum Fenster hinaus zu stürzen, woran ihn die Mitreisenden verhinderten. Er stieg in Marburg aus, suchte zunächst in einer Apotheke Hilfe gegen seinen peinlichen Zustand, erhielt dort Ricinusöl, ging dann in ein Gasthaus, genoss etwas, fühlte sich aber nicht besser, begab sich zum Zunftvorsteher, um durch ihn Aufnahme im Spital zu finden. Man beruhigte ihn. Er ging wieder ins Gasthaus, bestellte Essen und Trinken. Plötzlich befiel ihn eine schreckliche Angst, es war ihm, als müsse er gleich zusammenstürzen. Er lief planlos fort, kam in ein Café, bestellte Schreibzeug, um dem Bruder seine Lage zu schildern und seine Ankunft zu erbitten, aber er brachte keinen Buchstaben zusammen. Es schwindelte ihm, es war ihm, als wenn die Bank, auf welcher er sass, zu hüpfen beginne. Er zahlte, ging ins Freie, um das Spital aufzusuchen. Er kam auf dem Weg dahin zu einer Brücke. Da erfasste ihn wieder der Gedanke, sich in den reissenden Strom zu stürzen. Da er die Brücke passiren musste, nahm er zwei Dienstmänner als Escorte, lief eilends mit ihnen hinüber, indem er es vermied, ins Wasser zu sehen. Da im Spital kein Platz war, passirte er unter den gleichen Vorsichtsmaassregeln wieder die fatale Brücke, ging zur Polizei und bat um Schutz vor sich selber. Man that ihn dort in ein dunkles Zimmer; da kam eine schreckliche Angst über ihn, die erst nachliess, als man ihm einen Gefährten gab. Dieser theilte ihm mit, dass er Nachts im Schlaf zuckte und zusammenschreckte. Am 23. früh fühlte sich Pat. wieder soweit wohl und beruhigt, um allein nach Graz weiter zu reisen. Die Reise lief gut ab, aber bald nach der Ankunft kamen wieder peinliche Zwangsvorstellungen mit Schwindelgefühl und Angst. Der Gedanke an Wasser, Abgründe, Messer, überhaupt Mittel, mit denen man sich das Leben nehmen konnte, machte ihn schaudern. Bei ihrem Anblick empfand er den Impuls, sich ihrer in selbstmörderischer Absicht zu bedienen, fing an zu zittern, die Selbstcontrole zu verlieren, und von schrecklicher Angst, er könnte sich umbringen, gefoltert, davon zu laufen. Es war ihm dabei, wie wenn Jemand ihm zurufe: „Stürze dich hinein, tödte dich!"

Wiederholt empfand er auch die zwangsmässige Eingebung, sich einen Finger oder die Zunge abzubeissen. Da er für sich nicht mehr gut zu stehen vermochte, meldete er sich bei der Polizei, die ihn ins Spital schickte.

Pat., von intelligentem aber verstörtem Aussehen, ist etwas anämisch, in der Ernährung herabgekommen. Er ist fieberlos, die vegetativen Organe sind ohne Befund. Am Skelet finden sich keine Abnormitäten. Keine sensible oder motorische Störungen. Schlaf durch häufiges Zusammenzucken und Aufschrecken, namentlich beim Einschlafen gestört. Pat. fühlte sich schwach, Morgens beim Aufstehen schwindlig und wie berauscht. Er ist ganz lucid, erklärt sein Leiden selbst für eine Kopfkrankheit. Die erwähnten Gedanken kehren noch sturmweise bis zum 27. wieder, der Anblick von Messern macht ihn schaudern, aber er beruhigt sich leicht, da er sich im Schutz des Spitals weiss. Vom 1.—6. März macht Pat. eine Pneumonia crouposa mit hohem Fieber durch. Die Zwangsvorstellungen schweigen, treten auch in der Reconvalescenz nicht mehr auf, so dass Pat. am 17. März im Gefühl wiedererlangter voller Gemüthsruhe und körperlicher Leistungsfähigkeit entlassen wird.

d) Störungen in der Apperception[1]).

Damit ein Sinneseindruck bewusst werde, ist es erforderlich, dass er in den Wahrnehmungscentren der Hirnrinde die entsprechende Erinnerungsvorstellung hervorrufe. Begünstigt wird dieser Erfolg durch einen Innervationsvorgang im psychischen Organ, den man Aufmerksamkeit zu nennen pflegt. Die Intensität dieses Erregungsvorgangs ist eine beständig wechselnde und dadurch wird die Erregbarkeitsschwelle des Centralorgans fortwährend verschoben. Erwartung eines Sinneseindrucks begünstigt die Wahrnehmung, während andrerseits eine Menge von Sinneseindrücken gar nie in Wahrnehmungen übergeführt wird, weil die Aufmerksamkeit überhaupt fehlt oder gerade abgelenkt ist.

---

[1]) Emminghaus, op. cit., p. 108, 110.

Die Apperception ist bei Irren vielfach geändert. Sie ist vermindert bis unmöglich durch Concentration des Bewusstseins auf innere Vorgänge (Mel. cum stupore, Ekstase), gleichwie bei dem in eine Geistesarbeit versunkenen Gesunden, so dass nur das, was in das enge Blickfeld des gerade Vorgestellten fällt, zur Geltung kommt. Analoges kommt bei Nachtwandlern vor, die nur wahrnehmen, was mit ihren Traumvorstellungen in Zusammenhang steht, sowie bei hypnotischem Somnambulismus, wo Wahrnehmungen nur durch Suggestion erfolgen. Die Apperception kann ferner unmöglich sein durch mangelnde Erregbarkeit des Wahrnehmungsorgans (Erschöpfungszustände, Stupor) oder durch Untergang desselben, bezw. der in demselben deponirten Erinnerungsvorstellungen (Seelentaubheit, -Blindheit, Blödsinn). Eine Steigerung der Apperceptionsfähigkeit findet sich in den Erwartungsaffekten Gesunder und Kranker, ferner in leichteren psychischen Erregungszuständen (maniakalische Exaltation, Hysterismus, fieberhafte Zustände). Sie gibt sich nicht bloss in einer Erleichterung, sondern nach Umständen (manche Hysterische, Hypochonder) auch in einer Verschärfung der Sinneswahrnehmung kund. Emminghaus weist mit Recht darauf hin, dass in diesem „Erethismus des Gehirns" die Aufmerksamkeit beständig durch sinnliche Vorgänge in Anspruch genommen ist. Nothwendig muss durch diese einseitige Inanspruchnahme des Bewusstseins die intracentrale Thätigkeit des Denkens, Urtheilens, Schliessens eine Störung erfahren (Zerstreutheit als Gegensatz der Concentration).

e) Störungen in der identischen Reproduktion der Vorstellungen (Gedächtniss)[1].

Die Reproduktion der Vorstellungen kann abnorm erleichtert und abnorm erschwert sein.

Die erleichterte Reproduktion (Hypermnesie) findet sich in Exaltationszuständen (Manie) als Theilerscheinung des allgemeinen erleichterten Ablaufs der psychischen Vorgänge. Regelmässig ist sie von einer abnorm intensiven Betonung der reproducirten Vorstellungen mit Gefühlen begleitet. Ueberraschend ist oft in solchen Exaltationszuständen die Frischheit und Deutlichkeit, mit welcher eine Fülle scheinbar dauernd entschwundener Bilder und Vorstellungen im Bewusstsein wieder hervorgerufen wird. Wichtiger und häufiger sind die Erschwerungen und Ausfallserscheinungen der Gedächtnissleistung (Amnesien). Die Amnesie beruht auf einer blossen und meist temporären Hemmung in der Reproduktion der virtuell erhaltenen Vorstellung, oder sie ist in

[1]) Ribot, Das Gedächtniss und seine Störungen. 1882.

einem wirklichen und meist dauernden Ausfall der verloren gegangenen Vorstellung begründet.

Im ersteren Fall besteht eine bloss funktionelle Störung im Gedächtnissorgan. Die erschwerte oder temporär unmögliche Reproduktion ist Theilerscheinung allgemeiner Hemmung der psychischen Vorgänge (Melancholie, Cerebrasthenie) oder mehr weniger tiefer Erschöpfung des psychischen Organs (geistige Ermüdungs-, Erschöpfungszustände) und zum Theil zurückführbar auf Mattigkeit der äusseren Eindrücke, mangelhafte Betonung der Vorstellungen, geschwächte oder gehemmte Ideenassociation. Der Kranke ist sich dieser Störung bewusst und empfindet sie peinlich.

Der wirkliche Verlust der Erinnerungsbilder ist in der Regel eine dauernde Ausfallserscheinung im geistigen Besitz, bedingt durch schwere destruktive Erkrankung des psychischen Organs (Dem. paralytica, senilis u. s. w.).

Hier besteht Amnesie im wahren Sinne des Worts. Im Anfang besteht bei diesen destructiven Processen bloss eine Schwäche der Reproduktion für die Erlebnisse der Jüngstvergangenheit. Empirisch gesetzmässig weist Ribot nach, wie diese Reproduktionsschwäche successiv sich bis zu denen der Längstvergangenheit mit fortschreitender Hirnkrankheit erstreckt (progressive Amnesie), schliesslich selbst die Eindrücke der Kindheit, ja sogar das Gedächtniss der fühlenden Persönlichkeit verloren gehen.

In den seltenen Fällen, wo das Gedächtniss wiederkehrt (gewisse Fälle von Stupidität, traumatischem Irresein), findet der Wiederaufbau der Erinnerungen rückläufig in der Weise, wie sie verloren gingen, statt, so dass die Erlebnisse der Jüngstvergangenheit zuletzt wiederkehren.

Da wo die Jüngstvergangenheit aus dem Gedächtniss verwischt ist, lebt der Kranke in der Längstvergangenheit. Diese Lücke in der historischen Leistung kann sich bis zu Jahren, selbst Jahrzehnten erstrecken.

Die Amnesie kann auch nur eine episodische, temporäre sein, insofern die Erlebnisse aus der Zeit der Krankheit nicht oder nur unvollkommen reproducirbar sind.

Entscheidend für die Rückerinnerungsfähigkeit der Krankheitserlebnisse dürfte die Intensität der Bewusstseinsstörung sein, welche der Krankheitsvorgang bedingte; wenigstens zeigt sich in dieser Hinsicht ein ziemlich paralleles Verhalten zwischen Störung der Erinnerungsfähigkeit und Bewusstseinstrübung. Ein solches besteht auch zwischen dieser und der Acuität des Krankheitsprocesses.

In peracuten Irreseinszuständen fehlt die Erinnerung gänzlich (pathologische Alkoholzustände, Vergiftungsdelir, Mania transitoria, Raptus melancholicus, Grand mal der Epileptiker, pathologische Affekte u. s. w.).

In einigen ist sie auf den Inhalt der Delirien beschränkt (Ekstase.

Somnambulismus, gewisse epileptoide Zustände), was sich daraus erklären dürfte, dass während des Zustands Perceptionsabschluss gegen die Aussenwelt stattfand oder wenigstens die Sinneseindrücke nur spärlich und matt stattfanden, während die centralen spontanen Erregungen (durch physiologisch organische Erregung) sehr lebhafte waren.

Für acute Irreseinszustände (acute Melancholie, Manie, Wahnsinn, Stupor, gew. epil. Delirien) pflegt die Erinnerung eine nur summarische zu sein.

Für die chronischen Fälle ist die Erinnerung für alle Ereignisse und Erlebnisse oft mit peinlichem Detail erhalten.

Von grossem Interesse sind Fälle, in welchen die Amnesie für die Zeit des Krankheitsanfalls über eine gewisse Zeit des gesunden Geisteslebens vor dem Anfall sich zurückerstreckt.

Ein interessantes Beispiel dieser „destructiven temporären Amnesie“ berichtet Ribot (op. cit., p. 49). Eine junge Frau wird im Puerperium von einer langen Ohnmacht befallen. Zum Bewusstsein zurückgekehrt, hat sie das Gedächtniss für alles seit ihrer Verheirathung Vorgefallene (dauernd) verloren, während sie jedoch ihres ganzen übrigen Lebens bis zu diesem Zeitabschnitt sich genau erinnert. Mann und Kind erscheinen ihr wie fremde Personen. Nur auf das Zeugniss der Verwandten hin glaubte sie, dass sie verheirathet sei.

Nicht so selten ist solche rückwirkende Amnesie nach Trauma capitis. Ribot bringt p. 51—58 interessante Beispiele.

Von hohem wissenschaftlichem Interesse sind endlich die partiellen Amnesien[1]). Im Sinne der neueren Hirnrindenphysiologie, wonach jedes Sinnesgebiet eine Centralstelle für ihm zugehörige, von ihm erworbene Erinnerungsbilder darstellt, sind sie ohne Weiteres begreiflich. Funktionelle und heerdartige Rindenerkrankungen können solche partielle Amnesien vermitteln. Beispiele solcher stellen die Aphasie, die Seelentaubheit und Seelenblindheit dar. Ein klassisches Beispiel von visueller Amnesie findet sich in Charcots neuen Vorlesungen 1886 p. 146.

Solche partielle Amnesien sind als temporäre episodische bei hysterischen und epileptischen Psychosen nicht selten, ferner als dauernde progressive oft in den Anfangsstadien der Dem. paralytica und senilis nachzuweisen. Offenbar gehen diejenigen Gedächtnissenergien, welche schlecht veranlagt oder wenig geübt waren, zuerst und zunächst verloren.

Im Uebergang zu den elementaren Störungen des folgenden Abschnitts ist noch des Vorkommens von Gedächtnissstörungen zu gedenken, die darin bestehen, dass Vorstellungen als vermeintliche Erinnerungen im Bewusstsein erscheinen oder wirkliche Erinnerungsbilder in verfälschter Form sich projiciren.

---

[1]) Ribot, op. cit., Cap. 3.

Diese Kategorie von Gedächtnissstörungen, welche in das Gebiet der Störungen der Phantasie, des Bewusstseins (Kritik) und in das der Illusion hineinreichen, kann man nach Kräpelin als Paramnesien [1]) oder Erinnerungsfälschungen, nach Sully als Illusionen des Gedächtnisses bezeichnen. Nach Analogie der Sinnestäuschungen unterscheidet Sully treffend:

a) Gedächtnissphantasmen, d. h. vermeintliche Erinnerung von Dingen, die nie erlebt wurden.

Hier wird rein Phantasirtes für wirklich erlebt gehalten. Diese Gedächtnissphantasmen sind Fehler der Kritik und beruhen auf Schwäche des Urtheils oder auf besonderer Lebhaftigkeit des gegenwärtigen, das Erinnerungsbild wachrufenden Eindrucks. Diese Verwechslung einer actuellen lebhaften Vorstellung mit einer Erinnerung ist bei Paralytikern ganz gewöhnlich, die von vermeintlichen Besuchen, Abenteuern erzählen, ganze Lebensepisoden fabuliren und dabei den berühmten Münchhausen noch übertreffen können. („Hallucinationen des Gedächtnisses sive Pseudohallucinationen.") Uneigentlich, als reiner Fehler der Kritik gehört hierher die Verwechslung von Geträumtem, Gelesenem, Gehörtem, Delirirtem mit wirklich Erlebtem. Diese Paramnesie kann qua Verwechslung von Geträumtem und Erlebtem bei Kindern, bei beginnender Dem. senilis, bei neurasthenischen Erschöpfungszuständen, bei Dem. paralytica vorkommen. Diese Fälschung ist ziemlich bedeutungslos, da ihr Gegenstand bald total vergessen wird.

Häufiger und wichtiger sind analoge Vorkommnisse bei Melancholischen, die gehörte oder gelesene Verbrechen mit selbstbegangenen verwechseln, nach Umständen sich solcher anklagen, ferner die Verwechslung von Delirirtem mit wirklichen Begebenheiten bei Paranoikern und Wahnsinnigen.

Mit Recht hebt Kräpelin hervor, dass diese Irrthümer der Kritik („Erinnerungsverfälschungen" — Kräpelin) von den Gedächtnissphantasmen als rein imaginativen Schöpfungen sich durch die Constanz ihres Inhalts unterscheiden, gegenüber dem wechselnden, jeweils veränderten Inhalt dieser, anlässlich neuerlicher Erzählung.

b) Gedächtnissillusionen im engeren Sinn, d. h. Erinnerungsbilder in verfälschter, entstellter Form. Diese Störung setzt mangelhafte Reproduktionstreue und lebhafte Phantasie oder den verfälschenden illusionirenden Einfluss eines momentanen Gemüthszustands voraus. „Die Vergangenheit erscheint hier in den Farbentönen der Gegenwart" (Sully). Das letztere Moment spielt eine Rolle in den Gedächtnissillusionen der Melancholischen und der Manischen.

---

[1]) Kräpelin, Arch. f. Psychiatrie XVII, H. 3, XVIII, H. 2; Buccola, Rivista di filosofia scientifica II, fasc. 6; Sully, „Illusionen", internation. wissensch. Bibliothek.

Die ersteren Bedingungen erfüllen sich in psychischen Schwächezuständen, bei Paranoischen und bei Hysterischen.

Namentlich diesen Kranken, wie auch den mit moralischem Irresein Behafteten ist diese Schwäche der Reproduktionstreue eigenthümlich, vermöge welcher sie die der originalen Vorstellung bloss ähnliche, nicht aber identische, für gleichwohl identisch halten. Damit erscheinen solche Kranke nothwendig als (unbewusste) Lügner, weil sie das Erlebte in ganz entstellter Darstellung wiedergeben.

Als eine besondere hierher gehörige Paramnesie ist noch die sogen. **Erinnerungstäuschung**[1]) oder identificirende Erinnerungsfälschung (Kräpelin) zu erwähnen, d. h. die Identificirung einer gegenwärtigen Situation mit einer vermeintlich schon einmal erlebten. Diese interessante Täuschung kommt häufiger bei Geistesgesunden in Zuständen von leichter Ermüdung, Erschöpfung vor als bei geistig Gestörten. (Paranoia, psychische Schwächezustände, Epilepsie, zuweilen auch Manie.) Auch Neurasthenikern begegnet nicht so selten diese Täuschung. Bei intaktem Bewusstsein verbindet sich damit ein peinliches Gefühl der Ungewissheit. Mattigkeit der gegenwärtigen Eindrücke, zugleich Aehnlichkeit derselben mit einer früheren Situation scheint dieser Täuschung zu Grunde zu liegen. Möglicherweise ist auch die Mattigkeit des Erinnerungsbildes, analog wie bei der Personenverwechslung (s. u.) wirksam.

f) Anomalien der Reproduktion der Vorstellungen in veränderter Form (Phantasie[2]).

Wie bei den Störungen des Gedächtnisses ergeben sich auch hier Zustände gesteigerter und geschwächter bis aufgehobener Phantasie. Zustände gesteigerter Phantasiethätigkeit treffen im Irresein im Allgemeinen mit psychischen Erregungszuständen und erleichterter Association zusammen. Die Affektwärme der Vorstellungen und ihre vielfach durch physiologische Entstehung gesteigerte Intensität begünstigen die Leistung der Phantasiethätigkeit. Ihre Schöpfungen nähern sich dann der Grenze der Phantasmen und vielfach werden solche besonders lebhafte Vorstellungen, wie sie der Irre mit dem Kinde und dem Künstler gemein hat, mit wirklichen Hallucinationen verwechselt (s. u. Pseudohallucinationen).

Besonders hoch gesteigert ist die Phantasiethätigkeit in den Erregungszuständen der Paralytiker, in gewissen epileptoiden Zuständen und bei Paranoia, namentlich der originären Form dieser Krankheit.

Die märchenhaften, plastischen Darstellungen solcher Kranker lassen

---

[1]) Kräpelin, Arch. f. Psych. XVIII, H. 2, p. 409 mit Angabe der früheren Literatur.

[2]) Emminghaus, Psychopathol., p. 133, 176.

an Gluth der Phantasie, wenn auch an ästhetischem Werth und logischer Verbindung, nichts zu wünschen übrig und übertreffen zuweilen selbst die kühnste Phantasie des Dichters.

Der Verlust der Phantasie, noch früher der barokke, monströse Charakter der Schöpfungen ist Zeichen psychischer Schwäche und bei irrsinnigen Künstlern ein feines Reagens auf den eintretenden psychischen Verfall. (Erlöschen ästhetischer Gefühle.)

2. Verfälschungen im Inhalt der Vorstellungen (Wahnideen)[1].

Zu den interessantesten und wichtigsten Phänomenen gehören die Wahnideen, d. h. inhaltliche Störungen im Vorstellen auf Grund einer Hirnerkrankung.

Die Anschauung der Laien, das entscheidende Merkmal des Irreseins seien Wahnideen, ist übrigens eine irrige. Statt ihrer können blosse formale Störungen des Vorstellungsprocesses oder Ausfallserscheinungen der intellectuellen Seite des Seelenlebens im Krankheitsbild sich vorfinden.

Von der grössten Wichtigkeit ist der Nachweis einer Wahnidee als Symptom einer geistigen Erkrankung. Aus dem Umstand, dass Jemand eine irrige Idee äussert, kann nicht gefolgert werden, dass er irrsinnig sei. Auch der Geistesgesunde kann horrende Verstandesirrthümer produciren und in dieser Hinsicht sogar den Irren übertreffen. Umgekehrt braucht der Wahn eines solchen nicht gerade eine objektive Unmöglichkeit zu enthalten (Wahn ehelicher Untreue, Vergiftungswahn u. s. w.), ja er kann sogar objektiv richtig sein und gleichwohl den Werthcharakter einer Wahnidee haben, insofern z. B. die Idee eines (zufällig syphilitischen) hypochondrisch Melancholischen luetisch zu sein, nicht auf einer durch medicinische Kenntnisse gewonnenen diagnostischen Thatsache fusst, sondern der Erklärungsversuch eines in Gemeingefühl und Bewusstsein krankhaft gestörten Individuums ist, das ebenso gut auf eine andere Krankheit, an der es nicht leidet, zur Motivirung seines

[1]) Literatur: Falret, malad. ment., p. 351; Krauss, Allgem. Zeitschr. f. Psych. 15, H. 6; 16, H. 1; Flemming, ebenda 28, 30 (Zur Genesis der Wahnsinnsdelirien), Hagen, Studien 1875 (Cap. fixe Ideen); Emminghaus, op. cit., p. 202; Schüle, Hdb. p. 69; Mendel in Eulenburg's Realencyklop. Art. Delirium. Speciell über Primordialdelirien s. Griesinger, Arch. f. Psych. I, p. 148; Snell, Allg. Zeitschr. f. Psych. 22; Sander, Arch. f. Psych. I; Westphal, Allg. Zeitschr. f. Psych. 34.

Ueber Grössenwahn: Tigges, Allg. Zeitschr. f. Psych. 20; Falret, La folie paralytique; Meschede, Virchow's Arch. 34; Taguet, Annal. méd. psych. 1873, Jan., 1874, Mai.

Ueber Verfolgungswahn: Zenker, Irrenfreund 1874, 3; Legrand du Saulle, Le délire des persécut. Paris 1870.

krankhaften Fühlens hätte verfallen können. Zur Constatirung einer Wahnidee im Sinne psychiatrischer Wissenschaft ist somit der Inhalt einer solchen nicht entscheidend, um so weniger als selbst der monströseste Inhalt nicht dafür bürgt, dass das Individuum von seiner Annahme überzeugt ist, denn es kann sich auch um Simulation handeln.

Selbst der Umstand, dass Jemand im Sinne seiner angeblichen Wahnidee handelt, kann keine Gewähr bieten.

Nicht der Inhalt ist somit entscheidend, sondern die Entstehungsweise der fraglichen Wahnidee, ferner ihre Interpretation und ihr Verhalten gegenüber dem historischen und gegenwärtigen Bewusstsein. Zur Unterscheidung des Wahns eines Geisteskranken vom Irrthum des Geistesgesunden lässt sich geltend machen:

1. dass der Wahn das Produkt einer Hirnerkrankung ist, somit eine Pathogenese hat; dass er ferner Theilerscheinung eines Gesammtkrankheitszustandes ist, somit mit anderweitigen Symptomen (Affekte, krankhafte Stimmungen, Sensationen u. s. w.) eines solchen in genetischem und klinischem Zusammenhang steht.

Der Irrthum eines Geistesgesunden dagegen beruht auf einem Fehler der logischen Schlussbildung, oder auf einer aus Unwissenheit, Unachtsamkeit oder Befangenheit bei der Wahrnehmung (Affekt, Aberglauben u. s. w.) entstandenen falschen Prämisse.

2. Eben dadurch, dass der Wahn des Irren Symptom einer Hirnerkrankung ist, vermögen auch Logik und Raisonnement nichts gegen ihn. Er steht und fällt mit der ursächlichen Krankheit. Man kann dem Kranken ebensowenig seinen Wahn wegdisputiren als seine Krankheit mit Reden kuriren. Der Gesunde dagegen wird seinen Irrthum einsehen und corrigiren, sobald er ad absurdum geführt wird.

3. Insofern als die Wahnidee des Kranken eine tiefere Störung seiner Geistesfunktion zur Voraussetzung und Bedingung hat, begreift es sich, dass sie mit seinem früheren Ich, mit seiner früheren Denk- und Erfahrungsweise in grellem Widerspruch stehen kann. (Man denke sich einen Physiker, der fliegen zu können, einen Mathematiker, der die Quadratur des Cirkels, einen Chemiker, der die Kunst Gold zu machen, erfunden zu haben vermeint.) Der blosse Irrthum eines Gesunden wird aus seiner früheren Anschauungsweise, seinem Bildungsgrad eher begreiflich, mindestens damit nicht im Widerspruch sein.

4. Der Wahn des Geisteskranken hat immer eine subjektive Bedeutung, eine innige Beziehung zu seinen Interessen — der des Gesunden erscheint als ein rein objektiver Irrthum. Beide können z. B. an Hexen glauben, der letztere aber einfach aus Aberglauben, Beschränktheit, der erstere glaubt daran, weil er sie sieht, an sich fühlt, sich von ihnen bedroht wähnt.

Daraus erklärt sich die verschiedene Reaktion beider auf ihren Wahn, der beim Gesunden ohne besonderen Einfluss auf sein Handeln bleiben wird, beim Geisteskranken — so lange keine psychische Schwäche eingetreten ist — die heftigsten Gemüths- und Handlungsreaktionen herbeiführen kann. Hier heisst es eben „tua res agitur". Diese allgemeinen psychologischen Erwägungen haben ihre empirische Berechtigung. Von entscheidendem diagnostischem Gewicht kann aber nur die Zurückführung einer fraglichen Wahnidee auf ihre Entstehungsbedingungen sein. Wie entstehen Wahnideen? Die Wege sind die gleichen wie diejenigen, auf welchen im physiologischen Leben der Erfahrungsinhalt Bereicherung erfährt. Wir gewinnen neue Anschauungen 1. durch Urtheils- und Schlussbildung aus gegebenen Prämissen, falls beide Bedingungen tadellos sich erfüllen (ideatorischer oder combinatorischer Weg) oder 2. durch neue richtige Sinneswahrnehmung (apperceptiver Weg). Wahnideen entstehen demgemäss 1. entweder durch falsche Urtheils- und Schlussbildung, bezw. falsche Prämissen (ideatorischer Weg), oder 2. durch falsche Wahrnehmung (hallucinatorischer Weg).

Je nach der ideatorischen oder hallucinatorischen Entstehung der Wahnideen lassen sich somit Vorstellungsdelirien oder Sinnesdelirien unterscheiden.

Die Vorstellung, welche zur Wahnidee (oder Hallucination) wird, kann der Sphäre des bewussten oder auch der des unbewussten Seelenlebens entstammen. Im ersten Fall wird die Umbildung zur Wahnidee auf einem bewussten und psychologischen Akt beruhen; im letzteren Fall ist eine organische unbewusste Entstehung anzunehmen, als deren fertiges Resultat die Wahnidee im Bewusstsein erscheint.

Als Wege für die Entstehung von inhaltlichen Störungen des Vorstellens innerhalb der Sphäre des Bewusstseins ergeben sich:

a) falsche Urtheilsbildung über krankhafte Bewusstseinszustände (Stimmungen, Affekte u. s. w.) oder Sensationen;

b) falsche Combination von Wahrnehmungen und Erfahrungen überhaupt zu fehlerhaften Schlüssen;

c) Verwechslung von Geträumtem, Gelesenem u. s. w. mit wirklich Erlebtem.

Die Möglichkeiten sub a und b lassen sich als Urtheilsdelirien, die der Gruppe c als Gedächtnissdelirien bezeichnen.

Der 2. Entstehungsweg der im unbewussten Gebiet und organisch sich vollziehenden Wahnbildung kann ein centraler oder ein reflectorischer sein.

Im ersten Fall erscheint das Delirium als das direkte Produkt gestörter Ernährungsvorgänge in der Hirnrinde (Fieber-Intoxications-, Inanitionsvorgänge). Oder das Delirium ist indirekt, reflectorisch ausgelöst durch Uebertragung eines Erregungszustandes aus einem peripheren Organ. Besonders wichtig in dieser Hinsicht sind funktionelle oder auch organische Störungen im Digestions- (hypochondrische Delirien) und im Genitalapparat (erotische Delirien). Von hervorragender klinischer Bedeutung ist der Gegensatz der durch falsche Motivirung (also ideatorisch, combinatorisch) und Erklärung innerhalb der Sphäre des Selbstbewusstseins entstandenen inhaltlichen Fälschungen des Vorstellens, gegenüber den aus organischem Untergrund und unbewusst geweckten und ins Bewusstsein übergeführten.

Es würde sich empfehlen, in dieser Hinsicht verschiedene Termini zu gebrauchen und die ersteren Wahnideen, die letzteren Delirien zu nennen.

Die ersteren unterscheiden sich von den letzteren zudem dadurch, dass sie in ihrer psychologischen Entstehungsweise durchsichtig, auf ihr genetisches Moment zurückführbar, der herrschenden Stimmung congruent sind, sich in den Gang der Ideenassociation einfügen, logisches Element des Vorstellens werden und zu systematischen Wahnverbindungen führen.

Die letzteren (Delirien) sind dagegen dem gegenwärtigen Fühlen und Vorstellen incongruent, nach Umständen geradezu gegensätzlich. Sie befriedigen nicht logisch, überraschen, verblüffen im Gegentheil den Kranken, wirken auf ihn eher peinlich, beunruhigend, gleich Zwangsvorstellungen. Der Kranke weiss sich diese Eindringlinge anfänglich nicht zurecht zu legen, er assimilirt und motivirt sie erst späterhin und mühsam, nachdem sie sich einen Einfluss auf sein Denken und Fühlen erzwungen haben. Sie wirken anfangs belastend, nicht entlastend. Eine interessante Frage geht weiter dahin, wodurch der Inhalt der Wahnideen bezw. Delirien bedingt ist. Die Anschauung der Laien, das Delirium richte sich bezüglich seines Inhalts nach der speciellen moralischen Ursache, die etwa den Ausbruch des Irreseins vermittelte, ist eine irrige, denn nur in seltenen Fällen ziehen sich Ereignisse, wenn sie erschütternde waren und dem Ausbruch der Krankheit vorhergingen oder ihn vermittelten, noch in den Zustand der Krankheit hinüber und finden Aeusserung, insofern sie noch nicht abgeklungen sind, oder durch ein körperliches Element, z. B. durch eine shokartig entstandene und mit der genetisch wichtigen Vorstellung associirte Neuralgie beständig reproducirt werden. In der Regel erscheinen sie nicht im Inhalt des krankhaften Bewusstseins, da sie ja nur ein Glied in der Kette der ätiologischen Elemente oder pathogenetisch selbst irrelevant waren. Das Entscheidende ist die Hirnerkrankung. Diese setzt in der Regel geänderten Bewusstseinszustand und Bewusstseinsinhalt und bestimmt durch ihre besondere Beschaffenheit den Inhalt eventueller Delirien. Der specielle Inhalt dieser erscheint somit in Abhängigkeit:

1. **von der Natur des krankhaften Processes in der Hirnrinde.** Es ist überraschend und wurde von Griesinger mit Recht hervorgehoben, wie in gewissen Krankheitszuständen, bei den Kranken der verschiedensten Völker und Zeiten, ein und dieselben ganz typischen Wahnvorstellungen producirt werden, gleich als hätten diese Kranken denselben Roman gelesen oder sich einer vom anderen anstecken lassen. Diese Thatsache gilt ganz besonders für die primär entstandenen, jeglicher hallucinatorischen oder emotiven Grundlage entbehrenden Delirien, wie sie z. B. bei der Paranoia (als Delir der Verfolgung, der Grösse), bei der Dementia paralytica (als primäres Grössendelir), bei Dementia senilis (als nihilistisches Delir), beim Alkoholismus chronicus (als Eifersuchtsdelir) sich vorfinden. Hier muss jedenfalls in der Eigenart des Krankheitsvorgangs der Grund des gleichen Inhalts der Delirien gesucht und gefunden werden.

Griesinger führte für diese primären und congruenten Delirien die treffende Bezeichnung „Primordialdelir" ein und verglich sie in geistreicher Weise mit den Farbendelirien, wie sie bei Epileptischen als Aura von Anfällen vorkommen, wo die centrale Erregung ebenfalls nur ganz wenige, bei allen Kranken, welche diese Aura darbieten, wiederkehrende Farben (besonders roth) producirt, während doch der möglichen Farbentöne so viele wären.

Ebenfalls durch offenbar specifische Reize bedingt erscheinen die typischen Delirien im Delirium tremens, im Opiumrausch und einigen anderen Vergiftungszuständen. Angesichts dieser Thatsachen erscheint die Frage berechtigt, ob es nicht typische Delirien bei Psychosenprocessen gibt, deren diagnostischer Werth dann ein erheblicher wäre. Diese Frage bedarf eingehender Untersuchungen. Beim gegenwärtigen Stand unseres Wissens lassen sich immerhin Delirien und Combinationen von solchen anführen, die einen empirischen diagnostischen Wert an und für sich besitzen und für den Kundigen einen direkten Hinweis auf ein besonderes Krankheitsbild oder wenigstens einen besonderen Hirnzustand enthalten.

So werden z. B. micromanische und nihilistische Delirien zu Vermuthungen im Sinne einer schweren organischen Psychose (Dementia paralytica, senilis) berechtigen oder doch wenigstens im Sinne einer Psychose des invaliden Gehirns.

Nicht minder bemerkenswerth erscheinen der romanhafte typische Verfolgungs-Grössenwahn bei der originären (Sander'schen) Form der Paranoia; der physikalische Verfolgungswahn bei Paranoia tardiva auf neurasthenischer Grundlage, mit dem speciellen Hinweis auf einen aus Neurasthenia sexualis hervorgegangenen Fall, wenn jener Wahn von Geruchshallucinationen begleitet wird; die Gehörshallucinationen obscönen persecutorischen Inhalts beim alkoholischen Wahnsinn; das religiösexpansiv persecutorische Delir bei manchen Epileptikern mit „Gottnomenclatur und Majestätsdelir" (Samt); die typischen Zwangsvorstellungen der „maladie du doute avec délire du toucher" u. s. w.

2. Der specielle Inhalt des falschen Vorstellens ist abhängig von der herrschenden Stimmung und Vorstellungsrichtung. Dies gilt für alle durch Schluss- und Urtheilsbildung sich herstellende Wahnideen (falsche Erklärungsversuche krankhafter Bewusstseinszustände, Interpretation von Sensationen im krankhaft veränderten Bewusstsein).

3. Entscheidend sind vielfach Bildungsgrad, Lebens- und Beschäftigungskreis des Erkrankten. Dies erklärt sich daraus, dass die krankhafte Vorstellung aus dem früheren Inhalt des Seelenlebens schöpft, wobei die phantastisch gestaltende Thätigkeit der Einbildungskraft allerdings eine schrankenlose ist.

Diese Abhängigkeit vom früheren geistigen Besitz zeigt sich besonders deutlich in den Delirien der Paralytiker. Auch die politischen und socialen Anschauungen der verschiedenen Völker und Zeiten spiegeln sich in den Delirien der Kranken.

Der mittelalterliche Wahn der Verfolgung durch den Teufel ist heutzutage grossentheils durch den Wahn von der Polizei, den Freimaurern, Jesuiten u. s. w. bedrängt zu sein, ersetzt.

4. Wichtig sind endlich funktionelle Störungen in extracephalen Organen, seien sie nun Ursache oder bloss Begleiter der Psychose.

Diese Störungen können auf 2 Wegen Delirien bezw. Wahnideen herbeiführen:

a) vermittelst direkter organischer nicht zum Bewusstsein gelangender Erregung des psychischen Organes im Sinne von Primordialdelirien (erotische, hypochondrische Delirien);

b) durch fälschliche, vielfach ganz allegorisch phantastische Umdeutung von durch jene extracephalen Erkrankungen bedingten und im Bewusstsein sich geltend machenden Sensationen auf dem Wege der Reflexion, des Erklärungsversuchs.

Dieser Entstehungsweg ist ein praktisch äusserst wichtiger und legt die Frage nahe, welchen klinischen Werth der specielle Inhalt der Delirien und Wahnideen haben kann. Auch hier ist der Standpunkt der Laien und der der Wissenschaft ein grundverschiedener.

Der Laie hält sich nur zu sehr an den besonderen Inhalt eines Wahns, während es wissenschaftlich ganz gleichgültig sein kann, ob der Kranke sich z. B. für Julius Cäsar, Napoleon, Bismark, für den Messias oder Gott Vater selbst hält.

Klinisch ist unter allen Umständen ein Wahn eines Kranken wichtig, insofern er

1. eine tiefere Trübung der Besonnenheit, der Kritik, des Urtheils,

eine schwere Schädigung des Bewusstseins nöthig hat um zu bestehen und somit auf eine solche hinweist;

2. insofern er die Schwere eines Krankheitsprocesses (z. B. nihilistische micromanische Delirien eines invaliden Gehirnes) andeutet, ja selbst speciell pathologische Hinweise auf ein besonderes klinisches Krankheitsbild (s. o.) enthält.

3. Der Inhalt des Wahns kann Lokalzeichen für ätiologisch, diagnostisch und therapeutisch wichtige funktionelle und organische abnorme Vorgänge in extracephalen Organen sein, sei es als Primodialdelir, sei es als Allegorisirung von zum Bewusstsein vorgedrungenen Sensationen. Es ist Aufgabe klinischer Erfahrung, diesen Kern aus der Schale der Allegorie herauszufinden. Die Wahnideen Irrsinniger sind ebensowenig immer bedeutungslose Hirngespinnste als die Traumgebilde des Schlafenden.

Wie bei diesem z. B. die phantastische Vorstellung erwürgt zu werden, auf einer beginnenden Angina, die Vorstellung eines Lanzenstichs auf einer Pleuritis oder Pleurodynie beruhen kann, so finden wir vielfach beim Irren, als Kern einer Wahnidee, allerdings in allegorischer Umdeutung und phantastischer Uebertreibung, krankhafte somatische Vorgänge. So kann der Wahn, Theile des Körpers eingebüsst zu haben, auf Anästhesie dieser Theile, — von Unsichtbaren gemartert zu werden, auf paralgischen Empfindungen, — Schlangen im Bett zu haben, auf vermehrter Peristaltik des Darmrohrs, — ein Thier im Magen zu haben, auf Ulcus rotundum ventriculi, — in Geburtswehen zu sein, auf Uterinkolik beruhen. Solche „Urtheilsdelirien“ (s. u. Illusionen) sind an der Tagesordnung bei auf neurasthenischer, hypochondrischer, hysterischer Grundlage sich aufbauenden Krankheitszuständen.

4. Der Wahn kann ferner wichtig sein als Signal bestehender Gefahren für den Kranken und für seine Umgebung, als Entäusserung von den Kranken beherrschenden Affekten und als Motiv sonst unverstandener Stimmungen, Affekte, Strebungen und Handlungen.

5. Endlich ist die specielle Ausgestaltung des Wahnes ein Massstab für das geistige Niveau des Kranken in gesunden Tagen. Als bemerkenswerthe Arten des Deliriums lassen sich bezüglich des Inhalts anführen:

1. Depressiver Wahn.

a) Mit der Motivirung der wahnhaften Veränderung der Verhältnisse durch eigene Schuld — als Kleinheitswahn (Sünden-, Verbrecherwahn, Dämonomanie, Zoanthropie, nihilistischer Wahn und Delirium negationis) bei Zuständen von Melancholie.

b) Mit der Motivirung der wahnhaften Veränderung durch fremde, mindestens nicht durch eigene Schuld — Verfolgungswahn, so bei Paranoia — Wahnsinn.

c) Hypochondrischer (und micromanischer) Wahn.

2. Expansiver Wahn (Grössenwahn) als Motivirung bezw. Erklärungsversuch expansiver Stimmungen (Manie) oder als Primordialdelir (schwere organische Hirnprocesse, besonders Dem. paralytica, aber auch Wahnsinnszustände und Paranoia).

3. Delirium apperceptionis durch Störungen der Reproduktion und Apperception.

Dahin das Delir. metabolicum (Mendel), Wahn des allgemeinen Andersseins — durch Untreue der Erinnerungsbilder, geänderte Betonung der Wahrnehmungen, Illusionen, und das Delir. palingnosticum (Mendel), beruhend auf Erinnerungstäuschungen bei mangelhafter Kritik. Dieses Delir. apperceptionis findet sich bei Paranoia, Paralyse, Melancholie, Manie.

Der Einfluss der Wahnideen auf das übrige Geistesleben ist ein mächtiger und bedeutungsvoller. Die Reaktion auf den Wahn ist ungefähr dieselbe, wie wenn der Wahn Wirklichkeit im geistesgesunden Leben wäre. Für die praktisch wichtige Vermuthung, ob und wie ein Kranker auf seinen Wahn reagiren dürfte, ist deshalb die Kenntniss der prämorbiden Persönlichkeit, ihres Temperaments und Charakters von besonderem Werth. Dies zeigt sich sehr deutlich in der Paranoia mit Verfolgungswahn.

Im Allgemeinen hat man sich Handlungen von Seiten des Kranken im Sinne seines Wahnes zu versehen, solange der Wahn frisch, von Affekten und Sinnestäuschungen beständig angeregt ist. Die krankhaften Stimmungen und Affekte (besonders solche der Angst) können sehr mächtig werden. Von grosser differentiell diagnostischer Bedeutung ist der Nachweis, dass sie Reaktionserscheinungen auf den Wahn, nicht primäre und die Wahnbildung bedingende Anomalien sind.

Ein wichtiger klinischer Unterschied besteht darin, ob der Wahn ein fixer oder ein flüchtiger ist. Im ersteren Fall besteht die Gefahr einer Verfälschung bisher noch gesunder Vorstellungsweise oder wenigstens ihrer Verdrängung. Da der Wahn psychologisch denselben Funktionswerth hat wie die richtige Vorstellung, so ist es begreiflich, dass er Associationen knüpfen, sich mit Gefühlen und Strebungen verbinden und die frühere Persönlichkeit in ihrem nunmehrigen Fühlen, Vorstellen und Streben beeinflussen wird. Dieser Einfluss kann bis zu einer vollständigen Verdrängung, ja selbst Verwandlung der früheren Persönlichkeit sich erstrecken.

Durch nichts wird die furchtbare psychologische Macht der Wahnbildung besser illustrirt als durch die Thatsache, dass er die festest associirte und historisch consolidirte Vorstellungsmasse des Persönlichkeitsbewusstseins verändern kann. Fix ist der durch Erklärung und durch Combination entstandene Wahn. Der hallucinatorisch provocirte kann fix werden, wenn die hallucinatorischen Erscheinungen sich stabilisiren.

Der erklärende Wahn wird immer auf seine Entstehungsmomente (geänderte Bewusstseinszustände, krankhafte Sensationen) zurückführbar sein. Es entspricht auch im Allgemeinen der Stimmung und dem gesammten übrigen Vorstellungsinhalt. Er wirkt logisch befriedigend und damit psychologisch entlastend, im Gegensatz zum Primordialdelir. Der flüchtige (desultorische) Wahn steht im Gegensatz zum fixen, meist durch Erklärungsversuche gewonnenen.

Er braucht der Stimmung nicht congruent zu sein, kann dem übrigen Vorstellen ganz fremd gegenüber stehen. Durch beständige Wiederkehr (viele Fälle von Primordialdelir) kann er aber mit der Zeit die Bedeutung des fixen Wahns gewinnen, d. h. assimilirt und systematisch werden. Aber auch der fixe Wahn ist nicht beständig im Bewusstsein des Kranken gegenwärtig, so wenig als eine beliebige richtige Vorstellung des Gesunden. Es kann temporär latent werden, in Zeiten der Remission bis zur Intermission selbst Correctur finden. Diese Situation ist nicht zu verwechseln mit der absichtlichen Verbergung des Wahns (Dissimulation) durch den Kranken.

Dissimulation ist nur möglich bei einer gewissen Helligkeit des Bewusstseins, welche die Anstössigkeit und Inopportunität des Wahns den Kranken erkennen lässt. Es handelt sich hier immer um Fälle von systematischem Wahn und zwar im Rahmen der Melancholie und der Paranoia.

Eine ganz irrige Annahme ist die, dass Jemand geistig gesund sein könne, bis auf eine einzige fixe Idee. Diese Annahme basirt auf der Verwechslung von Tics und Verschrobenheiten in noch physiologischer Breite (die eigentlichen fixen Ideen in der Sprache der Laien) oder der mit Zwangsvorstellungen.

Darauf sich gründende Annahmen einer partiellen Geistesstörung und partieller Zurechnungsfähigkeit sind gefährliche Irrlehren.

Wie aus dem Vorausgehenden sich klar ergibt, ist eine Wahnidee immer eine schwere Störung des Geisteslebens und ohne eine tiefere Störung des Bewusstseins, der Besonnenheit und Kritik nicht denkbar.

Wäre ein Mensch wirklich gesund bis auf einen einzigen Wahn, so müsste sofort die Erkennung und Berichtigung desselben eintreten. Das Fortbestehen des Wahns, trotz angeblicher Gesundheit, beweist nur, dass diese eine scheinbare, dass das Individuum viel kränker ist, als man vermuthet.

Deshalb ist es ganz gleichgültig für die allgemeine Beurtheilung des Geisteszustands, ob nur eine oder eine Mehrheit von „fixen“ Ideen sich vorfindet. Für die Beurtheilung genügt schon eine allein. Das Auffallendste für den Laien bleibt aber, dass im (fixen) Wahn Logik und Methode ist, dass Kranke ihre Wahnideen in oft sinnreicher Weise gegen Anfechtungen zu vertheidigen wissen und, logisch aus ihren falschen Prämissen Schlüsse ziehend, systematische Wahngebäude schaffen. Diese Erhaltung der logischen Denkform, diese psychische Coordination im Denkmechanismus hat nichts Auffälliges, wenn man bedenkt, dass Uebung und Gewohnheit denselben in gewisse logische Denkformen gebracht haben. Diese Fähigkeit geht erst in terminalen Zuständen geistiger Schwäche verloren und zeigt dann einen bedeutenden Grad von Zerrüttung des psychischen Organs an.

Capitel 4.

Störungen in der motorischen Seite des Seelenlebens (Trieb und Wollen).

1. Störungen im Triebleben.

Das physiologische Leben kennt einen Erhaltungs- und einen Geschlechtstrieb. Das krankhafte Leben schafft keine neuen Triebe, wie man fälschlich angenommen hat (sogen. Mord-, Stehl-, Brandstiftungstrieb). Es kann die natürlichen Triebe nur vermindern, steigern oder in perverser Weise zur Aeusserung gelangen lassen.

a) Anomalien des Nahrungstriebs[1]).

Nach Allem was wir bisher wissen, vermittelt der Vagus und nicht der Sympathicus (plex. coeliacus) das Gemeingefühl des Hungers im Sensorium. Dass das Hungergefühl in den Ausbreitungen der Vagusnerven in der Magenwand lokalisirt ist, beweist der Umstand, dass auch ungeniessbare Stoffe dasselbe stillen können. Ob die Vaguskerne die bezügliche Empfindung vermitteln oder die Hirnrinde (im Sinn Ferrier's, der in den Occipitallappen ein Centrum für die Gemeingefühle vermuthet und Voit's, der ein Rindenfeld für das Durstgefühl für wahrscheinlich hält), ist ungewiss.

α) Eine Steigerung des Nahrungstriebs (Hyperorexie) wird nicht

---

[1]) Michéa, Gaz. des hôpit. 1862, 70, 71; Stiller, nervöse Magenkrankheiten 1886; Rosenthal, Magenneurosen, Wien 1886.

selten episodisch oder dauernd bei Hysterischen, Neurasthenischen, Hypochondern in der Weise beobachtet, dass derartige Personen schon kurze Zeit nach der Mahlzeit gleich wieder ein mächtiges, mit lebhaften Beschwerden und allgemeinen Unlustgefühlen einhergehendes Hungergefühl verspüren, das gebieterisch Befriedigung verlangt, aber durch kleine Quantitäten Speisezufuhr sofort befriedigt wird (krankhafter Heisshunger — Bulimie). Stiller führt diese Erscheinung auf Hyperästhesie der Hungernerven zurück; Rosenthal erklärt sie aus Hyperästhesie der gastrischen Vaguscentren. Von dieser Erscheinung ist zu unterscheiden das **mangelnde Sättigungsgefühl**, wie es bei Blödsinnigen, Dem. paral. meist episodisch vorkommt. Ein Hungergefühl oder ein häufiges Bedürfniss nach Nahrung setzt diese Erscheinung nicht voraus. Der Kranke kann einfach, wenn er zum Essen gelangt, nicht genug bekommen. Rosenthal nimmt zur Erklärung eine Anästhesie der Vaguscentren an. Zuweilen mag diese Polyphagie auch durch Anästhesie der peripheren Magennerven (in Folge von chronischem Magencatarrh und Dilatatio ventriculi) bedingt sein.

Ein gesteigertes Verlangen nach Nahrungsmitteln kann auch bloss Ausdruck der Langweile des Melancholischen, oder maniakalischer Begehrlichkeit oder durch Wahnideen motivirt sein. Der Kranke hat z. B. den Wahn, mehrere Kinder im Leib, den Bandwurm zu haben, eine Doppelperson zu sein u. dgl.

Die in der Reconvalescenz von schweren Psychosen, namentlich Manien, zu beobachtende Essgier ist eine physiologische Erscheinung, gleich der in der Reconvalescenz von anderen schweren Krankheiten beobachteten und erklärt sich bei Berücksichtigung der Gewichtsverhältnisse aus der enormen Consumtion während der Krankheit, für die Ersatz nothwendig ist.

Eine besondere hier subsumirbare Erscheinung ist ein bei vielen Kranken hervortretendes gesteigertes Bedürfniss nach sogen. Genussmitteln, so nach Alkohol, Rauch-, Schnupftabak. Es sind vorwiegend Aufregungszustände, in denen dies beobachtet wird, namentlich Manien. Erschöpfungsgefühle, aber auch gesteigerte Lustgefühle, die mit dem Genuss solcher Reizmittel verbunden sind, scheinen hier Anlässe. Der Drang, Alkoholexcesse zu begehen, findet sich namentlich häufig in den manischen Erregungszuständen auf paralytischer und seniler Grundlage, ferner bei periodischen Manien.

Auch in körperlichen Erschöpfungszuständen und bei psychischer Verstimmung wird im sorgenbrechenden Alkoholgenuss nicht selten Erleichterung, Erfrischung gesucht. Es kann auf solcher organischer Grundlage dann sogar zum chronischen Alkoholismus kommen. Dies ist nicht selten im Klimakterium der Fall. Auch Leute von neuropathischer Constitution kommen, um ihrer reizbaren Schwäche abzuhelfen, nicht selten zum Trinken, gleichwie zum Abusus Morphii (Morphinismus).

β) Eine Verminderung des Nahrungstriebs (Anorexie) beruht bei manchen Melancholischen, Hypochondern, Hysterischen auf einer Hyperästhesie der Magennerven, wodurch schon nach geringer Zufuhr von Nahrung ein lästiges Gefühl der Sättigung, des Vollseins im Magen bedingt wird.

Häufiger handelt es sich bei Psychosen nicht sowohl um eine Verminderung der Esslust als vielmehr um eine Nahrungsweigerung (Sitophobie) durch Wahnideen, z. B. der Versündigung, des Essens nicht mehr würdig zu sein, es nicht mehr bezahlen zu können, keinen Leib mehr zu haben, an Magen- oder Darmverschluss zu leiden, todt zu sein, verfaulte Eingeweide zu haben, oder es handelt sich um Stimmen, die das Fasten gebieten, oder um Geschmackstäuschungen, die die Nahrung für vergiftet, verunreinigt halten lassen.

γ) Von grossem Interesse sind die Perversionen des Nahrungstriebs. Sie finden sich auch bei Neurosen. Dahin gehören die Pica der Chlorotischen (Naschen von Kalk, Salz, Sand etc.), die Vorliebe der Hysterischen für widerlich schmeckende und riechende Stoffe (Asa foetida, Valeriana etc.), die Gelüste der Schwangeren, die auf die sonderbarsten Geschmacksverirrungen (Tabaksaft, Erde, Stroh etc.) gerichtet sein können.

In ähnlicher Weise findet man zuweilen bei irren Hypochondern [1]), namentlich bei solchen auf masturbatorisch degenerativer Grundlage, eine wahre Gier zum Geniessen ekelhafter Dinge, einen wahren Trieb zum Ekelhaften (Spinnen, Kröten, Würmer, Menschenblut etc.). Die Motivirung mag zuweilen darin liegen, dass solche Kranke in diesen ekelhaften Dingen eine Heilkraft vermuthen. Auf dieser Basis beruhen vielleicht auch die Gelüste abergläubischer Geistesgesunder nach dem Blut Hingerichteter, unschuldiger Kinder, Jungfrauen etc., dem der Volksglaube eine heilkräftige Bedeutung (z. B. gegen Epilepsie, Syphilis) zuschreibt.

Eine sehr unästhetische Erscheinung bei Irren ist der Drang, den eigenen Koth [2]) zu geniessen (Skatophagie s. Koprophagie). Er findet sich bei Tobsüchtigen, Melancholischen, Blödsinnigen und setzt selbstverständlich eine tiefe Störung des Bewusstseins und eine Perversion der Geschmacksempfindung voraus. Diese perversen Erscheinungen im Triebleben, wo etwas, das physiologisch Ekel hervorruft und schon ideell perhorrescirt wird, begehrenswerth erscheint, deuten mehr oder weniger auf eine Degenerescenz der höchstorganisirten Nervenelemente hin.

---

[1]) L. Meyer, Arch. f. Psych. II.

[2]) Lang, Psychiatr. Centralblatt 1872, 12. 1873, 1; Erlenmeyer, Psych. Correspondenzblatt 1873, 2.

b) Anomalien des Geschlechtstriebs [1]).

Sie sind äusserst wichtige elementare Störungen, da von der Art und Weise geschlechtlichen Fühlens zum grossen Theil die geistige Individualität, speciell ihr ethisches, ästhetisches und sociales Fühlen und Streben bedingt wird. Ueberdies führen Abnormitäten des Geschlechtslebens vielfach zu sexuellen Verirrungen, die wichtige Ursachen des Irreseins werden können.

Anomalien des Geschlechtstriebs ergeben sich, insofern derselbe α) vermindert ist bis zum gänzlichen Fehlen (Anästhesie), β) abnorm gesteigert (Hyperästhesie), γ) pervers auftritt, d. h. in der Art seiner Befriedigung nicht auf die Erhaltung der Gattung gerichtet (Parästhesie). δ) ausserhalb der Zeit anatomisch-physiologischer Vorgänge in den Generationsorganen sich zeigt (Paradoxie).

α) Anaesthesia sexualis. Hier lassen alle organischen Impulse von den Generationsorganen aus, gleichwie alle Vorstellungen und Sinneseindrücke das Individuum sexuell unerregbar.

Physiologisch ist diese Erscheinung im Kindes- und im höheren Greisenalter.

Pathologisch kommt sie als angeborene und als erworbene Anomalie vor. Es gibt Individuen, bei denen jegliche geschlechtliche Regung überhaupt und von jeher mangelt, trotz normal entwickelter und funktionirender Generationsorgane. Derartige Existenzen sind sehr selten. Ihr sexueller Funktionsdefekt ist eine Entartungserscheinung, gleichwie wohl alle angeborenen Anomalien der Vita sexualis. Häufiger ist die Anaesthesia sexualis erworben — organisch durch Degeneration der Leitungsbahnen und des Centr. genitospinale (Rückenmarkskrankheiten) oder der Hirnrinde (diffuse Erkrankungen im Stadium der Atrophie) — funktionell durch sexuelle Excesse, Alkoholismus, Hysterie, Gemüthskrankheit (Melancholie, Hypochondrie).

β) Hyperaethesia sexualis. Hier besteht abnorm starke Anspruchsfähigkeit der Vita sexualis auf organische, psychische und sensorielle Reize. Die Uebergänge zu physiologischen Zuständen sind fliessende. Entschieden krankhaft ist unmittelbares Wiedererwachen der Begierde nach der Befriedigung, mit Inbeschlagnahme der ganzen Aufmerksamkeit. nicht minder das Erwachen der Libido bei an und für sich geschlechtlich indifferentem Anblick von Personen oder Sachen (Emminghaus). Hier können dann auch Geruchsempfindungen, die beim gesunden Menschen nicht, beim Thier jedenfalls einen Einfluss auf das Geschlechtsleben haben,

---

[1]) Literatur: v. Krafft, Psychopathia sexualis, 5. Aufl. 1890.

sexuell erregend wirken. Selten ist die excessive Libido eine peripher hervorgerufene, so z. B. durch Pruritus, Ekzem der Genitalien, genitale Neurosen. Meist ist sie eine central entstandene und zwar als Theilerscheinung funktioneller (Hysterismus, psychische Exaltationszustände) oder organischer (Dem. paral. senilis) Krankheitsvorgänge in der Hirnrinde. Der Geschlechtstrieb kann in solchen Fällen aber auch nur scheinbar gesteigert sein, indem er beim Wegfall aller Hemmungen des gesunden geistigen Lebens rücksichtslos entäussert wird. Da wo sexuelle und (äquivalente) religiöse Delirien fort und fort geäussert werden, wird die erstere Annahme zutreffen.

Psychische Aufregungszustände, in welchen ein krankhaft gesteigerter Sexualtrieb im Vordergrund des Krankheitsbildes steht, hat man Satyriasis (beim Mann), Nymphomanie (beim Weib) genannt. Das Wesentliche ist hier ein Zustand psychischer Hyperästhesie mit mächtiger Betheiligung der sexuellen Sphäre. Die Phantasie führt nur sexuelle Bilder vor bis zu Sinnestäuschungen und wahrem hallucinator. Delir. Alles weckt sinnliche Beziehungen und die wollüstige Lustbetonung der Vorstellungen und Apperceptionen ist eine hochgesteigerte. Das ganze Fühlen und Streben steht im Banne dieser mächtigen psycho-sexuellen Erregung. Meist sind auch die Genitalorgane in anhaltendem Turgor.

Der von Satyriasis heimgesuchte Mann strebt nach Coitus um jeden Preis; faute de mieux onanirt oder sodomirt er. Das nymphomanische Weib sucht Männer durch Exhibition oder brünstige Geberden an sich zu locken, geräth Angesichts jener in höchste sexuelle Erregung, der durch Imitatio coitus oder Masturbation genügt wird.

Satyriasis ist selten, Nymphomanie häufiger, zuweilen im Klimakterium, ja selbst im Senium. Abstinenz bei grosser Libido und beständiger Erregung derselben kann jene Zustände hervorbringen, wohl aber nur bei Belasteten. Auch in chronischer und milderer Weise kommen sie vor, führen bei Männern zu den grössten Perversitäten sexuellen Handelns, bei Weibern zu Prostitution. Durchaus nicht immer zeigt sich die sexuelle Hyperästhesie in direkt auf Befriedigung des Triebs gerichteter Weise.

Klinisch äquivalent, namentlich bei Weibern, müssen aufgefasst werden: Neigung zu Coquetterie, Aufsuchen von Herrengesellschaft, Putzsucht, sexuelle Verdächtigung anderer Weiber, massenhafter Verbrauch von Pomade, Parfüms, beständiges Auftischen von Heiraths- und Skandalgeschichten. Dem Arzte gegenüber wird die sexuelle Sphäre beständig berührt, von der Periode, Schwangerschaft gesprochen, das Bedürfniss nach gynäkologischer Exploration geäussert, Harnverhaltung simulirt, bei nothwendigen Untersuchungen möglichst viel von weiblichen Reizen exponirt. Als ein klinisches Aequivalent ist entschieden auch die religiöse

Inbrunst und die Neigung, in religiösen Uebungen sich zu ergehen, aufzufassen [1]).

Schon die religiöse Auffassung der geschlechtlichen Vereinigung in Form der Ehe, das Verhältniss von Kirche und Christus, das mit Vorliebe als das zwischen Braut und Bräutigam bezeichnet wird, der Zustand in der Pubertät, wo ein durch noch unklare geschlechtliche Empfindungen erregter Gemüthszustand sehr leicht in religiöser Schwärmerei sich objektivirt, die Heiligengeschichten, in welchen es von Versuchungen des Fleisches wimmelt, die Erfahrungen an gewissen Sekten, deren revivals und meetings häufig in abscheuliche Orgien ausarten, sind auf noch physiologischem Boden Belege für die innere organische Verwandtschaft zwischen religiöser Inbrunst und geschlechtlichem Drang.

Aber auch im Irresein zeigt sich dieser Zusammenhang, insofern eine bunte Vermischung oder eine Abwechslung von erotischem und religiösem Delir bei maniakalischen Zuständen ganz gewöhnlich ist, religiöse Exaltation nicht selten mit grosser geschlechtlicher Erregung und Drang zur Masturbation einhergeht, und Masturbanten häufig ein religiöses Delirium zeigen, das sich in Ideen mystischer Vereinigung mit der Gottheit und entsprechenden Visionen und Stimmen kundgibt.

Bei manischen Jungfrauen ist der Drang, sich an Wallfahrten, Missionen zu betheiligen, Nonne zu werden oder wenigstens Pfarrerköchin, wobei viel von der Unschuld und Jungfräulichkeit die Rede ist, etwas ganz Gewöhnliches.

γ) Paraesthesia sexualis. Hier besteht Erregbarkeit durch inadäquate Reize. Diese Anomalie ist von grösster klinischer und namentlich auch forensischer Wichtigkeit, zumal da sie häufig mit Hyperästhesie verbunden ist.

Bei Parästhesie werden Vorstellungen, die normal mit Unlustgefühlen betont sind, mit Lustgefühlen verbunden. Diese können sich bis zur Höhe von Affekten steigern. Dann sind perverse sexuelle Akte zu gewärtigen. Die etwa vorhandene Hyperästhesie kann an und für sich gar nicht das Sexualleben tangirenden Vorstellungen und Wahrnehmungen Bedeutung und Wirkung verschaffen. Der perverse Geschlechtstrieb kann 1. auf sexuelle Befriedigung am anderen Geschlecht gerichtet sein oder 2. auf solche am eigenen.

Ad 1. Besonders wichtig sind hier Fälle von combinirter Hyper- und Parästhesie. Die Libido ist mit dem consumirten Coitus nicht gesättigt. Die Wollust findet eine Quelle der Steigerung in der von Lustgefühlen betonten Vorstellung des physischen Leidens des Opfers. Die Herbeiführung solcher Leiden (Peitschen, Beissen, Verwunden, Verstümmeln)

---

[1]) Neumann, Lehrb. der Psych., p. 80.

potenzirt und prolongirt die Wollust. Diese kann sich bis zur Mordlust steigern („Lustmord"). Pervers betonte anticipirte Geschmacks- und Geruchsvorstellungen können zum Zerstückeln der Leiche, um sie zu beriechen und Theile derselben zu verzehren, führen.

Bei mangelhafter Potenz kann ein grausamer Akt (Flagelliren u. s. w.) als Stimulans für die schwache Potenz dem geschlechtlichen Akt vorausgehen.

Bei Impotenz kann der Coitus als Befriedigung der Wollust entfallen und als Aequivalent ein Akt der Grausamkeit (Martern von Thieren, Drosseln von Weibern bis zur Ermordung, Zerstücklung u. s. w.) erfolgen. Hierher gehören offenbar auch die sogen. Mädchenstecher, Zopfabschneider u. s. w. Bei Impotenz mit Parästhesie und Hyperästhesie können auf Grund der letzteren ganz fernliegende Vorstellungen sexuelle Beziehung bekommen, überdies mit Lustgefühlen betont und Mittel zum Zweck sexueller Befriedigung (Pollution, Onanie) werden.

Daraus ergeben sich ganz paradoxe Handlungen, wie z. B. der Diebstahl von Frauenschuhen, Frauenwäsche. Eine höchst läppische hierhergehörige, nur bei psychisch und sexuell geschwächten Individuen vorkommende perverse sexuelle Handlung ist das Exhibitioniren der Genitalien Seitens männlicher Individuen.

Daran reihen sich gewisse Fälle von Statuen- und Leichenschändung.

Ad 2. Hier besteht Mangel sexueller Empfindung gegenüber dem anderen Geschlecht, während Neigung und Trieb zum eigenen Geschlecht vorhanden ist („conträre Sexualempfindung" — Westphal). Gleichwohl sind die Genitalien normal entwickelt, die Geschlechtsdrüsen funktioniren ganz entsprechend und der geschlechtliche Typus ist ein vollkommen differenzirter.

Das Empfinden, Denken, Streben, überhaupt der Charakter entspricht bei voller Ausbildung der Anomalie der eigenartigen Geschlechtsempfindung, nicht aber dem Geschlecht, welches das Individuum anatomisch und physiologisch repräsentirt. Auch in Tracht, Kleidung und Beschäftigung gibt sich diese abnorme Empfindungsweise dann zu erkennen bis zum Drang, der sexuellen Rolle, in welcher sich das Individuum fühlt, entsprechend sich zu kleiden.

Klinisch und anthropologisch bietet diese abnorme Erscheinung verschiedene Entwicklungsstufen bezw. Erscheinungsformen.

1) Bei vorwaltender homosexualer Geschlechtsempfindung bestehen Spuren heterosexualer (psychosexuale Hermaphrodisie).

2) Es besteht bloss Neigung zum eigenen Geschlecht (Homosexualität).

3) Auch das ganze psychische Sein ist der abnormen Geschlechtsempfindung entsprechend geartet (Effeminatio und Viraginität).

4) Die Körperform nähert sich derjenigen, welcher die abnorme Geschlechtsempfindung entspricht. Nie aber finden sich wirkliche Uebergänge zum Hermaphroditen, im Gegentheil vollkommen differenzirte Zeugungsorgane, so dass also, gleichwie bei allen krankhaften Perversionen des Sexuallebens, die Ursache im Gehirn gesucht werden muss (Androgynie und Gynandrie).

Diese sexuelle Perversion ist in der Regel eine angeborene und als solche nur bei krankhaft veranlagten Individuen beobachtet. In der Regel besteht hereditäre Belastung, häufig zudem in der greifbaren Form einer constitutionellen Neuropathie (Hysterie, Neurasthenie). Insofern der Bethätigung der perversen Geschlechtsrichtung gesellschaftliche und criminelle Schranken gezogen sind, ist die Mehrzahl dieser Individuen, sei es durch Masturbation oder Abstinenz, sexuell neurasthenisch, wozu die krankhafte Veranlagung das Ihrige beiträgt. Auf Grund dieser sowie der Neurasthenie entstehen nicht selten Psychosen (vgl. Aetiologie). Sehr häufig besteht neben der conträren Sexualempfindung Hyperaesthesia sexualis. Auch Parästhesie im engeren Sinn kommt vor, gleichwie bei entartetem Trieb zum anderen Geschlechte. Psychologisch ist überhaupt die Situation die gleiche wie beim mannliebenden Weib und weibliebenden Mann. Die Liebe ist ebenso sinnlich, ihre Qualen und Eifersuchtsscenen sind ebenso heftig, ja meist noch mächtiger, da die Träger dieser Anomalie meist belastete excentrische und sexuell abnorm bedürftige Menschen sind. Nur höchst selten sind hier Naturae frigidae, die bloss Sympathie zu Personen des eigenen Geschlechts fühlen und platonisch reagiren. Meist besteht auf Grund von Hyperaesthesia sexualis lebhafter Drang nach sexueller Befriedigung. Personen des anderen Geschlechts werden höchstens geistiger Vorzüge wegen geschätzt. Sexueller Verkehr mit solchen ruft Abscheu hervor.

Wird sexueller Verkehr erzwungen, so ruft er Neurosen wach oder steigert vorhandene. Das weibliebende Weib erduldet die eheliche Umarmung. Der mannliebende Mann ist dem Weib gegenüber aus Ekel, der als Hemmungsvorstellung wirkt, impotent oder höchstens temporär leistungsfähig, wenn es ihm gelingt, beim sexuellen Akt sich das Weib als eine geliebte männliche Person zu denken.

Genuss und Gesundheit gewährt dem conträr Sexualen nur der geschlechtliche Verkehr mit dem eigenen Geschlecht. Dieser ist beim Weib Amor lesbicus, bei Männern die blosse Umarmung, insofern bei reizbarer genitaler Schwäche dieselbe zur Ejaculation genügt, sonst passive oder mutuelle Onanie, Coitus zwischen den Schenkeln, eventuell (passive) Päderastie und andere Scheusslichkeiten.

Wie tief die angeborene conträre Sexualempfindung wurzelt, ergibt sich u. A. daraus, dass der wollüstige Traum des mit ihr behafteten

Mannes nur lascive Situationen mit männlichen, der des betreffenden Weibes nur Situationen mit weiblichen Personen zum Inhalt hat, sowie dass auf der 3. und 4. Stufe der Entartung geschlechtliches Schamgefühl nur Personen des eigenen Geschlechts gegenüber sich zeigt.

Conträre Sexualempfindung kann auch als erworbene krankhafte Erscheinung, und zwar episodisch und dauernd vorkommen. Eine Belastung scheint auch hier immer erforderlich. Die veranlassende Ursache war in meinen Fällen durch Masturbation entstandene Neurasthenie. Im zeugungsfähigen Alter waren derartige Leute impotent, empfanden Scheu und Scham gegenüber dem anderen Geschlecht, blamirten sich bei Coitusversuchen, zogen sich von jenem zurück. Starke Libido und gelegentliche Verführung brachten sie zu sexuellem Verkehr mit Personen des eigenen Geschlechts, an dem sie Gefallen fanden. Derartige gezüchtete Fälle von conträrer Sexualempfindung neigen sehr zu (aktiver) Päderastie.

δ) Paradoxia sexualis. Schon in frühem Kindesalter, also lange vor der anatomischen Entwicklung der Generationsorgane, können sexuelle Ahnungen und Dränge auftreten, die dann gewöhnlich zu für Geist und Körper folgenschwerer Masturbation führen. Prämatures Hervortreten des Geschlechtstriebs dürfte immer nur bei Belasteten vorkommen. Dass auch bei normal veranlagten Kindern, durch Balanitis, Oxyuris u. s. w. veranlasst, masturbatorische Reizung der Genitalien entstehen kann, ist Nerven- und Kinderärzten bekannt.

Nicht selten wird bei Greisen, deren Vita sexualis schon längst erloschen und deren Generationsorgane atrophirt waren, ein Wiederauftreten der Libido beobachtet. Dasselbe hängt zusammen mit organischen Störungen in der Hirnrinde (Dementia senilis). Die mangelhafte Potenz führt zur Befriedigung der Libido durch unzüchtige Handlungen mit Kindern, Sodomie und andere Scheusslichkeiten, denen überdies die gesunkene Moral und Intelligenz Vorschub leisten.

2. Impulsive Akte[1]).

Es gibt auf psychopathologischem Gebiet Handlungen, deren Motive nicht deutlich bewusste Vorstellungen sind. Hier wird die zur Handlung treibende Vorstellung, noch ehe sie zur vollen Klarheit über die Schwelle des Bewusstseins hervorgehoben ist, in eine Handlung umgesetzt, oder sie erhebt sich überhaupt nie zur vollen Klarheit im Bewusstsein. Die Handlung erscheint damit dem Handelnden wie dem Beurtheiler un-

---

[1]) Prichard, „On the different forms of insanity“, 1842, p. 87; Mc Intosh, Journ. of psychol. med., Januar 1863, p. 103.

motivirt und darum unverständlich; sie wirkt geradezu überraschend. verblüffend auf den Handelnden selbst.

Sie erscheint als eine organische Nöthigung aus dem unbewussten Geistesleben heraus, vergleichbar einer Convulsion auf psychomotorischem Gebiete.

Ein solches Handeln steht den Handlungen des Affekts am nächsten; es unterscheidet sich von diesen aber wesentlich dadurch, dass es mit einem Affekt zeitlich nicht zusammenfällt, wenn es auch einer affektiven Grundlage häufig nicht entbehrt. Es deutet mindestens auf eine abnorme Erregbarkeit (Convulsibilität) des psychomotorischen Apparates hin, insofern hier eine Vorstellung quasi in statu nascenti genügt, um mit Umgehung des Willens und Bewusstseins unmittelbar in eine Aktion sich umzusetzen.

Eine solche Erscheinung in der höchstorganisirten Sphäre des Centralnervensystems erscheint als eine niedere Leistung eines zu höherer Funktion befähigten Mechanismus und erweckt die Vermuthung einer degenerativen Begründung. Thatsächlich finden sich diese impulsiven Akte nur bei degenerativen Irreseinszuständen (Morel).

In erste Linie sind hier die erblich degenerativen Fälle, namentlich die im Gewand hysterischer und epileptischer Neurose auftretenden zu stellen, dann die durch Trunk, Onanie, schwere Hirninsulte (Trauma capitis) erworbenen.

Die zur Handlung treibenden psychischen Kräfte sind lebhafte organische Gefühle, namentlich geschlechtliche, oft in perverser Form auftretend und zu Nothzucht mit Tödtung und Verstümmelung des Opfers, ja selbst Anthropophagie führend, oder es sind affektvolle Stimmungen (Verstimmungen, Langeweile, Heimweh, Welt- und Selbstschmerz), nicht selten getragen und verstärkt durch gestörte Gemeingefühle, Neuralgien etc., die vernichtende Impulse gegen das eigene oder fremde Leben oder Objekte hervorrufen.

Im Moment der That kann die sonst dunkel bleibende treibende Vorstellung blitzartig in Form einer imperativen Hallucination („zünd an“) oder der Vision von Blut, rothem Flammenschein u. dgl. im Bewusstsein auftauchen und ihre Direktive zu einer bestimmten Handlung (Brandstiftung, Mord etc.) bekommen.

In anderen Fällen ruft der organische Drang (ein sinnliches Gefühl) eine ererbte oder erworbene Triebrichtung (Stehlsucht, Trunksucht etc.) auf und führt zu ihrer Entäusserung (Schüle).

Solche impulsive Akte, unter denen perverse geschlechtliche, Selbstmord, Mord, Brandstiftung, Nothzucht die wichtigsten sind, haben, zusammengeworfen mit den aus Angstaffekten Melancholischer, aus Zwangsvorstellungen, aus pathologisch gesteigerten oder nicht mehr einer Hemmung zugänglichen Antrieben Maniakalischer resultirenden Handlungen, das Material zum Aufbau der Irrlehre von den sogen. Monomanien geliefert.

3. Psychomotorische Störungen.

Es handelt sich hier um Bewegungsakte, die das Gepräge gewollter an sich tragen, jedenfalls in psychomotorischen Hirncentren ausgelöst werden, aber ohne Einfluss des Willens, auf Grund innerer organischer Reizvorgänge zu Stande kommen.

a) Bewegungsdrang des Tobsüchtigen.

Auf der Höhe der Tobsucht befindet sich der Kranke in beständiger Bewegung. Er schwatzt, singt, schreit, tanzt, springt, zerstört bis zur temporären Erschöpfung. Diese Bewegungsakte haben den Anstrich gewollter, sie erscheinen als Handlungen, aber sie erweisen sich bei näherer Betrachtung als dem Willenseinfluss des Kranken entzogene Akte, kommen ohne Bewusstsein eines Zweckes, ja selbst ohne Bewusstsein überhaupt zu Stande; sie haben den Charakter automatischer, triebartiger, zwangsmässiger Bewegungen.

Die Veranlasser dieser Bewegungen sind nicht mehr deutlich bewusste Vorstellungen, die, motivirt durch ein geistiges Interesse oder eine Sinneswahrnehmung, zu einer Handlung drängen, sondern es handelt sich um direkte innere organische Erregungsvorgänge in psychomotorischen Centren, die bei der enormen Erleichterung des Umsatzes psychischer Vorgänge unmittelbar in Bewegungen übertragen werden, ohne dass die Bewegungsmotive im Bewusstsein sich zu Vorstellungen zu erheben brauchen. Diese Art des Bewegens ist eine rein automatische, sie erscheint aber als eine gewollte, weil der Reiz in einer Sphäre des psychischen Organs eingreift, die unter normalen Verhältnissen nur auf Willensvorgänge zu reagiren geübt und gewohnt ist.

Dass der Bewegungsdrang des Tobsüchtigen eine Reizerscheinung in den sensorisch-motorischen Rindenfeldern des Vorderhirns darstellt, die mit Willensvorgängen nicht das mindeste zu thun hat, dürfte keinem Zweifel mehr begegnen. Nur über die Deutung des Vorgangs als einer sensorischen oder motorischen Reizerscheinung gehen die Ansichten aus einander.

Während Mendel (Die Manie, p. 132) sich die motorischen Centren in einem Zustand erhöhter Reizbarkeit denkt, so dass die leisesten Anstösse intensiv und extensiv ungewöhnliche Reaktion (motivlose Muskelbewegung) hervorbringen, fasst Meynert (Die acuten Formen des Wahnsinns, Jahrb. f. Psych. 1881, II, H. 2 und 3) die Erscheinung als einen sensorischen hallucinatorischen Reizvorgang auf. Der Bewegungsdrang des Manischen wird von ihm als durch Hallucinationen des Muskelsinns, durch hallucinirte Innervationsgefühle ausgelöst gedacht. Das Gebiet der Innervationsgefühle (die sensorisch-motorischen Rindenfelder des Vorderhirns, die ja zweifellos Erinnerungsbilder von Bewegungen, Bewegungsvorstellungen bergen) sei hier hallucinatorisch mitbetroffen. Der Bewegungsdrang wäre nach dieser Theorie keine speciell motorische, sondern eine sensorielle Reizerscheinung. Meynert stützt seine jedenfalls berechtigte Anschauung auf den Nachweis, dass alles Bewegen auf Empfindungsakte sich zurückführen lässt und dass den Hirnzellen nur eine einzige funktionelle Specificität — Empfindungsfähigkeit zukomme.

Unter allen Umständen ist der Bewegungsdrang des Tobsüchtigen das Produkt einer durch den krankhaften Process in dem psychischen Organ hervorgerufenen direkten organisch-physiologischen, nicht funktionell und psychologisch bedingten Erregung, analog dem Primordialdelir, der Zwangsvorstellung, der Hallucination, der primär und äusserlich nicht motivirten (krankhaften) Stimmung.

Der krankhafte organische Process ruft Erinnerungsbilder früheren Bewegens hervor, die vermöge ihrer organisch-physiologischen Entstehung besonders intensiv sind. Die krankhaft erregte Region der Hirnrinde spricht auf den Reiz (Bewegungsanschauung) äusserst leicht an, setzt ihn unmittelbar in eine entsprechende Muskelleistung um, um so leichter, da in dem psychischen Mechanismus des Manischen jegliche Möglichkeit eines Hemmungsvorgangs aufgehört hat.

Man hat früher vielfach angenommen, der Tobsüchtige entwickle mehr Muskelkraft als in psychologischem Zustand, und hat aus diesem Vorurtheil die unglücklichen Kranken, vor denen man sich geradezu fürchtete, an Ketten gefesselt und in massiven Kerkern verhalten.

Diese Anschauung ist physiologisch unhaltbar. Wohl vollbringt der Tobsüchtige gelegentlich Kraftleistungen, deren der Gesunde nicht fähig scheint, aber diese Ueberproduktion von Muskelkraft ist nur eine scheinbare. Sie erklärt sich aus der Rücksichtslosigkeit des Kranken, der in seinem gestörten Bewusstsein keine Gefahr, kein Schwindel- oder Ermüdungsgefühl wahrnimmt und so befähigt wird, seine volle Muskelkraft einzusetzen, gerade wie auch der Gesunde in einem Affekt der Verzweiflung, in Todesgefahr z. B. Aussergewöhnliches zu leisten vermag. Wenn aber auch die absolute Kraftgrösse nicht gesteigert ist, so ist doch die zeitliche Dauer der Muskelleistung eine das Mass der Norm überschreitende. Ein Tobsüchtiger kann tagelang springen, tanzen, klettern, toben, ohne zu ermüden, geschweige einer Erschöpfung anheim zu fallen — ein Simulant vermag dies keine Stunde zu leisten. Der Grund liegt darin, dass beim Ersteren kein Gefühl der Ermüdung aufkommt (Muskelanästhesie? gestörte Apperception im Bewusstseinsorgan), wesentlich aber in dem Umstand, dass beim Letzteren der Wille alle diese Bewegungsakte hervorrufen muss, während beim Tobsüchtigen der Wille ausgeschlossen und die Bewegung das Produkt spontaner Erregung ist. Mag der Erfolg (Muskelarbeit) der gleiche sein, so besteht doch ein grosser Unterschied darin, ob die Leistung des Centralnervensystems eine willkürliche psychische oder eine spontane automatische ist. Gleiches sehen wir bei Hysterischen, Hysteroepileptischen, Choreatischen etc., die tagelang in Form von Krämpfen Muskelarbeit leisten, ohne zu ermüden, ohne sich zu erschöpfen. Offenbar sind willkürliche und spontane motorische Leistungen nicht gleichwertig und gehen viele Aequivalente grober mechanischer spontaner Kraftleistung auf ein Aequivalent psychischer.

Dies zeigt sich auch in trophischer Beziehung, insofern der Tobsüchtige trotz wochenlanger luxuriirender anhaltender Bewegungsaktion, trotz Schlaflosigkeit, ungenügender Nahrungsaufnahme und vermehrter Wärmeverluste lange nicht die bedeutende Gewichtsabnahme erfährt, die ein Gesunder unter annähernd gleichen Verhältnissen zeigen müsste.

b) Psychische Reflexakte bei Melancholischen und Deliranten.

Fundamental von diesem Bewegungsdrang des Tobsüchtigen verschieden, obwohl im äusseren Bild vielfach mit ihm übereinstimmend, ist die excessive Bewegungsaktion, wie sie in gewissen Phasen der Melancholie (M. activa) und bei Deliranten sich vorfindet. Auch der Melancholische zerstört und tobt nach Umständen, aber seine Bewegungsaktion ist eine psychische Reflexbewegung, bedingt durch peinvolle Affektzustände, namentlich Präcordialangst und damit nothwendig völlig abhängig in ihrer Intensität von der Höhe jener. Diese Bewegungsunruhe des Melancholischen und Deliranten unterscheidet sich durch ihre reflektorische Entstehung aus qualvollen Affekten, aus bewussten schreckhaften Hallucinationen und Delirien von der rein automatischen Aktion des Tobsüchtigen und findet ihr Analogon in den oft zwecklosen und destruktiven Handlungen, die der von physiologischem Affekt der Verzweiflung Gefolterte ganz instinktartig begeht, um durch sie eine Lösung der inneren Spannung, eine Erleichterung von qualvollen Affektzuständen zu finden.

c) Zwangsbewegungen in psychischen Schwächezuständen [1]).

Mit den Erscheinungen eines maniakalischen Bewegungsdrangs sind endlich gewisse Zwangsbewegungen nicht zu verwechseln, die sich in psychischen Schwächezuständen beobachten lassen. Schon die Einförmigkeit derartiger Bewegungen schützt vor einer solchen Verwechslung. Es handelt sich hier um combinirte Bewegungen (Sichselbstschlagen, Gangtreten, Zupfen, Herumwichsen u. dgl.), die unendlich oft sich folgen und offenbar dem Individuum gar nicht mehr bewusst sind. Ursprünglich sind sie wohl durch Sensationen, Wahnideen, Sinnestäuschungen geweckt, willkürlich ausgeführt, allmählig aber gewohnheitsgemäss geworden, und werden nun auch nach Verschwinden der ursprünglich sie hervorrufenden bewussten Impulse ganz automatisch fortgesetzt, ähnlich wie auch gewisse

---

[1]) Snell, Allg. Zeitschr. f. Psych. 30.

Mitbewegungen, gestikulatorische Zwangsbewegungen bei Gesunden, irgendwie angewöhnt, schliesslich zur zweiten Natur, d. h. unbewusst geworden, vorkommen.

Anhangsweise ist noch zweier eigenthümlicher Bewegungsmodi zu gedenken, die zwar nicht mehr völlig das Gepräge psychisch vermittelter an sich tragen, aber zweifellos in psychomotorischen Centren durch innere Reize hervorgebracht werden.

Es sind dies die Tetanie und die Katalepsie.

d) Die Tetanie[1].

Die Muskeln sind hier gespannt, in leichter Flexionscontraktur, die bei Eingriffen in die nothwendig dadurch bedingte Passivität der Kranken sich zu einem enormen Widerstand steigert, der nur mit Aufbietung einer gewissen Gewalt vom Beobachter überwunden wird. Der Kranke leistet dabei einen wohl aktiven, aber kaum mehr bewussten Widerstand gegen solche passive Bewegungsversuche, der wohl durch dämmerhafte, feindliche oder schmerzliche Eindrücke aus der Aussenwelt bedingt wird.

Immer beschränkt sich diese Erscheinung auf die Flexoren, Adduktoren, Pronatoren und lässt die Extensoren frei.

Auf der Höhe dieses Zustands sind die Kranken nach Arndt's trefflicher Schilderung zu einem Klumpen zusammengezogen, mit gebeugtem Kopf, auf die Brust gepresstem Knie, gekrümmtem Rücken, fest zusammengezogenen Schultern, an den Thorax geklemmten Oberarmen, an die Brust gepressten Unterarmen und selbst eingekrallten Nägeln. Die Schenkel sind an einander gedrückt, die Oberschenkel an den Bauch, die Unterschenkel an die Oberschenkel gepresst. Dabei gespannte, ärgerlich verbissene Miene, mit gerunzelten Augenbrauen, zusammengekniffenen, oft schnauzenartig verlängerten Lippen, auf einander gepressten Kinnladen. Dies ist das classische Bild. Häufig sind nur die Gesichtsmuskeln und die Beuger des Kopfs oder die Hand- und Fingerbeuger befallen. Unstreitig besteht hier ein Reizvorgang in psychomotorischen Centren, ob direkt oder durch sensiblen Reflex, wie Schüle vermuthet, muss vorläufig dahingestellt bleiben.

Diese Tetanie kommt bei Melancholie und aus solcher hervorgegangenen Blödsinnszuständen vor und deutet immer auf tiefere Reizvorgänge und auf schwerere Erkrankungszustände. In ausgesprochenen andauernden Fällen besteht immer eine tiefere Störung des Bewusstseins und der Apperception.

---

[1] Arndt, Allg. Zeitschr. f. Psych. 30, p. 53; Kahlbaum a. a. O.

e) Die Katalepsie[1]).

Hier zeigen die Muskeln nicht die Rigidität und Contraktur wie bei der Tetanie. Sie leisten passiven Bewegungen keinen Widerstand, beharren aber längere Zeit in der ursprünglich eingenommenen oder ihnen mitgetheilten Position.

Der Kranke vermag selbständig seine Position nicht zu ändern; erst der allmählig sich geltend machende Zug der Eigenschwere der Glieder bringt diese in eine andere Stellung. Dabei können die Glieder jene eigenthümliche wächserne Biegsamkeit haben, vermöge deren sie, gleich einer Wachsfigur, so beharren, wie man sie gebildet hat (K. vera), oder die Finger schnellen nach der Beugung in die extendirte Lage wieder zurück (K. spuria).

Der kataleptische Zustand kommt anfallsweise und vorübergehend oder er findet sich auch dauernd. Dann ist er immer mit einer tieferen Bewusstseinsstörung verbunden. Im kataleptischen Zustand besteht cutane und musculäre Anästhesie. Das aufgehobene Muskelgefühl in Verbindung mit der Störung des Bewusstseins hält den Ermüdungsschmerz fern und macht es so möglich, dass der Kranke in den unbequemsten Stellungen verharrt. Dass aber trotzdem, bei dem thatsächlichen Fehlen der bewussten Innervation, das Glied nicht sofort dem Gesetz der Schwere folgt, deutet auf eine automatisch oder reflektorisch irgendwo in der cerebrospinalen Bahn (Haubenbahn?) vor sich gehende fortgesetzte Innervation des kataleptischen Muskelgebiets.

Wahrscheinlich sind es periphere starke sensible Reize, die den kataleptischen Zustand auslösen. In einigen Fällen Arndt's, die Onanisten betrafen, waren die Genitalnerven hyperästhetisch und vermochte schwacher Druck auf die hyperästhetischen Hoden kataleptische Anfälle hervorzurufen, während starker diese momentan sistirte.

Schüle (Hdb. p. 54) fasst die Erscheinung als eine Reflexhemmung im psychomotorischen Gebiet auf, bedingt durch einen genügenden sensiblen (meist sexuellen) Reiz, bei einer gleichzeitig geschwächten Corticalisfunktion (tiefe Hirnanämie), zugleich mit einer neuropathischen, durch Heredität, Onanie, Uterinleiden etc. bedingten Constitution.

Auch die Katalepsie deutet jeweils auf einen tieferen Grad der Erkrankung in psychischen Hirnleiden. Sie findet sich bei melancholischem, hysterischem, epileptischem Irresein, ferner bei Tobsucht und Dementia.

---

[1]) Arndt, Allg. Zeitschr. f. Psych. 30, H. 1; Schüle, Handb., p. 55.

4. Störungen des Wollens.

Die Willenssphäre bietet beim Irren viele abnorme Erscheinungen, die sich aus den krankhaften Stimmungen und Affekten, aus den Anomalien des Vorstellens, seinem formalen Vonstattengehen wie seinem Inhalt nach, nothwendig ergeben.

Zunächst ist der anscheinend auffallenden Thatsache zu gedenken, dass Irre vielfach ganz vernünftig reden, wenigstens keine Wahnideen erkennen lassen, und dennoch die unsinnigsten Handlungen begehen, die sie sogar dann mit Witz und Scharfsinn zu entschuldigen wissen.

Das häufige Vorkommen solcher Fälle hat zu Aufstellung eigener Krankheitsbilder, der sog. folie raisonnante [1]), geführt.

Die Erklärung dieser sonderbaren Erscheinung ist folgende: Es besteht allerdings kein Delirium, aber der Vorstellungsprocess ist formal gestört. Er ist etwa so sehr beschleunigt, dass keine Reflexion über die zu einem concreten Handeln drängende Vorstellung möglich ist. Dies ist der Fall beim Maniakalischen. Eine beliebige Vorstellung schlägt sofort, d. h. ohne dass contrastirende Vorstellungen das Motiv geprüft und gebilligt hätten, in ein Handeln um, das dann nothwendig den Charakter der Unbesonnenheit, der Uebereilung an sich tragen muss. Der Kranke vermag ganz gut hinterher die Handlung, die er selbst für eine verkehrte hält, zu beschönigen, indem er ihr ein raisonnables Motiv unterlegt, um das er, bei der krankhaften Steigerung seines Vorstellens, nie verlegen sein wird. In anderen Fällen ist die verkehrte Handlung die Folge einer Zwangsvorstellung, deren Uebergang in ein Handeln der Kranke nicht mehr hemmen konnte, oder der Kranke befindet sich in einem affektartigen Zustand, vermöge dessen die Vorstellung überhaupt nicht zur vollen Klarheit gelangt oder wenigstens nicht der Reflexion unterworfen werden kann (psychische Reflexbewegung, impulsive Handlung).

In einer Reihe von Fällen ungestörter Intelligenz, bei verkehrtem Handeln, ist jene übrigens nur scheinbar intakt. Es bestehen Wahnvorstellungen; sie sind auch die Motive des verkehrten Handelns, aber der Kranke besitzt das Vermögen, sie zu verbergen, zu dissimuliren. Eben deshalb ist die Art und Weise des Strebens und Handelns eines Kranken diagnostisch wichtig, insofern sie auf weitere Krankheitselemente hinweisen kann.

Dass Irrsinnige mit List und Ueberlegung handeln können, ist dem Laien auffällig, erklärt sich aber einfach aus dem Umstand, dass der

---

[1]) S. Discussion der Société méd. psych. in Annal. méd. psych. 1866, Mai-Juli: Campagne, Traité de la manie raisonnante, 1868; Brierre, De la folie raisonnante, Paris 1867; Irrenfreund 1866, 7; Schüle, Handb., p. 75.

logische Mechanismus des Urtheilens und Schliessens dem Kranken so lange zu Gebot steht, als nicht eine allgemeine Auflösung der psychischen Funktionen (Verwirrtheit, Blödsinn) eingetreten ist.

Das Wollen beim Irren kann nun in zweifacher Weise sich krankhaft verändert zeigen. Es kann vermindert sein bis zur Willenlosigkeit, gesteigert bis zur Ungebundenheit.

a) Zustände von herabgesetztem Wollen[1]) finden sich beim Blödsinnigen und beim Melancholischen.

Beim Ersteren sind sie die traurige Folge des Untergangs aller geistigen und ethischen Interessen, der gemüthlichen Indifferenz und reducirten Sinnesapperception. Es kann hier, z. B. beim apathischen Blödsinn, sogar zu einem völligen Verlust der Vorstellungen kommen. Damit hat dann nothwendig auch das Wollen ein Ende. Es bleiben hier nur die Funktionen des Trieblebens übrig, diese können sich auf die Befriedigung des Nahrungstriebs beschränken (Abulie).

Die Willenlosigkeit des Melancholischen (Anenergie), obwohl sein äusseres passives Verhalten ganz dem des Blödsinnigen gleichen kann, hat eine ganz andere Begründung.

Es besteht hier möglicherweise ein virtuell sehr lebhaftes Wollen, aber seine Entäusserung ist unmöglich durch mannigfache Hemmungen.

Diese können begründet sein:

1. In dem Bewusstsein unmöglicher Erreichbarkeit des Begehrten. Das Wollen ist ein bewusstes Begehren, wobei das Begehrte unbedingt erreichbar gedacht wird. Der Melancholische in seinem erniedrigten Selbstgefühl, seinem geänderten Gemeingefühl (Schwäche) traut sich keine Erreichbarkeit mehr zu und hört damit auf zu wollen.

2. In Unlustgefühl. Die zum Handeln nöthige psychische Bewegung ist für den Kranken mit psychischem Schmerz, mit Unlustgefühlen verbunden. Deshalb wird auf Bewegung verzichtet, in ähnlicher Weise wie der an physischem Schmerz, z. B. einer Neuralgie, Leidende instinktiv es vermeidet, Bewegungen mit dem leidenden Theil vorzunehmen.

3. In eigenthümlichen Hemmungen im psychischen Mechanismus. Es findet ein erschwertes Uebergehen der Vorstellungen in Bewegungsakte statt, das als gehemmte Leitung im psychischen Reflexbogen oder als gesteigerte Reflexhemmung gedacht werden kann. Die Vorstellung ist dann nicht mächtig genug, um als Bewegungsreiz zu wirken. Der Kranke, dem man ansieht, wie peinlich ihm diese gehemmte Lösung der psychischen Spannung ist, intendirt mühsam die

---

[1]) Leubuscher, Allg. Zeitschr. f. Psych. 4, p. 562; Emminghaus, Allg. Psychopath., p. 242.

gewünschte Bewegung, aber es gelingt ihm nicht oder nur unvollkommen, sie auszuführen. In heftigen affektvollen Zuständen (Anschwellung des Reizwerths der Vorstellungen) ist er dagegen vorübergehend motorisch frei und in seinem Handeln vielleicht noch stürmischer als der Tobsüchtige.

4. In Associationsstörungen. Zuweilen ist die Willenlosigkeit des Melancholischen nichts Anderes als eine Unentschlossenheit durch contradiktorische Vorstellungen, welche fortwährend die zu einem Handeln hintreibende Vorstellung hemmen und stören. Der Kranke, hin- und hergezogen von dem an- und abschwellenden Gewicht sich gegenseitig Opposition machender Vorstellungen, vermag dann zu keinem Entschluss zu kommen, er wird in beständige Zweifel und Grübeleien verwickelt.

5. Es gibt endlich Fälle, wo das Wollen rein durch Wahnideen oder Sinnestäuschungen gestört ist. So steht z. B. ein Kranker auf einem Fleck, weil er seine Beine von Glas oder Holz wähnt oder sich am Rande eines Abgrunds sieht, oder weil Stimmen Bewegen und Sprechen verboten haben, unter der Drohung, dass er sonst verloren sei.

b) Ein schrankenlos gesteigertes Wollen (Hyperbulie — Emminghaus) findet sich bei maniakalischen Zuständen. Die Bedingungen für dasselbe sind zu suchen:

1. In dem krankhaft gesteigerten Selbstgefühl, das fortwährend Anregung aus dem Gefühl gesteigerter körperlicher und geistiger Leistungsfähigkeit erhält und Alles für erreichbar ansieht.

2. In dem Wegfall all der hemmenden, ordnenden, controlirenden Vorstellungen der Nützlichkeit, Zweckmässigkeit, die bei ruhiger Stimmungslage und mittlerer Geschwindigkeit des Vorstellens jeweils dem Gesunden zu Gebot stehen und seine Strebungen beherrschen.

3. Es besteht bei dem pathologisch gesteigerten, in der Association erleichterten Wechsel der Vorstellungen eine Abundanz von Bewegungsmotiven, gegenüber der Monotonie des Vorstellens und der Trägheit der Associationen beim Melancholischen. Diese Vorstellungen sind zudem ungewöhnlich stark von Gefühlen betont.

4. Aber auch die Umsetzung der Vorstellungen in Bewegungsimpulse ist eine entschieden erleichterte. Es zeigt sich dies schon in der enormen Leichtigkeit und Promptheit, mit welcher der motorische Apparat auf Bewegungsmotive reagirt.

Es lässt sich diese pathologische Erscheinung als eine erleichterte Lösung der Spannungsverhältnisse der Vorstellungen, als eine erhöhte Reflexerregung im psychischen Organ auffassen; es wäre aber auch denkbar, dass diese gesteigerte Reflexerregbarkeit nur dadurch zu Stande kommt, dass ein reflexhemmender Einfluss auf gewisse psychomotorische Centren durch höherstehende und den Processen der vernünftigen Ueberlegung dienende vermindert oder aufgehoben ist, in ähnlicher Weise wie das Rückenmark unter dem hemmenden Einfluss des Grosshirns steht und eine gesteigerte Reflexerregbarkeit eintritt, wenn jener Einfluss durch Schlaf oder krankhafte Hirnzustände vermindert ist.

Durch diese Störung im Wollen erscheinen die Handlungen des Maniakalischen unüberlegt, anstössig, läppisch, muthwillig.

5. Störungen des „freien" Wollens.

Die krankhafte Geistesstörung hebt die freie Willensbestimmung auf. Diese Thatsache findet ihre Anerkennung in den Gesetzbüchern aller civilisirten Völker.

Die freie Willensmeinung ist beim Irren aufgehoben.

a) Dadurch, dass durch aus der Hirnaffektion heraus gesetzte, somit durch organisch bedingte spontane Affekte, leidenschaftliche Stimmungen, Triebe, Strebungen, durch Wahnideen und Sinnestäuschungen ein Handeln veranlasst wird.

b) Indem den irgendwie entstandenen, zu einer Handlung drängenden Motiven keine sittlichen rechtlichen Gegenmotive entgegengesetzt werden können, da diese entweder

α) durch die Hirnkrankheit gleich anderen höheren psychischen Leistungen dauernd verloren gegangen sind (psychische Schwächezustände) oder nur temporär fehlen (transitorische Störungen des Selbstbewusstseins), oder

β) durch in Folge der Erkrankung entstandene formale Störungen des Vorstellungsprocesses ins Bewusstsein nicht eintreten können (Melancholie, Manie).

c) Indem durch Wahnideen und Sinnestäuschungen das Selbst- und Weltbewusstsein gefälscht ist. Diese Störung kann so weit gehen, dass die ganze frühere Persönlichkeit in eine neue krankhafte umgewandelt ist (Paranoia s. Verrücktheit), so dass die Handlung von einer ganz anderen psychischen Persönlichkeit als der früheren des Thäters ausgeht, — die juristische Person ist zwar dieselbe, aber die psychologische ist eine andere geworden.

Capitel 5.

Die Störungen des Bewusstseins [1]).

Das Bewusstsein, wie es durch den Inhalt der in der Zeiteinheit dasselbe erfüllenden Vorstellungen gebildet wird, ist keine constante Grösse. Je nach dem Grad der Deutlichkeit der Vorstellungen ergeben sich verschiedene Stufen von Klarheit des Bewusstseins.

Die höchste Stufe repräsentirt das sogenannte Selbstbewusstsein, d. h. ein Zustand, in welchem der Vorstellende sich seiner vorstellenden Thätigkeit vollkommen bewusst ist. Er setzt eine ungestörte, der Willkür unterworfene Sinneswahrnehmung (Aufmerksamkeit) und eine ungestörte Reproduktion aus dem Schatze des Gedächtnisses (Erinnerung) voraus. Insofern das Ich sich der in ihm stattfindenden Vorgänge klar bewusst ist, involvirt es ein Persönlichkeitsbewusstsein, insofern die Vorstellungen nach den Anschauungen des Raumes und der Zeit ablaufen, ein Welt- oder Raum- und ein Zeitbewusstsein.

Neben dieser Welt des selbstbewussten Seelenlebens steht, durch mannigfache Uebergänge vermittelt, eine Sphäre des unbewussten psychischen Lebens, die unendlich ausgedehnter und wichtiger ist als die des bewussten.

Dieselbe ist unablässig thätig; sie verarbeitet die Erregungen, welche die sensiblen Nerven aus allen Provinzen des Körpers der Hirnrinde zuführen, zu Stimmungen; sie regulirt die durch einen Akt des Selbstbewusstseins (Willen) angeregte Bewegung (Locomotion z. B. mit Hilfe des Coordinationsapparats) und lässt sie in automatischer Weise ebenso prompt und sicher zu Stande kommen, wie wenn der Wille sie überwachte.

Sie verarbeitet die durch den Ernährungsprocess und Stoffwechsel in den Ganglienzellen der Hirnrinde auf physiologischem Wege ausgelösten Vorstellungen zu Gedanken, Impulsen etc., complicirten psychischen Processen, deren fertiges Resultat in Form von Anschauungen, Urtheilen, Affekten dem Selbstbewusstsein sich darbietet.

Dieser unbewusst arbeitenden Thätigkeit verdanken wir unsere geistige Individualität, unsere psychischen Dispositionen, unsere Ideen und Impulse. Sie ist eine ungleich wichtigere Leistung als die Thätigkeit unseres selbstbewussten Ich. Unter pathologischen Bedingungen kann es geschehen, dass diese Leistung der unbewussten Hirnmechanik, mag sie

---

[1]) Liter.: Koch, Vom Bewusstsein in Zuständen krankhafter Bewusstlosigkeit. Stuttgart 1878; Derselbe, Allg. Zeitschr. f. Psych. 35, p. 601; Wernicke, ebenda 35, p. 420; 36, p. 509; Weiss, ebenda 38, p. 45.

in sinnlichen reproducirten Vorstellungen oder in Bewegungsimpulsen bestehen, gar nicht zum Bewusstsein vordringt (sie bleibt dann eine unbewusste, bewusstlose), oder erst auf Umwegen, z. B. als Hallucination oder als vollzogene (impulsive) Handlung vom Selbstbewusstsein appercipirt wird.

Die Ursache dieser Störung liegt in krankhaften Aenderungen im Organ des Bewusstseins, die bis zu einer Aufhebung der denselben zukommenden Funktionen (Aufmerksamkeit, Reflexion, willkürliche Reproduktion etc.) sich erstrecken können.

Dann geht aber diese Leistung der unbewussten Hirnmechanik dem Selbstbewusstsein völlig verloren — das Individuum weiss hinterher von allem Vorgestellten und Geschehenen absolut nichts (Amnesie); andernfalls erfährt das Bewusstsein wenigstens nichts über die Entstehungsart des unbewusst Geschaffenen — dasselbe erscheint ihm als einem fremden Ich angehörig (Theilung der Persönlichkeit, so in der Dämonomanie, Verrücktheit) oder als in der Aussenwelt hervorgerufen (Hallucination, die nicht als solche erkannt wird).

Diese Thätigkeit der unbewussten Sphäre kann eine zusammenhängende combinirte sein, in Hallucinationen, Delirien, complicirten Handlungen bestehen und damit der Aeusserungsweise des selbstbewussten Lebens gleichkommen. Dass sie keine selbstbewusste war, beweist die Amnesie, die für alle diese unbewussten Leistungen hinterher besteht, denn nur in der Sphäre des Selbstbewusstseins ablaufende psychische Bewegungen hinterlassen eine Spur im historischen Bewusstsein, eine Erinnerung.

Eine grosse Zahl von Erscheinungen im Irresein (viele Stimmungen, Affekte, Wahnideen, Handlungen, Hallucinationen) sind nur unter der Voraussetzung verständlich, dass sie Leistungen der unbewussten spontanen Hirnmechanik darstellen, die von dem Lichte des Selbstbewusstseins entweder gar nicht beleuchtet werden oder, wenn dies auch eintritt, nicht als unbewusste Leistung des eigenen psychischen Mechanismus erkannt werden.

Störungen des Bewusstseins spielen im Irresein eine hervorragende Rolle, denn sie bewirken folgenschwere Schädigungen der Kritik des Kranken den durch den Krankheitsprocess hervorgerufenen Stimmungen, Delirien und subjektiven Wahrnehmungen u. s. w. gegenüber und stürzen ihn in Wahn und Täuschung.

Eine Störung des Bewusstseins als einer integrirenden Funktion der Hirnrinde ist a priori in jedem Psychosenprocess zu erwarten. Thatsächlich ist jene auch das bleibende Merkmal in der Flucht und klinischen Fülle der Erscheinungen. Jedem empirisch wahren Bild psychischer Störung muss, als Inbegriff der dasselbe zusammensetzenden elementaren psychischen Störungen, eine besondere Art der Störung des Gesammtbewusstseins zukommen, je nach der besonderen Art, in welcher die psychischen Vorgänge Ausfälle, Hemmungen u. s. w. erfahren haben. In diesem Sinne kann man von einem melancholischen, manischen, paranoischen u. s. w. Bewusstseinszustand sprechen (s. spec. Pathol.).

Von hervorragendem klinischem Interesse sind die krankhaften Aenderungen des Persönlichkeitsbewusstseins.

So beobachten wir tiefe Störungen des Zeit- und Ortsbewusstseins (Sich irre gehen), die eine ganz dämmerhafte psychische Existenz bedingen, bei schweren Hirndegenerationen (Dem. paralytica und senilis).

So gibt es Kranke, denen die frühere gesunde Periode ihres Lebens ganz aus dem Bewusstsein entschwunden ist, oder wenigstens einer fremden Persönlichkeit angehörig erscheint, so dass der Kranke seine Existenz erst von dem Zeitpunkt seiner Erkrankung oder einem bestimmten Abschnitt derselben (Auftreten von ein neues Ich repräsentirenden Wahnideen) an datirt.

Es gibt sogar Fälle, wo das Bewusstsein der eigenen psychischen Existenz gänzlich geschwunden ist, der Kranke sich als ein Objekt betrachtet, demgemäss von sich in der dritten Person spricht. In solchen Fällen finden sich neben der psychischen Transformation tiefe Störungen der Gemeingefühlsempfindung, Anästhesien, die dann nicht selten den Wahn, todt zu sein, vermitteln.

Noch interessanter sind Fälle, in welchen, neben dem krankhaften Ich, Bruchstücke der früheren Persönlichkeit sich erhalten haben oder wo jenes selbst wieder in verschiedene Ichpersönlichkeiten, als Träger der herrschenden Wahnvorstellungskreise zerfallen ist (mehrfaches Ich, Spaltung der Persönlichkeit).

In letzterem Fall besteht wenigstens noch eine Continuität des nur inhaltlich geänderten Bewusstseins, es sind nicht zwei Personen, sondern es ist dieselbe mit verschiedenem geistigen Inhalt. Die verschiedenen „Ich“ sind noch nothdürftig zusammengehalten durch das einheitliche Körperlichkeitsgefühl und das Bewusstsein zeitlicher Aufeinanderfolge.

In seltenen Fällen fehlt sogar dieser Zusammenhang — der Kranke ist anfallsweise eine ganz andere Persönlichkeit. Indem keine Bewusstseinsstrahlen aus der Zeit des gesunden Lebens in die des Krankheitsanfalls dringen und dieser keine Erinnerungsspuren hinterlässt, lebt der Kranke ein vollkommenes Doppelleben, stellt er zwei zeitlich scharf geschiedene Persönlichkeiten dar (Verdoppelung der Persönlichkeit, alternirendes Bewusstsein, geistiges Doppelleben). Solche Zustände [1]) wurden

---

[1]) S. die interessanten Fälle von Azam, Annal. méd. psych., Juli 1876 und Berthier, ebenda Sept. 1877, ebenda Oct. 1857; Winslow, Obscure diseases of the

meist bei weiblichen Individuen, im Zusammenhang mit der Pubertätsentwicklung und als Theilerscheinung einer hysterischen Neurose beobachtet. Sie stehen dem Gebiet des natürlichen Somnambulismus nahe.

Mit dem Grad der Bewusstseinstörung hängt auch das eigene Bewusstsein der Krankheit zusammen. Das Gefühl psychischen Krankseins ist häufiger vorhanden, als man gewöhnlich annimmt. Nicht selten findet sich ein beängstigendes Gefühl drohenden Verstandesverlustes lange schon vor der eigentlichen Krankheit, namentlich bei erblich belasteten Individuen.

In den Anfangsstadien der Melancholie pflegt dieses Gefühl sehr lebhaft zu sein, und ist nicht selten die Ursache, dass derartige lucide Kranke selbst um Aufnahme in die Irrenanstalt nachsuchen. Auch in der Manie, selbst auf der Höhe derselben, ist der Kranke häufig genug seiner Störung sich bewusst und entschuldigt oft geradezu sein verkehrtes, triebartiges Gebahren damit, dass er ja ein Narr und ihm deshalb Alles erlaubt sei.

In den späteren Stadien des Irreseins, da wo systematische Wahnideen oder ein geistiger Zerfall eingetreten sind, ist der Kranke absolut einsichtslos für seinen krankhaften Zustand, wenn er auch die Krankheit seiner Leidensgenossen noch ganz richtig zu erkennen vermag, und so kommt es, dass solche vermeintlich Gesunde beständig um die Aufhebung ihrer nach ihrer Meinung ganz ungerechtfertigten Detention queruliren. In der Reconvalescenz ist Krankheitseinsicht eine der ersten Erscheinungen wiederkehrender Gesundheit.

Als specielle elementare Formen der Bewusstseinsstörung bei Irren, neben den Formen der Somnolenz, des Sopor, Coma etc., wie sie die allgemeine Cerebralpathologie kennen lehrt, sind zu besprechen:

1. Psychische Dämmerzustände. Die Vorstellungen erheben sich hier nicht zu völliger Klarheit im Bewusstsein; das Zeit- und das Raumbewusstsein, sowie das der eigenen Persönlichkeit ist erheblich getrübt. Die Apperception der Aussenwelt ist eine matte, fragmentarische, findet wie durch einen Schleier statt. Die Erinnerung für die Vorgänge dieses Zustands ist eine ganz summarische. Solche Dämmerzustände finden sich bei Epileptikern zwischen Anfällen und im Anschluss an solche, aber auch als temporäre Verdunklung des Bewusstseins ohne allen Zusammenhang mit Anfällen, ferner im Verlauf des Alkoholismus chronic., bei Dem. paralytica und senilis.

2. Traumzustände des wachen Lebens. Das Bewusstsein ist hier getrübt bis zur Aufhebung des Selbstbewusstseins (Bewusstlosigkeit

---

brain, p. 279; Jessen, Physiol. des menschl. Denkens, p. 66; Emminghaus, Psychopathol., p. 128 (ausführl. Literaturangaben); Zeitschr. f. Psych. 40, H. 3, p. 399.

im forensischen Sinn), das Bewusstsein der Aussenwelt und der eigenen Persönlichkeit ist erloschen oder wenigstens auf ein Minimum von Klarheit herabgesunken. Die sinnlichen Reize dringen dann nicht mehr bis zur Sphäre des Selbstbewusstseins vor, die sinnlichen Empfindungen erheben sich nicht zu deutlich bewussten Wahrnehmungen. Der Zustand gleicht dem des Träumenden, nur mit dem Unterschied, dass die psychomotorische Sphäre nicht gehemmt ist, so dass die durch innere Erregung entstandenen Vorstellungen (Delirien) und Hallucinationen in Bewegungsakten entäussert, Motive eines traumhaften Handelns werden können, deren aber der Handelnde ebensowenig sich bewusst ist, als er ihrer sich hinterher zu erinnern vermag.

Dahin gehören gewisse Zustände von Inanitions- und Fieberdelir, acute pathologische Rauschzustände, Formen von epileptoider Bewusstseinsstörung, pathologische Affekte und Somnambulismus.

3. Stupor. Alle psychischen Funktionen sind hier gehemmt, ohne aber ganz aufgehoben zu sein. Das Bewusstsein ist getrübt, insofern die Vorstellungen sich nicht zur Klarheit des normalen Lebens erheben, die Apperception ist getrübt, verlangsamt, der Vorstellungsablauf erschwert, die Associationen sind träge. Namentlich spricht sich aber die Hemmung in der psychomotorischen Sphäre aus. Der Kranke ermangelt aller Spontaneität, steht stundenlang auf einem Fleck, die Miene bietet den Ausdruck der Indifferenz oder des stupiden Staunens. Willkürliche Bewegungen erfolgen selten, mit sichtlicher Mühe und grosser Langsamkeit.

Neben der psychischen Hemmung und der erschwerten Auslösung der Reflexe findet sich in der Regel eine Hemmung der spinalen Reflexerregbarkeit, ferner cutane Anästhesie und Analgesie. Auch die Innervation der vegetativen Organe ist eine verminderte, die Respiration oberflächlich, verlangsamt, die Herztöne sind schwach, der Puls ist schlecht entwickelt, klein, verlangsamt, die Peristaltik vermindert (Obstipation), die Circulation träge (Oedem der Füsse); vorübergehend können kataleptische Zustände sich einstellen.

Solche Stupor-Zustände finden sich als postepileptische und postmaniakalische Erscheinungen; als episodische bei Dem. paral., Paranoia, als alternirend mit manisch auftretenden Zustandsbildern (s. circuläres Irresein spec. Pathol.); primär kommen sie vor nach heftigem Schreck, schweren Blutverlusten, Vergiftung mit Kohlenoxydgas, Strangulation, als Begleiterscheinung melancholischer Zustände (Mel. stupida), als Ausdruck der Erschöpfung des Gehirns nach schweren acuten Krankheiten (Typhus), nach sexuellen, besonders onanistischen Excessen.

Eine gemeinsame Basis dürfte Anämie des Gehirns durch Oedem (Strangulation), vasomotorischen Gefässkrampf (Schreck etc.), Inanition (Typhus etc.) sein.

4. Ekstase (Verzückung). Das Bewusstsein ist ein traumhaftes, durch innere Vorgänge absorbirtes. Es ist verengt auf einen von lebhafter affektvoller Stimmung getragenen und fixirten Vorstellungskreis von spontaner Entstehung und lebhafter hallucinatorischer Färbung. Bei dieser inneren Concentration ist die Aufnahme von Eindrücken aus der Aussenwelt und aus dem eigenen Körper suspendirt oder auf das, was mit den Traumideen in Verbindung steht, eingeschränkt.

Auch die psychomotorische Sphäre ist in der Richtung des Vorstellens einseitig festgehalten (Verzückung). Das Individuum gleicht dabei einer Statue, die Muskeln können vorübergehend den Zustand einer Flexibilitas cerea bieten.

Die Ekstase findet sich vorwiegend bei Frauen, namentlich auf hysterischer Basis. Anämische Zustände, Uterinkrankheiten, funktionelle Anomalien im Geschlechtsorgan körperlicherseits, religiöse Exaltation psychischerseits wirken disponirend.

Nicht selten geht sie aus (hysterischen) Convulsionen hervor oder folgen ihr solche. Das Selbstbewusstsein fehlt hier ganz oder ist sehr getrübt und damit fehlt die Erinnerung gänzlich für die Vorgänge des Anfalls oder beschränkt sich auf einzelne Reminiscenzen des hallucinatorischen Delirs.

Capitel 6.

Die Störungen der Lautsprache im Irresein[1]).

Die Sprache, als die Vermittlerin der Gedanken und als eine unmittelbare Funktion der Hirnrinde, bietet nicht nur bezüglich der Kundgebung des Inhalts des Gedachten, sondern auch hinsichtlich des Modus der Kundgebung wichtige Erkenntnissquellen für den Irrenarzt.

Die Sprache ist Geberden-, Laut-, Wort- oder Schriftsprache.

Die Bedingungen eines sprachlichen Verkehrs sind nach Exner: 1. Hören der Worte des Anderen (wenn nicht Taubheit besteht); 2. Verstehen der Worte (wenn nicht Worttaubheit vorhanden); 3. Entwicklung eines associativen Denkens, das die Antwort formulirt (möglich, solange nicht durch geistige Krankheit die Formulirung der Gedanken gestört ist); 4. Einkleidung der die Antwort enthaltenden Vorstellungen in Worte (möglich, solange nicht amnestische Aphasie besteht); 5. Umsetzung der

---

[1]) Vgl. das treffl. Werk von Kussmaul, „Die Störungen der Sprache," 1877, p. 44—46, 195—199, 211—223; Spielmann, Diagnostik, p. 26, 100; Conradi, Wiener med. Wochenschr. XVIII, 70.

Wortvorstellungen in die entsprechenden Bewegungsanschauungen (möglich, solange nicht ataktische Aphasie vorhanden ist); 6. Uebertragung des Innervationsimpulses in richtiger Stärke und Coordination auf die Sprachmuskeln (möglich, solange nicht Erkrankung des Gehirnstamms oder des Bulbus eintritt).

Auf tiefer geistiger Stufe (angeboren und erworben) kann die Sprache auf Geberden- oder Lautsprache beschränkt sein (Idioten, Blödsinnige) als Kundgebung von Affekten oder Stimmungen.

Auf einer höheren Stufe steht die Sprache gewisser Blödsinniger, die, analog den kleinen Kindern und den Papageien, in ihrer Nähe Gesprochenes, und zwar die ganze Phrase oder wenigstens das letzte Wort, zu wiederholen vermögen (Echosprache). Im weiteren Fortschritt findet sich eine dürftige Wortsprache zur Bezeichnung der allgemeinsten und wichtigsten Bedürfnisse, die allmählig auch Anfänge grammatikalischer Formung und Satzbildung zeigt, sich extensiv immer reicher gestaltet und intensiv zur Höhe begrifflicher Bedeutung erhebt. Die höchste sprachliche Leistung ist die Schriftsprache.

In dieser Auffassung erscheint die Sprache in Inhalt und Form als ein äusserst feines Reagens auf Inhalt des Bewusstseins und Leistungsfähigkeit des psychischen Mechanismus.

Unter Verweisung der rein articulatorischen Sprachstörungen in das Gebiet der speciellen Pathologie (Idiotie, Paralyse etc.) kommen hier nur die durch Störung der Hirnrinde vermittelten in Betracht, die Dysphrasien und Dysphasien (Kussmaul).

1. Am häufigsten sind die Dysphrasien. Sie können in Anomalien: a) des Tempo, b) der Form der Redeweise, c) der syntaktischen Diktion, d) des Inhalts der Rede bestehen.

a) Eine Beschleunigung der Sprache als Ausdruck erleichterter Gedankenbewegung und Gedankenäusserung findet sich in psychischen Exaltationszuständen, besonders maniakalischen (Logorrhöe, Polyphrasie).

Hier ist zugleich die Diktion eine erleichterte, fliessendere, selbst glänzende (maniakalische Exaltation), bis mit sich immer mehr überstürzendem Vorstellen (Ideenflucht), durch das Zwischenglied abspringender Rede, nur noch zufällige, abgerissene Worte und selbst blosse Lautbilder Reflexe in den Sprachmechanismus finden. Hier kommt es dann nothwendig zur Verworrenheit (Höhe der Tobsucht) und zum Aufhören der grammatikalischen Fügung der Worte zu Sätzen. Eine Verwirrtheit der Sprache kann aber auch durch blosse Associationsstörung (Verwirrung, Affekt), durch den an ganz oberflächliche lautliche Aehnlichkeit der Worte anknüpfenden Gedankengang (viele Maniakalische und Verrückte), durch geistige Schwächezustände, in welchen die sprachmässigen Worte nur noch blosse Worthülsen sind und falsch gebraucht werden (gewisse Verrückte), sowie durch Paraphasie bedingt sein. Diese Zustände unterscheiden sich sofort von jener Verworrenheit der Tobsüchtigen durch die fehlende Beschleunigung der Rede.

Eine verlangsamte bis stockende Sprache findet sich bei vielen Melancholischen und Verblödeten. Im ersten Fall ist sie bedingt durch das verlangsamte gehemmte Vorstellen, den störenden Einfluss von Hallucinationen und Affekten, im letzteren Fall durch die aus geistiger Schwäche resultirende Unfähigkeit, einen Gedanken abzuschliessen (Solbrig, Allg. Zeitschr. f. Psych. 25, p. 321).

Beide Störungen können zu völliger Stummheit führen.

So die Melancholie durch Zunahme der Hemmungen, fehlenden Reflex ins Sprachorgan (Mel. c. stupore), die Dementia durch Mangel an Sprachvorstellungen (Idiotie, Taubstummheit) oder Verlust derselben (apathischer erworbener Blödsinn, Stupor).

Häufig ist die Stummheit jedoch durch Wahnmotive und imperative Hallucinationen (religiöse Paranoia) bedingt, zuweilen bei hysterischem Irresein auch durch hemmende Globusgefühle.

b) Interessante Anomalien in der Form der Redeweise bieten die pathetische Sprache der Ekstatischen und der exaltirt Paranoischen (durch überströmende Gefühle, affektartige Erregung auf Grund eines gehobenen Selbstbewusstseins), ferner die triviale, läppische, mit Vorliebe Diminutiva gebrauchende Diktion gewisser Paranoischer und „Hebephrenischer“ [1]), die gereimte Sprache Maniakalischer. Hierher gehört noch die von Kahlbaum („Die Katatonie,“ 1874, p. 39) zuerst beschriebene „Verbigeration“, wobei der Kranke bedeutungs- oder zusammenhangslose Worte und Sätze im scheinbaren Charakter einer Rede ausspricht. Diese Verbigeration unterscheidet Kahlbaum von der Faselei und Plappersucht des Verwirrten und des Schwachsinnigen durch den trivialen Inhalt des Geschwätzes solcher Kranker, von der Rede des Tobsüchtigen durch den fortschreitenden Inhalt dieser, d. h. die Ideenflucht, die nicht auf dieselbe Wortverbindung zurückkommt, während der Verbigerirende dieselben Worte und Sätze in infinitum wiederholt [2]).

Eine Steigerung dieses Verbigerirens bis zum wahren Wortkauen beobachtete ich bei einem Paralytiker, der in vorgeschrittenem Stadium seines Leidens stundenlang dasselbe Wort und in unzähligen Laut- und Silbenversetzungen verbigerirend wiederholte (corticaler Reizvorgang in der Bahn des Sprachmechanismus bei stockendem Vorstellungsgang?).

Ein mehrmaliges Wiederholen derselben Worte kann auch aus psychischen Motiven hervorgehen.

So gibt es an Paranoia religiosa Leidende, die aus besonderem Respekt

---

[1]) Hecker, Virchow's Archiv 52, p. 394, und Irrenfreund 1877, 4. 5.

[2]) S. Brosius, Allg. Zeitschr. f. Psych. 33, H. 5, 6.

für die Zahl 3 Laut- oder Schriftworte dreimal wiederholen. Hierher gehört auch eine Patientin von Morel (Traité des malad. ment., p. 300), die aus hypochondrischem Wahn, die Sprache zu verlieren, die Worte mehrmals wiederholte.

c) Die syntaktischen Diktionsfehler finden sich bei Paranoischen und Blödsinnigen. Sie bestehen in nicht sprachgemässer Zusammenstücklung von Worten, in der Abwandlung von Hauptwörtern als Zeitwörtern („standpunkten, gestandpunktet"), oder in dem Verzicht auf Declination und Conjugation, wobei der Kranke dann nach der Sprachweise kleiner Kinder sich nur noch des unbestimmten Hauptworts, des Infinitivs oder vielleicht des vergangenen Particips bedient und statt der Pronomina die Nomina braucht (z. B. „Toni Blumen genommen, Wärterin gekommen. Toni gehaut"; vgl. Kussmaul op. cit., p. 196).

d) Von grösstem Interesse auf dem Gebiet der Dysphrasien ist endlich, neben der Aermlichkeit der Sprache bezüglich Inhalt und Diktion, die Neubildung[1]) von Worten. Sie findet sich nur bei Paranoischen und sehr selten bei Maniakalischen.

Diese Onomatopoesis ist meist hallucinatorischen Ursprungs oder aus dem Drang entstanden, für einen neuen krankhaften Gefühls- und Gedankeninhalt oder für den dem Kranken neuartigen Vorgang der Hallucination ein neues bezeichnendes Wort zu bilden, weil die bisher dem Kranken zu Gebot stehende Sprache keines bietet. Diese Wortneubildungen sind wesentlich Schöpfungen der unbewussten Hirnmechanik, wie ja auch im physiologischen wachen und Traumleben planlos zusammengeronnene sinnlose Lautverbindungen sich dem Bewusstsein darbieten können.

2. Dysphasien[2]). Hierher gehören nach Kussmaul's trefflicher Eintheilung die Aphasien, die sich bei Hirnkrankheiten mit prädominirenden psychischen Symptomen (traumatisches Irresein, apoplektisches, paralytisches), aber auch beim epileptischen nicht selten vorfinden. Meist handelt es sich um amnestische, seltener um ataktische Aphasie. Häufig finden sich zugleich Alexie, Agraphie oder auch Paralexie und Paragraphie, Worttaubheit und Wortblindheit (Dem. paralytica). Die meist gleichzeitig vorhandene Dementia erschwert die Auffindung der aphasischen Symptome, zumal da der Kranke seiner Paralexie und Paragraphie sich nicht bewusst wird.

[1]) Snell, Allg. Zeitschr. f. Psych. 9, H. 1; Brosius, ebenda 14, H. 1; Martini 13, H. 4; Damerow, Sefeloge, p. 99; Schlager, Wiener medic. Wochenblatt XIX, 11. 12. 14.

[2]) Kussmaul, Op. cit., p. 126—128, 153 u. s. f.; Bergmann, Allg. Zeitschr. f. Psych. 6, p. 657; Nasse, ebenda 10, p. 525; Falret, Arch. génér. 1864 und Dictionn. encyclop. 1866; Spamer, Arch. f. Psych. VI.

Capitel 7.

Die psychosensoriellen Störungen [1]).

(Sinnestäuschungen.)

Zu den wichtigsten elementaren Anomalien im Irresein gehören die Sinnesdelirien oder Sinnestäuschungen, d. h. Täuschungen, die im Gebiet der Sinne und aus Anlass von Sinnesempfindungen entstehen (Hagen).

Seit Esquirol, der sich zuerst genauer mit dem Studium dieser Erscheinungen beschäftigte, ist man gewohnt, hier zweierlei Vorgänge zu unterscheiden:

1. den Vorgang der Hallucination,
2. den Vorgang der Illusion.

Der Unterschied beider beruht darin, dass bei der Hallucination kein äusserer Sinnesreiz die Quelle der (subjektiven) Sinneswahrnehmung ist, während bei der Illusion ein von aussen gekommener oder spontan entstandener Erregungsvorgang im peripheren Sinnesapparat auf seinem Wege zum Apperceptionsorgan verfälscht zum Bewusstsein kommt.

1. Die Hallucination.

Der von Hallucinationen Heimgesuchte sieht, hört, riecht, schmeckt, fühlt mit der vollen Deutlichkeit einer objektiv begründeten Sinneswahrnehmung Dinge, die einer wirklichen Begründung entbehren.

Der Vorgang ist ein entschieden krankhafter. Da Krankheit nichts anderes ist als Funktion unter abnormen Bedingungen, hat die wissenschaftliche Erforschung des Phänomens die Aufgabe, die Funktion unter normalen Bedingungen ins Auge zu fassen und die Normwidrigkeit der Bedingungen festzustellen.

Der normale Process der Sinneswahrnehmung zerfällt in 3 Akte:

1. Die Aufnahme eines physikalischen Reizes der Aussenwelt durch das Endorgan eines Sinnesapparates (Retina, Corti'sches Organ, Tastkörperchen u. s. w.) und der Fortleitung jenes Bewegungsvorganges in der centripetalen Bahn des betreffenden Sinnesnerven.

2. In der Umsetzung dieses Bewegungsvorganges in der vorläufigen Endigung

[1]) S. Johannes Müller, Handb. d. Physiol. I, p. 249, und „Ueber phantastische Gesichtserscheinungen," 1826; Hagen, Die Sinnestäuschungen, 1838; Derselbe, Allg. Zeitschr. f. Psych. 25; Esquirol, Arch. génér. 1832; Brierre de Boismont, Des hallucinations, 2. édit., 1852; Kahlbaum, Allg. Zeitschr. f. Psych. 23; Lazarus, Die Lehre von den Sinnestäuschungen, 1867; Tamburini, Irrenfreund 1880, 11. 12; Kräpelin, „Trugwahrnehmungen", Vierteljahrsschr. f. wissenschaftl. Philos. V, 2; Kandinsky, Arch. f. Psych. XI.

dieses Sinnesnerven im Gehirn (Perceptionsorgan, Sinnhirn, Centrum sensationis, subcorticales Centrum) in einen elementaren psychischen Vorgang (Empfindung).

3. In der Uebertragung des im subcorticalen Centrum modificirten Bewegungsvorgangs durch von jenem zur Hirnrinde laufende Bahnen auf die centrale Endstation der Sinnesbahn (sensorisches Rindencentrum, Apperceptionsorgan, Centrum ideationis).

Befindet sich diese Endstation in einem gewissen funktionellen Erregungszustand, den man Aufmerksamkeit nennt, und enthält sie Residuen früherer Erregung (sinnliche Erinnerungsbilder), so ruft der in der corticalen Endstation ankommende Erregungsvorgang jene Residuen wach. — Durch Verschmelzung eines so geweckten Erinnerungsbildes mit dem centripetalen Vorgang entsteht eine „Wahrnehmung", d. h. die Interpretation eines sinnlichen Eindrucks im Sinne des Erinnerungsbildes eines früheren Eindrucks, das nach dem Gesetz der excentrischen Erscheinung oder Projektion auf die Entstehungsquelle in der Aussenwelt bezogen, im äusseren Raum projicirt wird. Dieser ganze complicirte Process der Sinneswahrnehmung ist ein für uns unbewusster, und nur das fertige Resultat desselben, die Anschauung, sinnliche Wahrnehmung, kommt uns zum Bewusstsein.

Der Process der Wahrnehmung vollzieht sich, je nach der Bereitschaft und Funktionstüchtigkeit des Apperceptionscentrums, blitzartig, intuitiv, oder langsam, mühsam.

Entspricht das wachgerufene und zur Verschmelzung gelangte Erinnerungsbild dem centripetalen Erregungsvorgang, insofern er gleich ist demjenigen, welcher das ursprüngliche Erinnerungsbild als Residuum hinterliess, so erscheint die bezügliche Wahrnehmung als eine individuell richtige adäquate; im anderen Fall (der Incongruenz) unterliegt der Träger des Vorgangs einer Täuschung bezüglich seiner Wahrnehmung (psychische Illusion).

Vermöge der den corticalen Sinnescentren immanenten Fähigkeit des Gedächtnisses kann das Erinnerungsbild einer früheren Wahrnehmung passiv oder aktiv jeweils im Bewusstsein wieder wachgerufen werden.

P a s s i v kann dies geschehen organisch durch autochthone oder reflektorische Erregung, funktionell durch einen neuerlichen centripetalen Erregungsvorgang in der Sinnesbahn oder vermöge der Ideenassociation.

A k t i v ist dies möglich durch willkürliche Hervorrufung des Gedächtnissbildes.

Ist die Gedächtnissfunktion unversehrt, so ist die Integrität der aktiven Reproduktion gewährleistet. Bei der spontanen Reproduktion ist eine Reproduktion in veränderter Form (durch Verschmelzung mit anderen Erinnerungsbildern) nicht möglich.

Ein fundamentaler Unterschied zwischen Erinnerung und Wahrnehmung (imaginative und sensorische Vorstellung — Sully) besteht darin, dass erstere ein nur ideelles, nicht sensationelles (Erinnerungs-) Bild unter gewöhnlichen Umständen producirt. Wahrscheinlich dadurch wird es dem Bewusstsein möglich, Erinnerungs- und Anschauungsbild jederzeit leicht von einander zu unterscheiden. Der Grund dafür lässt sich nur darin finden, dass beim Zustandekommen des Anschauungsbildes der ganze Sinnesapparat betheiligt ist, während beim Erinnerungsbild dieser nicht oder wenigstens nicht in gleicher Intensität wie beim Zustandekommen des Wahrnehmungsbildes betheiligt ist. Wenn ein Erinnerungsbild die Stärke einer sinnlichen Wahrnehmung (Hallucination) erlangt, so entsteht die Vermuthung, dass — unter abnormen Bedingungen — der Sinnesapparat vom Centrum aus in eine annähernd gleich starke funktionelle Erregung versetzt wurde, wie er sie bei der physikalisch begründeten realen Sinneswahrnehmung von aussen her erfuhr. Die Bedingung hierfür könnte in dem abnorm starken Reizwerth des Erinnerungsbildes oder in der gesteigerten Ansprechsfähigkeit des Sinnesapparates, möglicherweise auch in beiden Bedingungen gegeben sein.

Bei der Mangelhaftigkeit unserer Kenntnisse von der Leistung der verschiedenen Abschnitte des Sinnesapparates ist die Beurtheilung eine überaus schwierige.

Dass der Intensitätsgrad der Erinnerungsvorstellung nicht ohne Bedeutung ist, ergibt sich daraus, dass die Gelegenheitsbedingungen für das Zustandekommen von Hallucinationen wesentlich darin sich zusammenfassen lassen, dass sie eine intensive Erregung und Concentration des Vorstellens bewirken. Funktionell geschieht dies durch affektartige Zustände (Affekte der Furcht, des Schrecks, der Begeisterung), sowie durch Steigerung der Aufmerksamkeit (Erwartungsaffekte, lebhafte Vertiefung in einen Gegenstand), Mangel äusserer Sinnesreize (Dunkelheit, Einsamkeit u. s. w.). Besonders günstig sind diese Bedingungen in der Einzelhaft, wo Affekte, Gewissensbisse, Sehnsucht nach der Freiheit zur Geltung kommen, lebhaft betonte Erinnerungsbilder hervorrufen, wobei überdies durch Mangel äusserer Sinnesreize zur Beschäftigung mit Phantasiebildern Anlass geboten ist.

Thatsächlich sind Hallucinationen in der Einzelhaft nicht selten. Organisch ist der Entstehung von lebhaften Erinnerungsvorstellungen Vorschub geleistet, insofern sie vielfach bei Erkrankungen der Hirnrinde nicht auf dem dynamisch-funktionellen psychologischen Wege der associativen Weckung, sondern der Weckung auf organisch-physiologischem Wege hervorgerufen sind.

Als solche innerliche organische Reizvorgänge in sensorischen Rindenfeldern ergeben sich Ernährungsstörungen, wie sie durch den Process, der dem Irresein zu Grunde liegt, durch fieberhafte Erkrankung, Inanitionszustände, Intoxication leicht zu Stande kommen.

Ganz besonders dürften Zustände von Inanition (Anämie) das Zustandekommen von Hallucinationen begünstigen (Schiffbrüchige, in der Wüste Verschmachtende, durch acute Krankheit oder Blutverluste Erschöpfte, fastende Ascetiker etc.).

Aber auch in physiologischer Breite zeigen sich bedeutende Intensitätsunterschiede der Erinnerungsbilder. So ist bekannt, dass die Jugend viel mehr Phantasie hat als das Alter, bei dem namentlich die visuellen Erinnerungsbilder schlecht reproducirt werden.

So gibt es Individuen von schlechtem, ja selbst partiell schlechtem Sinnengedächtnis aus ursprünglicher Anlage, im Gegensatz zu Solchen, deren sinnliche Erinnerungsbilder ausserordentlich lebhaft sich reproduciren. Solche Begabung findet sich in Künstlerkreisen sowohl als einfach reproduktive als auch phantastisch umgestaltende. Auf ihr mag die ergreifende Darstellungskunst mancher bedeutender dramatischer Künstler, die wunderbar plastische Darstellung eines Goethe, Ossian, Homer beruhen. Auch bei Componisten dürfte die Feinheit der Instrumentirung und der Klangfarbe ihrer Tondichtungen auf einer besonders feinen und lebhaften Reproduktionsfähigkeit ihres acustischen Gedächtnisses beruhen. Dass derartige Individuen von hervorragender sinnlicher Begabung leichter halluciniren als phantasiearme, mehr im Reiche abstrakter Ideen sich bewegende Individuen, ist ohne Weiteres zuzugeben, ja ihre Erinnerungsbilder konnten zuweilen willkürlich zu der Hallucination sich nähernder plastischer Deutlichkeit gesteigert werden (Goethe). Diese plastischen Anschauungen (psych. Hallucinationen — Baillarger, Pseudohallucinationen — Kahlbaum), diese lebhaften „inneren“ Stimmen stellen offenbar fliessende Uebergänge zur Hallucination dar, und andererseits lehrt die Beobachtung an psychisch Kranken, dass auch ihre Hallucinationen nicht immer und wohl nur selten gleich von Anfang an die sinnliche Stärke einer wirklichen Sinneswahrnehmung hatten.

Immerhin bleibt es fraglich, ob die noch so intensive Reproduktion eines sinnlichen Erinnerungsbildes, oder vielmehr die mächtige Erregung des Centrums in der Corticalis genügt, um dem Erinnerungsbild die sinnliche Stärke eines Anschauungsbildes zu verleihen, es zur Hallucination zu gestalten.

Alle Erfahrungen der gegenwärtigen Rindenphysiologie drängen zur Annahme, dass die sensorischen Rindencentren nur die Stellen für den Akt der Wahrnehmung und für die Aufbewahrung der bezüglichen Erinnerungsbilder sind. An einer anderen Stelle des Sinnesapparates kann das zum plastischen Ausdruck gelangte Erinnerungsbild (Hallucination) nicht reproducirt werden. In den subcorticalen Centren (Sinnhirn) mögen durch spontane innere Erregungsvorgänge wohl elementare Sinnesempfindungen (Lichter, Farbenerscheinungen, Töne u. s. w.) reproducirbar und zur Stärke einer wirklichen Sinnesempfindung gestaltbar sein, sicher aber niemals Gestalten, Worte, überhaupt complicirte Erinnerungsbilder.

Damit das Erinnerungsbild zur Hallucination werde, bedarf es, unbeschadet seiner Intensität, analoger Bedingungen wie zum Process der Sinneswahrnehmung, d. h. einer funktionellen Miterregung der gesammten centroperipheren Sinnesbahn.

Die geänderten Bedingungen bestehen darin, dass nicht ein äusserer physikalischer, sondern ein innerer psychologischer Vorgang den Sinnesapparat in Mitschwingung versetzt. Bei der Sinneswahrnehmung handelt es sich um einen centripetalen, bei der Hallucination um einen centrifugalen Vorgang. Beide kommen darin überein, dass nach dem Gesetz der excentrischen Projektion oder Wahrnehmung die Ursache der Erregung an die Peripherie der Sinnesbahn, in den äusseren Raum verlegt wird.

Damit wird die Täuschung eine vollständige und nur indirekt für das Bewusstsein des Hallucinirenden erkennbar. Worin diese Fähigkeit der Sinnesbahn, auf einen rein psychischen (Vorstellungs-)Reiz in Erregung zu gerathen, beruht, kann nur Gegenstand der Vermuthung sein.

Man könnte sich diesen Zustand der erleichterten Ansprechsfähigkeit im Sinne einer Hyperästhesie denken.

Jedenfalls handelt es sich hier um einen rein funktionellen Vorgang. Ueberhaupt findet sich die Hallucination vorwiegend bei sogen. rein funktionellen Hirnerkrankungen vor, bei denen auch in anderen Funktionsgebieten Erscheinungen funktionell gesteigerter Erregbarkeit gleichzeitig sich der Beobachtung darbieten. So erklärt sich die Häufigkeit der Hallucination bei funktionellen Psychosen, bei Hysterie, Epilepsie, Chorea u. s. w. Eine solche funktionelle Veränderung der Sinnesbahn, als Grundbedingung des Zustandekommens der Hallucination, ist ein Postulat der Erfahrung, denn sonst müsste die Hallucination eine alltägliche Erscheinung sein, insofern die Bedingungen für das besondere Intensivwerden eines Erinnerungsbildes (Affekt, Aufmerksamkeit, Concentration, willkürliche Anspannung der Phantasie) sehr leicht eintreten. Führen diese Bedingungen wirklich zur Hallucination, so lässt sich bestimmt eine abnorme

Erregbarkeit des centroperipheren Sinnesapparates annehmen. Dass die Hallucination nur im sensorischen Rindencentrum ihre Entstehung finden kann, geht aus folgenden Erfahrungsthatsachen hervor:

1. Das Schwinden hallucinatorischer Vorgänge, sobald das sensorische Centrum in der Hirnrinde zerstört und damit Verlust der Erinnerungsbilder gesetzt ist (organische Hirnrindenerkrankungen — apathischer Blödsinn).

2. Die Möglichkeit des Hallucinirens bei vollständig zerstörtem äusserem Sinnesorgan.

3. Die Beschränkung des peripheren Sinnesapparats, einschliesslich seines subcorticalen Centrums, anlässlich von Reizvorgängen, auf elementare subjektive Sinnesempfindungen (Lichterscheinungen, Geräusche) beim Ausschluss der Produktion von Gestalten, Worten u. s. w.

4. Der Inhalt der Hallucination ist vielfach dem jeweiligen Inhalt des Vorstellens conform. Er stellt plastisch gewordene visuelle, laut gewordene auditive Vorstellungen dar. Nur so begreift es sich, dass zuweilen Hallucinationen von gleichem Inhalt epidemisch vorkommen bei Menschen, die von demselben Vorstellungskreis präoccupirt waren und sich dabei in emotioneller Erregung befanden.

Nicht immer jedoch sind hallucinatorischer und Vorstellungsinhalt einander congruent.

Um diese Thatsache zu verstehen, ist es nöthig zu untersuchen, auf welchen Wegen Erinnerungsbilder, die zur Hallucination werden mögen, geweckt werden können.

Die Verhältnisse sind ganz analoge wie bei der Entstehung von rein ideativen Vorstellungen bezw. Wahnideen (s. o.).

Die Hervorrufung des zur Hallucination werdenden Erinnerungsbildes kann auf spontanem, physiologisch organischem oder auf dynamisch associativem Wege erfolgen.

Im ersteren Fall braucht die Erinnerungsvorstellung keine bewusste zu sein. Sie kann im Moment ihrer Erweckung wirksam werden, so dass das Bewusstsein erst qua Hallucination von ihr Akt nimmt.

Die Erregungsquelle kann eine direkte sein, ein Reiz im sensorischen Centrum. Es ist aber auch denkbar, dass dieser durch einen Erregungsvorgang in der peripheren Sinnesbahn oder durch einen solchen in einer beliebigen visceralen Empfindungsbahn dem Centrum zugeleitet wird.

Die associativ entstandene Erinnerungsvorstellung, welche zur Hallucination wird, wird in der Regel eine bewusste sein und sich in den Gang des concreten bewussten Vorstellens einfügen.

Sie braucht jedoch nicht in der originalen identischer Form aufzutreten, erscheint vielmehr häufig in veränderter phantastischer. Sie kann geweckt sein durch eine associative reproducirte Vorstellung oder durch eine

Sinneswahrnehmung, oder auch durch eine Hallucination. Man pflegt die secundäre Hallucination dann eine Reflexhallucination zu nennen (Kahlbaum). Der Inhalt der Hallucination kann ein stabiler sein (festgehaltene associative Erinnerungsvorstellung durch Concentration, Affekt oder durch beständiges Wiederangeregtsein vermöge eines organischen oder peripheren Reizvorgangs von bestimmter Qualität) oder der Inhalt ist ein kaleidoskopisch wechselnder.

In seltenen Fällen werden die Hallucinationen nur auf einem Auge oder Ohr lokalisirt. Dann handelt es sich um Illusionen oder wenigstens um Reize, die von der betreffenden Sinnesbahn dem sensorischen Centrum zugeführt werden. Möglich wäre auch ein organischer einseitiger Reizvorgang in einem Rindencentrum.

Da wo auf dem psychologischen Wege der Ideenassociation entstandene, gerade im Bewusstsein verweilende Vorstellungen das sensorische Centrum im Sinne einer Hallucination zu erregen vermögen, muss auf einen hohen Grad von Hyperästhesie des centroperipheren Sinnesapparates geschlossen werden.

Beispiele dafür bieten Kranke, die das, was sie gerade lesen oder denken, in der Aussenwelt aussprechen hören und sich darüber beklagen, dass ihre Gedanken von anderen ausspionirt, errathen werden.

Manche dieser Phänomene dürften übrigens Pseudohallucinationen sein; dies gilt besonders für Fälle, wo die Kranken dieser innerlichen subjektiven Entstehung ihrer Hallucinationen sich bewusst werden und sie geradezu als lautes Denken bezeichnen, wie der Kranke Leuret's („c'est un travail qui se fait dans ma tête").

Die nosologische Bedeutung einer Hallucination ist die einer elementaren Störung der psychosensoriellen Funktionen. Sie zeigt immer einen krankhaften Zustand des centralen Nervensystems an. Sie findet sich am häufigsten im Irresein, ist aber durchaus nicht an und für sich ein Kriterium eines geisteskranken Zustands.

Die psychologische Bedeutung einer Hallucination ist die einer thatsächlichen Sinneswahrnehmung. Es scheint dem Hallucinirenden nicht bloss so, sondern er sieht, hört, schmeckt, fühlt leibhaft, wie wenn ein wirkliches Objekt einen sinnlichen Eindruck hervorbrächte.

Von entscheidender Bedeutung ist nun im Verlauf, was aus der subjektiven Sinneswahrnehmung, der elementaren Störung wird, ob sie vom Bewusstsein als Hallucination erkannt wird oder, nicht erkannt, zu einer Verfälschung des Bewusstseins führt.

Der Ausgang ist abhängig vom Zustand des Gesammtbewusstseins und der Integrität der übrigen Sinnesgebiete. Der erstere Fall einer Correctur ist Regel beim Nichtirrsinnigen. Die intakte Besonnenheit und Aufmerksamkeit, die unverfälschte Thätigkeit der übrigen Sinne und ihr gesundes Zeugniss führen fast nothwendig zur Berichtigung der Sinnesvorspiegelung. Es ist hierbei psychologisch von Interesse, den erschütternden Einfluss zu beobachten, den selbst auf Geistesgesunde, ja des Vorgangs Kundige, das quasi übersinnliche Phänomen hervorbringt.

Bei Geisteskranken kommt es in der Regel zur Verwechslung der Hallucination mit einer objektiven Sinneswahrnehmung, denn das Selbstbewusstsein ist hier getrübt, Affekte stören die Besonnenheit und die Ruhe der Ueberlegung, zudem bestehen häufig Hallucinationen gleichzeitig in mehreren Sinnen, so dass eine subjektive Sinneswahrnehmung der anderen zur Stütze dient, während überdies gleichzeitig die Wege zur berichtigenden, controlirenden Sinneswahrnehmung verlegt sind.

Es kommt indessen auch bei Geisteskranken vor, dass sie ihre Hallucinationen corrigiren. Dies geschieht namentlich dann, wenn diese einsinnig und selten auftreten, nicht mit einem Affekt complicirt sind, wenn das Individuum den gebildeten Kreisen angehört und die Hallucination die momentane plastische Entäusserung entsprechender Gedanken oder gelesener Worte ist.

Meist jedoch scheinen die Vorstellungen, welche die Hallucinationen provociren, durch spontane (nicht associatorische) Hirnerregung ausgelöst oder wenigstens dem Kranken nicht bewusst zu werden, bevor sie zur Hallucination sich gestalten. So kommt es, dass der Inhalt dieser nicht dem jeweiligen, bewussten Vorstellen entspricht, demgemäss für etwas Fremdes gehalten und ursächlich in die Aussenwelt versetzt wird.

Eine nicht unwichtige praktische Frage reiht sich hier an, nämlich die, ob Hallucinationen, die nicht als solche erkannt wurden, ein Zeichen von Irresein sind. Es hat Autoren, namentlich französische, gegeben, die keinen Anstand nahmen, diese Frage zu bejahen, aber mit Unrecht, denn einmal ist die Hallucination, auch wenn sie für wahr gehalten wird, nur eine elementare Erscheinung, die über den Gesammtzustand eines Individuums, über seinen Hirnzustand an und für sich nichts aussagt, andrerseits bietet uns aber die Erfahrung eine Reihe von Personen, die an die Realität ihrer Hallucinationen glaubten und bei denen wir doch Anstand nehmen würden, sie als geisteskrank zu betrachten. (Mohamed, Napoleon; Socrates, der sich mit seinem Dämon unterhielt; Benvenuto Cellini, der, als er im Kerker betete: Gott möge ihn noch einmal das Licht der Sonne sehen lassen, eine Sonnenvision bekam; Pascal, der einen Abgrund vor sich sah; — die Jungfrau von Orleans; Luther, der dem Teufel das Tintenfass nachwarf u. A.)

Die Erklärung fällt hier nicht schwer, wenn wir bedenken, dass solche Hallucinanten im Wahn, im Aberglauben ihres Jahrhunderts befangen oder aus Hang zum Abenteuerlichen, Mystischen, nicht im Besitz der nöthigen

Vorkenntnisse oder nicht disponirt waren, diese Schöpfungen ihrer Einbildungskraft zu corrigiren.

Immerhin aber müssen wir daran festhalten, dass für wahr gehaltene Hallucinationen die Integrität der Beziehungen zur realen Aussenwelt gefährdende Erscheinungen sind.

So einfach auch die Constatirung der Hallucination als solcher scheint, so schwierig kann es sein, im Irresein sich vor ihrer Verwechslung mit anderweitigen krankhaften Vorgängen zu schützen. Ohne Zweifel wird Manches für eine Hallucination gehalten, was nicht wirklich eine ist, so:

a) Die Träumereien mancher Verrückten, die sich in ihrer Phantasie, gleich dem Schauspieler, in eine Rolle oder eine Situation hinein versetzen, Dialoge führen, ohne wirklich fremde Personen zu sehen, zu hören. (Hagen.)

b) Die Reproduktion von Traumgebilden des schlafenden Zustandes und ihre Hereintragung in die reale Welt als vermeintlicher wirklicher Erlebnisse. Dieser Mangel der Kritik findet sich in psychischen Schwächezuständen.

c) Die Verwechslung einer soeben entstandenen Vorstellung mit der vermeintlichen Erinnerung einer vermeintlich gemachten Wahrnehmung. Dahin gehören die Fälle, wo die Kranken behaupten, man habe über sie dies oder jenes ausgesagt, geschimpft, während sie dies sich doch nur momentan einbilden. Die Angaben der Kranken unterscheiden sich hier schon durch ihre Unbestimmtheit von dem Inhalt der eigentlichen Hallucination. (Hagen.)

Zeichen, die ziemlich sicher auf hallucinatorische Vorgänge hindeuten, sind: das athemlose Hinhorchen auf einen bestimmten Punkt, ein starr auf eine bestimmte Richtung gewandter Blick, das Verstopfen der Ohren, das Bedecken des Gesichts. Viele Kranke berichten unaufgefordert von ihren „Stimmen", bezeichnen nicht selten auch den Vorgang des Hallucinirens mit eigenen Namen.

Neubildung von Worten, Stummheit, Nahrungsverweigerung sind Erscheinungen, die überaus häufig durch Hallucinationen bedingt sind.

Es erübrigt hier noch in Kürze auf die sociale und historische Bedeutung der Hallucinationen aufmerksam zu machen.

Jedenfalls gibt es kaum eine Lebenserscheinung des Menschen, die zu den verschiedenen Zeiten seiner Existenz einer so verschiedenartigen Beurtheilung ausgesetzt gewesen wäre, je nach den Anschauungen, die Kirche, Philosophie und Naturwissenschaften ihr entgegenbrachten. Die Geschichte der Hallucination enthält einen Theil der Geschichte des Culturlebens aller Völker und Zeiten und ist ein Spiegel der religiösen Anschauungen derselben.

Hallucinationen haben bedeutsame geschichtliche Ereignisse mit veranlasst (Kreuzesvision Constantins d. Gr.), Religionen gestiftet (Mohamed), zu den kläglichsten

Verirrungen in Gestalt von Hexenprocessen, Aberglauben und Gespensterspuk geführt. Sie haben eine wichtige Bedeutung für das Entstehen von Sagen und Märchen gehabt (Glaube an Elfen, Nixen, Geister, Feen, Teufel, wildes Heer) und es ist nicht Zufall, dass die Entstehungsquellen solcher Sagen vorzugsweise Landleute, Schäfer, Jäger sind, d. h. Menschen, deren reger Verkehr mit der Natur Sinnesleben und Phantasie vorwiegend in Anspruch nimmt.

Ein gutes Beispiel hiefür bietet die second sight der Hochschottländer, bestehend darin, dass besonders disponirte, d. h. nervöse Personen die Gabe haben, Andere in Zuständen vorauszusehen, z. B. auf der Todtenbahre — die später dann auch wohl einmal wirklich eintreten.

Hieher gehört auch die ominöse Erscheinung der eigenen Figur (Goethe's hechtgraue Selbstvision, als er nach Drusenheim ritt).

Unendlich häufig sind Hallucinationen in der Geschichte der Klöster, wo nervöse Disposition, Kasteiung, Entziehung des Schlafs, intensive Concentration des Vorstellens auf wenige Vorstellungen und dadurch gesteigerte Phantasie, vielleicht auch Onanie zusammenwirkten, um jene zu provociren.

Von grösster Wirksamkeit sind Hallucinationen in dichterischen Gebilden, weshalb auch Dichter, im Bewusstsein der psychologischen Bedeutung der Hallucination oder auch instinktiv, da, wo sie ergreifend wirken wollen, sich der Hallucination bedienen.

Von grossartiger Wirkung in dieser Hinsicht ist die Vision Macbeth's in Shakespeare's Drama, als Macbeth seinen Platz an der Tafel schon durch den Schatten des ermordeten Banquo besetzt findet.

Ein treffliches Beispiel für die Verwerthung der Hallucinationen in der Dichtkunst bietet Goethe's Erlkönig.

2. Die Illusion.

Von den Hallucinationen lassen sich unterscheiden die Illusionen, d. h. Sinnesempfindungen, die auf ihrem Weg zum Apperceptionsorgan eine Fälschung erfahren und das Bewusstsein über die Quelle des Empfindungsvorgangs täuschen.

Ihr Vorkommen ist an die Existenz des peripheren Sinnesapparats gebunden, ihr Entstehungsweg ein centripetaler.

Bei der Complicirtheit des Wahrnehmungsprocesses begreift sich ihre Häufigkeit; in der That sind sie alltägliche Erscheinungen des physiologischen Lebens.

Der Ort ihrer Entstehung kann sein:

1. Der äussere Raum, welchen der physikalische Reiz zu durchdringen hat (physikalische Illusion).

2. Der periphere Sinnesapparat nebst dem subcorticalen Perceptionsorgan (physiologische Illusion).

3. Das corticale Apperceptionsorgan (psychische Illusion).

ad 1. Sinnestäuschungen (Illusionen), deren Ursache im äusseren Raum liegt, sind nicht selten in Veränderungen der Medien begründet, welche der äussere Reiz zu durchdringen hat, um die Sinnesorgane zu erreichen.

So erscheinen dieselben Gegenstände in dünner Luft kleiner und ferner, in dichter Luft grösser und näher, da die Brechung der Lichtstrahlen beim Uebergang aus einem dünneren Medium in ein dichteres schwächer, im umgekehrten Fall eine stärkere ist.

In der physikalischen und physiologischen Eigenthümlichkeit unserer Sehorgane ist es z. B. begründet, dass bei der Fahrt im Eisenbahnwagen Bäume und Telegraphenstangen an uns vorüberzufliegen scheinen, während doch wir an denselben vorübereilen; ein ins Wasser getauchter Stab scheint uns geknickt; helle Gegenstände auf dunklem Grund erscheinen uns durch Irradiation grösser als in Wirklichkeit u. s. w.

ad 2. Eine wichtige Quelle für Illusionen liefert die Erregung des Sinnesnerven durch inadäquate Reize[1]). Vermöge seiner specifischen Energie antwortet der Sinnesapparat auf irgend welche Reize, die ihn in seinem Verlauf treffen, mit der zukommenden Sinnesempfindung.

Die durch Fluxion und Exsudate bedingte Reizung, wie sie die Entzündung der Chorioidea oder Retina herbeiführt, der durch Druck auf den Opticus bedingte Reiz wird mit einer Lichtempfindung beantwortet. Bei Catarrhen des Mittelohrs oder der Tuba kommt es zu Rauschen, Knattern, Klingen im Ohr.

Anders als in den elementaren Qualitäten der Sinnesempfindung vermag der Sinnesapparat auf solche inadäquate Reize nicht zu reagiren, aber die subjektive Empfindung kann, zur Gehirnrinde fortgeleitet, dort eine der Empfindung inadäquate Vorstellung auslösen und damit eine Illusion hervorrufen.

Einer solchen Illusion ist der Geistesgesunde bei seiner ungestörten Besonnenheit nicht ausgesetzt; er interpretirt die subjektive Empfindung richtig, fasst sie als eine solche auf und schliesst aus ihr auf eine Erkrankung seines Sinnesapparates — anders ist es beim Geisteskranken, dessen Bewusstsein getrübt ist und der nur zu leicht, bei der Störung seiner Besonnenheit und seinen krankhaften Affekten, diese subjektive Erregung seines Sinnesorgans phantastisch umgestaltet.

Offenbar finden viele der als Hallucination bei Geisteskranken angesprochenen Phänomene darin ihre Erklärung, dass der anfangs noch besonnene Kranke die subjektiven Sinnesempfindungen, die er zuerst noch als Lichtflimmern und Ohrensausen percipirte und ganz richtig als subjektive Sinneserregung auffasste, nun, mit fortschreitender Trübung seines Bewusstseins, für Flammen, Teufel, für Drohworte und Schimpfreden hält und daraus Elemente für Visionen und Stimmen schöpft.

Dies gilt namentlich für jene häufigen Fälle, wo die angebliche Hallucination sich aus Phosphenen oder Geräuschen entwickelt hat, von solchen subjektiven Erregungszuständen des Sinnesapparats noch fort-

[1]) Köppe, Gehörstörungen und Psychosen, Allg. Zeitschr. f. Psych. 24, p. 17; Jolly, Arch. f. Psych. IV, 3.

dauernd begleitet ist, wo der Inhalt der Hallucination ein stabiler ist, wo das Phantasma oder Acusma nur auf einem Auge oder Ohr lokalisirt wird, also einseitig vorkommt, beim Schliessen der Augen verschwindet oder sich im Sehfeld bewegt.

Die Häufigkeit und Wichtigkeit dieser „Illusionen“ rechtfertigt die Forderung, dass überall da, wo solche unbestimmte stabile, mit elementaren subjektiven Empfindungen gleichzeitig erscheinende Sinnestäuschungen sich finden, das betreffende Sinnesorgan einer sorgfältigen physikalischen Untersuchung unterzogen werde, wozu sich, wenigstens beim Gehörorgan, der constante Strom nach Brenner's Vorgang besonders eignet.

ad 3. Häufig genug indessen lässt der periphere Sinnesapparat inclusive Perceptionsorgan an Leistungsfähigkeit nichts zu wünschen übrig; die Verfälschung der Sinnesempfindung geht erst im Apperceptionscentrum vor sich, die Illusion ist eine psychisch bedingte. Die Ursache für diese psychische Entstehungsweise der Illusionen liegt theils in dem Mangel der Aufmerksamkeit, theils in der Mangelhaftigkeit der Wahrnehmung, zuweilen in beiden Faktoren zugleich. Eine häufige hieher gehörige Erscheinung, auch des physiologischen Lebens, sind Affektillusionen.

Die Genauigkeit der Wahrnehmung ist hier gestört dadurch, dass das Vorstellungsleben durch einen bestimmten Gedankenkreis präoccupirt ist. Die im Apperceptionsorgan ankommende Sinneserregung löst eine, wohl der Stimmung, nicht aber der Realität entsprechende Vorstellung mit begleitendem Sinnesbild aus, die als vermeintliche Wahrnehmung nach aussen projicirt wird, ohne dass der Betreffende seines Irrthums gewahr würde.

So erklärt sich die Erscheinung, dass dem in unsicherem Wald einsam und furchtsam Wandernden jedes Rascheln des Laubs zum verfolgenden Tritt eines Räubers wird, dass dem mit Gespensterfurcht Behafteten beim Betreten des Kirchhofs nächtlicher Weile hinter jedem Leichenstein ein Gespenst aufzutauchen scheint.

So geschieht es dem in religiöser Exaltation Befindlichen, dass Muttergottesbilder in der Kirche sich ihm zuneigen, Crucifixe wunderbarerweise die Augen verdrehen etc.; so sehen wir im Affekt des Zornes, dass an und für sich nicht beleidigende Gesten und Worte des Veranlassers des Affektes, als Beleidigungen, Drohworte etc., falsch aufgefasst werden; so geschieht es dem von Eifersucht Geplagten, dass er harmlose Erscheinungen am Gegenstand seiner Eifersucht verdächtig und fälschlich auffasst; oder dem von brünstiger Liebe Entflammten, dass er den trivialen Gegenstand seiner Wünsche in idealer Weise wahrnimmt, dessen Hässlichkeiten im Lichte von Schönheiten sieht (Don Quixote und seine Abenteuer mit Maritorne); oder dem im Affekt der Begeisterung Befindlichen, dass er Windmühlen für Riesen hält und bekämpft.

Eine zweite Quelle für Illusionen ist die Undeutlichkeit des Eindrucks, mag sie durch mangelhafte Aufmerksamkeit, Zerstreutheit, Flüchtigkeit und Unvollkommenheit der Sinnesempfindung bedingt sein.

Dahin gehören eine Menge von Erscheinungen. Wir erblicken z. B. eine Wolke am Himmel, die uns die Umrisse eines Riesen, eines Hauses, eines Schiffes bietet. Die falsche Apperception ruft unsere Aufmerksamkeit wach und nun gelingt es uns nicht mehr, die phantastische Wolke anders als in ihren realen Contouren zu sehen; oder: wir gehen zerstreut auf der Strasse, glauben einem Bekannten zu begegnen und sind schon im Begriff, ihn anzureden, aber bei aufmerksamerem Hinsehen ist es ein Fremder.

Diese Art von Illusionen wird sehr begünstigt durch physikalische Momente, die die Deutlichkeit der Empfindung erschweren, so durch Dämmerung, mattes Mondlicht, Nebel etc.

Ein Baum wird dann vielleicht für einen Menschen gehalten, ein am Fenster hängendes Kleidungsstück für die Leiche eines Erhängten.

Diese Art von Illusionen wird sofort durch die Aufmerksamkeit berichtigt. Bleibt diese aus, indem z. B. der illusorische Eindruck den Affekt der Furcht und des Entsetzens hervorruft, so bleibt die Illusion uncorrigirt.

Zu diesen Illusionen gehören auch wesentlich die bei Manie so häufig zu beobachtenden, wo die enorme Beschleunigung des Vorstellungsablaufs ein ruhiges Beschauen, Sondern und Beurtheilen der Eindrücke aus der Aussenwelt unmöglich macht.

Eine weitere Quelle für Illusionen, die wir aber richtiger Urtheilsdelirien nennen, wird dadurch bedingt, dass die zur Unterscheidung ähnlicher Gegenstände nöthige Erfahrung noch fehlt (Kind) oder verloren gegangen ist (psychische Schwächezustände).

Das kleine Kind hält etwa jeden männlich aussehenden Eintretenden für den Papa, weil ihm differenzirende Vorstellungen noch fehlen; der Schwachsinnige oder Paralytiker sammelt bunten Flitterkram, glänzende Steinchen u. dgl., weil er sie für Gold und Edelgestein hält.

Eine nicht seltene Illusion bei Irren kommt endlich dadurch zu Stand, dass die neue Wahrnehmung der originalen bloss ähnlich ist, aber vom Wahrnehmenden für identisch gehalten wird. Eine solche Erscheinung setzt eine Schwäche des Gedächtnisses, eine verminderte Reproduktionstreue voraus. Die Illusion wird fixirt dadurch, dass die meist gleichzeitig bestehende Schwäche der Apperception und Controle die Berichtigung fernhält.

Darauf beruht die bei Irren nicht seltene Personenverwechslung [1]), die zur Unterscheidung von der durch mangelhafte Aufmerksamkeit, Zerstreutheit des Geistesgesunden entstandenen, flüchtigen, eine stabile ist, nicht selten gegenüber bestimmten Personen der Umgebung während Wochen, Monaten, ja während des ganzen Krankheitsverlaufs andauert. Offenbar sind es hier gewisse, meist aber ganz oberflächliche Aehnlichkeiten zwischen dem Anschauungsbild der gegenwärtigen und dem verblassten Erinnerungsbild der abwesenden Person, welche diese Verwechslung zu Stande bringen.

---

[1]) Snell, Allg. Zeitschr. f. Psych. 17, p. 553.

Die psychologische Bedeutung der Illusion ist die gleiche wie die der Hallucination.

Findet eine Berichtigung des Sinnesirrthums nicht statt, so ergeben sich alle möglichen Folgen einer falschen Wahrnehmung. Die Bedingungen und Hilfsmittel der Correctur sind dieselben wie bei der Hallucination. Bei der Störung der Besonnenheit und Sinnesthätigkeit, wie sie bei Irren besteht, sind Verfälschungen des Bewusstseins durch Illusionen hier an der Tagesordnung.

Die Sinnesdelirien im Irresein.

Nach diesen einleitenden pathogenetischen Bemerkungen bleibt die Aufgabe, die Sinnesdelirien (Hallucination und Illusion) in ihrem klinischen Vorkommen, als wichtige Krankheitselemente des Irreseins, zu betrachten. Wir haben dies nach zwei Richtungen zu thun:

1. nach ihrer Häufigkeit und Eigenthümlichkeit in den verschiedenen Sinnesgebieten;

2. nach ihrer Häufigkeit und Eigenthümlichkeit in den verschiedenen Formen oder Zuständen des Irreseins.

ad 1. Fragen wir uns zunächst nach der Häufigkeit der Sinnesdelirien im Irresein überhaupt, so ergeben sich grosse Schwierigkeiten, da offenbar Sinnesdelirien häufiger vorkommen als sie beobachtet werden. Viele Kranke wissen sie zu dissimuliren, gerade wie sie es mit ihren Wahnideen thun. Dazu kommt noch die Schwierigkeit, Sinnesdelirien von blossen Einbildungen, Urtheilsdelirien, Wahnideen zu unterscheiden.

Wichtiger ist die Frage nach ihrer Frequenz in den verschiedenen Sinnesgebieten. Während bei Geistesgesunden neben den alltäglichen, aber durch ihre sofortige Correctur bedeutungslosen Illusionen fast nur Gesichtshallucinationen (Visionen), höchst selten solche des Gehörs vorkommen, finden sich bei Geisteskranken Sinnesdelirien auch in anderen Sinnesgebieten, ja zuweilen sogar in allen Sinnen.

Bezüglich der Häufigkeit des Vorkommens stehen sich Hallucinationen des Gesichts und Gehörs ziemlich gleich, jedoch beobachtet man die ersteren vorwiegend in acuten, die letzteren mehr in chronischen Irreseinszuständen. Ungleich seltener sind Hallucinationen im Bereich der Geruchs- und Geschmacksempfindung. Im Gebiet des Hautsinns und der Gemeingefühlsempfindung lassen sich Hallucinationen und Illusionen nicht gut von einander unterscheiden. Sinnesdelirien in diesen beiden Sinnesgebieten sind entschieden häufiger als im Geruchs- und Geschmackssinn. Am seltensten sind Täuschungen in allen Sinnen.

Insofern die Sinnesdelirien laut gewordene Gedanken des bewussten Seelenlebens oder wenigstens von der Stimmung beeinflusste Projektionssignale des unbewussten Geisteslebens darstellen, sind sie im Allgemeinen dem gerade vorhandenen Fühlen und Denken congruent.

Der Melancholische sieht in seinen ängstlichen Erwartungsaffekten seine Verfolger, Henker, die ihn dem Arm des Gerichts überantworten; die in Sorge um die Existenz ihrer Kinder vergehende melancholische Mutter hört ihr Hilfegeschrei, ihr Todesröcheln; der in expansiven Affekten schwelgende Maniacus vergnügt sich im Anblick seiner Phantasieschlösser und eingebildeten Genüsse; der an Verfolgungswahnsinn Leidende hört das Flüstern seiner Feinde, wie sie sich berathen, ihn aus der Welt zu schaffen; in den Mienen der Umgebung liest er Zeichen des Einverständnisses, in harmlosen Worten oder Geräuschen hört er Drohworte und Beleidigungen, in Speise und Trank schmeckt er giftige Substanzen, in widrigen Haut- und Gemeingefühlssensationen erkennt er das nächtliche Treiben seiner Feinde, die ihm mit fabelhaften Maschinen Leben und Gesundheit zu zerstören trachten; der religiöse Wahnsinnige sieht den Himmel offen, wird mit Erscheinungen himmlischer Personen begnadigt, hört den Gesang der Engel, die göttliche Stimme, die ihm Befehle, Weissagungen etc. zukommen lässt.

Bemerkenswerth ist die verschiedene Art, wie Gehörshallucinanten ihre Stimmen objektiviren.

In seltenen Fällen, namentlich da, wo die Hallucination nur die plastische Entäusserung deutlich bewusster Vorstellungen und dem momentanen Vorstellungsinhalt congruent ist, gibt der Kranke als Entstehungsort sein eigenes Gehirn an („c'est un travail qui se fait dans ma tête“); manche dieser Kranken bezeichnen geradezu ihr Stimmenhören als lautes Denken oder als Gedankensprache.

Meist aber werden die Gehörshallucinationen in der Aussenwelt vernommen und haben für das Bewusstsein der Kranken den Werth einer realen auditiven Wahrnehmung. Zuweilen ertönen die Stimmen in nächster Nähe, werden ins Ohr hineingeschrieen, Zustände, die es wahrscheinlich machen, dass der Entstehungsort dieser Pseudohallucinationen das Perceptionsorgan ist. Wenigstens findet sich in solchen Fällen meist gleichzeitig Acusticushyperästhesie neben elementaren subjektiven Empfindungen, als Ausdruck von Erregungsvorgängen im Sinnesapparat.

In selteneren Fällen lokalisiren die Kranken die Stimmen in vom Gehirn entfernten Organen des Körpers, z. B. in der Brust, im Bauch, wo offenbar und auch meist nachweisbare gleichzeitige abnorme Empfindungen in diesen Theilen die Aufmerksamkeit fesseln und die Lokalisation dort erfolgen lassen.

Gewöhnlich aber werden die Stimmen in der Aussenwelt vernommen gleich wirklichen Gehörswahrnehmungen.

Was die Gesichtswahrnehmungen betrifft, so erscheinen sie besonders lebhaft und häufig zur Nachtzeit, im Dunkeln, weshalb es Regel ist, den Raum, in welchen Gesichtshallucinanten sich befinden, nie ganz dunkel werden zu lassen. Oft sind sie im Anfang der Krankheit nur schattenhaft, gleich den Gestalten eines Schattenspiels, und steigern sich erst auf der Höhe der Krankheit zur vollen Plasticität, um im Niedergang der Krankheit wieder zu erblassen. Sie können so anhaltend und massenhaft werden, dass der Kranke in eine völlige Traumwelt entrückt wird.

Die maskenartig starren Gesichtszüge, das athemlose Hinstieren nach einem Punkt sind dann charakteristisch. Sie finden sich besonders häufig in acut entstandenen Erschöpfungszuständen (Anämie des Centralorgans) und in den Formen des alkoholischen Irreseins.

Geruchs- und Geschmackshallucinationen kommen nicht leicht je isolirt vor. Es ist kaum möglich die ersteren sicher von wirklichen, durch Hyperästhesie des Olfactorius etwa vermittelten Geruchsempfindungen zu unterscheiden; ebenso liegt häufig den Geschmackstäuschungen eine wirkliche Geschmacksempfindung, wie sie etwa ein Magen- oder Mundcatarrh bedingt, zu Grunde. Fast ausnahmslos haben die im Geruchs- und Geschmackssinn auftretenden Täuschungen einen unangenehmen Charakter. Der Kranke empfindet Leichengeruch, höllische, schweflige Dünste, das Essen schmeckt nach Kupfer, Arsenik, Menschenkoth etc.

Auffallend häufig sind die Geruchshallucinationen bei Irresein auf masturbatorischer Grundlage, sowie bei sexuellen Erkrankungszuständen von Frauen, namentlich im Klimakterium. Im Gebiet der Hautempfindung sind Illusionen und Hallucinationen schwer auseinander zu halten.

Meist handelt es sich um illusorische Apperception wirklicher Empfindungen und sind Parästhesien und Hyperästhesien spinalen Ursprungs oder auch rheumatische Affektionen, Ekzeme, Schwankungen der capillaren Blutfülle in der Haut etc. die organische Basis gewisser Verfolgungsillusionen, wie z. B. des Wahns, von Unsichtbaren magnetisirt, mit Gift bestreut, gestochen zu werden u. dergl. Allgemeine Anästhesie lässt sich zuweilen nachweisen, wenn der Kranke meint, todt zu sein, partielle, wenn er meint, Arme und Beine von Glas zu haben, des Schädels oder gewisser Körpertheile beraubt zu sein.

Bei Kranken mit Hemianästhesie kommt der Wahn vor, dass eine andere Person, eine Leiche neben ihnen im Bett liege. So glaubte ein Kranker Maudsley's (Paralytiker mit halbseitiger Anästhesie und gleichzeitigen Convulsionen der anästhetischen Körperhälfte), eine andere Person liege neben ihm und schlage ihn beständig.

Auf Anomalien der Muskelempfindung mag der Wahn, zu fliegen, getragen zu werden (Walpurgisnacht), eine veränderte Schwere zu besitzen, beruhen. Auch der Umfang, die Grösse des ganzen Körpers oder einzelner Glieder erscheinen dann nicht selten verändert.

Auch im Gebiet der Gemeingefühlsempfindung spielen Illusionen und

Hallucinationen eine nicht unwichtige Rolle, so namentlich bei Hypochondern. Es ist schwer, hier Hallucinationen und Illusionen zu trennen. Von ersteren ist die Rede, wenn die krankhafte Einbildungskraft als Reiz wirkt und die bezügliche eingebildete Empfindung wirklich central auslöst; von Illusionen, wenn eine krankhaft gesteigerte oder perverse Gemeingefühlsempfindung das Bewusstsein erreicht und von diesem falsch gedeutet wird.

Dieser Erfolg kann ebensowohl dadurch eintreten, dass das hyperästhetisch gewordene Bewusstseinsorgan nun vegetative Vorgänge appercipirt, die normal nicht bewusst werden, als dadurch, dass eine Organempfindung, pathologisch gesteigert, die Schwelle des Bewusstseins überschreitet. In der Regel wird es sich um Illusionen handeln. Die Sektion, sowie eine sorgfältige klinische Untersuchung liefern wenigstens oft genug als Substrate hypochondrischer Sensationen Lage- und Texturveränderungen in vegetativen Organen. Namentlich sind es Catarrhe der Verdauungswege, Knickungen und abnorme Lagerung der Därme, Obstipation, Hämorrhoiden, chronische Entzündung des Bauchfells (eine Kranke Esquirol's, die ein ganzes Concil im Leib zu haben glaubte und bei der die Sektion chronische Peritonitis nachwies), Colikschmerzen (ein gewisser Peter Jurieu hielt seine häufigen Colikschmerzen für Gefechte, die sich sieben Reiter in seinem Bauch lieferten), die das Substrat für hypochondrische Sensationen abgeben; nicht minder Infarkte, Catarrhe, Neubildungen, Lageveränderungen des Uterus, Spermatorrhoe.

So führten krankhafte geschlechtliche Empfindungen im Mittelalter zum Wahn der Incuben und Succuben. So kommt es bei Onanisten zuweilen, auf Grund von abnormen Sensationen in der Urethra, zur Illusion, es werde von Unsichtbaren der Samen abgetrieben.

Die Häufigkeit solcher illusorischer Interpretationen fordert in bezüglichen Fällen zu einer genauen Untersuchung der betreffenden Organe auf.

ad 2. Bezüglich des Vorkommens der Sinnesdelirien in den verschiedenen Formen des Irreseins sind acute und chronische Irreseinszustände zu unterscheiden.

In ersteren sind sie häufiger als in letzteren, die Gesichtshallucinationen zudem überwiegend über solche des Gehörs.

In melancholischen Zuständen sind Gehörs- und Gefühlsdelirien häufiger als solche des Gesichts. Am zahlreichsten finden sie sich in der Melancholia activa und attonita.

In den acuten Manien, sowie im Wahnsinn sind Hallucinationen hervortretende Krankheitssymptome, in der chronischen Manie, ausgenommen der puerperalen, selten.

Bemerkenswerth ist die Seltenheit der Sinnesdelirien in der periodischen Form der Manie, wie auch in dem circulären Irresein.

In den Zuständen von Paranoia sind Sinnesdelirien sehr häufig, vorwiegend Gehörs-, dann Gefühlstäuschungen, seltener Geschmacks- und

Geruchstäuschungen. Gesichtshallucinationen kommen nur episodisch vor, am häufigsten noch da, wo das Leiden auf alkoholischer Grundlage steht.

In den Fällen religiös-expansiver Paranoia sind Hallucinationen des Gehörs und Gesichts an der Tagesordnung. Sie steigern zuweilen vorübergehend den Zustand bis zur Ekstase.

In Zuständen von Blödsinn fehlen Hallucinationen. Illusionen können vorkommen auf Grund von lückenhafter Wahrnehmung und verloren gegangener Kritik.

Auch in der Dem. paralytica sind Sinnestäuschungen selten. Sie werden noch am häufigsten in intercurrenten Aufregungszuständen beobachtet. und zwar in depressiven.

Capitel 8.

Störungen der sensiblen Funktionen.

Sie sind wichtige Elemente des Irreseins, insofern sie das Substrat für Wahnideen, Sinnestäuschungen und Affekte werden, sogar Paroxysmen von Irresein herbeiführen können.

Die Untersuchung der Sensibilität bei Irren ist im Allgemeinen eine schwierige, theils wegen gestörter Aufmerksamkeit, wechselnder Bewusstseinszustände der zu Untersuchenden, womit die Erregbarkeitsschwelle sich fortwährend verändert, theils wegen wechselnder Blutfülle der Haut, insofern Anämie derselben eine Abstumpfung, Hyperämie eine Verfeinerung der Tastempfindlichkeit herbeiführt.

Es lassen sich funktionell unterscheiden:

1. Zustände verminderter bis aufgehobener Erregbarkeit und Erregung (Anästhesien).

2. Solche gesteigerter Erregbarkeit und Erregung (Hyperästhesien und Neuralgien).

1. Anästhesien [1]).

Sie können psychisch bedingt sein — durch Aufhebung der Apperception im psychischen Organ oder organisch — durch Zerstörung der Leitungsbahnen und der peripheren Sinnesapparate.

In der Regel wird es sich hier um Störungen der Apperception bei Integrität der Leitung handeln.

---

[1]) Snell, Allg. Zeitschr. f. Psych. 10, H. 2; Tigges, ebenda 36, H. 2 und 3; Smoler, Prager Vierteljahrsschr. 1865. 87. Bd., p. 76.

a) Anästhesien der Sinnesorgane. Der psychischen Anästhesie durch Ausbleiben der einen sinnlichen Eindruck begleitenden Gefühlsbetonung wurde bei den Gemüthsanomalien schon gedacht. Pervers können die begleitenden Lust- und Unlustgefühle bei Hysterischen sein (Idiosyncrasien). Es erübrigt hier die Erwähnung der Aufhebung der sinnlichen Empfindung an und für sich. In der Regel ist sie eine Apperceptionsstörung durch Aufhebung des psychischen Antheils des Empfindungsvorgangs (mangelndes Bewusstsein, fehlende Aufmerksamkeit), so bei Stupor, Manie, Blödsinn, pathologischen Traumzuständen u. s. w. Seltener ist sie eine organisch bedingte, und zwar durch Zerstörung der Rindencentren oder der Leitungsbahnen, oder durch Degeneration der Sinnesapparate (Amblyopie, Amaurose als Ausdruck retinitischer Processe, deren genetische Verknüpfung mit dem Irresein in gemeinsamen vasomotorisch-sympathischen Erkrankungen zu suchen ist; Anosmie durch Degeneration der Riechkolben, wie sie wiederholt bei Paralytikern gefunden wurde).

b) Anästhesien der cutanen und der Muskel-Sensibilität. Die ersteren können die Schmerz-, Tast- und Temperaturempfindung betreffen. Meist sind sie psychisch bedingt, seltener durch degenerative Erkrankungen des Rückenmarks (Dementia paralytica) oder heerdartige Gehirnerkrankungen.

Von grosser Bedeutung im Irresein ist die Aufhebung der Schmerzempfindlichkeit. In der Regel ist die Analgesie psychisch vermittelt durch Unerregbarkeit des psychischen Organs. Analogien aus dem physiologischen Leben bieten der Soldat, der im Kampfgewühl eine eingetretene Verwundung nicht bemerkt, der Märtyrer, der in gottbegeisterter Ekstase Wunden und Martern nicht fühlt.

Die klinische Bedeutung der Analgesie im Irresein ist eine grosse, insofern sie schwere absichtliche Selbstverstümmlungen, grässliche Art der Ausführung des Selbstmords und unabsichtliche Unglücksfälle (Selbstverbrennungen) möglich macht.

So gab es Irre, die sich selbst kreuzigten, entmannten, von Pferden in Stücke zerreissen liessen. Unempfindlichkeit gegen Kälte ist meist psychisch bedingt, findet sich bei Maniakalischen und Blödsinnigen, und ist der Grund dafür, dass solche Kranke ohne Kleider herumlaufen. Meist findet sich dagegen, namentlich bei anämischen Zuständen, ein gesteigertes Wärmebedürfniss.

Auf geänderter, meist herabgesetzter Muskelempfindung beruht das Gefühl mancher Kranker von veränderter Schwere, abnormer Leichtigkeit, abnormem Umfang des ganzen Körpers oder einzelner Glieder.

Sind Haut- und Muskelsensibilität zugleich aufgehoben, so haben die Kranken das Gefühl, als fehle der betreffende Körpertheil gänzlich;

ist die Anästhesie eine allgemeine, so kann das Bewusstsein der Persönlichkeit erloschen sein, der Kranke sich todt wähnen.

c) Anästhesien des Gemeingefühls. Sie sind wenig erforscht, meist auf das psychische Moment der Bewusstseinsstörung zurückzuführen. Dahin gehört das mangelhafte Gefühl des Hungers, Durstes, der körperlichen Ermüdung (Maniaci), das mangelnde Gefühl des Krankseins selbst bei schweren intercurrenten Krankheiten (ambulatorische Typhen, Pneumonien etc.).

Auf Anästhesien beruhen wohl auch gewisse nihilistisch-hypochondrische Wahnideen des Schwunds, Fehlens innerer Organe (Dem. paralytica, senilis etc.).

Einer genaueren Erforschung harren noch die häufig bei Irren, namentlich Melancholischen, geäusserten Klagen von Leere, Hohlsein, Druck, reifartiger Einpressung des Kopfes, Vertrocknung des Gehirns, Luft, Wasser im Gehirn u. dgl.

Manche dieser, theils direkt, theils in allegorischem Gewande geäusserten Empfindungen lassen sich auf sensible Anomalien der äusseren Kopfdecken (Gefühl der Gedankenhemmung bei Paralgien der Nn. occipitales) oder vielleicht der Nn recurrentes trigemini zurückführen, andere sind gestörte Gemeingefühle, die in dem der Psychose zu Grunde liegenden anatomischen Processe begründet sind.

2. Hyperästhesien.

Sie sind häufiger und wichtiger bei Irren als die Anästhesien. Sie können durch Veränderungen in der Erregbarkeit der peripheren Aufnahmsorgane oder der Leitungsbahnen oder der centralen Endapparate begründet sein. Ihr gemeinsames Kennzeichen ist die abnorm tiefe Reizschwelle für adäquate Reize. Eine wichtige Rolle spielt hier das psychische Moment der psychischen Spannung, wie sie ein Erwartungsaffekt darstellt.

a) Hyperästhesien der höheren Sinnesorgane. Auch hier sind wesentlich zu unterscheiden die Gefühlsbetonung und die Intensität der Empfindung. Die erstere äussert sich in potenzirten Gefühlen der Lust und Unlust und findet sich bei psychischen Exaltationszuständen (Manie, hysterische Aufregungszustände).

Die abnorm intensive Empfindung geht in der Regel mit ersterer Erscheinung einher, oft auch mit Reizerscheinungen, vermittelt durch inadäquate Reize, die das periphere Sinnesorgan oder seine Leitungsbahn treffen (Hyperästhesien des N. opticus mit Photopsien und Chromopsien, Hyperacusis mit subjektiven Geräuschen).

Meist ist die Hyperästhesie in gesteigerter Erregbarkeit der peripheren Sinnesorgane oder ihrer Leitungsbahnen begründet, selten in einer solchen des Apperceptionsorgans. Sie findet sich als Theilerscheinung allgemeiner Steigerung der cerebralen Erregbarkeit bei Manie, Delir. acutum, Hypochondrie, Hysterie.

b) Hyperästhesien im Bereich der cutanen Empfindung. Sie finden sich in verschiedenen Zuständen des Irreseins. Ihre Begründung ist seltener eine psychische als eine organische (gesteigerte Erregbarkeit der peripheren Endorgane und der Leitungsbahnen).

Umschriebene Hyperästhesien finden sich nicht selten bei Melancholischen, veranlassen solche Kranke, sich die Haut wund zu reiben.

Hyperästhetische Zustände spinaler Entstehung sind häufig irradiirte Erscheinungen von Reizzuständen in den Sexualorganen bei Frauen. sowie bei Männern auf Grund masturbatorischer Excesse.

Sie bilden, nebst paralgischen Sensationen, die Grundlage für Wahnideen, von Unsichtbaren mit Elektricität, Magnetismus verfolgt, mit Nadeln gestochen, mit giftigen Dünsten u. dgl. angeblasen zu werden.

Auf Hyperästhesie der Nervi vasorum dürfte das bei Hypochondern. Melancholischen und Hysterischen oft so lästige Gefühl des Pulsirens der Gefässe zu beziehen sein, auf eine Hyperästhesie der sensiblen Nerven des Herzgeflechtes gewisse Zustände von nervösem Herzklopfen.

Eine Hyperästhesie der Muskelnerven dürfte der peinlichen Muskelunruhe (Anxietas tibiarum), die Hysterische, Hypochonder und Melancholische nicht selten heimsucht, zu Grunde liegen.

c) Hyperästhesie im Bereich der Gemeingefühlsempfindung. Sie ist eine wesentliche elementare Störung bei der Hypochondrie.

Die Hypochondrie kann central bedingt sein, insofern die sonst höchstens als Stimmung sich im Bewusstsein reflektirenden Erregungen der vegetativen Nerven nun deutlich bewusst werden, oder sie entsteht peripher, insofern lokale Affektionen vegetativer Organe eine krankhafte Erregung ihrer Nerven hervorrufen, die sich dann dem Bewusstsein mittheilt.

Die erstere psychische Entstehungsweise hypochondrischer Zustände wird durch die psychische Spannung und Aufmerksamkeit des Individuums auf seine körperlichen Vorgänge erleichtert; die letztere ist begründet in Gastrointestinalcatarrh, Circulationsanomalien im Gebiet der Vena portarum, Sexualerkrankungen, namentlich nach Onanie, Trippern etc., überhaupt Zuständen, die mehr ein lokalisirtes Krankheitsgefühl als wirkliche Schmerzen hervorrufen.

In den Fällen dieser Entstehung ist die Hyperästhesie ursprünglich eine periphere, aber es dauert nicht lange, so kommt es durch die Irradiation der Reize zu einer psychischen (secundäre Hyperästhesie) und damit zu einem Circulus vitiosus.

Die blosse Vorstellung genügt dann, um bei diesem Grad psychischer Hyperästhesie die bezügliche Empfindung durch Miterregung der betreffenden Nervenbahnen sofort hervorzurufen (Fälle von psychischer Entstehung der Hydrophobie — der Kranke, von einem vermeintlich wuthkranken Hund gebissen oder nur berührt, bildet sich ein, inficirt zu sein, und bekommt nach kurzer Frist den Symptomencomplex der Hydrophobie — eine wahre Hypochondria hydrophobica), wie andrerseits die periphere Erregung von Gemeingefühlsnerven durch lokale Erkrankungen der Organe sofort und beständig wieder adäquate Vorstellungen im Bewusstsein auslöst.

Mit Recht sagt daher Romberg: „Die Sensationen dieser Kranken sind zwar eingebildet, aber vom Geist in die Leiblichkeit!"

Für das Bewusstsein bleibt es vermuthlich gleich, ob die Empfindung eine objektive oder subjektiv vermittelte ist, ob die Erregung am peripheren oder am centralen Ende des Empfidungsapparates stattgefunden hat.

d) Zustände abnormer Erregung in der Bahn sensibler Nerven (Neuralgien). Häufig begleiten das Irresein Neuralgien. Sie können ausgebreitet oder auf einzelne Bahnen beschränkt sich vorfinden. Besonders häufig und wichtig sind Intercostal-, Lumbal-, Occipital- und Trigeminusneuralgien. Sie sind der Ausdruck von ihnen und dem Irresein gemeinsamen Ernährungsstörungen im Nervensystem (Anämie etc.) und von mehr symptomatischer Bedeutung im Gesammtkrankheitsbild — oder sie stehen in engerer funktioneller Verknüpfung mit der Psychose, sind als derselben coordinirte Symptome, wahrscheinlich als excentrische Projektionserscheinungen aufzufassen.

Der Funktionswerth der Neuralgie kann ein vierfacher sein:

1. Sie ist nahezu bedeutungslos für das psychische Leben, hat höchstens einen Einfluss auf Stimmung und Wohlbefinden, gerade wie auch beim Geistesgesunden.

Die Neuralgie läuft neben der Psychose einher ohne Verknüpfungspunkte.

2. Sie bildet das organische Substrat für irgend eine auf dem Weg der Allegorie gebildete Wahnvorstellung, gerade wie dies auch bei anderen Anomalien der Sensibilität der Fall sein kann.

3. Sie tritt in Verknüpfung mit elementaren psychischen Störungen, löst sie aus durch Irradiation des neuralgischen Reizes auf entsprechende Centra. Je nachdem diese Centren sensorielle, vorstellende, affektive sind, können, analog den Mitempfindungen bei einfacher Neuralgie, Mithallucinationen, Mitvorstellungen, die dann den Charakter von Zwangsvorstellungen haben, oder auch affektartige Vorgänge ausgelöst werden.

Die funktionelle Rolle der Neuralgie können nach Umständen auch Myodynien etc. übernehmen.

Nicht selten bildet sich hier ein eigenthümlicher Circulus vitiosus, insofern die recrudescirende Neuralgie nicht bloss immer wieder die psychische elementare Störung auslöst, sondern auch deren primäres Inslebentreten sofort die mit jener verknüpfte neuralgische Bahn in Erregung versetzt. Schüle, in einer leider zu wenig zur Geltung gelangten Arbeit (die Dysphrenia neuralgica, 1867) hat diese wichtige klinische Thatsache deutlich hervorgehoben.

Dieser Zusammenhang zeigt sich besonders schön bei einer Gruppe von Kranken, die Falret als „hypochondrie morale avec conscience de son état" geschildert hat. Hier steigert sich mit der Exacerbation des nervösen Symptomencomplexes (Stat. nervosus) regelmässig auch die psychische (gereizte, schmerzliche) Stimmung. Die Zeit der Menses (temporär gesteigerte Erregbarkeit des Centralorgans) lässt hier jedesmal jenen anklingen und führt damit auch eine Exacerbation der Psychose herbei.

4. Die Recrudescenz der Neuralgie führt zu einem förmlichen psychischen Anfall — Reflexpsychose, Dysthymia s. Dysphrenia neuralgica im engeren Sinn (Schüle, Griesinger). Eine solche ungewöhnliche Erregbarkeit des Centralorgans weist auf tiefergehende Anomalien desselben hin. In der That findet sich diese Dysphrenia neuralgica nur bei Individuen, die an einer Neurose leiden, mag sie nun eine hereditäre (Belastung) oder eine hysterische, hypochondrische oder eine epileptische sein. Die Neuralgie dürfte in solchen Fällen bald als eine Aura, bald als Aequivalent eines Insults der Neurose (für die neuralgischen Anfälle bei Epileptischen dürfte diese Anschauung keinem Zweifel unterliegen) aufzufassen und der ganze Vorgang in Analogie mit dem epileptischen Delirium, das einem epileptisch-convulsiven Anfall folgt, zu stellen sein.

Der einzelne Anfall von neuralgischer Dysphrenie kann als acutes hallucinatorisches Delirium, als pathologischer Affekt, als zornige Tobsucht oder als Raptus melancholicus klinisch sich abspielen. Auch hier kann der neuralgische Faktor allegorische Verwerthung finden, insofern er den Kern von Wahnideen bildet, die dann bei jedem folgenden Anfall typisch wiederkehren; auch hier kann der Circulus vitiosus eintreten, insofern der irgendwie provocirte psychische Anfall sofort die neuralgische Bahn in Mitaffektion versetzt.

Capitel 9.

Störungen der motorischen Funktionen[1]).

In erster Linie und im Anschluss an die Störungen der psychomotorischen Sphäre ist hier der Thatsache zu gedenken, dass fortwährend das gesammte willkürliche Muskelsystem von den psychischen Vorgängen in Miterregung versetzt wird, von welcher Erregung nicht bloss physiognomischer Ausdruck, sondern auch Haltung, Intonation, Timbre der Stimme u. s. w. abhängen. Diese psychisch-motorische Innervation wird durch die krankhaften psychischen Vorgänge abgeändert und spiegelt diese in der äusseren Erscheinung des Kranken wieder. Sie wird andrerseits wieder als geänderter Muskeltonus[2]) vom kranken Bewusstsein appercipirt und verwerthet. Es lässt sich behaupten, dass jedem psychopathischen Zustand, wie dies ja auch bei den Affekten des physiologischen Lebens der Fall ist, eine eigene Facies, ein besonderer physiognomischer Ausdruck[3]) und Gesammtmodus der Bewegungsweise zukommt, der dem erfahrenen Beobachter schon bei flüchtiger Begegnung eine annähernde Diagnose gestattet.

Die Einzelschilderung dieser physiognomischen Typen, wie sie in Aenderungen des Blicks, des Ausdrucks, der Gesten und Gesammthaltung des Körpers sich kundgeben, entzieht sich einer theoretischen Betrachtung und auch Photographien bieten nur dürftigen Ersatz für die direkte Beobachtung.

Auch ihre Analyse kann hier nicht versucht werden — nur beispielsweise sei der grämlich faltigen Miene des hypochondrisch Verstimmten, der in allen Affekten hin und her schwankenden Physiognomie des Maniakalischen, des verwitterten Ausdrucks des Verrückten, des schwimmenden Auges des Hysterischen und Erotischen, des gebeugten, schleichenden Auftretens des Melancholischen, des Grandezzaschritts des an Grössenwahn Leidenden, des täppischen, plumpen Gangs und blöden Lächelns des Blödsinnigen gedacht. In geistigen Schwächezuständen (Dem. paralytica, multiple Hirnsclerose) habe ich zuweilen Paramimie beobachtet, insofern der Kranke eine heitere Vorstellung mit einer weinerlichen Miene und umgekehrt begleitete.

Eine wichtige weitere Gruppe von motorischen Störungen ergibt sich aus Funktionsanomalien motorischer Centra (dahin auch die erst in

---

[1]) Wunderlich, Lehrbuch der Pathologie, p. 1249—1260; Morel, Traité des malad. ment., p. 286—306; Eulenburg, Lehrbuch der Nervenkrankheiten, p. 344. Die eingehendere Schilderung der motorischen Funktionsstörungen wird in den betreffenden Capiteln der speciellen Pathologie versucht werden.

[2]) Sollbrig, Allg. Zeitschr. f. Psych. 28, p. 369.

[3]) Krauss, Allg. Zeitschr. f. Psych 10; Damerow, ebenda 17; Piderit, ebenda 18; Laurent, Annal. méd. psychol. 1863. März, Mai; Dagonet, Traité des malad. ment., p. 70; Oppenheim, Zeitschr. f. Psych. 40, p. 840.

neuerer Zeit bekannten der Hirnrinde) der Leitungsbahnen und aus Erscheinungen abnormer Reflexerregbarkeit.

Ihre Beachtung ist von nicht geringem Werth für Diagnose und Prognose.

Sie können sein:

1. Präexistirende — Folgeerscheinung früherer nervöser Erkrankungen (Tremor, Gesichtskrampf etc.) oder angeborene Anomalien (ungleiche mimische Innervation etc. als funktionelles Degenerationszeichen).

2. Mit der psychischen Krankheit aufgetretene, und zwar:

a) complicirende, bedingt durch Allgemeinleiden (Anämie), Neurosen (Chorea, Hysterie, Epilepsie) oder heerdartige, mit der Psychose nicht in Beziehung stehende Erkrankungen (Tumor cerebri, Apoplexie etc.).

b) Den psychischen Symptomen coordinirte, durch denselben anatomischen Process wie diese hervorgerufene (Dementia paralytica, Delir. acutum etc.).

Hier können sie wieder bedingt sein durch Veränderungen der reflektorischen, automatischen und psychomotorischen Centra, durch Leitungsstörungen in der motorischen Bahn, durch sensible Funktionsstörungen und dadurch gesetzte abnorme Reflexe. Alle möglichen funktionellen Störungen können hier vorkommen:

1. Lähmungen, als Folge heerdartiger oder diffuser Hirn-Rückenmarksprocesse (Dem. paralytica, senilis, Alkoholismus chronicus, Delir. acut.); besonders wichtig sind hier Lähmungen im Gebiet des N. hypoglossus, facialis, oculomotorius; ferner Deglutitionsstörungen, als bulbäre Symptome im Endstadium der Dementia paralytica und des Delirium acutum.

2. Krämpfe aus Capillaranämie motorischer Hirntheile (Gefässkrampf, Oedem etc.) oder gesteigerter Reflexerregbarkeit. Hierher gehören manche Deglutitionsstörungen bei Delirium acutum und bei Hysterischen. Eine nicht selten im Irresein auftretende Krampfform ist das Zähneknirschen (Portio minor trigemini), das bei Dem. paralytica, hydrocephalischer Idiotie, Delir. acutum etc. beobachtet wird.

3. Contracturen, bei Idioten in Folge ursächlicher Defekte und Gehirnerkrankungen, ferner bei Heerderkrankungen (z. B. Apoplexie. Sclerose), zuweilen aber auch in Folge zu lange beibehaltener Beugestellung oder des Missbrauchs der Zwangsjacke.

4. Tremor aus Anämie, Alkoholintoxication, organischen Hirnaffektionen (Sclerose, Dem. paral.), zuweilen auch als Ausdruck psychischer Erregung (Angst).

5. Coordinationsstörungen (Dem. paral., Delir. acut.) durch organische

Veränderung im Coordinationsmechanismus, Verlust der Bewegungsanschauungen, Ausfall der Muskelgefühle.

Die vielfach bei Irren untersuchten Verhältnisse der elektrischen Erregbarkeit ergeben bisher keine sicheren Resultate und scheinen auch diagnostisch belanglos. Mit Recht tadelt Schultze (Archiv für Psychiatrie XI, H. 3) die Mangelhaftigkeit der bisherigen Untersuchungsmethoden, u. a. die, welche Svetlin bei Dem. paral.-Kranken angewendet hat.

Capitel 10.

Störungen im Gebiet der vasomotorischen Nerven.

Die Wichtigkeit dieses Gebiets ergibt sich schon aus der Thatsache, dass es bei affektartigen psychischen Bewegungen jedesmal in Anspruch genommen wird.

Der Umstand, dass solche Affekte, namentlich Schreck, allerdings auf Grund einer besonderen Disposition, sofort eine Psychose herbeiführen können, verleiht den das Mittelglied zwischen Ursache und Wirkung bildenden vasomotorischen Innervationsanomalien eine hohe pathogenetische Bedeutung.

Aber auch die klinische Beobachtung spricht für die Annahme, dass zahlreiche Psychosen in Angioneurosen des Gehirns begründet sind.

In gewissen melancholischen Erkrankungszuständen mit kleinem contrahirtem Puls, kühlen, trockenen, spröden, kleienartig sich abschilfernden, runzeligen, d. h. des Turgors entbehrenden Hautdecken, mit lividen, selbst cyanotischen Extremitäten, handelt es sich offenbar um neurospatische Innervationszustände der Arterien und damit gesetzte Ernährungsstörungen (Anämie) der Hirnrinde, in manchen Fällen (Mel. cum stupore) wohl auch um secundär durch den Gefässkrampf bedingte venöse Stasen bis zu Oedemen.

Umgekehrt finden sich bei vielen Maniakalischen (Mania gravis potatorum, tobsüchtige Aufregung der Paralytiker) Krankheitserscheinungen, die auf Zustände von Gefässlähmung und dadurch bedingter fluxionärer Hirnhyperämie hindeuten.

Unzweifelhaft von der höchsten Bedeutung für Pathogenese und klinischen Verlauf sind vasomotorische Innervationsanomalien in der Dementia paralytica. Es handelt sich hier um eine sphygmographisch nachweisbare progressive Gefässlähmung, die schon in frühen Stadien sich in der Form des Puls. monocroto-tardus, als äussersten Grades der Gefässlähmung, kund geben kann. Solche Gefässlähmungen, oft halbseitig, ganz analog den Claude Bernard'schen Durchschneidungen, finden sich in den verschiedenen Stadien der Paralyse im Gebiet des Halssympathicus und sind zweifellos wichtige ursächliche Momente für die auf Blutdruckschwankungen beruhenden apoplectiformen Anfälle dieser Kranken, sowie für ihre häufig unter dem Bild eines Gefässsturmes ablaufenden tobsüchtigen Erregungen.

Auch der Amylnitritversuch setzt hier exquisite Gefässlähmung. während er beispielsweise bei einem Melancholischen mit neurospatischen Gefässerscheinungen kaum eine Reaktion hervorbringt.

Eine weitere wichtige elementare Störung im Irresein dürfte unter die vasomotorischen Anomalien zu rechnen sein, insofern solche den Symptomencomplex hervorzurufen scheinen und jedenfalls in demselben integrirende Elemente bilden. Es ist dies die sogen. Präcordialangst[1]). d. h. ein ängstlicher Erwartungseffekt, der mit peinlichen Gefühlen von Druck, Beklemmung in der Herzgrube verbunden ist.

Die nächste Frage ist nach dem Zusammenhang beider Erscheinungen gerichtet. Es liesse sich denken, dass diese paralgischen Sensationen im Epigastrium der Ausdruck einer primären Erregung sensibler Nerven seien, deren Erregungszustand zum Sitz des Bewusstseins fortgeleitet, dort Angst hervorruft, oder es liesse sich annehmen, dass sie dem psychischen Vorgang gleichzeitige und coordinirte centrale Erregungszustände von sensiblen Nerven seien, deren Erregung nach dem Gesetz der excentrischen Erscheinung an dem peripheren Ende der Leitungsbahn empfunden wird.

Mit ziemlicher Sicherheit lässt sich annehmen, dass die afficirten Nervenbahnen dem Herznervengeflecht angehören. Schon der Umstand, dass die präcordiale Sensation eine vage, nicht deutlich lokalisirte ist, spricht für eine Neurose in visceralen Nervenbahnen. Dazu kommt die constante Lokalisation dieser die Angst begleitenden Sensationen in der Gegend des Herzens, die Erfahrung, dass die Präcordialangst immer mit Symptomen gestörter Herzinnervation (Herzklopfen, Unregelmässigkeit der Herzcontractionen, Anomalien des Pulses, durchfahrenden stechenden Schmerzen im Herz) einhergeht, dass Präcordialangst bei Vergiftung mit gewissen Giften, die vorzugsweise das Herz afficiren (Nicotin), ferner als Hauptsymptom bei einer unzweifelhaften Herzneurose, der Angina pectoris, sich vorfindet.

Mit Wahrscheinlichkeit lässt sich annehmen, dass Präcordialangst der Ausdruck eines irgendwie entstandenen Gefässkrampfs der Herzarterien ist, sie somit eine vasomotorische Neurose des Herzens darstellt.

Deutet schon die Aetiologie der Angina pectoris auf temporäre Circulationsstörungen im Herzmuskel (bedingt durch Atherose der Kranzarterien, Blutleere derselben durch Insufficienz der Aortenklappen etc.), so haben Landois und Nothnagel Fälle von nervöser Stenokardie beigebracht, in welchen dieselbe im Gefolge eines allgemeinen arteriellen Gefässkrampfs auftrat.

---

[1]) Flemming, Allg. Zeitschr. f. Psych. 5, p. 341; Arndt, ebenda 30, p. 88; Nötel, ebenda 31, p. 003; Flemming, Psychosen, p. 379; v. Krafft, Die Melancholie, p. 22; Danitsch, Die Präcord.-Angst der Geisteskranken, Dissert., Würzburg 1874; Westphal, Arch f. Psych III. p. 138; Schüle, Handb. p. 100.

In der That sind die klinischen Erscheinungen der Stenokardie, wie die des Anfalls von Präcordialangst (capilläre Anämie der Haut, kalte Extremitäten, kleiner, unregelmässiger, meist frequenter Puls), dieser Annahme günstig.

Präcordialangst kann erfahrungsgemäss durch psychische Reize (schreckhafte Vorstellungen und Apperceptionen, Affekte), somit central, sowie auch durch Neuralgien, somit durch periphere Vorgänge ausgelöst werden.

Das Verständniss der ersteren Entstehungsweise erleichtert die Thatsache, dass das Herznervensystem in bedeutender Abhängigkeit von gewissen psychischen Vorgängen (Herzklopfen bei Gemüthsbewegungen) steht und schon unter physiologischen Verhältnissen Affekte, je nach ihrer Qualität, mit Gefühlen präcordialer Beklommenheit oder Leichtigkeit einhergehen.

Die periphere Entstehungsweise lässt sich nur durch Irradiation eines sensiblen Reizes auf das Herznervensystem erklären.

Thatsächlich findet sich Präcordialangst nur bei Erregungszuständen visceraler sensibler Nerven, nicht bei neuralgischen Affektionen spinaler Nervenbahnen vor [1]). Dieses Ausschliessungsverhältniss, sowie die regelmässige Mitaffektion des Herznervengeflechts, im Sinne einer Präcordialangst, haben bekanntlich Romberg bestimmt, darin ein differentiell diagnostisches Moment zwischen neuralgischen Affektionen spinaler und sympathischer Herzen zu erkennen.

Zur Präcordialangst scheint es dann zu kommen, wenn durch einen psychischen Reiz oder durch Uebertragung eines Reizzustands in visceralen Nervenbahnen die vasomotorischen Nerven des Herzmuskels in einen Zustand erhöhter Erregung versetzt werden und dadurch ein Gefässkrampf hervorgerufen wird.

Die in Folge desselben gestörte Funktion der automatischen Ganglien des Herzmuskels wird von den sensiblen Fasern des Herzens dem Organ des Bewusstseins übermittelt und erzeugt dort das Gefühl der Angst, die dann an den Entstehungsort excentrisch projicirt wird. Auch der durchfahrende Schmerz, mit dem die Präcordialangst häufig eintritt, dürfte auf die Erregung sensibler Vagus- und Sympathicusfasern des Herznervengeflechts zu beziehen sein, während das begleitende Herzklopfen sich leicht aus der beeinträchtigten Zufuhr arteriellen Blutes zum Herzmuskel und der dadurch gesetzten Innervationsstörung erklärt.

Das häufig die Präcordialangst begleitende globusartige Gefühl von Zusammenschnürung im Halse und eine eigenthümliche Unsicherheit der Stimme bis zum Versagen derselben, die meist gestörte, oberflächliche, frequente Respiration dürften als irradiirte Erscheinungen in der Bahn des Vagus (Glossopharyngeusgeflecht, N. laryngeus superior etc.) auf-

---

[1]) Intensive Intercostalneuralgien veranlassen durch Behinderung der Thoraxexcursionen, gleichwie Herzfehler, Lungenemphysem u. a. mechanische Hindernisse für die Ausdehnung der Lungen, allerdings Beklemmungen in der Athmung, nicht aber Präcordialangst. Wohl aber kann bei gleichzeitig bestehender Intercostalneuralgie die Präcordialangst an dem Ort der Neuralgie, als dem Gegenstand der Aufmerksamkeit, empfunden und lokalisirt werden.

zufassen sein; die im Anfall unterdrückte, nach demselben oft sehr reichliche Schweiss- und Urinsekretion dürfte sich aus der vasospastischen Störung der Circulation erklären lassen.

Die auffallende Thatsache, dass Präcordialangst nur ausnahmsweise sich zu peinlichen Vorstellungen des gesunden Menschen hinzugesellt, erklärt sich leicht, wenn man bedenkt, dass, wie bei den meisten Neurosen, ein prädisponirendes Moment, eine gesteigerte Erregbarkeit, zur Auslösung der abnormen Funktionen erforderlich ist.

Eine solche findet sich aber immer da, wo psychische Reize Präcordialangst von einiger Dauer und Intensität hervorrufen. (So bei Hysterie, Epilepsie, Melancholie, Hypochondrie, Alkoholismus chronicus. Hydrophobie.)

Die Präcordialangst erscheint übrigens hier nur als die pathologische Steigerung eines schon unter physiologischen Bedingungen vorkommenden, affektartige psychische Bewegungen begleitenden Vorgangs von zum psychischen Leben in inniger Beziehung stehenden Nervenbahnen.

Die psychische Bedeutung dieser elementaren Störung ist eine sehr grosse. Auf affektivem Gebiete setzt sie durch die intensive organische Betonung des sie hervorrufenden Affekts ein Anschwellen desselben zu unerträglicher Höhe; im Gebiete des Vorstellens wirkt sie geradezu lähmend, hemmend, verwirrend bis zur Aufhebung der Apperception und des Selbstbewusstseins oder ruft schreckliche Delirien und Hallucinationen hervor.

Motorisch drängt sie gebieterisch zu einer Lösung des durch sie herbeigeführten psychischen Spannungszustands und, je nach der Plötzlichkeit, Intensität ihres Auftretens und der Höhe der Bewusstseinsstörung, entäussert sie sich in triebartigem, zwecklosem Umhertreiben und Thun oder in impulsiven, kaum mehr bewussten Akten, die nur noch ein dunkles Bedürfniss einer Aenderung der psychischen Situation um jeden Preis motivirt, oder endlich in blindem Wüthen und Toben, wahren psychischen Convulsionen, vergleichbar jenen bewusstlosen, gewaltigen motorischen Entladungen, die ein epileptischer Anfall darstellt.

Schreckliche Selbstverstümmlungen, Selbstmord, Mord, wuthartige Zerstörung alles Dessen, was dem Kranken in die Hände fällt, sind hier häufige Vorkommnisse und aus der schrecklichen Angst, der schweren Bewusstseinsstörung und der Analgesie des Kranken begreiflich.

Bemerkenswerth ist der lösende kritische Einfluss solcher Akte auf den Anfall.

Die Präcordialangst findet sich als intercurrente Erscheinung bei den oben erwähnten Neurosen und Psychosen oder als Minuten bis Stunden dauernder freistehender Anfall (Raptus melancholicus).

Capitel 11.

Störungen im Gebiet der trophischen Funktionen[1]).

Das Gebiet der trophischen Funktionen ist von der Physiologie nur in geringem Umfang erforscht.

Ein Zusammenhang trophischer Störungen mit Erkrankungen der nervösen Centralorgane kann nicht von der Hand gewiesen werden.

Dafür sprechen zunächst eine Reihe von angeborenen defektiven Bildungen des Körpers bei Individuen mit abnormer, meist hereditär bedingter Hirnorganisation und Hirnentwicklung, die sich durch eine Reihe funktioneller Anomalien zudem zu erkennen gibt.

Als derartige anatomische[2]) Degenerationszeichen sind anzusprechen: gewisse Anomalien der Schädelbildung, Disproportion zwischen Gesichts- und Hirnschädel, ungleiche Entwicklung der Gesichtshälften, fehlerhafte Stellung, abnorme Grösse oder Kleinheit der Ohren, unmittelbares Uebergehen der Ohrläppchen in die Wangenhaut in Form einer leistenartigen Falte, rudimentäre Ausbildung der Ohren, unvollkommene Differenzirung der Zähne, Ausbleiben der zweiten Dentition, abnorm grosser oder kleiner Mund, Hasenscharte, Wolfsrachen, wulstige Hypertrophie der Unterlippe, vorstehendes Os incisivum, zu steiler schmaler oder zu flacher breiter oder einseitig abgeflachter Gaumen, limböse Gaumennaht; Schiefstand der Nase, der Augenschlitze, Retinitis pigmentosa, angeborene Blindheit, Coloboma iridis, Albinismus, Zwergwuchs, Hypertrophie des subcutanen Fettgewebes, Klumpfuss, Klumphand, ungleiche Hände, abnorm kleiner Penis, Phimosis bei übrigens nicht hypertrophischer Vorhaut, Epi-Hypospadie, Anorchidie, Micro-Monorchidie, Hermaphroditismus, Uterus bicornis, fehlender Uterus, mangelnde Vagina, fehlende Mammae; abnorme Behaarung am Körper, Bartwuchs bei Weibern, verwachsene Augenbrauen etc. Am deutlichsten ist der Zusammenhang zwischen Entwicklungsstörung des Gehirns und diesen anatomischen Degenerationszeichen beim Cretinismus.

Was speciell die Schädelanomalien betrifft, so ist festzuhalten, dass Gehirn und Schädel ihr selbständiges Wachsthum haben, aber doch in gegenseitiger Beziehung stehen.

So kann ein microcephaler Schädel durch eine vorzeitige Synostose der Schädelnähte, aber auch durch eine Entwicklungshemmung des Gehirns bedingt sein.

Die vorzeitigen Schädelsynostosen führen meist nur zu partiellen Raumbeschränkungen.

Am prägnantesten ist hier die dem Cretinismus zu Grunde liegende vorzeitige Tribasilarsynostose. Von diesen, meist schon im Zeugungskeim veranlagten und vielfach hereditären Anomalien der Entwicklung sind die auf dem Boden der Rachitis stehenden erworbenen zu unterscheiden.

---

[1]) Claude Bernard, Vorles. über thier. Wärme, übersetzt von Schuster, 1876; Eulenburg, Lehrb. der Nervenkrankh., II. Aufl., Charcot, Klin. Vorles., übersetzt von Fetzer, 1874; Binswanger, Zur Kenntniss der troph. Vorgänge bei Geisteskranken, Diss. Göttingen 1878.

[2]) Legrand du Saulle, Annal. méd. psych. 1876, Mai.

Dass auch erworbene Affektionen des Gehirns secundäre trophische Störungen herbeiführen können, hat Charcot erwiesen.

Darauf deutet der Decubitus acutus perniciosus, welcher im Gefolge gewisser Heerderkrankungen des Gehirns (Apoplexie) auf der der hemiplegischen Seite gleichnamigen Hinterbacke, und zwar unabhängig von etwaiger Anästhesie, vasomotorischer Lähmung und mangelnder Reinlichkeit beobachtet wird, ferner die Entzündung der Synovialmembran der Gelenke auf der Seite der Lähmung bei encephalomalacischen und apoplectischen Heerden.

Auf trophische Einflüsse weisen weiter die bei Geisteskranken unabhängig von Ernährung und Lebensweise zu beobachtenden auffälligen Schwankungen des Körpergewichts hin, so z. B. die auffallende Zunahme der Fettbildung beim Uebergang aus einem primären Zustand von Irresein in einen secundären; ferner die zuweilen, ohne alle Veranlassung, hier sich einstellenden tiefen progressiven, mit Fettdegeneration der blutbildenden Organe einhergehenden und zum Tod führenden Störungen der Blutbildung — die sogen. perniciösen Anämien [1]). Auch die abnorme Knochenbrüchigkeit [2]) bei gewissen Kranken, nicht selten einhergehend mit vermehrter Ausscheidung von phosphorsaurem und kohlensaurem Kalk, ist hier zu erwähnen. Die Knochen (namentlich Rippen) zeigen dann einen Schwund der Kalksalze, osteomalacische Weichheit. Rindfleisch (Handbuch der patholog. Gewebelehre, p. 528) weist auf die Möglichkeit hin, dass eine Stauungshyperämie in den Markgefässen der Knochen die Ursache der Resorption der Kalksalze sei, welche Hyperämie wieder in anomalen Innervationen der Gefässnerven begründet sein könne.

Bemerkenswerth sind ferner bei Melancholischen und Blödsinnigen gewisse Ernährungsstörungen der epidermoidalen Gebilde (Zoster, rissige, rauhige Epidermis und Nägel), die sich auch bei Hysteropathischen finden können. Sie erinnern an analoge Vorgänge bei Lepra mutilans, deren Ursache Virchow in einer Perineuritis gefunden hat.

In neuerer Zeit wurden auch interessante Fälle von abnormer Pigmentbildung bei Geisteskranken (Nigrities — Annal. méd. psych., Mai 1877) veröffentlicht.

Bemerkenswerth erscheint endlich die wohl unter dem Einfluss der Gefässlähmung und Neubildung von Gefässen sich findende Leichtigkeit

---

[1]) Schüle, Allg. Zeitschr. f. Psych. 32.

[2]) Gudden, Arch. f. Psych. II, 683; Laudahn, ebenda III, 371; Meyer, Virchow's Arch. 72, 3; More, The Lancet 1870. 13. Sept.; Williams, ebenda, 10. Sept.; Davey, ebenda p. 201; Lidsay, Edinburgh med. Journ. 1870, Nov.; Rogers' Journ. of mental science 1874, April; Ormerod, ebenda 1871, Jan.; Laehr, Allgem. Zeitschr. f. Psych. 37, p. 72.

der Heilung von Verletzungen in frühen Stadien der Dem. paralytica, während in den Endstadien der Krankheit (Degeneration der Hinterhörner der M. spin.?) Verletzungen nicht mehr heilen und leicht Decubitus entsteht.

Capitel 12.

Störungen der sekretorischen Funktionen.

Sie sind häufig bei Irren, aber noch wenig erforscht. Bei der Mehrzahl derselben lässt sich an ihre Entstehung durch Circulationsstörungen in Folge vasomotorischer Innervationsanomalien denken, bei einzelnen an abnorme Vorgänge in gewissen, sekretorische Processe regelnden Centren des Nervensystems.

Störungen der Sekretionen finden sich regelmässig in den acuten Zuständen von Irresein, in den chronischen können sie fehlen. In dem melancholischen Irresein sind die Sekretionen im Allgemeinen vermindert, in maniakalischen pflegen sie gesteigert zu sein.

Thränensekretion [1]). Eine Thatsache, die schon älteren Beobachtern auffiel, ist das häufige Fehlen der Thränensekretion bei Melancholischen. „Meine Augen sind so trocken wie mein Herz!" Erst mit der beginnenden Reconvalescenz pflegt sich mit dem Weinen wieder Thränensekretion einzustellen.

Urinsekretion. Qualitative und quantitative Veränderungen derselben sind bekanntlich bei Hirnerkrankungen nicht selten. Sie können (Mendel) Ausdruck anomalen Stoffwechsels im Hirn oder des durch die Hirnerkrankung geänderten Stoffwechsels in anderen Organen (Piqûre) oder Folge der Einwirkung des erkrankten Gehirns auf die vasomotorischen Nerven der Niere sein (Verletzungen der Hirnschenkel und davon abhängige Nierenapoplexien und Albuminurie).

Die Untersuchungen des Urins bei Irren sind begreiflicherweise von grosser Bedeutung bezüglich der Erforschung ihres Stoffwechsels, jedoch sind quantitative Bestimmungen schwierig durchzuführen wegen der erschwerten Sammlung des Harns.

Rabow (Arch. f. Psych. VII, 1) findet, theilweise in Uebereinstimmung mit Lombroso, die Diurese vermindert bei Melancholie. Sie kann trotz reichlicher Flüssigkeitsaufnahme auf wenige 100 ccm sinken. Ueber die Harnmengen in psychischen Aufregungszuständen fehlt es an sicheren Angaben.

---

[1]) Morel, Traité des malad. ment. p. 443.

Das specifische Gewicht will Lombroso bei Melancholischen vermindert (Rabow umgekehrt vermehrt), bei Manie normal, bei Dementia gesteigert gefunden haben.

Bezüglich der qualitativen Verhältnisse des Harns ist Folgendes bemerkenswerth. Rabow fand bedeutende Verminderung der Chloride und des Harnstoffs bei Melancholischen. Paralytische Irre secerniren in den Anfangsstadien der Krankheit gewöhnlich eine grössere Harnmenge und, entsprechend der gesteigerten Nahrungsaufnahme, mehr Harnstoff und Chloride als gesunde Individuen. Mit zunehmender Dementia sinken Harnmenge, absolute Menge des Harnstoffs und der Chloride, während das specifische Gewicht erhöht ist und selten eine Trübung durch harnsaure Salze vermisst wird.

Bei den äussersten Graden von secundärem Blödsinn fand Rabow, dass Harnstoff und Chloride nicht entsprechend der reichlich aufgenommenen Nahrungsmenge ausgeschieden wurden, somit eine gewisse Verlangsamung des Stoffwechsels stattfand.

Bezüglich der Phosphorsäure hat Mendel Untersuchungen angestellt. Er fand in der Regel bei chronisch Hirnkranken die Menge der Phosphorsäure sowohl absolut als relativ zur Summe der übrigen festen Bestandtheile geringer als bei Gesunden, die quantitativ und qualitativ dieselbe Kost genossen.

In derjenigen Periode der Paralyse, in welcher trotz guten Appetites und fehlenden Fiebers eine rapide Abnahme des Körpergewichts bemerklich ist, fand sich ein ungemein schwerer Urin (bis 1030) und zeigten sich Phosphor- und Schwefelsäure gegenüber den anderen festen Bestandtheilen erheblich vermehrt.

Bei tobsüchtiger Aufregung fand sich sowohl absolut als relativ zu den übrigen festen Bestandtheilen des Urins eine erhebliche Abnahme der Phosphorsäure (bis auf 1 % und darunter). Nach apoplektischen, epileptischen und epileptiformen Anfällen nimmt die Phosphorsäure absolut und relativ zu.

Die Angaben Huppert's, wonach nach epileptischen Anfällen Albumin im Harn auftrete, finden ihre Bestätigung durch Rabow u. A.

Auch bei Paralytikern wurde von Rabenau Albumin in zahlreichen Fällen nachgewiesen und die von Huppert gefundene Thatsache, dass Albumin, sogar in Verbindung mit hyalinen Cylindern und rothen Blutkörperchen, sich nach cerebralen Insulten (apoplectiforme und epileptiforme) finde, bestätigt.

Dasselbe hat Huppert auch bei Mania acutissima, bei epileptischen Insulten aus Lues cerebralis, sowie bei Dem. senilis mit paralytischen Anfällen, sowie bei frischer, einfacher Apoplexie beobachtet.

Albuminurie hat Westphal ferner beim Delir. tremens, endlich Fürstner (Arch. f. Psych. VI, 3) als transitorische Erscheinung und meist in Verbindung mit Fibrincylindern und vereinzelten Blutkörperchen auch beim Alkoholismus chronicus, ohne dass eine Nephritis bei der Necropsie zu finden gewesen wäre, constatirt.

Fürstner's Ansicht, dass diese transitorische Albuminurie auf eine Affektion des Eiweisscentrums (Cl. Bernard), bedingt durch Circulationsstörung in diesem, zurückzuführen sei, bedarf noch weiterer Bestätigung.

Anomalien der Speichelsekretion [1]). Bei melancholischen Zuständen erscheint die Speichelsekretion meist vermindert, bei mania-

---

[1]) Obernier, Allg. Zeitschr. f. Psych. 21, p. 278; Berthier, Gaz. des hôp. 1864. Nr. 99; Stark, Allg. Zeitschr. f. Psych. 27, p. 295; Tamburini, Rivista sperimentale di freniatria 1875, Nov. (Irrenfreund 1877, 5.)

kalischen häufig vermehrt. Die Steigerung der Speichelsekretion (Ptyalismus) ist nicht zu verwechseln mit dem einfachen Ausfliessen des quantitativ nicht abnormen Speichels bei Schlinglähmung oder Offenhalten des Mundes, wie dies bei Blödsinnigen und Stuporzuständen oft vorkommt.

Die Speichelsekretion findet bekanntlich unter dem Einfluss des Quintus (N. auriculo-temporalis f. Parotis, N. lingualis f. gl. sublingualis und submaxillaris), des Facialis (Nn. parotidei und Chorda tympani) und des Sympathicus (Plex. maxillaris extern., Ganglion cervicale) statt.

Der eigentliche sekretorische Nerv ist die Chorda tympani. Nach Durchschneidung oder Lähmung derselben mittelst Atropin stockt die Speichelsekretion vollständig, obwohl der Blutzufluss zur Speicheldrüse fortdauert. Der Einflus des Sympathicus ist ein vasomotorischer, der N. lingualis wirkt reflektorisch auf den Facialis vermittelst des Ganglion maxillare.

Durch Eckhardt ist erwiesen, dass Reizung des Quintus und Facialis einen wässerigen, an organischen Bestandtheilen armen Speichel producirt, die des Sympathicus einen an festen Stoffen ziemlich reichen, zähen, fadenziehenden Speichel hervorbringt.

Diese Erfahrungen bestätigen sich auch am Krankenbett, insofern Reizzustände im Gebiet des Trigeminus zuweilen einen dünnen, wässerigen Speichelfluss, Erregung des Sympathicus durch Schwangerschaft, Sexualerkrankung, Magen-, Darmaffektion u. s. w., eine gesteigerte Sekretion eines zähen Speichels setzen.

Stark hat Fälle von Geisteskranken mitgetheilt, die insofern dem physiologischen Experiment entsprechen, als ein dünner wässeriger Speichelfluss die Exacerbationen einer Trigeminusneuralgie, ein zäher sexuelle Reizzustände begleitete, so dass die Qualität des Speichelflusses nach Umständen einen Hinweis auf die idiopathische oder sympathische Bedeutung des Krankheitsbilds gestattet.

Versuche von Owsjannikow, Lepine, Bacchi und Bochefontaine, wonach Rindenreizung gewisser Parthien des Grosshirns die Speichelsekretion steigert, bedürfen noch der Bestätigung. Sie würden die Häufigkeit des Speichelflusses bei gewissen Affektionen des Vorderhirns (Psychosen) sehr erklärlich machen.

Menstruation[1]). Häufig finden sich Störungen dieser Funktion bei Irren. Sie sind der Ausdruck constitutioneller (Anämie) oder lokaler Ernährungsstörungen (Sexualerkrankungen) oder vasomotorischer Innervationsstörungen, die wieder mit dem ursächlichen Moment der Psychose oder dem dieser zu Grunde liegenden krankhaften Vorgang im Gehirn in genetischer Beziehung stehen können.

Während in den secundären Stadien des Irreseins, sofern nicht örtliche oder Allgemeinerkrankungen im Spiel sind, Menstruationsstörungen regelmässig fehlen, finden sich solche überaus häufig in den primären

---

[1]) S. u. Die Ursachen des Irreseins (Anomalien der Menstruation); Morel, Op. cit., p. 452.

Zuständen von Irresein. In der Regel besteht in solchen Fällen Amenorrhöe, temporär oder dauernd, und im letzten Fall pflegt die Wiederkehr der Menses erst mit dem Wiedereintritt der körperlichen Gesundheit zusammenzufallen. Zuweilen überdauert die Amenorrhöe lange Zeit die psychische Reconvalescenz. Auch in den seltenen Fällen, wo eine plötzliche Suppressio mensium mit dem Ausbruch einer Psychose zusammenfällt, hat die Wiederkehr der Menses nicht immer eine kritische Bedeutung, da beide Erscheinungen wohl Coeffekte derselben Ursache, nicht die unterdrückten Menses Ursache der Psychose sind.

Capitel 13.

Anhang. **Störungen im Bereich der vitalen Funktionen.**

Eigenwärme[1]). Im Grossen und Ganzen sind die Psychosen fieberlose Gehirnkrankheiten, jedoch finden sich bei ihnen nicht selten erhebliche Abweichungen vom Gang der Eigenwärme beim Gesunden, und zwar sowohl gesteigerte als unter die Norm gesunkene Temperaturen.

Neuere Forschungen von Eulenburg und Landois (Virchow's Arch. 1868, Burkhardt, Arch. f. Psych. VIII, p. 333) erweisen den Einfluss von oberflächlichen Zerstörungen gewisser Hirnrindengebiete (vordere Centralwindung und Stirnende des Gyr. forniéat.) auf den Stand der Eigenwärme und bahnen ein Verständniss an, wie bei Affektionen des corticalen Grossgehirngebiets (Psychosen) Aenderungen der Eigenwärme möglich sind. Im Allgemeinen bewirkten oberflächliche Corticalisverletzungen, sowie starke faradische Reizung der erwähnten Stellen der Corticalis Temperatursteigerung der entgegengesetzten Körperhälfte (Eulenburg, Hitzig), schwache faradische Reizung derselben Stellen Temperaturverminderung.

Ripping (Allg. Zeitschr. f. Psych. 34, 6) beobachtete eine Steigerung der Temperatur in der entgegengesetzten Körperhälfte bei einem Markschwamm im hintern Theil des Gyr. fornaticus, ferner halbseitige Temperaturdifferenzen bis 0,9° bei einfacher Manie, Melancholie, Mel. c. stupore und Dem. paral. gleichzeitig mit noch anderen neurotischen Symptomen (Ptyalismus, Pupillendifferenzen, halbseitiges Schwitzen, Facialislähmung).

Gesteigerte Temperaturen können, nach Ausschluss einer complicirenden Erkrankung vegetativer Organe, auf Reizvorgängen in gewissen Abschnitten der Hinrinde beruhen. Sie werden bei congestiven, para-

---

[1]) Wachsmuth, Allg. Zeitschr. f. Psych. 14, p. 532; Albers, ebenda 18; Ziegler 21, p. 184; v. Krafft, Güntz, Löwenhardt, ebenda 25, p. 685; Wolff, 24, p. 409; Ulrich 26, p. 761; Clouston, Journal of mental science 1868; Williams, Med. Times 1867, p. 224.

lytischen und epileptischen Insulten, im Delir. acutum und tremens, im Stat. epilept. und in der Agonie bei psychisch Kranken beobachtet. Bei constitutionell neuropathischen, hochgradig geschwächten Kranken kann eine Stuhl- oder Harnverhaltung, also ein peripherer Reiz, ephemere Temperaturen bis 40° hervorrufen, ohne dass eine Störung des Allgemeinbefindens zugegen zu sein braucht, so dass nur das Thermometer jene verräth. Häufiger beobachtet man subnormale Temperaturen im Irresein. Meist sind sie auf gesteigerten Wärmeverlust (nackte, tobende Kranke, Paralytiker mit allgemeiner Gefässlähmung) beziehbar. Bei manchen Kranken (Mel. c. stupore und passiva), wo jeder excessive Wärmeverlust durch Bettruhe und gute Einhüllung vermieden wird, finden sich dennoch subnormale Temperaturen bis zu 36°, die auf eine verminderte Wärmeproduktion durch darniederliegenden Stoffwechsel, Inanition, unvollkommene Respiration bezogen werden müssen.

Auch bei Tobsüchtigen überwiegt ein gesteigerter Wärmeverlust meist das Moment einer gesteigerten Wärmeproduktion durch angestrengte Muskelarbeit.

Wahre Collapstemperaturen bis zu 23° haben Löwenhardt (Allg. Zeitschr. f. Psych. 25) und Zenker (ebenda 33) bei zur Erschöpfung führender Tobsucht längere Zeit vor dem Tod nachgewiesen[1]).

Die Kranken erfreuten sich dabei einer gewissen Euphorie und eines trefflichen Appetits. Analoge Erfahrungen habe ich bei bettlägerigen, gut eingehüllten Paralytikern einige Tage vor dem tödtlichen Ende gemacht. Es wurden Temperaturen bis zu 24° im Anus gemessen.

Puls. Der qualitativen Anomalien des Pulses wurde bei den vasomotorischen Störungen Erwähnung gethan. Die Frequenz des Pulses ist eine sehr wechselnde. Enorme Frequenz findet sich nicht selten in Aufregungszuständen, namentlich ängstlichen, und ist hier beziehbar auf die psychische Erregung.

Auffallend gering ist oft die Beschleunigung der Herzaktion bei Tobsüchtigen, trotz enormer Unruhe und Jaktation der Kranken. Es kommt hier sogar Verlangsamung bis auf 40 Schläge vor, vielleicht erklärbar durch abnorme Erregungsvorgänge in der Bahn des Vagus, zuweilen auch als Ausdruck von schweren Inanitionszuständen.

Verdauung und Assimilation[2]) sind häufig in den acuten und primären Zuständen des Irreseins gestört. Störungen dieser Funktionen sind nicht selten Ursache der Krankheit, häufiger Complicationen (s. o.), zuweilen Folgeerscheinungen, bedingt durch Abstinenz.

---

[1]) S. f. Ulrich, Allg. Zeitschr. f. Psych. 26, p. 671, 3 Fälle (2 bei Mania gravis potator., 1 bei passiver Melancholie).

[2]) Morel, Op. cit., p. 441; Dagonet, Traité p. 72.

Respiration. Störungen der Respiration finden sich vorzugsweise bei Melancholischen.

Sie können durch Präcordialangst, Neuralgien bedingt sein. Die Respiration ist dann oberflächlich, ungenügend. Häufig entwickelt sich im Gefolge nicht ausreichender Respiration Lungentuberculose.

Eigenthümliche intermittirende, remittirende und arhythmische Respirationsweise nach Art des Cheyne-Stokes-Phänomens hat Zenker (Allg. Zeitschr. f. Psych. 30, H. 4) bei Paralytikern im Zusammenhang mit cerebralen Insulten beobachtet.

Gesammternährung. Körpergewicht. Von grösster Bedeutung sind bei Irren die Verhältnisse des Stoffwechsels und der Gesammternährung, deren annähernden Massstab uns Körperwägungen abgeben.

Sie berechtigen zur Annahme, dass mit der psychischen Erkrankung tiefe Störungen des gesammten Stoffwechsels Hand in Hand gehen und dass die Mehrzahl der Psychosen nichts anderes als der Ausdruck von schweren Ernährungsstörungen ist, an denen das Gehirn theilnimmt und wobei eine prädisponirende Schwäche dieses Organs, als Locus minoris resistentiae, die psychischen Funktionsstörungen in den Vordergrund des ganzen Krankheitsbildes stellt.

Aus bezüglichen Untersuchungen von Albers [1], Nasse, Lombroso, Stiff u. A. ergibt sich, dass bei Melancholischen und Maniakalischen eine fortschreitende Körpergewichtsabnahme den psychischen Krankheitsprocess auf seiner Höhe begleitet, dass Remissionen mit einer Gewichtszunahme, Exacerbationen mit einer Gewichtsabnahme im Grossen und Ganzen zusammenfallen und dass beim Eintritt der Reconvalescenz eine meist rapide Zunahme des Körpergewichts mit der psychischen Wiederherstellung einhergeht. In einzelnen Fällen betrug die Gewichtszunahme täglich ein halbes Pfund und mehr. Die absolute Zunahme berechnete Nasse im Mittel bei weiblichen Irren zu 21,6 %, bei männlichen zu 15,8 %.

Gehen primäre Psychosen in secundäre psychische Schwächezustände über, so gleichen sich die Gewichtsdifferenzen aus und wird das Körpergewicht ein ziemlich stationäres.

Die Zunahme des Gewichts bei solchen üblen Ausgängen der Psychose ist indessen keine constante. Wo sie aber eintrat, war sie eine stetigere und langsamere als bei in Genesung übergehenden Fällen. Auch beim periodischen Irresein bricht der Paroxysmus gleichzeitig mit dem Sinken des Körpergewichts aus und dauert so lange fort, als dieses sinkt.

Die Besserung fällt zusammen mit dem Wiederansteigen des Gewichts.

---

[1]) Albers, Deutsche Klinik 1854, 32; Erlenmeyer, Psych. Corresp.-Bl. 1844. 2; Nasse, Allg. Zeitschr. f. Psych. 16, p. 514; Lombroso, Ann. méd. psych. 1867, März; Schultz, Deutsche Klinik 1855, 9; Stiff, Dissert., Marburg 1822.

Die eminente Bedeutung der Gewichtszunahme (bis 20 Kilo) in der Genesung vom puerperalen Irresein hat Ripping gebührend hervorgehoben.

Schlaf. Störungen des Schlafs sind häufig bei Irren, fast regelmässig in den primären Stadien des Irreseins. Bei Melancholischen und Maniakalischen kann der Schlaf wochenlang fehlen. Bei ersteren ist der Schlaf häufig insofern gestört, als er kein erquickender ist und der Kranke dann denselben negirt oder dem durch Narcotica etwa erzwungenen gleichstellt.

In den secundären Stadien des Irreseins ist der Schlaf gewöhnlich normal, soweit er nicht durch intercurrente Aufregungszustände, namentlich durch Hallucinationen, gestört ist.

Bei Blödsinnigen, ferner in der Hirnerschöpfung nach Manie ist der Schlaf oft ungewöhnlich lang und tief.

Abschnitt II.

Die Ursachen des Irreseins[1]).

Die Ermittlung der Ursachen der Krankheiten ist eine hohe Aufgabe wissenschaftlicher Forschung. Durch ihr Studium führt der Weg zur Pathogenese und Prophylaxe.

Ein so schweres individuelles und sociales Uebel wie das Irresein hat früh schon zu Untersuchungen über seine Entstehungsbedingungen herausgefordert. Wie die folgende Darlegung des gegenwärtigen Stands unseres Wissens hierüber lehren wird, sind die bezüglichen Forschungen nicht erfolglos gewesen, ja die Aetiologie des Irreseins ist wohl besser gekannt als die der meisten anderen Krankheiten, trotzdem dass gerade hier die Schwierigkeiten besonders gross sind.

Sie sind zunächst darin begründet, dass in der Regel eine Mehrheit von ursächlichen Faktoren zusammenwirkt, um das Irresein als Resultante hervorzubringen. Die Feststellung jener Faktoren, ganz besonders aber die Schätzung ihres Einzelwerthes ist, bei der Unklarheit der Pathogenese, vielfach kaum möglich.

Bei einer Reihe von mehr allgemein wirkenden ursächlichen Mo-

---

[1]) Hagen, Statist. Untersuchungen; Schüle, Handb. 2. Aufl., p. 189; Emminghaus, Allgem. Psychopathologie, p. 301; Koch, Zur Statistik der Geisteskrankheiten. Stuttgart 1878; Eisenhart, Friedreich's Blätter f. gerichtl. Medicin, 40. Jahrgang (1889) Heft 2. 3. 4.

menten ist die Hilfe der **Statistik** nicht zu umgehen. Sie ist ein werthvoller Behelf ätiologischer Forschung, aber nur bei richtiger, präciser Stellung der Fragen, bei sorgsamer, vorurtheilsfreier Ausbeutung des statistischen Rohmaterials. Die Statistik gibt zudem nie die Ursache einer Erscheinung, sondern nur die Anregung, nach der Ursache zu forschen (Hagen). Die gewonnenen Ziffern müssen richtig interpretirt werden.

Aus der statistischen Thatsache der grösseren Zahl weiblicher Pfleglinge in der Irrenanstalt z. B. ergibt sich nicht der Schluss einer grösseren Morbidität des weiblichen Geschlechts gegenüber dem männlichen. Die Hauptursache liegt vielmehr in der geringeren Mortalität der weiblichen Irren.

Nur zu häufig geschieht es, dass Laien und unerfahrene Aerzte das letzte, allerdings ausschlaggebende Glied in der Kette der Ursachen für das einzige halten und damit die Bedeutung aller vorausgehenden entfernteren, nicht klar zu Tage liegenden Momente ignoriren. Ein Geschäftsverlust, eine Gemüthsbewegung u. dgl. sollen die Erkrankung verschuldet haben, während eine wirklich wissenschaftliche Untersuchung Erblichkeit, schwächende Krankheiten u. s. m. ermittelt, auf Grund derer erst die letzte angeschuldigte Ursache wirksam wurde und die Katastrophe herbeiführte.

Nur zu häufig geschieht es ferner, dass geradezu Folgen resp. Symptome einer von der Umgebung nicht erkannten Geistesstörung für die Ursache dieser genommen werden.

Ein an beginnender Paralyse leidender Geschäftsmann macht unglückliche Speculationen. Die Ursache der bald auch dem Laien erkennbaren Krankheit wird in Kummer über den geschäftlichen Misserfolg gefunden, während der wissenschaftlichen Erforschung des Falls der Nachweis gelingt, dass N. N. schlecht speculirte, weil sein Gehirn schon krank war.

Ein Maniacus soll durch Excesse in Alkohol et Venere tobsüchtig geworden sein — die genaue Untersuchung lehrt, dass der sonst solide Mann diesen Excessen sich erst ergab, als er schon an maniakalischer Exaltation litt.

Ein Bauernweib kehrt von einer Missionspredigt heim und wird tobsüchtig, Die Mission hat sie angeblich krank gemacht. In Wirklichkeit ging sie schon geisteskrank (melancholisch) dorthin, um Verzeihung für ihre vermeintlichen Sünden zu finden.

Verkennungen von Symptomen oder Folgewirkungen der Krankheit als Ursache derselben sind dem Irrenarzt alltägliche Vorkommnisse und warnen ihn davor, die Angaben der Laien ohne Weiteres für baare Münze zu nehmen.

Die Anamnese muss die gesammte geistige und körperliche Individualität berücksichtigen, denn vielfach ist die Geistesstörung nur das Endresultat aller früheren Lebens- und Entwicklungszustände. Handelt es sich ja doch nicht um anatomisch präcisirbare Krankheiten, sondern um krankhafte Individuen! (Schüle.)

Die genaue körperliche und geistige Entwicklungsgeschichte des Kranken, der habituelle Gesundheitszustand, die etwaigen krankhaften Dispositionen und früheren Krankheiten, die ursprüngliche Charakteranlage, ihre Ausbildung durch Erziehung, die Neigungen, Lebensrichtungen und Lebensschicksale, die individuelle Reaktionsweise gegenüber äusseren Einflüssen und Schädlichkeiten — all dies muss sorgfältig ermittelt sein, bevor an die Feststellung der Aetiologie des concreten Falls gedacht werden kann.

In der Regel genügt es aber nicht einmal, die individuelle Lebens- und Entwicklungsgeschichte zu kennen.

Gewöhnlich müssen wir auf die leiblichen und geistigen Besonderheiten der Erzeuger zurückgreifen, denn es gibt ausser der Tuberculose keine Krankheit, die so erblich und in körperlichen wie geistigen Organisationsanomalien, Lebensführungen und Lebenszuständen der Erzeuger begründet wäre, als das Irresein. Leider fällt gegenüber dieser wichtigsten ätiologischen Frage die Antwort nur zu häufig unbefriedigend aus, indem es sich um unehelich Geborene oder um Leute aus der untersten Volksclasse handelt, deren Ascendenz verschollen ist, oder indem, bei Individuen aus den höheren Gesellschaftsclassen, peinliche hereditäre Beziehungen geradezu abgeleugnet werden.

Endlich hat eine genaue Statistik zu berücksichtigen, dass nicht immer naturwissenschaftlich der juristische Satz gilt: „pater est quem nuptiae demonstrant!"

Die Aetiologie der Geisteskrankheiten ist im Wesentlichen dieselbe, wie die der übrigen Hirn- und Nervenkrankheiten. Sie gehören mit diesen ein und derselben pathologischen Familie an.

Eine vorläufige Sichtung der ursächlichen Momente lässt zwei grosse Gruppen erkennen — prädisponirende, richtiger exponirende (Hagen) und accessorische, veranlassende, gelegentliche, vielfach zufällige. Eine scharfe Trennung beider ist im concreten Fall jedoch nicht immer zulässig, insofern eine prädisponirende Ursache (hereditär-abnorme Hirnorganisation, verfehlte Erziehung u. s. w.) auch zugleich die gelegentliche Ursache bedingen kann, insofern sie zu Affekten, Leidenschaften, schiefen Lebenslagen führt, die den endlichen Ausbruch des Irreseins herbeiführen.

Im Allgemeinen lehrt die Erfahrung, dass die prädisponirenden Einflüsse viel schwerer ins Gewicht fallen als die gelegentlichen, ja vielfach für sich allein genügen, um Irresein hervorzurufen.

In der Reihe der prädisponirenden Ursachen ergeben sich wieder allgemeine Faktoren, denen ein gewisser, freilich nur statistisch ungefähr in minimalen Bruchziffern für das Individuum zu berechnender Einfluss zukommt und gewisse rein individuelle in körperlicher und geistiger Anlage, Entwicklungsgeschichte, Lebenweise und Lebensschicksalen begründete, deren Bedeutung unendlich grösser ist als die der allgemeinen.

Die accessorischen, gelegentlichen Ursachen pflegt man in physische und moralische zu unterscheiden, eine Trennung, die nur der übersichtlichen Eintheilung halber Werth hat und nur dann berechtigt ist, wenn sie anerkennt, dass jede moralische Ursache in letzter Linie auf physischem Weg wirksam wird, sei es, dass sie eine organisch begründete Disposition nöthig hatte, um als Shock überhaupt wirksam zu werden, sei es, dass sie die der Psychose zu Grunde liegende Ernährungsstörung des Gehirns direkt durch Beeinflussung der vasomotorischen Innervation oder indirekt auf dem Umweg einer Störung der allgemeinen Ernährungsvorgänge hervorbrachte.

Prädisponirende Ursachen.

1. Allgemein prädisponirende.

Civilisation[1].

Eine Erscheinung, die durch fast alle Landes- und Irrenhausstatistiken bewiesen scheint, ist die fortschreitende Häufigkeit des Irreseins in moderner Zeit.

Die Wissenschaft frägt:

a) ist diese beunruhigende Erscheinung eine wirkliche oder nur scheinbare, und im bejahenden Fall,

b) durch welche Faktoren ist sie bedingt?

a) Bezüglich der ersteren Frage muss geltend gemacht werden, dass genaue Vergleichszahlen aus älterer und neuerer Zeit fehlen, dass die Irrenstatistiken und Irrenzählungen vergangener Decennien an Genauigkeit viel zu wünschen übrig lassen, während heutzutage die vorgeschrittene Diagnostik und sorgsamere Irrencontrole die Kranken mehr zur Kenntniss bringen, dass die gute Pflege das Leben der Kranken in den Asylen verlängert und diese sich mehr anhäufen, endlich, dass auch die Gesammtbevölkerung zugenommen hat. Aber alle diese Fehlerquellen reichen nicht aus zur Erklärung der Thatsache, dass in allen Culturländern die Irrenzahl fast aufs Doppelte gestiegen ist, in England z. B. von 14,500 (1849) auf 30,000 (1866). Sie nöthigen zur Annahme, dass thatsächlich eine Zunahme des Irreseins, wenn auch in bescheideneren, doch immerhin bedenklichen Proportionen besteht.

---

[1]) Brierre, Ann. méd. psych. 1853, p. 293; Parchappe, ebenda p. 314; Bucknill und Tuke, Manual of psych. med., p. 30; Robertson, Journ. of mental science 1871, Jan.; Legrand du Saulle, Gaz. des hôpit. 1871, p. 102. 103; Jewell, Journ. of nervous and mental disease 1881, Jan.

b) Man hat die fortschreitende Civilisation [1]) für diese Zunahme verantwortlich gemacht und darauf hingewiesen, dass bei den un- oder halbcivilisirten Völkern Irresein eine höchst seltene Erscheinung sei, während thatsächlich auf 500 Individuen einer hochcivilisirten Nation mindestens ein Geisteskranker kommt.

Aus den Lebensverhältnissen eines uncivilisirten Volkes, das keine politischen und religiösen Stürme, keine verfeinerten Lebensgenüsse kennt, eine einfache, mehr der Natur angepasste Lebensweise führt, hat man sich dessen relative Immunität gegen Irresein zu erklären gesucht, aber alle diese Erwägungen bleiben von geringem Werth, so lange eine Parallelstatistik des Irreseins bei uncivilisirten und civilisirten Völkern fehlt und die Kenntniss des Vorkommens bei jenen sich auf gelegentliche Notizen in Reiseberichten von Naturforschern und Missionären beschränkt. Offenbar bleiben diese Schätzungen, da sie nur gelegentlichen Eindrücken eines Laien, nicht sachverständigen Zählungen entnommen sind, weit unter der wirklichen Ziffer. Treiben sich doch nach dem Zeugniss Griesinger's viele Irre im Orient als vermeintliche Heilige und Bettler herum!

Aber selbst wenn wir, die Thatsache der Zunahme des Irreseins in der modernen Gesellschaft zugebend, in Faktoren dieser, die unter dem Schlagwort der Civilisation zusammengefasst werden, jene Zunahme begründet finden, so bleibt nichts übrig, als sofort diesen Begriff wieder in seine Einzelfaktoren aufzulösen und eine Reihe von ätiologischen Detailfragen aufzuwerfen, deren Beantwortung schwierig ist und nur an der Hand einer sorgfältigen und grossartigen Statistik versucht werden könnte.

Unstreitig bietet die fortschreitende Civilisation Bedingungen, die der Entstehung von Geisteskrankheit geradezu ungünstig sind.

Dabei sind unbedingt zu rechnen die bessere Nahrung, Kleidung, Wohnung, die Aufklärung des Volkes auf religiösem und intellectuellem Gebiet, die feinere Bildung und grössere Sittlichkeit.

Aber neben diesen regenerirenden Momenten finden sich bedenkliche, für die Entstehung von Irresein zweifellos wichtige Auswüchse der Civilisation.

Dahin gehören das riesenhafte Anschwellen der grossstädtischen Bevölkerung mit den daraus resultirenden Schäden in hygienischer (Tuberculose, Scrophulose, Anämie) und moralischer Hinsicht, die Anhäufung eines geistig und leiblich verkommenen Proletariats, der Pauperismus, das überhandnehmende Fabrikleben, die Ehelosigkeit, die intellectuell aufreibende und moralisch verderbende Sucht nach Reichthum und Wohlleben.

---

[1]) Vgl. Constans, Lunier, Dumesnil (Rapport du service des aliénés de 1874), die p. 1—4 der Civilisation, ganz besonders dem Einfluss der grossen Städte einen bedeutenden Antheil an der wachsenden Irrenanzahl zuschreiben: „l'aliénation, dans sa fréquence, suit la civilisation; elle en est le parasite; elle vit et s'accroit avec elle et à ses dépens."

Aber alle diese Momente werden an Bedeutung überwogen durch den Umstand, dass die fortschreitende Civilisation verfeinerte und complicirtere Lebensbedingungen und Bedürfnisse schafft und damit den Kampf ums Dasein steigert.

Diesen Kampf um ein behaglicheres, aber bedürfnissreicheres Dasein muss das Gehirn kämpfen.

Es wird in diesem Kampf verfeinert in seiner Organisation und damit erfindungsreicher, aber zugleich vulnerabler, zugleich ist es Reizen ausgesetzt, die nur zu leicht zur Ueberreizung führen und damit zur Erschöpfung, Krankheit, Degeneration. Wo immer ein Organ funktionell zu einer vermehrten Leistung genöthigt ist, erkrankt es auch leichter, wird es schneller abgenützt und seine Anstrengung nur zu leicht zur Ueberanstrengung.

Diese gesteigerten Anforderungen im Kampf ums Dasein treten heutzutage an das Gehirn des Einzelnen schon auf der Schulbank heran und die Concurrenz auf allen Gebieten der Kunst, Wissenschaft und Industrie, der Drang nach Genuss und Reichthum erhalten einen grossen Theil der modernen Gesellschaft in einem Zustand beständiger Anspannung der Nervenkräfte und nervöser Erregung.

Dazu kommt als weiterer wichtiger Faktor das dem gesteigerten Verbrauch von Nervenkraft parallel gehende Bedürfniss nach gewissen Genussmitteln, die geeignet sind, die Hirnthätigkeit künstlich zu steigern.

Der zunehmende Verbrauch von Kaffee, Thee, Tabak, Alkohol ist gewiss keine zufällige Erscheinung, sondern mehr oder weniger ein Gradmesser für das Plus an Arbeit, welche das Gehirn heutzutage vollbringen muss. Mag auch der Genuss dieser Reizmittel mit der Erhaltung der Gesundheit verträglich sein, so ist es sicher nicht ihr Uebergenuss.

Unter allen Genussmitteln das wichtigste, am häufigsten übermässig genossene und damit gefährlichste ist der Alkohol. Ist er doch im Kampf der Civilisation mit den wilden Völkern Amerikas als „Feuerwasser" ein mächtigeres Vertilgungsmittel dieser gewesen, als selbst die Feuerwaffe.

Es ist wahr, unsere Vorfahren haben vielleicht quantitativ mehr in geistigen Getränken geleistet als die modernen Generationen, aber was sie tranken, war Wein und noch dazu ein geringer in Bezug auf Alkoholgehalt. Heutzutage erscheint der Alkohol in concentrirter und anderer Gestalt und die Industrie vermag ihn recht billig dem gemeinen Mann zu bieten.

Aber was sie ihm von Alkohol bietet, ist die schlechteste Sorte, die gewöhnlich Fuselöl enthält, einer der deletärsten Stoffe für das Centralnervensystem [1]).

In dieser Thatsache allein liegt ein Faktor, der reichlich Alles aufwiegen dürfte, was die Civilisation zur Verhütung des Irreseins beiträgt.

Alle Erfahrungen sprechen mit hoher Wahrscheinlichkeit dafür, dass das Irresein in der modernen Gesellschaft eine immer häufiger werdende Erscheinung ist und seine Entstehung einer Ueberreizung des Gehirns durch Ueberanstrengung und übermässigen Gebrauch von Genussmitteln verdankt.

---

[1]) Der enorme Unterschied in der Wirkung des Aethyl- und Amylalkohols lässt sich am besten an ihren Nitriten studiren. Das Aethylnitrit ist eine schwachgeistige Flüssigkeit, deren Dämpfe kaum das Gefässsystem afficiren, während das Amylnitrit schon in den kleinsten Dosen eine complete Gefässlähmung im Carotidengebiet herbeiführt.

Diese Schädlichkeiten geben sich zunächst in der Ueberhandnahme der neuropathischen Constitution in der modernen Gesellschaft kund, die „zu viel Nerven, aber zu wenig Nerv" hat. Jene bildet die wichtigste Prädisposition nicht bloss zum Irresein, sondern zu allen möglichen Neurosen. Sie ist theils erworben durch verkehrte Lebensweise des Individuums, theils angeboren durch die schädliche Lebensweise, welcher die Ascendenz sich schuldig machte.

Verhältnissmässig gering ist in unserem modernen socialen Leben der Einfluss politischer Stürme[1]) und religiöser Wirren. Es ist der Wichtigkeit und Wirksamkeit anderer Volkscalamitäten (Erdbeben, Hungersnoth, finanzielle Katastrophen, Brand etc.) gleichzusetzen. Unter dem Eindruck derselben erkranken dann zunächst Individuen psychisch, die auf Grund irgend einer Prädisposition der erschütternden deprimirenden Wirkung von Angst um das eigene Leben oder das theurer Angehörigen, den Schrecken und aufregenden Scenen der Belagerung, des Kriegs, den Nahrungssorgen und Entbehrungen in Folge mangelnden Erwerbs nicht gewachsen waren.

Verhältnissmässig häufig erkranken die Leiter von Revolutionen. Dies zeigte sich auch im Communeaufstand in Paris[2]). Die Erklärung liegt darin, dass eben häufig Hereditarier, excentrische Köpfe, problematische Naturen an der Spitze solcher Bewegungen stehen.

Nationalität. Klima. Jahreszeiten.

Auch diese Faktoren sind complicirter Art. Speciell der Begriff der Nationalität vereinigt in sich Race, Lebens- und Beschäftigungsweise, Staats- und Religionsform, Civilisations- und speciell Sittlichkeitsstufe.

Zudem sind die Irrenstatistiken der verschiedenen Länder nicht gleich genau und nach gleichen Gesichtspunkten gearbeitet, um wissenschaftlich vollkommen befriedigen zu können. Im grossen Ganzen schwankt indessen der Procentsatz des Irreseins bei den verschiedenen Culturvölkern nicht erheblich, auch nicht zwischen Völkern heisser und kälterer Zonen. Was bei den ersteren calorische Schädlichkeiten verschulden mögen, wird reichlich aufgewogen durch die Unmässigkeit der Bewohner nördlicher Länder im Genuss des Alkohols.

In manchen Ländern, wo miasmatisch-tellurische Schädlichkeiten einwirken und zu cretinöser Entartung führen, finden sich nicht nur mehr psychisch Kranke, sondern ist auch ein erheblicher Bruchtheil der Bevölkerung mit psychischen (Schwachsinn) und somatischen Gebrechen (Kropf etc.) behaftet. Auch der Einfluss ungenügender und unzweck-

[1]) Flemming, Allg. Zeitschr. f. Psych. VII, p. 35; Lunier, Annal. méd. psych. 1874, Jan., Mai; Witkowsky, Arch. f. Psych. VI (Einfluss der Belagerung von Strassburg auf die geistige Gesundheit der Einwohner); Legrand du Saulle, Gaz. des hôpit. 1871, p. 102, 103 (dasselbe für Paris 1870/71).

[2]) Irrenfreund 1872, p. 170; Laborde, Les hommes et les actes d'insurrection de Paris devant la psychologie morbide, Paris 1872.

mässiger Nahrung macht sich neben der Häufung von Scrophulose, Rachitis, Tuberculose, Pellagra (vorwiegende Maisnahrung der Landleute Oberitaliens) in constitutioneller Anämie und darauf beruhender neuropathischer Constitution und Psychopathien geltend (vgl. die hysteropsychopathische Epidemie von Morzine in Savoyen).

Man hat vielfach angenommen, der Sommer disponire mehr zu Erkrankung als die kalte Jahreszeit. Thatsächlich finden in Irrenanstalten, namentlich in Ländern mit ackerbautreibender Bevölkerung, mehr Aufnahmen in den Sommermonaten statt, aber meist handelt es sich um schon längst Erkrankte, die in den Wintermonaten den Angehörigen nicht lästig fielen, im Sommer dagegen, wo die Feldarbeit alle Kräfte in Anspruch nimmt, in die Asyle überbracht werden müssen.

In unseren Klimaten wirkt die Hitze in den Sommermonaten meist nur verschlimmernd auf Individuen, die schon länger krank sind, selten direkt krankmachend.

Geschlecht.

Aeltere Forscher, wie Esquirol, Haslam u. A., nahmen an, dass bei den Frauen eine grössere Disposition zu psychischer Erkrankung bestehe als bei den Männern.

Der Umstand, dass bei jenen die gefährlichen Zeiten der Schwangerschaft, des Puerperium und des Klimakterium sich geltend machen, dass an und für sich das Weib körperlich und geistig weniger widerstandsfähig ist als der Mann, dass ferner das Irresein sich mehr auf die weiblichen Nachkommen vererbt, scheint a priori dieser Annahme günstig.

Diese fruchtbaren Ursachen des Irreseins für das weibliche Geschlecht werden jedoch reichlich aufgewogen beim Mann durch Ueberanstrengung im Kampf ums Dasein, den er grossentheils allein durchkämpfen muss, durch Trunksucht, durch sexuelle Excesse, die angreifender für den Mann sind als für das Weib. Muss das Weib allein den Kampf ums Dasein bestehen — so manche Wittwe — dann erliegt sie leichter und rascher als der Mann.

Eine nicht zu unterschätzende Quelle für das Irresein beim Weib liegt dagegen wieder in der socialen Position desselben. Das Weib, von Natur aus geschlechtsbedürftiger als der Mann, wenigstens im idealen Sinn, kennt keine andere ehrbare Befriedigung dieses Bedürfnisses als die Ehe (Maudsley).

Diese bietet ihm auch die einzige Versorgung. Durch unzählige Generationen hindurch ist sein Charakter nach dieser Richtung hin ausgebildet. Schon das kleine Mädchen spielt Mutter mit seiner Puppe. Das moderne Leben mit seinen gesteigerten Anforderungen bietet immer weniger Aussichten auf Befriedigung durch Ehe. Dies gilt namentlich für die höheren Stände, in welchen die Ehen später und seltener geschlossen werden.

Während der Mann, als der Stärkere, durch seine grössere intellectuelle und körperliche Kraft und seine freie sociale Stellung sich geschlechtliche Befriedigung mühelos verschafft oder in einem Lebensberuf, der seine ganze Kraft beansprucht, leicht ein Aequivalent findet, sind diese Wege ledigen Weibern aus besseren Ständen verschlossen. Dies führt zunächst bewusst oder unbewusst zu Unzufriedenheit mit sich und der Welt, zu krankhaftem Brüten. Eine Zeit lang wird vielfach in der Religion ein Ersatz gesucht, allein vergeblich. Aus der religiösen Schwärmerei mit oder ohne Masturbation entwickelt sich ein Heer von Nervenleiden, unter denen Hysterie und Irresein nicht selten sind.

Nur so begreift sich die Thatsache, dass die grösste Frequenz des Irreseins bei ledigen Weibern in die Zeit des 25.—35. Lebensjahres fällt, d. h. die Zeit, wo Blüthe und damit Lebenshoffnungen schwinden, während bei Männern das Irresein am häufigsten im 35.—50. Jahr, der Zeit der grössten Anforderungen im Kampf ums Dasein, auftritt.

Aus den Statistiken der Irrenhäuser ergibt sich vielfach ein Vorwiegen der weiblichen Bevölkerung. Ein Grund, die geringere Mortalität bei ihr durch selteneres Vorkommen idiopathischer Fälle, namentlich Dementia paralytica, wurde schon gewürdigt, ein anderer ist darin gegeben, dass das Irresein beim Weib im Allgemeinen turbulenter und indecenter klinisch sich gestaltet als beim Mann, und deshalb zu häufigerer Abgabe an Irrenanstalten nöthigt. Auch der Umstand, dass der Procentsatz der weiblichen Bevölkerung den der männlichen überhaupt um etwas überwiegt, ist zu berücksichtigen.

Im Grossen und Ganzen lehrt jedenfalls die Statistik, dass die Häufikeit des Irreseins bei beiden Geschlechtern nahezu die gleiche ist, eher beim männlichen Geschlecht durch Trunksucht und gesteigerte Inanspruchnahme der Cerebralthätigkeit um ein Geringes überwiegt.

Religionsbekenntniss.

Die Statistik hat sich grosse Mühe gegeben, den Procentsatz des Irreseins bei den verschiedenen Confessionen zu ermitteln und beispielsweise gefunden, dass bei Juden und gewissen Sekten der Procentsatz ein ungewöhnlich hoher ist. Die Thatsache steht mit dem Religionsbekenntniss nur insofern in Zusammenhang, als dieses vielfach ein Ehehinderniss bildet und seinen Bekennern, zumal wenn sie gering an Zahl sind, zu ungenügender Kreuzung der Race, zu fortgesetzter Inzucht Anlass gibt.

Es besteht somit hier eine analoge Erscheinung wie bei Familien der hohen Aristokratie und der Finanzwelt, die aus Adels- oder Geldrücksichten beständig in einander heirathen und so häufig irrsinnige Angehörige haben. Auch hier ist die Ursache keine ethische, sondern eine anthropologische.

Im Grossen und Ganzen ist anzunehmen, dass die wahre Religion, die reine Ethik, indem sie den Menschengeist veredelt, auf Höheres richtet, Trost im Unglück gewährt, die Gefahr, irre zu werden, vermindern wird.

Anders ist es da, wo eine frömmelnde, mystische oder zelotische Richtung, hinter deren heuchlerischem Gewand sich oft nur niedrige Leidenschaften bergen, das religiöse Bedürfniss ausbeutet.

Immer dürfte es hier einer starken Prädisposition bedürfen, um den genannten Faktor als gelegentliches Moment zur Geltung zu bringen. Viele, die in der Beichte oder bei einer Mission den Kopf verlieren, sind melancholische Schwachsinnige; Viele, die im Hafen der Religion Schutz und Trost suchen, sind Schiffbrüchige im Sturm des Lebens, die körperlich und moralisch gebrochen in jenen einlaufen.

Vielfach ist der excessive, religiöse Drang bereits Symptom einer krankhaften originären Charakteranlage oder wirklicher Krankheit und nicht selten verbirgt sich unter dem züchtigen Gewand religiöser Schwärmerei eine krankhaft gesteigerte Sinnlichkeit und geschlechtliche Erregung, die zu ätiologisch bedeutungsvollen geschlechtlichen Verirrungen führt [1]).

Stand.

Das Irresein ist viel häufiger [2]) bei Ledigen als Verheiratheten, eine Thatsache, die nach Hagen darin ihre Erklärung findet, dass das Lebensalter der Ledigen an und für sich stärker in der Population vertreten ist, zudem eine grössere Erkrankungsfähigkeit aufweist, dass vielfach eine schon vorhanden gewesene Geistesstörung die Eheschliessung erschwert, endlich die besseren hygienischen Verhältnisse des ehelichen Lebens und der geregelte geschlechtliche Verkehr prophylaktisch wirken.

Andrerseits kann aber auch das eheliche Leben Gefahren für die geistige Gesundheit bedingen, insofern die Charaktere nicht zusammenpassen, die Beschaffung der Mittel für die Existenz einer Familie grössere Anforderungen an die geistige und körperliche Leistung stellt und Schicksalsschläge aller Art den Kampf ums Dasein zu einem verzweifelten gestalten können. Beim Mann können Charakterfehler, Verschwendungssucht, Coquetterie, Vexationen der nicht selten zudem uterinkranken und hysteropathischen Ehefrau die Ruhe des Geistes und Gemüths gefährden, beim Weib rohe Behandlung, Trunksucht, Untreue Seitens des Mannes.

Ein eigenes Irresein der Ehefrauen, nicht selten ausserhalb der Irrenanstalten und die Quelle vielfachen Familienunglücks, schildert Brosius (Irrenfreund).

Es bewegt sich in chronischer schmerzlicher Verstimmung mit grosser Gereizt-

---

[1]) Maudsley, Op. cit., p. 218; Allgem. Zeitschr. f. Psych. 11, H. 2, 3. 4; 13, H. 3, 4; 17.

[2]) Hagen, Statist. Untersuchungen:

M. 61 %	ledige, 35,8 %	verheirathete,	2,5 %	verwittwete oder geschiedene Kranke
W. 54,9 %	„ 33,6 %	„	11,1 %	„ „ „ „ .

heit gegen den Ehemann bis zu zeitweisen heftigen Zornesexplosionen. Diese Gemüthsverstimmung wird in (grundlosen) Klagen über Missachtung, Untreue des Mannes motivirt. Der Mann, die vermeintlichen Nebenbuhlerinnen werden rücksichtslos blossgestellt, beschimpft. Eifersucht und Argwohn machen solche Weiber zu Spionen. Die formelle Logik und die Möglichkeit des Begründetseins ihrer Klagen täuschen das Publikum oft über den krankhaften Gemüthszustand, wenn auch die Rücksichtslosigkeit des Benehmens auffallend genug sind.

Lebensalter.

Die Morbiditätsverhältnisse der verschiedenen Lebensalter gegenüber dem Irresein differiren bedeutend [1]).

Sie lassen, wie Tigges (Bericht über Marsberg, p. 278) sehr bezeichnend sagt, das Irresein als einen organischen Process erscheinen, der hauptsächlich an die inneren Lebensbedingungen des Individuums selbst geknüpft ist und dasselbe in seiner Entwicklnng begleitet.

Daraus ergibt sich die weitere Thatsache, dass Umfang und Artung des Krankheitsbildes genau der Höhe der jeweiligen Entwicklungsstufe des Seelenlebens entsprechen müssen.

a) Kindesalter [2]). Eine seltene Erscheinung sind psychische Störungen im Kindesalter, d. h. von der Geburt bis zur Pubertät. Es begreift sich dies aus der Unvollkommenheit der Entwicklung des kindlichen Seelenlebens und dem Wegfall einer Menge von Reizen (Anstrengung im Kampf ums Dasein, Affekte, Leidenschaften, Excesse etc.), die das Gehirn des Erwachsenen treffen.

Die ätiologischen Momente für die Erkrankung der kindlichen Psyche sind fast ausschliesslich organische, somatische. In der grossen Mehrzahl der Fälle handelt es sich um erblich belastete, schon im Zeugungskeim getroffene defektive Organisationen. Das Irresein erscheint deshalb vorwiegend als angeborne oder in den frühesten Lebensjahren zur Entwicklung gelangte Idiotie oder als moralisches Irresein, oder es tritt im Zusammenhang mit einer Neuropathie (Chorea, Epilepsie) auf.

Neben der meist originären neuropsychopathischen Constitution

---

[1]) Hagen, Statist. Untersuchungen: Erkrankungen unter 15 Jahren sind sehr selten (1 : 72,752 Einw. und mehr Männer 35 als Frauen 7). Der Procentsatz steigt von da an ziemlich rapid bei beiden Geschlechtern (im 16.—20. J. 1 : 4010 Einw.) und fortwährend ziemlich gleich bis zum 35. Jahre. Vom 36.—45. Jahre erhält er sich auch ziemlich auf dieser Höhe bei den Männern, sinkt dagegen bei den Frauen fast um die Hälfte. Vom 46. Jahre an sinkt der Procentsatz bei beiden Geschlechtern ziemlich gleichmässig.

[2]) Die trefflichen Schilderungen von Maudsley, übers. von Böhm, p. 273, und Schüle, Handb., p. 222; Scherpf, Jahrb. f. Kinderheilkde., N. F. XVI (ausführliche bis 1880 reichende Literatur); Möller, Arch. f. Psych. XIII H. 1; Emminghaus, Die psychischen Störungen des Kindesalters 1887.

(Belastung) sind ätiologisch wichtig die bei solcher häufige und frühe Onanie, acute schwere, besonders infektiöse Krankheiten, intellectuelle Anstrengung, Kopfverletzungen, in seltenen Fällen auch Wurmreiz.

Eine geringe Rolle spielen in der Aetiologie des kindlichen Irreseins psychische Ursachen, namentlich Affekte, Leidenschaften, fehlerhafte Erziehung. Die ersteren kommen wohl vor, führen auch zuweilen zu Selbstmord [1]), gleichen sich aber rascher aus als bei Erwachsenen. Wichtiger als Gelegenheitsursache ist Schrecken.

So begreift sich die Thatsache, dass das kindliche Irresein, auch da, wo es nicht unter den Degenerationsformen des intellectuellen und moralischen Blödsinns oder der epileptischen Geistesstörung auftritt, vorwiegend das Gepräge organischen, idiopathischen Leidens an sich trägt. Damit ist seine Prognose an sich eine schwere, sie wird aber noch mehr getrübt durch den Umstand, dass das Irresein in einem noch unentwickelten Seelenleben sich abspielt und dadurch sowohl psychologisch als organisch dessen normale Fortentwicklung in hohem Mass gefährdet.

Der unentwickelte Zustand des Ich gestattet nicht die reiche Formenentwicklung des Irreseins beim Erwachsenen.

Maudsley und Schüle haben in geistvoller Weise gezeigt, welche Formen bei dem jeweiligen Entwicklungszustand des kindlichen Seelenlebens möglich sind und auch thatsächlich vorkommen.

In der ersten Lebenszeit sind, ähnlich wie bei Thieren [2]), nur Zustände eines sensumotorischen, tobsüchtig triebartigen Irreseins möglich (Fälle bei Maudsley, p. 275). Mit der Entwicklung der Sinnessphäre kommen solche von hallucinatorischem Irresein vor, die aus Fieberzuständen, acuten Exanthemen hervorgehen oder sich an choreatische und epileptische Neurosen anschliessen.

Mit der Entwicklung der Vorstellungssphäre ist die Möglichkeit für Entstehung von Wahnideen gegeben, jedoch kommt es im Kindesalter noch nicht zu systematischen Wahnideen im Sinne der Paranoia der Erwachsenen, wenn auch die Anfänge dieser Krankheitsform (phantastische Einbildungen, flüchtige Primordialdelirien als Substrate der späteren fixen Ideen) sich zuweilen bis auf frühe Kindheitsjahre zurückverfolgen lassen. Auch das Irresein in Zwangsvorstellungen nimmt oft schon vor der Pubertät seinen Anfang.

Selten sind Melancholie und Manie, fast nie in affektiver Entstehungsweise und Grundlage, sondern auf organischer (Schüle), die erstere als melancholischer Stupor mit oft ganz impulsiven Akten, namentlich Selbstmord, die letztere als Aufregungszustand, charakterisirt durch triebartigen Bewegungsdrang bei schwerer Bewusstseinsstörung und grosser, kaum Associationen verrathender Verworrenheit des Vorstellens, meist aus direkt organischer Ursache (fluxionäre Hirnhyperämie) und bei defektem (idiotischem) Gehirn.

---

[1]) Stark, Irrenfreund 1870.

[2]) Dahin die nicht seltenen tobsuchtartigen Paroxysmen bei Elephanten, der in Henke's Zeitschrift berichtete Fall einer nach dem Gebären tobsüchtig gewordenen Kuh.

β) Pubertätsalter[1]). Im Alter der geschlechtlichen Entwicklung steigt der Procentsatz des Irreseins rasch und bedeutend. Wie in allen physiologischen Lebensphasen, gibt das hereditäre Moment auch hier die wichtigste Prädisposition ab.

Nach Hagen's Untersuchungen (p. 191) ist bei erblich Veranlagten der Procentsatz der Erkrankung überhaupt der höchste vom 16.—20. Lebensjahr.

Nach meinen Erfahrungen sind weibliche Individuen noch mehr disponirt als männliche, wohl deshalb, weil die erbliche Anlage überhaupt beim Weib eine grössere Rolle spielt und die Evolutionsperiode bei ihm eine tiefer greifende ist und häufig mit schweren Ernährungsstörungen (Anämie, Chlorose) einhergeht.

Auf Grundlage einer belastenden Prädisposition kann der accessorische Faktor der Pubertätsentwicklung in mannigfacher Weise Irresein hervorbringen.

In zahlreichen Fällen ist es Onanie, die bei solchen Individuen besonders leicht aus dem vielfach abnorm früh und mächtig sich regenden geschlechtlichen Trieb hervorgeht und die Rolle einer Gelegenheitsursache übernimmt. Bei weiblichen Individuen machen bis dahin wirkungslos gebliebene Lagefehler des Uterus oder auch Stehengebliebensein auf infantiler Entwicklungsstufe direkt ihren sympathischen, reflektorischen Einfluss auf die Grosshirnrinde geltend oder durch das Zwischenglied von allgemeinen Störungen der Ernährung (Anämie, Chlorose). Nicht minder wichtig sind abnorm rasches Wachsthum, ferner Entwicklungshemmungen des Schädels.

In anderen Fällen fehlt uns das vermittelnde Verständniss für die Wirkungsweise des Pubertätsfaktors. Nicht selten findet die Psychose ihre Lösung mit der definitiven Regelung der Menstruation.

. Die psychischen Erkrankungen in dieser Lebenszeit sind bei der Verschiedenheit der Pathogenese äusserst mannigfaltig. Wie aus der hier dominirenden erblichen Disposition sich erwarten lässt, spielen die Degenerationsformen des Irreseins die grösste Rolle. Die Paranoia, das Irresein in Zwangsvorstellungen, das periodische, circuläre und constitutionell melancholische Irresein setzen schon jetzt nicht selten ein, auch das moralische Irresein nimmt einen bemerkenswerthen Aufschwung.

Auch melancholische und maniakalische Bilder treten auf, seltener aber in der gutartigen Form der Psychoneurose und in affektiver Entstehungsweise (meist Schreck), als vielmehr in primärer, direkter, organischer, ähnlich wie im Kindesalter.

Die Melancholie erscheint unter dem schweren Bild der stuporösen Form, oder sie geht mit impulsiven Akten, Zwangsvorstellungen und „imperativen" Hallucinationen einher, die gegen das eigene Leben, noch häufiger auf Brandstiftung gerichtet sind und zur fälschlichen Aufstellung einer sogen. Pyromanie im Pubertätsalter ge-

---

[1]) Maudsley, Journ. of mental science 1868, Juli (Mania pubescentium); Skae, ebenda 1874; Sterz, Jahrb. f. Psychiatrie 1879, Bd. II, p. 94.

führt haben. Die maniakalischen Bilder haben vielfach ein moriaartiges Gepräge und bieten ebenfalls viel Impulsives.

Daneben finden sich nicht selten, namentlich bei im Wachsthum zurückgebliebener Schädel- und Hirnentwicklung, schwere fluxionäre Tobsuchten oder auch delirante, hallucinatorische Aufregungszustände mit allen Erscheinungen der Hirnhyperämie, mit raschem Verlauf und vorwiegendem Ausgang in bleibenden Schwach- und Blödsinn, wie überhaupt auch in diesem Alter noch alle idiopathischen Erkrankungszustände der Fortentwicklung des psychischen Organs höchst gefährlich sind.

Aber auch epileptisches und hysterisches Irresein entwickelt sich besonders im Alter der Pubertät.

Auf hysterischem Boden zeigen sich dann wieder leichtere chronische Manien mit meist erotischem Kern (Drang ins Kloster zu gehen etc.), oder auch episodische, theils hallucinatorische, teils kataleptische Irreseinszustände, endlich Fälle von religiöser Paranoia.

Eine besondere, im Anschluss an die Pubertätsjahre (18.—22. J.) auftretende, rasch in Dementia übergehende angeblich häufige (14 : 500 Kranke) juvenile Krankheit schildern Kahlbaum und Hecker unter der Bezeichnung der **Hebephrenie**[1]).

Diese Krankheitsform soll neben der besonderen Zeit des Auftretens durch den proteusartigen Wechsel der verschiedenen Zustandsformen (Melancholie, Manie, Verwirrtheit), durch den enorm schnellen Ausgang in einen psychischen Schwächezustand und durch die eigenthümliche Form dieses Terminalblödsinns (läppisches, altkluges Gebahren), dessen Anzeichen schon in den ersten Stadien der Krankheit bemerkbar waren, charakterisirt sein. Dabei höchst auffällige Oberflächlichkeit der bunt wechselnden Affekte (Lachen und alberne Scherze auf der Höhe der melancholischen Verstimmung), so dass es den Anschein erweckt, die Kranken spielten oder kokettirten mit ihren Empfindungsanomalien.

In Erregungsphasen zeigt sich läppischer, zielloser Thätigkeitsdrang und Hang zum Vagabundiren mit dem Anschein des Geflissentlichen, Bewussten in den albernen Reden und dem Thun dieser Kranken. Auch die Redeform dieser Kranken ist albern, bewegt sich in hochtrabenden, aber nichtssagenden Phrasen. Dabei Vorliebe für Fremdwörter und Kraftausdrücke, Unfähigkeit, einen Gedanken in knapper, präciser Form auszudrücken, alogische Satzbildung und sonderbare Construktionsweise.

Wahnideen sollen selten sein und dann als ganz rudimentäre Elemente eines Beeinträchtigungswahns, meist aber als ganz bizarre, alberne Einfälle sich darstellen. Gelegentlich auch Aufregungszustände bis zur Tobsucht, veranlasst durch Onanie, menstruale Vorgänge oder auch durch Hallucinationen.

Die Berechtigung zur Aufstellung der Hebephrenie als eigener Krankheitsform erscheint mir noch fraglich.

Jedenfalls ist sie eine degenerative Psychose (Pubertät, proteusartiges Bild, impulsive Akte, vorwiegend formale und affektive Störungen, primordialer Charakter etwaiger Wahnideen mit grauenvoll verzwicktem Inhalt und ohne alle oder mit höchst alberner Motivirung). Die schwachsinnige Folie des ganzen Bildes dürfte sich theils aus dem originären Schwachsinn dieser Patienten, den auch Hecker in der Aetiologie seiner Fälle betont, theils daraus erklären, dass, wie der genannte Autor

[1]) Virchow's Arch. 52. p. 394; Irrenfreund 1877, 4. 5.

in geistvoller psychologischer Darstellung zeigt, der krankhafte Process ein erst im Werden, so zu sagen in den Flegeljahren befindliches geistiges Leben trifft und der geistigen Weiterentwicklung eine Schranke setzt.

Mit Schüle (Handbuch, p. 213), der unter 600 Fällen nur zwei reine von „Hebephrenie“ hatte, finde ich auch die in Rede stehende Psychose selten (8 : 3000). In allen meinen Fällen bestanden erbliche Belastung, originärer Schwachsinn, Degenerationszeichen. In zweien (Weiber) Mikrocephalie. Die Prognose ist nicht absolut schlecht. In einem Fall trat Genesung, in einem anderen dauernde Besserung ein.

Züge von „hebephrenischem“ Irresein finden sich auch in manischen Pubertätspsychosen mit dem sonstigen Charakter der Psychoneurose und gutartigem Verlauf. Wahrscheinlich ist die Hebephrenie nur eine Erscheinungsweise des Pubertätsirreseins überhaupt auf Grundlage einer schweren Belastung und der läppische, altkluge Zug in Sprache, Schrift und Benehmen eine der besonderen biologischen Phase, in welcher pubisches Irresein sich entwickelt, zukommende Erscheinung. Dass dieselbe Psychose, je nach dem Lebensalter, in welchem sie sich entwickelt, besonderes Gepräge bekommt, zeigt sich z. B. auch für die Melancholien und Manien des Seniums, die anders geartet sind als die des jugendlichen oder die des Mannesalters.

Beob. 2. Maniakalisches Irresein in der Pubertät mit hebephrenischen Symptomen. Genesung.

Frl. Z., 19 J., stammt aus belasteter Familie. Muttersmutter war schwachsinnig, zwei Brüder der Mutter starben irrsinnig, einer endete durch Selbstmord. Die Mutter war charakterologisch abnorm; ein Bruder ist Idiot. Pat. war geistig weniger begabt als ihre ältere Schwester, entwickelte sich geistig und körperlich langsam, zeigte von jeher einen verschlossenen Charakter, fühlte sich gedrückt unter der eigenen Wahrnehmung, dass sie der Schwester an Geistesgaben und Schönheit nachstand. Pat. hat nie an schweren Krankheiten gelitten. Die Menses stellten sich im 17. Jahre ohne Beschwerden ein und kehrten in der Folge regelmässig wieder. Seit dem Beginn der Pubertätsentwicklung erschien Pat. zeitweise etwas exaltirt, erregt und leidenschaftlich. Eine griesgrämige, strenge Gouvernante leitete die Erziehung und suchte das Mädchen so lange als möglich in der Kinderstube und auf kindlicher Anschauung zu erhalten.

Im Dec. 79 entschloss man sich, die junge Dame in die Welt einzuführen. Sie debütirte mit einer Reise nach Italien. Schon im Januar, in Neapel, fiel sie aufmerksamer Beobachtung auf durch Unstetigkeit, Aufgeregtheit, Exaltirtheit. Sie fing an, für alles Edle und Schöne zu schwärmen, fand Neapels Schönheiten entzückend und trug sich mit Heirathsideen, da sie nun selbständig werden müsse, kein Kind mehr sei, sich bisher zu sehr von Anderen habe leiten lassen. Sie bemutterte die Grosstante und die ältere Schwester, gab ihnen altkluge gute Lehren, war aber daneben noch Kind genug, um gelegentlich mit jüngeren Mädchen Kinderspiele zu machen und ihre Projekte, eine grosse Dame vorzustellen und zu werden, zu vergessen. Die Stimmung wechselte zwischen überglücklicher Laune im Handumdrehen mit Weltschmerz, weinerlicher Besorgtheit um die Gesundheit. Pat. war sehr emotiv und die Versagung eines Wunsches konnte sie in heftigen Affekt versetzen. Wenn auch noch ganz kindlich naiv in Anschauungen und Wünschen, gefiel sie sich doch darin, der Umgebung als Dame zu imponiren und machte oft mit komischem Pathos geltend, sie lasse sich nicht mehr als Kind behandeln.

Im Juni 80 steigerte sich prämenstrual das nur leise angedeutete Krankheitsbild zu einer deutlichen maniakalischen Exaltation. Sie schlief schlecht, wurde unstet, redesüchtig, bot Gedankendrang, war amenomanisch, erklärte sich für überglücklich, fand Alles wunderschön, sang, sprang, jubilirte, war vorübergehend auch religiös exaltirt.

Mit dem Eintritt der Menses erfolgte ein Zurückgehen auf die frühere Stufe der Krankheit. Mitte Juli zeigte sich eine neuerliche prämenstruale Exacerbation, diesmal mit erotischem Anstrich. Sie meinte, ein junger Mann, den ihr allerdings die Familie zugedacht, den sie aber seit ihrer Kindheit nicht mehr gesehen hatte, sei im Hause verborgen, werde ihr vorenthalten. Sie stellte die Angehörigen deshalb zur Rede, war sehr gereizt, suchte den Bräutigam in allen Winkeln des weitläufigen Schlosses.

Nach einer Remission, im Anschluss an die Menses, stellte sich mit der Wiederkehr derselben im August eine bedeutende Steigerung ein. Sie war sehr unstet, exaltirt, bewegte sich nur noch in Affekten, konnte über einen dürren Ast im Park in Entrüstung, über eine Feldblume in Entzücken gerathen, zeigte grossen Stimmungswechsel, massenhafte, rasch wechselnde Wünsche und Begehren, war sehr redselig, abspringend im Gedankengang. Von Anfang August an erhielt Pat. täglich 4,0 Natr. bromat.

Der Status praesens, den ich Anfang Sept. 80 gelegentlich einer Consultation aufnahm, ergab körperlich, ausser einer andauernden aber leichten Fluxion zum Gehirn, postponirenden Menses, gestörtem Schlaf und Klagen über zeitweise Kopfschmerzen, keinen Befund, psychisch die Erscheinungen einer leicht maniakalischen, nothdürftig noch im Salon haltbaren Exaltation mit „hebephrenischem“ Anstrich. Pat. schwatzt endlos, verliert sich in ermüdendes Detail, ist hastig in ihren Bewegungen, in der Stimmung beständig wechselnd zwischen Sturm und Sonnenschein, bald lachend, bald weinend. Sie weiss sich nothdürftig vor Fremden und im Salon zu beherrschen, aber auf Spaziergängen im Wald wälzt sie sich gelegentlich vor Vergnügen im Grase. Sie geht stundenlang im schnellsten Tempo, so dass man ihr kaum folgen kann, und ohne zu ermüden.

Pat. ist ein sonderbares Gemisch von Kind und Dame. Man merkt ihr an, dass sie noch halb in den Kinderschuhen steckt, der Kinderstube erst seit Kurzem entlaufen ist, während sie gleichzeitig die Salondame zu spielen versucht und doch dieser Rolle nicht gewachsen ist. Sie versucht zu repräsentiren und zu imponiren, fällt jedoch dabei beständig aus der Rolle, sucht die ihr fehlende Tournüre durch eine gewisse Nonchalance und Aplomb zu ersetzen, wird aber dabei unwiderstehlich komisch, grottesk. Den eigenthümlich biologisch-psychischen Werde- und Durchgangszustand gibt auch die Conversation kund, die, unerschöpflich und abspringend, wie bei Maniakalischen überhaupt, durch Sichvergreifen im Ausdruck, durch gezierte manierirte Redeweise neben banalen, selbst burschikosen Redewendungen und Kraftworten, inhaltlich durch oft ganz barocke Gedankenverbindungen, kindische neben ganz altklugen Bemerkungen, ein eigenthümliches Gepräge erhält.

Auch auf sexuellem Gebiet befindet sich Pat. in einer eigenthümlichen Durchgangsphase vom Kind zur Jungfrau. Sie ahnt sexuelle Beziehungen, erscheint aber noch ganz kindisch. Ihre romanhafte Liebe zu dem „Bräutigam“, mit dem sie durch „Sympathie der Gefühle“ verlobt ist, ist eine kindische ideale Liebeständelei und nichts weniger als eine zielbewusste, leidenschaftliche, ernsthafte Neigung.

Auch hier zeigt sich, dass die kindliche Form noch nicht völlig zerstört, die neue noch nicht ausgebildet ist. Noch deutlicher offenbart sich die hebephrenische Färbung des Krankheitszustandes in dem engeren Familienleben und in den Briefen der Kranken. Pat. überhäuft die ältere Schwester mit guten Lehren, tröstet sie, dass auch für sie sich gewiss noch eine gute Partie finden werde, bemuttert die Grosstante, ermahnt sie, die ältere Schwester doch gut zu beaufsichtigen, dass sie nicht so leicht ihr Herz verliere. Sie schreibt lange Episteln an den Bruder voll Ermahnungen, brav zu sein, wie wenn sie seine Grossmutter wäre, schreibt altklug und läppisch an eine Freundin und empfiehlt ihr passende Lektüre für die langen Winterabende, spricht davon, dass sie nun Mutterstelle an ihren Geschwistern vertreten müsse, gefällt sich darin, die Gouvernante und andere ältere Leute zu hofmeistern, und geräth ausser sich vor Zorn, wenn sie findet, dass man ihr nicht folgt oder sie gar „liebes Kind" titulirt. „Ich war zu gut bis jetzt, muss energisch sein, sonst geht es im Hause nicht, ich werde sein wie ein Mann." Daneben macht sie aber läppische Knittelverse auf die Gouvernante und lacht dazu unbändig.

Im September und October ist Pat. maniakalisch exaltirt mit jeweiligen Exacerbationen zur Zeit der Periode. Sie schiesst im Hause herum, sucht sich überall in Respekt zu setzen, ist meist heiter, aber reizbar und über geringfügigen Anlass zornig erregt, dabei unbotmässig, schwer zu ertragen, bald in der Rolle eines ungezogenen, bald läppischen Kindes. Sie rennt im Park umher, trommelt Stücke auf dem Clavier herunter, hat bei Nichts Ausdauer, verrichtet Alles mit Hast. Sie ist schreibselig; ihre Briefe sind voll schwülstiger Wendungen, alberner Sentenzen. Der altkluge Zug in Rede und Schrift fällt auch der Umgebung auf. Die Gouvernante wird maltrātirt, Bevormundung zurückgewiesen, „da die Erziehung vollendet ist". Pat. gefällt sich in vornehmen Manieren, die zu grotesken komischen Posen werden. Ab und zu zeigen sich im amenomanischen Bild Stunden schmerzlicher moroser Stimmung und Gereiztheit mit Aeusserungen, dass sie einen andern Kopf zu haben fühle. Der Schlaf ist vielfach gestört, die Fluxion zum Gehirn zeitweise sehr deutlich ausgesprochen.

Von Ende October an wird Pat. ruhiger, geordneter. Der kindliche Zug im Ganzen verliert sich, Pat. wird mehr Dame, aber häufig genug kommen noch Anklänge an die Kinderstube, über gelungenen Versuchen sich gewählt auszudrücken, banale Phrasen, kindische Einfälle zum Vorschein. Im November geht die maniakalische Exaltation zurück, Pat. gewinnt Krankheitseinsicht. Sie schämt sich, weiss sich zu beherrschen. Sie wird natürlich im Fühlen und Vorstellen, hat ihre Liebestāndelei ganz aufgegeben. Ende December finden die Angehörigen, dass Pat. wieder ganz normal ist, jedoch erst die Entwicklung eines 15jährigen Mädchens von guter Erziehung einnehme. Die fluxionären Erscheinungen haben sich verloren, die Menses sind geregelt.

Spätere Mittheilungen ergaben, dass die psychische Entwicklung zur Stufe der Erwachsenen ohne irgend welche Anomalien vor sich ging.

γ) Alter der körperlichen und geistigen Entwicklungshöhe. Die günstigste Zeit für die Entstehung des Irreseins bildet das Alter der vollen körperlichen und geistigen Entwicklungshöhe, die Zeit der Stürme des Lebens, der grössten körperlichen und geistigen Anstrengung. Beim Weib prävalirt das 25.—35. Lebensjahr, wohl deshalb, weil in dieser Zeit bei ledigen Weibern Liebes- und Lebenshoffnungen das Gemüth erregen und, so oft getäuscht, schwere geistige Wunden setzen, während bei geschlechtlich funktionirenden die schwächenden Einflüsse von Geburten, Lactation zur Geltung gelangen.

Beim Mann prävalirt die Zeit vom 35.—50. Lebensjahr, weil eben hier die Sorgen für Beruf und Familie, die körperliche und geistige Anstrengung im Kampf ums Dasein am grössten sind und, neben Excessen in Baccho et Venere, ihre erschöpfende Wirkung aufs Gehirn ausüben. Alle Formen des Irreseins kommen in diesem Alter der „physiologischen Turgescenz" des Gehirns und der grössten Intensität und Mannigfaltigkeit der Reize vor, besonders häufig die allgemeine Paralyse.

Klimakterium[1]). Auch die Involutionsperiode des Weibes bildet eine theils prädisponirende, theils gelegentliche Ursache für psychische Erkrankung.

Unter 878 weiblichen Irren unserer Beobachtung war bei 60 (6,1%) das Klimakterium Ursache der Erkrankung. Der krankmachende Einfluss kann ein psychischer sein (schmerzliches Bewusstsein des Verlustes von auf geschlechtliche Empfindungen sich gründenden socialen und ethischen Gefühlen, namentlich bei kinderlosen Frauen; schmerzliche Erkenntniss des Schwindens der körperlichen Reize), oder ein gemischter, insofern den Involutionsprocess begleitende krankhafte Gemeingefühle und die traditionelle und nicht ganz unbegründete Furcht des Publikums vor dieser gefährlichen Lebensphase, das psychische Gleichgewicht erschüttern. Das Klimakterium kann endlich auf rein somatischem Weg die Ursache der Erkrankung werden, insofern es nicht einfach eine Ausserfunktionssetzung und schliessliche Atrophie der Geschlechtsorgane, sondern einen Involutionsprocess des gesammten Organismus darstellt, in welchem es nicht ohne bedeutende Störungen der Funktionen bis zur Herstellung des Gleichgewichts abgehen kann.

Die speciellen, für die Entstehung von Irresein hier belangreichen Schädlichkeiten sind profuse Sekretionen (Menorrhagien, Leucorrhöen) und dadurch gesetzte Ernährungsstörungen (Anämie) des psychischen Organs, plötzliche Sistirung der Menses (vgl. Menstruatio suppressa), Neuralgien und überhaupt nervöse Reizzustände im Bereich der Genitalnerven und dadurch bedingte (Irradiation, Reflex) Reizzustände der nervösen Centralorgane.

Die Bedeutung dieser Faktoren wird gesteigert durch organische, namentlich erbliche Belastung, durch dem Klimakterium vorausgehende (gehäufte Geburten, erschöpfende Krankheiten) oder mit demselben zusammentreffende schwächende Momente (Typhus und andere schwere Allgemeinerkrankungen, durch Lokalaffektionen des Uterus, namentlich chro-

[1]) Skae, Edinb. med. Journ. X, Febr., p. 703; Journ. of mental science 1874; Psychiatr. Centralbl. 1873, p. 183; Conklin, Amer. Journ. of insanity 1871, Octob.; Schlager, Allg. Zeitschr. f. Psych. 15; Kisch, Das klimat. Alter der Frauen, 1874 Lochner, Diss., Leipzig 1870; v. Krafft, Allg. Zeitschr. f. Psych. 34.

nische Metritis und Lageanomalien). Ohne dass solche Hilfsursachen mit dem Klimakterium zusammentreffen, scheint eine psychische Erkrankung nicht denkbar.

Das Irresein im Klimakterium bildet keine specifische Krankheitsform, jedoch ist nicht zu leugnen, dass die in demselben entstehenden Psychosen in Prodromis und Verlauf somatische, auf das Klimakterium deutlich hinweisende Symptome aufzeigen und dass durch den klimakterischen Process hervorgerufene sexuelle Reizzustände, theils bewusst auf dem Wege der Allegorie, theils unbewusst durch direkte Erregung der Hirnrinde dem Krankheitsbild einen ganz bestimmt auf die sexuelle Basis hindeutenden Inhalt verleihen können.

Dahin gehören der überaus häufige sexuelle Inhalt der Delirien (20 Fälle meiner erwähnten Statistik), das Auftreten von Geruchshallucinationen (6) und der auf irradiirte Erregungszustände sensibler Bahnen im Rückenmark zu beziehende Wahn, physikalisch feindlich beeinflusst zu werden (10). Die in unseren 60 Fällen beobachteten Krankheitsformen waren 1mal Delir. acut., 1mal circuläres Irresein, 36mal Paranoia mit Primordialdelir der Verfolgung, 6mal solche mit religiösem Primordialdelir, 12mal Dementia paralytica, 4mal Melancholie.

Die klimakterische Melancholie[1]) bietet Züge der senilen, mindestens der auf invalider Hirngrundlage stehenden, insofern nihilistische Wahnideen (Verarmung, allgemeine Vernichtung, oft auch mit hypochondrischer Färbung) hier an der Tagesordnung sind. Auch Zustände qualvoller Angst mit Suicidiumgefahr sind hier sehr häufig.

Die Aufstellung eines Klimakteriums auch für das männliche Geschlecht[2]) und die Besonderheit von in diesem klimakterischen Alter (50.—60. J.) vorkommenden Psychosen scheint mir biologisch und klinisch nicht zulässig.

Was als dem Klimakterium des Mannes angehörig von Psychosen berichtet wird, gehört offenbar in das Gebiet der senilen Psychosen und motivirt sich durch ein Senium praecox.

c) Greisenalter. Jenseits der 50er Jahre sinkt der Procentsatz des Irreseins bei beiden Geschlechtern rapid. Dagegen macht sich im Greisenalter, das für manche im Kampf ums Dasein vorzeitig abgenützte, durch Ausschweifungen, schwere constitutionelle Krankheiten u. s. w. abnorm früh decrepid gewordene Menschen zuweilen schon in den 50er Jahren anbricht (Senium praecox), ein neues ursächliches Moment geltend, die senile Involution des Gehirns.

Tritt diese intensiv und rasch ein, verbindet sie sich mit Fettdegeneration des Herzens, Arteriosclerose, oder wird sie complicirt durch atheromatös encephalitische Heerderkrankungen, so entwickelt sich ein geistiger Schwächezustand, der, wenn das Leben lange genug erhalten

---

[1]) Vgl. Kracauer, Die Mel. der Frauen nach dem Klimakterium. Inaugural-Diss. 1882.

[2]) Skae, Edinb. med. Journ. XI, Sept., p. 232 (Schmidt's Jahrb. 128, p. 326).

bleibt, bis zum völligen Blödsinn (Dementia senilis s. spec. Pathologie) vorschreitet. Die mit der senilen Involution verbundenen Ernährungs- und Circulationsstörungen disponiren in hohem Grade zu Anfällen psychischer Krankheit.

Die auf dem Boden des invaliden senescirenden Gehirns sich abspielenden Krankheitszustände sind Melancholien, Manien und Wahnsinnsbilder. Die organisch-degenerative Grundlage gibt diesen Psychosen des invaliden Gehirns ein eigenartiges Gepräge gegenüber gleichnamigen Psychoneurosen des rüstigen jugendlichen unbelasteten Gehirns.

Sie erscheinen ausgezeichnet durch schwereren organischen idiopathischen Charakter, durch begleitende sensible, vasomotorische, trophische, motorische Störungen bis zu apoplectiformen und epileptiformen Anfällen, durch nach allen Richtungen sich kundgebende Erscheinungen psychischer Schwäche. Diese Schwäche äussert sich im Gemüthsleben als Oberflächlichkeit der Affekte, wobei aber organisch ausgelöste, z. B. Präcordialangst mächtig und hemmungslos sich geltend machen können; im Vorstellen zeigt sich Gedächtnissschwäche, Zerfahrenheit, Lückenhaftigkeit, darniederliegende Urtheils- und Schlussbildung; etwa entstehende Wahnideen kommen nur ausnahmsweise durch Reflexion zu Stande, in der Regel sind sie Primodialdelirien. Nicht minder zerfahren und schwächlich sind die Willensbestrebungen dieser Kranken.

Die Melancholie auf dergestalt seniler Grundlage ist eine agitirte, errabunde. Ihr treibender Faktor ist der Affekt der Angst. Diese ist nur ausnahmsweise eine reaktive, anknüpfend an und motivirt durch Wahnideen und Sinnestäuschungen, als vielmehr eine primäre, organisch bedingte Erscheinung. Ihre motorischen Reaktionen sind triebartige Unruhe, zerstörende Handlungen, besonders Zerbeissen der Fingernägel, Zerkratzen der Haut. Jeden Augenblick kann der Affekt der Angst sich bis zur Höhe des Raptus erheben. Damit werden solche Kranke sich und Anderen höchst gefährlich.

Erklärungsversuche der krankhaften Stimmung finden nur spärlich statt und fallen läppisch aus.

Selbstanklagedelirium ist selten. Seine Stelle vertreten mikromanische und nihilistische, die in Negation der eigenen und fremden Existenz, ja selbst der gesammten Aussenwelt gipfeln.

Fast regelmässig entspringt dem Wahn, dass Alles zu Grund gegangen oder dass der Kranke wenigstens nichts mehr bezahlen könne, Nahrungsweigerung, aber sie wird bei der Oberflächlichkeit der Affekte leicht besiegt und temporär von wahrer Gefrässigkeit abgelöst.

Auch hypochondrische nihilistische Delirien laufen mit unter (Scheinleib, Organe caput u. s. w.). Störungen der Sensibilität, des Gemeingefühls, Illusionen lassen sich ab und zu als Grundlagen dieser ungeheuerlichen Delirien ermitteln; in der Regel sind sie aber primordiale Schöpfungen des in seinen Ernährungsbedingungen tief geschädigten Gehirns.

Die auf dem Boden seniler Degenerescenz sich entwickelnden Manien haben das Gepräge schwerer idiopathischer. Sie nähern sich dem Bild der paralytischen

Manie, insofern sie mit planloser Planmacherei, läppischer Geschäftigkeit, unsinnigen Grössendelirien, erotischer Erregung mit Beiseitesetzung aller Anstandsrücksichten einhergehen, nach jeder Richtung intellektuelle Schwäche, ethische Defekte aufweisen und vorübergehend sich zu brutaler, meist zorniger Tobsucht, unter den Erscheinungen fluxionärer Hirnhyperämie, erheben.

Auch die Bilder des Wahnsinns — wohl als Zustände episodischer oder finaler Inanition des sich involvirenden Gehirns deutbar — sind eigenartig durch das Vorwalten nihilistischer, vielfach hypochondrischer Primordialdelirien von ungeheuerlichem, läppischem Inhalt und trostloser Zerfahrenheit. Die reaktiven Affekte sind schwächlich, läppisch, sofern nicht Präcordialangst der Situation zu dramatischer Höhe verhilft. Dann sind suicide und homicide Raptus zu gewärtigen.

Sonst kindische Angst vor grauenvollem Tod mit läppischer Motivirung und reaktivem, schwachsinnigem, monotonem Heulen und Schreien. Feindliche Apperception und hochgradiges Misstrauen gegen die Umgebung, episodisch schreckhafte Hallucinationen von Blutbad, allgemeiner Abschlachtung, Särgen, Leichen, Galgen. Abrupte Delirien von Vergiftung, Weltuntergang u. s. w.

Diese Psychosen des invaliden Gehirns geben natürlich keine günstige Prognose. In der Regel sind sie Vorläufer oder Episoden einer Dementia senilis. Nur in seltenen Fällen gelangen sie zur Lösung ohne greifbare restirende psychische Schwäche.

Ausser diesen senilen Psychosen im engeren Sinne kommen bis ins höhere Greisenalter, bei Individuen, deren Gehirn von seniler Degeneration bisher frei geblieben war, gutartige Psychoneurosen [1]) vor, die sich in nichts von denen der rüstigen Jahre unterscheiden.

Berufs- und Lebensverhältnisse.

Sie sind ein zu complicirter Faktor, um, trotz aller Bemühungen der Statistik, ätiologisch befriedigende Ergebnisse zu liefern.

Wenn z. B. Matrosen, Küfer, Fuhrleute häufig irrsinnig werden, so liegt die Ursache nicht sowohl in ihrem Beruf als vielmehr in den damit gewöhnlich verbundenen Alkoholexcessen.

Bei Feuerarbeitern sind es calorische Schädlichkeiten, die nicht selten Irresein hervorbringen.

Ziemlich häufig erkranken Gouvernanten. Heimweh, widrige Familien- und sociale Verhältnisse, die solche arme Geschöpfe oft in die Fremde treiben, kränkende, lieblose Behandlung, überhaupt drückende sociale Stellung, getäuschte Liebe, Ueberanstrengung im Beruf ergeben sich gewöhnlich als Ursachen.

Nicht selten erkranken Prostituirte, bei denen Ueberreizung der Nerven durch geschlechtliche Excesse, Trunk, Elend, Syphilis belangreich sein dürften.

---

[1]) Vgl. Mendel, Die Manie. p. 142. Mania typica bei einem 80jährigen Greise mit Heilung.

Die niederen Stände sind mit dem Fluch der Armuth, des socialen Elends, der ungenügenden Ernährung, schlechten Wohnung und daraus resultirenden Rachitis, Scrophulose und Tuberculose behaftet, zudem vielfach Excessen in Alkohol und zwar seiner schlechtesten, deletärsten Sorten ergeben und gehen leicht im Kampf ums Dasein unter. Bei den höheren Ständen bilden hereditäre Einflüsse, Nervosität, verweichlichte Erziehung, Ausschweifungen aller Art, Leidenschaften, Ehrgeiz etc. Aequivalente.

Mit dem Kopf arbeitende Menschen sind mehr disponirt als Handwerker, jedoch dürfte geistige Ueberanstrengung [1]) bei einem erwachsenen Menschen kaum je allein Irresein hervorbringen. Immer bestehen daneben neuropathische Constitution oder häuslicher Kummer, Sorgen, Zurücksetzung, Kränkung seitens Vorgesetzter, oder es handelt sich um Menschen, die, scheinbare Glückskinder des Zufalls oder der Protection, eine Stellung erlangten, der sie geistig nicht gewachsen waren und die sie nun durch geistige Ueberarbeitung unter Abbruch des Schlafs, Zuhilfenahme von die Hirnleistung stimulirenden Genussmitteln zu behaupten suchten. Die Grundlage für die sich aus solch excessiver Inanspruchnahme des Gehirns entwickelnden Psychosen sind Zustände von Cerebrasthenie. Sind die Gefässe abnorm durchlässig, so kommt es leicht zu Delirium acutum oder auch Dementia paralytica, bei jugendlichen Individuen zu funktionellen Psychosen im Sinne der Melancholie, Dementia acuta und des Wahnsinns.

Für das noch in der Entwicklung begriffene jugendliche Gehirn [2]) kann der schädigende Einfluss geistiger Ueberanstrengung nicht bestritten werden. Es ist nicht zu leugnen, dass in unserer neuropathischen Zeit vielfach auf Gymnasien zu viel und zu Heterogenes dem Gehirn der Schüler zugemuthet und der Körper zu wenig berücksichtigt wird. Die Gymnasien sind wesentlich nur Vorschulen für künftige Philologen, und eine Reform des Unterrichts wäre zeitgemäss. Hasse (Die Ueberbürdung unserer Jugend, Braunschweig 1881) hat darauf hingewiesen, aber den schädlichen Einfluss der Ueberbürdung wohl überschätzt. Immer finden sich daneben weitere prädisponirende (erbliche Belastung, neuropathische Constitution, geistige Beschränktheit) und Hilfsursachen (Onanie, zu strenge Behandlung in Schule und Haus, gekränkter Ehrgeiz durch Nichtbeförderung etc). Hasse's Krankheitsfälle waren wesentlich psychische Erschöpfungsbilder mit Reizerscheinungen. Vgl. f. Haunhorst, Ueber den Einfluss der Ueberbürdung etc., Greifswald, 1881; Lippmann, Ueberbürdungspsychosen, Breslauer Zeitschr. 1881, 2.

Man hat auch ein häufiges Vorkommen von Irresein bei Künstlern, Dichtern, Schauspielern von Bedeutung [3]) beobachtet.

---

[1]) Vgl. Voisin, Traité de la paralysie générale, p. 483.

[2]) Arndt, Lehrb. d. Psych., p. 305.

[3]) Vgl. Hagen, Ueber die Verwandtschaft des Genies mit dem Irresein. Allg. Zeitschr. f. Psych. 33. H. 5 u. 6; Despine, Psychologie naturelle, I, p. 456.

Die feinere Organisation, die solche, meist neuropathische Individuen, zu ungewöhnlichen Leistungen befähigt, scheint eine verminderte Widerstandsfähigkeit des Gehirns gegen Reize mitzubedingen; vielleicht ist auch die beständige nervöse Erregung bei solchen Leuten und die Unregelmässigkeit ihrer Lebensweise in Anschlag zu bringen.

Beim Militär[1]) sind psychische Erkrankungen häufiger als bei der Civilbevölkerung. Heimweh, schlechte Ernährung, Onanie, körperliche Ueberanstrengung, brutale Behandlung seitens Vorgesetzter sind bei der Mannschaft ätiologisch wirksam. Bei den Offizieren müssen Excesse aller Art, mit Unfähigkeit bei dem strammen Dienst nach den Debauchen sich zu restauriren, Ehelosigkeit, Zurücksetzungen, Kränkungen im Dienst, die bei der strengen Disciplin hinuntergewürgt werden müssen, zur Erklärung der grösseren Morbidität herangezogen werden.

Noch bedeutender ist die Ziffer der psychischen Erkrankungen durch Häufung von Schädlichkeiten beim Soldaten im Kriege[2]). Die grossen Feldzüge der letzten Jahrzehnte haben reichlich Gelegenheit zur Beobachtung solcher Kriegspsychosen gegeben. Neben den Psychosen des gewöhnlichen Lebens kommen hier vorwiegend schwere idiopathische Formen (namentlich Paralyse) mit schlechter Prognose vor. Der Grund liegt offenbar in den strapazirenden, erschöpfenden Einflüssen des Kriegslebens. In erster Linie kommen hier in Betracht die körperlichen Ueberanstrengungen durch Mangel an Schlaf, Erdulden von Hitze und Kälte, forcirte Märsche, schlechte Unterkunft, oft ungenügende Nahrung, für die dann in Alkoholexcessen Ersatz gesucht wird; in zweiter Linie sind belangreich die gesteigerten Anforderungen an die psychischen Leistungen durch den strammen, verantwortlichen Dienst vor dem Feinde und die aufregenden Eindrücke der Schlachten. Dazu kommt die Sorge um die Angehörigen und ihren Unterhalt, Heimweh, Verlust von Verwandten und Kameraden — alle diese psychischen Momente gesteigert beim geschlagenen Heer durch die Panique der Verfolgung, den patriotischen Kummer über die verlorene Sache, durch Gefangenschaft. Endlich sind wichtig die schädlichen Einflüsse von erschöpfenden Krankheiten (Typhus, Dysenterie etc.) und Verwundungen.

---

[1]) Dufour, Ann. med. psych. 1872, Juli, findet Selbstmord häufiger beim Militär als bei Civil. Maximum der Frequenz vom 20.—30. Jahr. Ganz besonders häufig erkranken Offiziere (20,1 %, während das numerische Verhältniss zwischen Offizieren und Mannschaft 3—4 : 100 ist), und zwar ausschliesslich an Paralyse; Fröhlich, Zeitschr. f. Psych. 36, H. 2 u. 3; Sommer, ebenda 43, p. 14.

Ich habe in 7½ Jahren 30 Offiziere und Militärbeamte aufgenommen. 27 davon waren Paralytiker.

[2]) Nasse, Allg. Zeitschr. f. Psych. 27, 30; Ideler, ebenda 28; Schröter, ebenda 29, p. 343; Arndt, ebenda 30, p. 64; Löchner, ebenda 37; Fröhlich, Op. cit., p. 308; Jolly, Arch. f. Psych. 3, p. 442.

Der erschöpfende aufreibende Einfluss des Kriegslebens ergibt sich klar aus Arndt's feiner Beobachtung, wonach im Lauf eines Kriegs bei der Mehrzahl der Combattanten sich ein gewisser Zustand nervöser Reizbarkeit und psychischer Gereiztheit entwickelt, der zu mannigfachen Ausschreitungen und Insubordinationen Anlass gibt, und oft erst nach Monaten und Jahren der Ruhe sich wieder verliert. A. hebt dabei als Erschöpfungsphänomene hervor: leichte Ermüdbarkeit, Unaufgelegtheit, Abgespanntheit, Unfähigkeit in der gewohnten Weise zu arbeiten, damit Unzufriedenheit mit sich und der Welt, Schlafsucht und Schlaflosigkeit, grosse Reizbarkeit, Schreckhaftigkeit, leichtes Eintreten von Beängstigungen, trübe düstere hypochondrische Gedanken bis zu Taedium vitae.

Von diesem neurasthenischen Zustand bis zu wirklicher Geisteskrankheit ist nur ein Schritt. Eine geringfügige accessorische Schädlichkeit kann dann die Entwicklung jener herbeiführen.

Gefangenschaft[1]).

Eine statistische Thatsache ist die grössere Häufigkeit des Irreseins in der Gefangenschaft[2]). Die Ursachen hierfür liegen nicht ausschliesslich in dieser, sondern wesentlich in der früheren Lebensweise und in gewissen Dispositionen der Verbrecher. Viele Verbrecher litten schon zur Zeit der Einsperrung an Geistesstörung, die nicht erkannt wurde[3]). Viele sind organisch belastete[4]) oder durch ein in Elend, Gemeinheit, Schmutz, Lüderlichkeit zugebrachtes Leben sonstwie disponirte Menschen, bei denen die Haft nur die accessorische Ursache für die Erkrankung abgibt.

Andere nicht unerhebliche Momente, die ausserhalb der Gefangenschaft schon zur Geltung gelangten, sind Armuth, Elend, Gewissenskämpfe vor der verbrecherischen That, Angst um das Gelingen, die

---

[1]) Moriz, Casper's Vierteljahrsschr. 22, p. 297; Delbrück, Allg. Zeitschr. f. Psych. 11, p. 57; Gutsch, ebenda 19, p. 21; Sauze, Ann. med. psych. 21, p. 28; Delbrück, Vierteljahrsschr. f. ger. Med. 1886, April; Nicholson, Journ. of mental science 1873, Juli, Oct., 1874, April, Juli 1875, Jan., April (werthvolle Monographie der Psychopathien der Verbrecher); Hurel, Ann. med. psych. 1875, März, Mai; Thomson, Journ. of mental science 1886, Oct.; Reich, Allg. Zeitschr. f. Psych. 27; Bär, Die Gefängnisse, Strafanstalten und Strafsysteme, Berlin 1871; Köhler, Psychosen weiblicher Sträflinge, Allgem. Zeitschr. f. Psych. 33, p. 676; Kirn, ebenda 37, p. 713.

[2]) Thomson 1 : 50; Lelut 1 : 50; Gutsch 3 %; Bär 1—3 %.

[3]) Bär, p. 215.

[4]) Laycock, Journ. of ment. science 1868, Oct.; Brierre, Les fous criminels de l'Angleterre, deutsch von Stark, 1870; Thomson, Journ. of ment. science 1870, October.

Schrecken der Entdeckung und Ergreifung, die Foltern und Qualen der Untersuchung und Verurtheilung. Dazu kommen die gesundheitswidrigen Momente des Strafhauses — Mangel frischer Luft, ausreichender körperlicher Bewegung, guter Nahrung, Onanie, in Verbindung mit den psychischen des Grams, der Gewissensbisse, der Sehnsucht nach der Heimath und den Angehörigen, der zu straffen, dabei vielfach frömmelnden, nicht individualisirenden Anstalsdisciplin und Behandlung.

Ins erste und zweite Haftjahr fallen die meisten Erkrankungen und zwar nach Delbrück 13% mehr bei den Ausnahms- (Affekt) als bei den Gewohnheitsverbrechern.

Die Ursache wird in der Reue, den Gewissensbissen jener gesucht, während diese moralisch stumpf bleiben.

In späteren Haftjahren stellt sich Toleranz und ein gewisses Gleichgewicht im psychischen Leben ein.

Ueber den Einfluss der verschiedenen Arten des Strafvollzugs (Isolir-, Collectivhaft) hat man lange gestritten. Die alte strenge pennsylvanische Isolirhaft mit absolutem Schweigen, Abschluss gegen alle Reize der Aussenwelt, hat allerdings viele Fälle von Irresein verschuldet; wird die Einzelhaft aber human durchgeführt, d. h. den leiblichen und geistigen Bedürfnissen des Sträflings Rechnung getragen, so hat sie keine schädlichere Wirkung als die Collectivhaft, nur dass sie eine in der Entwicklung begriffene Geistesstörung rascher zum Ausbruch bringt.

Aber trotzdem passt die Isolirhaft nicht für jeden Sträfling. Leuten von grosser geistiger Beschränktheit, die der Reize von Aussen bedürfen, ferner misstrauischen, hochmüthigen, verschlossenen, excentrischen, auch im gewöhnlichen Leben nicht für ganz normal geltenden, endlich Solchen mit tiefer Zerknirschung und schweren Gewissensbissen, ist sie gefährlich (Baer). Die Formen des Kerkerirreseins sind die gewöhnlichen des freien Lebens, aber modificirt durch die eigenthümlichen hygienischen, socialen und disciplinären Verhältnisse des Strafhauses.

Als bemerkenswerthe modificirte Formen sind bei den Ausnahmsverbrechern zu erwähnen: neben Melancholie, Dämonomanie, Nostalgie aus affektiver Genese (Gewissensbisse) und Hypochondrie (durch die antihygienischen Momente des Anstaltslebens), ein namentlich in der Isolirhaft auftretendes und mit Gehörshallucinationen beginnendes Irresein. Die Kranken hören, sie seien begnadigt, ihre Strafzeit sei aus.

Sie queruliren um Entlassung, wähnen sich, da ihr Verlangen nicht erfüllt wird, ungerecht zurückgehalten. Es entwickelt sich Verfolgungswahn.

Im Anfang des Leidens, durch Versetzung in Collectivhaft, rasche Genesung, da die Störung wohl durch Einsamkeit bedingt ist.

Bei den meist organisch belasteten Gewohnheitsverbrechern kommen neben Schwachsinn mit impulsiven Antrieben, neben moral insanity, Epilepsie und epileptoiden Zuständen sowie periodischen Irreseinsformen, nicht selten unter dem Druck der Freiheitsberaubung und Anstaltsdisciplin und bei der grossen Reizbarkeit solcher Defektmenschen, wuthzornige Erregungszustände („Zuchthausknall") mit tobsuchtartigen Explosionen vor.

2. Individuell prädisponirende Ursachen.

Erblichkeit [1]).

Weitaus die wichtigste Ursache auf dem Gebiet des Irreseins ist die Uebertragbarkeit psychopathischer Dispositionen, überhaupt cerebraler Infirmitäten, auf dem Weg der Zeugung.

Die Thatsache der Erblichkeit der psychischen Gebrechen und Krankheiten war schon Hippokrates bekannt. Sie ist auf diesem Gebiet nur Theilerscheinung eines biologischen Gesetzes, das in der organischen Welt eine grossartige Rolle spielt, an das sogar der ganze geistige Fortschritt des Menschengeschlechts geknüpft ist.

Nächst der Tuberculose gibt es kaum ein Krankheitsgebiet, auf welchem sich die Erblichkeit so mächtig geltend macht als auf dem der psychischen Krankheiten, nur über die Häufigkeitsziffer, mit der dies geschieht, bestehen Differenzen. Die Statistiken (Legrand du Saulle, op. cit., p. 4) schwanken zwischen 4—90 % erblich bedingter Fälle. Innerhalb so bedeutender Differenzen kann sich offenbar ein gesetzmässiger Faktor nicht geltend machen. Die Ursache der Differenz kann nur in der verschiedenen Art und Weise, wie die statistische Berechnung zu Stande kam, liegen. Es kommt viel darauf an, aus welchen Volksklassen das statistische Material stammt. In aristokratischen Kreisen, in vom Verkehr abgeschlossenen Bevölkerungsgruppen, geschlossenen Religionsgesellschaften (Juden, Sektirer, Quäker), wo Inzucht getrieben wird, ist der Procentsatz der Heredität ein grösserer als bei einer flottirenden Bevölkerung. Aber auch der Gesichtspunkt der verschiedenen Statistiker war ein verschiedener. Von manchen Forschern wurde nur dann Heredität anerkannt, wenn Irresein bei den Erzeugern nachweisbar war (direkte gleichartige Erblichkeit). Allein so eng lässt sich der Begriff der Erblichkeit nicht ziehen.

Es sind hier wesentlich drei Thatsachen zu berücksichtigen:

a) Der Atavismus. Die körperlich geistige Organisation und

---

[1]) Lucas, Traité philosophique et physiologique de l'hérédité, Paris 1847; Morel, Traité des dégénérescences etc., Paris 1857; Derselbe, Arch. génér. 1859, Sept.; Derselbe, Traité des maladies mental., p. 114, 258; Derselbe, De l'hérédité morbide progressive, Arch. génér. 1867; Jung, Allg. Zeitschr. f. Psych. 21, 23; Legrand du Saulle, Die erbliche Geistesstörung, deutsch von Stark, 1874; Ribot, Die Erblichkeit, deutsch von Hotzen, 1876; Hagen, Statistische Untersuchungen, Erlangen 1876; Bollinger, Ueber Vererbung von Krankheiten, 1882; Möbius, Zeitschr. f. Psych. 40, p. 228; Ball et Régis, l'encéphale 1883.

Besonderheit kann sich von der ersten auf die dritte Generation vererben, ohne dass die vermittelnde zweite Merkmale der ersten aufzuweisen braucht — somit interessiren uns auch die Lebens- und Gesundheitsverhältnisse der Grosseltern.

b) Nur in seltenen Fällen wird die wirkliche Krankheit auf dem Weg der Zeugung übertragen (angebornes Irresein, hereditäre Syphilis), in der Regel nur die Disposition dazu. Zur wirklichen Krankheit kommt es erst dann, wenn auf Grundlage jener accessorische Schädlichkeiten zur Geltung gelangen.

Wir müssen somit auch die Gesundheitszustände der Blutsverwandtschaft (Onkel, Tante, Vetter, Base) und da auch hier das Gesetz des Atavismus gilt, die etwaigen Krankheiten von Grossonkel und Grosstante berücksichtigen.

c) Nur ausnahmsweise entwickelt sich auf dem Weg erblicher Uebertragung krankhafter Dispositionen ein und dieselbe Krankheit bei Ascendent wie Descendent. Im Gegentheil besteht hier eine bemerkenswerthe Wandelbarkeit der Krankheitsbilder, die nahezu Anspruch auf die Bedeutung eines Gesetzes (des Polymorphismus oder der Transmutation) hat.

Die Transmutationen sind unzählig. Die verschiedensten Neurosen und Psychosen finden sich bei erblich durchseuchten Familien, neben- und Generationen hindurch nacheinander und lehren uns, dass sie vom biologisch-ätiologischen Standpunkt nur Zweige ein- und desselben pathologischen Stammes sind.

Die Thatsache der Wandelbarkeit der erblich vermittelten Krankheitszustände nöthigt zur vorsichtigen Prüfung, an welche Zustände und Erscheinungsformen krankhaften Nervenlebens sich die erbliche Uebertragbarkeit in direkter oder modificirter Erscheinungsweise knüpft.

α) Zweifellos in dieser Hinsicht sind die Fälle, in welchen Psychosen in der Ascendenz und in der Descendenz sich vorfinden (gleichartige Erblichkeit). In manchen derselben hat die Psychose sogar bei beiden Generationen dieselbe Form und bricht auf dieselben accessorischen Ursachen hin z. B. Puerperium aus (gleichförmige Erblichkeit).

β) Als gleichwerthige dahin gehörige Erscheinung steht das Vorkommen von Selbstmord[1]) durch Generationen hindurch da, d. h. die Disposition zum Selbstmord, der ja fast immer Symptom einer Melancholie oder einer in schwierigen Lebenslagen sich nicht zurechtfindenden, neuropsychopathischen Constitution ist. Besonders beweisend sind die Fälle von Selbstmord, wo Ascendent und Descendent unter annähernd

[1]) Tigges, Vierteljahrsschr. f. Psychiatrie, 1868 Nr. 3. 4. p. 334.

gleichen Lebenslagen und in gleichem Lebensalter sich umbringen. Es existiren sogar genealogische Tabellen, wonach ganze belastete Familien durch Selbstmord ausstarben [1]).

γ) Zweifellos ist auch der vererbende Einfluss constitutioneller Neuropathien, mögen sie auch nur in einer habituellen Migräne oder in einer Hysterie, Neurasthenie oder Epilepsie [2]) bestehen.

Der erblich schädigende Faktor kann sich bei der Nachkommenschaft in blosser neuropathischer Constitution, in der Hervorbringung von Neurosen aber auch von Psychosen bis zu Idiotie, als der schwersten Form hereditärer Entartung, geltend machen.

δ) Sichergestellt ist der vererbende, d. h. zu Irresein disponirende Einfluss pathologischer Charaktere.

Gewisse Schwärmer, verschrobene excentrische Köpfe, Sonderlinge, Hypochonder haben nicht nur äusserst häufig geistes- und nervenkranke ascendente und collaterale Verwandte, sondern auch neuropathische, irrsinnige, selbst idiotische Nachkommen.

Diese problematischen Existenzen, die meist von Kindsbeinen auf anders fühlen, denken und handeln als die übrigen Menschen, sind zudem selbst beständig in Gefahr, dem Irresein zu verfallen und vielfach die Candidaten für eine Degenerationsform des Irreseins par excellence — die Paranoia — die auch ganz besonders ihre Nachkommen heimsucht.

ε) Dass ferner verbrecherische, lasterhafte Lebensführung [3]) mit dem Irresein in erblicher Beziehung steht, ergibt sich aus der Häufigkeit, mit welcher Irresein und andere neurotische Degenerescenzen bei Gewohnheitsverbrechern selbst, bei ihrer Blutsverwandtschaft, Ascendenz und Descendenz sich vorfinden. Verbrechen als moralische und Irresein als organische Entartungserscheinungen bleiben nichtsdestoweniger Gegensätze. Die gemeinsamen Berührungspunkte liegen einfach darin, dass Irresein auch unter der klinischen Form sittlicher Depravation (s. mora-

---

[1]) Morel, Traité des mal. méd., p. 404; Ribot, p. 147; Lucas II, 780; Ann. med. psych. 1844, Mai, p. 389.

[2]) Trousseau, Med. Klinik, deutsch von Culmann, 1867, p. 88; Moreau (a. a. O.) fand unter 364 Epileptikern 62 epil., 17 hyster., 37 apoplekt., 38 irrsinnige Blutsverwandte; 195mal Convulsionen, Schwindsucht, Scrophulose, Eklampsie, Asthma Trunksucht etc. bei den Eltern und Blutsverwandten; Martin, Ann. med. psych. 1878, Nov., weist nach, dass die Kinder Epileptischer in grosser Zahl unter Convulsionen sterben.

[3]) Roller, Allg. Zeitschr. f. Psych. I, p. 616; Heinrich, ebenda 5, p. 538; Solbrig, Verbrechen und Wahnsinn 1867; Legrand du Saulle, Ann. d'hyg. 1868, Oct.; Despine, Étude sur les facultés intellect. et morales, Paris 1868; Laycock, Journ. of mental science 1868, Oct.; Brierre, Les fous criminels de l'Angleterre, deutsch von Stark, 1870; Thomson, Journal of mental science 1870, Oct.: s. f. die Literatur beim moral. Irresein.

lisches Irresein) einhergehen kann und vielfach fälschlich für solche gehalten wird.

Auch die Trunksucht[1]) muss in die Kette der erblich belastenden Momente einbezogen werden. Selten kommt hier gleichartige Vererbung vor, meist ungleichartige, insofern die durch Alkoholexcesse degenerirte Ascendenz Kindern das Leben gibt, die als Idioten, Hydrocephalen oder mit neuropathisch convulsibler Constitution zur Welt kommen, früh an Convulsionen zu Grund gehen, während sich bei den Ueberlebenden Epilepsie, Hysterie, Geisteskrankheit und gerade die schwersten Formen psychischer Degeneration aus der krankhaften Constitution der Nervencentren entwickeln.

So theilt Marcé den Fall eines Trunkenbolds mit, der 16 Kinder zeugte. 15 gingen früh zu Grund, das einzige überlebende war epileptisch. Nach Darwin sterben die Familien von Säufern in der vierten Generation aus. Nach Morel ist die Degeneration folgende:

I.	Generation:	ethische Depravation, Alkoholexcesse,
II.	„	Trunksucht, maniakalische Anfälle, allgemeine Paralyse.
III.	„	Hypochondrie, Melancholie, Taed. vitae, Mordtriebe,
IV.	„	Imbecillität, Idiotie, Erlöschen der Familie.

Wunderbar, aber durch von Flemming, Ruer, Demeaux beigebrachte Fälle erwiesen, ist die Thatsache, dass selbst Kinder sonst nüchterner Eltern, wenn ihre Zeugung mit einer unheilvollen Stunde des Rausches zusammenfiel, in hohem Grad zu Geistesstörung, überhaupt zu Nervenkrankheiten disponirt sind. Diese schlimme Interferenzwirkung kann sich sogar schon von Geburt auf als angeborener Schwach- und Blödsinn geltend machen.

Griesinger machte darauf aufmerksam, dass Genialität[2]) sich zuweilen neben hereditärem Idiotismus finde. Moreau ging sogar so weit, Genialität für eine Neurose zu erklären. Dass geniale Menschen nicht selten (Schopenhauer's Grossmutter und Onkel waren blödsinnig) irrsinnige, psychisch defekte Angehörige haben und geistig schwache, ja selbst idiotische Kinder zeugen, ist zweifellos. Es scheint, als ob eine gemeinsame höhere feinere Organisation der Nervenelemente im einen Fall, unter Interferenz besonders günstiger Bedingungen zu höherer Entwicklung gelangt, unter ungünstigen zu psychischer Degeneration führt.

---

[1]) Vgl. die schöne Arbeit von Taguet, Ueber die erblichen Folgen des Alkoholismus, Ann. méd. Psych. 1877, Juli, Morel, Traité dégénéresc., p. 116; Jung, Allg. Zeitschr. f. Psych. 21, p. 535. 626; Bär, Alkoholismus, 1878, p. 360.

[2]) Vgl. Hagen, Ueber Verwandtschaft des Genie mit dem Irresein. Allg. Zeitschr. f. Psych. 33. H. 5 und 6; Maudsley, übers. von Böhm, p. 309; Moreau, Psychologie morbide, 1859; Radestock, Genie und Wahnsinn. Breslau 1884.

Ob zu nahe **Blutsverwandtschaft**[1]) als erblich degenerativer Faktor anzusehen sei, ist noch streitig. Die Experimente der Thierzüchter, die freilich nur tadellose Thiere zur Züchtung verwenden, ebenso die Stammbäume der Ptolemäer sprechen dagegen. Es wäre möglich, dass sie lange bedeutungslos bleibt, sofern die sich paarenden Individuen von degenerativen Momenten frei bleiben. Ist dies nicht der Fall, so kommt es sicher zu rascher Degeneration.

Nach Boudain's Forschungen sind bei Ehen Blutsverwandter besonders häufig Sterilität, Fehlgeburten, neuropathische Nachkommen von geringer Lebensfähigkeit und behaftet mit lymphatischer Constitution, Scrophulose, Tuberculose; ferner Monstrositäten (überzählige Finger, Zehen, Spina bifida, Klumpfuss, Hasenscharte etc.), Albinismus (der ja bei Thieren experimentell durch fortgesetzte Begattung stammverwandter Exemplare erzeugt werden kann), Retinitis pigmentosa (Liebreich), Taubstummheit, und zwar diese im proportionalen Verhältniss zum Grad der Blutsverwandtschaft der Eltern. Wird die Gefahr der Erzeugung eines taubstummen Kindes in gewöhnlicher Ehe mit 1 bezeichnet, so steigt diese auf 18 bei Ehen unter Geschwisterkindern, auf 37 bei Ehen zwischen Onkel und Nichte, auf 70 bei solchen zwischen Neffe und Tante, während eine direkte Vererbung der Taubstummheit selten ist (Menière). Häufig ergeben sich bei Descendenten aus blutsverwandten Ehen auch Geisteskrankheit (Esquirol) und Epilepsie (Trousseau, Med. Klinik, übers. von Culmann. II, 1. Aufl. p. 90).

Es kann endlich keinem Zweifel unterliegen, dass **Alles**, was das **Nervensystem und die Zeugungskraft der Erzeuger schwächt**, seien dies zu jugendliches oder zu betagtes Lebensalter, schwächende vorausgehende Krankheiten (Typhus, Syphilis, Tuberculose), Merkurialkuren, Alkohol- und sexuelle Excesse, Ueberanstrengung etc. zu neuropathischer Constitution und dadurch mittelbar zu allen möglichen Nervenkrankheiten der Descendenz Anlass geben kann.

Die Bedeutung der Erblichkeit auf unserem Gebiet wird besonders klar, wenn man das Schicksal von Familien, die von psychischer Krankheit heimgesucht sind, durch Generationen verfolgt[2]).

---

[1]) Darwin, Ehen Blutsverwandter, deutsch von v. d. Velde, 1875; Devay, Du danger des mariages consanguins, Paris 1857; Boudin, Ann d'hyg., 2. ser; XVIII, p. 42; Mitchell, ebenda 1865; Allg. Zeitschr. f. Psych. 1850, p. 359. Nach Beauregard (Ann. d'hyg. 1862, p. 226) gingen aus 17 zwischen Blutsverwandten geschlossenen Ehen 95 Kinder hervor, davon 24 Idioten, 1 taub, 1 Zwergwuchs, 37 leidlich normal.

[2]) Vgl. die interessanten Tabellen von Bird, Allg. Zeitschr. f. Psych. 7, p. 227; Taguet, Ann. méd. psych. 1877; Juli; Doutrebente, ebenda 1869, Sept., Nov. (Schmidt's Jahrb. 145, 3).

Eine meinem Beobachtungskreise entnommene genealogische Tabelle möge dies veranschaulichen:

1. Generation	2. Generation	3. Generation	4. Generation	5. Generation
Vater geisteskrank	Tochter, einziges Kind, wird geisteskrank	1. Tochter geisteskrank	1. Tochter. Schicksal unbekannt	?
			2. Tochter geisteskrank	fehlt
			3. Sohn. Manie-Dementia	fehlt
		2. Tochter gesund	7 gesunde Kinder	?
		3. Tochter geisteskrank	1. Sohn geisteskrank, Selbstmord	fehlt
			2. Tochter blödsinnig	fehlt
			3. Tochter periodisch irre	fehlt
Mutter intakt		4. Tochter gesund	2 Söhne, Schicksal unbekannt	?
		5. Sohn geisteskrank	fehlt	—
		6. Sohn geisteskrank	1. Sohn gesund	?
			2. Sohn irrsinnig	fehlt
			3. Tochter gesund	Tochter irrsinnig
		7. Sohn gesund	3 gesunde Kinder	?
		8. Sohn gesund	5 gesunde Kinder	?

NB. Von diesen 37 vom geisteskranken Ahnen abstammenden Individuen sind somit 13 irre und 24 gesund (?), jedoch fehlen von einigen Nachrichten und sind andere noch sehr jung.

Ein Rückblick auf alle erwähnten Thatsachen lehrt uns das Irresein im Grossen und Ganzen als eine Entartungserscheinung kennen, deren Bedingungen in angeborenen, mit dem Zeugungskeim übertragenen krankhaften Dispositionen, als Ausdruck vererbter, pathologischer Hirnzustände der Ascendenz oder in im Lauf des Lebens erworbenen Schädigungen der individuellen cerebralen Existenz zu suchen sind.

Die durch irgend einen dieser Faktoren erzeugte krankhafte Disposition, Infirmität oder wirkliche Krankheit, zeigt nach dem biologischen Gesetz der Erblichkeit eine bedeutende Neigung zur Uebertragung in irgend einer Form auf die Nachkommenschaft.

Die Art der Transformation auf dem Weg erblicher Uebertragung, die specielle Form der nervösen oder psychischen Infirmität ist abhängig von individuellen wie äusseren, vielfach zufälligen Bedingungen. Zu Gesetzen ist die Wissenschaft hier noch nicht gelangt.

Im Allgemeinen lässt sich nur sagen, dass wenn zwei belastete

Individuen sich zur Zeugung vereinigen oder zur ungünstigen Constitution eines Zeugenden ungünstige, interferirende Bedingungen (Trunksucht, schwächende Einflüsse etc.) hinzutreten, die Belastung der Nachkommenschaft eine immer schwerere wird und in fortgesetzter Uebertragung psychopathischer degenerativer Momente eine fortschreitende Entartung bis zu den schwersten Formen derselben sich vollzieht. Aus Neuropathien entwickeln sich dann Psychosen, anfangs noch leidlich gutartig und nach dem Schema der Psychoneurosen, dann immer mehr degenerativ (circuläres, periodisches, moralisches, impulsives Irresein), bis schliesslich Idiotismus entsteht. Dann amortisirt die Natur die pathologische Familie, welche die physiologische Fähigkeit verliert, sich fortzupflanzen.

Umgekehrt ist aber eine Regeneration auf einer gewissen Stufe noch möglich durch Kreuzung mit gesundem Blut aus intakter Familie, durch Interferenz günstiger Lebensbedingungen. Die Formen der Krankheit werden dann immer milder und wird die Kreuzung fortgesetzt, so kann der degenerative Keim vollständig schwinden.

Eine angeborene Disposition kann übrigens auch ohne alle erbliche Einflüsse entstehen. So z. B. Anomalien der Schädelform und der Hirnentwicklung durch rachitisches Becken der Mutter (Zuckerkandl), degenerative Hirnentwicklung durch fötale Hirnkrankheiten (Porencephalie), durch Traumen, vielleicht auch durch Gemüthsbewegungen der Mutter während der Schwangerschaft, durch zu jugendliches oder zu hohes Alter der Zeugenden (Emminghaus, Op. cit., p. 325).

Die interessante und von Morel bejahend beantwortete Frage, ob es ein erbliches Irresein als klinische Form gibt, muss eine offene bleiben [1]).

Nach meiner Erfahrung bildet das erblich degenerative nur eine Theilerscheinung des degenerativen Irreseins überhaupt (s. specielle Pathol.).

Bezüglich der obigen Frage muss der Unterschied betont werden, der zwischen blosser erblicher A n l a g e (latente Disposition) und zwischen erblicher B e l a s t u n g, d. h. wo der Faktor Erblichkeit in die geistig körperliche Entwicklung und Artung des Individuums bestimmend, belastend eingreift, besteht.

Das Irresein bei blosser erblicher Anlage unterscheidet sich von den nicht erblichen Fällen, ausser durch Auftreten im früheren Lebensalter, Ausbruch auf Grund oft geringfügiger accessorischer Ursachen, mehr plötzlichen Ausbruch und raschere Lösung sowie günstigere Prognose in keiner Weise.

In den Uebergangsstufen zum erblich degenerativen Irresein werden

---

[1]) Vgl. Emmighaus, Allg. Psychopath., p. 322.

die Formen schwerer, organischer und machen sich gewisse Züge der Degeneration (Stupor, impulsive Akte, Periodicität) bemerklich.

Neuropathische Constitution [1]).

Nächst der erblichen Anlage ist das wichtigste individuell prädisponirende Moment jene eigenthümliche Constitution der nervösen Elemente, die man neuropathische genannt hat und deren Wesen darin besteht, dass das Gleichgewicht der Funktionen ein äusserst labiles ist und bei geringfügigen Reizen verloren geht, ferner dass die Reaktion auf irgend welche Reize eine äusserst intensive und extensive ist, aber sehr rasch Erschöpfung eintritt.

Dieser Zustand „reizbarer Schwäche" macht die Einwirkung von Reizen möglich, die bei nicht neuropathischen Menschen keine oder keine so intensive Wirkung ausüben würden und erklärt damit die leichte Erkrankungsmöglichkeit auf die geringfügigsten Schädlichkeiten.

Eine solche neuropathische Constitution ist angeboren oder erworben. In ersterem Fall ist sie in der Regel auf erblichem Boden entstanden und der funktionelle Ausdruck beginnender Entartung der höchst organisirten Nervenelemente.

Sie kann angeboren jedoch auch bei der Nachkommenschaft von in keiner Weise erblich belasteten Erzeugern vorkommen und ist dann die Folge von diese zur Zeit der Zeugung treffenden, schwächenden Momenten (z. B. überstandene schwere Krankheiten, Syphilis und Merkurialkuren seitens des Vaters) oder im Fötalleben zur Geltung gekommenen Schädlichkeiten (Krankheiten, Ernährungsstörungen, Ausschweifungen der Mutter etc.).

Nicht selten ist die neuropathische Constitution eine erworbene; so durch erschöpfende, schwere Krankheiten, z. B. Typhus, gehäufte schwere Geburten und Wochenbetten, Blutungen, weitgetriebene sexuelle Excesse, namentlich Onanie, ferner durch geistige und körperliche Ueberanstrengung, in Verbindung mit Gemüthsbewegungen. Auch schwere acute Krankheiten im Kindesalter (acute Exantheme, Cerebralaffektionen etc.) können sie hervorrufen.

Erziehung.

Nächst seiner Hirnorganisation verdankt der Mensch der Art und Weise der Erziehung die Eigenart seiner psychischen Existenz. Zuweilen wirken Organisation und Erziehung in der Hervorrufung psychopathischer

---

[1]) Griesinger, Arch. f. Psych. I, p. 1; f. d. neueren Werke über Neurasthenie, besonders Beard, Die Nervenschwäche, Leipzig 1881.

Dispositionen zusammen, insofern Eltern nicht bloss auf dem Weg der Zeugung eine unglückliche, organische Constitution vererben, sondern auch, auf Grund dieser mit krankhaften Leidenschaften, sittlichen Fehlern und Excentricitäten behaftet, durch böses Beispiel, fehlerhafte Erziehung — ihre Excentricitäten und sittlichen Gebrechen auf die Kinder übertragen.

So können die Bedingungen für Hysterie, Hypochondrie, Trunksucht entstehen.

Fragen wir uns, nach welchen Richtungen speciell die Erziehungsfehler Prädispositionen zum Irresein schaffen können, so ist in erster Linie anzuführen:

α) Eine allzustrenge Behandlung des äusserst impressionablen kindlichen Gemüths, das so sehr empfindungsweich und liebebedürftig ist. Waltet hier Härte, ja selbst Rohheit vor, so wird nicht nur die Entwicklung gemüthlicher Beziehungen im Keime zerstört, sondern zugleich der Grund zu schmerzlichen Beziehungen zur Aussenwelt bis zu Taedium vitae, zu verschlossenem, leutscheuem Charakter gelegt.

β) Eine allzu nachsichtige Erziehung, die Nichts zu versagen und Alles zu entschuldigen weiss und damit Eigensinn, ungezügelten Leidenschaften und Affekten, mangelnder Selbstbeherrschung und Entsagung Vorschub leistet. Aus Muttersöhnchen wird selten etwas Tüchtiges. Das sociale Leben fordert Selbstbeherrschung, Unterordnung unter die Majorität, Widerstandskraft gegen die Stürme des Lebens und Resignation. Wo diese Eigenschaften fehlen, bleiben Enttäuschungen, Bitterkeiten, peinliche Affekte nicht erspart. Zuweilen gleicht später die rauhe Schule des Lebens den Erziehungsdefekt aus und bildet den Charakter, aber es geht dann nicht ohne mächtige Erschütterungen ab, die für das psychische Gleichgewicht Vieler verhängnissvoll werden.

γ) Allzufrühe Weckung und Anstrengung der intellektuellen Kräfte auf Kosten der Ausbildung des Gemüths, der kindlichen Unbefangenheit und körperlichen Gesundheit. Diese Ursache macht sich doppelt da geltend, wo glänzende, allerdings oft einseitige Begabung, wie sie gerade bei neuropathischen erblich veranlagten Kindern vorkommt, die Eitelkeit der Eltern und Vormünder herausfordert und zur Anspannung der geistigen Kräfte des Wunderkindes verleitet. Nur selten wird aus solchen frühreifen, glänzend begabten Kindern etwas Ordentliches, wenn man sie als Treibhauspflanzen behandelt. Im besten Fall entwickeln sie sich einseitig und werden „partielle Genies“ mit schwächlichem Körper; nicht selten bleiben sie aber plötzlich, namentlich in der Pubertät, in ihrer Entwicklung stehen und schreiten nicht mehr vorwärts.

Im Allgemeinen muss die Erziehung der Kinder der höheren Classen vielfach als eine verfehlte bezeichnet werden. Allzufrüh tritt schon oft der Kampf ums Dasein in Gestalt exorbitanter Forderungen der Schule an das Kind heran, die dann auf Kosten des Schlafs und der körperlichen Ausbildung erfüllt werden müssen.

Auf diesem Wege kann eine neuropathische Constitution erworben und dadurch der Grund zu späterem Irresein gelegt werden. Nicht minder bedenklich ist die allzufrühe Hereinziehung der Kinder in die geselligen Kreise der Erwachsenen. Sie führt zu früher Blasirtheit, verleitet zu anticipirten sinnlichen Genüssen und Ausschweifungen, die die geistige wie körperliche Fortentwicklung schädigen.

Accessorische oder gelegentliche Ursachen.

1. Psychische Ursachen [1]).

Unzweifelhaft können Gemüthsbewegungen den Anstoss zur Entstehung von Irresein abgeben, gleichwie sie gelegentliche Ursachen von Hysterie, Epilepsie, Chorea, Lähmungen, Aphasie sind, durch shockartige Herz- und Respirationslähmung sogar tödten [2]) können, andererseits wieder gelegentlich Heilung von psychischer Krankheit, von Willenslähmungen, aphasischen Zuständen u. s. w. bewirken. Die mächtige Wirkung, welche Affekte auf vasomotorische und motorische Centren üben, sind Thatsachen, welche wenigstens die Gewalt solcher psychischer Bewegungen klar machen.

Aber von hier bis zum Irresein ist noch weit. Die Anschauung der Laien, namentlich der Dramendichter und Romanschriftsteller, die den Wahnsinn aus mächtigen Leidenschaften und Affekten ohne Weiteres hervorgehen lassen, ist mindestens eine einseitige. Allerdings gibt es Fälle, wo ein heftiger Affekt, meist Schreck [3]), fast unmittelbar Irresein (Stupor, primäre Dementia, Tobsucht) hervorruft. Aber, wie in analogen Fällen von Epilepsie, besteht hier immer eine bedeutende Prädisposition (neuropathische meist erbliche) oder eine temporäre gesteigerte Erregbarkeit des Gehirns (Menses, Puerperium). Das shockartig wirkende psychische Moment stört hier die vasomotorische Innervation (Krampf, Lähmung) und damit Circulation und Ernährung des Gehirns.

In der Regel folgt auf ein ätiologisch wichtiges psychisch afficirendes Moment die Psychose nicht unmittelbar, sondern nach einem längeren oder kürzeren Zeitraum, in welchem das betroffene Individuum zwar sein psychisches Gleichgewicht wieder zu gewinnen scheint, aber nun zu kränkeln beginnt, herunterkommt, an Verdauungs-, Menstrualstörungen, Anämie, Schlaflosigkeit, Tuberculose leidet. Die Vermittlung zwischen Ursache und Wirkung bilden eben diese Ernährungsstörungen, die schliesslich auch das psychische Organ in ihren Bereich ziehen.

Eine schon früher vorhandene somatische oder psychische Prädisposition begünstigt den Ausbruch, jedoch kann der die Constitution unter-

---

1) Obersteiner, Vierteljahrsschr. f. Psych. 1867, p. 171; Schüle, Handb., p. 248; Védie, Ann. méd. psych. 1874, Januar; Morel, Traité des mal. ment., p. 218.

2) Hofmann, Lehrb. d. ger. Med., 2. Aufl., p. 693; Schauenstein, Maschka's Handb. d. ger. Med., 2. Halbbd., p. 509.

3) Binswanger, Charité-Annalen 1881, VI. p. 401; Fritsch, Jahrb. f. Psych. II. Heft 1.

grabende Einfluss des psychischen Moments auch ohne eine solche das Irresein herbeiführen.

Um so leichter ist dies möglich, wenn die psychische Ursache in chronischer Weise (z. B. als häuslicher Kummer) zur Geltung kommt.

Auch da, wo eine einmalige Gemüthsbewegung erst nach Wochen oder Monaten zu Irresein führt, besteht meist eine Prädisposition oder ist der Affektshock ein so intensiver und plötzlicher, dass die Affektvorstellungsgruppe Neuralgien (Schüle) hervorruft oder zur Dignität einer Zwangsvorstellung sich erhebt und dadurch fixirt. Die Erfahrung lehrt, dass es fast ausschliesslich deprimirende Gemüthsbewegungen (Todesfall, Vermögensverlust, schwere Kränkung der Ehre etc.) sind, die zu Irresein führen.

Je nach Geschlecht und Individualität sind die Veranlassungen verschieden. Beim Weib sind es rohe Verletzung der Geschlechtsehre[1]) (Nothzucht) oder die langsam und um so verderblicher wirkenden Momente der unglücklichen Liebe, Ehe, der Eifersucht, des Siechthums, Todes der Kinder; beim Mann macht sich mehr nicht erfülltes Streben, aufgedrungener Beruf, gekränkter Ehrgeiz, finanzieller Ruin geltend.

Nicht selten sind körperliche Misshandlungen, in neuerer Zeit auch Eisenbahnunfälle, Anlass für psychische Erkrankung.

Zuweilen spielen mechanische traumatische Einflüsse eine ätiologische Rolle, in der Regel ist es aber der mit der körperlichen Beeinträchtigung verbundene psychische Shock, der entscheidend wirkt. Die Pathogenese ist eine psychische — durch den in Folge der Misshandlung hervorgerufenen schmerzlichen Affekt, der wieder durch die Schmerzen in Folge einer Verletzung, durch die Besorgnisse über die möglichen Folgen, durch das Gefühl der Kränkung der Ehre, die aufregenden Einflüsse gerichtlicher Einvernehmungen etc. unterhalten sein kann. (Hier Bilder der Melancholie, hypochondrischen Depression, Hysterie etc.) Oder die Entstehung ist eine vasomotorische, durch die mit dem Schreck gesetzten Zustände von Gefässkrampf oder Gefässlähmung. (Hier Bilder von Stupor, primärer Dementia, Mel. attonita, acuter Tobsucht.)

Fälle rein psychisch bedingter Entstehung sind solche, die nach einem Stuprum auftreten, vgl. d. Verf. Lehrb. d. ger. Psychopathol., 2. Aufl., p. 323—326 u. dieses Lehrb., „Transitorisches Irresein“.

Wesentlich durch Schreckwirkung dürften auch die nach Staarund anderen Augenoperationen[2]), aber auch bei blossem Verschluss der Augen und in Dunkelzimmern an Augenkranken beobachteten transitorischen, vorwiegend in schreckhaften Hallucinationen sich bewegenden Delirien bedingt sein.

Nach meiner Erfahrung handelt es sich hier um imbecille, abnorm

[1]) v. Krafft, Vierteljahrsschr. f. ger. Med., N. F., XXI, H. 1, p. 60.

[2]) v. Frankl-Hochwart, Jahrb. f. Psychiatrie, IX, H. 1 u. 2 (mit Literatur bis 1889).

erregbare, durch Senium, Alkohol, schwächende Einflüsse invalide Individuen.

Zu den psychischen Ursachen des Irreseins gehört auch die Uebertragung desselben durch Imitation (Ansteckung)[1]), analog den in der Nervenpathologie wohlbekannten Fällen von Hysterie, Hypochondrie durch Ansteckung.

Immer besteht in solchen Fällen[2]) eine bedeutende Prädisposition, sei es als hereditäre oder wenigstens Familienanlage, sei es als Gleichartigkeit socialer Bedingungen (Hungersnoth, religiöse, politische Aufregung), oder auch, wie Nasse fand, die anstrengende Pflege Geisteskranker, namentlich aufgeregter Verwandter, hatte die körperliche und geistige Kraft gebrochen.

Fehlt die Prädisposition, so hat der Umgang mit Geisteskranken, sofern er wissenschaftliche oder humane Ziele hat, kaum eine schädigende Wirkung auf die geistige Gesundheit. Thatsächlich erkranken Angestellte eines Irrenhauses selten psychisch und dann meist unter Bedingungen, die ausserhalb ihrer Berufssphäre lagen, während allerdings für Belastete der Beruf eines Irrenarztes oder Wärters sein Bedenkliches hat.

2. Körperliche Ursachen.

Hirnkrankheiten.

Meningitis. Das Irresein ist der Ausdruck von Ernährungsstörungen der Hirnrinde bis zur Degeneration derselben.

Bei der anatomischen und funktionellen Zusammengehörigkeit der Blutgefässe der Pia mater und der Hirnrinde erklärt sich die Thatsache, dass Hyperämien und Gewebsveränderungen der Pia Ernährungsstörungen in der Hirnrinde und damit Geistesstörung hervorbringen können.

So die acute Leptomeningitis, indem sie sich chronisch gestaltet und durch nicht resorbirte Exsudate Ernährungsstörungen und Reizerscheinungen in der Hirnrinde hervorruft (Dementia und intercurrente Tobsucht).

Die tuberculöse Meningitis verläuft bei Erwachsenen nicht selten

---

[1]) Finkelnburg, Allg. Zeitschr. f. Psych. 18; Lasègue und Falret, „La folie à deux ou folie communiquée," Ann. méd. psych. 1877, Nov.; Nasse, Allg. Zeitschr. f. Psych. 28, p. 591; Cramer, ebenda 29, p. 218; Witkowsky, ebenda 35, p. 591, über Veitstanz des Mittelalters und über psych. Infektion; Lehmann, Archiv für Psych. XIV.

[2]) Dahin die Geistesepidemien in Klöstern, die Predigerkrankheit in Schweden, die hysterodämonopathische Epidemie in Morzine, die neuerdings von Seeligmüller, Allg. Zeitschr. f. Psych. 33, beschriebene hysteropathische.

in subacuter Form und unter dem nahezu fieberlosen Bild einer Psychose. Auch die Pachymeningitis interna haemorrhag. [1]) kann psychische Störungen setzen (primäre progressive Dementia mit allgemeiner Ataxie, Parese und intercurrenten tobsuchtartigen Aufregungszuständen, epileptischen apoplektischen Anfällen).

Heerdartige Hirnerkrankungen. Die der psychischen Krankheit zu Grunde liegenden anatomischen Veränderungen sind diffuse, nicht heerdartige.

Heerdartige Erkrankungen des Gehirns, wenn sie nicht das Rindengebiet mitafficiren, können ohne psychische Störung ablaufen. Häufig genug compliciren sie sich aber mit solcher, insofern sie multipel auftreten (Sclerose, capilläre Apoplexien etc.), oder indem sie durch Druck, Reizung, secundäre Gefässdegeneration, Oedem etc. Circulations- und Ernährungsstörungen in der Hirnrinde setzen, oder den betreffenden Hirnabschnitt einschliesslich des Rindengebiets zur Atrophie bringen.

Das Krankheitsbild ist in solchen Fällen im Grossen und Ganzen das eines progressiven Blödsinns mit Lähmung und durch zeitweise Reizzustände und Circulationsstörungen bedingten Aufregungszuständen.

Als hiehergehörige Erkrankungen sind zu erwähnen:

Die Apoplexie des Gehirns [2]), die Atherose der Hirnarterien mit encephalitischen Erweichungsheerden [3]), die **multiple Hirnsclerose** [4]), Tumoren [5]), Cysticerken und Echinococcen [6]).

---

[1]) Huguenin, Ziemssen's Handb. XI, p. 342.

[2]) Rochoux, Recherches sur l'encéphale. Es kann sich hier um isolirte grosse apoplektische Heerde oder um Embolien oder miliare multiple capilläre Hämorrhagien handeln. Klinisch besteht progressiver Blödsinn mit heerdartigen Lähmungen. Intercurrent finden sich psychische Erregungszustände, Delirien, Hallucinationen, Angst, epileptische Anfälle. Zuweilen Ausheilen des apoplektischen Heerds mit consecutiver Hirnatrophie und stationärem psychischem Schwächezustand.

[3]) S. Dementia senilis (spec. Pathol.).

[4]) Otto, Deutsches Archiv X, p. 550; Leube, ebenda VIII, p. 1; Schüle, ebenda VII, VIII. Hier constant und schon früh psychische Schwäche mit kindisch weinerlicher Stimmung. Im Verlauf häufig intercurrente tiefe Melancholie mit Taed. vitae, zuweilen auch Verfolgungs- und Grössendelir; terminaler Blödsinn.

[5]) Ladame, Symptomatik und Diagnostik der Hirngeschwülste, 1865; Obernier, Ziemssen's Handb. XI, p. 195; Nothnagel, Topische Diagnostik der Hirnkrankheiten 1879; Wernicke, Lehrb. d. Hirnkrankheiten 1881. Hier progressive Dementia mit allgemeiner Lähmung und Heerderscheinungen (Lähmungen, Convulsionen). Intercurrent tobsüchtige Zustände möglich. Der Tumor kann auch das diffuse Krankheitsbild der Dem. paral. vortäuschen. (Gaz. des hôp. 1857, 123.)

[6]) Snell, Allg. Zeitschr. f. Psych. 18; Knock, ebenda 21; Meschede, 26, 30; Wendt, 25. Lieblingssitz der C. die Hirnrinde, der E. die Ventrikel. Hier progressive Demenz mit intercurrenten apoplektischen und epileptischen Anfällen. Otto, Zeitschr. f. Psych. 41, p. 111.

Eine ätiologisch bedeutsame Gruppe bilden die Kopfverletzungen [1]). In der Pathogenese dieses „traumatischen Irreseins" spielen jedenfalls chronisch meningitische und encephalitische Processe eine hervorragende Rolle. Sie sind bald direkte Folgen des Reizes, welchen das Trauma setzte, bald fortgeleitete Entzündungen von umschriebenen Verletzungen des Schädelgehäuses, der Meningen oder des Gehirns (apoplektische Heerde, Gehirnabscesse); bald sind es beständig sich wiederholende Fluxionen des in seinem Gefässtonus tief erschütterten Gehirns, die jene Veränderungen hervorrufen.

Die sich hier ergebenden Psychosen haben durchweg den Charakter schwerer idiopathischer, sind vielfach mit motorischen, vasomotorischen und sensiblen Störungen complicirt und meist von ungünstiger Prognose.

Sie folgen dem Trauma auf dem Fuss oder treten erst nach Wochen, Monaten bis Jahren ein.

Im ersteren Fall schliesst sich an die Erscheinungen der Commotion das Bild einer Gehirnreizung (Kopfschmerzen, Schwindel, Angstgefühle, Hallucinationen, enge Pupillen, Zähneknirschen) mit motorischen (Coordinationsstörungen, umschriebene Lähmungen) und sensiblen Störungen (cutane und sensorielle Hyperästhesien), das bald zurückgeht und unter Fortdauer der motorischen Störungen und zeitweise wiederkehrenden Aufregungszuständen (Angst, Hallucinationen) einer hochgradigen Reduktion der psychischen Funktionen Platz macht.

In einigen Fällen Genesung (Huguenin, Wille), meist aber restirende oder selbst bis zu den äussersten Stadien psychischen Verfalls fortschreitende Dementia (chronische Perienceph alomeningitis) mit grosser Reizbarkeit.

Da wo das Irresein nicht sofort an die Symptome des Trauma capitis sich anschliesst, vermittelt den Zusammenhang ein bald längeres bald kürzeres Stadium cerebraler Reizung als Ausdruck diffuser Corticalisstörung (periencephalitische Processe, Verkalkung der Ganglienzellen, Gliaschwielen, Durand Fardel'sche Zelleninfiltration etc.), die durch sich umwandelnde Extravasate, Cysten, durch den Reiz von Knochensplittern etc. hervorgerufen wird, oder es kommt zu einer solchen durch häufig sich wiederholende Congestionen, zu denen das durch das Trauma geschwächte Gehirn disponirt ist.

Die Erscheinungen dieses Prodromalstadiums sind in der psychischen Sphäre zunächst hochgradige Reizbarkeit, Charakterveränderung nach der

---

[1]) v. Krafft, „Ueber die durch Gehirnerschütterung und Kopfverletzung hervorgerufenen psychischen Krankheiten". Erlangen 1868 (mit Angabe der Literatur); Guder, Die Geistesstörungen nach Kopfverletzungen. Jena 1886 (werthvolle klin.-forens. Monographie, neuere Literatur)

schlimmen Seite, Neigung zu Vagabondage und Excessen, wodurch der Krankheitsausbruch beschleunigt wird; bei Fällen, aus denen sich später Dementia paral. entwickelt, bestehen die prodromalen Erscheinungen in den Zeichen einer Gehirnerschöpfung (Gedächtnissschwäche, geistige Apathie). Neben diesen psychischen Symptomen finden sich äusserst häufig Kopfweh, Schwindel, Klagen über Verwirrung, Hemmung im Denken, optische und acustische Hyperästhesien, spontan oder auf geringfügige Anlässe eintretende Congestionen mit deutlicher Steigerung aller Symptome von Hirnreizung.

Die hier vorkommenden Psychosen sind der Dementia paral. nahestehende Bilder oder zornige Manien in plötzlicher Explosion, mit heftigen Fluxionen, in periodischer Wiederkehr oder oft recidivirend, mit dem Ausgang in Dementia mit brutaler Reizbarkeit, oder epileptisches Irresein (hier meist schwielige Narben und Verwachsung der Gehirnhäute mit dem Schädel).

Ein Trauma capitis kann aber noch dadurch bedeutsam werden, dass es zwar nicht wirkliche Geisteskrankheit hervorruft, wohl aber das Gehirn dauernd zum Locus minoris resistentiae macht und damit eine Prädisposition zu gelegentlicher Erkrankung hervorruft. Die klare Einsicht in den schwächenden Einfluss des Trauma fehlt uns zwar, zweifellos trifft er jedenfalls in erster Linie die Gefässinnervation und macht den Vasomotorius weniger widerstandsfähig. Diese erworbene Disposition durch traumatischen Insult pflegt sich dann in Geneigtheit zu Fluxionen, Intoleranz gegen Alkoholica und calorische Schädlichkeiten zu äussern, häufig auch in rascherer und geistiger Erschöpfbarkeit und grosser gemüthlicher Reizbarkeit. Meist führen dann die vasomotorische Innervation herabsetzende gelegentliche Momente (Affekte, Potus, calorische Schädlichkeiten) die Psychose herbei. Diese kann sich in verschiedenen Formen (Manie, Verfolgungswahn, Melancholie, allgemeine Paralyse) abspielen.

Immer ist auch hier das Bild einer idiopathischen Psychose mehr weniger deutlich zu erkennen und machen sich neben den psychischen Symptomen Congestiverscheinungen, Klagen über Kopfweh, Schwindel in hervortretender Weise bemerklich.

An die Fälle von Irresein durch Kopfverletzung reihen sich solche an, in welchen durch Fortkriechen eines entzündlichen Reizes im Felsenbein[1]) (Caries, Otitis interna) auf Meningen und Gehirn psychische Störung gesetzt wird. Auch hier handelt es sich um schwere idiopathische,

[1]) Jacobi, Die Tobsucht, p. 662; L. Meyer, Deutsche Klinik, 1855; Schüle, Handb., p. 270 (höchst interessanter Fall von classischer Paralyse, der nach Eintritt eines massenhaften, eitrigen, stinkenden Ohrenflusses in Genesung übergeht). Fälle von Sinusthrombose, Allg. Zeitschr. f. Psych. 22, p. 444.

meist zum Tod führende Erkrankungen (Manien). Auch durch calorische Schädlichkeiten[1]) (Insolation, strahlende Wärme von Feuerstellen) kann Irresein (Delir. acutum, progressive Dementia mit grosser Reizbarkeit und intercurrirenden ängstlichen Aufregungszuständen, Dementia paral.) erfolgen. Die Vermittlung bilden wohl durch die calorischen Insulte gesetzte Hyperämien, aus denen entzündliche Processe im Gehirn (trübe Schwellung als Vorläufer parenchymatöser Encephalitis. Arndt, Virchow's Archiv) und an den Meningen (Pachy- und Leptomeningitis) hervorgehen. Die Prodromi des durch calorische Schädlichkeiten entstandenen Irreseins sind Erscheinungen von Hirnhyperämie (dumpfer Kopfschmerz, Kopfdruck, Reizbarkeit, geistige Unlust und Leistungsfähigkeit, Schlaflosigkeit).

Rückenmarkskrankheiten[2]).

Im Verlauf der Tabes werden nicht selten psychische Störungen beobachtet. Neben intercurrenter elementarer psychischer Depression (Benedict, Elektrotherapie p. 337; Eisenmann, Bewegungsataxie Beob. 12, 13, 19, 44, 66; Topinard, Ataxie locomotrice Beob. 73, 225, 230) und ausser einer die Tabes zuweilen gleich von Anfang begleitenden progressiven „Dementia tabica" (Westphal, Virchow's Archiv 1867; Simon, Archiv f. Psych. I. Beob. 2, 3, 5), für welche Simon den Befund einer Sclerose der Marksubstanz nachgewiesen hat, finden sich nicht selten Psychosen als finale Erscheinungen der Tabes und zwar meist Dementia (Atrophia cerebri, Pachymeningitis — Simon). Dementia paralytica (Westphal. Allg. Zeitschrift f. Psych. 20, 21), Verfolgungsdelir und Melancholie. Der vermittelnde Weg der Entstehung dürfte in, durch den tabischen Process veranlassten, vasomotorischen Innervationsstörungen zu finden sein.

Affektionen peripherer Nerven[3]).

Analog den Fällen von Tetanus und Epilepsie nach peripherer Nervenverletzung können auch Psychosen durch die reflektorische Ueber-

---

[1]) Skae, Edinb. med. Journ. 1866, Febr.; Passauer, Vierteljahrsschr. f. ger. Med., N. F., VI, H. 2; Bartens, Allg. Zeitschr. f. Psych. 34, H. 3; Arndt, Virchow's Archiv 64; Victor, Zeitschr. f. Psych. 40, p. 55.

[2]) v. Krafft, Allg. Zeitschr. f. Psych. 28; Tigges, ebenda 28. p. 245; Steinkühler, „Ueber die Beziehungen von Gehirnerkrankungen zur Tabes". Diss. Strassburg 1872; Rey, Ann méd. psych. 1884, Sept.

[3]) Köppe, Deutsches Archiv f. klin. Med. XIII; Wendt, Allg. Zeitschr. f. Psych. 31; Morel, Traité des malad. ment., p. 146; Brodie, Lectures on certain local nervous affections. London 1837.

tragung des peripheren Reizes auf die Hirnrinde direkt, oder durch vasomotorische Reflexwirkung und dadurch bedingte Circulationsstörung entstehen.

Neben älteren Fällen von Jördens, Zeller, Griesinger hat Köppe den Nachweis geliefert, dass durch eine traumatisch gesetzte Neuralgie (Quintus, N. occipitalis), ohne alle Gehirnverletzung, Reflexpsychosen entstehen können. In einigen Fällen gelang sogar die Heilung durch Excision der Narbe. Sehr instruktiv ist ferner Wend's Fall, in welchem auf eine Schussverletzung des linken N. auriculotemporalis, mit jeweiliger Recrudescenz der Schmerzen in der Bahn dieses Nerven, Anfälle von epileptoidem Delirium sich einstellten [1]).

In der Regel ist eine neuropsychopathische Constitution vorhanden, die die vulnerable Hirnrinde dem peripheren Reiz zugänglich macht. Auch die schwächende Wirkung des die Neuralgie hervorrufenden Traumas auf das Gesammtgehirn, namentlich auf die vasomotorische Innervation, ist hier pathogenetisch zu beachten.

In seltenen Fällen muss auch der mit der Misshandlung verbundene psychische Faktor des Affektshocks [2]) (Schrecken, Zorn) ätiologisch in Rechnung gestellt werden.

Der klinische Nachweis des traumatisch-neuralgischen Zusammenhangs solcher Fälle ergibt sich aus der Entstehungsgeschichte, der aura-artigen Wiederkehr der Neuralgie jedesmal vor und während der psychischen Anfälle, der zuweilen vorhandenen Möglichkeit ihrer Hervorrufung durch Provocirung der Neuralgie (Druck), den Erfolgen der Behandlung (Excision der Narbe, örtliche Anästhesirung). Der Ausbruch des Irreseins erfolgt kurze Zeit nach dem Trauma, das Krankheitsbild ist kein einheitliches, am häufigsten ein epileptoides, hystero-epileptisches oder hypochondrisch-melancholisches.

Wunderlich (Pathol. 2. Aufl., 1, p. 1320) beschreibt als Delirium traumaticum s. nervosum ein in Folge schmerzhafter Operationen, sonstiger Verletzungen, Panaritien etc. zuweilen vorkommendes transitorisches Irresein. Es bricht am 1. bis 3. Tag nach der Operation oder Verletzung aus. Der Verletzte wird schwatzhaft, aufgeregt. Nach schlafloser oder durch Träume unruhiger Nacht werden die Augen glänzend, das Gesicht geröthet, die Ideen verwirrt. Die Unruhe nimmt zu, der Kranke spürt keine Schmerzen mehr, fängt an zu toben, zu singen, schreien, den Verband abzureissen. Der Puls ist dabei ruhig, kein Fieber vorhanden. Nach einigen Tagen langer tiefer Schlaf, aus dem der Kranke ohne Erinnerung mit klarem Bewusstsein erwacht. Zuweilen auch Erschöpfungstod am 3. bis 5. Tage.

---

[1]) Vgl. die neuerdings Allg. Zeitschr. f. Psych. 38, p. 682 von Fürstner mitgetheilten 3 Fälle von epileptoidem Irrsinn.

[2]) v. Krafft, Friedreichs Bl. f. ger. Med. 1886.

Allgemeine Neurosen.

Nicht selten beobachtet man Irresein als Begleit- oder Folgeerscheinung allgemeiner Neurosen.

Chorea minor[1]). Fast regelmässig finden sich hier elementare psychische Störungen (Reizbarkeit, Apathie, geistige Unlust, Vergesslichkeit, Zerstreutheit), häufig auch Gesichtshallucinationen, zuweilen selbst geschlossene psychische Krankheitsbilder (Manie, active Melancholie, dämonomanischer Verfolgungswahn), die wohl als Inanitionspsychosen durch Erschöpfung, in Folge der luxuriirenden Bewegungsaktion und des verminderten Schlafes, zu deuten sind.

Auch für das, übrigens seltene Vorkommen von Psychosen (Manie, active Melancholie) bei Morbus Basedowii[2]) sprechen einige Beobachtungen, für die eine vasomotorische Erklärung nahe liegt.

Als elementare Störung ist die selten bei solchen Kranken fehlende gemüthliche Reizbarkeit zu verzeichnen. Auch bei Paralysis agitans[3]) hat Ball auffallend häufig Geistesstörung beobachtet.

Ausser der bekannten psychischen Schwäche, die im Verlauf des Leidens aufzutreten pflegt und Erscheinung eines nach Umständen verfrühten Seniums sein dürfte, fand Ball bei der Mehrzahl seiner Kranken elementare psychische Anomalien (Reizbarkeit etc.), häufig auch Psychosen (vorwiegend Melancholien mit Hallucinationen und Selbstmordimpulsen), meist intermittirend und mit Exacerbationen der motorischen Neurose zusammenfallend.

Parent (Ann. méd.-psychol. 1883, Juli) beschreibt einen Fall, der den Eindruck einer Dem. senilis mit zeitweisen hallucinatorischen Aufregungszuständen macht. Ueberhaupt scheint mir bei diesen Fällen Senium (praecox) ätiologisch die hervorragendste Rolle zu spielen.

Das Vorkommen von theils transitorischen, theils terminalen dauernden Psychosen bei Hysterie und Hypochondrie ist ein sehr häufiges. Fast immer ist in solchen Fällen eine hereditäre Belastung nachweisbar und die finale Psychose bildet dann den Abschluss eines progressiv auf immer weitere Centren sich ausbreitenden, tief constitutionellen Krankheitsprocesses (s. specielle Pathologie).

---

[1]) Leidesdorf, Vierteljahrsschr. f. Psych. 1868, p. 294; Arndt, Arch. f. Psych. I, 509; Meyer, ebenda II, 535; Steinen, Antheil der Psyche am Krankheitsbild der Chorea. Strassburg 1875.

[2]) Böttger, Allg. Zeitschr. f. Psych. 33; Solbrig, ebenda 27; Meynert, Psychiatr. Centralbl. 1871, 3.

[3]) Ann. méd.-psychol. 1881, Sept., und L'encéphale 1882, März.

Epilepsie[1]. Nur selten bleibt der Epileptische zeitlebens ganz von psychischer Störung verschont. Ausser regelmässigen elementaren und nicht selten transitorischen Störungen des Geisteslebens erleidet häufig (nach Russel Reynolds in 61 % der Fälle) die Geistesthätigkeit eine tiefe und dauernde, meist fortschreitende Schädigung („psychische Degeneration"), insofern zunächst Charakter und ethische Sphäre, dann auch die Intelligenz nothleiden. Diese Schädigung kann bis zum tiefsten Blödsinn sich erstrecken.

Die Entstehungsweise der Geistesstörung aus Epilepsie ist nicht klar. Der Schwerpunkt muss auf angeborene oder erworbene, der Epilepsie zu Grunde liegende Hirnstörungen, die im weiteren Fortschritt auch das psychische Organ in ihren Bereich ziehen, gesucht werden.

Viel weniger wirksam sind die durch epileptische Insulte gesetzten allgemeinen Circulationsstörungen, was sich schon daraus ergibt, dass die vertiginöse Form der Epilepsie der Integrität des geistigen Lebens verhängnissvoller ist als die convulsive.

Congenital veranlagte und vor der Pubertät entstandene Epilepsie stört nicht bloss leicht die weitere Hirnentwicklung, sondern führt auch meist im Verlauf des Lebens zur Verblödung. Die Heftigkeit der Anfälle scheint der Integrität des psychischen Lebens weniger gefährlich zu sein als ihr gehäuftes Auftreten. Weibliche Individuen sind mehr gefährdet als männliche. (Das Weitere s. specielle Pathol. epilept. Irresein.)

Acute constitutionelle Krankheiten[2].

Eine nicht unwichtige Ursache für Störungen der geistigen Funktionen sind acute schwere Krankheiten, namentlich solche, bei welchen hohe Fiebertemperaturen in jähem Anstieg erreicht werden, und plötzlicher (kritischer) Abfall der Temperaturkurve erfolgt. Ein ganz gewöhnliches Vorkommen sind hier elementare Störungen der geistigen Processe in Form von Alienationen des Bewusstseins (Somnolenz, Sopor), der Apperception (Illusionen), der centralen Sinnesempfindung (Hallucinationen) und des Vorstellens (formale Störungen — Beschleunigung des Vorstellungsablaufs, Störungen der Association, Verworrenheit, Störungen des Inhalts — Delirien). Diese symptomatische oder sympathische Erregung

---

[1]) Russel Reynolds, Die Epilepsie, deutsch von Beigel, 1865, p. 43, mit Angabe der bezüglichen Literatur; Trousseau, Med. Klinik, übers. von Culmann, Bd. II, Lfg. I, p. 85.

[2]) Vgl. die treffliche Monographie von Kräpelin „Ueber den Einfluss acuter Krankheiten auf die Entstehung von Geisteskrankheiten" mit erschöpfender Angabe der Literatur (Arch. f. Psych., Bd. XI und XII), deren Resultate in der folgenden Darstellung zusammengefasst sind.

der Hirnrinde beschränkt sich auf solche elementare Störungen oder es kommt zu allgemeiner und complicirter Betheiligung des psychischen Organs — zum Delirium. Die zum Delirium zu rechnenden Krankheitsbilder unterscheiden sich von denjenigen, welche man herkömmlicher Weise zu den Geisteskrankheiten zählt, im Allgemeinen durch ihre Flüchtigkeit, durch das tiefere Ergriffensein des Sensoriums, durch die Incohärenz und Zerfahrenheit des Vorstellungsablaufs und durch den überwiegenden Antheil der centralen Sinnessphäre am Krankheitsbild in Form von Hallucinationen. Diese Zustände von Delirium tragen bei der regellosen Reizung des Vorstellungsorgans durch inadäquate Reize, bei dem Darniederliegen der höheren psychischen Leistungen (Aufmerksamkeit, Reflexion) wesentlich das Gepräge einer hallucinatorischen Verwirrtheit an sich und kommt es hier nicht leicht zum Bild eines systematisirten Wahnsinns und andauernden Stimmungsanomalien, festen Wahnvorstellungen mit totaler Umwandlung der Persönlichkeit. Immerhin sind jedoch die Uebergänge fliessend, Entstehungsweisen chronischen, selbstständig sich gestaltenden Irreseins aus dem Delirium acuter Krankheiten keine Seltenheit.

Delirium bei acuten Krankheiten findet sich wesentlich in zwei Stadien des Krankheitsverlaufs — auf der Höhe des Krankheitsprocesses und in der Lösungsperiode desselben. Das Delirium der Acme oder Fieberdelirium im engeren Sinne findet sich ganz besonders bei acuten Infectionskrankheiten und verdankt seine Entstehung offenbar den Ernährungs- und Circulationsstörungen, welche der Fieberprocess im Gehirn und Gesammtkörper, namentlich bei höheren Temperaturgraden (günstige Beeinflussung des Deliriums durch antipyretische Eingriffe!) herbeiführt. Als die wichtigsten derartigen Störungen erscheinen im Anfang fieberhafter Processe die Steigerung der Herzaction, die Hyperämisirung der Hirnrinde, die vermehrte Oxydation der Eiweisselemente bei ungenügendem Wiederersatz, im Verlauf die durch funktionelle Schwäche und Degeneration des Herzmuskels bedingte venöse Hyperämie, Thrombosirung von Capillaren, Stauung, Oedem, Ansammlung von Zerfallsprodukten des Stoffwechsels im Gehirn bei ungenügender Abfuhr. Dazu kommt die direkt toxische Wirkung der im Blut kreisenden und fermentartig wirkenden Infectionsstoffe, die unabhängig vom Fieber (z. B. im Incubationsstadium, wo noch gar kein Fieber besteht) toxische Delirien erzeugen können.

Das Delirium der Acme hat vielfach einen mussitirenden Charakter, kann aber auch als ängstliche Erregung mit entsprechenden Hallucinationen und Verfolgungsideen oder als furibundes Delirium erscheinen.

Das im Stadium der Lösung einer fieberhaften Krankheit vorkommende Delir (Inanitions-, Collaps-, asthenisches oder Erschöpfungsdelir) steht auf dem Boden der Anämie und tieferen Ernährungsstörung der Hirnrinde. Es findet sich ganz besonders häufig bei Krankheiten mit bedeutendem kritischem Absprung der Temperatur (Pneumonie, acute Exantheme), wodurch plötzlich der bisher durch das Fieber zu gesteigerter Thätigkeit angeregte Herzmuskel in seiner Energie nachlässt, und die durch vermehrten Verbrauch im Fieberstadium erschöpfte, auf ausgiebige Blutzufuhr schon physiologisch angewiesene Hirnrinde ungenügend mit Blut versorgt. Aber auch Krankheitsprocesse, die mit acutem profusem Säfteverlust einhergehen, z. B. Cholera, sind oft von derartigem Inanitionsdelir gefolgt.

Neben Herzschwäche und Säfteverlust muss aber nach Kräpelin auch noch die chemisch und wohl auch geweblich verändernde Wirkung der infektiösen Stoffe und der Zerfallsprodukte des Stoffwechsels im Gehirn, so namentlich bei typhösen und Malariaprocessen in Betracht gezogen werden. Auch erbliche und sonstige präexistirende Dispositionen, die beim Fieberdelir von geringem Belang sind, spielen hier eine Rolle.

Aus der tieferen und länger dauernden Veränderung des Centralorgans erklärt Kräpelin die im Gegensatz zu den Fieberdelirien reichere Symptomentwicklung, die tiefere Mitbetheiligung der Persönlichkeit bis zur Entstehung detaillirter Wahnsysteme, die längere Dauer und weniger günstige Prognose bis zur nicht seltenen Entwicklung chronisch verlaufender Psychosen. Diese Inanitionsdelirien äussern sich demgemäss klinisch entweder als acute desultorische elementare Störungen (Hallucinationen, Delirien indifferenten oder ängstlichen Inhalts, Angstzufälle u. s. w.) oder als sich protrahirende und mehr complicirte Zustände melancholischer, manischer, hallucinatorischer Verwirrtheit, psychischer Erschöpfung, und stellen damit Uebergänge zu den eigentlichen selbstständigen Psychosen dar.

Die Entwicklung von wirklichen Psychosen aus acuten Krankheiten bezw. den mit ihnen einhergehenden Fieber- und Infektionsprocessen kann aus den Delirien der Acme oder des Stad. decrementi heraus erfolgen oder spontan in späteren Stadien der Reconvalescenz eintreten.

Die in der Acme sich entwickelnden Psychosen dürften mit dem geweblichen Zerfall, den schweren Circulationsstörungen (Thrombosen, Pigmentembolien), den capillären Hämorrhagien in Folge acuter Degeneration der Gefässwände, sowie mit bis zur Entzündung sich erstreckenden parenchymatösen Reizvorgängen zusammenhängen.

Für die im Stadium decrementi entstehenden Psychosen sind erschwerte und verlangsamte Ausgleichungen der Ernährungsstörung, der Circulation des Gehirns, erschwerte Entlastung desselben von Zerfallsprodukten, durch den Fieberprocess angefachte und fortbestehende pathologisch anatomische Processe, endlich gestörte Ernährung des Gehirns durch gewebliche Veränderungen und Complicationen in vegetativen Organen heranzuziehen.

Endlich können acute fieberhafte Erkrankungen durch ihren schwächenden erschöpfenden Einfluss auf das Gehirn eine Disposition zu psychischer Erkrankung hinterlassen, auf Grund welcher Gemüthsbewegungen, geistige Anstrengung, Alkoholgenuss und andere Schädlichkeiten jene herbeiführen.

Unter den einzelnen acuten Krankheiten spielen Typhus, Pneumonie und Intermittens eine ganz besondere hervorragende Rolle.

Typhus. Schon im Prodromalstadium und beim Initialfieber kommen wohl als toxische aufzufassende und im Verlauf meist schwindende Delirien vor. Es sind durchweg schwere Fälle von Infektion mit einer Mortalität bis zu 61,5 %. Die Delirien beginnen mit schreckhaften Gesichts- und Gehörshallucinationen, bieten im Verlauf angstvolle hallucinatorisch-melancholische Bilder mit Todesangst, reaktiven Selbstmord- und Mordimpulsen, Verfolgungsdelir, oft auch mit Versündigungswahn.

Die Fieberdelirien auf der Höhe der Krankheit sind bedingt durch Fieber, Infektionsstoffe, Circulationsstörungen, parenchymatöse Degeneration und Consumtion des Nervengewebes, sowie durch Complicationen. Ihr Grundbild ist Stupor bis zu Sopor durch Hyperämie, Oedem, vermehrten Wassergehalt (Buhl) und Zunahme des intracraniellen Drucks. Auf dieser Grundlage finden sich illusorisch-hallucinatorische Zustände von Verwirrtheit mit Ideenflucht, nicht selten auch mit psychomotorischen Reizerscheinungen (Typhomanie), so dass sie sich maniakalischen Bildern nähern.

Die Prognose dieser Fieberdelirien ist nicht ungünstig. Häufig protrahiren sie sich durch complicirende Erkrankungen vegetativer Organe, besonders Pneumonie, durch Blutungen, Decubitus, Pyämie, durch venöse Stauungen im Gehirn mit Auswanderung von weissen Blutkörperchen (Herzog Carl Theodor).

In etwa einem Drittel der Fälle überdauert die psychische Störung das Fieber, selbst Monate bis Jahre lang. Es bleiben als Residuum des Delirs einzelne Wahnideen zurück, begleitet von Hallucinationen und ängstlich reizbarer Stimmung. Die Kranken werden geistig stumpf, verwirrt (Dementia acuta) durch Consumtion des Nervengewebes, acute Hirnatrophie (Pigmentablagerungen in der Hirnrinde — Hoffmann; Abnahme des Fettgehalts — Buhl).

Die psychischen Störungen in der Typhusreconvalescenz führt Kräpelin auf Anämie, Blutentmischung, Ueberhäufung des Bluts mit Zersetzungsprodukten für die acuten, auf fettig-pigmentöse Degeneration und acute Hirnatrophie für die chronisch sich gestaltenden Fälle zurück.

Es ergeben sich viererlei Formen:

1. Ruhige delirante Zustände von Tage- bis Wochendauer. Die Prognose ist günstig. Auffallend häufig findet sich Grössendelir.

2. Maniakalisch verwirrte Aufregungszustände mit Grössendelir und häufig Hallucinationen bis zur Tobsucht. Meist Genesung im ersten Monat; die Hälfte genest innerhalb des ersten Jahres. Nach dieser Zeit Unheilbarkeit. Seltener sind melancholisch-agitirte Zustände mit grosser Verwirrtheit und Hallucinationen des Gesichts und Gehörs.

3. Ruhige, selbst stuporöse Melancholien mit Wahnideen — die häufigste Form.

Es entwickelt sich moroses Wesen, Gereiztheit, Verfolgungs- und Versündigungswahn, in 30 % auch Hallucinationen. Dabei grosse Erschöpfung, Abmagerung und psychische Schwäche. Dauer Monate. In 65 % Heilung. Uebergang in Manie, Verrücktheit. Ausgang in Schwachsinn ist nicht selten.

4. Dementia acuta — die Kranken werden blöde, kindisch weinerlich, regungslos, stupid, geistig und körperlich tief erschöpft. Verlauf langsam. In 66 % Dauer über ein Jahr. In 50 % Unheilbarkeit.

Beob. 3. Typhuspsychose (stupide Melancholie im Anschluss an Delirium des Initialfiebers).

Frau Petrisch, 31 J., Kaufmannsfrau, aus gesunder Familie, ausser an Chlorose zur Zeit der Pubertätsentwicklung nie krank, Mutter von 4 Kindern, seit 3 Monaten wieder schwanger, erkrankte am 28. Oktober 1881 an Fieber mit heftigem initialem Frost. Am 30. lief sie in heftigem Fieber von Hause fort, wurde am 2. November delirant in der Nähe von Graz aufgegriffen und ins Spital gebracht. Pat. bei der Aufnahme leicht stuporös. Sie klagt über allgemeine Gliederschmerzen und grosse Mattigkeit. Temp. 39. Pat. hat nur ganz summarische Erinnerung für die Erlebnisse der Vortage. Sie erinnert sich, Nachts planlos fortgelaufen zu sein, im Drang nach Abkühlung sich irgendwo niedergelegt zu haben. Sie weiss, dass sie auf einem Friedhof war, es ging ihr Alles durch einander, im Kopf arbeitete es fürchterlich.

Schon wenige Stunden nach der Aufnahme wird Pat. unruhig, appercipirt feindlich, schlägt nach der Umgebung, weigert das Essen, ist in der med. Abtheilung nicht mehr haltbar und wird am 3. 11. auf die psychiatrische verlegt.

Pat. kommt dort stuporös an. Temp. 40—40,5, P. 120. Milztumor, Meteorismus, Empfindlichkeit in der Ileocöcalgegend u. s. w. lassen die Diagnose auf Typhus stellen. Der Uterus 2 Querfinger über der Symphyse fühlbar. Am 4. Abends Abortus (Fötus aus dem Anfang des 4. Monats). Starker Blutverlust. Darauf Temp. von 40 auf 37,4 gesunken. Zunahme des Stupors. Temperatur in Folge des Blutverlustes irregulär (37—40 °), grosse Prostration und Anämie, tiefer Stupor mit gelegentlicher ängstlicher Reaktion auf die Vorgänge der Aussenwelt.

Vom 11. an, unter Temperaturen von 38—40 °, zeigen sich in dem Stuporbild ab und zu melancholische Elemente. Pat. äussert, es drücke sie das Gewissen, man möge sie in den Hof hinab auf den Mist werfen, sie habe die scheusslichsten Verbrechen begangen, gehöre dem Teufel, habe keinen Glauben, habe ihre Sünden schlecht gebeichtet, es drücke sie auf der Brust. Sie sei nicht mehr die Frau P., der Mann warte nur, bis sie gebeichtet habe, um sie dann zu erschlagen. Sie sieht schwarze Männer, Kröten, Schlangen, Skorpionen, schreit oft ängstlich auf, verkriecht sich unter der Decke. Grosser passiver Widerstand gegen die schreckhaft verkannte Umgebung, Nahrungsverweigerung, theils aus Selbsterniedrigung, theils weil Christus gesagt hat, wenn sie nicht esse, werde sie arme Seelen erlösen.

Ende November beginnt die Defervescenz und schwinden die Symptome des Typhus. Von Mitte December an ist Pat. fieberfrei, aber trotz reichlicher Nahrungszufuhr tief anämisch, abgemagert, erschöpft, stupid. Ab und zu ist die Nachtruhe durch Visionen von Todten und schwarzen Gestalten gestört, sie hört Stimmen, sie sei eine schlechte Person.

Im Januar 1882 wird Pat. ganz stupid, unrein; enormer passiver Widerstand. Mutismus, keine Reaktion auf Nadelstiche. Vorübergehend wird Zwangsfütterung nöthig. Die melancholisch deliranten Symptome verlieren sich unter der Maske des Stupor, nur vom 17.—21. Januar, mit Nachlass des Stupor, treten sie wieder zu Tage.

Pat. erklärt sich für eine Bettlerin, man solle ihr auf den Knieen aufdecken, das sei der rechte Bettlertisch. Sie wolle lieber das Essen lassen als den Glauben. Gramverzerrte Miene, wachsbleiche Haut, schwer geschädigte Ernährung, tief gesunkener Turgor vitalis. Schwere Bewusstseinsstörung. Pat. glaubt sich vorübergehend im Himmel, hält die Umgebung für Heilige und Engel, den Arzt für Gottvater, sie meint einmal, sie sei die Mutter Gottes.

Vom 20. 1. an wieder tiefer Stupor mit nur seltener sprachlicher Aeusserung im Sinn von Selbstanklagen, zeitweisem Niederknieen mit der Erklärung, sie verleugne den Glauben nicht, man solle sie nur martern.

Anfang März beginnt Pat. sich körperlich zu erholen. Im April weicht der Stupor. Im Mai noch psychischer Erschöpfungszustand mit gelegentlichen Selbstanklagen. Pat. beginnt sich mit leichteren Handarbeiten zu beschäftigen und hie und da eine correkte Antwort zu geben, im Uebrigen traumhaft verschlafenes Wesen. Im Juni und Juli fortschreitende Besserung im geistigen (zunehmende Orientirtheit, Arbeitsfähigkeit und Arbeitslust, Zurücktreten der Angst, der Hemmung, des Kleinheitswahns) und körperlichen Befinden (Wiederkehr der Menses, der früheren Körperfülle).

Aus dem am 24. 8. mit der Genesenen aufgenommenen und mir von der Landesirrenanstalt gütigst mitgetheilten Stat. retrospectivus ergibt sich, dass Pat. sich nur an den initialen Schüttelfrost, an eine Zwangsfütterung in der Klinik, sowie traumhaft an die Fahrt nach der Irrenanstalt erinnert. Für alles Andere besteht gänzliche Amnesie.

Ende Juni klärte sich allmählig das Bewusstsein. Pat. orientirte sich langsam über Zeit und Ort, gewann Krankheitseinsicht, konnte wieder klar denken. Pat. beurtheilt ihre körperliche und geistige Leistungsfähigkeit als dieselbe, wie vor der Erkrankung und bot in der letzten Zeit bis zur Entlassung das Bild voller körperlicher und geistiger Gesundheit.

Variola. Auch hier kommen schon im Prodromalstadium zuweilen, wohl vermittelt durch Intoxicationsvorgänge, Zustände aufgeregter bis furibunder Verwirrtheit vor, die bis ins Suppurationsstadium fortdauern, selbst in chronische Geistesstörung übergehen können. Die Delirien der Krankheitshöhe führt Kräpelin auf congestive Hyperämie, infektiöse Vorgänge, tiefe Störungen des Stoffwechsels und heftige Schmerzen, bedingt durch den Pockenprocess auf Haut und Schleimhäuten zurück.

Im Stadium der Entfieberung kommen asthenische, hallucinatorisch-delirante Zustände von ephemerer Dauer vor, im Zusammenhang mit rapidem Abfall der Temperatur zu subnormalen Höhen und mit profuser seröser Exsudation in die Pusteln. Chronische Psychosen im Anschluss an Variola sind selten. Kräpelin fand nur 8 Fälle in der Literatur, von Monate- bis Jahresdauer. Sie traten im Anfang der 3. Krankheitswoche auf und verliefen meist als ängstlich melancholische Zustände. Auch acute maniakalische delirante Bilder wurden beobachtet.

Scharlach, Masern, Kopferysipel sind nur selten Ursache geistiger Störung. Dauer Wochen bis Monate. Die Prognose ist eine meist günstige.

Febris intermittens. In $^2/_3$ der in der Literatur verzeichneten und hierher gehörigen Fälle handelte es sich um ein unter dem Einfluss der Malariaintoxication entstandenes, den Fieberanfall vertretendes intermittirendes Irresein von Stunden- bis Tagedauer, mit quotidianer, seltener tertianer oder quartaner Wiederkehr und meist ganz reinen Intermissionen.

Diese Anfälle von „Psychosis typica“ bestanden schon gleich von Anfang an statt der Intermittensfieberanfälle (Intermittens larvata), nicht selten ohne alle begleitenden Fiebererscheinungen. Als häufigste Krankheitsbilder dieser stellvertretenden Malariapsychose fand Kräpelin agitirt melancholisch delirante Zustände mit heftiger Angst, schreckhaften Hallucinationen, homiciden und suiciden Impulsen, im Ganzen sehr ähnlich den deliranten Aufregungszuständen der Epileptiker. Zuweilen begleiteten tetanische und epileptiforme Krämpfe den Paroxysmus, der meist mit mehrstündigem Schlaf endigte, aus dem der Kranke mit fehlender oder höchst traumhafter Erinnerung erwachte. Seltener sind maniakalische Exaltationszustände mit verwirrten Grössendelirien oder ruhige melancholische Verstimmungen mit vagen Angstgefühlen und Gehörstäuschungen, endlich Zustände apathischer Verwirrtheit bis zu ausgebildetem Stupor.

Eine weitere Entstehungsweise stellen Psychosen (in der Regel maniakalische Exaltationszustände) dar, welche allmählig die Fieberanfälle substituiren und verdrängen.

Endlich kann auf dem Boden einer Malariacachexie als Ausdruck der Anämie, Melanämie (Pigmentembolie der Hirnrinde — Griesinger) sich nach Monaten bis Jahren chronisches Irresein entwickeln. Die Literatur weist bisher vorwiegend Stupor- und Dementia-acuta-artige Zustände auf, seltener Tobsucht, melancholisch-delirante Verworrenheit mit Hallucinationen. Die Prognose ist bei roborirender Behandlung keine ungünstige.

Rheumatismus articulorum acutus. Schon älteren Aerzten (Sydenham u. A.) war die Thatsache bekannt, dass cerebrale Symptome schwerer Art und selbst mit tödtlichem Ausgang den acuten Gelenkrheumatismus compliciren können. Ob dies durch die Höhe des Fiebers oder durch toxämische Einflüsse, durch entzündlich hyperämische meningeale oder endocarditische Complicationen zu erklären sei, erschien und erscheint zum Theil noch heute fraglich.

Kräpelin theilt diese Fälle von acuter rheumatischer Hirnaffektion in zwei Gruppen. Die erste Gruppe bot schwere Cerebralerscheinungen von stunden- bis wochenlanger Dauer auf Grund von Hyperämie der nervösen Centren bis zu transsudativen Vorgängen oder von durch embolische pyämische Processe vermittelter Meningitis. In 70 % tödtlicher Ausgang. Die zweite Gruppe ist dadurch ausgezeichnet, dass sich unter rapider hyperpyretischer Temperatursteigerung deliröse Zustände entwickeln, die bald in Collaps übergehen und meist tödtlich endigen. (Apoplexia rheumatica, typhoider Rheumatismus.) Die Sektionsbefunde waren meist negativ, so dass an toxämische Vorgänge durch ein pyrogenes rheumatisches perniciös wirkendes Ferment gedacht werden kann. Ausserdem können sich in der 1. und 2. Krankheitswoche gewöhnliche Fieberdelirien entwickeln, in 52 % mit Collaps und tödtlichem Ausgang bei Hyperämie der Meningen und des Gehirns.

In der 3. bis 6. Woche kommen als Folgeerscheinungen des Fiebers, schwerer Complicationen (Endo-, Pericarditis, Pneumonie), nicht selten zugleich mit Recidiven des rheumatischen Processes, psychische Störungen zur Beobachtung, die mit dem Abfall des Fiebers schwinden, bei sehr geschwächtem Organismus sich aber protrahiren können. Kräpelin fand hallucinatorische Delirien mit Angstzuständen bis zu 3 Wochen Dauer, mehrmonatliche Fälle von agitirtem melancholischem Delir, zuweilen mit Convulsionen, Chorea, Schwindelanfällen, ferner protrahirte hallucinatorische Verwirrtheit mit vorwiegend ängstlicher Färbung, endlich Fälle von alternirenden manischen und stuporösen Zustandsbildern. Nicht so selten sind endlich, namentlich bei vorher schon Geschwächten und durch die Krankheit Erschöpften, auf Grund geringfügiger Gelegenheitsursachen, asthenische Psychosen mit protrahirtem Verlauf.

Eine besonders häufige hierher gehörige Gruppe bestand aus melancholischen oder manischen Aufregungszuständen, mit grosser Verwirrtheit, psychischer Erschöpfung, Sinnestäuschungen, häufigem Uebergang in Stupor und 92 % Genesungen. In einer anderen Gruppe handelte es sich um melancholische Depressionszustände mit Uebergang in hallucinatorisches Delir oder auch in stuporöse Bilder, häufig mit schweren cerebralen motorischen Störungen. Sämmtliche Kranke genasen nach monatelanger Dauer.

Das zuweilen beobachtete Alterniren von Gelenksaffektion und Psychose erklärt Kräpelin für ein mehr zufälliges und macht geltend, dass einerseits jene scheinbar verschwindet, insofern mit eintretender Psychose der Entzündungsschmerz nicht mehr so empfunden und geäussert wird, andererseits allerdings die Psychose aus dem Recidiv der Gelenkkrankheit durch den hyperämisirenden Einfluss des Fiebers auf das erschöpfte anämische Gehirn sich temporär ausgleichen kann. Complicirende Chorea fand sich in 19 % aller asthenischen Psychosen.

Pneumonie. Hier sind geschwächte Constitutionsverhältnisse, namentlich durch Potatorium, besonders belangreich. Fieberdelirien auf der Höhe der Krankheit finden sich bei schweren Fällen, namentlich bei Spitzenpneumonien und geschwächter Constitution. Sie sind durch Hirncongestion, höchst selten durch Meningitis bedingt, brechen vom 4.—6. Tag aus, dauern meist nur wenige Tage und bedeuten eine ernste Gefahr. (35,4 % Mortalität.) Es werden hier sowohl mussitirende Delirien als auch deliriöse Tobanfälle beobachtet.

Bei Belasteten, durch Potus Geschwächten kann das Delir die Fieberperiode überdauern (schwerere Störungen der Gehirnernährung, geschwächte Herzthätigkeit, durch die Hepatisation ungenügende Decarbonisation des Bluts).

Nicht selten entwickeln sich daraus weiter Psychosen in Form ängstlicher verwirrter Aufregungszustände mit Verfolgungsdelir, oder auch exaltirte Grössendelirien mit heiterer Stimmung, massenhaften Hallucinationen, Ideenflucht, Bewegungsdrang von wochen- bis monatelanger Dauer und günstigem Ausgang.

Die Delirien der Defervescenz sind Collapsdelirien — durch mit dem Abfall des Fiebers eintretende Herzschwäche und dadurch mögliche venöse Stauungen und ödematöse Ausscheidungen im Gehirn. Sie finden sich besonders bei schon vor der Krankheit geschwächten, namentlich durch Potus heruntergekommenen Individuen und äussern sich in hallucinatorischen, durch Verwirrtheit, Ideenflüchtigkeit, Schlaflosigkeit, grosse Prostration, subnormale Temperaturen ausgezeichneten Aufregungszuständen. Die Hallucinationen und Delirien sind vorwiegend schreckhafte, um Verfolgung, Gift, Versündigung sich drehend, jedoch kommen auch Grössendelirien vor. Ihre Dauer beträgt meist nur Tage, jedoch können sie sich auf Wochen bis Monate protrahiren, um endlich mit Hebung der Kräfte und ausgiebigem Schlaf zu schwinden. Genesung in 84 % der Fälle.

Cholera. Ausser zuweilen vorkommenden soporösen, comatösen und Delirium-acutum-artigen Zuständen im Stadium des Typhoids und der Reaktion hat Kräpelin in der Literatur 19 Fälle von im Reconvalescenzstadium aufgetretener Geistesstörung, als Ausdruck tieferer Ernährungsstörung der Hirnrinde gesammelt. Es fanden sich ganz ephemere Aufregungszustände mit grosser Verwirrtheit, melancholische Bilder mit Wahn und Sinnestäuschungen von mehrwöchentlicher Dauer und stuporöse Zustände. Die Prognose ist hier eine durchweg günstige.

Chronische constitutionelle Krankheiten [1]).

Die pathogenetische Grundlage einer grossen Zahl von psychischen Krankheiten ist Anämie, wenn diese eine dauernde, mehr weniger constitutionelle ist. Wie der Anämische überhaupt zugänglicher für Krankheitsursachen ist, so ist er es auch in der Sphäre des psychischen Lebens — seine Erregbarkeitsschwelle für krankmachende Schädlichkeiten (namentlich auf vasomotorischem und gemüthlichem Weg eingreifende) liegt tiefer. Die Anämie bildet hier eine bedeutungsvolle Prädisposition und steigert durch ihr Hinzutreten die Bedeutung einer etwa schon vorhandenen. Sie kann auch das anatomische Substrat der wirklichen Krankheit sein.

Die chronische Anämie setzt geistige Verstimmung, Reizbarkeit, geistige Unlust und Unfähigkeit bis zu Stupor; geistige Anstrengung führt hier rasch zur Erschöpfung. Analoge Wirkung dürfte die venöse Hyperämie bei nicht compensirten Herzfehlern haben.

Die auf solcher Grundlage sich ergebenden Psychosen sind einfache Melancholien oder Manien oder, bei präexistirender Belastung, die schweren Formen der Mel. stupida, primären Dementia, Tobsucht bis zu Delir. acutum.

Der Sammelbegriff der „Anämie" ist, wie Schüle mit Recht bemerkt, ein unbefriedigender und die Einsicht, wie auf Grund einer solchen die Ernährungsstörung der Ganglienzellen der Hirnrinde zu Stande kommt (Aenderungen der vasomotorischen Innervation, der Stromesgeschwindigkeit, des Blutdrucks, der Diffusion, fettige Degeneration der Gefässwände, des Herzmuskels, namentlich bei den perniciösen Anämien), eine höchst unvollkommene.

Die Ursachen für das Zustandekommen von Anämie können sehr verschiedenartig sein — Blutverluste, erschöpfende acute und chronische Krankheiten, Inanition, Askese, zu langes Säugen, gehäufte Wochenbetten, aufreibende Affekte, Schlaflosigkeit, tiefere Erkrankungen der Verdauungsorgane, solche der weiblichen Geschlechtsorgane, Chlorose, Pubertätsentwicklung, sexuelle Excesse etc. mögen als die hauptsächlichsten Entstehungsmomente der Anämie Erwähnung finden. Zu beachten ist auch, dass bei Belasteten, namentlich weiblichen Individuen, eine constitutionelle, von der Pubertät anhebende und allen Mitteln trotzende Anämie eine ganz gewöhnliche Erscheinung ist und wohl als Symptom einer tiefen neurotischen Affektion nach der trophischen Seite hin angesprochen werden muss. .

Eine acut entstandene Anämie (durch Blutverlust, Fieberconsumtion) scheint nach meinen Erfahrungen nur bei schon anderweitig Geschwächten oder Disponirten psychische Störungen (Stupor, primäre Dementia, acute manische, häufiger melancholische Erregungszustände mit heftiger Angst und massenhaften Sinnestäuschungen, diese fast ausschliesslich im Gebiet des Gesichtssinnes) hervorzurufen.

Die tiefeingreifende Wirkung acuter Blutverluste bei schon Geschwächten ergibt sich aus den Folgen von Blutentziehungen (Aderlässen) bei psychisch Kranken, die selbst aus manischer Erregung rasch in Stupor verfallen oder nach kurzer Beruhigung

[1]) Schüle, Handb., p. 331.

ein schwereres Bild ihrer Störung darbieten. Selbst die Wiederkehr profuser Menses während der psychischen Krankheit kann eine solche Wirkung haben.

Lungentuberculose[1]). Die ursächliche Bedeutung der Lungenschwindsucht für das Entstehen von Irresein ist, wie aus Hagen's statistischen Untersuchungen hervorgeht, eine geringere, als man früher annahm. Häufiger entwickelt sich erst Tuberculose aus schon bestehender Geistesstörung.

Bekannt ist die behagliche, sorglose Stimmung dieser Kranken und ihre Selbsttäuschung über die Natur ihres Leidens.

Bei Einzelnen kommt es indessen zu Melancholie, die wohl auf Rechnung der consumtiven, anämisirenden Lungenkrankeit gesetzt werden muss und, wenn das Leben lange genug erhalten bleibt, zu psychischer Schwäche durch die sich ausbildende Hirnatrophie und nicht selten vorfindliche ödematöse Durchfeuchtung des Gehirns führt.

Skae und Clouston finden in dieser Melancholie sogar eigenartige Züge („phthisical insanity"), als welche sie reizbare, misstrauische Gemüthsstimmung, apathisches Wesen, unmotivirten Argwohn mit zeitweisen Anfällen von zorniger Heftigkeit hervorheben. In den Endstadien der Phthisis pulmonum kann es, ähnlich wie bei sonstwie Erschöpften, bei Sterbenden, Verhungernden u. s. w., zu Inanitionsdelir kommen. Es hat meist einen mussitirenden Charakter, bewegt sich vorwiegend in heiteren Vorstellungen und Sinnestäuschungen, jedoch sind solche schreckhaften Inhalts mit feindlicher Reaktion nicht ausgeschlossen.

Syphilis[2]). Auch die Syphilis kann auf verschiedenem Wege, sowohl als Dyskrasie wie auch durch Lokalisation im Gehirn in Form von einfach entzündlichen und specifischen palpablen Veränderungen, zu Irresein führen. Die Wichtigkeit der letzteren nöthigt zu einer besonderen Besprechung in der speciellen Pathologie (s. Lues cerebralis).

Hier sei nur derjenigen Psychosen gedacht, welche durch die Dyskrasie als solche, durch gestörte Ernährung des Gehirns in Folge der syphilitischen „Chlorose" gesetzt werden. Das über die Bedeutung der constitutionellen Anämie Gesagte gilt auch wesentlich für diese besondere Art derselben. Die syphilitische Krase hat eine

---

[1]) Hagen, Allg. Zeitschr. f. Psych. 7, p. 253; Derselbe, Statistische Untersuchungen etc., p. 245; Clouston, Edinb. med. Journ. p. 861; Derselbe, Journ. of ment. science IX, April; Skae und Clouston, ebenda 1874, April.

[2]) S. specielle Pathologie: Lues cerebralis. Bezüglich der rein dyskrasischen Formen s. besonders Erlenmeyer, Die luetischen Psychosen, 1877; Ripping, Allg. Zeitschr. f. Psych. 37, H. 6, findet, dass Lues nur sehr selten direktes ursächliches Moment einer Psychose ist und erkennt die Folgen geschlechtlicher Excesse, Potus, unregelmässiges, an Gemüthsbewegungen reiches Leben, mangelhafte Ernährung, die bei der Behandlung der Syphilis selbst in Anwendung gebrachten schwächenden, medikamentösen und Entziehungskuren mit Recht als wichtige Hilfsursachen.

schwächende prädisponirende Wirkung auf das Gehirn und kann als solche oder durch Hinzutritt von geringfügigen accessorischen Schädlichkeiten (Affekte, Trauma capitis, Alkoholexcesse etc.) eine Psychose herbeiführen. So haben Jolly sowie Emminghaus (Allg. Psychopath. p. 355) nach geringfügigen Anlässen Anfälle transitorischer zorniger Tobsucht bei Syphilitischen beobachtet.

Häufiger sind chronische Psychosen, namentlich Melancholie mit Versündigungswahn und Syphilidophobie, ferner schwere brutale Manien mit plötzlichem Ausbruch und häufigem raschem Ausgang in Dementia.

Chronische Lokalerkrankungen.

Aus den entferntesten Organen werden dem Gehirn durch die Eingeweidenerven fortwährend Eindrücke zugeführt; deren Qualität von ganz besonderem Einfluss auf die gerade vorhandene Stimmung ist. Es ist dabei in hohem Grade bemerkenswerth, wie verschieden der Einfluss der verschiedenen Organe in dieser Beziehung ist (die bekannte Euphorie der Lungenschwindsüchtigen und Tabiker gegenüber dem Gefühl tiefen Unwohlseins bis zu hypochondrisch melancholischer Verstimmung bei Genital- und Magendarmkranken). Neben dem Einfluss auf die Stimmung als der Grundlage des jeweiligen psychischen Seins und Fühlens können Erkrankungen vegetativer Organe durch Hervorrufung von concreten Sensationen belästigen, durch reflektorische Uebertragung von Erregungszuständen vegetativer Nerven, vasomotorische Centren erregen oder lähmen und dadurch die Circulation im Gehirn stören. Ausser auf neurotischem Weg kann diese letztere Wirkung aber auch mechanisch eintreten (Herzkrankheiten), endlich können Organerkrankungen durch Störung der Blutbildung, Hemmung oder Vermehrung der Sekretionen das Blut als Ernährer des Gehirns chemisch verändern.

Magendarmerkrankungen[1]). Es ist zweifellos, dass schon der acute, noch mehr aber der chronische Magencatarrh, nicht bloss die Stimmung erheblich beeinflusst, sondern auch Psychosen häufig genug hervorruft, die dann meist den Charakter der Melancholie mit hypochondrischer Färbung an sich tragen. Aber es bedarf hier genauer Diagnostik und Pathogenese, nicht kritikloser Geltendmachung unklarer Krankheitsbilder, wie Hämorrhoiden, Pfortaderstockungen, Leberschwellungen etc., oder gar zufälliger Befunde, wie z. B. der abnormen Lagerung der Därme, der man früher und noch neuerdings (Schröder v. d. Kolk) eine besondere ätiologische Bedeutung zuschrieb.

Die Pathogenese ist in solchen Fällen nicht ganz klar. Schüle (Handbuch p. 275) weist auf die direkte neurotische Beziehung hin, in welcher das vertebrale

---

[1]) Flemming, Allg. Zeitschr. f. Psych. 2; Derselbe, Psychosen etc., p. 138; Leube, Ziemssen's Handb. VII; Niemeyer, Deutsche Klinik 1858, p. 473; Schröder v. d. Kolk, Geisteskrankheiten, deutsch von Theile, p. 177; Psych. Centralbl. 1873, p. 78; Glax, Rohitsch-Sauerbrunnen, Graz 1876, p. 49; Holthoff, Erlenmeyer's Correspondenzbl. 1872, p. 125.

Gefässgebiet (emotive Sphäre?) des Gehirns zu den abdominalen Viscera durch die ins Gangl. cerv. inf. inserirenden Nn. splanchnici, sowie durch direkt aus der Leber stammende Nerven steht. Dazu kommt die venöse, wohl vasoparalytische Hyperämie der Digestionsorgane als anämisirendes und dadurch direkt das Gehirn in seiner Ernährung schädigendes Moment, ferner die indirekte Schädigung desselben durch gestörte Aufsaugungsprocesse in venös hyperämischen catarrhalischen Digestionstractus. Die in solchen Fällen immer vorhandene Obstipation steigert noch die Intensität des Catarrhs und trägt zur Erschwerung der Circulation bei. Auch ist an die Möglichkeit zu denken, dass das Blut durch gebildetes Aceton und Schwefelwasserstoff, die vom Darm aus resorbirt würden, toxisch verändert wird. In manchen bezüglichen Fällen ist aber gar kein Magencatarrh im Spiel, sondern eine Neurasthenia gastrica (Vagusneurose), die Vorläufer oder Theilerscheinung einer universellen Neurasthenie ist und offenbar auf direkt neurotischem Wege die Psychose vermittelt.

In der Literatur existiren auch Fälle, wo durch Darmreiz in Folge von Helminthen [1]) reflektorisch Psychosen hervorgerufen und durch Anthelminthica beseitigt wurden. Meist wurden Spulwürmer, zuweilen auch Bandwürmer, als Ursache erkannt. Die ersteren sollen acute manieartige Erregungszustände hervorrufen können. Bei Tänia lässt sich eher an die dadurch verursachte Ernährungsstörung als an sympathischen Reflexreiz denken. (Ein Fall von chronischer Melancholie bei einem Mann, den Maudsley, op. cit., p. 249, erwähnt.) Oxyuris kann indirekt zu Psychosen führen, indem sie zu Masturbation [2]) verleitet und diese dann psychisch krank macht.

Im Ganzen sind die „Wurmpsychosen“ seltene Erscheinungen, am häufigsten noch bei jugendlichen Individuen und wohl immer auf neuropathischer Grundlage.

Herzkrankheiten [3]). Ausser Endocarditis ulcerosa, die gelegentlich zu Hirnembolie [4]) und apoplektischer Dementia führen kann, kommen hier die Klappenfehler und compensatorischen Hypertrophien des Herzmuskels in Betracht. Sie können durch aktive Wallungen, sowie auch (bei mangelhafter Compensation) durch nervöse Hyperämie in Gehirn, Lunge (Angst) und vegetativen Organen (Catarrhe, Anämie) das psychische Gebiet in Mitaffektion versetzen. Andererseits besteht die Möglichkeit (Karrer, Guislain), dass Herzfehler (Hypertrophien) erst secundär durch chronische, namentlich ängstliche Aufregungszustände, insofern diese zu einer andauernd gesteigerten Herzaktion führen, sowie Fettentartungen und Atrophien des Herzens im Gefolge von Psychosen, die zu Marasmus führen, entstehen. Die ätiologische Bedeutung der Herzkrankheiten für das Zustandekommen von Psychosen ist vielfach überschätzt worden.

Karrer (Hagen, Statist. Untersuchungen 1876) fand bei den Sektionen von Irren in Erlangen 26 % und bei den im pathologischen Institut secirten Nichtirren 25 % Herzanomalien, also eine sehr geringe Differenz. Mildner u. A. finden, dass da, wo Herzfehler überhaupt wirksam sind, Hypertrophien des linken Ventrikels und Klappenfehler der Aorta meist Aufregungszustände maniakalischer Natur, Hypertrophien des

---

[1]) Vix, Allg. Zeitschr. f. Psych. 18; Débout, Bull. génér. de thérapeut. 1856, 15. Januar.

[2]) v. Krafft, Allg. Zeitschr. f. Psych. 26. 556.

[3]) Westphal, Virchow's Arch. XX; Sioli, Arch. f. Psych. X, 141.

[4]) Mildner, Wien. med. Wochenschr. 1847, 46. 47; Burman, West Riding asyl report. 1873, III; Witkowski, Allg. Zeitschr. f. Psych. 32. p. 347; Karrer, s. Hagen, Statist. Untersuchungen, p. 205.

rechten Ventrikels und Mitralisfehler dagegen Melancholie hervorrufen; indessen erweisen sich die Mildner'schen Fälle von Manie grossentheils als solche von agitirter Melancholie. Witkowski kommt am Schluss einer die Schwierigkeit und Complicirtheit der Frage trefflich beleuchtenden Abhandlung zur Ansicht, dass, mit Ausnahme der Aortaklappenfehler, die Herzleiden bei Geisteskranken mit einer eigenthümlichen Unruhe und Unstetigkeit (Beklemmungsgefühle?) verbunden sind, deren Aeusserungen vielfach einen triebartigen Charakter haben und sich nicht selten zu excessiver Gewaltthätigkeit gegen die eigene Person und gegen Andere steigern.

Nierenkrankheiten [1]). Hagen bringt aus eigener und fremder Erfahrung zahlreiche Beispiele von wirklicher Geisteskrankheit (nicht bloss Coma und Delirien) im Verlauf von acuter und chronischer Nephritis. Es handle sich meist um melancholische Zustände mit Verfolgungs- und Vergiftungsdelir. In einem Fall Genesung, in den anderen Tod durch das Grundleiden.

Ausserdem werden 4 Fälle von anderweitiger chronischer Nierenentartung mit Geistesstörung mitgetheilt, die aber ätiologisch unklar und durch Klimakterium. Pneumonie, Potus, Hirnhautblutung complicirt sind.

Den pathogenetischen Zusammenhang zwischen Nierenkrankheit und Psychose sucht Hagen in acuter oder chronischer Urämie.

Erkrankungen der Geschlechtsorgane bei Weibern [2]). Ihr Einfluss ist ein nicht zu unterschätzender. Die Hauptrolle spielen hier die Textur- und Lageveränderungen (Flexionen, Versionen, Descensus und Prolapsus) der Gebärmutter, sobald sie chronisch entzündliche irritative gewebliche Veränderungen hervorrufen.

In keinem dieser Fälle dürften gemüthliche, überhaupt nervöse Anomalien fehlen. An ätiologischer Bedeutung reihen sich zunächst jenen Befunden die neuralgischen, hyperästhetischen Affektionen der Scheide (Vaginismus) an, dann die chronischen Catarrhe, Hypertrophien des Cervix mit Geschwürsbildung, die Fisteln und Entwicklungsstörungen.

Nur sehr selten führen die bösartigen (Carcinome) und sonstigen Neubildungen zu psychischer Störung, höchstens indirekt zu psychisch vermittelten Melancholien oder, im Stadium des Marasmus, zu Inanitionsdelirien.

Die uterinalen Psychosen zeichnen sich keineswegs durch eine eigenartige Färbung des Krankheitsbilds aus. Die Anschauung, dass sie regelmässig eine erotische oder hysterische sein müsse, ist eine irrige. Diese Folgerung ergibt sich schon aus der Verschiedenartigkeit der Pathogenese.

Die Sexualkrankheit, insofern sie profuse Menses, Leucorrhöen etc. verursacht, setzt in einer grossen Zahl von Fällen nur eine allgemeine Schwächung der Constitution, die fortan die Prädisposition zur Entstehung von Neurosen und Psychosen abgibt.

---

[1]) Hagen, Allg. Zeitschr. f. Psych. 38; Schmidt's Jahrb. 1880, Nr. 6; Raymond, Zeitschr. f. Psych. 39, p. 4.

[2]) L. Meyer, Die Beziehungen der krankhaften Zustände und Vorgänge in den Sexualorganen des Weibes zu Geistesstörungen, Berlin 1870; Amann, Ueber Einfluss der weiblichen Geschlechtskrankheiten auf das Nervensystem, München 1874, 2. Aufl.; Wiebeke, Allg. Zeitschr. f. Psych. 23; Müller, ebenda 25; Hergt, 27; Ripping, 39; Hegar, Zusammenhang der Geschlechtskrankheiten mit nervösen Leiden, Stuttgart 1885.

In anderen Fällen findet sie eine solche schon vor und verstärkt dieselbe oder bildet auf Grund einer solchen die accessorische Ursache der Erkrankung.

Ihre Wirkung kann dann wieder sein:

α) Eine psychische, insofern sie Sterilität mit ihren gemüthlich deprimirenden Folgen hervorbringt.

β) Eine direkt neurotische, und zwar durch Irradiation, Reflex uterinaler Reizvorgänge direkt auf das psychische Organ, oder auf dem Umwege einer vasomotorischen Beeinflussung, oder durch das Mittelglied einer Neurasthenia sexualis. Im ersten Fall beobachtet man vorwiegend Paranoia mit erotischem, expansivem oder persecutorischem Primordialdelir, zuweilen auch Nymphomanie. Auch die durch Vaginismus bedingten, nach der Defloration ausbrechenden Krankheitsfälle (Dämonomanie, erotisch hallucinatorische Verrücktheit, Schüle) gehören dieser Entstehungsweise an.

Auf dem zweiten Entstehungsweg kommt es zu meist acut verlaufenden Melancholien und Manien mit tieferer Bewusstseinsstörung und erotischen oder auch äquivalenten religiösen oder auch dämonomanischen Delirien.

Die Psychosen aus neurasthenischer Vermittlung sind Paranoia mit physikalischem Verfolgungswahn oder Dysphrenia neuralgica, sowie chronische melancholische Folie raisonnante. Eine neuropathische Constitution als Erkrankungsbedingung bei neurotischer Entstehung scheint mir mehr als wahrscheinlich.

γ) Eine humorale durch Hervorrufung von Anämie. Hier werden fast ausschliesslich Melancholien beobachtet und, wie Schüle (Handb. p. 281) hervorhebt, nicht selten mit Versündigungs- und dämonomanischem Wahn.

Im Anschluss an die Sexualerkrankungen sei der Menstruation [1]) und ihrer Anomalien als Ursachen des Irreseins gedacht.

Auch hier lässt sich ein psychischer Entstehungsweg, ein humoraler und ein neurotischer erkennen. Psychisch kann der fehlende Menstrualprocess (Amenorrhöe) zur Geltung gelangen, insofern er Furcht vor schwerer, unheilbarer Krankheit oder auch vor Gravidität hervorruft (Mayer).

Eine humorale Wirkung ist da vorhanden, wo profuse Menses zu Anämie führen und damit eine Disposition zu Erkrankung setzen, eine etwa schon vorhandene steigern oder zur accessorischen Ursache werden.

Am wichtigsten sind die neurotisch ausgelösten Fälle. Zu ihrem Verständniss ist die Thatsache von Belang, dass schon physiologisch der menstruale Vorgang das Centralnervensystem in einen Zustand erhöhter Erregbarkeit, verminderter Widerstandsfähigkeit gegen Reize versetzt (Schröder, Ziemssen's Handb. X, p. 305). Ist jenes an und für sich schon neuropathisch veranlagt, belastet, im Zustand eines labilen Gleichgewichts, so genügt sogar der normale Menstruationsvorgang an sich, um Störungen im nervösen Centralorgan bei solchen Belasteten hervorzurufen, die, je nach der Schwere der Belastung, in Form einer leichten Migräne, bis zu den schwersten psychopathischen Zuständen, sich kundgeben. Es gibt sogar Fälle, wo in regelmässiger Wiederkehr die Menstruationszeit psychische Störung setzt und so ein wirkliches periodisches Irresein (s. spec. Pathologie) entsteht. Dass hier nicht

---

[1]) Brierre, Traité de la menstruation; Derselbe, Annal. méd. psychol. XV, p. 574; Frese, Petersburger med. Zeitschr. 1861, II, p. 125; Schlager, Allg. Zeitschr. f. Psych. 15, p. 457; L. Mayer, „Die Menstruation im Zusammenhang mit psychischer Störung“ in Beiträge zur Geburtsh. u. Gynäkol. von der Gesellschaft der Geburtshilfe in Berlin 1872; Storer, Insanity of women; Schröder, Allg. Zeitschr. f. Psych. 30. 31; v. Krafft, Arch. f. Psych. VIII, H. 1.

die menstruale Blutung, sondern der complicirte nervöse, mit der Ovulation gesetzte Erregungsvorgang der Ovarialnerven massgebend ist, lehren gewisse Fälle, in welchen die Paroxysmen zur menstrualen Zeit wiederkehren, ohne dass eine menstruale Blutung auftrat. Das neurotische Zwischenglied dürfte in reflektorisch durch die Ovarialnerven ausgelösten vasomotorischen Störungen im Gehirn zu finden sein.

Man hat in seltenen Fällen, im Anschluss an einen plötzlich durch Schrecken oder Erkältung sistirten menstrualen Blutfluss, Irresein (meist acute Tobsucht) beobachtet und die Menstruatio suppressa als die Ursache desselben angesehen. Es wäre auch denkbar, dass eine collaterale, vicariirende Wallung zum Gehirn den Zusammenhang vermittelt.

In der Regel werden aber Psychose und Menstruatio suppressa Coeffekte derselben Ursache und vasomotorischer Enstehung sein. Auch die vielfach als Ursache angeschuldigte chronische Amenorrhöe ist, auf somatischem Entstehungsweg wenigstens, nicht Ursache, sondern Begleiterscheinung einer Psychose, deren gemeinsame Ursache eine Entwicklungsstörung oder Erkrankung der Genitalien oder eine Cachexie oder sonstige allgemeine Ernährungsstörung abgeben.

Erkrankungen der Geschlechtsorgane bei Männern[1]. Sie spielen eine ziemlich geringfügige ursächliche Rolle und sind in der Regel schon Symptome eines angeborenen neuropathischen Zustands oder eines durch geschlechtliche Excesse, ganz besonders häufig durch Onanie erworbenen.

Dies gilt namentlich für Spermatorrhöe und Impotenz.

Wirkliche Geistesstörung (Melancholie, hypochondrische Melancholie) dürfte hier nur auf Grund einer starken angeborenen oder erworbenen Disposition vorkommen. Die Impotentia psychica coeundi, die bei sexuell geschwächten, ihrer Potenz misstrauenden Individuen durch das Fiasko des ersten Coitus entsteht und unter dem beschämenden Eindruck des ersten Misserfolgs als hemmende Zwangsvorstellung jeden weiteren Erfolg vereitelt, ist an und für sich schon eine pathologische Erscheinung.

Erwähnung verdient die zuweilen bei neuropathischen, durch sexuelle Excesse geschwächten Menschen auftretende hypochondrische Melancholie mit Wahn, syphilitisch zu sein, die durch unschuldige Excoriationen, Balanitis, Tripper etc. hervorgerufen wird.

Geschlechtliche Ausschweifungen.

Die Bedeutung des Missbrauchs der Zeugungsorgane für die Entstehung von Neuropsychosen und Psychosen ist keine geringe und bei den wichtigen Beziehungen, in welchen das Sexualnervensystem zum gesammten übrigen Nervengebiet mit Einschluss der seinen psychischen Leistungen dienenden Theile steht, ohne Weiteres verständlich. Störungen der Sexualfunktionen, gleichwie solche der Verdauung, üben gewaltigen Einfluss auf die Gemüthsstimmung, die hier meist eine deprimirte, oft ausgesprochen hypochondrische ist.

Sexuelle Ausschweifungen können eine Prädisposition zu psychischer

---

[1] Vgl. die treffliche Arbeit von Curschmann, Ziemssen's Handb. IX, p. 360; Lisle, Arch. génér. 1860, Sept. u. Oct. (über Spermatorrhöe).

Erkrankung hervorrufen, eine bereits vorhandene steigern, überdies als accessorische Ursachen wirksam werden. Das vermittelnde Moment in der Pathogenese von Nerven- und psychischen Krankheiten stellt eine durch den Abusus Veneris entstandene Neurasthenie dar.

Am ungünstigsten ist die Sachlage, wenn diese erworben zu einer originär schon bestehenden Prädisposition hinzutritt. In diesem Fall befinden sich aber unzählige Belastete, insofern bei ihnen der Geschlechtstrieb abnorm früh und stark, überdies vielfach pervers zur Geltung kommt und zur Befriedigung verleitet. Hier ist die sexuelle Ausschweifung nicht sowohl Ursache als schon Symptom oder wenigstens Folgeerscheinung eines krankhaften Zustands, gleichwie in jenen Fällen, wo eine bereits bestehende psychische Krankheit (Manie, Dementia paralytica, senilis) zum sexuellen Abusus hinführt.

Dieser klinischen Thatsache muss die ätiologische Würdigung des Falles gerecht werden. Die Fälle psychischer Erkrankung durch sexuellen Missbrauch entwickeln sich aus einem neurasthenischen Krankheitszustand und gehen mit Symptomen eines solchen einher.

Zu psychischer Krankheit auf Grund sexueller Ausschweifung kommt es um so leichter, wenn der sich ihr Hingebende sehr jung oder schon im Senium befindlich ist. Von entscheidender Bedeutung ist ferner der Grad einer etwaigen Belastung. Viel kommt jedenfalls auch auf die Art der geschlechtlichen excessiven Befriedigung an.

a) Die natürlichen [1]) Ausschweifungen im Geschlechtsgenuss wirken weniger verhängnissvoll als die widernatürlichen. Ihr Einfluss ist ein direkt erschöpfender und zwar vorwiegend cerebraler. Weiber, wohl deshalb, weil bei ihnen der Geschlechtsakt mit keiner so intensiven Inanspruchnahme des Nervensystems verbunden ist, vertragen den sexuellen Abusus besser als der Mann.

Schwere Cerebrasthenien, Senium praecox, Dementia paralytica, schwere Melancholien mit hypochondrischer Färbung können sich unter dem erschöpfenden Einfluss des excessiven Coitus entwickeln. In der Regel sind aber dabei noch andere Hilfsursachen wirksam.

Eine nicht bedeutungslose Schädlichkeit für das Weib stellt der Coitus interruptus und reservatus dar. Mindestens führt er zu einer Neurasthenia sexualis mit ihren möglichen Gefahren für die psychische Integrität.

b) Viel schädlicher und ätiologisch bedeutungsvoller erscheint die widernatürliche Geschlechtsausschweifung, die wesentlich in Form der

---

[1]) Flemming, Psychosen p. 541; Neumann, Lehrb. der Psych. p. 136; Plagge, Memorabilien 1863, VIII.

Onanie[1]) geübt wird. Der Grund mag darin liegen, dass sie vielfach mit einer neuropathischen Constitution zusammentrifft, in oft sehr frühem Alter und excessive geübt wird und eine inadäquate unphysiologische Erregung des Nervensystems darstellt. Dies gilt namentlich von der sogen. psychischen Onanie, bei welcher die Ejaculation durch Erregung der Phantasie (Vorstellung lasciver Situationen) erzwungen wird.

Die Wirkung der Onanie besteht in der Hervorrufung einer genitalen Neurose (Pollutionen!), die sich auf das Lendenmark verbreitet und zur allgemeinen Neurasthenie führt.

Auf dieser Prädisposition entwickeln sich dann durch verschiedenartige Hilfsursachen Psychosen. Nach meiner bisherigen nicht geringen Erfahrung dürfte aber fast immer dazu ausserdem eine originäre neuropathische Constitution (Belastung) erforderlich sein und bei Unbelasteten durch onanistische Excesse kaum je das Gebiet der asthenischen Neuropsychose überschritten werden.

Dass auch beim weiblichen Geschlecht Masturbation häufig und in schädigender Weise vorkommt, ist allgemeine Erfahrung der Gynäkologen, Nerven- und Irrenärzte. Die sich ergebenden Krankheitsbilder scheinen von den beim Manne vorkommenden nicht wesentlich abzuweichen.

Auf der Grundlage einer durch Onanie entstandenen reizbaren Schwäche des Centralnervensystems (Neurasthenie) kann nun die Pathogenese der „onanistischen“ Psychosen eine verschiedenartige sein.

α) Sie ist eine psychische, durch Vermittlung psychischer Hilfsursachen. Diese sind spontane Affekte der Reue, Scham, Angst vor den Folgen des Lasters in Verbindung mit dem peinlichen Bewusstsein, demselben aus eigener Kraft nicht entsagen zu können. Oder diese Gemüthsbewegungen sind durch die Lektüre gewisser populärer speculativer, die Folgen der Selbstschändung in übertriebener Weise darstellender Bücher hervorgerufen. Ueberdies kann bei Ehestandskandidaten u. s. w. die wirkliche oder relative organische oder die psychische Impotenz ex masturbatione die bezügliche psychische Ursache darstellen.

In diesen Fällen entstehen Melancholien mit stark (hypochondrisch) nosophobischer Ausprägung im Sinne von Tabes-, Phthisis- oder Vesaniafurcht, je nach vorwaltenden Symptomen der begleitenden Neurasthenie.

β) Die Vermittlung ist eine somatische durch Hinzutreten schwächender Ursachen (ungenügende Nahrung, Schlaflosigkeit, körperliche Erkrankung, geistige oder körperliche Ueberanstrengung u. s. w.). Die Gestaltung des Krankheitsbildes scheint hier wesentlich bedingt durch constitutionelle belastende Momente.

Sind diese geringgradig, so entstehen als reine Erschöpfungspsychoneurosen Stupidität oder Wahnsinnszustände.

Auf degenerativer Grundlage (vielleicht auch ohne solche bei excessiver Onanie in sehr jugendlichem Alter) entwickeln sich Zustände primärer progressiver Demenz.

---

[1]) Ellinger, Zeitschr. f. Psych. 2; Ellinger, ebenda 6; v. Krafft, ebenda 31; Flemming, Psychosen p. 151; Ritchie, Lancet 1861; Maudsley, Journ. of ment. science 1868, July; Skae, ebenda 1874.

Einleitend und episodisch können hier hallucinatorisch-delirante Zustände, Raptus, Primordialdelirien, katatonische Erscheinungen, manieartige Erregungszustände mit ganz impulsiven Akten bestehen. Früh zeigen sich schon in diesem Entartungszustand sittlicher Schwachsinn, Verlust der ethischen und ästhetischen Gefühle (Unreinlichkeit, Trieb zum Ekelhaften), absolute Gemüthlosigkeit und Abulie, mit dem Ausgang in tiefste Verblödung.

Als weitere entschieden degenerative Krankheitsbilder sind gewisse Zustände von Paranoia und von Irresein in Zwangsvorstellungen zu erwähnen.

Klinische, allen sexualen Psychosen mehr oder weniger zukommende Erscheinungen sind die der Neurasthenie, ferner selten fehlende Geruchshallucinationen von widrigem Charakter (Koth, Leichengestank u. s. w.). Nicht selten sind hier auch epileptoide und sogen. katatonische Symptome.

Geschlechtliche Nichtbefriedigung[1]).

Sie wird häufig als Ursache von Neurosen und Psychosen angesehen, wird aber sicher nur wirksam auf dem Boden einer neuropathischen Belastung und eines abnorm starken Sexualtriebs. Diese beiden Bedingungen finden sich häufig vereinigt bei Belasteten. Der Mann ist mehr gefährdet als das Weib, da er von Natur aus geschlechtsbedürftiger ist. Wenn beim Weib sexuelle Abstinenz als Ursache behauptet wird, möge man genau zusehen, ob nicht vielmehr die Nichterfüllung seines Berufs als Gattin und Mutter und damit seiner ethischen und socialen Bedürfnisse den Ausschlag geben.

Die Wirkung der nicht durch temporäre Befriedigung sich abgleichenden sexuellen Erregung ist eine Ueberreizung der genitalen Sphäre (Erectionen, Hyperämisirung), weiterhin des gesammten Nervensystems.

Die Nichtbefriedigung des Triebs kann hier eine wahre Brunst bis zu Zuständen von Satyriasis, Nymphomanie, oder wenigstens hallucinatorischem Delir hervorrufen[2]).

Im Uebrigen sind die Folgen der Abstinenz wesentlich die gleichen bei Belasteten wie die der Onanie.

Es entwickelt sich eine allgemeine Neurasthenie und auf dieser Grundlage kommt es zu Zuständen von (hypoch.) Melancholie, Paranoia, Irresein in Zwangsvorstellungen.

Gravidität, Geburtsakt, Puerperium, Lactation[3]).

Direkt an die schwächenden Einflüsse sexueller Excesse, namentlich bei Männern, reihen sich die erschöpfenden Wirkungen der Schwanger-

[1]) Marc übers. v. Ideler I, p. 233, II. p. 137; Ball, Leçons cliniques p. 577; v. Krafft, Jahrbücher f. Psychiatrie VIII, Heft 1 u. 2.

[2]) Vgl. den Buffon nacherzählten Fall bei Marc-Ideler II, p. 137. Dieser Fall scheint Zola in seinem Roman „Pastor Mouret" vorgeschwebt zu haben.

[3]) Ripping, Geistesstörungen der Schwangeren etc. 1877 (mit ausführl. Literatur); Schmidt, Arch. f. Psych. XI, Heft 1.

schafts- und Puerperalvorgänge beim Weib. Sie haben bei diesem mindestens die äquivalente Bedeutung jener dem Manne so gefährlichen Ueberanstrengungen und bilden unter 100 der Irrenanstalt übergebenen weiblichen Irren, ungefähr bei 17,8% die disponirende oder accessorische Krankheitsursache.

Wie überall, wo physiologische Phasen ätiologische Momente für Geisteskrankheiten werden, sind Dispositionen von Bedeutung.

Fürstner fand erbliche Anlage in 61,7% seiner bezüglichen Fälle, Ripping nur in 44,2%. Dieser Forscher findet dagegen eine erworbene Disposition belangreich, nämlich die schwächenden antihygienischen Momente des Fabriklebens, denen die Mehrzahl seiner Kranken ausgesetzt war.

Bedeutungsvoll als prädisponirende Momente sind jedenfalls, ausser der erblichen Anlage, die neuropathische Constitution, Chlorose, Anämie, gehäufte und schwere Geburten, lang fortgesetzte Lactation, schwere Erkrankungen, profuse Menses, kurz die Constitution schwächende Momente. Am häufigsten ist das puerperale Irresein (9,2% der Gesammtaufnahmen), dann das der Lactationsperiode (5,6%) endlich das Irresein der Schwangern (3,1%).

α) Das Schwangerschaftsirresein tritt meist erst in den drei letzten Monaten der Gravidität auf. Ripping legt einen grossen ätiologischen Werth auf die mit dem Wachsen des Uterus und der Einschaltung des placentaren Stromgebiets gesetzten Circulationsveränderungen im Gehirn (Anämie), sowie auf die in der Gravidität eintretenden chemischen Veränderungen des Bluts.

Das vorwiegende Erkranken unehelich Geschwängerter erklärt sich aus den meist misslichen Lebensverhältnissen solcher, sowie aus den auf ihnen lastenden Sorgen wegen der Zukunft. Die Krankheitsform, in welcher das Schwangerschaftsirresein erscheint, ist meist Melancholie, selten Manie [1]). Das in seltenen Fällen in den ersten Monaten der Schwangerschaft sich zeigende Irresein ist meist von kurzer Dauer und günstiger Prognose. Das Irresein in den letzten Monaten schwindet keineswegs mit der Geburt, geht zuweilen nach derselben in Manie über. Die mittlere Dauer der Krankheit ist 9 Monate, Recidive in folgenden Schwangerschaften sind häufig.

β) Die während des Gebärakts [2]) auftretenden psychischen Störungen sind transitorische. Sie gehen mit tieferer Störung des Bewusstseins einher. Am häufigsten sind es wohl pathologische Affekte, die hier

---

[1]) Schmidt fand Manie 31,3%, Melancholie 52,9%, Verrücktheit 10%, Dem paral. 5,8%; Verf. unter 5 Fällen Mel., 1 Dem. paral.

[2]) v. Krafft, „Die transitorischen Störungen des Selbstbewusstseins". Erlangen 1868, p. 112 (mit Angabe der Literatur).

beobachtet werden, namentlich bei unehelich Gebärenden, bedingt durch hilflose Lage, Scham über die verlorene Geschlechtsehre, Schreck bei den Zeichen der herannahenden Geburt, Sorge um die Zukunft; ausserdem kommen durch den Weheschmerz hervorgerufene wuthartige Aufregungszustände mit Delirium und folgender Erschöpfung sowie Fälle von Mania transitoria, von hysterischem, epileptischem Delirium, Eclampsie mit Delirium, vor.

7) Das puerperale Irresein. Die Pathogenese ist dunkel. Die Aetiologie deutet auf prädisponirende Ursachen, die theils in hereditärer und neuropathischer Constitution, theils in Chlorose, Anämie, in Uterusanomalien, in dem schwächenden Einfluss vorausgegangener schwerer somatischer Krankheiten, Blutverluste, protrahirter Lactation, rasch sich folgender Geburten, theils in dem deprimirenden Einfluss von Furcht wegen der Niederkunft, bei unehelich Gebärenden auch in Scham, Sorge wegen der Zukunft etc. bestehen.

Als accessorische Ursachen lassen sich Gemüthsbewegungen, Mastitis u. a. fieberhafte somatische Erkrankungen bezeichnen. Das von den Laien meist angeschuldigte Cessiren der Lochien oder der Milch ist Symptom, nicht Ursache der Krankheit.

Bei dem in den ersten Wochen auftretenden Irresein bestehen diese Ursachen vorwiegend in Blutungen, schlechter Ernährung und Diätetik, Gemüthsbewegungen, beginnender Lactation, Mastitis, Entzündung des Uterus und seiner Adnexa; bei den in der 4. bis 6. Woche vorkommenden Erkrankungen in durch den Wiedereintritt der Menses bedingten Störungen namentlich Menorrhagien.

Aus den Untersuchungen von Ripping und von Schmidt ergibt sich der bedeutende Einfluss der Ernährungsstörungen (Gewichtsabnahme) im Puerperium, insofern das Ein- und Austrittsgewicht einzelner Patientinnen Differenzen von 29 Kilo bot und die Psychose erst mit der Gewichtszunahme sich ausglich.

Am häufigsten bricht das puerperale Irresein am 5.—10. Tag des Puerperiums aus. Es stellt keine specifische Form von Irresein dar. Es ist ungerechtfertigt, dasselbe als „Mania“ puerperalis zu bezeichnen. Allerdings sind Manien die häufigste Form, in welcher sich das puerperale Irresein abspielt [1]).

In den ersten zwei Wochen des Puerperiums werden Fälle von Mania transitoria, von Puerperalfieber mit Delirium, solche von Inani-

---

[1]) Schmidt fand Manie 48,7 %, Melancholie 38,9 %, Verrücktheit 5,5 %, acute Dementia 5,5 %, circuläres Irresein 1,4 %.

Verf. unter 38 Fällen 17 Manien, 4 Melancholien, 100 hallucinat. Wahnsinn, 1 Paranoia, 6 Dementia acuta.

tionsdelir, puerperale Psychosen (meist Manie oder Wahnsinn, seltener Melancholie, zuweilen auch primäre heilbare Dementia) beobachtet. Das Verhältniss der Manie zur Melancholie ist hier etwa 3 : 1.

Die in den letzten Wochen des Puerperiums auftretenden psychischen Störungen sind Manien oder Melancholien.

Die Mania puerperalis. Die prodromalen Erscheinungen sind zuweilen die einer melancholischen Verstimmung, die aber nur angedeutet ist und sich auf gemüthliche Depression und Weinerlichkeit beschränkt, meist die einer maniakalischen Exaltation (Bewegungsunruhe, Geschäftigkeit, Gedankendrang, Schwatzhaftigkeit, Schlaflosigkeit).

Auffällig ist die Kürze des Prodromalstadiums und die Geringfügigkeit der Symptome im Vergleich zu analogen, nicht puerperalen Psychosen.

Nach ein- bis mehrtägiger Dauer dieses prodromalen Stadiums kommt es zu rasch die Acme erreichender Tobsucht mit continuirlichem remittirendem Verlauf.

Eine grosse Rolle spielen im Delirium der Man. puerperalis die Sinnestäuschungen. Sie eröffnen in der Regel den Reigen der Symptome der Tobsucht und stehen so im Vordergrund, dass man von einem hallucinatorischen Irresein sprechen kann (Fürstner).

Die Dauer der Krankheit beträgt 6—8 Monate (nach Schmidt sogar 10,3 Mon.), doch gibt es auch Abortivfälle. Die Prognose ist eine ziemlich günstige. Endigt die Krankheit mit Genesung, so geht die Kranke in der Mehrzahl der Fälle durch ein Stadium von Stupidität hindurch, das nur in leichten Fällen (Abortivfällen) zu fehlen scheint. Die Erinnerung für dieses Stadium tiefer geistiger Erschöpfung ist eine sehr unvollständige. Aus diesem Stadium kommt die Kranke plötzlich oder ganz allmählig zu sich.

Die puerperale Manie hat keine specifische Symptome. Dass sie einen vorherrschend erotischen Zug im Delir habe, ist nicht richtig. Unterscheidend von nicht puerperalen Manien sind die Kürze des Prodromalstadiums, die Geringfügigkeit der Symptome in diesem, so dass die Krankheit gleichsam primär und rasch zur Acme sich steigert, das primäre Auftreten von Sinnestäuschungen und ihre Präponderanz im Krankheitsbild (Fürstner). Im Allgemeinen sind es schwerere Formen von Tobsucht mit erheblicher Bewusstseinsstörung. Aus der langen Dauer und der Intensität der Krankheit erklärt sich auch das fast nie fehlende, von Fürstner diagnostisch hervorgehobene postmanische stuporöse Erschöpfungsstadium.

Die seltenere Melancholia puerperalis ist prognostisch weniger günstig, auch dauert sie länger bis zu ihrer Lösung als die Manie, durchschnittlich 9 Monate. Auffällig ist auch hier die offenbar auf Erschöpfung beruhende tiefere Bewusstseinsstörung und demente Färbung des Krankheitsbilds. Schmidt hebt das mürrische, zerstreute, traumhafte, vergessliche, unbesinnliche Wesen der Kranken hervor, ferner die häufigen Hallucinationen und intercurrirende Angstanfälle.

Auch nach Abortus, wenn er zu bedeutendem Blutverlust führt, kann puerperales Irresein auftreten. Es zeichnet sich, wie überhaupt das durch acute Ernährungsstörungen des Gehirns (Anämie) hervorgerufene Irresein, durch massenhafte Sinnestäuschungen aus, namentlich solche des Gesichts. Auch Convulsionen sind hier nicht selten. Die Prognose ist günstig. Die mittlere Dauer berechnet Ripping mit 5 Monaten.

δ) Das Lactationsirresein.

Das Irresein der Säugenden steht wohl immer auf anämischer Basis.

Disponirend wirken schwere Entbindungen, allgemeine und lokale Wochenbetterkrankungen. Das den Kräften nicht angemessene zu lange oder zu intensive Stillen gibt den Ausschlag. Selten tritt die Psychose vor dem 3. Monat auf. Ueberwiegend häufig ist das Krankheitsbild Manie, seltener Melancholie [1]). Die Prognose ist nicht ungünstig, aber weniger gut als beim puerperalen Irresein. Die mittlere Dauer der Krankheit beträgt 9 Monate in der Anstaltspraxis.

Die praktische Wichtigkeit dieser ätiologischen Psychosengruppe rechtfertigt an dieser Stelle einige therapeutische Bemerkungen.

Vor Allem untersuche man beim Eintritt der Kranken in die Behandlung genau körperlich und mit dem Thermometer, um etwaige puerperale Processe und Fieber nicht zu übersehen!

Die evident anämische Grundlage der hier sich ergebenden Psychosen fordert thunlichst Bettruhe und gute Ernährung. Nahrungsweigerung darf nicht zu lange geduldet werden. Leube'sche Fleischpankreasklystiere können von Nutzen sein. Arzneilich sind Tonica, besonders Eisen (als Ferr. albuminat., peptonat., dialysatum), Extract. Secal. cornut., Nux vomica, China (Extract. frigid. parat.) in Malagawein, nebst Wein und Bier passend.

Schlaflosigkeit wird kaum je durch Morphium, eher durch Extr. opii mit Chinin günstig beeinflusst. Am besten wirken Spirituosa, besonders Bier, gelegentlich auch Chloralhydrat oder Paraldehyd (in Lavements), feuchte Einpackungen, subcutane Injektionen von Campher. Bei nicht zu grosser Anämie und bestehender Fluxion zum Gehirn, namentlich mit erregter Herzaktion, versuche man laue Bäder.

Man überwache die Rückbildung der Genitalorgane und ihren nicht seltenen Abusus durch Masturbation, in Folge geschlechtlicher peripherer Reizvorgänge!

Die wiederkehrenden Menses sind oft profus und wirken dadurch schwächend, verursachen Relapse. Hier ist es nöthig, mit den bekannten Mitteln (Secale, Hydrastis) rechtzeitig unnöthigen Blutverlusten zu begegnen.

Das Irresein durch Intoxication.

Alkohol [2]).

Unter allen hier belangreichen, auf das Centralnervensystem deletär wirkenden Stoffen nimmt der Uebergenuss des Alkohols die hervorragendste Stelle ein.

Er ist zur Volksplage geworden (Branntweinpest), die nicht bloss Individuen wie ganze Völker (Galizien z. B.) zur Verarmung bringt,

---

[1]) Schmidt fand Manie 42%, Melancholie 40%, acute Dementia 6,7%, Dem. paral. 3,4%.

Verf. unter 29 Fällen 19mal Manie, 6 Mel., 3 Wahnsinn, 1 Delir. acutum.

[2]) Magnan, „De alcoolisme“, Paris 1874; Böhm, Ziemssen's Handb. XV; Bär, Der Alkoholismus, Berlin 1878 (treffliche Monographie); s. f. die Literatur über Alkoholismus chron. (Bd. II dieses Lehrbuchs).

sondern auch dem sittlichen, intellectuellen und somatischen Gedeihen derselben tiefe Wunden schlägt.

Die Neigung zum Genuss dieses Mittels wird verstärkt durch die Gewohnheit und zur Erhaltung dieses angewöhnten Brauchs trägt die Vererbung bei, theils direkt, theils indirekt, indem die durch den Missbrauch des Genussmittels bei der Nachkommenschaft gesetzte Schwäche der Constitution gleichsam triebartig zum Gebrauch desselben hinführt. (Baer.) Der so veranlagte Drang zum Alkoholgenuss bleibt oft latent, bis durch eine schwere acute oder chronische Krankheit, Gemüthsbewegungen u. s. w. das Nervensystem asthenisch, leidend geworden ist [1]).

Neben zahllosen Unglücksfällen, Verbrechen, Selbstmorden, direkt oder auf dem Weg der Vererbung entstandenen schweren Nervenkrankkeiten, ist der Uebergenuss des Alkohols auch eine wichtige Ursache für die Entstehung von Irresein (Alkoholismus chron. und auf dieser Grundlage sich entwickelnde Psychosen, ferner Epilepsie und Dem. paralytica).

Je nach Stand, Nationalität, Klima etc., differirt die Zahl der Irren a potu zwischen $\frac{1}{3}$—$\frac{1}{3}$ der Aufnahmen in Irrenanstalten. Dabei sind ungerechnet jene physisch und psychisch verkommenen Gewohnheitssäufer, die sich in der Gesellschaft zum Schaden der Familie, der öffentlichen Sittlichkeit und Sicherheit noch herumtreiben.

Die Wege, auf welchen der Alkohol seine schädigende Wirkung auf das Centralnervensystem ausübt, sind verschieden. In erster Linie ist hier die direkte, theils chemisch reizende, geweblich verändernde, theils vasomotorisch lähmende Wirkung des Alkohols aufs Gehirn zu berücksichtigen. Es kommt zur Erweiterung der kleinsten Gefässe, atheromatöser Degeneration der kleineren, wodurch wieder Apoplexien begünstigt werden.

Die gefässlähmende Wirkung gibt sich in Erweiterung der Gefässbahnen (herabgesetzter Tonus), Lymphstauung, Auswanderung der weissen Blutkörperchen zu erkennen, wodurch diffuse Trübungen und Verdickungen der Arachnoidea und Pia, sowie Wucherung der Pachionischen Granulationen entstehen. Nicht selten ist auch die Pachymeningitis haemorrhagica.

Durch die erregende Wirkung des Alkohols auf das Herz werden anfangs Fluxionen hervorgerufen, die durch Hypertrophie des Herzmuskels noch gesteigert werden.

In späteren Stadien degenerirt der Herzmuskel fettig und werden dadurch, sowie durch die Vasoparese und atheromatöse Degeneration der Gefässe Kreislaufstörungen hervorgerufen.

Indirekt leidet die Ernährung des psychischen Organs durch die Aenderung der Blutmischung (Hydrämie, Abnahme des Fibrins), sowie durch die tief gestörten Vorgänge der Gesammternährung, des Stoffwechsels in Folge der fettigen Degeneration der Organe (Leber), des chronischen Magendarmcatarrhs mit fettiger Degeneration

---

[1]) In analoger Weise kommen veranlagte Individuen zum Missbrauch des Morphiums, Chloralhydrats, Opiums. Bemerkenswerth ist, wie häufig in neurasthenischem Zustand zudem ungewöhnlich hohe Dosen solcher Genussmittel ertragen werden.

der Magenlabdrüsen, der Lebercirrhose, der chronisch interstitiellen parenchymatösen Nephritis.

Aber auch psychisch wirkt das Laster des Trunks durch die socialen Conflikte, in welche der Trunkenbold geräth, durch den Ruin seines finanziellen Wohlstandes, seines Familienglücks, seiner bürgerlichen Ehre.

Es verdient endlich Beachtung, dass das Trinken häufig ein Betäubungsmittel für Gram, Sorge, Aerger, Gewissensbisse ist und dann zwei mächtige ätiologische Faktoren zur Erzeugung des Irreseins zusammenwirken.

Der deletären Wirkung des Amylalkohols gegenüber der viel weniger gefährlichen des Aethylalkohols wurde p. 156 gedacht. Ganz besonders deletär wirkt auch der in Frankreich und in der Schweiz verbreitete Absynthliqueur[1]).

Nicht selten kommen zur Schädlichkeit der Alkoholexcesse die somatischen (Hunger, Kälte, Not) und psychischen (Conflikte, Gefahren) Momente eines in Elend, Liederlichkeit und Entbehrungen zugebrachten Vagabunden- und Abenteurerlebens. Häufig ist eine solche abenteuernde Existenz, wie auch der Hang zum Uebergenuss alkoholischer Getränke schon Symptom einer geistigen Erkrankung (Schwachsinn mit perversen Trieben, moralisches Irresein). Die ätiologische Bedeutung der Ausschweifungen im Alkoholgenuss ist theils die einer prädisponirenden Ursache, insofern das centrale Nervensystem durch jene geschwächt oder geradezu anatomisch verändert wird (Alkoholism. chron.) und dadurch nicht mehr so kräftig dem Einfluss accessorischer Schädlichkeiten zu widerstehen vermag, theils wirken die Alkoholexcesse als Gelegenheitsursache bei einem schon irgendwie prädisponirten Gehirn. Diese Prädisposition kann durch erbliche Belastung, funktionelle Schwäche in Folge von Ausschweifungen, erschöpfenden Krankheiten, Kopfverletzungen, organischen Hirnerkrankungen, schmerzliche oder zornige Affekte (Trinken, um den Kummer zu vertreiben) bedingt sein.

Unter solchen Umständen kann schon ein einmaliger Alkoholexcess eine Psychose hervorrufen. Besteht doch in der Mehrzahl dieser prädisponirenden Zustände eine geringere Widerstandsfähigkeit gegen die gefässlähmende und direkte toxische Wirkung des Alkohols!

Da wo Alkoholexcesse mit einer schon bestehenden Psychose zusammentreffen (Melancholie, Manie, Dem. paralytica), steigern sie die Intensität derselben (die melancholische Depression zur Mel. activa und zum Raptus mel., die maniakalische Exaltation zur Höhe der Tobsucht).

Die Psychosen, bei deren Entstehung Alkoholmissbrauch eine ursächliche Rolle spielt, haben, wie schon die Verschiedenartigkeit der Pathogenese und Bedeutung des ursächlichen Moments erwarten lässt, ein verschiedenartiges klinisches Gepräge, indessen ist nicht zu leugnen, dass da wo der Alkoholmissbrauch die einzige oder vorwiegende Ursache der Krankheit darstellt, das Krankheitsbild einen specifischen klinischen Charakter erhält und man dann geradezu von Alkoholpsychosen zu sprechen berechtigt ist. Die Darstellung dieser gehört in die specielle Pathologie und wird im Abschnitt „Der Alkoholismus chronicus mit seinen Complicationen“ versucht werden.

---

[1]) Magnan, „De l'alcoolisme“, Paris 1874; Derselbe, Annal. méd. psych. 1874, p. 302 und Gaz. méd. 1869, 5.

In den Fällen, in welchen der Alkoholmissbrauch nur die Bedeutung einer Gelegenheitsursache und nicht einmal der einzigen hat, bieten die sich ergebenden Psychosen durchaus keine specifischen Merkmale. Höchstens finden sich da, wo kurz vor Ausbruch oder schon in der psychischen Störung Alkoholexcesse begangen wurden, neben Spuren einer Alkoholintoxication dem Krankheitsbild an und für sich fremde episodische Hallucinationen, die an die Sinnesdelirien des Alkoholismus chron., namentlich des Delirium tremens erinnern und jenes färben.

Auch da wo Alkoholexcesse allerdings die einzige oder vorwiegende Gelegenheitsursache bei einem durch Erblichkeit, Kopfverletzung oder sonstwie veranlagten belasteten Individuum waren, lässt sich aus den Symptomen an und für sich, ausser es fänden sich die erwähnten Spuren der Alkoholintoxication und gewisse verdächtige Menagerievisionen, Teufelchen u. dgl., für die alkoholische Provenienz des Falls nichts folgern. Wohl aber deutet der Verlauf solcher, vorwiegend ganz acut sich abspielender, plötzlich einsetzender und sich lösender Fälle auf die wenigstens symptomatische Natur des Leidens hin. Finden sich dazu noch fluxionäre Erscheinungen zum Gehirn, so wird im Zusammenhang mit den anderen Zeichen die Entstehung der Krankheit unter dem vorwiegenden Einfluss des Alkohols mindestens wahrscheinlich.

Narcotica.

In ähnlicher Weise nervenzerrüttend und zu psychischer Degeneration führend wie der Alkoholmissbrauch im Occident, wirkt der Opiummissbrauch der Orientalen und Chinesen [1].

Auch die Cannabis indica (Haschisch) bringt Delirien und Geistesstörung hervor.

Seltene und mehr zufällige psychische Störungen ergeben sich aus dem Genuss von Hyoscyamus, Conium, Datura Stramonium, Belladonna [2]), giftigen Schwämmen.

Auch bei medicinischer Gebrauchsweise des Atropins [3]) hat man psychische Störung beobachtet. So Michéa, der bei längerem Gebrauch von Atropin bei Epileptikern in einer Dosis bis zu 0,01 pro die intellectuelle Abstumpfung, Apathie, häsitirende Sprache, erschwertes Aussprechen gewisser Worte, leichtes Schwanken, manuelle Ungeschicklichkeit, leichte Anästhesie constatirte.

Kowalewsky beobachtete Atropinpsychose (hallucinatorisches Irresein) bei einem Augenkranken, dem Atropin eingeträufelt wurde. Nach einer grösseren Dosis sah

---

[1]) Morel, Traité des dégénéresc., Paris 1857.

[2]) S. d. Verf. „Transitor. Störungen des Selbstbewusstseins", p. 40 u. s. f.

[3]) Michéa, Gaz. des hôpit. 1861; Kowalewsky, Allgem. Zeitschr. f. Psych. 36, p. 431.

Patient Sonnenglanz, massenhaft Thiere, viel Volk. Ueber den Körper krochen Massen von Insekten. Patient war ganz in seinen Hallucinationen versunken. Im Verlauf traten die gewöhnlichen Zeichen der Atropinvergiftung hinzu. Genesung nach 10 Tagen unter Morphiumbehandlung.

Dass das neuerdings zur Abgewöhnung des Morphiums und auch sonst als Tonicum verwendete Cocain psychische Störung (hallucinatorisches Delirium) bei anhaltendem und ein gewisses Mass (0,3 pro die) übersteigendem Gebrauch hervorrufen kann, lehren eigene und fremde Erfahrungen [1]).

Es entwickelt sich hier ein wahrer körperlicher und geistiger Marasmus. Nicht selten kommt es dann episodisch zu entschieden toxischen Delirien, die grossentheils sich auf Gesichts- und Gehörshallucinationen gründen und sehr viel denen des Alkoholismus Aehnliches (Verfolgungsdelir, Eifersuchtswahn, Visionen massenhafter kleiner Thiere u. s. w.) bieten. Abstinenzdelir, wie es bei Morphinisten vorkommt, sah ich nie, obwohl ich regelmässig das Cocain sofort gänzlich entziehe.

Aehnliche Erfahrungen liegen auch bezüglich der Salicylsäure [2]) vor.

Ein 58 J. alter Herr bekommt Pleuritis, nimmt 9,0 Natr. salicyl. täglich. Nach einigen Tagen stellt sich ein hallucinatorisches Delir ein, anfangs heiteren, dann schreckhaften Inhalts. — Pat. sieht ein Schaffot, hört sein Todesurtheil, fühlt Gestalten, die sich auf ihn legen. Darüber Aengstlichkeit, Depression, Todesangst. Nach Aussetzen des Natr. salicyl. schwinden binnen 8 Tagen die Hallucinationen, jedoch besteht noch mehrere Wochen lang leichte Aengstlichkeit und Apathie.

Nicht selten wurden bei Jodoformbehandlung der Wunden psychische Störungen beobachtet.

Diese Jodoformpsychosen [3]) sind als toxische Delirien zu bezeichnen. Hauptsymptome sind Emotivität, Verwirrtheit, schreckhafte Hallucinationen und Illusionen bis zu Delir. furiosum. Dauer Tage bis Wochen. Meist rasche Genesung nach Aussetzen der Jodoformbehandlung, zuweilen Tod durch Oblongatalähmung. Diagnostisch wichtig ist Jodoformgeruch des Athems und Nachweis von Jodsalzen im Urin.

Psychische Störungen durch Secale cornutum [4]), selbst epidemisch auftretend, sind längst bekannt.

Unter 11 neuerlich von Siemens beschriebenen Fällen fanden sich 10 von dem Gepräge des Stupor, einer unter dem Bild einer toxischen acuten hallucinatorischen Verwirrtheit (stürmischer Verlauf, massenhaft beglückende und beängstigende Ge-

---

[1]) Schmidt und Rank, Berl. klin. Wochenschr. 1885, 37; Obersteiner, Wiener med. Presse 1885, 40.

[2]) Obersteiner, Wiener Klinik 1886, Februar.

[3]) Ausführliche Literatur Zeitschr. f. Psych. 40, H. 3, p. 436.

[4]) Siemens, Arch. f. Psych. XI, H. 1 u. 2; Tuczek, ebenda XIII, H. 1.

sichtshallucinationen). Die Stuporfälle waren charakterisirt durch grosse Benommenheit des Sensoriums und allgemeines Darniederliegen der geistigen Funktionen in Verbindung mit epileptiformen Krämpfen. Dabei Cachexie, Ausbleiben der Menses, Verschwinden des Kniephänomens, öfter auch Ataxie der Extremitäten und Silbenstolpern. Als Prodromi des Stupor fanden sich häufig sensorische Störungen, Präcordialangst, delirante tobsüchtige Erregung mit Amnesie. Unter 11 Fällen 9mal Genesung, 2mal Tod. Die Therapie bestand in roborirender Diät, schwerem Wein und warmen Bädern. Dass der übermässige Genuss des Tabaks[1]), wie er Nervenleiden (Angina pectoris, Neurasthenie, Amblyopie) hervorruft, zur Entstehung von Geisteskrankheit (besonders Paralyse) führen kann, ist mehrfach beobachtet.

Richter fand Zustände von Kopfdruck, Spinalirritation, Amblyopie, Angina pectoris in Verbindung mit Stimmungsanomalien. Die Pathogenese wird in gestörter centraler Ernährung (Anämie) durch die gefässverengende Wirkung des Nicotins (Reizung des Gefässnervencentrums in der Med. oblong.) und in direkten trophischen Störungen gesucht. Die Prognose ist günstig bei Abstinenz in Verbindung mit Jodkali, Hydro- und Elektrotherapie.

Unter den pflanzlichen Stoffen ist noch des Mais zu gedenken, der sei es im verdorbenen Zustand oder ausschliesslich als Nahrung genossen (Oberitalien), Erscheinungen eines sogen. pellagrösen Irreseins[2]) (Melancholie mit suiciden Impulsen, Inanitionsdelir, psychische Schwächezustände u. s. w.) häufig hervorruft.

Auch durch Chloroformmissbrauch[3]) hat man psychische Störungen entstehen gesehen, die möglicherweise durch vasomotorisch lähmende, Herzthätigkeit und Blutdruck herabsetzende Wirkung des Chloroforms zu Stande kommen. Es kommen hier Zustände von Delirium zur Beobachtung, ausserdem aber schwerere dauernde degenerative Krankheitsbilder (periodische Manie, moral insanity).

In analoger Weise schädigend auf das psychische Leben wirkt der Chloralmissbrauch[4]) wohl durch Störung der Ernährung, Depression der Herzenergie und Herabsetzung der Energie des Gefässcentrums.

Manche Individuen zeigen auffallende Immunität gegen dieses Gift.

---

[1]) Richter, Arch. f. Psych. X, H. 1 (Literatur); Laskieviez, Psych. Centralbl. 1878, p. 107; Clemens, Deutsche Klinik 1872, Nr. 27. 28; Stuegoeki, Thèse de Paris, 1867.

[2]) Morel, Traité des dégénéresc., p. 257; Lombroso, Klinische Beiträge zur Psychiatrie, deutsch von Fränkel; Cazenave, L'Union méd. 1851, 95, 104, und Moniteur des hôpit. 1857, 20; Billod, Annal. méd. psych. 1859, p. 161; Teilleux, ebenda 1860, p. 177.

[3]) Webster, Insanity from Chloroform, Journ. of psychol. med. 1850, April; Fleischel, Wiener med. Wochenschr. 1852, Nr. 15; Böhm, Ziemssen's Handb. XV, p. 139; Büchner (bei Husemann l. c. p. 682); Merie, Med. Times 1855, Nov.; Schüle, Handb. p. 350; Svetlin, Wiener med. Presse 1882, 47, 48; Rehm, Zeitschr. f. Psych. 42, H. 5, p. 256.

[4]) Rehm, Arch. f. Psych. XVII, H. 1 (Literaturangaben); s. f. Grabammer, Friedreich's Blätter 1887, H. 1.

Bei Vielen bewirkt fortgesetzter Chloralgebrauch aber morose, deprimirte, Stimmung und geistige Abstumpfung. Wiederholt hat man bei Entziehung des gewohnten Chloralhydrats das Auftreten Delirium-tremensartiger hallucinatorischer Delirien beobachtet.

Ganz ähnliche Erfahrungen habe ich neuerlich bei Paraldehydmissbrauch gemacht.

In einem Fall, wo täglich 35,0 consumirt wurden, machte sich Tremor, Abnahme des Gedächtnisses und der geistigen Frische bemerklich. Analoge Erscheinungen bot ein zweiter Fall, in welchem der Tagesconsum etwa 1 Jahr lang 40,0 betragen hatte. Bei der Entziehung des Mittels trat ein Delirium-tremens-artiger Zustand von etwa 5tägiger Dauer, complicirt durch einen schweren epileptischen Insult auf.

Die schädlichen Wirkungen des Absynthmissbrauchs [1]) und verwandter ätherischer Oele, insofern sie schwere toxische Delirien, ähnlich denen bei Trunksüchtigen, mit Verfolgungsideen und tobsüchtiger Aufregung bedingen, sind von den französischen Aerzten mehrfach studirt worden.

Gauthier (Étude clinique sur l'absynthisme chronique, Paris 1882) beobachtete bei habituellem Missbrauch des Absynths Reizbarkeit, Charakteränderung, psychische Schwäche, Delirien mit vorwiegenden Gesichts- und Gehörshallucinationen von noch schreckhafterem Inhalt als beim Alkoh. chron., ausserdem Tremor, epileptische Anfälle, besonders bei neuerlichen Excessen, rasche Abnahme der sexuellen Potenz, Hyperästhesien und nächtliche rheumatische Schmerzen, selten Anästhesien.

Metallgifte [2]). Bei Arbeitern, welche mit Blei oder Quecksilber zu thun haben, kommt es, neben mehr weniger somatischen deutlichen Erscheinungen der bezüglichen chronischen Vergiftung, nicht selten auch zu Betheiligung der psychischen Sphäre. Individuelle Disposition, die Art der Lebensweise, schwächende Momente, wie Alkohol- und sexuelle Excesse sind hier als Hilfsursachen wichtig.

Bleipsychosen [3]). Sie kommen bei Anstreichern, Bergleuten nicht so selten vor, bald mit bald ohne anderweitige Erscheinungen der Bleivergiftung. Bartens führt als Prodromi Abmagerung, gastrische Störungen, Erdfarbe (teint terreux) des Gesichts, schieferblauen Zahnfleischsaum an. Dabei sensorische Störungen (Schwindel, Kopfweh, Ohrensausen, schlechter Schlaf), psychische Verstimmung, Beklemmungsgefühle, Reiz-

---

[1]) Motet, Considérations sur l'alcoolisme, Paris 1859; Legrand du Saulle, La folie p. 540.

[2]) Falk, Virchow's Handb. II, p. 214; Naunyn, Ziemssen's Handb. XV, p. 278.

[3]) Böttger und Gellhorn, Zeitschr. f. Psych. 26, p. 224; Bartens, ebenda 37; Ullrich, ebenda 39, p. 240; Snell, ebenda 41, p. 400; Devouges, Ann. méd. psychol. 1856, p. 521; Régis, ebenda 1880, Sept.; Monakow, Arch. f. Psych. X, H. 2.

barkeit bis zu elementarem Verfolgungswahn, zeitweise schreckhafte Hallucinationen. Epileptische Insulte, Lähmungen, Zuckungen, Zittern können die Krankheit einleiten.

Es gibt acute Fälle von transitorischem halluc. Delir („Bleitollheit", „transitorische Bleimanie" — Wunderlich), das spontan oder aus einem prodromalen hallucinatorischen Stupor entsteht. Auf der Höhe Toben mit den Zeichen des Hirnreizes, Schlaflosigkeit. Dauer meist nur einige Tage. In günstigen Fällen Lösung durch einen Schlaf oder Stupor, in anderen Uebergang in chronische Verwirrtheit oder Tod unter epileptischen und comatösen Erscheinungen.

Die chronischen Bleipsychosen sind toxische hallucinatorische Wahnsinnszustände oder Krankheitsbilder, die der Paralyse nahe stehen.

Bartens hat 6 Wahnsinnsfälle beobachtet. Es bestanden massenhaft Hallucinationen (Gesicht, Gehör, Gefühl, Geschmack), schreckhaftes Verfolgungsdelir, schwere Bewusstseinsstörung bis zum Verkennen der Lage und Umgebung, Angstanfälle mit Suicidversuchen. Dabei rapides Sinken der Ernährung und motorische Störungen. Nur ein Fall genas. Die pseudoparalytischen Bleipsychosen beginnen acut mit sensorischen Beschwerden (Kopfweh, Betäubung), Schlaflosigkeit, Präcordialbangigkeit, schreckhaften Gesichtshallucinationen, Verfolgungs-, Vergiftungsdelir, so dass der Zustand („ivresse du plomb" — Ball) anfangs täuschend gewissen acuten Phasen des Alkohol. chron. ähnlich sieht. Nach kürzerer oder längerer Dauer dieser acuten Reizerscheinungen kommt es zu Dementia, paralytischen Bewegungsstörungen, Marasmus, die aber in günstig endenden Fällen (von 10 Fällen aus der französischen Literatur, die Régis bringt, sollen 8 genesen sein) binnen Monaten sich verlieren.

Differentielle diagnostische Anhaltspunkte von der gewöhnlichen Paralyse ergeben sich ätiologisch, ferner aus der erdfarbigen Gesichtshaut, der schiefergrauen Verfärbung des Zahnfleisches, aus dem acuten Ausbruch unter toxischen Erscheinungen, dem rapiden Anstieg zur Krankheitshöhe, der eigenthümlichen Störung der Intelligenz, die nicht die schwere Bewusstseinsstörung des Paralytikers darstellt, mehr als geistige Behinderung, denn als geistiger Defekt erscheint, mehr als Summationseffekt sensorischer Ausfallserscheinungen, dann als allseitiger Verlust der Corticalfunktionen bis zum Untergang der Bewusstseinskategorien von Zeit und Raum dasteht.

Beob. 4. Paralysis progressiva saturnina.

Roschker, 41 J., ledig, erblich nicht veranlagt, früher gesund, von sehr mässiger Lebensweise, hat nie Kopfverletzungen erlitten, auch nie Lues gehabt. Er ist seit Jahren als Bleiweissreiber in einer Waggonfabrik sehr angestrengt beschäftigt.

Seit 2 Jahren war der Schlaf schlecht geworden, hatten sich cardialgische Beschwerden und hartnäckige Obstipation eingestellt. Anfang Sept. 80 war Pat. zerstreut, vergesslich geworden, konnte das richtige Wort oft nicht finden, stotterte zeitweise. Er magerte ab, bekam einen erdfarbigen Teint, fühlte sich zunehmend schwächer. Seit dem 19. Oct. war Pat. wegen rapider Abnahme der geistigen und körperlichen Kräfte arbeitsunfähig geworden.

Am 26. Oct. klagte er über Schwarzwerden vor den Augen, Schwindelgefühl, heftigen Stirnkopfschmerz, Gefühle in den Händen, wie wenn sie zu Eis würden und er nichts mehr fassen könne. Er wurde somnolent, liess den Löffel aus der Hand fallen, das Essen aus dem Munde rinnen und wurde zu Bette gebracht. Er schlief nicht, rieb sich beständig die Stirne.

Am 27. brachte man ihn ins Spital. Er war leicht soporös. Temp. 38,5. Keine Lähmung. Am 28. wurde er aufgeregt, schimpfte, dass man ihm zu wenig zu essen gebe, verkannte die Umgebung feindlich, als Räuber, wähnte sich bestohlen, sah schwarze drohende Gestalten.

Am 29. wird er wegen deliranter Unruhe auf die psychiatrische Klinik gebracht.

Pat. delirant, vage Persecutionsdelirien, schwere Verworrenheit. Keine Lähmungserscheinungen der Extremitäten, keine Sensibilitätsstörung. Temp. 38,7, P. 76, tard, die Arterien straff contrahirt. Pupillen mittelweit, reagirend, schlaffe, demente Miene, Gesicht etwas congestiv. Bei Nachlass der Congestion erdfarbiger Teint. Die rechtsseitigen Lippenmuskeln paretisch. Starker Tremor der Lippen, der Zunge und Hände, schiefergrauer Zahnbelag am Zahnfleischsaum. Sprache leicht lallend, Wortschatz defekt, deutliche Aphasie und Labialataxie.

Pat. wähnt sich in einem Keller, hält den Wärter für einen Tischler, sucht nach Holz, dämmert brummend herum, zerreisst die Wäsche. Gang breitbasig, steif, leicht schwankend. Kniephänomen normal.

2. 11. Pat. erhält 1,0 Jodkali und Bäder. Temperatur normal. Kein vegetativer Befund. Das Bewusstsein hellt sich etwas auf, Pat. macht selbst die Bemerkung, er sei kopfkrank gewesen. Gang noch leicht unsicher, bei verbundenen Augen Unsicherheit nicht gesteigert. Die grobe Muskelkraft allenthalben erhalten. Elektrische Exploration ergibt normale Verhältnisse. Im Lauf des November ist Pat. ruhig, ziemlich orientirt über seine Lage. Alle geistigen Processe vollziehen sich langsam, mühsam. Der Gang wird sicherer, die Aphasie schwindet, das Aussehen bessert sich, der schiefergraue Zahnfleischrand nimmt ab.

Im December weitere Besserung der psychischen Funktionen, Fortdauer der Labialataxie und des Parese des r. Mundfacialis. Krankheitseinsicht.

Am 13. 12. wird Pat. unter Fortdauer der Jodkalibehandlung in häusliche Pflege entlassen.

Die Besserung schreitet Anfangs noch weiter vor. Pat. ist ruhig, geordnet, zu leichter Hausarbeit fähig. Jodkali wird nachlässig und endlich gar nicht mehr gereicht.

Im Sommer 81 Exacerbation. Pat. wurde vergesslich, verlor die Bewegungsanschauungen der gewöhnlichsten Handtierungen, wurde Nachts wieder unruhig, bekam in Zwischenräumen von 2 Monaten Angstzufälle mit der hypochondrischen Idee, er sei ganz steif, vergehe, bleibe im Eise stecken. Er hatte gelegentlich solcher Anfälle schreckhafte Gesichtshallucinationen und hörte fürchterliches Gepolter. Im August wurde Pat. ganz verloren, dämmerte herum, war öfters ängstlich, klagte, dass sein Körper ganz weich sei. Die Sprache wurde schleppend, stolpernd.

Am 23. 11. 81 neue Aufnahme.

Pat. ist über Zeit und Ort orientirt, erinnert sich seines hiesigen Aufenthalts im Vorjahr, hat Krankheitseinsicht, meint, die Krankheit komme vom Blei, das sich in seinem Kopf concentrirt habe. Da sei er närrisch geworden, habe schwarze Gestalten gesehen. Das Hirn sei ihm auch jetzt noch immer heiss, er sei ganz „angelegt". Grosse psychische Schwäche, alle psychischen Leistungen sehr erschwert, höhere kaum mehr möglich, aber die Demenz ist nicht die gewöhnliche des Paralytikers, es handelt sich mehr um eine Summation von aphasischen Symptomen (amnest., atactische Aphasie, Worttaubheit), Seelenblindheit, die sich deutlich nachweisen lässt.

Am 17. 1. 82 wird der Kranke der Irrenanstalt übergeben. Ueberhandnehmender geistiger und körperlicher Verfall, Silbenstolpern, breitbasiger, plumper, leicht schwankender Gang, zeitweise Congestivanfälle mit psychischer Erregung, die sich in Brüllen, Zerreissen kundgibt, lassen den Kranken im letzten Stadium von einem gewöhnlichen Paralytiker kaum mehr unterscheiden, jedoch ist bemerkenswerth, dass er noch im Mai gelegentlich eines Besuches einen Arzt, den er seit ¾ Jahren nicht mehr gesehen hatte, wieder erkannte und über Zeit und Ort orientirt ist.

Im Juni erkrankte Pat. unter den Erscheinungen der Lungenphthise und starb am 24. 8. 82. Sektion: Leptomeningitis diffusa chronica. Haematoma durae matris. Oedema et atrophia cerebri. Hydrocephalus internus. Encephalitis corp. striat. Tubercul. pulmonum.

Quecksilberpsychosen. Als chronische merkurielle [1]) Vergiftungserscheinungen im Centralnervensystem schildert Naunyn Zustände grosser psychischer Erregbarkeit durch äussere Eindrücke, auffällige Schreckhaftigkeit, Verlegenheit, Aengstlichkeit, Schlaflosigkeit mit Neigung zu Hallucinationen („Erethismus mercurialis") neben gleichzeitigen Erscheinungen des Mercurialismus (Anämie, Magendarmcatarrh, Salivation, Tremor). Aus solchen Zuständen können sich Manie, Melancholie, psychische Schwächezustände entwickeln.

Bromismus [2]). Bei fortgesetztem Gebrauch höherer, etwa 6,0 übersteigender Tagesdosen von Bromsalzen kann, ungefähr in der 3. Woche, Bromvergiftung eintreten.

Sie besteht in der Herabsetzung der Energie des Herzens (Kaliwirkung?) und der Hirnrinde. Die Zeichen der eintretenden Bromintoxication sind Muskelschwäche, Zittern, Schwinden der Gaumen- und Rachenreflexe. Nun stellt sich Stupor ein bis zu tiefer Demenz (tiefgestörte Apperception durch Unerregbarkeit der Rindencentren). Amnestische Aphasie, lallende Sprache, taumelnder Gang, allgemeine Parese bei erhaltener cutaner Sensibilität, blöde Miene, erschwertes Ansprechen der Muskulatur, gesunkener Muskeltonus, bleiche cachectische Farbe, bedeutende Gewichtsabnahme, unregelmässiger rarer Puls, Herzschwäche, gastrische Störungen, Fötor, fuliginöser Lippen- und Zungenbelag vervollständigen das Krankheitsbild, das vorgeschrittenen Zuständen von Dem. paralytica sehr ähneln kann. Tod durch Herzparalyse oder Lähmung der Nervencentren haben Hameau und Falret beobachtet. Bei Entziehung des Broms Schwinden der Symptome binnen 8—14 Tagen. Roborirende Diät, Spirituosen, Strychnininjectionen wirken günstig. Kinder ertragen Brom verhältnissmässig besser als Erwachsene, Weiber weniger gut als Männer.

---

[1]) Naunyn, Ziemssen's Handb. p. 306; Falk, Virchow's Handb. II, p. 135.

[2]) Böhm, Ziemssen's Handb. Bd. 15, p. 22; Lübden, Zeitschr. f. Psych. 31, H. 3; Bötticher, ebenda 35; Voisin, Traité de la paralysie génér. p. 298; Irrenfreund 1880, 5, 6, 7.

Giftige Gase. Hieher gehört der Einfluss des Kohlenoxydgases[1]), das, wie Experimente und Todesfälle lehren, Hirnhyperämie bis zu Apoplexie und Erweichung hervorruft. Eulenberg hat Mania transitoria nach Kohlenoxydgasvergiftung beobachtet, Simon Encephalomalacie, die zuweilen erst nach einigen Wochen unter vorausgehendem Kopfschmerz und Schwindel auftrat.

Moreau will eine chronische Kohlenoxydgasvergiftung bei Bäckern, Köchen u. s. w. constatirt haben, die sich zuweilen jahrelang in Erscheinungen von Hirnhyperämie (Kopfschmerz, Schläfendruck, Ohrenklingen, Appetitlosigkeit, Muskelschwäche) äusserte und nach seiner Meinung die Prädisposition abgab, auf Grund welcher geringfügige Ursachen (namentlich Trunk) den Ausbruch der eigentlichen Krankheit (vager Verfolgungswahn mit Gehörs- und Gesichtstäuschungen — Phosphene, Engel, Heilige — seltener Vergiftungswahn mit unangenehmen Geruchshallucinationen) herbeiführen. Ob diese krankhaften Zustände bloss auf Rechnung des Kohlenoxydgases und nicht vielmehr calorischer Schädlichkeiten in Verbindung mit Trunk kommen, muss vorläufig dahingestellt bleiben.

Schwefelkohlenstoff[2]). Durch Einathmung dieses in Kautschukfabriken gebrauchten Stoffes haben Delpech in 1, Voisin in 2 Fällen psychische Störung beobachtet.

Die Symptome bestanden in Kopfschmerz, Taubheit, Schwindel, Gesichts- und Gehörshallucinationen, Kriebeln und Stechen in den Extremitäten, melancholischer Depression, darauf Manie mit allgemeiner psychischer Hyperästhesie und Schlaflosigkeit.

Autochthone Vergiftungen. Der Vollständigkeit halber wäre der Thatsache zu gedenken, dass durch Zerfallprodukte des Stoffwechsels, Retention solcher im Organismus Intoxicationszustände entstehen können, so durch Retention von Harnbestandtheilen Urämie (Somnolenz, Coma, epileptische Anfälle mit postepil.-psych. Affektion); ferner Aufregungszustände mit folgendem Coma bei Diabetes, die man auf Acetonämie zurückzuführen gesucht hat; psychische Depression im Gefolge der Cholämie (Icterus).

Eine merkwürdige Erscheinung ist die Cachexia strumipriva[3]), d. h. tiefe Anämie, Cachexie und geistiger Torpor, die im Gefolge der Exstirpation der Thyreoidea bei jugendlichen Individuen beobachtet wurden. Ob die Annahme richtig ist, dass ein Ausfall der Schilddrüsenfunktion, die in Umwandlung und Unschädlichmachung von Stoffwechselprodukten bestünde, die Erscheinungen bedingt, mag dahingestellt bleiben.

---

[1]) Hirt, Krankheiten der Arbeiter, 1873, p. 32; Eulenburg, Die Lehre von den schädlichen Gasen, p. 41 und 121; Simon, Arch f. Psych. I, p. 263; Moreau, Des troubles intellectuels dus à l'intoxication lente par le gaz oxyde de carbone. Paris 1876.

[2]) Voisin, Ann. méd.-psych. 1884, Mai.

[3]) Wagner, Wiener med. Blätter 1884.

Abschnitt III.

Verlauf, Dauer, Ausgänge und Prognose der psychischen Krankheiten[1]).

Capitel 1.

Verlauf und Dauer des Irreseins.

Die wichtigste Erscheinung neben den Symptomen ist der Verlauf einer Krankheit. Das Irresein, als eine Krankheit des Gehirns, zeigt empirisch auffindbare Modalitäten des Verlaufs und verschiedene Möglichkeiten des Ausgangs.

Im Grossen und Ganzen erscheint dasselbe als eine chronische Störung im psychischen Organ, deren Ablauf Monate bis Jahre beträgt, jedoch kommen auch ausnahmsweise acute und subacute Verlaufsweisen von nur wochenlanger Dauer bei den Psychoneurosen vor. Eine eigenartige Verlaufsform stellt das sogen. transitorische Irresein dar.

1. Das chronische und subacute Irresein.

Dasselbe kann:
a) als einzelner Anfall,
b) in periodischer Wiederkehr von Anfällen verlaufen.

a) Das chronische und subacute Irresein als einzelner Anfall.

Wie bei jeder anderen somatischen länger dauernden Krankheit lassen sich auch hier Vorboten, ein Stadium der ausgesprochenen Krankheit und ein Endstadium unterscheiden.

Von grösster Bedeutung ist das Stadium der Vorboten[2]) für den Irrenarzt. Es gestattet Einblicke in die Pathogenese der Krankheit, es bietet, bei rechtzeitiger Erkennung der Gefahr, die Möglichkeit einer Verhütung des Ausbruchs.

---

[1]) S. Esquirol, Geisteskrankheiten, übers. von Bernhard, I, p. 45; Morel, Traité des mal. ment., p. 460; Falret, Leçons cliniques, p. 27, 306, 333; Dagonet, Traité p. 107; Schüle, Handb. p. 564; Emminghaus, Psychopathol. p. 275; Witkowski, Berl. klin. Wochenschr. 1876, 52.

[2]) Moreau, Annal. méd. psychol. 1852, p. 157; Winslow, Obscure diseases of the brain; Hecker, Volkmann's Sammlung klin. Vorträge, Nr. 108; Müller, Allgem. Zeitschr. f. Psych. S. 33.

Ueber die prämonitorischen Erscheinungen des Irreseins weiss die Psychiatrie wenig Positives. So lange diese nicht Gemeingut der praktischen Aerzte geworden ist, geht dieses wichtige Stadium unbeachtet und unbeobachtet vorüber und müssen Pathogenese und Prophylaxe fromme Wünsche bleiben.

Erst die zum Ausbruch gelangte Krankheit schärft die Erinnerung und Reflexion für früher Vorgekommenes und bietet in vagen, dürftigen Erinnerungen kümmerlichen Ersatz für eine wissenschaftliche Anamnese.

So bleibt die wissenschaftliche Erforschung der Incubationszustände grossentheils auf die Beobachtungen der Irrenärzte in Anstalten bei Gelegenheit von Recidiven und periodisch wiederkehrenden Anfällen beschränkt.

Wo günstige Verhältnisse für eine frühzeitige und sachverständige Beobachtung vorhanden sind, zeigt sich fast immer, im Gegensatz zu den Anschauungen der Laien und Nichtfachärzte, die die Krankheit als eine plötzlich ausgebrochene hinstellen, eine auf Wochen, Monate, selbst Jahre zurückreichende, successive die Krankheit vorbereitende Störung der cerebralen und im engeren Sinn psychischen Funktionen.

Die ersten leisen Anfänge psychischer Störung sind selbst für den Sachverständigen oft schwer zu unterscheiden von gewissen noch in der Breite der psychischen Gesundheit sich bewegenden Schwankungen der Stimmung, der Gemüthserregbarkeit, der Arbeitslust und Arbeitsfähigkeit. Dazu kommt der Umstand, dass selbst deutlicher ausgesprochene und entschieden abnorme psychische Stimmungen und Reaktionsweisen der vorübergehende und bedeutungslose Reflex constitutioneller oder örtlicher Störungen sein können, wie z. B. psychische Verstimmung und Gereiztheit bei Catarrhen der Verdauungswege, die geistige Unlust nnd Energielosigkeit bei Zuständen von Anämie und Chlorose, die Haltlosigkeit und psychische Zerfahrenheit in der Zeit der Pubertätsentwicklung. Sind diese Erscheinungen auch vieldeutig und nach Umständen belanglos, so gewinnen sie an Bedeutung, wenn der Träger derselben hereditär belastet ist oder die Zeichen der neuropathischen Constitution aufweist.

In anderen Fällen wird die Bedeutung jener abnormen Erscheinungen dadurch geschmälert, dass vorausgegangene widrige Ereignisse sie als die noch physiologische Reaktion auf solche auffassen lassen. Die ungewöhnliche Intensität und Dauer jener affektiven Störungen ist es dann, welche den ersten Verdacht einer pathologischen Begründung aufkommen lässt. In nicht seltenen Fällen ist die Erkenntniss auch dadurch erschwert, dass die sich ausbildende fragliche Psychose nicht auf dem Boden einer früheren psychisch vollkommen normalen Persönlichkeit sich entwickelt, sondern nur als die Potenzirung schon längst wahrnehmbarer bizarrer Neigungen, Triebe, Excentricitäten erscheint („Hypertrophie des Charakters“), dass das Individuum nur quantitativ sich gegenüber seiner früheren Persönlichkeit unterscheidet.

Endlich ist der nicht seltenen Fälle zu gedenken, in welchen aus einer allgemeinen Neurose mit den ihr zukommenden elementaren psychischen Anomalien eine Psychose sich herausbildet.

Medicinischer Takt und fachwissenschaftliche Erfahrung sind dann oft allein im Stande, da, wo ein Unerfahrener nur Chlorose sieht, die beginnende Melancholie zu erkennen, die Faulheit richtig als krankhafte Willenlosigkeit, die blosse Nervosität einer Hysterischen als Gemüthskrankheit, die Effekte der Ueberreizung des Gehirns als Vorläufer der Dem. paralytica etc. zu deuten.

Als Erfahrungsthatsache lässt sich der Satz aufstellen, dass das chronische Irresein nicht mit inhaltlichen Störungen des Vorstellungslebens (Wahnideen, Sinnestäuschungen) beginnt, sondern mit affektiven Störungen, mit anomalen Stimmungen und Zuständen geänderter Gemüthserregbarkeit.

Die Ansicht Guislain's, dass das Irresein mit einem Stadium melancholicum debütire, ist nur in beschränktem Sinne richtig. Angst, Gereiztheit, gedrücktes Wesen, die so häufig dem Ausbruch des Irreseins vorhergehen, können nicht ohne Weiteres als Melancholie gedeutet werden. Die Verstimmung kann physiologisch sein, d. h. durch einen ätiologisch wirksamen deprimirenden Anlass bedingt, oder allerdings pathologisch, aber die Reaktionserscheinung auf das Vorgefühl drohender geistiger Krankheit, auf Hemmungsgefühle im Vorstellen, Bewusstwerden psychischer Leistungsunfähigkeit darstellen.

In zahlreichen Fällen von Manie, in allen Fällen von Wahnsinn und Paranoia und auch in anderweitigen Formen psychischer Entartung wird ein melancholisches Vorstadium entschieden nicht beobachtet. Während bei den auf dem Boden einer Belastung sich entwickelnden Fällen der Uebergang ins pathologische Gebiet sich langsam, unmerklich und fast ausschliesslich in quantitativer Abstufung von der früheren Persönlichkeit, als Steigerung früherer abnormer Gefühle, Gedankenrichtungen und Bestrebungen vollzieht oder auch, auf Grund einer plötzlichen Gelegenheitsursache, ein brüsker ist, lässt sich bei dem nicht in krankhaften Dispositionen wurzelnden, höchstens durch eine latente Anlage begünstigten oder durch mächtige Gelegenheitsursachen erworbenen Irresein mehr weniger deutlich der Zeitpunkt der Invasion der Krankheit feststellen.

Neben der bereits erwähnten Aenderung der affektiven Funktionen, die bis zu einer völligen Umwandlung des früheren Charakters sich steigern kann, finden sich wesentlich formale Störungen des Vorstellungsprocesses (Hemmung, Erschwerung des Denkens, Zwangsvorstellungen). Erst später kommt es zu Störungen im Inhalt des Vorstellens, zu neuen fremdartigen peinlichen oder überraschenden Gedankenverbindungen, die nicht selten jetzt schon dem beginnenden Kranken das vorahnende Gefühl des drohenden Irreseins erwecken. Häufig äussern sich diese neuen

Gedankeninhalte, noch ehe sich deutliche, in Worten fassbare krankhafte Stimmungen und Vorstellungen im wachen Leben zeigen, im Traumleben, wo der lebhafte geistige Verkehr mit der Aussenwelt aufhört und die Krankheitsvorgänge im erkrankenden Hirn selbst, sowie die aus peripheren Organen projicirten geänderten Empfindungen ungestört in der Sphäre des unbewussten Seelenlebens zunächst sich geltend machen.

Daneben finden sich als früher Ausdruck sich ausbildender Ernährungs- und Circulationsstörungen im Gehirn Kopfweh, Schwindel, Störung des Schlafs, geistige Ermattung und Unlust, Gemüthsreizbarkeit oder gemüthliche Gleichgültigkeit, Apathie oder Unstetigkeit. Als Symptome begleitender Störung der vegetativen Processe finden sich oft gastrische Zustände, Anorexie, Gelüste nach sonst nicht begehrten Speisen und Genussmitteln (Alkohol).

Als Ausdruck der Störung der Funktion der nervösen Centren überhaupt zeigt sich ein allgemeines Gefühl des Unbehagens, ähnlich dem Zustand kurz vor dem Ausbruch einer schweren fieberhaften Krankheit — Gefühl körperlicher Schwäche, Ermattung, sensible und sensorielle Hyperästhesien, auraartige Hitzegefühle.

Früh schon pflegt sich der geänderte psychische Inhalt in Aenderung des Blicks, der Miene und Haltung zu bekunden.

Finden sich diese prodromalen Erscheinungen mehr weniger bei allen Fällen des chronischen, aus einer früher gesunden Persönlichkeit sich heraus entwickelnden Irreseins, so hängt die Art der Prodromi im weiteren Verlauf wesentlich von der Art der sich ausbildenden speciellen Krankheitsform ab.

Bei dem sich entwickelnden melancholischen Irresein nehmen Fühlen und Vorstellen immer mehr einen depressiven Inhalt an.

Der Kranke wird verstimmt, gereizt gegen die Umgebung, empfindlich, nachlässig in seinen Pflichten, erscheint zurückgezogen, brütend, schweigsam, seufzt oft auf, klagt über Druck auf der Brust, äussert Furcht, irre zu werden; er verlässt ungern das Bett, empfindet Langeweile, gesteigertes religiöses Bedürfniss, plant Selbstmord, zeigt Antipathie gegen die Seinigen bis zu Gewaltthätigkeiten, dazwischen wieder unerklärliche Weichheit und Zärtlichkeit, Ruhelosigkeit, Unstetigkeit.

Als Zeichen des beginnenden maniakalischen Irreseins erscheinen Heiterkeit, erhöhtes Kraftgefühl, grössere Gewandtheit der Diction, Gesprächigkeit, Geschäftigkeit, Wanderlust, kleptomanische Antriebe, Neigung zu alkoholischen und sexuellen Genüssen, Verschwendungssucht.

Da wo die Krankheit als schweres idiopathisches Irresein, namentlich als Dem. paralytica sich gestaltet, ist die Prodromalperiode durch eine Fülle von in ihrer Zusammenfassung bedeutungsvollen, wenn auch selten richtig gewürdigten Symptomen ausgefüllt.

Als eines der frühesten psychischen Zeichen ist hier eine Aenderung der Sitten, Neigungen, Gewohnheiten, und zwar vorwiegend nach der schlimmen Seite zu erwähnen.

Dabei Abnahme bis zum Verlust des moralischen Sinnes, der ethischen Gefühle, sittlichen Urtheile, Neigung zu Alkohol- und sexuellen Excessen, Apathie gegenüber Beruf, Familie und allem sonst Hochgehaltenen.

Dazu geistige Ermüdung, Unaufgelegtheit, Abnahme der In- und Extensität des Gedächtnisses, Abnahme der Intelligenz in toto, speciell Schwäche des Urtheils, verlangsamte Association, erschwerte Combination, erschwerter sprachlicher Ausdruck der Gedanken in Wort und Schrift, Kopfweh, Schwindelanfälle, Fluxionen, epileptiforme Anfälle, Intoleranz gegen Alkohol, Schlaflosigkeit oder Schlafsucht, vorübergehende Ptosis, Myosis, Strabismus, Sprachstörung, Einschlafen der Extremitäten, durchfahrende Schmerzen in den Gliedern.

Der Uebergang in die Krankheitshöhe ist bei dem chronisch verlaufenden Irresein selten ein plötzlicher, meist ein allmähliger durch Häufung und Steigerung der prodromalen Symptome.

Das chronische Irresein zeigt, gleich den übrigen Hirn- und Nervenkrankheiten, einen Wechsel zwischen Remissionen und Exacerbationen.

Dieses Anschwellen und Abnehmen der Krankheit lässt sich theils zurückführen auf in dem Krankheitsprocess begründete Zustände wechselnder Erregbarkeit des nervösen Centralorgans gegenüber den Krankheitsreizen (zeitweise Erschöpfung, gesteigerte Erregbarkeit durch Summirung der Reize), auf episodische Phänomene im Krankheitsbild (Präcordialangst bei Melancholischen), theils ist es möglicherweise auch abhängig von äusseren kosmischen Verhältnissen. Auch intercurrente körperliche Vorgänge sind hier von Einfluss, wie die fast regelmässigen Exacerbationen zur Zeit der Menstruation bei belasteten und uterinkranken Individuen beweisen.

Zuweilen findet sich (bei manchen Melancholien und Manien, bei Dem. senilis und paralytica) ein streng typischer, periodischer, tageweiser oder mehrtägiger Wechsel der Symptome und Symptomenreihen, der fast immer mali ominis sein dürfte. Wie das chronische Irresein sich langsam entwickelt, so ist auch seine Zurückbildung eine allmählige, staffelförmige, wobei die Remissionen immer tiefer und beträchtlicher werden. Die psychische Besserung kann mit der der somatischen Funktionen (Ernährung, Schlaf, Wiederkehr der Menses etc.) zusammenfallen, ihr nachfolgen, in seltenen Fällen ihr vorhergehen.

Die In- und Extensität der Symptome nimmt ab, die etwaigen Wahnideen werden matter, fragmentarer und von der wiederauflebenden Kritik des Kranken selbst erschüttert; die Sinnestäuschungen werden seltener, blässer. Es stellt sich wieder Neigung zu Beschäftigung, Wiederaufnahme früherer Gewohnheiten ein. Jedoch noch lange dauert es oft, bis unter mannigfachen Recrudescenzen und nach Ueberwindung von Zuständen geistigen Torpors und der Erschöpfung die frühere Persönlichkeit wieder erstanden ist.

Ein Rückblick auf den Gesammtverlauf des Irreseins ergibt die interessante Thatsache, dass Psychosen vorkommen, die einen progressiven Verlauf darbieten, neben anderen, die, nachdem sie die Entwicklungshöhe erreicht haben, mit geringen Schwankungen stationär bleiben, bei noch so langer Dauer nicht den Ausgang in sogen. secundäre psychische Schwächezustände nehmen. Dies gilt für gewisse constitutionelle affektive Psychosen (z. B. constitutionelle Melancholie) mit raisonnirendem Charakter, in gewissem Umfang auch für die Formen der Paranoia.

Unter den Psychosen mit progressivem Verlauf finden sich solche mit typischem und atypischem.

Die ersteren (Vesania typica — Kahlbaum) finden sich nur bei nicht schwerer belasteten Individuen. Sie beginnen mit einer Melancholie, die in Manie übergeht, aus welcher die Genesung oder ein Zustand secundärer geistiger Schwäche (sec. Verrücktheit, Blödsinn) sich entwickelt. Diese verschiedenen Zustandsformen stellen dann gleichsam Stadien einer typischen Krankheit (Psychoneurose) dar.

Combinirte Psychosen[1]). Eine zum klinischen Verständniss mancher Fälle wichtige und erst neuerdings erkannte Thatsache ist das complicirende Hinzutreten von anderweitigen Formen des Irreseins zu einer vorhandenen, wobei dann beide oder mehrere combinirte ihren Verlauf ungestört von den anderen durchmachen. Selbstverständlich handelt es sich hier nicht um alternirende Zustandsbilder einer circulären Psychose oder um einander ablösende einer Vesania typica, auch nicht um die Abwickelung der Phasen eines complicirten Krankheitsbilds, wie z. B. Dementia paralytica, sondern um Gleichzeitigkeit und Selbständigkeit des Verlaufs zweier oder gar mehrerer Krankheitsformen bei demselben Kranken.

Abgesehen von beliebigen Psychosen, die sich auf dem präexistirenden Boden einer Imbecillität, moral insanity, oder erworbenen Geistesschwäche entwickeln (Fälle von Siemens), sind beispielsweise aus der bisherigen Literatur und Erfahrung zu erwähnen:

1. Fälle von Paranoia mit episodischem menstrualem Irresein (eigene Beobachtung), von solcher mit Paralyse (Billod, Ann. méd. psych. 1879, Sept. — masturbatorische Paranoia, zu der Paralyse tritt; Höstermann, Allg. Zeitschr. f. Psych. 32, H. 3 und 4, 3 Fälle von Paranoia, zu denen sich Paralyse gesellt; von Paralyse, zu der sich hallucinatorische Paranoia gesellt (2 Fälle eigener Beobachtung), von Paranoia mit intercurrenter Melancholie (eigene Beobachtung), mit periodischer Manie (eigene Beobachtung).

2. Von epileptischem Irresein mit nicht epileptischer Geistesstörung. Magnan, Fall 8 (epileptisches Irresein mit postepileptischen Delirien, daneben Paranoia mit

[1]) Siemens, Arch. f. Psych. X, H. 1; Magnan, De la coexistance de plusieurs délirs, Archiv. de Neurologie, I. Jahrg., Nr. 1.

Verfolgungs- und Grössenwahn). (Die epileptische Störung schwindet auf Bromkalibehandlung.) Fall 9 und 10 von Magnan ähnlich dem vorigen; von epileptischem Irresein mit circulärem (eigene Beobachtung); von epileptischem Irresein, dazu Irresein in Zwangsvorstellungen und Alkoholdelir (Magnan, Fall 11); von epileptischem Irresein, zu dem später Melancholie und Alkoholdelir treten (Magnan, Fall 12); von epileptischem und paralytischem Irresein (Westphal, Berl. klin. Wochenschr. 1877, 9); von epileptischem Irresein und Paranoia (Gnauk, Arch. f. Psych. XII, 2, Fall 1, 3, 4); von epileptischem Delir und Delir. tremens (eigene Beobachtung und Magnan, Beobachtung 1, 2, 3. Dann fehlt die Erinnerung für die epileptischen deliranten Erlebnisse, kann aber für die des Delir. tremens bestehen).

3. Von Psychose und alkoholischem Irresein (ganz abgerechnet die häufigen Fälle, wo Alkoholexcesse Geisteskranker das Grundbild, z. B. Manie, Melancholie, Paralyse, alkoholisch färben und beeinflussen). Chronische hallucinatorische Paranoia und Delir. alkoh. (Magnan, Fall 4 und 5), von Dipsomanie und Delir. tremens (Magnan, Fall 6, 7). Auf gezwungene Erklärungen und Hypothesen, wie sie Magnan gibt, kann hier nicht eingegangen werden. Am klarsten liegt der Zusammenhang vor bei der Combination von Psychosen mit alkoholischem Irresein.

Die Dauer des chronischen Irreseins beträgt in Genesungsfällen Monate bis Jahre. Die Dauer des Stadiums der Krankheitshöhe ist nicht abhängig von der des prodromalen Stadiums, dagegen pflegt das der Reconvalescenz zeitlich in Beziehung zu stehen zur Dauer und Heftigkeit im Stadium der Acme.

Die Ausgänge des chronischen Irreseins können sein Genesung [1]), stationäre oder progressive Zustände psychischer Schwäche, Intermission d. h. Schweigen der Symptome und Tod. Die Genesung ist ein häufiger Ausgang bei den Psychoneurosen. Tritt dieser nicht ein, so kommt es hier zu den sogen. psychischen Schwächezuständen.

Intermissionen finden sich nicht selten bei der Paranoia. Der tödtliche Ausgang kann durch den auf vitale Centren fortschreitenden Krankheitsprocess (Dem. paralyt., Del. acut., Dem. senilis) an sich bedingt sein, oder indirekt durch Erschöpfung, Inanition in Folge der Krankheit, durch Tuberculose auf Grund ungenügender Ernährung und Athmung, durch Selbstmord und Unglücksfälle.

b) Das chronische Irresein in periodischer Wiederkehr von Anfällen [2]).

Die zu Grunde liegende dauernde pathologische Hirnveränderung äussert sich hier, ähnlich wie der Intermittensfieberanfall, in periodischer Wiederkehr von Paroxysmen psychischer Störung (meist Manie, seltener

---

[1]) Man hat früher solche Genesungen vielfach unter sogen. kritischen Ausscheidungen erfolgen sehen, jedoch handelte es sich hier wohl einfach um die mit der Ausgleichung der Hirnerkrankung erfolgte Wiederherstellung der trophischen und sekretorischen Funktionen im Körper.

[2]) Vgl. Kirn, Die periodischen Psychosen, 1878.

Melancholie oder Verbindung beider zu sogen. circulärem Irresein). Entgegen der Entwicklung der chronischen nicht periodischen Psychose ist hier der Ausbruch ein brüsker, der Anstieg zur Höhe der Krankheit ein rascher, Remissionen auf dieser wenig ausgesprochen, die Lösung des eigentlichen Anfalls eine ziemlich plötzliche. Die Prodromi des nahenden Anfalls können ganz fehlen oder drängen sich zeitlich enge zusammen. Sie sind individuell äusserst verschieden, im Einzelfall aber ganz typisch, vielfach der Aura epileptischer Anfälle in dieser Hinsicht vergleichbar. Sie bestehen vorwiegend in fluxionären Erscheinungen, Schlaflosigkeit, Reizbarkeit, zuweilen auch Gedrücktheit und Angstempfindungen, Kopfweh, Neuralgien, Paralgien, gastrischen Störungen, Obstipation.

Auch der Verlauf der einzelnen Paroxysmen ist bezüglich des Details der Symptomenentwicklung und des Inhalts derselben ein streng gleichartiger, typischer, höchstens Intensitätsschwankungen bietender. Mit Ablauf des Paroxysmus ist sofort die frühere geistige Persönlichkeit wieder da, oder bei intensiven und länger dauernden Anfällen folgt noch ein entsprechend langes Stadium der Erschöpfung. Die Dauer der einzelnen Anfälle beträgt Wochen bis Monate. Die Wiederkehr der Anfälle schwankt in Zeiträumen von Wochen, Monaten bis Jahren.

Sie ist keine streng typische, insofern innere und äussere wechselnde Bedingungen hier von Einfluss sind. Auch die Intensität des Anfalls kommt in Betracht, insofern nach besonderer Heftigkeit desselben der nachfolgende häufig verspätet eintritt. Die Intervalle zwischen den Paroxysmen pflegt man lucide zu nennen. Nie sind sie ganz rein. Neben den nervösen Symptomen der Grundkrankheit pflegen psychische (Reizbarkeit, Stimmungswechsel) nicht zu fehlen und früh schon stellt sich psychische Schwäche als dauernde Veränderung ein.

Von der Intermission unterscheiden sich diese Intervalle, ausser durch ihre im Allgemeinen längere Dauer, dadurch, dass bei jener die Psychose bei ihrem neuerlichen Ausbruch da wieder beginnt, wo sie in den latenten Zustand überging, während bei der periodischen Psychose der ganze Symptomencomplex des Anfalls von vorne an wieder abläuft. Von der Recidive dadurch, dass der neue Anfall vom ersten klinisch differirt, während der periodische Anfall stereotyp ist und bis ins Detail dem ersten gleicht, zudem der Zustand in der Zwischenzeit kein ganz freier war, vielmehr Spuren der nur mehr weniger latent gewordenen Grundkrankheit erkennen liess. Der Gesammtverlauf des periodischen Irreseins ist ein verschiedener. In sehr seltenen Fällen kehren die Anfälle nicht wieder, sei es spontan oder unter dem Einfluss schwerer konstitutioneller Erkrankungen (Typhus). Geschah dies zu einer Zeit, wo durch die häufig wiederkehrenden Anfälle noch keine geistigen Schwächezustände gesetzt sind, so handelt es sich um Genesung; häufiger verlieren sich die Anfälle erst zu einer Zeit, wo bereits ein geistiger Schwächezustand eingetreten ist, noch häufiger tritt dieser ein, ohne dass die Anfälle cessiren, ja zuweilen werden diese zeitlich dabei immer länger, bis sie in einander fliessen, und endlich ein continuirliches Irresein bilden, in welchem die immer und immer wiederkehrenden Anfälle nur Exacerbationen darstellen.

2. Das transitorische Irresein[1]).

Gegenüber dem Monate bis Jahre zu seinem Ablauf benöthigenden Irresein erscheinen gewisse psychopathische Zustände durch ihre nur Stunden bis Tage betragende Dauer ausgezeichnet.

Auch der brüske Eintritt, der rapide Anstieg des Krankheitsbildes bis zur Höhe mit nur geringen Intensitätsschwankungen auf dieser, die plötzliche, gleichsam kritische Lösung des Anfalls mit sofortiger Wiederherstellung des psychischsn Status quo ante, bilden hervorragende Unterschiede von dem gewöhnlichen (chronischen) Irresein, bei welchem nur in einzelnen seiner periodischen Formen dem transitorischen ähnliche Verlaufsweisen sich ergeben. Dazu kommen noch bei diesem als charakteristisch die tiefere Störung des Bewusstseins für die ganze Dauer des Anfalls mit nie fehlenden Defekten der Erinnerung und das delirante Gepräge des ganzen Erscheinungsbildes. Diese Eigenthümlichkeiten in Verlauf und Artung des transitorischen Irreseins erklären sich ätiologisch zum Theil daraus, dass dasselbe durchweg als eine Reaktionserscheinung auf mächtig, aber nur ganz vorübergehend das Gehirn treffende Schädlichkeiten (Circulationsstörungen, Gifte, Affekte, Fieber) dasteht.

Dabei können angeborene Entwicklungsstörungen oder auch erworbene funktionelle Anomalien die Wirkung jener Schädlichkeiten erleichtern und steigern. Vielfach handelt es sich hier um ein in seinen vasomotorischen Funktionen abnorm reagirendes Gehirn und diese abnorme Reaktion (leichtes Eintreten von Gefässkrampf oder Gefässlähmung und über grosse Gefässgebiete sich erstreckend) kann eine angeborene, vielfach erbliche Anomalie darstellen, oder sie ist erworben durch überstandene Hirnerkrankungen, Trauma, Lues, bestehende Heerderkrankungen des Gehirns, Alkoholismus chron., Erschöpfungszustände u. s. w. und als solche Theilerscheinung complicirter Hirn- und Nervenkrankheiten. Jedenfalls muss klinisch daran festgehalten werden, dass das transitorische Irresein ein symptomatisches Krankheitsbild ist. Im Einzelfall ergibt sich die

[1]) v. Krafft, Die transitorischen Störungen des Selbstbewusstseins, 1868; Schwartzer, Transitorische Tobsucht, Wien 1880; Derselbe, Die Bewusstlosigkeitszustände, Tübingen 1878; v. Krafft, Lehrb. d. ger. Psychopathol., 2. Aufl., p. 263.

Nothwendigkeit, seine Zurückführung auf die specielle Neurose oder Hirnkrankheit, durch die es vermittelt wird, anzustreben. Pathogenetisch lassen sich die Fälle transitorischen Irreseins zurückführen 1. auf plötzliche Aenderungen des Blutdrucks und der Blutvertheilung durch Gefässlähmung oder Gefässkrampf (Mania transitoria, transitorische Angstzustände, pathologische Affekte). 2. Auf plötzliche und eingreifende Ernährungsstörungen des psychischen Organs durch ein qualitativ verändertes, d. h. mit fremdartigen Stoffen vermengtes oder mit Auswurfsstoffen überladenes oder gewisser normaler Bestandtheile in genügender Menge entbehrendes Blut (toxische und Inanitionsdelirien).

Die Formen der Bewusstseinsstörung können beim transitorischen Irresein in Somnolenz-, Sopor-, Stupor-, Dämmerzuständen bestehen. Auf dieser Grundlage eines irgendwie tiefer gestörten Bewusstseins, wobei sich die Bewusstseinsstörung durch Anomalien der Circulation, des Blutdrucks, der Ernährung bis zu transsudativen Vorgängen erklären dürfte, können sich mannigfache Reizerscheinungen in Form von Hallucinationen, Delirien, Angst, psychomotorischen Erregungsvorgängen ergeben. Dazu gesellen sich noch reaktive Stimmungsanomalien. Es entsteht so eine grosse Reihe von differenten, zum Theil durch besondere Symptomgruppirung hervorragenden und damit eigenthümlichen klinischen Bildern. Die hiehergehörigen Zustände von neurasthenischem, epileptischem und hysterischem transitorischem Irresein werden, da ihre Zugehörigkeit zu speciellen Krankheitsbildern feststeht, in den betreffenden Capiteln der speciellen Pathologie ihre Besprechung finden. Die toxischen, die Fieber- und die Inanitionsdelirien haben ihre Würdigung im Abschnitt der Ursachen des Irreseins gefunden. Es bleiben an dieser Stelle als Repräsentanten des transitorischen Irreseins zu besprechen übrig die sog. Mania transitoria, die transitorischen Angst-, die pathologischen Affekt- und die pathologischen Alkoholreaktionszustände.

a) Die Mania transitoria[1]).

Die gegenwärtige Wissenschaft versteht unter diesem Begriff eine binnen Stunden ablaufende, bei vorher und nachher psychisch Gesunden vorkommende geistige Störung, die plötzlich einsetzt, durch einen tiefen Schlaf in Genesung übergeht, für ihre ganze Dauer von einer tiefen Störung des Bewusstseins begleitet ist, so dass auch nicht die geringste Erinnerung für die Erlebnisse der Anfallszeit zurückbleibt. Diese bildet

[1]) v. Krafft, Die Lehre von der Mania transitoria, 1865; Transitorische Störungen des Selbstbewusstseins, p. 76 (ausführliche Literatur), und Irrenfreund 1871, 12; Schwartzer, Op. cit.; Mendel, Die Manie, p. 69.

somit eine förmliche Lücke in der Continuität des Bewusstseins. Auf dem Boden dieser schweren Bewusstseinsstörung finden sich psychische Erregungserscheinungen (Delirien, Sinnestäuschungen, Bewegungsanomalien), die das concrete Bild bald als furibunde Tobsucht, bald als acutes hallucinatorisches Delirium gestalten. Der Name „Manie" passt wenig für ein derartiges, jedenfalls dem Delirium viel näher als der Manie stehendes Krankheitsbild, das mit dieser höchstens Erscheinungen zeitweiser Ideenflucht und aggressiver, wesentlich organisch vermittelter und unwillkürlicher Bewegungsaktion gemein hat.

Der ganze Zustand trägt das Gepräge eines mächtigen Hirnreizes, der centrale Sinnes-, Vorstellungs- und Bewegungsgebiete trifft und das Bewusstsein suspendirt. Dieser Hirnreiz wird durch eine heftige fluxionäre Hirnhyperämie ausgelöst, wenigstens leiten Erscheinungen von Fluxion zum Gehirn (Schwindel, Kopfweh, Betäubungsgefühle bis zum apoplectiformen Umstürzen), Gereiztheit, Empfindlichkeit gegen Licht und Geräusch den Anfall ein und begleiten ihn (gerötheter, heisser Kopf, injicirte Conjunctiva, voller weicher Carotidenpuls). Als weitere Zeichen von cerebraler Reizung werden zuweilen Salivation, Zähneknirschen, tonische und klonische partielle Krampferscheinungen beobachtet. Nach kurzen Vorläufern erreicht der Krankheitszustand rapid seine Höhe, indem das Selbstbewusstsein schwindet und der Kranke zu deliriren und zu toben beginnt. Der Inhalt der Delirien und Hallucinationen ist ein vorwiegend schreckhafter, jedoch laufen auch heitere Delirien mit unter. Die Agitation des seiner selbst nicht bewussten Kranken ist eine mass- und ziellose, theils als Reaktion auf delirante und hallucinatorische Vorgänge, theils als Ausdruck des heftigen Reizes in den psychomotorischen Centren. Etwaige Reflexe in die Sprachbahn kommen als unartikulirtes Brüllen und Schreien zum Ausdruck; nur ab und zu kommen in der verworrenen Vorstellungsflucht abgerissene Sätze und Worte zu Stande.

Respiration und Circulation sind bei der enormen Jaktation beschleunigt, der Kranke ist oft förmlich in Schweiss gebadet. Nach einer halben bis einigen Stunden lässt das Toben nach, Puls und Respiration kehren zur Norm zurück, der erschöpfte Kranke versinkt in Schlaf, aus dem er nach einigen Stunden vollkommen lucid erwacht. In seltenen Fällen recrudescirt nach bereits eingetretenem Schlaf nochmals der Paroxysmus.

Nach dem Anfall finden sich höchstens noch einige Stunden lang Spuren noch nicht völlig ausgeglichener Hirnhyperämie (Schwindel, Kopfweh) und als begreifliche Folgen des Paroxysmus Mattigkeit, grosses Schlafbedürfniss.

Als disponirende Ursachen sind jugendliches Alter, plethorische Constitution, cholerisches reizbares Temperament, Neigung zu Kopfcongestionen namhaft zu machen. Diese letztere, als eine verminderte Widerstandsfähigkeit des Vasomotorius, kann in angeborenen Bedingungen wurzeln oder erworben sein durch Ausschweifungen, Krankheiten, gehäufte Wochenbetten, Trauma capitis, Lues, anhaltenden Kummer, Sorgen.

Als disponirende Momente ergeben sich die gefässlähmende Wirkung von Gemüthsbewegungen, namentlich Zorn, von Excessen im Trinken, des Aufenthalts in einer dunstigen, heissen Stube, der Sonnenhitze.

Aechte Fälle von Man. trans. wurden bisher nur bei im wachen Zustand Befindlichen beobachtet. Ein aus dem Schlaf entstandener Anfall berechtigt jedenfalls zur Vermuthung eines epileptischen Deliriums. Die gleiche Vermuthung muss gehegt werden, wenn Recidive auftreten. Nur äusserst selten kommen solche bei ächter Man. transit. vor. Diese ist jedenfalls eine seltene Krankheit und für die Mehrzahl der in der Literatur unter diesem Namen cursirenden Fälle muss eine epileptische Grundlage und die Bedeutung des Anfalls als epileptisches Aequivalent zugegeben werden. Selbst pathologische Affekte und Alkoholreaktionszustände, Raptus melancholicus, hysterische Delirien und gar Anfälle gewöhnlicher acuter, namentlich zorniger Manie sind vielfach als Man. transit. fälschlich bezeichnet worden.

Diagnostisch muss die plötzliche Entstehung des Krankheitszustandes bei vorher und nachher geistig Gesunden und jedenfalls nicht Epileptischen, die kritische Lösung durch einen tiefen Schlaf, die schwere Störung des Bewusstseins mit nachherigem totalem Erinnerungsdefekt, die Einleitung und Begleitung des Krankheitsbildes durch Symptome heftiger Fluxion zum Gehirn hervorgehoben werden.

Anatomisch lässt sich der ganze Complex der Erscheinungen auf einen intensiven aber transitorischen hyperämisirenden Vorgang in der Gehirnrinde zurückführen und deuten.

Die Prognose ist günstig. Ausgang in Apoplexie oder Entzündung des Gehirns wurde bis jetzt nie beobachtet. Die grosse Seltenheit von Recidiven wurde erwähnt.

Therapeutisch ist Sicherung des sich selbst und der Umgebung sehr gefährlichen Kranken, sowie Beförderung des Schlafs durch Chloralhydrat, das hier kaum anders als per Klysma beizubringen sein dürfte, angezeigt. Ergotininjektionen wären des Versuches werth.

Beob. 5. Man. transit. durch calorischen Einfluss.

Frau Neubert, 30 J., ausser seltenen Anfällen von Migräne früher nie krank, von mässiger Lebensweise, nicht empfindlich gegen calorische Schädlichkeiten, aus gesunder Familie ohne epileptische und epileptoide Antecedentien, litt seit 14 Tagen an einem heftigen Schnupfen und Trachealcatarrh, fröstelte etwas am 25. 11. 77

Abends und liess ihr Zimmer, in dem sich ein grosser gusseiserner Ofen befand, stark heizen. Gegen 11 Uhr Nachts überlief es sie plötzlich eiskalt, dann fühlte sie heftige Hitze im Körper und wie das Blut in den Kopf schoss. Sie begann zu deliriren, gerieth in heitere Erregung, sang Lieder, lief, ihre Kinder suchend, im Zimmer umher. Plötzlich wurde sie ängstlich und tobend. Der gegen Mitternacht herbeigerufene Arzt fand eine Temperatur von 30 ° R. (!) im Zimmer vor. Pat. war in furibunder Tobsucht, faselte davon, dass ihr der Kopf weggeschnitten werde, schäumte, wüthete, war sehr ängstlich. Episodisch lachte sie, sang, reimte. Der Kopf war heiss und roth, die Pupillen weit, die Reflexerregbarkeit war gesteigert. Der Arzt injicirte 0,03 Morphium. Darauf trat kein Nachlass ein. Erst gegen Morgen schlief Pat. ein, erwachte nach einigen Stunden ganz lucid, suchte sich staunend im Spital zurecht zu finden. Die Temperatur des Körpers war subnormal.

Von allem Vorgefallenen hatte sie nicht die geringste Kenntniss. Sie erinnerte sich nur, unter Hitzegefühl eingeschlafen zu sein. Sie erbrach, fühlte sich sehr matt, schwindlig (Morphiumwirkung), erholte sich bis zum 27. vollständig.

Ausser den erwähnten catarrhalischen Beschwerden fand sich körperlich nichts Krankhaftes vor.

b) Transitorische Angstzustände [1]).

Es kommen Zustände von transitorischem Irresein zur Beobachtung, in welchen der in seinem Bewusstsein tiefer gestörte Kranke von Gefühlen lebhafter Angst und Ideen drohender Gefahr belästigt wird. Sie können sich auf Stunden bis Tage erstrecken. Je nach der Tiefe der Bewusstseinsstörung ist die Erinnerung für die Krankheitszeit eine summarische bis fehlende. Die Angst kann die verschiedensten Intensitätsgrade zeigen, von einer einfachen ängstlichen Beklemmung bis zur Hemmung aller psychischen Vorgänge. Auf der Höhe des Krankheitszustandes fehlen selten schreckhafte Sinnestäuschungen (Gehör, Gesicht) und schreckliche Vorstellungen drohenden Unheils, in welchem die Angst sich objektivirt. Als Reaktion auf Angst und Delir ergeben sich Bewegungsimpulse, die von einfacher Bewegungsunruhe bis zu stürmischen Akten verzweiflungsvoller Gegenwehr gegen vermeintlich drohende Lebensgefahr sich erstreken können.

Zustände heftigster, meist in den Präcordien empfundener Angst, mit schwerer Störung des Bewusstseins, Minuten bis Stunden betragender Dauer und stürmischer, psychisch reflektorischer Handlungsreaktion auf den Angstvorgang, pflegt man Raptus melancholicus zu nennen. Da sie vorwiegend bei Melancholie als episodische Erscheinung sich finden, wird ihre Besprechung dort erfolgen. Hier haben wir es nur mit freistehenden Zuständen transitorischer Angst bei vor- und nachher geistig

---

[1]) Erlenmeyer, „Melancholia transitor.“, Corr.-Blatt f. Psych. 1859, 8, 9, 10; Schwartzer, Transit. Tobsucht, p. 75; Bonnet, Folie transit. homicide, Ann. médico-psychol., 1862, April; v. Krafft, Transitorische Störungen etc., p. 91.

Gesunden zu thun. Die symptomatologisch nahestehenden Zustände von petit mal der Epileptiker werden in der speciellen Pathologie (s. epilept. Irresein) ihre Darstellung finden.

Auch für die transitorischen Angstzustände muss eine symptomatische Deutung festgehalten und pathogenetisch in acut auftretenden und vasomotorisch bedingten Circulationsstörungen gesucht werden. Für eine Reihe von Fällen finden sich Symptome von Hirnanämie als Vorläufer und Begleiter des Anfalls und die Erscheinungen von Gefässkrampf in den der Untersuchung zugänglichen Arterien machen es wahrscheinlich, dass auch in den Gehirngefässen die gleichen funktionellen Störungen bestehen.

Als disponirende Ursachen für die Entstehung transitorischer Angstzustände ergeben sich neuropathische Constitution, nicht selten auch ausgesprochene Neurosen in Form der Hysterie, Hypochondrie, Neurasthenie. Die letztere ist besonders da wichtig, wo sie aus Masturbation hervorgegangen ist. Pubertät, Schwangerschaft, Lactation, Menses scheinen diese Disposition zu verstärken, ferner geistige und körperliche Ueberanstrengung, besonders Nachtwachen. Als Gelegenheitsursachen sind Gemüthsbewegungen, Blutverluste, Neuralgien, vielleicht auch Alkoholexcesse, gastrische Störungen und Rauchen starken Tabaks anzuführen.

Die Prognose ist eine günstige. Recidive sind nicht selten. Im Anfall ist der Kranke sich selbst durch Taedium vitae wie auch der Umgebung sehr gefährlich. Laue Bäder, Opiuminjektionen, Chloralhydrat, Amylnitrit wirken erleichternd und den Anfall abkürzend.

Beobachtung 6. Transitorischer Angstzustand auf neurasthenischer Grundlage.

Leifner, 34 J., ledig, Arbeiter in einem Eisenwerk, wurde im Moment, in welchem er sich in den Fluss stürzen wollte, von der Polizei aufgegriffen und auf die Klinik gebracht, da man ihn als geisteskrank erkannte. Pat. ist verwirrt, delirant, psychisch gehemmt, sieht verstört aus. Er erklärt, es sei ihm ängstlich zu Muth, er habe eine Menge Ertrunkener gesehen, einen davon mit Stroh gerieben, der sei zum Leben gekommen und habe ihn angepackt.

Er behauptete nun beständig, einen geschwärzten Mann zu sehen, der wie ein Eisenarbeiter ausschaue, ihn überall hin verfolge. Er sei deswegen in grosser Angst, habe sich endlich nicht anders helfen können, als indem er ins Wasser ging. Ein Soldat habe ihn gepackt und daher gebracht.

Weiter ist vorläufig von dem ängstlichen, verwirrten Kranken nichts zu erfahren, der die Decke über die Ohren zieht, um den schwarzen Unhold nicht zu sehen, und so die Nacht schlaflos aber ruhig zubringt. Auch am folgenden Tage (8. 1. 82) ist Pat. ängstlich verstört, gehemmt, verkriecht sich im Bett. Am 9., nach schlafend zugebrachter Nacht, wird er mimisch freier, merkt, dass er nicht zu Hause, sucht sich zu orientiren. Das Phantasma ist verschwunden, aber auf Kopf und Brust liegt es wie ein schweres Gewicht. Er sieht Alles wie im Nebel. Am 10. 1. wird

Pat. lucid, ist orientirt, klagt Druck und Aengstlichkeit auf der Brust, der Kopf sei wie in einem Schraubstock. Die Erinnerung kehrt bruchstücksweise wieder.

Am 5. wurde es ihm ängstlich bei der Arbeit. Es war ihm, als müsse er davon laufen. Die Nacht auf den 6. verlief schlaflos. Am 6. früh ging er wieder an die Arbeit. Die Angst liess ihm keine Ruhe. Gegen 10 Uhr ging er heim, kleidete sich an, lief in die Stadt. Es trieb ihn mit unwiderstehlicher Gewalt fort. Er trank ein Glas Bier in einem Gasthaus, dämmerte dann auf den Strassen herum, gerieth Abends ins Theater. Auf der Galerie wurde ihm schwindlig. Er ging zur Kasse, nahm eine Parterrekarte. Er hielt es vor Angst nicht lange im Theater aus, lief auf den Strassen herum, kam zur Eisenbahn, fasste den durch nichts motivirten Gedanken, nach Wien zu fahren, übernachtete im Gasthaus, dessen Namen er kennt. Am 7. früh trat die Vision des Eisenarbeiters ein. Er irrte herum, erinnert sich dunkel an einen Leichencondukt, an einzelne Quartiere, die er passirte, an seine Arretirung. Für den 8. fehlt jede Erinnerung.

Pat. ist erblich nicht belastet, ohne alle epileptischen Antecedentien, kein Potator. 1880 litt er an Cholerine und später an Intermittens, fühlte sich davon geschwächt. Früher war er immer gesund gewesen. Bei der Arbeit war er vielfach calorischen Schädlichkeiten ausgesetzt und hatte oft davon Schwindel und Kopfschmerz verspürt. Seine Arbeit war eine sehr anstrengende, dazu hatte er viel Gemüthsbewegungen. Seit 3 Wochen hatte er zunehmende Mattigkeit verspürt, schlecht geschlafen, Nachts schwere Träume von Feuersbrunst, Sturz in Abgründe gehabt. Die Arbeit ging ihm immer schwieriger von Statten, er zitterte leicht, fühlte sich beim Aufstehen Morgens müde, angegriffen, schwitzte selbst bei kühler Temperatur, empfand lästigen Kopfdruck, Herzklopfen, Präcordialbeklemmung, ertrug selbst geringe Mengen von Alkohol nicht mehr, fühlte sich davon gleich rauschig. 8 Tage vor dem Anfall hatte er wieder heftigen Aerger gehabt.

Pat. ist mittelgross, ziemlich kräftig, etwas anämisch, ohne Fieber. Einzelne Brustwirbeldornfortsätze druckempfindlich. Die Milz ist nicht vergrössert, die Funktionen der vegetativen Organe lassen keine Störung erkennen. Masturbation wird in Abrede gestellt. Ein bezüglicher Verdacht ergibt sich nicht. Pat. ist andauernd lucid, frei von Angst. Er bietet nach wie vor neurasthenische Symptome, die sich auf tonisirende Behandlung bessern. Der Schlaf ist durch schreckhafte Träume gestört. Am 28. 1. 82 wird Pat. genesen entlassen. Eine Recidive ist bis jetzt nicht erfolgt.

c) Pathologische Affektzustände.

Die Vorgänge des Affekts können abnorm intensiv werden und ungewöhnlich viel Zeit zu ihrer Ausgleichung erfordern. Man spricht dann von pathologischen Affektzuständen. Abnorm intensiv erscheint ein Affekt, insofern das Bewusstsein des Afficirten schwindet und seine motorischen Reaktionen das Gepräge willkürlicher Handlungen verlieren. Die Dauer eines pathologischen Affektes kann Stunden bis Tage betragen.

Strenge genommen handelt es sich hier nicht mehr um Affekte, sondern um durch den Affektshock entstandene transitorische Geistesstörung. Dieser gibt den Anstoss zu tieferen und dauernderen Aenderungen der Gefässinnervation, als sie dem gewöhnlichen, d. h. nicht bis zum Verlust des Selbstbewusstseins gesteigerten und rasch sich ausgleichenden gewöhnlichen Affekt zukommen. Je nach Art und Anlass des Affektes (z. B. Schreck) wird es sich um vasospastische oder um vasoparetische Innervationsstörungen (so bei Zorn) handeln. Die grosse Ausbreitung der Innervationsstörungen weist darauf hin, dass vasomotorische Centra direkt von dem Affektshock getroffen wurden. Unter allen Umständen erfahren Blutvertheilung und Blutdruck eine plötzliche und tiefe Störung und damit erklärt sich das klinisch hervorragendste Symptom, die schwere Trübung des Bewusstseins bis zur Aufhebung, der hinterher eine unvollkommene bis aufgehobene Erinnerung entspricht.

Die Entstehungsbedingungen für „pathologischen Affekt" sind mannigfache.

Zunächst ist die Form des Affekts wichtig. Nur depressive Affekte der Angst, des Entsetzens und solche des Zorns führen zu pathologischer Reaktion, und zwar um so leichter, je unerwarteter der Affekt eintrat und je mächtiger die afficirende Vorstellung die Interessen der Persönlichkeit bedrohte (Lebensgefahr, schwere Verletzung der bürgerlichen und sexuellen Ehre).

Entscheidend für den Erfolg ist aber der Zustand, in welchem die betreffenden Gefässcentren zur Zeit des einwirkenden Affektshocks sich befanden. Ihre abnorme Erregbarkeit oder Erschöpfbarkeit kann dauernd oder vorübergehend vorhanden sein. In dauernder Weise ist die abnorme Reaktion der Gefässcentren häufig Theilerscheinung einer erblichen Belastung (krankhafte Gemüthsreizbarkeit), einer Entwicklungshemmung des Gehirns (Schwachsinn), einer Neurose (Hysterie, Epilepsie, Hypochondrie, Neurasthenie, Chorea etc.), eines erworbenen Schwächezustands des Gehirns nach Apoplexie, Trauma capitis, Geisteskrankheit etc., oder einer gegenwärtigen Gehirnerkrankung (beginnende Geistesstörung, Alkoholismus chronicus, Lues cerebralis etc.).

In solchen Zuständen besteht dann häufig zugleich eine abnorme Anspruchsfähigkeit des Gefässsystems auf Alkoholica (s. u. patholog. Alkoholreaktionszustände).

Vorübergehend wird eine funktionelle Schwäche der Gefässnervencentra durch den schwächenden Einfluss consumirender, schmerzhafter, schlafraubender Krankheiten, durch Puerperium, durch geistige und körperliche Anstrengung, durch Nahrungsmangel, Kummer, Sorgen, Leidenschaften hervorgerufen.

Es ist wahrscheinlich, dass auch ein rüstiges Gehirn auf Affekte pathologisch reagiren kann, wenn zugleich mit dem Affektshock Alkoholgenuss, hohe äussere Temperatur zur Wirkung gelangen.

Die Erscheinungsbilder pathologischer Affekte können sich denen der Mania transitoria nähern („ira furor brevis") oder als Zustände von stuporartiger Hemmung (durch Gefässkrampf oder Gefässlähmung mit folgendem Oedem), oder von „Verwirrtheit" sich darstellen. Die Zustände der Verwirrtheit bieten Nüancen, je nachdem episodisch Hallucinationen und Delirien, meist als theilweise Nachbilder und Nachwirkungen des afficirenden Anlasses, auftreten oder die Verwirrtheit als traumartig verworrenes Durcheinander der Vorstellungen mit gehemmter Association derselben mit tief gestörter Apperception als solche uncomplicirt besteht. Die Störung der geistigen Funktionen kann hier noch weiter durch (Schreck) Aphasie und Paraphasie vermehrt sein.

Die Lösung dieser pathologischen Affektzustände erfolgt meist plötzlich nach Stunden bis Tagen. Es gibt Fälle, wo daraus chronische Geistesstörung oder auch ein direkter Verfall des geistigen Lebens in tiefe dauernde Dementia hervorgeht.

Beob. 7. Verwirrtheit, dann Stupor nach Schreck.

Gruber, 11 J. alt, Schüler, stammt von einer neuropathischen Mutter. Epileptische Antecedentien fehlen. Pat. entwickelte sich gut, war bis vor 14 Monaten nie krank. Da erlitt er durch Fall eine Hirnerschütterung, in Folge deren er mehrere Tage bewusstlos gewesen sein soll. Schon seit einiger Zeit beobachtete man an ihm ungewöhnliche Emotivität und Schreckhaftigkeit.

Am 22. Sept. 1880 drohte ihm der Vater Prügel an. Er erschrack darüber sehr, entlief aus Angst, wurde ganz verwirrt und verstört heimgebracht. Er kannte sich in der Schule nicht mehr aus, verstand nichts mehr vom Vorgetragenen.

In diesem Zustand bekam er vom Hausknecht am 25. ein paar derbe Ohrfeigen. Er wurde nun ganz stuporös, schreckhaft gehemmt, starrte vor sich hin.

Am 26. bei der Aufnahme ist Pat. ganz verwirrt, sprachlich reaktionslos. Er sträubt sich gegen jede Untersuchung, hält den Mund festgeschlossen. Pat. ist fieberlos. Puls 60, sehr klein. Keine Degenerationszeichen. Pat., dem Alter entsprechend entwickelt, etwas anämisch. Sich selbst überlassen, stellt er sich auf den Kopf, verdeckt das Gesicht mit den Händen und Bettdecken, kugelt sich auf dem Boden. Tiefe Bewusstseinsstörung. Ab und zu wird die verwirrte Miene von einem Lächeln belebt. Die Pupillen sind andauernd sehr weit, reagiren jedoch. Die Nächte sind ruhig. Bis zum 30. früh ist Pat. verwirrt, drückt sich in den Ecken herum. Am 28. und 29. salivirt er einige Stunden, zerreisst einmal das Hemd, das andere Mal den Hut, sieht schalkhaft drein, singt, pfeift gelegentlich. Auf Fragen nach seinem Befinden lächelt er verschmitzt und sagt: „Weiss nicht."

Am 30. früh ist Pat. nach gut durchschlafener Nacht geistig wieder gesund. Er hat nur eine höchst summarische Erinnerung. Von hallucinatorischen und delirанten Erlebnissen weiss er nichts zu berichten. Er habe sich nicht ausgekannt, sei ganz dumm gewesen. Er komme sich vor wie aus einem confusen Traum erwacht.

Pat. bleibt in der Folge gesund.

d) Zustände pathologischer Alkoholreaktion.

Die Reaktion eines normalen Gehirns auf einen Alkoholexcess wurde auf S. 37 angedeutet. Es gibt Zustände pathologischer Alkoholreaktion.

die nicht mehr als gewöhnlicher „Rausch“, sondern als transitorisches Irresein sich darstellen.

Menge und Qualität des berauschenden Getränks sind nebensächlich, constitutionelle und prämorbide Bedingungen sind hier massgebend. Jedenfalls ist die Entstehungsweise dieser Zustände nicht sowohl eine direkte chemische (Ernährungsstörung der Ganglienzellen der Hirnrinde — Intoxikation), als vielmehr eine dynamische, auf dem Zwischenweg eines gefässlähmenden Einflusses auf vasomotorische Centren und eines dadurch bedingten fluxionären Zustands.

Die ätiologischen Bedingungen sind wesentlich die gleichen, wie die für die pathologischen Affektzustände geltend gemachten, namentlich spielt hier der schwächende Einfluss fortgesetzter Alkoholexcesse eine hervorragende Rolle. Die gelegentlichen Ursachen sind, ausser Alkoholgenuss, der aber ein verhältnissmässig geringer sein kann, Gemüthsbewegungen, Fasten, schlaflose Nächte, calorische Schädlichkeiten.

Es kommen delirante Dämmerzustände und hallucinatorisch-delirante Aufregungszustände vor, wahrscheinlich nur bei länger dauerndem Alkoholmissbrauch, ausserdem solche von Mania transitoria.

Die Zustände von acutem Delirium erinnern sehr an das grand mal der Epileptiker. Nach vorausgehenden mehr weniger deutlichen Symptomen einer Alkoholintoxikation kommt es zu auraartiger zunehmender Angst, schreckhaften Gehör- und Gesichtshallucinationen. Das Bewusstsein erlischt. Der Kranke irrt, von schrecklicher Angst und massenhaften Hallucinationen gefoltert, umher, verkennt die Umgebung feindlich, traumhaft, wird aggressiv, tobt, wüthet auf der Höhe seiner ängstlichen Aufregung. Zwischendurch können stuporartige Remissionszustände sich einstellen. Nach einigen Stunden bis Tagen kommt der Kranke mit Amnesie für alles Vorgefallene wieder zu sich.

In diagnostischer Beziehung ist zur Unterscheidung von einem gewöhnlichen Rauschzustand zu berücksichtigen:

1) Zwischen Menge des Getränks und Wirkung besteht ein Missverhältniss, weil innere organische oder accidentelle Bedingungen cumulirend hinzutraten.

2) Die zeitliche Verknüpfung von Ursache und Wirkung ist nicht die, wie sie beim gewöhnlichen Rausch beobachtet wird. Es fehlt hier die successive Steigerung der Alkoholsymptome wie bei diesem. Der pathologische Rauschzustand tritt gleich im Beginn des relativen Excesses oder erst spät nach diesem durch ein die latente Alkoholcongestion steigerndes Moment (Affekt) zu Tage.

3) Auch qualitativ besteht ein Unterschied von einem gewöhnlichen Rausch. Es kommt zu einem mehr weniger zusammenhängenden Delirium, zu einer durch Sinnestäuschungen tief gestörten Apperception, zu

maniakalischen Erscheinungen mit triebartigen Handlungen bis zu Wuthausbrüchen und Zerstörungsdrang.

Die Bewegungen sind nicht taumelnd, atactisch wie bei Berauschten, sondern haben ein maniakalisches Gepräge — sind sicher, kraftvoll, energisch.

Der tiefen Störung des Bewusstseins entspricht ein vollständiger Erinnerungsmangel für die Dauer des Paroxysmus. Der Paroxysmus ist von Symptomen einer Hirncongestion (fluxionäre Röthe, Kopfweh, Schwindel, Hyperästhesie der Sinnesorgane) eingeleitet und von solchen begleitet.

Beob. 8. Deliranter Dämmerzustand nach Alkoholgenuss.

Planinz, 30 J., Eisenwerksarbeiter, Potator, hatte vor einigen Jahren einen schweren Typhus überstanden und seither auffallende Intoleranz gegen Alkohol gezeigt. Keine epileptischen Antecedentien.

Am 15. 3. hatte er in heiterer Gesellschaft sich berauscht. Plötzlich verliess er das Wirthshaus, ging zum Kassier, verlangte Arbeitsgeldvorschuss, drohte im Fall der Nichtgewährung mit Erhängen. Als ihm bedeutet wurde, er möge nach einer Stunde wieder kommen, ging er nach Hause, band seine besseren Kleider in einen Bündel zusammen, trug sie zum Traiteur, dem er sagte: „Da habt Ihr meine Sachen, ich hänge mich auf.“ Darauf lief er fort, kletterte über einen 7 Fuss hohen Zaun, dann auf einen Baum, befestigte an diesen einen Strick und hing sich auf. Man war ihm nachgeeilt. Der Strick wurde rasch durchschnitten und Pat., der bereits asphyktisch war, wieder zum Leben gebracht. Darauf tobte und wüthete er, war kaum nahebar, wurde mit Mühe gebändigt. Am 16. war er ruhig, erschöpft und kam in diesem Zustand nach der Irrenanstalt. Dort kam er erstaunt am 18. zu sich, wusste von allem Vorgefallenen seit dem Verlassen des Gasthauses nicht das Mindeste. An seinem Hals fand sich eine Strangmarke. Pat. war geistig noch erschöpft, klagte Kopfweh, hatte Tremor der Finger und Zunge, weite Pupillen. Ausser einem Magencatarrh fanden sich keine vegetativen Störungen vor. Bis zum 26. 3. waren die Erscheinungen geschwunden und verliess Pat. die Anstalt.

Beob. 9. Analoger Fall.

Mohrenbeck, 25 J., Mechaniker, Sohn eines Potator, früher gesund, nie epileptisch gewesen, hatte sich seit 4 Monaten aus Aerger über eine ihm entgangene Erbschaft häufig berauscht, in den letzten Wochen mehrfach auf der Höhe seiner Berauschungen eine grosse ängstliche delirante Aufregung und im Uebrigen Symptome eines beginnenden Alkoholismus (Magenbeschwerden, Schwindel, Kopfweh, schlechter Schlaf mit schweren Träumen, Thiervisionen) geboten.

Am 11. Jan., nachdem er Morgens über den Durst Wein getrunken und Spuren von Betrunkenheit geboten hatte, ging er zum Büchsenmacher, kaufte zwei Pistolen, verlangte, dass dieser sie gleich lade. Er kam dem Verkäufer bedenklich vor. Dieser begleitete ihn unter einem Vorwand auf die Strasse, ging mit ihm in ein Gasthaus, wo M. eine Flasche Wein kommen liess. Plötzlich wurde dieser aufgeregt, fing an zu schimpfen und zu excediren, so dass die Polizei einschreiten musste. Bei der Ankunft im Spital war er congestiv, im Bewusstsein schwer gestört, aufgeregt, verworren.

zornig, delirant, fieberlos. Er schlief bald ein, erwachte am 12. Morgens lucid und hatte nur eine traumhafte Erinnerung für das Vorgefallene. Eines Motivs zum Pistolenkauf suchte er vergeblich sich zu entsinnen. Die folgende Beobachtung ergab ausser den Zeichen eines leichten Alkoholismus, die sich bald verloren, nichts Bemerkenswerthes. Am 17. Febr. wurde M. aus der Beobachtung entlassen.

Capitel 2.

Morbidität. Wichtige intercurrirende Krankheiten [1].

Die Morbidität der Irren ist eine grössere als die der Geistesgesunden von gleicher Altersklasse.

Sie ist theils dadurch bedingt, dass viele Irre Träger einer neuropathischen Constitution sind, die sie weniger widerstandsfähig gegen äussere Schädlichkeiten macht, theils dadurch, dass die psychische Störung zu Unregelmässigkeiten der Ernährung, der Lebensweise Anlass gibt, durch direkte oder indirekte Beeinflussung der vegetativen Organe tiefere Ernährungsstörungen (Anämie) herbeiführt, die Kranken unempfindlich gegen äussere Schädlichkeiten (Kälte, schmerzhafte Eindrücke etc.) macht und sie dadurch veranlasst, sich mehr zu exponiren. Bei Melancholischen ist zudem die Respiration und damit die Decarbonisation des Bluts vielfach mangelhaft, bei vielen Dementen die körperliche Bewegung ungenügend. Dazu kommt bei nicht in Anstalten verpflegten Irren die traditionelle Vernachlässigung in der Pflege oder die Opposition von Seite des Kranken, in den meist überfüllten Irrenanstalten dagegen der antihygienische Einfluss des Zusammenlebens vieler Menschen in beschränkten Räumen; endlich ist zu berücksichtigen, dass die vorhandene Hirnerkrankung sich auf andere lebenswichtige Theile des Centralnervensystems ausbreiten kann. Eine Immunität bietet das Irresein gegenüber keiner Krankheit. Alle acuten und chronischen Leiden, die bei Gesunden vorkommen, werden auch in Irrenhäusern beobachtet. Vermöge ihrer geringeren Resistenzfähigkeit werden Irre, wenn Epidemien in Anstalten auftreten, leichter ergriffen und ist auch die Mortalität eine grössere. Etwas seltener als bei Geistesgesunden scheint Carcinom bei Irren vorzukommen.

Die Erkennung intercurrenter somatischer Krankheiten, selbst schwerer, ist mit eigenthümlichen Schwierigkeiten verbunden, da die Be-

---

[1] Thore, Ann. méd. psychol. 1844, 1845; Dagonet, Traité p. 117; Seppilli e Riva, Annali universali di Medicina 1879, vol. 249.

wusstseinsstörung und Analgesie vieler Geisteskranker subjektive Störungen des Befindens nicht aufkommen lässt. Die Diagnostik ist hier noch schwieriger als in der Kinderpraxis, wo doch wenigstens Schmerz geäussert wird. So kommt es, dass Typhus, Pneumonie und andere schwere Krankheiten nicht selten ambulatorisch verlaufen und erst in der Agonie oder auf dem Sektionstisch erkannt werden. Da es sich zumeist um geschwächte cachektische Individuen handelt, ist die Prognose durchweg eine schlechtere als bei Geistesgesunden.

Eine Hauptrolle unter den somatischen Affektionen bei Irren spielt constitutionelle Anämie, namentlich bei weiblichen Individuen.

Viele chronisch Irre sterben einfach an Anämie und Marasmus. Unbekannte trophische Ursachen, zusammenhängend mit der Centralerkrankung (Sympathicus?), sind für die Erklärung mancher dieser, allen diätetischen und medikamentösen Mitteln trotzenden, schon vor der Pubertät anhebenden und durchs ganze Leben fortbestehenden Anämien anzunehmen.

Aeusserst wichtig und häufig sind entzündliche Affektionen der Respirationsorgane. Pneumonien sind etwa bei einem Sechstel der Todesfälle die Ursache. Besonders häufig sind hypostatische Pneumonien bei marastischen Dementen und zurückzuführen auf geschwächte Herzaktion und unvollkommene Respiration.

Eine durch Gefässlähmung veranlasste, von dem Hirnprocess abhängige Pneumonie erscheint bei Paralytikern vielfach als Todesursache (Gaye, Allg. Zeitschr. f. Psych. 10, p. 569). Auch croupöse Pneumonie ist nicht selten und begünstigend für ihre Entstehung ist die Verkühlung, der sich viele Kranke, namentlich Tobsüchtige, aussetzen.

Wie bei Greisen verläuft die Pneumonie bei Irren in der Regel latent, ohne Frost, Husten, Auswurf, so dass nur die physikalische Diagnostik sie nachweist. Appetitlosigkeit, plötzliches Auftreten eines adynamischen Zustands sind oft die einzigen äusseren Zeichen der aufgetretenen Krankheit.

Sehr häufig ist Lungentuberculose in Irrenhäusern. Dagonet (Traité des mal. ment. p. 123) fand unter 428 Todesfällen 109 an Phthisis pulmon. Auch Hagen's statistische Untersuchungen bestätigen, dass Geisteskranke fünfmal häufiger der Lungentuberculose erliegen als Nichtirre, dass aber auch bei Tuberculösen Geisteskrankheit fünfmal häufiger ist als bei Nichttuberculösen.

Die Erklärung dürfte zum Theil in der, beiden Erkrankungen vielfach zu Grund liegenden neuropathischen Constitution, grossentheils aber in der ungenügenden Ernährung fastender, namentlich melancholischer Irrer, die zudem unvollkommen respiriren, endlich in den antihygienischen Momenten überfüllter Irrenanstalten liegen.

Nicht selten ist Lungengangrän bei abstinirenden Kranken als Inanitionserscheinung, aber auch durch Eindringen von Speisetheilchen in die Luftwege bei unzweckmässiger künstlicher Fütterung kann sie bedingt sein (L. Meyer).

Zuweilen ist sie auch Theilerscheinung septischer Processe (jauchiger Decubitus) und vielleicht auf septische Embolie zurückführbar.

Bei der Inanitionsgangrän ist der Verlauf meist derart, dass sich zunächst Abmagerung, Fieber, Dyspnoë, Catarrh, Thoraxschmerzen, grosse Muskelschwäche, kühle Extremitäten einstellen. Es kommen Schweisse hinzu, fahle Hautfärbung mit cyanotischen Wangen [1]). Sputa und Athem werden abscheulich stinkend, die physikalischen Zeichen der Lungenverdichtung, Pleuritis, selbst Pneumothorax und Lungenblutungen können eintreten. Der Tod erfolgt dann durch Anämie, Pyämie, Pneumothorax, profuse Blutungen nach zehn Tagen bis drei Wochen (Fischel).

Darmcatarrh mit catarrhalischen Erosionen ist nicht selten bei Irren und zuweilen Ursache ihres (marastischen) Todes. Appetitlosigkeit, Meteorismus, schneller Verfall der Kräfte, unstillbare Diarrhöen sind die wichtigsten Erscheinungen.

Häufig sind bei Irren chirurgische [2]) Affektionen durch Selbstbeschädigung oder Verletzung durch Andere.

Furunkel und Carbunkel sind die nicht seltene Folge von Infektionen und Verletzungen der Haut bei unreinlichen, kothschmierenden, im Stroh wühlenden Kranken.

Eindringen fremder Körper in Körperhöhlen aus Spielerei, geschlechtlichem Reiz oder Taed. vitae kommt nicht selten vor. Selbst Essgeräthe, z. B. Gabeln, sind schon von Irren geschluckt worden.

Erysipelas faciei kommt durch Verwundung und Verunreinigung der Nasenschleimhaut vor, Augencatarrhe sind öfters bedingt durch Verunreinigung mit Urin, Vaginalschleim etc.

Decubitus findet sich als neurotrophische Erscheinung, begünstigt durch Unreinlichkeit bei paralytischen und marastischen Irren.

Nicht selten ist eine bedeutende Knochen-Fragilität, namentlich bei paralytischen Irren. Sie geht meist mit bedeutendem Schwund der Kalksalze einher, findet sich vorwiegend an den knöchernen Rippen, die sich dann mit dem Messer schneiden lassen.

Geringfügige Contusionen genügen hier zur Entstehung von Rippenfrakturen, die dann nicht selten Pleuritis hervorrufen.

---

[1]) Vgl. Guislain a. a. O., der schon auf die dunkle braunrothe, später cyanotische Wangenfärbung als diagnostisches Zeichen aufmerksam macht.

[2]) Christian, Ann. méd. psychol. 1873, Juli; Schüle, Allg. Zeitschr. f. Psych. 39; Allen Hagenbach, Journ. of nerv. and mental diseases 1881, Jan.

Auf das Vorkommen von **Fettembolien**[1]) in die Lungengefässe bei aufgeregten Geisteskranken in Folge von Quetschungen und Zerreissungen des Panniculus adiposus hat zuerst Jolly hingewiesen. Es stellte sich Dyspnoë, Cyanose, Collaps und der Tod ein. Die Sektion ergab bei mikroskopischer Untersuchung die Lungengefässe bis in deren feinste Verzweigungen mit Fetttropfen erfüllt. An der Contusionsstelle, von der aus die Fettresorption stattfand, wurde mehrfach brandige oder eiterige Entzündung gefunden.

Eine bemerkenswerthe Erscheinung bei Irren ist die sogen. **Ohrblutgeschwulst**[2]) (Othaematoma auriculae), die am häufigsten am oberen und äusseren Theil des Ohrknorpels, ferner in Fossa navicularis und triangularis, selten in der Concha, am Helix und äusseren Gehörgang sich findet, meist das linke Ohr, seltener das rechte, zuweilen auch beide Ohren befällt. Sie stellt eine umschriebene, kleinere oder grössere, fluktuirende blaurothe Geschwulst dar, über welcher die Haut intakt erscheint. Sie entwickelt sich rasch, bleibt dann Wochen bis Monate stationär und schwindet mit zurückbleibender Verkrüppelung des Ohrs.

Es handelt sich um einen Bluterguss zwischen Perichondrium und Knorpel, nach Anderen (Gudden) um einen solchen in den zersprengten, übrigens mikroskopisch unveränderten Knorpel selbst.

Während das Blut resorbirt wird, schrumpft das Perichondrium und zieht den übrigen Theil des Ohrs nach sich. Dadurch entsteht die rückbleibende Deformität desselben. Indem zugleich das Perichondrium auf seiner Innenfläche neue Knorpellagen ausschwitzt, kommt es zu einer Verdickung des Ohrknorpels.

Bezüglich der Entstehung dieser interessanten Erkrankung bestehen zwei Ansichten. Eine Reihe von Forschern hält die Affektion für eine neurotisch-dyskrasische. Sie machen geltend, dass das Othämatom sich öfters aus neuroparalytischen Hyperämien der Ohren (Gefässlähmung der in der Bahn des Trigeminus laufenden Gefässnerven des äusseren Ohrs) entwickelt, dass es überhaupt bei Gesunden fast nie, fast ausschliesslich bei Irren vorkommt, und zwar in schweren und vorgeschrittenen Zuständen des Irreseins (Dem. paralytica, Uebergänge in secundäre psychische Schwächezustände), wo tiefe vasomotorische Störungen der Nervencentren vorhanden sind und sich durch Oedeme, Ecchymosen, Decubitus etc. bemerklich machen.

Ein geringfügiges Trauma, ja selbst eine blosse Steigerung des Gefässdrucks genügt dann bei diesen Kranken, deren Gefässwände zudem oft bei ihrem cachektischen Zustand Ernährungsstörungen erfahren haben, zum Zustandekommen eines Blutergusses, während andrerseits bei Tobsüchtigen und Epileptikern, wo Traumen doch an der Tagesordnung sind, Othämatome zu den grössten Seltenheiten gehören.

Zu berücksichtigen ist ferner, dass O. bei Paralytikern am häufigsten sind, wo Neubildung von Gefässen nicht nur im Hirn, sondern auch in anderen Organen im

---

[1]) Jolly, Arch. f. Psych. XI, H. 1.

[2]) Fischer, Allg. Zeitschr. f. Psych. 5; Damerow, ebenda 5; Gudden, ebenda 17; Jung 18; Fürstner, Arch. f. Psych. III, p. 353; Bouteille, Ann. méd. psych. 1878, Juli.

Gefolge der neuroparalytischen Hyperämien vorkommt. Neugebildete Gefässe sind aber sehr wenig widerstandsfähig gegen eine äussere Gewalt oder gegen eine Steigerung des Blutdrucks.

Hoffmann hielt das O. für eine hämorrhagische Knorpelentzündung, analog der hämorrhagischen Pachymeningitis.

L. Meyer fand als Ursache des O. kleine Enchondrome im Ohrknorpel, die oft sehr gefässreich seien und bei einem geringen Trauma einen Bluterguss herbeiführen. Er fand sie auch nicht selten bei nicht irren Siechen. Wo O. auftraten, liessen sich immer vorher Ohrknorpelgeschwülste nachweisen und immer entsprach auch dem Sitz des Enchondrom die Stelle des darauf gefolgten Othämatom.

Von anderen Autoren wird die ausschliesslich traumatische Entstehung des O. betont. Für diese Ansicht wird geltend gemacht, dass der Ohrknorpel immer zersprengt sei (?), auch bei Geistesgesunden ein heftiger mechanischer Insult O. hervorbringen könne, wie dies aus Experimenten und den Büsten der Pankratiasten mit verkrüppelten Ohren hervorgehe, dass das linke Ohr vorzugsweise befallen werde, weil dasselbe einer, meist von vorne wirkenden und mit der rechten Hand geübten Gewalt (Wärterfaust) am zugänglichsten sei, dass in Anstalten, wo Insulte des Kranken und Selbstbeschädigungen verhütet werden, das O. fast gar nicht vorkomme. Stahl vergleicht das O. bezüglich seiner Entstehungsweise mit dem Cephalhämotom der Neugeborenen.

Die Akten über diese Streitfrage sind noch nicht geschlossen. Die Wahrheit dürfte in der Mitte liegen. Bedenkt man die Thatsache, dass eine sehr bedeutende mechanische Gewalt dazu gehört, um bei Gesunden O. hervorzurufen, so liegt die Annahme nahe, dass bei Irren wenigstens eine bedeutende Disposition zur Entstehung von O. besteht, mag sie nun in dyskrasischen Erkrankungen der Gefässe, neuroparalytischen Hyperämien oder Enchondromen gefunden werden.

Der Umstand, dass O. besonders auf dem linken Ohr sich finden, beweist an und für sich nichts als eine traumatische Deutung im obigen Sinne — auch vegetative Erkrankungen, z. B. Pneumonien, ferner Neuralgien etc., kommen vorwiegend auf der linken Körperhälfte vor, die in gewisser Beziehung als Locus minoris anzusehen ist.

Was die O. bei Gesunden betrifft, so müsste künftig ermittelt werden, ob sie nicht Belastete sind. Eines Tags lernte ich einen Collegen kennen, der ein verkrüppeltes linkes Ohr hatte, als Residuum eines Othämatom. Der Lehrer hatte ihn als kleinen Jungen am Ohr gezaust. Meine Nachforschungen ergaben, dass in seiner Familie mehrere Geisteskranke waren und er selbst war ein excentrischer, originär abnormer Mensch.

Eine exspektative Behandlung gegenüber dem O. erweist sich nach der Erfahrung als die vortheilhafteste.

Das Vorkommen von analogen Vorgängen an den Nasenknorpeln (Rhinhämatome) hat Koeppe (De haematom. cartilag. nas., Habilitationsschrift 1867) nachgewiesen.

Capitel 3.

Prognose des Irreseins [1]).

Zu den verantwortlichsten Aufgaben des Irrenarztes gehört die Stellung der Prognose. Häufig und aus den verschiedensten Gründen wird sie abverlangt. Bald von den Angehörigen, die aus Theilnahme an dem Schicksal des Kranken oder aus wichtigen finanziellen Interessen (Fortführung von Pachtverhältnissen, Beibehaltung oder Veräusserung eines Geschäfts u. dgl.) den Ausgang der Krankheit zu wissen begehren, bald von Behörden, wegen der etwa nöthigen gerichtlichen Verbeistandung oder Entmündigung, oder bei Beamten, bezüglich der Frage einer möglichen Reaktivirung oder Pensionirung; bei Sträflingen, bezüglich ihrer Versetzung in eine Irrenanstalt im Fall der Unheilbarkeit, endlich in manchen Ländern, wo unheilbares Irresein als Ehescheidungsgrund gilt, wegen Zulässigkeit der Auflösung der Ehe.

Zur Verantwortlichkeit kommt die technische Schwierigkeit, die in den oft so mangelhaften Daten über Abstammung, Constitution, Vita ante acta, der Unsicherheit der Pathogenese, der temporären Latenz von Krankheitssymptomen und der kaum über eine Summe von empirisch gewonnenen Thatsachen hinausreichenden Semiotik begründet ist.

Nur selten werden wir deshalb in der Lage sein, die Prognose mit voller Sicherheit zu stellen, meist uns mit einer an Gewissheit gränzenden Wahrscheinlichkeit begnügen müssen.

Die Stellung der Prognose kann sich beziehen auf die **Wahrscheinlichkeit der Erhaltung des Lebens, der Wiedergewinnung der psychischen Gesundheit, der Recidive der Krankheit, der Vererbung derselben.**

1. Prognose der Erhaltung des Lebens.

Bezüglich der **Prognose der Erhaltung des Lebens** lässt sich allgemein nur sagen, dass das Irresein im Grossen und Ganzen die mittlere Lebensdauer herabsetzt. Die Ursache liegt theils in der grösseren Mor-

---

[1]) Guislain, Geisteskrankheiten, übers. v. Lähr, p. 338 (mit älterer Literatur); Morel, Traité des mal. ment. p. 495; Flemming, Psychosen p. 269; Nasse, Allg. Zeitschr. f. Psych. 3, p. 589; Focke ebenda 4, p. 283; Hertz ebenda 26, p. 736; Frese ebenda 32; Böttger, Irrenfreund 1853, p. 165; v. Krafft ebenda 1881, p. 33; Griesinger, Journ. of mental science 1865, Oct.; Ray, Americ. Journ. of insanity 1871. Oct.; Hagen, Statistische Untersuchungen p. 314; Jensen, Börner's Wochenschr.. 4. Jahrg., Nr. 41; Lagardelle, Pronostic de l'aliénat. mentale, Paris 1880.

bidität solcher Kranker, namentlich bezüglich der Tuberculose, sowie in der schlechteren Prognose, die complicirende Erkrankungen bei Irren an und für sich haben, theils darin, dass die nutritive Störung des Gehirns leicht zu formativer führt (Del. acutum etc.) oder zu Inanition des Gehirns oder zu Complikationen (Hirnödem, Convulsionen). Dazu kommt der Umstand, dass die Psychose oft Selbstverletzungen, Nahrungsverweigerung veranlasst, durch Affekte, Schlaflosigkeit aufreibend wirkt. Die Prognose quoad vitam ist direkt abhängig:

a) Von der Natur des Krankheitsprocesses — idiopathische Erkrankungen, Dem. paralytica und verwandte Processe führen fast immer zum Tod.

b) Vom Lebensalter — in höherem Alter tritt leicht tödtliche Erschöpfung ein.

c) Vom Stadium und Verlauf der Krankheit — je stürmischer der Verlauf und je frischer die Krankheit, um so grösser ist der Procentsatz der Todesfälle.

Nach Béhier starben von 17.167 Irren im ersten Monat der Krankheit 12 %, im zweiten 7 %, im dritten 6 %.

In den späteren Stadien des Irreseins sinkt die Mortalität beträchtlich, bleibt aber fünfmal grösser als die der Geistesgesunden von gleicher Altersklasse (Hagen, Statist. Untersuch. p. 281).

Bei einzelnen Individuen kann das mit dem Fortschritt der Krankheit sich ergebende Erlöschen der Affekte, die geordnete, regelmässige, rein vegetirende Lebensweise in der Irrenanstalt geradezu conservirend wirken. So haben es einzelne Irrenhauspfleglinge auf 80—90 Jahre gebracht und sind 50—60 Jahre irre gewesen.

2. Prognose der Heilbarkeit.

Besonders schwierig erscheint die Prognose quoad valetudinem. Es gibt hier kein einziges untrügliches Kriterium der Unheilbarkeit. Die Anamnese, Aetiologie und Pathogenese, der Verlauf, die Häufung gewisser Symptome sind die Anhaltspunkte für den immer ganz concret zu beurtheilenden Fall [1]). Im Allgemeinen muss das Irresein, wenn rechtzeitig behandelt, als eine heilbare Krankheit bezeichnet werden.

Der Procentsatz der Genesungen schwankt in den besseren Anstalten zwischen 20—60 %. Die Differenz ist abhängig von der Häufig-

---

[1]) Schüle (Handb. p. 365) fasst den Psychosenprocess als eine Affektion der psychischen Centra auf, welche allgemein an die hereditäre Mitgift und an die physiologischen Evolutionen der Lebensalter, speciell aber an die individuelle Hirnentwicklung und an die Intensitätsstufe der im Einzelnen vorhandenen Erkrankungsform gebunden ist.

keit degenerativer Momente in der Bevölkerung, vom Bildungsgrad der Aerzte, die die Krankheit rechtzeitig zu erkennen und zu behandeln wissen; endlich von dem Bildungsgrad des Publikums, das den Werth rechtzeitiger Aufnahme in Heilanstalten erkennt.

Allgemein prognostische Anhaltspunkte ergeben sich aus Dauer, Verlauf, Einzelsymptomen und ätiologischen Bedingungen des Krankheitsfalls.

a) Dauer. Hier gilt unbestritten der Satz, dass je länger die Dauer um so ungünstiger die Vorhersage wird. Die Heilbarkeit steht so ziemlich im umgekehrt proportionalen Verhältniss zur Krankheitsdauer. Die häufigsten Genesungen (bis zu 60 %) werden in den ersten Monaten der Krankheit erzielt, im zweiten Halbjahr nur mehr etwa 25 %, im zweiten Jahr nur noch 2—5 %. Eine absolute zeitliche Grenze der Heilbarkeit lässt sich übrigens nicht feststellen. Es gibt sogar seltene Fälle, wo nach vieljähriger Krankheitsdauer durch tief eingreifende zufällige somatische Erkrankungen (Typhus, Cholera, Intermittens)[1], ja sogar durch Sturz oder Schlag auf den Kopf[2]) Genesung eintrat. Auch im Klimakterium können langjährige Sexualpsychosen sich noch verlieren.

Das obige Gesetz wird endlich beeinflusst durch äussere Verhältnisse. Sind diese ungünstig, so kann nach sehr kurzer Dauer derselbe Fall unheilbar werden, der unter günstigen, wie sie meist nur eine Irrenanstalt schafft, noch viel länger Chancen der Heilbarkeit darbietet.

b) Verlauf. Plötzlicher Ausbruch einer Psychose gestattet im Allgemeinen eine günstigere Vorhersage als da, wo sich jene langsam und unter stetigem Fortwirken schädlicher Momente entwickelt. Im ersten Fall findet ein mehr stürmischer, acuter, keine Persistenz und psychische Verwerthung der Einzelsymptome zulassender Verlauf statt, im zweiten eine allmählig sich vollziehende krankhafte Umwandlung der ganzen Persönlichkeit, mit verhängnissvoller Neigung zur Systematisirung der sich bildenden Wahnideen. Mindestens ist hier dann ein chronischer Verlauf sicher zu erwarten.

Umgekehrt ist es mit der Lösung einer chronischen Psychose. Eine plötzliche Genesung ist hier in der Regel nur eine von baldiger Wiederkehr der Störung gefolgte Intermission; eine allmählige, unter immer beträchtlicheren Remissionen sich vollziehende Lysis ist der erwünschte

---

[1]) Belhomme, Ann. méd. psychol. 1849, Oct.; Fiedler, Deutsches Archiv f. klin. Med. XXVI (mit nahezu vollständiger Literatur).

[2]) Hoffmann, Oper. suppl., secund. part., § 10 u. 15; Schenk, Observat. med. rar., lib. 1, obs. 8 u. 9; Arnold, übers. von Akermann, 1788, p. 119; Allg. Zeitschr. f. Psych. 8, p. 274. 13, p. 454; Jaworski ebenda 35, p. 644; Stenger ebenda 37, p. 725 (Heilung langjähriger Verrücktheit durch profuse Eiterung in Folge complicirter Unterschenkelfraktur); Leppmann, Zeitschr. f. Psych. 42, H. 5, p. 219.

Ausgang. Je mehr ein Krankheitsbild in seinem Detailverlauf den Charakter einer heilbaren, gutartigen Psychose (Psychoneurose) an sich trägt, um so besser ist die Prognose. Progressive Evolution von immer schwereren Symptomencomplexen, wie z. B. dem aus Neurosen sich transformirenden Irresein zukommt, primäres Auftreten von systematischen Wahnideen, ein proteusartiger oder streng periodischer Verlauf bezüglich der Wiederkehr von Symptomenreihen oder geschlossenen Anfällen deuten auf psychische Degeneration und sind im Allgemeinen mali ominis.

Ein gewisser Wechsel der Symptome, insofern er kein proteusartiger oder periodischer ist, gestattet eine günstigere Vorhersage als das Stationärbleiben von Symptomen, namentlich von Sinnestäuschungen und Wahnideen und deren Ausbau zu einem systematischen Wahngebäude.

c) Aetiologie. Von der grössten Bedeutung ist hier prognostisch, ob die Psychose eine durch Ungunst zufällig zur Geltung gelangter ursächlicher Momente entstandene oder eine in der ganzen Constitution veranlagte, auf dem Boden einer erblichen oder sonstwie entstandenen Belastung fussende ist.

Entwickelt sich Irresein aus einer solchen Belastung, steht dasselbe in pathogenetischem Zusammenhange mit einer ab ovo anomalen Entwicklung und Artung des Charakters, stellt es gar nur eine pathologische Steigerung von Charakteranomalien dar, zeigt es eine progressive Fortentwicklung von Anfangs nur neurotischen und elementaren psychopathischen Erscheinungen zu immer schwereren Zustandsformen, dann ist die Prognose durchweg eine schlechte, zumal wenn der Ausbruch kein plötzlicher war, sondern das Krankheitsbild unvermerkt aus den Erscheinungen der Belastung und abnormen psychischen Artung hervorging.

Wesentlich von diesem Standpunkt aus muss auch die Erblichkeitsfrage [1]), die vielfach prognostisch zu generalisirend behandelt wurde, aufgefasst werden.

Beschränkt sich der erbliche Faktor auf eine blosse, klinisch vor der Erkrankung in keiner Weise durch neurotische oder psychische Anomalien sich kundgebende Disposition, mit anderen Worten, erscheint das

---

[1]) Jung (Allg. Zeitschr. f. Psych. XXI, p. 642) fand bei überhaupt erblichen Fällen 45,5 % Genesungen bei Männern und 46,9 % bei Weibern gegenüber 38,37 % Genesungen bei Männern und 38,5 % bei Weibern nicht erblicher Provenienz.

Ich selbst (Allg. Zeitschr. f. Psych. 26, H. 4 und 5) fand bei sorgfältiger Differenzirung der erblichen Fälle in bloss prädisponirte, belastete und angeborene in der 1. Categorie 58,4 % Genesungen bei Männern, 57,7 % bei Weibern, in der 2. 16,1 % Männer, 13,2 % Weiber, in der letzten Categorie 0 % bei beiden Geschlechtern; s. f. Statistik von Illenau, Carlsruhe 1866, p. 30 u. Tab. 24.

Gehirn bloss als Locus minoris ohne alle Zeichen der Entwicklungsstörung oder funktionellen Entartung, so ist die Prognose geradezu günstiger als bei nicht erblich veranlagten Fällen. Die accessorischen schädlichen Einflüsse wirken hier zwar krankmachend, aber nicht tiefer schädigend auf das in labilem Gleichgewicht der Funktionen befindliche, aber nach Ausgleich der gesetzten Störung leicht wieder seine Gleichgewichtslage zurückgewinnende psychische Organ, während da, wo ohne Disposition zufällige Ursachen psychische Störung zu Stande bringen, die Wirkung jener eine viel tiefer gehende und darum weniger leicht ausgleichbare sein muss.

Anders steht es da, wo die Hereditüt durch ab ovo schon bestehende Charakterfehler, Excentricitäten, ungleichmässige Ausbildung der psychischen Energien, überhaupt durch Belastungserscheinungen sich verrieth und die Krankheit das letzte Glied in der Reihe psychopathischer Entwicklungs- und Erscheinungsreihen bildet. Die Prognose ist hier eine schlimme und, bei congenitaler psychischer Krankheit (originäre Paranoia, moralisches Irresein), eine geradezu hoffnungslose. Findet die Belastung ihren Ausdruck in einem congenitalen psychischen Schwächezustand und entwickelt sich bei solchen imbecillen Individuen eine Psychose, so ist die Prognose bezüglich der Herstellung des status quo ante viel ungünstiger als bei Vollsinnigen. Den Belastungspsychosen schliessen sich an prognostischer Schwere direkt an die erworbenen idiopathischen Geistesstörungen. Das Irresein aus Kopfverletzungen, Insolation, Apoplexie, Meningitis etc. hat eine meist ungünstige Vorhersage. Noch am günstigsten erscheint hier die Lues cerebralis, jedoch dürfte es sich in der Mehrzahl der Fälle nur um eine Heilung mit Defekt handeln.

Die Prognose der sympathischen Störungen hängt wesentlich davon ab, ob die sympathische Ursache eine Entfernung gestattet oder nicht.

Am günstigsten sind Psychosen aus Anämie, Menstrualstörung, heilbaren Affektionen des Digestionstractus und der Genitalorgane. Eine ziemlich schlechte Prognose bieten Psychosen aus Herzerkrankung und Lungentuberculose.

Das postfebrile Irresein hat eine verschiedene Prognose, je nachdem es auf schweren cerebralen Complikationen beruht oder nur Ausdruck von Anämie und Erschöpfungszuständen ist.

Irresein aus Alkoholmissbrauch gibt eine günstige Vorhersage bezüglich des einzelnen Anfalls. Recidive sind begreiflicherweise an der Tagesordnung. Das chronische Irresein der Säufer stellt eine schwere idiopathische Hirnstörung dar und lässt höchstens eine Heilung mit Defekt zu. Irresein aus sexueller Erschöpfung und Onanie lässt nur in seinen Anfangsstadien und als affektive Störungsform eine Genesung erwarten.

Das Schwangerschafts-, Puerperal- und Lactationsirresein endigt in der Mehrzahl der Fälle mit Genesung [1]).

Die in den Verlauf einer bereits bestehenden Psychose fallende Schwangerschaft soll nach Marçé, Ripping, Dittmar die Prognose jener zu einer fast absolut hoffnungslosen machen. Erlenmeyer (Centralbl. 1882, Nr. 14) widerspricht dem unter Berufung auf 4 günstig ausgegangene Fälle seiner Erfahrung.

Ausbruch psychischer Krankheit im jugendlichen Alter ist viel günstiger als in sehr vorgerücktem Alter. Entscheidend ist hier vielfach, ob Zeichen seniler Involution des Gehirns vorhanden sind. Bei rüstigem Gehirn können Psychosen noch in hohem Alter sich ausgleichen.

Die Psychosen des kindlichen Alters geben wegen der hier meist in hereditärer Belastung und organischen Momenten begründeten Aetiologie eine ziemlich ungünstige Prognose und gefährden zudem die ungestörte Weiterentwicklung des psychischen Lebens.

Die in den physiologischen Lebensphasen der Pubertät und des Klimakterium entstandenen Psychosen gestatten nur dann eine günstige Vorhersage, wenn sie ohne alle Veranlagung oder auf Grund einer blossen Prädisposition, nicht einer Belastung entstanden sind.

Das auf hysterischer oder anderweitig neurotischer Grundlage entstandene Irresein ist nur dann günstig, wenn es einen intercurrenten und affektiven Charakter hat; ist es nur ein Entwicklungsstadium im Verlauf einer Neuropsychose, eine transformirte Psychose, so ist es mali ominis.

Eine Prognose, je nachdem ein somatisches oder psychisches Moment die Krankheit hervorrief, lässt sich nicht geben. Wichtiger ist der Umstand, ob eine psychische Ursache plötzlich oder allmählig einwirkte. Eine vorübergehend aber heftig wirkende Ursache gestattet eine viel günstigere Vorhersage als langjährig einwirkende, allmählig die leibliche und geistige Constitution untergrabende psychische Momente.

Anhaltender Kummer, nicht erfülltes Sehnen und Streben, mächtige Leidenschaften sind es vorzüglich, die langsam aber sicher das psychische Leben zerrütten. Kommen dazu noch materielle Noth, Trunk und andere Laster, so ist eine Genesung kaum mehr zu hoffen.

Das durch psychische Ansteckung entstandene Irresein gestattet bei

---

[1]) Schmidt berechnet für seinen Erfahrungskreis den Procentsatz mit nur 36,2 %, Holm findet 40 %, Ripping 42,8 %, Lübben 63,4 %, Reid 71,5 %, Macdonald 81 %. Schmidt's Schwangerschaftspsychosen ergeben 35,3 %, die Wochenbettpsychosen 39,3 %, die Lactationspsychosen 31,7 % Genesungen. Unter allen Umständen ist die Manie günstiger als die Melancholie. Diese Procentsätze haben nur Geltung für die in Irrenanstalten behandelten (schweren) Fälle.

rechtzeitiger Entfernung aus der inficirenden Umgebung eine günstige Prognose.

d) Nach den Einzelsymptomen:

α) Psychische: Grosse Umneblung des Bewusstseins, wenn sie allmählig und erst im Verlauf sich entwickelt, deutet auf ein schweres Krankheitsbild, plötzlicher primärer Eintritt der Bewusstseinstörung ist günstiger.

Grosse Verworrenheit, wenn sie nicht auf der Höhe einer Psychose sich entwickelt, ist ungünstig; besteht sie nach dem Abschluss des acuten Stadiums und nach erloschenen Affekten fort, so bezeichnet sie meist den Eintritt eines consecutiven Schwächezustands. Gedächtnissschwäche, namentlich partielle und die Vorgänge der Jüngstvergangenheit betreffende, deutet auf eine schwere idiopathische Erkrankung.

Verschrobenheit der Gefühle, des Gedankengangs, üble Neigungen, Excentricitäten im Verlauf einer abklingenden Psychose deuten auf einen sich ausbildenden Schwächezustand, während andrerseits Wiederkehr der früheren Neigungen, Gewohnheiten, ethischen Gefühle, moralischen Urtheile eine baldige Lösung der Krankheit erwarten lassen.

Verlust des Schamgefühls, Unreinlichkeit, Schmieren, sofern sie nicht auf der Höhe einer Tobsucht vorkommen, deuten auf psychischen Verfall.

Kothessen, Geniessen ekelhafter Dinge überhaupt, finden sich nur bei tieferer schwerer Störung des Bewusstseins.

Unempfindlichkeit gegen Hitze, Kälte, grelles Sonnenlicht, mangelndes Gefühl von Sättigung sind üble Zeichen, wie die Anästhesien überhaupt.

Sexuelle Erregung im noch jugendlichen Alter hat keine ominöse Bedeutung, meist aber eine solche ausserhalb des zeugungsfähigen.

Neubildung von Worten findet sich fast ausschliesslich in unheilbaren Irreseinszuständen. Aphasie deutet auf idiopathische organische Erkrankung.

Zwangs- und impulsive Handlungen sind vorwiegend Erscheinungen degenerativer Psychosen.

Sammeltrieb ist mali ominis, sofern er nicht Prodromus oder Theilerscheinung einer Manie ist.

Wahnideen sind ungünstige Erscheinungen, sobald sie ohne affektive Grundlage primär, mit primordialem Charakter, stabil sich vorfinden.

Als desultorische, auf erklärendem allegorisirendem Wege entstandene, von Affekten getragene Erscheinungen sind sie an und für sich nicht ungünstig.

Inhaltlich sind die Grössenideen prognostisch schlimmer als die depressiven, unter diesen wieder die auf Grundlage eines herabgesetzten Selbstgefühls sich entwickelnden viel günstiger als Verfolgungswahnideen.

Zwangsvorstellungen finden sich ausschliesslich bei Belasteten.

Sinnestäuschungen sind mali ominis, sobald sie stationär sind und in mehreren Sinnesgebieten auftreten.

Illusionen sind weniger bedenklich als Hallucinationen; unter diesen Gehörs-, Geschmacks-, Geruchstäuschungen ungünstigor als solche des Gesichts.

β) Somatische: Motorische Störungen aller Art haben eine wichtige und meist üble prognostische Bedeutung, insofern sie schwere idiopathische Erkrankungen anzeigen. Dies gilt namentlich für Convulsionen, Lähmungen und Coordinationsstörungen, sofern sie nicht Theilerscheinung einer hysterischen Erkrankung sind.

Weniger ungünstig sind die Störungsformen der Tetanie und Katalepsie.

Tremor findet sich auch auf Grund von Alkoholismus, Anämie, nervöser Erregung, und hat dadurch nicht vorweg die ominöse Bedeutung wie andere motorische Störungen.

Pupillendifferenzen, Strabismus können zufällig, habituell sein und sind nur im Zusammenhang mit anderen Symptomen zu verwerthen. Sprachstörung (Silbenstolpern) hat Esquirol sogar als Zeichen tödtlichen Ausgangs betrachtet. Sie deutet immer auf schwere idiopathische Erkrankung (Paralyse), Zähneknirschen hat dieselbe Bedeutung.

Blick, Miene, Haltung sind prognostisch sehr wichtige Erscheinungen. Die Erschlaffung der Muskeln, das herabsinkende Kinn deuten meist den Uebergang in Blödsinn an, desgleichen die Erschlaffung der Sphinkteren, das Ausfliessen des nicht vermehrten Speichels.

Besonders werthvoll sind prognostisch die Aenderungen der mimischen Innervation. Da, wo der Ausgang des Irreseins ein ungünstiger ist, verrathen ihn oft früh schon der blöde, stiere, ausdruckslose Blick, die eigenthümlich verschrobenen, durch ungleiche Innervation und Contrakturen verzerrten, verwitterten Züge.

Schlaflosigkeit und Nahrungsverweigerung, wenn sie nicht vorübergehend bestehen, sind üble Erscheinungen, nicht minder tiefere trophische (Decubitus, Othämatome etc.) Störungen, ebenso anhaltend subnormale oder auch hoch gesteigerte, nur neurotisch deutbare Eigenwärme.

Wiederkehr der Menses hat nur dann eine kritische Bedeutung, wenn die Geistesstörung aus einer Suppressio mensium entstanden ist. Sonst zeigt die Rückkehr derselben nur eine Besserung des Allgemeinbefindens an, und ist insofern günstig, in vielen Fällen aber bedeutungslos. Zu den wichtigsten prognostischen Zeichen im Zusammenhang mit den psychischen gehören endlich die Gewichts-, resp. Ernährungsverhältnisse der Kranken. Nasse (Allg. Zeitschr. f. Psych. 16. p. 541) hat sich um deren prognostische Verwerthung grosses Verdienst erworben.

Eine der psychischen Besserung parallel gehende oder sie einleitende Gewichtszunahme, namentlich wenn sie eine rapide ist, erscheint nach N.'s Forschungen als ein sicheres Zeichen der Reconvalescenz. Ein geringes Zurückgehen des Körpergewichts nach erreichter Maximalhöhe verbürgt die Genesung.

Wo eine psychische Besserung ohne oder ohne erhebliche Gewichtszunahme vor sich geht, ist die Genesung zweifelhaft und eine Recidive zu gewärtigen.

Nimmt die Ernährung zu, ohne dass die Psychose sich bessert, so deutet dies den Uebergang in unheilbaren psychischen Schwächezustand an.

So lange eine Psychose auf der Höhe der Erkrankung sich befindet, ist sie von einer Gewichtsabnahme begleitet.

Ist diese eine rapide und enorme trotz genügender Nahrungszufuhr, so deutet dies auf ein schweres progressives Hirnleiden oder auf eine Complikation der Psychose mit einem schweren Allgemeinleiden, z. B. Tuberculose.

3. Prognose der Recidive.

Die Prognose der Recidive[1]) hat zunächst die statistische Thatsache zu berücksichtigen, dass von 100 genesen aus den Anstalten Entlassenen ca. 25 % wieder erkranken. Im Einzelfall hängt so ziemlich Alles von den biologisch-ätiologischen und den äusseren Verhältnissen desselben ab. Eine zufällig, z. B. als postfebrile nach Typhus, ohne alle Disposition entstandene Geistesstörung wird kaum je sich wiederholen, während eine auf dem Boden der Belastung, namentlich hereditärer stehende Persönlichkeit Gefahr lauft, durch accessorische Schädlichkeiten aller Art, ja selbst durch physiologische Lebensphasen, ihr labiles Gleichgewicht wieder zu verlieren.

Aber auch missliche sociale Verhältnisse, lieblose Behandlung der aus der Anstalt Heimgekehrten, Rückgang ihrer finanziellen Verhältnisse durch Krankheit und Abwesenheit, zu frühe Entlassung aus der Anstalt, Wiederaufnahme übler Gewohnheiten (Trunk etc.) sind vielfach Schuld an der Recidive. Die von Dick[2]) bei weiblichen Genesenen gefundene Schutzkraft der Verehelichung gegenüber Rückfall in Psychosen wird von anderer Seite bestritten.

---

[1]) Hertz, Allg. Zeitschr. f. Psych. 25, p. 410. 26, p. 337 u. 736; Hagen, Statist. Untersuchungen p. 235.

[2]) Allg. Zeitschr. f. Psych. 32, p. 567; Derselbe, Irrenfreund 1877, 6; Nasse ebenda 1877, 3.

4. Prognose der Vererbung.

Eine überaus heikle und nur ganz concret und mit Wahrscheinlichkeit zu beantwortende Frage ist die nach der Prognose der Vererbung[1]).

Der Schwerpunkt der Entscheidung liegt offenbar in der Pathogenese der Psychose, deren vererbender Einfluss zu fürchten ist.

Hat diese constitutionelle, mehr weniger degenerative Begründung und Gepräge, so besteht grosse Gefahr der Vererbung; ist die Psychose dagegen eine zufällig erworbene, in keiner Weise veranlagte, noch dazu gutartige und ohne Defekt geheilte, so besteht keine Wahrscheinlichkeit einer erblichen Schädigung der Nachkommenschaft. Diese ist aber möglich, wenn der Descendent zur Zeit des Bestehens der Psychose gezeugt wurde.

Bezüglich der Möglichkeit oder Wahrscheinlichkeit einer vererbenden Wirkung auf die Descendenz bei Belastung oder Krankheit in der Ascendenz ist Folgendes zu berücksichtigen:

Der schlimmste Fall ist der, dass Vater und Mutter belastet sind, schon vor der Zeugung des betreffenden Descendenten psychisch belastet waren und die psychische Störung derselben den Charakter der degenerativen an sich trug. Hier ist Krankheit beim Descendenten in irgend einer Form fast sicher zu erwarten. Nur das Gesetz des Atavismus könnte bei intakter Beschaffenheit der Ahnen hier rettend eintreten.

Ist nur der Vater oder die Mutter belastet oder erkrankt, so kommt es wesentlich darauf an, nach welchem Ascendenten der Descendent körperlich artete.

In anthropologischer Vertiefung ist Richarz (Allg. Zeitschr. für Psych. 30, p. 658) dieser Frage näher getreten. Er geht von der Thatsache aus, dass das Geschlecht keine übertragbare Eigenschaft der Eltern, sondern eine im Höhegrad der Organisationsstufe des erzeugten Individuums begründete Daseinsform darstellt, und zwar eine höhere das männliche, eine niedrigere das weibliche Geschlecht. Der Schwerpunkt des Zeugungsprocesses liegt im mütterlichen Organismus. Der Einfluss des Sperma besteht bloss in der Anregung der dem Keim immanenten Entwicklungsbewegung, daneben in Mittheilung qualifikatorischer Eigenschaften des männlichen Theils, wozu aber keineswegs das Geschlecht gehört. Je höher das mütterliche Generationsvermögen, um so sicherer entsteht ein Knabe, und je geringer dabei der qualifikatorische väterliche Einfluss, um so sicherer ein Knabe, der der Mutter ähnelt. Diese Aehnlichkeit bezieht sich weniger auf Gesichtszüge und Körpergestalt, als auf die auch bezüglich der Racenunterschiede viel wichtigere Farbe von Haut, Haar und Iris (Huxley, Virchow). Am günstigsten erscheint die gekreuzte Vererbung dieser somatischen Besonderheiten (Sohn nach der Mutter, Tochter nach dem Vater), schon leicht degenerativ ist die geschlechtlich ungekreuzte Vererbung; entschieden degenerativ und nicht selten als einzigen Erklärungsgrund für Irresein in bisher ganz intakter

[1]) Hagen, Statist. Untersuchungen p. 208 u. 243 (Katamnese).

Familie findet Richarz in Uebereinstimmung mit Morel (De l'hérédité morbide progressive) die Fälle, wo das Erzeugte keinem der Erzeuger ähnlich ist.

Alle Beobachter (Esquirol, Baillarger, Jung u. A.) stimmen übrigens darin überein, dass das Irresein der Mutter[1]) der Nachkommenschaft gefährlicher ist als das des Vaters. Es entspricht dies der naturgesetzlichen und auch für das Thier gültigen Thatsache, dass das weibliche Geschlecht, als das bei der Zeugung vorwiegende, leichter auf die Nachkommen vererbt als das männliche. Aus dem gleichen Grund und da, wie Richarz plausibel macht, die Tochter als Sexus inferioris eher die Krankheit der Eltern erbt als ein Sohn, ist es begreiflich, dass statistisch bei Weibern Irresein auf erblicher Grundlage um 6 % häufiger ist als bei Männern (Jung).

Schon Jung hat hervorgehoben, wie bedeutsam die körperliche Aehnlichkeit bezüglich der Vererbungsfrage ist, und folgenden Satz formulirt: „Erbt ein Descendent den somatischen Habitus seines belasteten Ascendenten, so erbt er auch dessen psychische Constitution, und wenn der Ascendent erkrankt, so besteht hohe Wahrscheinlichkeit, dass auch der Descendent in annähernd gleichem Alter und unter annähernd gleichen Gelegenheitsmomenten irrsinnig werden wird."

Richarz stellt nach seinem vertieften Standpunkt folgende Wahrscheinlichkeitsskala für Vererbung in psychischen Krankheiten auf:

I. Mutter behaftet: 1. Tochter, die der Mutter gleicht; 2. Sohn, der der Mutter gleicht; 3. Sohn, der dem Vater gleicht; 4. Tochter, die dem Vater gleicht.

II. Vater behaftet: gefährdet 1. Sohn, der dem Vater gleicht; 2. Tochter, die dem Vater gleicht; 3. Tochter, die der Mutter gleicht; 4. Sohn, der der Mutter gleicht.

Am meisten disponirt ist demnach eine Tochter, die der erkrankten Mutter gleicht.

Am wenigsten disponirt ein Sohn, der bei erkranktem Vater der Mutter gleicht.

Die völlige Unähnlichkeit (Eigenartigkeit) mit den somatischen Typen der Erzeuger ist signum degenerationis.

Die tiefernste Bedeutung dieser prognostischen Gesichtspunkte für die Degeneration von Individuen wie Völkern bedarf allseitiger Anerkennung und Darnachachtung. Erblich neurotisch Belastete wie auch zu Tuberculose Disponirte sollten sich der Zeugung enthalten. Leider besteht gerade hier meist ein gesteigerter Geschlechtstrieb, und ist gesorgt dafür, dass diese Geisseln der Menschheit, von denen die Geisteskrankheit $^1/_{300}$, die Tuberculose $^1/_{320}$ der gesammten Kräfte der Gesellschaft absorbirt (Tigges), trotz aller wissenschaftlichen Erfahrungen eher zu- als abnehmen.

---

[1]) Jung (Allg. Zeitschr. f. Psych.) findet, dass das Irresein mindestens um $^1/_4$ häufiger von der Mutter vererbt wird als vom Vater.

Abschnitt IV.

Allgemeine Diagnostik [1]).

Capitel I.

Diagnose der Erkrankung.

Die allgemeine Frage, ob Jemand geistig gesund oder krank sei, kann in Foro und am Krankenbett dem Arzt gestellt werden.

In Foro wird sie gestellt, wenn der Richter in Zweifel darüber ist, ob vorhandene psychische Auffälligkeiten blosser Ausdruck einer affektvollen Stimmung, leidenschaftlichen Erregung, selbstgewollter Hingabe an unsittliche Neigungen und Strebungen, listiger willkürlicher Vortäuschung oder die natürliche Folge einer zu Grunde liegenden Hirnkrankheit sind.

Der Jurist bedarf dieser Entscheidung, um bestimmen zu können, ob ein Individuum für eine begangene gesetzwidrige Handlung bestraft, seiner bürgerlichen Verfügungsfreiheit verlustig erklärt oder seiner persönlichen Freiheit durch Versetzung in eine Irrenanstalt beraubt werden darf.

Am Krankenbett entsteht die Frage, ob die vorgefundenen psychopathischen Symptome für sich selbst bestehen, d. h. der Ausdruck einer jener Gehirnerkrankungen sind, die man klinisch und herkömmlich als Geisteskrankheit zu bezeichnen pflegt, oder ob sie nur symptomatisch bestehen, als Theilerscheinung einer Allgemeinerkrankung (Fieberdelir, Inanitionsdelir) oder einer Vergiftung oder einer anderweitigen Hirn-Nervenkrankheit.

So leicht und sicher die allgemeine Diagnose, ob Jemand psychisch krank sei, in vielen Fällen sogar vom Laien gemacht wird, so gibt es doch wieder Fälle, die das ganze Wissen und Können des sachverständigen Arztes in Anspruch nehmen und sofort und bestimmt gar nicht entschieden werden können. Der Grund liegt zunächst darin, dass im Irresein keine specifischen Symptome bestehen, die sich ergebenden vieldeutig sind und nur in richtiger Zusammenfassung und Interpretation eine Verwerthung gestatten.

Ist es schon auf dem Gebiet körperlicher Krankheit, wo doch exakte physikalische Hilfsmittel zur Diagnose verfügbar sind, oft schwierig, zu entscheiden, wo Gesundheit in Krankheit übergeht, um wie viel mehr auf psychischem, wo eine Norm psychischer Gesundheit nur als Ideal denkbar ist, kein Individuum dem anderen vollkommen gleich ist, und Affekte, Leidenschaften, Abweichungen vom Fühlen, Vor-

---

[1]) Griesinger, Pathol. u. Therapie d. psych. Krankheiten, p. 116; Emminghaus, Allg. Psychopathol., p. 251; v. Krafft, Lehrb. der gerichtl. Psychopathol., p. 63; Schüle, Handb., p. 161 u. 598.

stellen und Streben der Mehrheit der anderen Menschen, sogar Verstandesirrthümer und Sinnestäuschungen noch innerhalb der Breite des physiologischen Lebens möglich sind und, wenn auch als elementare psychische Störungen zweifellos, dennoch mit dem Fortbestand geistiger Klarheit und freier Selbstbestimmung verträglich sind.

Die aus der Natur des Gegenstandes sich ergebenden Schwierigkeiten werden vielfach noch dadurch gesteigert, dass die Entwicklung der fraglichen psychischen Störung, überhaupt die ganze Vita anteacta unbekannt bleibt oder jene ganz unmerklich aus habituellen Charakteranomalien, Leidenschaften, lasterhafter, unsittlicher Lebensführung sich entwickelt hat, dass Verdacht auf absichtliche Vortäuschung oder Vorenthaltung von Symptomen seitens des Explorandeu besteht, endlich die Zeit der Beobachtung zu kurz war und dieser damit Zeichen eines etwa nur periodisch scharf zu Tage tretenden oder noch nicht vollkommen entwickelten psychopathischen Zustands entgehen.

Als Grundregeln des diagnostischen Vorgehens auf psychiatrischem Gebiet ergeben sich folgende allgemeine Gesichtspunkte:

1. Die Geistesstörungen sind Gehirnaffektionen mit vorwaltenden, aber nicht ausschliesslich psychischen Symptomen. Wenn diese auch ausschlaggebend für die Beurtheilung des Geisteszustandes sind, so darf doch die Diagnose nicht in ihnen aufgehen. Auch die anderweitigen Zeichen einer bestehenden Hirn-Nervenkrankheit müssen ermittelt, die psychologische Diagnose muss zur neuropathologischen vertieft und erweitert werden. Es kann räthlich erscheinen, die zweifelhaften psychischen Symptome vorläufig bei Seite zu lassen und die Frage allgemein nach dem Bestehen einer (angeborenen oder erworbenen) Gehirn-Nervenkrankheit überhaupt zu stellen. Finden sich dann neben anatomischen und funktionellen Degenerationszeichen, neben vasomotorischen, motorischen, sensiblen Funktionsstörungen, die auf eine centrale Ursache zurückführbar sind, zudem psychische Symptome von zweifelhaftem Werth (Gemüthsreizbarkeit, pathologische Affekte, perverse Akte, unsittliche Neigungen u. dgl.), so wird ihre Bedeutung ins rechte Licht gestellt und die Vermuthung, dass auch sie krankhaft bedingt sind (Alkoholismus chron., degeneratives, moralisches, epileptisches Irresein u. dgl.), nahezu zur Gewissheit.

2. Die Geisteskrankeiten, wie dies Schüle gebührend hervorgehoben hat, sind nicht nur Krankheiten des Gehirns, sondern auch zugleich Krankheiten der Person. Die ganze frühere Persönlichkeit, namentlich ihre Abstammung muss studirt, die psychologische Diagnose zur anthropologischen vertieft werden.

Der Schwerpunkt für die allgemeine wie für die specielle Diagnose des Irreseins liegt unstreitig in der Anamnese. Die gesammte Individualität, die Ermittlung, wie sie es geworden, die habituelle frühere Empfindungs- und Reaktionsweise bilden zunächst ihre Aufgabe, namentlich die etwa ererbte oder angeborene psychische Constitution. Erbliche

Anlage, Erziehung und Lebensschicksale sind die Faktoren, aus denen die Individualität hervorgeht. Den ersteren kommt eine nicht geringe Bedeutung in der Beurtheilung psychischer Besonderheiten als krankhafter oder noch physiologischer zu.

3. Die Geisteskrankheiten sind Krankheiten überhaupt. Sie gehen auch mit vegetativen Störungen einher. Die genaueste körperliche Untersuchung muss mit der psychischen Beobachtung Hand in Hand gehen. Nur durch jene sind wir oft im Stand, in Bälde zu entscheiden, ob eine selbständige Psychose oder eine symptomatische Störung der psychischen Funktionen vorliegt.

Ganz besonders wichtige somatische Symptome sind hier Störungen des Schlafs, der Ernährung (Körperwägung), der Verdauungs- und Darmfunktion, der Sekretionen. Sie haben einen positiven Werth, jedoch nur in den Anfangsstadien des Irreseins. In den Endstadien desselben können sie völlig ausgeglichen sein und hat ihr Fehlen dann keine Beweiskraft.

4. Das Irresein als eine Krankheit hat Ursachen. Geisteskrankheit ist an und für sich eine ungewöhnliche Erscheinung. Sie muss genügend motivirt sein, sei es durch mächtig wirkende Disposition, sei es durch besondere Intensität oder Häufung zufälliger Ursachen. Die psychologische Betrachtung muss zur ätiologisch-pathogenetischen vertieft werden. Je früher und pathogenetisch klarer die Symptome psychischer Aenderung sich an die Ursache anschliessen, um so grösser ist deren Bedeutung.

Der Werth der ätiologischen Erschliessung des Falles wird nur dadurch scheinbar geschmälert, dass zuweilen keine Ursache nachweisbar scheint, und dass eine deprimirende vorausgegangene Ursache es zweifelhaft erscheinen lässt, ob die gefolgte psychische Aenderung die noch physiologische Reaktion auf jene oder eine pathologische Erscheinung ist.

Da wo keine veranlassende Ursache aufzufinden ist, besteht immer eine angeborene oder erworbene Disposition oder gar angeborene Krankheit.

Hier verbreitet gerade die Anamnese in ihrer anthropologischen und ätiologisch-klinischen Forschungsrichtung Licht, insofern sie vielfach das zweifelhafte Krankheitsbild als die Höheentwicklung einer von Kindesbeinen auf defekten, krankhaft angelegten Persönlichkeit erkennen lehrt. Schwieriger ist der zweite Fall, wo die vorfindliche psychische Verstimmung als die natürliche Reaktion auf eine deprimirende Ursache aufgefasst werden kann.

Der schmerzliche, noch physiologischer Breite angehörende Affekt des Gesunden und die beginnende krankhafte Verstimmung können ganz die gleiche Signatur haben.

Entscheidend wird hier vor Allem der Verlauf, die genaue Kenntniss der gewohnten Reaktionsweise des Individuums und die minutiöse Beachtung der Detailsymptome sein.

Ist die afficirende Ursache eine geringfügige, die Wirkung beim Individuum eine ungewöhnlich intensive und lange, nimmt die Verstimmung mit der Zeit zu statt ab, dauert sie gar noch fort, nachdem die Ursache der Verstimmung behoben ist, so wächst die Vermuthung eines vorhandenen pathologischen Gemüthszustandes.

Das schmerzliche Fühlen des Gesunden ist zudem kein allgemeines und bleibt angenehmen Eindrücken einigermassen noch zugänglich, während die krankhafte, schmerzliche Verstimmung selbst sonst angenehme Gefühle in solche der Unlust umwandelt und nur noch Intensitätswechsel kennt.

Es kommt zudem zu spontanen Steigerungen der Verstimmung, zu Affekten der Furcht, Angst, Sorge aus inneren psychischen und organischen Vorgängen, die der affektvollen Stimmung des Gesunden fehlen oder hier nur äusserlich motivirt eintreten. Der krankhaft Verstimmte hat ferner nicht selten geradezu ein Bewusstsein der über ihn hereinbrechenden Krankheit; er bietet Störungen in seinen sensorischen Funktionen (Kopfweh, Schwindel, Schlaflosigkeit, Gefühle von Hemmung der Gedanken, Gedankenleere, Druck im Kopf, im Epigastrium), Hyperästhesien und Neuralgien.

Auch die Processe der Ernährung leiden bei ihm viel mehr, das Körpergewicht sinkt viel bedeutender und rascher als beim physiologisch Verstimmten.

5. Das Wichtigste, nächst den Symptomen einer Krankheit, ist deren Verlauf. Auch das Irresein hat empirisch festgestellte Verlaufstypen im Grossen und Ganzen. Entspricht ein concreter Fall den empirischen Verlaufsgesetzen einer bezüglichen Psychose, so erweist er sich damit als ein zweifelloser Krankheitszustand, um so mehr, wenn Anfälle des Leidens periodisch wiederkehren und zudem an körperliche coincidirende Zustände (Menses) geknüpft sind.

Aber auch der gesammte Krankheitsprocess, soweit er sich im Detail der Symptome äussert, ist ein empirisch-gesetzmässiger, wenn auch unsere wissenschaftliche Einsicht in die Gesetzmässigkeit der Symptome und Symptomenreihen vielfach Lücken aufweist. Je deutlicher die Einzelsymptome inneren Zusammenhang und gesetzmässige Begründung aufweisen, um so sicherer ist der Schluss, dass der Vorgang ein krankhafter sei.

6. Im Irresein, wie in jeder anderen Krankheit, handelt es sich um Leben unter abnormen Bedingungen. Die Funktionen sind nicht total geänderte, nur die Bedingungen sind abnorme, unter welchen sie

zu Stand kommen. Daraus folgt nothwendig, dass nicht die geänderte Funktion als solche, sondern nur die Zurückführung dieser auf abnorme Bedingungen entscheidend ist. Der Unterschied zwischen dem Geistesgesunden und dem Geisteskranken ist wesentlich der, dass beim ersteren die psychischen Vorgänge im Allgemeinen im Rapport mit den Eindrücken und realen Verhältnissen der Aussenwelt stehen, beim Geisteskranken dagegen aus inneren organischen krankhaften Bedingungen sich ergeben.

Sie sind der Ausdruck subjektiver Vorgänge im Bewusstsein und in der Aussenwelt nicht oder nicht genügend motivirt.

Es ist also nicht der Inhalt entscheidend, sondern die Entstehung und Motivirung der psychischen Vorgänge. Es gibt keine Funktionsstörung beim Geisteskranken, die nicht gelegentlich einmal innerhalb der Breite psychischer Gesundheit vorkäme.

7. Eine Krankheit ist immer ein complicirter Vorgang, der nie durch ein einziges Symptom gedeckt wird. Dies gilt auch für das Irresein. Die Auffassung des Krankheitsbildes kann immer nur eine synthetische sein. Nur im Zusammenhalt und gesetzmässigen Zusammenhang der Symptome, bei richtiger Combination und Interpretation der disparaten Erscheinungen, bei eingehendem Studium ihrer Aufeinanderfolge und gegenseitigen Verknüpfung gewinnt das Einzelsymptom Werth und Beachtung.

Ein analytisches Herausgreifen desselben kann nie zum Ziel führen, um so weniger, als gerade hier das Einzelsymptom, und wäre es selbst eine Wahnidee, vieldeutig ist. Noch weniger ist dies möglich bei Stimmungsanomalien, Affekten, perversen Trieben, verbrecherischen Handlungen, unsittlichen Neigungen, die nur im Zusammenhalt mit anderen Symptomen und der historischen und gegenwärtigen Persönlichkeit verwerthbar sind.

8. Das Irresein als eine Krankheit der Person nöthigt zudem zu einer individuellen Beurtheilung der concreten Phänomene.

Si duo dicunt idem, non est idem. Auch hier ist die Kenntniss der Individualität unerlässlich. Im Mund eines auf der Höhe der naturwissenschaftlichen Forschung Stehenden wäre der Glaube an Hexen, bei einem Astronomen der Glaube an den Stillstand der Erde höchst bedenklich, bei einem ungebildeten Landmann gar nicht auffällig.

9. Das Irresein als eine krankhafte Lebensäusserung macht eine persönliche Exploration des fraglich Kranken erforderlich. Wo sie fehlt (Facultätsgutachten in absentia, Untersuchung über den Geisteszustand eines verstorbenen Testators zur Zeit der Errichtung eines Testaments), entgehen der Diagnose überaus wichtige direkte Beurtheilungsmomente (physiognomischer Ausdruck, äusserer Habitus etc.).

Bei gegebener Möglichkeit einer persönlichen Exploration [1]) ist es von grossem Werth, wenn man den fraglichen Kranken in seinen gewohnten Lebensverhältnissen überraschen und beobachten kann. Schon die Art, wie er wohnt, sich kleidet, sich beschäftigt, kann wichtige Anhaltspunkte, nicht nur für Irresein überhaupt, sondern sogar für eine ganz bestimmte Erscheinungsweise desselben dem Kundigen an die Hand geben. Der Schwerpunkt für die psychische Diagnose liegt in der Conversation mit dem Kranken. Man muss aber nicht bloss wissen, was man fragen, sondern auch wie man die Conversation leiten soll. Das Objekt der Untersuchung ist kein chemisches Produkt, sondern ein wechselndes menschliches Bewusstsein, das von der Art und Weise des exploratorischen Vorgehens und Fragens gewaltig beeinflusst wird.

Man introducire sich beim Explorandeu in der unbefangensten Weise, fange die Unterredung mit gleichgültigen Dingen an, verwickle den Betreffenden in ein Gespräch, ohne dass er den eigentlichen Zweck der Exploration merkt. Nie darf diese den Charakter eines Verhörs haben. Am besten ist es, das körperliche Befinden oder Beruf und frühere Lebensschicksale als Ausgangspunkt zu wählen, dabei Theilnahme zu zeigen und sich so allmählig das Vertrauen zu gewinnen. Man erfährt so des Explorandeu Schicksale, Lebensansichten, Wünsche, Pläne, seine Stimmung, Intelligenz und Strebungen. Man lenkt das Gespräch auf Herkunft, Familie, sociale, politische und religiöse Fragen und achtet genau darauf, ob sich geänderte Beziehungen in irgend einer Richtung ermitteln lassen, die vielleicht den Schlüssel zu einer Wahnvorstellung geben. Es ist Regel, dass Geisteskranke, sobald man ihren Wahn berührt, denselben auch preisgeben.

Während dieser Unterredung hat man Zeit, Blick, Miene, Geberden, Haltung zu studiren, die Wohnung und Umgebung des Kranken zu mustern.

An die psychische Exploration schliesst sich die genaue Untersuchung der gesammten körperlichen Organe und Funktionen.

Ein wichtiger Behelf für die exploratorische Aufgabe ist das Studium der Schriften [2]) der Kranken.

Der Satz: „Le style c'est l'homme", gilt auch hier. Im Allgemeinen lässt sich behaupten, dass jeder Hauptform von Geistesstörung bestimmte Eigenthümlichkeiten der Schreib- und Ausdrucksweise zukommen, und dass sich der Kranke in seinen Schriften, wo er sich unbeobachtet fühlt und mehr gehen lässt, mehr verräth als im mündlichen Verkehr. Dies gilt namentlich für Kranke, die allem Eindringen ein hartnäckiges, meist durch Wahn und imperative Stimmen befohlenes Stillschweigen entgegensetzen. Man erstaunt oft, wie Kranke, die sonst ganz vernünftig sprechen, im intimen schriftlichen Verkehr mit sich und Anderen den grössten Unsinn produciren. Eine im Inhalt vernünftige Schrift schliesst aber ebenso wenig Irresein aus als vernünftiges Reden. Die Schriften Geisteskranker können inhaltlich zur Ermittlung verborgen gehaltener Wahnideen, stylistisch zur Kennzeichnung ihrer Geistesfähigkeiten überhaupt, in ihrer äusseren Ausstattung zur Beurtheilung ihres Bewusst-

---

[1]) Treffliche Anhaltspunkte für eine solche s. Neumann, Der Arzt und die Blödsinnigkeitserklärung; f. Griesinger, Lehrb., p. 127.

[2]) Marcé, Annal. d'hyg. publ. 1864, April; Güntz, Der Geisteskranke in seinen Schriften, 1861; Bacon, The Lancet 1869, II, 4. July; Raggi, Gli scritti dei pazzi, Bologna 1874; Tardieu, La folie, Paris 1872; Erlenmeyer, Die Schrift 1879.

seinszustands, graphisch zur Ermittlung feinerer Störungen der Coordination wesentlich beitragen. Am wenigsten schreiben Blödsinnige. Der kindliche Satzbau, die Unbehilflichkeit und Unklarheit der Diktion bekunden die hochgradige Geistesschwäche. Da das Schreiben überhaupt grössere Klarheit der Gedanken erfordert als das Sprechen, so ist die Schrift ein besonders feines Reagens für psychische Schwächezustände (Güntz). Auch der Melancholische schreibt wenig. Seine geistige Unlust und Hemmung hindert ihn daran. Die Monotonie des Vorstellens spiegelt sich in der beständigen Wiederholung derselben Klagen, Befürchtungen, Selbstbeschuldigungen ab. Die Schrift ist nicht aus einem Gusse. Man sieht es ihr an, dass der Kranke nur stossweise seine Hemmungen überwand und absatzweise seine Gedanken zum Ausdruck zu bringen vermochte. Nicht selten sind die Buchstaben mit zitternder Hand ausgeführt.

Der Maniacus schreibt viel, mit fester Hand, in grossen Zügen und mit rasch hingeworfener Schrift. Sie ist ein treues Bild seines beschleunigten Vorstellens, dem vielfach die Hand nicht nachzukommen vermag, so dass Worte ausgelassen werden, Sätze unvollendet bleiben. Steigert sich die Vorstellungsflucht, so wird die Schrift zu einem kaum mehr entzifferbaren Chaos von Worten und Satzbruchstücken, die wirr in einander fliessen. In seiner Schreibsucht schreibt der Kranke kreuz und quer, kümmert sich nicht um die Qualität des Materials, das ihm zu Gebot steht.

Besonders viel schreiben Paranoische, namentlich Querulanten, Erotomanen. In graphischer Hinsicht sind vielfach Aenderungen der Handschrift, barocke Verzierungen, Schnörkel, Unterstreichungen von Worten und Silben bemerkenswerth.

Die Diktion kann tadellos sein oder bombastisch, bizarr, je nach Art der Wahnideen und Zustand des Bewusstseins. Die grössten Bizarrerien können sich hier finden. So erzählt Marcé von einem Verrückten, der einen besonderen Werth auf die Zahl 3 legte und beim Schreiben jeden Buchstaben 3mal setzte.

Inhaltlich sind die Schriftstücke Paranoischer von grossem Werth, da sie oft Wahnideen enthüllen, die in der Conversation sorgfältig verborgen gehalten wurden.

Bei manchen Kranken wird das Scriptum ganz unverständlich, durch Gebrauch von Worten der Schriftsprache in anderem Sinn, durch Silbenverstellung oder Anhängen von bedeutungslosen Silben oder auch Ersetzung der Schriftzeichen durch hieroglyphische, symbolische. Es kann hier zur Neubildung von Worten kommen, ja sogar bis zur Neuschaffung eines Sprachidioms.

Besondere Eigenthümlichkeiten haben die Schriften der zur Paralysegruppe gehörigen Kranken. Die hier bestehende Coordinationsstörung findet ihren graphischen Ausdruck in undeutlicher, schülerhafter, zickzackartiger, zitteriger, Haar- und Grundstriche nicht mehr auseinander haltender Handschrift.

Häufig besteht Paragraphie und Agraphie, so dass falsche oder unvollständige oder fehlerhaft geschriebene Worte zu Tage kommen oder auch Worte ganz ausfallen. Die Amnesie kann so bedeutend sein, dass der Kranke kaum geschriebene Worte oder ganze Zeilen mehrmals wiederholt.

Die grosse Bewusstseinsstörung hindert ein Gewahrwerden dieser Lapsus. Sie lässt auch im Verlauf des Schreibens den Kranken oft den eigentlichen Zwek desselben vergessen, so dass er in demselben Schreiben sich gleichzeitig an mehrere Personen wendet. Aus gleichem Grund kommt es vor, dass er aus einem danebenliegenden Schriftstück oder Buch ganze Sätze einfliessen lässt, gleichzeitig in mehreren Sprachen schreibt, den Brief unbeendigt übergibt, Adresse, Datum, Unterschrift vergisst.

Auch die äussere Ausstattung des Schreibens, dessen Papier vielleicht aus dem Kehricht gezogen, über und über mit Tinte befleckt ist, deutet oft in bezeichnender Weise auf die grosse Bewusstseinsstörung dieser Kranken.

Unter den Symptomen, die für die allgemeine Diagnose des Irreseins ganz besonders von Bedeutung erscheinen, sind noch zu erwähnen:

Die Umänderung der Persönlichkeit (Charakter) in eine neue krankhafte, das Vorhandensein von Wahnideen und von Sinnestäuschungen. Auf die zwei letzteren pflegt sich die Diagnostik des Laien zu beschränken.

a) Charakterveränderung: Der dem Irresein zu Grunde liegende Krankheitsvorgang bedingt Aenderungen des früheren Charakters, d. h. der früheren Gewohnheiten, Neigungen, Bestrebungen, Anschauungen — die Persönlichkeit wird eine andere. Dieses Symptom ist ein um so werthvolleres, als es ein frühes, in der Regel dem Delirium der Vorstellungen und Handlungen lange vorausgehendes ist.

Diese pathologische Charakterveränderung, die bis zu einer völligen Umkehrung der früheren Anschauungen und Strebungen sich erstrecken kann, wird um so bedeutsamer, wenn das sie kundgebende Individuum unter Dispositionen sich befindet oder Einwirkungen ausgesetzt war, die erwiesenermassen wichtige Ursachen für Geisteskrankheit sind.

b) Wahnideen. Ein häufiges, aber keineswegs untrügliches Zeichen von Irresein bietet der Nachweis von Wahnvorstellungen. Es wäre indessen ein grosser Irrthum, Geisteskrankheit nur da anzuerkennen, wo jene nachgewiesen sind. Der Kranke kann sich ja in einem (affektartigen) Anfangsstadium befinden, in welchem Wahnideen noch gar nicht vorhanden sind, er kann eine Form des Irreseins bieten, in welcher Wahnideen gar nicht gebildet werden. Zudem vermag der Kranke seine Wahnideen zu verhehlen und sind solche, wenn auch überhaupt vorhanden, nicht dauernd im Bewusstsein gegenwärtig. Aber selbst dann, wenn eine irrige Idee constatirt ist, bedarf dieselbe noch einer eingehenden Prüfung, um den Werthcharakter einer Wahnidee zu erhalten.

c) Auch die Hallucinationen, die ja bei anderweitigen Hirn-Nervenkrankheiten, bei Fiebern und Intoxicationen vorkommen, sind an und für sich nicht entscheidend für Irresein. Sie beweisen schlechthin nur das Bestehen eines krankhaften Hirnzustandes. Ihre Bedeutung als Theilerscheinung einer Psychose ergibt sich nur aus dem Nachweis einer solchen.

Dann erst erscheinen die Hallucinationen in ihrem rechten Lichte, insofern sie mit anderweitigen elementaren Störungen (Verstimmungen, Angstzufällen etc.) in Connex stehen, vom getrübten Bewusstsein nicht mehr corrigirt werden, Einfluss auf das Handeln gewinnen.

Verdacht auf Geisteskrankheit wird sich indessen immer ergeben müssen, wenn Hallucinationen vorhanden sind, namentlich wenn sie sich in mehreren Sinnesgebieten finden.

Simulation [1]).

Die vorausgehenden allgemeinen Gesichtspunkte dürften zur Gewinnung der allgemeinen Diagnose „Irresein" genügen. Insofern aber die psychischen Symptome des Irreseins absichtlich vorgetäuscht werden können, verlangt der vorsichtige Richter vom Arzt noch den speciellen Nachweis, dass sie ächt, d. h. nicht simulirt sind.

Die Erfahrung lehrt, dass Simulation von Geistesstörung selten ist und noch seltener einem wirklich Sachverständigen gegenüber Erfolg hat.

Meist sind es Angeschuldigte, die zu diesem verzweifelten Mittel greifen, um sich der Schande, der drohenden Strafe zu entziehen; seltener bilden der Wunsch, der Wehrpflicht zu entgehen, eine lästige Ehe zu lösen, eingegangene Verbindlichkeiten nicht erfüllen zu müssen, Motive zur Simulation. Jedenfalls sind es, bei der natürlichen Scheu, die das Publikum vor Geisteskranken und Irrenanstalten hat, nur ganz mächtige Beweggründe, die einen Geistesgesunden zur Simulation treiben, ja es gibt erfahrene Irrenärzte [2]), die geradezu behaupten, dass Simulation nur bei mehr oder weniger schon wirklich Geistesgestörten vorkomme. Diese Annahme ist insofern richtig, als Simulation eine ganz gewöhnliche Erscheinung bei Hysterischen ist, zweifellos Irrsinnige zu ihrer Störung zuweilen Symptome hinzu simuliren oder bestehende übertreiben, und notorische Simulanten häufig genug erblich defekte, belastete Individuen sind.

Daraus ergibt sich vorweg die Regel, mit der Vermuthung der Simulation nicht leichtsinnig zu sein, und, wenn eine Präsumption überhaupt zulässig wäre, eher an wirkliche Krankheit, denn an Simulation zu denken, endlich die Forderung, die exploratorische Aufgabe erst mit der vollen Ueberzeugung, dass Krankheit nicht nachweisbar sei, nicht aber mit dem blossen Nachweis der Simulation als beendet anzusehen.

Bezüglich der Chancen für den Simulanten ist zu berücksichtigen, dass Irresein eine Krankeit ist, die wie jede andere ihre Ursachen, ihre empirisch wahre gesetzmässige Entwicklung, ihren Verlauf, logischen Zusammenhang der Symptome hat und als eine Gehirnkrankheit nicht auf psychische Phänomene ausschliesslich beschränkt ist.

Hier haben die somatischen Symptome gestörter, durch Gewichtsabnahme sich dokumentirender Ernährung, die motorischen Störungen, Pulsanomalien, Störungen der vegetativen Processe, des Schlafes, Speichelfluss u. s. w. ihre ganz besondere Bedeutung, nicht minder der Verlauf, insofern er ein typischer sein kann und Beziehungen zwischen Exacerbation und Remission der psychischen Symptome mit somatischen Vorgängen (Menses etc.) sich allenfalls erweisen lassen. Auch verdient Beachtung, dass jedes psychische Krankheitsbild auch seine äussere Facies hat und beide im Einklang stehen müssen.

Aber abgesehen von all diesen somatischen, der Willensphäre fast gänzlich entzogenen Zeichen, stösst auch die Hervorbringung der psychischen auf die grössten Hindernisse. Man muss sich in die Lage des Simulanten denken, um die Schwierigkeit seiner Aufgabe würdigen zu können. Er gleicht dem Schauspieler; aber während dieser seine Rolle zugetheilt bekommt, sie mit Musse studirt und memorirt, muss der Simulant Dichter und Schauspieler zugleich, ja noch mehr — er muss beständig Improvisator sein. Er befindet sich fortdauernd in Aktion, wenn er unausgesetzt beob-

---

[1]) Jacobi, Reiner, Stockhausen; Stahmann, Casper's Vierteljahrsschr., N. F., VI; Laurent, „Etude sur la simulation de la folie", 1866; v. Krafft, Friedrich's Blätter 1871 u. ger. Psychopathol. p. 234.

[2]) Jessen, Allg. Zeitschr. f. Psych. XVI. H. 1.

achtet wird, während der Schauspieler zeitweise von der Bühne abtreten und ausruhen kann. Zudem hat der Simulant nicht ein Parterre von Laien, sondern von Sachverständigen vor sich, die ihm scharf auf die Rolle passen und durch kein Theaterbeiwerk von ihrer kritischen Aufgabe abgezogen werden. Trotz all dieser Vortheile dem Simulanten gegenüber, ermüdet der Schauspieler schon nach wenigen Stunden. So begreift sich die Thatsache, dass Simulanten durch die geistige Anstrengung, die sie sich auferlegen müssen, wirklich geisteskrank werden können. Aber der Simulant hat ausserdem den Nachtheil, dass er Laie ist und, wie die meisten Romanschriftsteller und Bühnendichter, nur Karrikaturen des wirklichen Wahnsinns creirt. Er greift die am meisten drastischen Züge des Irreseins heraus und outrirt sie in jämmerlicher Weise. Da er bei seiner Unkenntniss der Originale meint, in Unsinnreden, Umhertoben oder stumpfsinnigem Gebahren liege das Entscheidende des Irreseins, gefällt er sich in Darstellungen von vagem Delir mit möglichst barockem gegensätzlichem Inhalt, affenartigem Umherspringen und Herumtollen oder stupidem Vorsichhinstieren.

Er wird theatralisch und ostensibel in seinem Delirium; seinem Wahnsinn fehlt die Methode, sein stumpfsinniges Gebahren wird von Miene und Haltung Lügen gestraft. Versucht er den Melancholischen zu spielen, so scheitert er an der Unmöglichkeit der Vortäuschung der tiefen, schmerzlichen Verstimmung, der psychischen Anästhesie. Auch stehen ihm die somatischen Symptome dieses Leidens und seine Exacerbationen und Remissionen nicht zu Gebote.

Versucht er den Tobsüchtigen zu copiren, so erlahmt bald sein Wille an der Durchführung des Bewegungsdrangs, der beim wirklich Tobsüchtigen spontan auf Grund innerer Reize, ohne alle Mühe und Willensintention abläuft. Der Simulant muss sich Ruhe gönnen, und so tobt er nur, solange er sich beobachtet glaubt. In seinem Toben zeigt sich immer noch eine gewisse Umsicht und Rücksicht. Er schont z. B. seine eigenen Kleider und zerstört nur fremdes Eigenthum.

Auch die consequente Durchführung der Rolle des Verrückten ist einer aufmerksamen Beobachtung gegenüber, die bald die Maske lüftet und der wahren Persönlichkeit ins Gesicht schaut, unmöglich.

Der Simulant meint, er müsse hier Alles auf den Kopf stellen, er kennt keine Gesetze der Logik und Ideenassociation mehr, während doch gerade bei diesen Zuständen, wenn sie primäre sind, der logische Mechanismus erhalten ist, wenn secundär der Nachweis früherer logischer Beziehungen in vorausgehenden affektiven Stadien sich ergeben muss.

So heuchelt der Simulant gern eine falsche Apperception, verräth aber zugleich in seiner möglichst unsinnigen Antwort, dass er die Pointe der Frage wohl erkannt hat.

Die Simulation des Blödsinns, der Stupidität scheitert an der Schwierigkeit, völlige Affektlosigkeit zu heucheln und ihr mimischen Ausdruck zu verleihen. Der Simulant kann einen lauernden Zug in seiner Miene nicht unterdrücken und verräth ab und zu durch Handlungen und Geberden, dass er der Vorgänge in der Aussenwelt wohl bewusst ist und ihnen beobachtend gegenübersteht.

Die Exploration eines fraglichen Simulanten setzt vor der anderer zweifelhafter Geisteszustände nichts voraus als genügend lange und unausgesetzte Beobachtung, wozu eine Irrenanstalt der geeignetste Ort sein dürfte.

Das Bewusstsein des Arztes, dass er einfach Sachverständiger ist, wird ihm die nöthige Objektivität und Ruhe gegenüber der Halsstarrigkeit und Frechheit eines fraglichen Simulanten geben.

Der synthetische Weg der Beobachtung ist der einzig richtige. Nicht Einzelsymptome, sondern die ganze Persönlichkeit, nicht Präsumption, sondern vorurtheilslose Auffassung der gesammten Thatsachen müssen die Diagnose herbeiführen.

Gelingt der Nachweis, dass das Bild der fraglichen Krankheit einem der geläufigen der Classifikation entspricht, so erweist sich dasselbe als ein empirisch wahres; durchaus nicht darf jedoch aus der Nichtübereinstimmung desselben mit den Schulbildern des Lehrbuchs der umgekehrte Schluss gezogen werden. Alle unsere Eintheilungen sind dogmatisch und bei der individuellen Mannigfaltigkeit dieser Krankheiten der Person niemals erschöpfend. Gibt es doch degenerative Krankheitsbilder, namentlich auf hereditärer Grundlage, denen gerade das Proteusartige, ins psychologische Classifikationsschema nicht einreihbare Individuelle des Krankheitsbildes ein anthropologisch-klinisch bedeutsames Merkmal aufdrückt, und sind doch gerade häufig Verbrecher, bei denen man sich der Simulation zu versehen hat, belastete degenerative psychische Existenzen.

Ist die Diagnose zum allgemeinen Nachweis von Irresein mit Ausschluss der Simulation vorgedrungen, so erhebt sich die weitere Frage, ob hier eine selbständige Geisteskrankheit und nicht eine symptomatische Störung der Geistesfunktionen vorliegt.

Die Umstände der Entstehung des Irreseins, sein bisheriger Verlauf, die genaueste körperliche Untersuchung, werden die Lösung dieser Frage anbahnen. Speciell ist an die Verwechslung mit Typhus, einer schleichenden, namentlich tuberculösen Meningitis und einer Berauschung zu denken. Die letztere wird im Allgemeinen leicht unterscheidbar sein, jedoch ist zu bedenken, dass eine Berauschung bei besonders Disponirten als acutes Irresein verlaufen und die Gelegenheitsursache für chronisches werden kann.

Sind auch die Schwierigkeiten einer Unterscheidung von effektiver Geisteskrankheit und bloss symptomatischer Geistesstörung überwunden, so bleibt die Frage übrig, ob jene eine idiopathische oder sympathisch bedingte sei.

Die Aetiologie und Pathogenese werden nebst den Einzelheiten des Krankheitsbildes Anhaltspunkte ergeben. Hier sind es dann, neben den psychischen (primäre Abnahme der geistigen Leistungsfähigkeit, Störung des Gedächtnisses, schwere Bewusstseinsstörung, ungewöhnliche Gemüthsreizbarkeit etc.) vorwiegend die somatischen Störungen (motorische, sensible, namentlich Anästhesie, trophische. Fieber- und Collapstemperaturen), die die Entscheidung herbeiführen. Für eine sympathische Affektion des psychischen Organs spricht im Allgemeinen neben dem Fehlen jener für eine idiopathische Entstehung sprechenden Momente die Zurückführung der Psychose genetisch auf eine periphere Erkrankung (Uterin-, Magendarmaffektion etc.) und der Nachweis, dass diese in den Verlauf jener eingreift. Am deutlichsten wird der Zusammenhang da, wo das periphere Moment in periodischer Wiederkehr diese Wirkung hervorruft (menstruales Irresein).

Capitel 2.

Diagnose der Genesung.

Die Diagnose hat endlich nach dem Ablauf einer psychischen Krankheit die Aufgabe, zu constatiren, ob die Genesung [1]) eingetreten sei.

Sie kann privatim dem Arzt, z. B. bezüglich der Frage der Entlassung aus der Irrenanstalt, obliegen, aber auch gerichtlich gestellt werden bezüglich der Wiedereinsetzung des genesenen Kranken in seine während der Krankheit ihm aberkannten bürgerlichen Rechte.

Die Diagnose der erfolgten Genesung hat mit nicht geringeren Schwierigkeiten zu kämpfen, als die der eingetretenen Krankheit. Namentlich bei von Hause aus schwachsinnigen, defektiven, belasteten Individuen ist es oft kaum möglich, zu entscheiden, was als Krankheitsresiduum und was als präexistirende Abnormität angesprochen werden muss.

Im Allgemeinen stützt sich die Diagnose der Genesung auf das negative Moment des Verschwundenseins sämmtlicher Krankheitssymptome und auf das positive der Wiederherstellung der alten psychischen Persönlichkeit mit allen ihren Charaktereigenthümlichkeiten, Vorzügen, Fehlern, Neigungen. Zur Entscheidung der letzteren Frage ist die genaue Kenntniss der früheren gesunden oder relativ gesunden Persönlichkeit unerlässlich, das Urtheil der Angehörigen oft massgebender als das des Arztes in der Irrenanstalt. Die Entscheidung, ob sämmtliche Krankheitssymptome zurückgetreten sind, ist Sache genauer Beachtung des Verlaufs und des Status praesens. Sie hat die Möglichkeit eines bloss temporären Latentwerdens des Krankheitsbildes zu berücksichtigen, ganz besonders aber die der Verhehlung von Krankheitssymptomen, soweit sie psychische sind, seitens des Kranken.

Um so mehr ist zu beachten, ob der psychischen Wiederherstellung auch eine somatische Gesundung parallel geht und wie sich die Zunahme des Körpergewichts gestaltet.

Ein wichtiges Kriterium psychischerseits ist die volle Einsicht des Genesenen in die überstandene Krankheit. Diese muss ihm völlig objektiv geworden sein. Indessen findet auch dieses Kriterium seine Beschränkung, insofern es Genesene gibt, die von ihrer Krankheit (transitorisches Irresein) gar keine Erinnerung besitzen oder sich schämen, dieselbe zuzugestehen. Eine Dissimulation [2]) von Krankheitsphänomenen kommt bei Melancholischen und Verrückten vor, um für gesund erklärt und in

---

[1]) Neumann, Lehrb., p. 189; Schlager, Allg. Zeitschr. f. Psych. 33, H. 1 u. 5.

[2]) Ingels, La folie dissimulée, Bulletin de la soc. de méd. de Gand 1868; Ann. méd. psych. 1868, Nov.; v. Krafft, Ger. Psychopath., p. 246.

Freiheit gesetzt zu werden oder einer Curatel zu entgegen. Die Selbstbeherrschung und Gewandtheit solcher Kranker ist zuweilen eine wahrhaft staunenswerthe.

Hier ist genaue Beachtung des Verlaufs der Krankheit in somatischer und psychischer Richtung das Wichtigste. Ist derselbe unbekannt, so gilt es, sich durch Wohlwollen und Freundlichkeit gleichsam ins Vertrauen des fraglichen Kranken hineinzustehlen, in gewandter unbefangener Conversation alle möglichen Lebensgebiete zu berühren und so vorsichtig nach affektiven Anomalien und etwaigen Wahnideen zu sondiren. Auch hier kann das Studium der Schriften höchst werthvolle Fingerzeige geben. Nicht minder wichtig ist die Beachtung der Haltung, der Neigungen und Handlungen. Für den Kundigen können Eigenthümlichkeiten der Kleidung, der Lebensweise, der Mimik und Geberden werthvolles Beurtheilungsmaterial werden.

Anhang.

Schema der Geisteszustandsuntersuchung.

I. Anamnese.

A) Stammbaum und Gesundheitsverhältnisse der Familie.

Litt ein Glied der Familie (Ascendent, Collaterale oder Descendent) an einer Nerven- oder Geisteskrankheit?

Bei welchem Individuum der Verwandtschaft, aus welcher Ursache, in welchem Lebensalter wurde die Nerven- (Gehirn-, Rückenmarkskrankheit, Hysterie, Hypochondrie, Epilepsie, Chorea, Hemicranie, Neurasthenie) oder Geisteskrankheit (Psychoneurose oder psychisch degenerative Erkrankung) beobachtet?

Kamen Selbstmord, Trunksucht, Excentricitäten oder auffallende Immoralität (Verbrechen), psychische Entwicklungshemmungen, plötzliche Todesfälle unter Hirnsymptomen (Apoplexie, Convulsionen), Taubstummheit, Missbildungen in der Familie vor und bei welchen Gliedern? Waren die Eltern blutsverwandt, bei der Zeugung in jugendlichem oder hohem Alter, im Zustand des Rausches oder kurz vorher einer schweren Krankheit (z. B. Typhus) oder einer eingreifenden Kur (Quecksilber) oder sonst einer erschöpfenden Ursache ausgesetzt gewesen?

Nach welchem der Erzeuger artete der Descendent leiblich und geistig? Sind Tuberculose und Scrophulose in der Familie zu Hause?

B) Gesundheits- und Constitutionsverhältnisse des Individuums.

1. Fötalleben.

Welche waren die Gesundheitsverhältnisse der Mutter während der Schwangerschaft? (Krankheiten, Verletzungen, Kummer, Ausschweifungen?)

Fand die Geburt recht- oder vorzeitig statt? Erlitt das Kind **während** der Geburt eine Verletzung des Kopfes?

2. Kindheit.

Wurden cerebrale Zufälle (Convulsionen etc.) beobachtet? Hatten sie Einfluss auf die körperlich-geistige Entwicklung? Wann erschienen die Zähne? Wann lernte das Kind gehen und sprechen? Bestand Nachtwandeln, nächtliches Aufschrecken? Wurden Kinderkrankheiten (namentlich Rachitis) durchgemacht? welche? mit welchen Folgeerscheinungen? War das Kind schreckhaft, nervös erregbar, zornmüthig?

3. Pubertätszeit.

War die körperliche und geistige Entwicklung eine frühe oder verspätete, die geistige Begabung eine gute, mittelmässige oder schlechte?

Wann zeigten sich Spuren der Pubertät? Wann traten die Menses ein? Unter welchen körperlichen (Schmerzen, Bleichsucht, nervöse Beschwerden), psychischen (geistige Verstimmung, Hypochondrie, religiöse Schwärmerei) Erscheinungen?

Zeigte sich der Geschlechtstrieb abnorm früh oder spät, vielleicht gar nicht, krankhaft gesteigert oder pervers? Wurde er befriedigt und wie? (Onanie.)

Trat zur Pubertätszeit eine auffällige Aenderung des Charakters oder gar eine psychische Erkrankung ein?

4. Zeugungsfähiges Alter.

Wie war die Constitution? kräftig oder schwächlich? Bestand Neigung zu Erkrankung und welcher Organe?

Fanden wirklich Erkrankungen statt mit besonderer Berücksichtigung etwaiger Kopfverletzungen, acuter (Typhus, Intermittens etc.), namentlich cerebraler (Meningitis etc.), chronischer (Chlorose, Magen-, Darm-, Uterusleiden), besonders constitutioneller (Syphilis etc.) und nervöser (Spinalirritation, Hysterie, Hypochondrie, Epilepsie etc.) Krankheiten?

Welche waren ihre hauptsächlichsten Symptome, ihre Dauer, Folgen?

Wie waren die Funktionen des Nervensystems beschaffen?

Fanden sich Zeichen einer neuropathischen Constitution (Geneigtheit zu Delirien und Hallucinationen in Krankheiten, namentlich fieberhaften; grosse Morbidität überhaupt; ungewöhnliche Reaktion auf atmosphärische, tellurische, alimentäre Schädlichkeiten, Idiosyncrasien; lebhafte Afficirbarkeit des Vasomotorius durch psychische Reize — Erblassen, Erröthen, Palpitationen, präcordiale Angstempfindungen — sowie durch Alkoholica — Intoleranz gegen Spirituosen, abnorme Rauschzustände; abnorm leichte Erregbarkeit der sensiblen und sensoriellen Nerven — tiefe Reizschwelle, ungewöhnlich lange Andauer der Erregung, Mitempfindungen, gesteigerte Reflexerregbarkeit, Zeichen reizbarer Schwäche, Neigung zu Convulsionen)?

Fanden sich Zeichen einer psychopathischen Constitution?

Grosse Reizbarkeit, gemüthliche Erregbarkeit, pathologische Affekte, grosse Labilität der Stimmung, häufiger grundloser Stimmungswechsel, wechselnde Sym- und Antipathien, grosse Erregbarkeit der Phantasie, grosse Erregbarkeit des Wollens bei geringer Ausdauer?

Wie verhält sich die Gesammtheit des psychischen Seins als C h a r a k t e r?

Kleinmüthigkeit oder Festigkeit, nüchterne Lebensanschauung oder Excentricität und Schwärmerei (politische, religiöse, Bigotterie), gesellig oder ungesellig? egoistisch oder altruistisch?

Als Temperament? Phlegmatisch oder aufbrausend, leicht verletzlich, ehrgeizig?

In intellectueller Richtung?

Harmonisch und durchschnittsgemäss oder einseitig (vorwaltende Phantasie bei beschränktem Verstand) und über (genial) oder unter dem Mittel (beschränkt)?

Wie waren die socialen Verhältnisse (war Patient seiner Stellung gewachsen, mit ihr zufrieden?) und die familialen, bezw. ehelichen?

Welche waren Beschäftigungs- und Lebensweise mit Berücksichtigung von etwaigen schädlichen Einflüssen (Excesse in Venere, Onanie, Abusus spirituosorum Ueberanstrengung)?

Speciell bei Frauen?

Wie verhielten sich die Menses in Bezug auf zeitliche Wiederkehr, Quantität, etwaige nervöse und psychische begleitende Störungen? War Patientin schwanger, wann zum erstenmal, wie oft? In welchen Intervallen folgten die Schwangerschaften? Wie waren Gesundheitszustand und psychisches Befinden in denselben? Waren die Geburten recht- oder vorzeitige, mit Complicationen (Kunsthilfe, Blutungen etc.) verbunden, von Krankheiten (Puerperalaffektionen) gefolgt?

Wurde gestillt? wie oft, wie lange?

5. Ursachen der gegenwärtigen Krankheit.

Muthmassliche Ursache der gegenwärtigen Krankheit? Zeitliches Auftreten derselben? Angabe der Funktionsstörungen, die im Gefolge jener Ursachen zu Tage traten? Zusammenhang in der Wirkungsweise der etwa mehrfach ermittelten Ursachen?

6. Prodromi der gegenwärtigen Krankheit.

Ist die gegenwärtige Psychose der erste Anfall oder wurde schon früher eine psychische Störung bemerkt? Wann, aus welchen Ursachen, unter welchen Symptomen wurde die frühere Erkrankung beobachtet? Wie waren Verlauf, Ausgang?

Trat die jetzige Krankheit plötzlich oder allmählig auf?

Wann, unter welchen Vorboten?

a) Abnahme des Gedächtnisses der geistigen Leistungsfähigkeit, geistige Ermüdung, gemüthliche Abgestorbenheit, Zornmüthigkeit, Aenderung des Charakters, Unsittlichkeit?
b) Schmerzliche Verstimmung, abnorme Weichheit, gemüthliche Reizbarkeit, Traurigkeit, Furcht irre zu werden, Lebensüberdruss, geistige Unlust?
c) Aufgeräumtheit, Geschwätzigkeit, Geschäftigkeit, Wanderlust, Verschwendungssucht?
d) Feindliches, misstrauisches, gereiztes Benehmen, Eifersucht, Klagen über Geringschätzung, Verleumdung, Bedrohung?
e) Wie verhalten sich Schlaf, Nahrungsaufnahme, Ausleerungen, Menstruation? Bestanden Kopfweh, Schwindel, Präcordialsensationen, Neuralgien, Sprachstörungen, kamen Schlag-, Schwindel-, epileptische Anfälle vor?
f) Zeigten sich die Vorläufersymptome continuirlich- re-, intermittirend? wie folgten sie auf einander?

II. Status praesens.

A. Körperliche Untersuchung.

1. Körpergrösse, Körpergewicht, Stand der Ernährung, der Blutfülle, Blutmischung und Blutvertheilung (Cyanose, Fluxion, örtliche Anämie), Alter mit besonderer Berücksichtigung bei jugendlichen Individuen, ob die Entwicklung des Körpers dem Alter entspricht, bei Erwachsenen, ob etwaige Erscheinungen des Seniums und der Decrepidität durch das Alter motivirt sind.
2. Schädelform und Schädelmasse [1]).

a) Rundmasse mittelst Centimeterbandmass:

	Mann	Weib
Horizontaler Schädelumfang in der Höhe der Protuberantia occipitalis externa und der Glabella	55 Cm.	53 Cm.
Ohrhinterhauptlinie vom vorderen Rand des Proc. mastoideus einer Seite über Protub. occip. ext. zu dem der anderen Seite	„ 24 „	„ 22 „
Ohrstirnlinie vom vorderen Rand des Por. acusticus der einen Seite über die Glabella zu dem der anderen	„ 30 „	„ 28 „
Ohrscheitellinie von der Wurzel des Jochbogens der einen Seite über die Scheitelhöhle zu der anderen	„ 36 „	„ 34 „
Längsumfang von der Nasenwurzel zur Protub. occipit. externa	„ 35 „	„ 33 „
Ohrkinnlinie vom Por. acust. der einen Seite über das Kinn zu dem der anderen Seite . . .	„ 30 „	„ 28 „

b) Tastercirkelmasse:

	Mann	Weib
Längsdurchmesser von der Nasenwurzel zur Protub. occip. externa	„ 18 „	„ 17,5 „
Grösster Breitedurchmesser	„ 15 „	„ 14 „
Distanz der Pori acustici	„ 12,5 „	„ 11,5 „
Distanz der Jochfortsätze des Stirnbeins	„ 11 „	„ 11 „

---

[1]) Die obigen Durchschnittsmasse nach Welker's Messungen am skeletirten Schädel (vgl. Untersuchungen über Wachsthum und Bau des menschlichen Schädels. 1862) für den Lebenden modificirt von Dr. Muhr. Am wichtigsten sind die Schädelmessungen bei Geisteskranken zur Feststellung der Grössenverhältnisse und der etwaigen Verschiebung des Schädels. Makrocephale Schädel, nach Ausschluss der Cephalonie, desgleichen mikrocephale Schädel lassen angeborene oder frühentstandene Blöd- und Schwachsinnszustände vermuthen. Schädelverschiebungen und ungleiche Entwicklung der Schädelhälften scheinen zu Hirnerkrankungen zu disponiren. Sie sind auffallend häufig bei Paranoischen; nicht selten stehen sie auf rachitischer Grundlage. Man achte auf Spuren der Rachitis am übrigen Skelet! Ueber Schädelmessung s. ausser Welker's erwähntem Werke Virchow, Verhandlungen der Würzburger physik. med. Gesellschaft, 1851, II, p. 230; f. in s. Archiv XIII; gesammelte Abhandlungen VII; Stahl, Allg. Zeitschr. f. Psych. 11, p. 546, 12. p. 599 und Irrenfreund, 1870, 1; Meyer, Archiv f. Psych. I, p. 96; Meynert, Jahrb. f. Psych. I. H. 2 und 3. II, H. 1.

Distanz vom Por. acusticus zum Nasenstachel. . . . . Mann 12 Cm. Weib 11 Cm.
Breitenindex, d. h. die durch Division des Längsdurchmessers in das 100fache des Breitendurchmessers gefundene Zahl . . . . „ 80 „ „ 70 „

3. Degenerationszeichen.
   a) Schädelanomalien — Mikro-, Makrocephalus (Cephalonie und Hydrocephalus), Rhombo-, Lepto- und Klinocephalus.
   b) Augen — angeborene Blindheit, Retinitis pigmentosa, Coloboma iridis, Albinismus, ungleiche Pigmentirung der Iris, angeborener Strabismus — Schiefstand der Augenschlitze.
   c) Nase — Schiefstand der Nase, tiefliegende Nasenwurzel (Cretinismus).
   d) Ohren — zu kleines, zu grosses Ohr, rudimentäres oder in der umgebenden Haut sich verlierendes Ohrläppchen, mangelhafte Differenzirung von Helix, Anthelix, Tragus und Antitragus.
   e) Mangelhafte Differenzirung der Zähne, totales oder partielles Ausbleiben der 2. Dentition, abnorme Stellung der Zähne (Rachitis).
   f) Mund und Gaumen — zu grosser, zu kleiner Mund, zu steiler schmaler, zu flacher breiter oder einseitig abgeflachter Gaumen, limböse Gaumennaht. Hasenscharte, Wolfsrachen, vorstehendes Os incisivum.
   g) Skelet und Extremitäten — Zwergwuchs, Klumpfuss, Klumphand, ungleiche Entwicklung der Hände, überzählige Finger, Zehen.
   h) Genitalien — Kryptorchie, Epi-, Hypospadie, Hermaphroditie, Uterus infantilis, bicornis etc., Phimosis ohne Verlängerung und Hypertrophie der Vorhaut.
   i) Haare — abnorme Behaarung bei Weibern, zottige Haare am Körper.
4. Stand der Eigenwärme (Thermometer).
5. Pulsfrequenz; Pulsqualität (tard oder celer — Sphygmograph).
6. Prüfung der Funktion der höheren Sinnesorgane (Augenspiegel etc.).
7. Prüfung der Sensibilität [1]) — Hyperästhesie — Anästhesie — Neuralgien (Aesthesiometer, Nadel, elektrischer Strom).
8. Prüfung der cutanen und der tiefen Reflexe.
9. Prüfung der motorischen Funktionen [2]) — Facialisinnervation, Mydriasis, Myosis, Ungleichheit der Pupillen, Reaktion der Iris (Atropin, Calabar), Nystagmus, Strabismus, Augenmuskellähmung, Ptosis, Sprache (Aphasie, Ataxie, Glossoplegie), Ataxien, Tremores, Paresen, Lähmungen der Extremitäten, Sphincteren, Katalepsie und Muskelspannungen.
10. Sekretorische Funktionen — Salivation, Schweisse, Urinuntersuchung.
11. Trophischer Stand der Hauternährung, Decubitus, Othämatom.
12. Physikalische Untersuchung der Brust- und Bauchorgane, bei Frauen auch der Lage-, Gestalt- und Vegetationsverhältnisse des Uterus.
13. Haltung, Blick, Miene, Geberden.
14. Schlaf, Nahrungsaufnahme.
15. Sensorische Funktionen — Schwindel, Eingenommenheit des Kopfs, Gefühle veränderter Schwere, grösseren oder kleineren Umfangs des Kopfs etc.

---

[1]) Methoden s. Erb, Ziemssen's Handb. XII, p. 190.

[2]) Methoden s. Erb, ebenda XII, p. 239; die Prüfung mit dem elektrischen Strom gestattet trotz mehrfacher Untersuchungen von Benedict (Archiv der Heilkde. VIII, p. 140), Svetlin (Leidesdorf, psychiatr. Studien, 1877) u. Tigges (Allg. Zeitschr. f. Psych. 30. 31) noch keine diagnostische Verwerthung.

B. Psychische Untersuchung.

1. Stimmung — Grundstimmung, Stimmungswechsel, Stand der Gemüthserregbarkeit, Reaktionsweise auf die Vorgänge der Aussenwelt, ob gesteigert oder vermindert; Berücksichtigung, ob und welche Qualitäten psychischer Gefühle die Sinneswahrnehmungen betonen.
2. Vorstellen — ob verlangsamt oder beschleunigt, abspringend, Ideenflucht, Verworrenheit, Zwangsvorstellungen.
3. Bewusstsein — ob getrübt und nach welcher Richtung (Bewusstsein der Zeit des Orts, der eigenen Persönlichkeit) oder frei.
4. Gedächtniss — ob gesteigert oder geschwächt — partiell(Jüngstvergangenheit) oder allgemein.
5. Sinneswahrnehmung — ob erleichtert oder verlangsamt, verfälscht oder fehlend.
6. Stand des Denkens, Art des Vonstattengehens der logischen Processe, der psychischen Leistungsfähigkeit überhaupt, bezüglich Intensität (Klarheit) und Dauer (rasche Erschöpfbarkeit).
7. Verhalten des ethischen Bewusstseins — Gegenwart und Verwerthbarkeit moralischer Begriffe und Urtheile.
8. Verhalten des Strebens, ob gesteigert (Thatendrang) oder herabgesetzt (Abulie).
9. Vorhandensein von Wahnideen, Hallucinationen.

Abschnitt V.

Allgemeine Therapie [1]).

Capitel 1.

Allgemeine Gesichtspunkte.

Die Erfahrung, dass das Irresein eine Hirnerkrankung darstellt und noch dazu eine heilbare, wenn sie rechtzeitig erkannt und richtig behandelt wird, ist neueren Datums. Unwissenheit und Rohheit sperrten noch im vergangenen Jahrhundert die lästigen Irren in Straf- und Detentionshäusern mit Verbrechern und Landstreichern zusammen, oder liessen sie in Schmutz und Elend verkommen. War es doch kaum ein grösserer Schimpf, ein Verbrecher als ein Irre zu sein!

Erst der Neuzeit war es vorbehalten, nach vielfachen Irrthümern über das Wesen des Irreseins, nach langem unerquicklichem Streit, ob hier die Seele oder das Gehirn, oder gar beide erkrankt seien, zu rich-

---

[1]) Neumann, Lehrb., p. 194; Griesinger, op. cit. p. 469; Hergt, Allg. Zeitschr. f. Psych. 33, H. 5 u. 6; Voisin, Traité de la paral. générale, p. 472.

tigeren Anschauungen über Wesen und Behandlung dieser Zustände zu gelangen.

Die wissenschaftliche Erkenntniss derselben als Hirnkrankheiten förderte die humane Ueberzeugung, dass so grossem menschlichem Elend gegenüber die Gesellschaft Schutz und Hilfe schuldig sei, nicht einfach durch Einsperrung sich der unglücklichsten ihrer Mitmenschen entledigen dürfe.

Das vorläufige Resultat dieser wissenschaftlichen und humanitären Bestrebungen waren die Irrenanstalten. Mit ihnen beginnt erst die Zeit einer rationellen Therapie des Irreseins.

Die Therapie, wie wir sie heutzutage üben, kümmert sich in keiner Weise um die unpraktische metaphysische Frage, ob es über dem Gehirn noch eine besondere Seele gibt, ob die Therapie eine ausschliesslich somatische oder psychische sein muss. Die Erkenntniss, dass alle geistigen Aeusserungen Funktionen des Gehirns sind, weist uns an, ebenso durch psychischen Einfluss, durch Erweckung von Gefühlen, Vorstellungen und Strebungen das kranke psychische Leben zu beeinflussen, wie sie aus der Erfahrung, dass dem Irresein anatomische Vorgänge im Gehirn zu Grunde liegen, die Berechtigung schöpft, mit somatischen, medicamentösen Mitteln eine Ausgleichung der Störung der Hirnfunktionen anzustreben.

Die Gleichberechtigung der somatischen und der psychischen Behandlungsweise und die Nothwendigkeit ihrer Verbindung erscheint damit oberster Grundsatz in der Therapie der Psychosen.

Damit er erfüllbar werde, ist die vorausgehende genaue Erforschung der kranken Persönlichkeit nach allen ihren gegenwärtigen und historischen Beziehungen, ihres Charakters, ihrer Neigungen und Lebensgewohnheiten als Vorwurf einer psychischen Therapie, die nur als eine individualisirende gedacht werden kann, erforderlich, ferner die Ermittlung der somatischen Vorgeschichte, der früheren Krankheiten und Krankheitsdispositionen, der Umstände und Ursachen der gegenwärtigen Erkrankung, ihres bisherigen Verlaufs und ihrer gegenwärtigen Erscheinungen.

Es muss zunächst Klarheit über die Aetiologie und die Beschaffenheit der vorhandenen Erkrankung bestehen, ob sie eine idiopathische ist und welche Veränderungen im Gehirn ihr zu Grunde liegen mögen, oder eine sympathische und welche allgemeine Ernährungsstörungen oder Lokalaffektionen vegetativer Organe sie bedingen.

Ist eine anatomische Diagnose (Hyperämie, Anämie, Entzündung etc.) nicht möglich, so muss wenigstens eine funktionelle gemacht und die Gesammtheit der vorhandenen Funktionsstörungen klar gelegt werden.

Die Diagnose der sogen. Störungsform hat höchstens einen klinisch-klassifikatorischen Werth, keineswegs aber reicht sie für die Therapie aus.

Die Psychiatrie hat es nie mit Krankheitsformen, sondern immer nur mit kranken Individuen zu thun. Sie kann, entgegen der Mehrzahl der Erkrankungen vegetativer Organe, wo der pathologisch-anatomische Vorgang und allenfalls noch die körperliche Constitution in Betracht kommen, nur eine streng individualisirende sein.

Der Schwerpunkt der Therapie liegt in der Anamnese, der Pathogenese und Aetiologie des individuellen Falls. Eine besondere Kurmethode, ein schablonenmässiges Heilverfahren auf psychiatrischem Gebiet besitzen nur Routiniers und Charlatans.

In der individualisirenden Behandlung der psychisch kranken Person liegt das ganze Interesse, aber auch die ganze Schwierigkeit der Therapie, namentlich da, wo diese eine rein psychische ist. Da das Irresein eine meist chronische, Monate, selbst Jahre dauernde Krankheit darstellt, haben wir Musse, Umstände und Wesen des Krankheitsfalls zu ermitteln und brauchen uns mit ärztlichen Eingriffen nicht zu übereilen. In den seltenen Fällen, wo das Irresein acut auftritt und verläuft, bleibt ohnedies einer aktiven Therapie, dem meist typisch ablaufenden Krankheitsbilde gegenüber, wenig Spielraum. Aber auch wenn der concrete Krankheitsfall pathogenetisch und klinisch geklärt ist, sind einer aktiv eingreifenden Therapie enge Grenzen gesetzt. Nur selten wird sich die Diagnose zur Höhe einer anatomischen erheben und selbst wenn dies gelungen ist, fragt es sich sehr, ob und mit welchen Mitteln wir im Stande sind, wirksam in den Gang des Hirnprocesses selbst einzugreifen.

So kommt es, dass die Aufgabe des Irrenarztes wesentlich darin besteht, ursächliche oder complicirende Störungen in anderen Organen aus dem Weg zu räumen, die Circulations-, Erregungs- und Ernährungsverhältnisse des erkrankten Gehirns durch diätetische und geeignete somatische Massnahmen zu bessern, sowie psychisch durch Regulirung der Ruhe und Thätigkeit, durch Anregung von Stimmungen, Vorstellungen und Willensbestrebungen das kranke Organ günstig zu beeinflussen und symptomatisch gewisse elementare Störungen (Schlaflosigkeit, Nahrungsverweigerung, Hallucinationen etc.), die lästig oder bedrohlich erscheinen, zu bekämpfen.

Sind auch unserem therapeutischen Leisten auf der Höhe der Krankheit enge Grenzen gezogen, so steht doch die Psychiatrie einer erhabenen Aufgabe gegenüber, insofern sie die Prophylaxe solcher Krankheiten kennen lehrt und übt.

Capitel 2.

Die Prophylaxe der Geistesstörung [1]).

Die Aetiologie des Irreseins deckt die Schädlichkeiten auf, aus denen sich Irresein entwickelt. Viele dieser sind vermeidbar. Es ist Sache der Gesellschaft wie des Einzelnen, den wirksamsten derselben, unter denen nur Vererbung durch Zeugung, sexuelle und Alkoholexcesse genannt werden mögen, vorzubeugen.

Häufig ist der Arzt in der Lage, Individuen, die durch belastende Momente ihrer Erzeuger eine Disposition zu solchen Krankheiten auf ihren Lebensweg mitbekommen haben, vor der drohenden Erkrankung zu bewahren. Dazu muss er aber psychiatrische Bildung besitzen.

Die Prophylaxe hat hier eine schöne und dankbare Aufgabe. Ist ja doch die Disposition noch keine Krankheit und steht es im Bereich der Möglichkeit, durch Abschwächung jener und Hervorrufung einer grösseren Widerstandsfähigkeit gegen krankmachende Einflüsse oder Vermeidung dieser das Unglück zu verhüten!

Die Erziehung und Behandlung solcher neuropathischer oder sonstwie belasteter Kinder hat Folgendes zu beachten:

Die Hygiene muss schon in dem Säuglingsalter beginnen.

Solche Kinder dürfen nicht aufgefüttert, aber auch nicht von der Mutter, deren neuropathischer, anämischer Körper schlechte Nahrung liefert, gestillt werden. Wenn immer möglich, verschaffe man ihnen eine geistig und körperlich intakte Amme und lasse sie von dieser mindestens bis zu Ende des neunten Monats stillen.

Man dulde keine heissen Stuben, keine zu warme Kleidung. Die Badetemperatur sei 26° R. und werde schon nach wenigen Monaten auf 23° herabgemindert.

In der gefährlichen Zeit der ersten Dentition sei man besonders streng mit allen hygienischen Vorschriften zur thunlichen Vermeidung der hier so häufigen und gefährlichen Hirnhyperämien und Convulsionen.

Früh schon härte man die Kinder durch kalte Waschungen, Aufenthalt in freier Luft ab. Eine kräftige, reizlose Kost bei Vermeidung von Kaffee, Thee und Spirituosen ist geboten.

Nicht früh genug kann auch der Entwicklung des Gemüths und Charakters Aufmerksamkeit geschenkt werden. Man gewöhne die Kinder

---

[1]) Esquirol I, p. 156; Calmeil, Maladies inflammatoires du cerveau II, p. 630; Morel. Traité des malad. ment., p. 632; Engelken, Allg. Zeitschr. f. Psych. 10, p. 353; Flagge, Memorab. 1863, VIII, p. 9. 10; Walter, Irrenfreund 1875, 6.

früh an Gehorsam, suche ihr Gemüth zu kräftigen, lasse leidenschaftliche Aufwallungen nicht aufkommen, ebensowenig Empfindsamkeit, suche Ruhe und Selbstbeherrschung den Wechselfällen des Lebens gegenüber herbeizuführen.

Die Mehrzahl dieser Kinder zeigt eine abnorme intellectuelle Entwicklung. Entweder ist sie eine präcipitirte — hier gilt es zurückzuhalten, oder sie ist in eine verlangsamte — hier ist Geduld nöthig. Jede Anstrengung des Gehirns ist zu vermeiden. Man schicke solche Kinder erst spät zur Schule und, da die geistige Anstrengung nichts für sie taugt, erwähle man bei Zeiten für sie einen mehr bürgerlichen oder technischen Beruf, wodurch die Gefahren des Gymnasiums und einer späteren sitzenden geistig überangestrengten Thätigkeit vermieden werden.

Sind die Eltern verschrobene, hypochondrische oder hysterische Individuen, so ist es besser, wenn das Kind nicht im elterlichen Hause erzogen wird und damit vor der Gefahr einer verfehlten Erziehung oder einer Uebertragung der psychischen Infirmitäten seiner Eltern durch Imitation geschützt bleibt. Die Erziehung in Pensionaten passt nicht für solche Kinder aus verschiedenen Gründen; am besten ist eine Erziehung im Hause eines Pädagogen oder eines Geistlichen auf dem Lande.

Auf etwaige Verirrungen des Geschlechtstriebs, der sich bei solchen stigmatisirten Individuen vielfach abnorm früh und excessiv regt, ist besonders zu achten. Alles was somatisch oder psychisch der Entwicklung der sexuellen Sphäre Vorschub leistet, ist sorgfältig hintanzuhalten.

Einer ganz besonderen ärztlichen Ueberwachung bedürfen veranlagte Individuen in der für sie so gefährlichen Pubertätszeit, wie überhaupt in allen physiologischen Lebensphasen.

Die geringfügigste hier auftretende somatische Krankheit kann den Ring der Kette der ätiologischen Momente schliessen und das Irresein zum Ausbruch bringen. Jede derartige Erkrankung (Chlorose etc.) bedarf der sorgsamsten Berücksichtigung und energischen Behandlung.

In psychischer Beziehung ist besonders das Lesen von Romanen aller Art, ferner eine allzugrosse und schwärmerische Hinneigung zum religiösen Gebiet gefährlich. Bei männlichen Individuen mindert frühe Heirath die Gefahr der Erkrankung, bei weiblichen ist die Verehelichung erst nach erreichter körperlicher Reife wünschenswerth. Es besteht sonst die Gefahr, dass Schwangerschaft und Puerperium einen nicht genügend entwickelten, unkräftigen Körper vorfinden und Irresein hervorrufen. Auch das Stillen, wenn es überhaupt zulässig ist, werde ärztlich überwacht und jedenfalls nicht lange, höchstens drei Monate fortgesetzt. Die diätetische und ärztliche Behandlung im Puerperium muss eine roborirende sein.

Auf der Höhe des Lebens wird ein passend gewählter, d. h. nicht aufregender Lebensberuf, der nicht den Wechselfällen des Geldmarktes und des Handelslebens aussetzt, der Bewahrung des labilen Gleichgewichts der geistigen Funktionen förderlich sein. Dabei muss eine der Natur angepasste, mässige, Missbrauch von Genussmitteln vermeidende, den Funktionen der Verdauungsorgane Rechnung tragende Lebensweise eingehalten werden.

In zahlreichen Fällen wird die Erfüllung dieser Bedingungen psychische Krankheit vom Disponirten abhalten.

Capitel 3.

Die Behandlung im Beginne des Irreseins [1]).

Nur selten kommt das Irresein wie ein Blitz aus heiterem Himmel. Meist entwickelt sich dasselbe langsam im Verlauf von Monaten bis zu Jahren. Eine kostbare Zeit, dem beginnenden Unheil entgegen zu wirken, wenn der praktische Arzt auch Psychiater ist und klar das beginnende Irresein da erkennt, wo Unerfahrene nur physiologische Verstimmung, etwa Liebeskummer, oder Chlorose, Hysterie, Hypochondrie, nervöse Schwäche, aufgeregte Nerven und wie sonst die landläufigen Diagnosen lauten, sehen.

Leider lässt die vielfach noch bestehende Unwissenheit der praktischen Aerzte im Gebiet der Psychiatrie dieses Stadium meist unbeobachtet und ungenützt vorübergehen und erst die angeblich plötzlich ausgebrochene Krankheit öffnet die Augen.

Da wo die werdende Krankheit glücklich, d. h. rechtzeitig erkannt wird, ist es in einer grossen Zahl von Fällen noch möglich, der Katastrophe vorzubeugen.

Die erste Bedingung einer glücklichen Wendung ist Erkennung der Ursachen und Entfernung derselben. Sowohl die psychische als die somatische Therapie haben hier ein weites Feld. Im einen Fall sind es vielleicht unglückliche häusliche Verhältnisse oder Ueberanstrengung im Beruf, im andern Anämie, Menstrualstörungen, Uterinkrankheit, ein Magencatarrh u. dergl., die beseitigt werden müssen. Es ist Sache des Takts

---

[1]) Vgl. Ricker, Nassauisches Correspbl. 1862, 1; Leidesdorf, Allg. Wiener med. Ztg. 1862, S. 9. 10; Maudsley, Med. Times and Gaz., April 1868; Erlenmeyer, „Wie sind die Seelenstörungen in ihrem Beginn zu behandeln?" Neuwied 1871; Yellowlees, Brit. med. Journ. 1871, p. 151.

und medicinischer Diagnostik, hier das Richtige zu treffen. Im Allgemeinen lassen sich als Indicationen aufstellen:

1. Einstellung der Berufsthätigkeit. Der Kranke muss ausspannen. Am vortheilhaftesten wirkt hier ein freundlicher Landaufenthalt bei Bekannten, Verwandten, eventuell eine kleine Reise.

Zu meiden sind grössere Reisen, geräuschvolle Städte oder Badeorte. Um somehr ist ein Ortswechsel nöthig, wenn lokale Verhältnisse (familiäre oder sociale) die Krankheit hervorriefen oder begünstigen.

2. Vermeidung aller schwächenden Einwirkungen — das Irresein geht mit tiefen Ernährungsstörungen einher und führt zu solchen.

3. Sorge für eine kräftige aber reizlose Kost. Genussmittel sowie auch Rauchen starker Cigarren sind zu meiden.

4. Sorge für ein regelmässiges Vonstattengehen der Sekretionen, namentlich der täglichen Stuhlentleerung. Man verordne keine Drastica, sondern Lavements, Glycerin-Suppositorien, Rheumpräparate, Podophyllin, Sagrada, salinische Mittel oder diätetische (Cathartinkaffee, Weintrauben, Molken etc.).

5. Berücksichtigung des Standes der allgemeinen cerebralen Funktionen, speciell des Schlafs und Bekämpfung etwaiger Circulationsstörungen im Gehirn. Gegen die Schlaflosigkeit können Bäder, nasse Einpackungen, Chloralhydrat in vorübergehender Anwendung, Opiate allein oder in Verbindung mit Chinin, Sulfonal, Bromkali, je nach den besonderen Umständen der Schlaflosigkeit, nützlich sein.

Die hier vorkommenden Circulationsstörungen sind meist fluxionäre Hyperämien durch verminderte vasomotorische Innervation. Sie weichen einem tonisirenden Regime und sind eventuell mit kalten Umschlägen, Eisblase, trockenen Schröpfköpfen oder Sinapismen ad nucham, lauen Bädern (besonders bei aufgeregter Herzaktion) bis zu 25°, Hand- und fliessenden Fussbädern zu bekämpfen.

6. Der Arzt muss erfahren in psychischer Behandlung sein, Vertrauen und Gehorsam des Kranken besitzen. Er muss ihn abzulenken und zu erheitern wissen. Die Umgebung ist über ihr Verhalten gegenüber dem Kranken zu belehren und zu überwachen (treffliche Winke enthalten die bezüglichen Schriften von Schröter und von Hecker)[1]. Der Kranke darf weder moralisirt, noch kritisirt werden.

Auch eine logische, dialektische Bekämpfung seiner irrigen Vorstellungen ist ebenso verwerflich wie Eingehen auf dieselben.

Derartige Versuche können nur schaden, indem sie den Kranken reizen, erbittern, in seinen Ideen, die ja auf einer Hirnkrankheit beruhen, bestärken.

---

[1] Hecker, Anleitung f. Angehörige von Gemüthskranken, 1879, 2. Aufl.

Mit einem Wort, man lasse den Kranken in Ruhe, trete ihm nur dann in den Weg, wenn er dem Heilregime entgegen handeln will, und selbst dann verfahre man mit Ruhe und Sanftmuth, nie mit List. Nie lasse man ihn ausser Augen!

7. Da wo das entstehende Irresein als melancholisches beginnt und die Erscheinungen psychischer Hyperästhesie mit oder ohne Präcordialangst sich finden, ist Opium oder Sulfonal ein treffliches, nicht genug zu schätzendes Heilmittel.

In der Mehrzahl der Fälle bleiben aber diese gut gemeinten Rathschläge fromme Wünsche. Hat der Arzt die werdende Krankheit zu spät erkannt, so steht er ihr jetzt rathlos gegenüber oder verfällt auf gewisse obsolete, schablonenmässige, direkt schädliche Kurmethoden, die Erlenmeyer in seiner trefflichen Brochüre (Wie sind die Seelenstörungen in ihrem Beginn zu behandeln? Neuwied 1861) aus reicher Erfahrung gegeisselt hat. Der Kranke wird mit einer Entziehungskur, d. h. blander Diät, Blutentziehungen, Purgantien, Derivantien etc. behandelt oder richtiger misshandelt, oder er wird in eine Kaltwasseranstalt [1]) geschickt, wo er friert, rücksichtslos gedoucht und von Kräften gebracht wird, oder es wird eine Erschütterungskur mit Tartarus emeticus oder psychischen Shocks auf ihn losgelassen, oder eine Zerstreuungskur, bei welcher der aufgeregte, schmerzlich verstimmte, ruhebedürftige Kranke auf Reisen, in Theatern, Concerten, Gesellschaften herumgeschleppt wird. Daran reiht sich würdig die moderne Betäubungskur mit Chloral, die von so manchen gewissenlosen und unwissenden Aerzten bis zur chronischen Vergiftung des Kranken geübt wird.

Endlich wird der Kranke tobsüchtig, stupid oder obstinat. Man merkt, dass es mit der freien Behandlung nicht mehr geht und man erinnert sich der leidigen Irrenanstalt, in welcher der Kranke dann häufig in unheilbarem Zustand anlangt.

So erfüllt sich das Schicksal der unglücklichen Irren, deren Krankheit durch die Ignoranz der Aerzte und das verhängnissvolle Vorurtheil gegen Irrenanstalten nur zu häufig bereits zum caput mortuum geworden ist, wenn sie endlich in die Hände des Fachmannes kommt [2]).

---

[1]) Vgl. Stark, Warnung v. d. Kaltwasserkur, Württemb. Correspbl. 1860, 17.

[2]) Sehr gut sagt Neumann (Psych. p. 194): „Ein grosser Theil der Kranken, für welche Aufnahme in die Irrenanstalt nachgesucht wird, ist, geradezu gesagt, verpfuscht. Die Schuld daran trägt theils die Familie, theils der Arzt. Die erstere braucht sehr viel Zeit, ehe sie glaubt, dass der Mensch krank ist; der zweite braucht, endlich gerufen, sehr viel Zeit, ehe er glaubt, dass der Kranke geisteskrank ist, und beide zusammen brauchen dann wieder sehr viel Zeit, ehe sie glauben, dass der Irrenarzt nothwendig ist.

Der erste Zeitabschnitt wird dazu verwendet, um den Kranken durch Zer-

Von der grössten Wichtigkeit ist die rechtzeitige Entscheidung der Frage, ob und wann eine freie Behandlung nicht mehr passt und eine Irrenanstalt für die Kranken nothwendig wird.

Capitel 4.

Die Irrenanstalt [1]).

Ein Ort des Schreckens für den Laien, ist die Irrenanstalt für die Irrenärzte das wichtigste Heilmittel gegen die Krankheit.

Nur in ihr findet der Kranke thunlichsten Schutz vor Gefahren, namentlich vor Selbstmord. Er kann sich hier gehen lassen, ohne moralisirt, corrigirt, belehrt zu werden, er findet Schonung und Wohlwollen, ein grösseres Mass von Freiheit, als ihm in familiärer Pflege geboten werden konnte, einen ausgiebigen Heilapparat, daneben Zerstreuung und Ablenkung, soweit er derselben fähig ist.

Er muss sich freilich der Autorität des Arztes und dem Zwang der Hausordnung fügen, aber sobald er nur zu sich selbst kommt, erkennt er den wohlwollenden Geist, der das Ganze trägt. Schutz vor Gefahren, der gewaltige psychische und somatische Heilapparat der Anstalt sind die Vortheile, welche diese gegenüber der freien Behandlung besitzt, die mit dem Widerstand des Kranken, dem Unverstand der Angehörigen, der Unzulänglichkeit des Raumes und der Mittel zu kämpfen hat.

Aber nicht selten ist die Anstalt das direkte Heilmittel, insofern die Versetzung des Kranken in andere und adäquate Verhältnisse die indicatio causalis erfüllt und den krankmachenden Einfluss excedirender Lebensweise, beruflicher oder familiärer ungünstiger Verhältnisse abschneidet.

---

streuungen, Zureden, Moralisiren, Herunterreissen u. s. w. zu quälen und zu reizen; im zweiten Abschnitt wird die Reizung durch Blutentziehungen, Abführmittel, Ekelkuren, Hautreize, künstliche Eiterungen zu bekämpfen versucht und im dritten Zeitraum wundert man sich darüber, dass weder das Eine noch das Andere geholfen hat. Jetzt kommt der Irrenarzt und findet die Kräfte erschöpft, die Verdauung zerstört, die psychische Reizung aufs Höchste gestiegen oder schon in tiefe Depression übergegangen, oft sogar den Wahnsinn an der Grenze der Verwirrtheit. Nun soll der Irrenarzt helfen!"

[1]) Roller, Die Irrenanstalt, Carlsruhe 1833; Griesinger, Archiv f. Psych. I, p. 9; Rapport sur le service des aliénés, Paris 1874 (treffliche Darstellung der Erfordernisse einer modernen Anstalt p. 95).

Im Allgemeinen bekommen die Kranken nur wohlthuende Eindrücke von der Anstalt und in der Regel erinnern sich Genesene dankbar des Asyls, dem sie ihre Heilung schulden. Die Statistik [1]) lehrt deutlich, dass je früher der Kranke in die Anstalt kommt, um so grösser die Wahrscheinlichkeit einer Wiederherstellung ist. Leider stehen massenhafte traditionelle Vorurtheile der rechtzeitigen Benützung der Irrenanstalten zum Heilzweck entgegen. Der Laie meint, man müsse den Kranken erst für die Anstalt reif, d. h. unheilbar werden lassen und so kommt es, dass die Irrenanstalten nach Maudsley's treffendem Ausdruck viel eher Kirchhöfen für den zerrütteten Verstand als Asylen für Gehirnkrankheiten gleichen. Man meint, der Kranke könne durch das Zusammenleben mit anderen Kranken nur noch kränker werden. Die Erfahrung lehrt das Gegentheil. Die Kranken werden durch die gleiche Behandlung, die sie an den Andern sehen, aufmerksam auf ihren eigenen Zustand, das Beispiel der Anderen regt sie wohlthätig zur Ordnung und Unterwerfung an.

Selbstverständlich ist dabei eine passende Scheidung der Kranken nach Bildungsstand und psychischem Verhalten, wie sie in jeder Anstalt besteht, vorausgesetzt.

Nicht jeder Kranke bedarf indessen der Aufnahme in einer Irrenanstalt. So lange beim grossen Publikum noch das Irresein als eine anrüchige Krankheit gilt und der Aufenthalt in der Anstalt dem Genesenen in den Augen der Welt Schaden bringt, soll nur auf Grund sorgfältig erwogener Dringlichkeit die Aufnahme in ein Irrenhaus bewerkstelligt werden.

Für alle Irren würden zudem auch nie die Irrenanstalten ausreichen.

Oberster Grundsatz muss bei der Entscheidung, ob eine Anstalt nöthig sei, immer die Chance der Heilbarkeit sein. Sind die häuslichen Bedingungen ungünstige, vielleicht gar Ursachen der Krankheit, ist der Arzt unerfahren, die Umgebung zu einer psychischen Behandlung ungeeignet, sind die Geldmittel beschränkt, so wird die Anstalt nicht zu umgehen sein.

Sind diese Erfordernisse günstige, so kann die Anstalt vorläufig entbehrt werden, immer aber scheint es dann wenigstens geboten, den Kranken aus seinen bisherigen Verhältnissen zu entfernen.

---

[1]) Nach Jensen (Irrenfreund 1877, 9) wurden in Allenberg von 115 dem Handelsstand angehörigen Kranken nur 16,1 %, dagegen von 206 Dienstboten 56,2 % geheilt; die ersteren kamen eben erst, als alle Mittel erschöpft waren, in die gefürchtete Anstalt, die letzteren, da sie weder Geld noch Heim hatten, sofort nach der Erkrankung.

Ein zweiter Gesichtspunkt ist die Gefährlichkeit des Kranken gegen sich oder die Umgebung. Die Ueberwachung in Privatpflege schützt nicht genugsam gegen Unglücksfälle.

Ein dritter ist Unfügsamkeit des Kranken gegen Pflege, Unmöglichkeit den Heilplan durchzuführen, Nahrungsverweigerung.

Es kommt endlich viel auf die Natur der Krankheit an. Die Irrenanstalt sollte nur für chronische Fälle benutzt werden. Der grosse administrative Apparat einer Irrenanstalt ist unnöthig bei einem binnen Tagen oder Wochen ablaufenden Irresein. Hier genügt, wenn die häusliche Verpflegung nicht ausreicht, ein gewöhnliches Spital. In jeder Stadt sollte im betreffenden Spital für die Unterbringung acuter Fälle (Delir. tremens, epileptisches Delir etc.) vorgesorgt sein. Unter den chronischen Kranken, die überhaupt nur in einer Irrenanstalt Aufnahme finden sollten, gehören unbedingt in eine solche:

Melancholische, mit ausgesprochenem Taed. vitae oder destruktiven Impulsen gegen die Aussenwelt; solche mit Nahrungsverweigerung wegen der Unmöglichkeit, den daraus entstehenden Gefahren in der freien Behandlung zu begegnen.

Maniakalische und Tobsüchtige bedürfen der Anstalt wegen der aus Heilgründen geforderten Isolirung und ihrer Gefährlichkeit, desgleichen Epileptiker mit häufigen Aufregungszuständen, Paranoische mit gefährlichen Wahnvorstellungen, Paralytiker in den Anfangszuständen ihres Leidens.

Eine Aufnahme in eine Irrenanstalt ist thunlich zu umgehen bei hypochondrischen und hysterischen Kranken, bei raisonnirendem Irresein, zumal wenn die Träger desselben belastete, reizbare, misstrauische, Beeinträchtigung und Verfolgung witternde Individuen sind.

Nicht in Irrenanstalten gehören ruhige secundäre psychische Schwächezustände, Paralytiker in den Endstadien ihrer Krankheit, Trunkfällige, verbrecherische Irre.

Ueber die Aufnahme in Irrenanstalten bestehen allenthalben gesetzliche Vorschriften, die erfüllt werden müssen, um einem Missbrauch dieser Anstalten zu begegnen, namentlich Geistesgesunde vor ungerechtfertigter Internirung zu schützen.

Es genügt, wenn ein approbirter Arzt durch ein Zeugniss die Krankheit constatirt und die Nothwendigkeit der Aufnahme motivirt, endlich von der erfolgten Aufnahme die vorgesetzte Behörde der Anstalt sowie die richterliche Personalinstanz in Kenntniss gesetzt werden.

Erschwert man die Aufnahmebedingungen zu sehr, so leidet die Benützung der Anstalt, die ohnehin schon mit genug Vorurtheilen zu kämpfen hat, in empfindlicher Weise.

Ist die Aufnahme nöthig, so theile man dies dem Kranken schonend aber offenherzig mit und täusche ihn nicht mit einer Geschäftsreise, Badereise, Besuch bei Verwandten. Im besten Fall hindert diese Täuschung den Kranken, dass er zum Bewusstsein seiner Lage kommt, häufig genug erbittert sie ihn, wenn er hinterher den Betrug bemerkt, und erweckt in ihm feindliche Gesinnungen gegen die Anstalt und die Angehörigen.

Capitel 5.

Die Behandlung der ausgebildeten Krankheit.

I. Die somatische Therapie durch physikalische und chemische Heilmittel.

Als die Grundbedingungen ergeben sich:

a) Klare Erkenntniss der Entstehung und Beschaffenheit der dem Irresein zu Grunde liegenden somatischen Veränderungen.

b) Vermeidung aller schwächenden Eingriffe in den Organismus des Geisteskranken.

Als ein altes Vorurtheil muss die Annahme bezeichnet werden, die Geisteskranken bedürften grösserer Dosen von Medicamenten als die Geistesgesunden.

Nur in seltenen Fällen zeigt sich, namentlich Narcoticis gegenüber, eine differente Wirkung ein und derselben Dosis bei demselben Kranken, je nachdem er in oder ausser einem psychischen Erregungszustand dieselbe bekommt.

Im Uebrigen ist die grössere Toleranz nur eine scheinbare, insofern der Kranke die unangenehmen Arzneiwirkungen nicht äussert oder beachtet, ohne dass er jedoch pharmakodynamisch anders auf die Medicamente reagirte als ein Gesunder.

Bezüglich der ätiologisch und therapeutisch so wichtigen extracerebralen Krankheitszustände muss auf die gesammte Pathologie und Therapie der somatischen Krankheiten verwiesen werden. Wer psychisch Kranke verstehen und behandeln will, muss das Gesammtgebiet der medicinischen Wissenschaft beherrschen. Die Schwierigkeiten, mit denen man hier diagnostisch und therapeutisch zu kämpfen hat, sind kaum geringer als in der Kinderpraxis. Besonders werthvoll sind tiefere Kenntnisse in der Neuropathologie und Gynäkologie. Ein ärztliches Eingreifen auf letzterem Gebiet muss jedoch mit Vorsicht und Takt geschehen. Mit Recht warnen Ripping (Allg. Zeitschr. f. Psych. 39) vor allzu grosser Geschäftigkeit und Schüle (Handb. 2. Aufl. p. 624) vor rücksichtslosem Vorgehen. Im Allgemeinen wird nur da explorativ oder therapeutisch vorzugehen sein, wo die Kranken einsichtsvoll genug sind oder wo Rücksichten auf Leben oder Gesundheit (Blutungen, profuse Säfteverluste) ein Eingreifen gebieterisch fordern.

Der Heilmittel, welche direkt zur Bekämpfung psychopathischer Zustände zu Gebot stehen, sind nur wenige.

Eine Hauptsache ist die Gewinnung richtiger Indikationen.

1. Die Blutzufuhr zum Gehirn behindernde Mittel.

a) Durch Verminderung der Blutmenge. Blutentziehungen.

Ein grosser Missbrauch ist früher auf Grund apriorischer Entzündungstheorien bei Irren mit Blutentziehungen getrieben worden.

Die Zeiten sind vorbei, wo man sich einen Zustand von Hirnreizung nur unter dem Bild der Hyperämie oder Entzündung des Gehirns denken konnte und sofort zur Lanzette griff, wenn eine Tobsucht diagnosticirt war oder ein Fieberkranker zu deliriren anfing.

Die Erfahrung, dass das Irresein nicht selten in direktem Anschluss an einen Blutverlust oder aus einem Inanitionszustand entsteht, hat mit der Anwendung von Blutentziehungen vorsichtig gemacht.

Heutzutage ist der Gebrauch der Venaesectio bei Irren geradezu proscribirt und tausendfältige Erfahrung, nach welcher auf Aderlass bei Melancholischen und Tobsüchtigen Steigerung der Aufregung oder Zustände stuporartiger Erschöpfung folgten und kaum je ein Fall gebessert wurde, rechtfertigen diese Proscription. Die günstigeren Erfolge der Psychiatrie heutzutage beruhen jedenfalls weniger in der Auffindung und rationelleren Verwendung neuer Heilmittel, als vielmehr in der Abschaffung schwächender Eingriffe, unter denen nebst den Purgantien, dem Tart. emeticus, den Blasenpflastern, Moxen, Pustelsalben, die allgemeinen Blutentziehungen obenan standen.

Geht doch in der Regel das Irresein aus schwächenden Anlässen hervor, mit einer fortschreitenden Abnahme des Körpergewichts einher, und führt es durch die gesteigerte Hirnthätigkeit, Schlaflosigkeit, ungenügende Ernährung zu Inanition und Blutverarmung, deren klarer Ausdruck der auf schwere psychische Aufregungszustände gewöhnlich folgende stumpfsinnige Erschöpfungszustand ist!

Häufig genug haben wir bei Irren es allerdings mit deutlichen Erscheinungen von Hirnhyperämie zu thun, aber diese sind nicht die Folge der Plethora, sondern der Schwäche — neuroparalytischer Vorgänge im Bereich der vasomotorischen Nerven.

Es ist einleuchtend, dass hier ein Aderlass durch die vorübergehende Depletion, welche er setzt, nahezu werthlos ist, während die dadurch hervorgerufene Blutverarmung nur langsam oder gar nicht mehr sich auszugleichen vermag und die Gefahr einer Ueberführung der vielleicht reparablen Hirnerschöpfung in eine Hirnatrophie mit sich bringt.

In den seltenen Fällen, in welchen die Umstände eine Blutentziehung nothwendig erscheinen lassen, so in dem Anfang des Delir. acutum, bei dem auf Menstruatio suppressa ausbrechenden Irresein, bei gewissen Fällen von klimakterischer Psychose, mögen Blutegel an die Emissarien hinters Ohr oder an die Nasenscheidewand gesetzt oder Schröpfköpfe im Nacken der Indicatio symptomatica genügen. Im Allgemeinen haben wir allen Grund, möglichst sparsam mit dem Blute Geisteskranker umzugehen.

b) Durch Herabsetzung der Herzthätigkeit.

In erster Linie ist hier die Digitalis[1]) (als Infus oder Tinct. digit. simpl.) zu erwähnen. Ihre cumulative Wirkung gebietet Vorsicht in der Anwendung. Acute catarrhalische Magenaffektion und stärkere sexuelle Erregungszustände contraindiciren einen anhaltenden und ausgiebigen Gebrauch des Mittels.

Natr. nitricum, kleine Gaben von Morphium und Aq. amygdal. amar. conc. unterstützen die Wirkung. Die aufgeregte Herzthätigkeit beruhigen weiter kalte Compressen auf die Herzgegend applicirt, ferner kalte Leibbinden, Herabsetzung der Bluttemperatur durch kühle Halbbäder (14—21° R.).

c) Durch Erweiterung peripherer Gefässbahnen.

Diese Methode eignet sich besonders für mehr andauernde und vorwiegend venöse Hyperämien des Gehirns. Neben dem lauen Vollbad sind Abreibungen mittelst feuchter Leintücher, Einpackungen in solche, ferner Wadenbinden zweckmässig (Winternitz). Auch eine Ableitung auf die Darmgefässe durch Mittelsalze, glaubersalzhaltige Mineralwässer, Carlsbader Salz, Aloe, Rheum, Rhamnus können der Indikation entsprechen. Eine ausgiebige Depletion auf die Haut bewirken trockene Schröpfköpfe.

d) Durch Verengerung der Gefässbahnen des Gehirns.

Hydrotherapie[2]). Der Zweck einer Verengerung der Gefässbahnen im Gehirn kann reflektorisch erreicht werden durch kalte Compressen oder Eisbeutel auf den Kopf oder direkt durch solche längs der zuführenden Gefässe am Hals.

Hautreize. Heidenhain (Pflüger's Archiv III. u. IV.) erzielte durch sensible Reizung Contraktion der Gefässe im ganzen Körper durch Reflex vom Gefässcentrum in der Med. oblongata. Schüller rief bei Kaninchen mittelst Sinapismen Anfangs Erweiterung, dann dauernde Verengerung der Piagefässe hervor. Dieser Weg einer Beschränkung der Blutzufuhr zum Gehirn eignet sich besonders zur Beseitigung venös hyperämischer Zustände, zumal da zugleich der Kreislauf beschleunigt,

---

[1]) Robertson, Brit. med. Journ. 1873, Oct.; Mickle, Journ. of ment. science 1873, Juli; Rigot, Annal. méd. psychol. 1874, Sept.; Irrenfreund 1874, 9; Dagonet, Traité p. 599.

[2]) Vgl. Winternitz, Hydrotherapie Bd. II. 2. Abthl., p. 445.

die Wegschaffung von Produkten des Stoffwechsels und die Oxydation im Hirngewebe erleichtert wird. Als Mittel empfehlen sich allgemeine oder Senffussbäder, grosse Hautflächen bedeckende Senfteige. Buch (Archiv f. Psych. XII, H. 1) rühmt auch den Baunscheidtismus.

Medicamente. Eine die Gefässe verengernde Wirkung wird Nicotiana, Hyoscyamus, Nux vomica, Belladonna, Chinin, Blei, Coffeïn, den Brompräparaten, dem Opium und Morphium in kleinen Dosen, sowie dem Secale cornutum und seinen Präparaten zugeschrieben.

Unter allen diesen gebührt dem Secale [1]) als Infus, noch mehr als Extr. aquosum und als Ergotin in der Bonjean'schen und Wernich'schen Bereitungsweise, die eine subcutane Anwendung gestattet, die hervorragendste Bedeutung.

Congestive Aufregungszustände (Mania simplex, gravis; Tobsucht der Paralytiker, gewisse Stadien des Delirium acutum, Mania transitoria) indiciren jedenfalls den Gebrauch des Ergotins. Schon Schröder van der Kolk und van Andel haben es zu solchen Indikationen benutzt, Schlangenhausen hat davon relative Erfolge bei menstrualen Aufregungszuständen gesehen. Er gab Extr. aquos bis depur. zu 0,5—1,0 pro die. Die Dosis des Ergotins (Bonjean, Wernich) ist subcutan ungefähr die gleiche, 1—2mal täglich.

2. Die Blutzufuhr zum Gehirn befördernde Mittel.

a) Durch Steigerung der Herzthätigkeit.

Eine direkte bezügliche Wirkung haben die Spirituosa und Analeptica. Da die ersteren dadurch zugleich die Gehirnernährung und den Schlaf fördern, zudem den Gesammtstoffwechsel verlangsamen, finden sie mit Recht ausgebreitete Anwendung in funktionellen psychischen Schwäche- und Erschöpfungszuständen. Für gewöhnliche Fälle und da, wo andauernd mehr Blut dem Gehirn zugeführt werden soll, genügen guter alter Wein, Bier, warme alkoholische Getränke (Grog, Weinpunsch etc.). Bei sehr geschwächter Herzaktion und darniederliegender Circulation passen Thee, Kaffee, Eiercognac, die Aethersorten, der Aethylalkohol (vgl. Obermeier, Archiv f. Psych. IV, 1.). Bei Collaps und drohender Ohnmacht sind subcutane Injektionen von Aether sulfuricus oder von Campher 1:10 Ol. olivarum von trefflicher Wirkung.

---

[1]) Yeats, Med. Times and Gaz. 1872; van Andel, Allg. Zeitschr. f. Psych. 32; Brown, Corr.-Bl. f. Psych. 1876, 6. 7; Schlangenhausen, Psych. Centralbl. 1877, 2; Toselli, Allg. Zeitschr. f. Psych. 36, p. 90; Solivetti, Archiv. italian. 1881, Fascic. 1.

b) Durch Erweiterung der Gefässbahnen.

Hydrotherapie. Warme Umschläge auf den Kopf, mit warmem Wasser gefüllte Kappen, kalte kurze Abreibungen, Regenbäder von $\frac{1}{4}$—$\frac{3}{4}$', kühle Halbbäder mit kräftigen Uebergiessungen während 4—5' (Winternitz).

Medicamente. Eine gefässerweiternde Wirkung wird dem Aether, Chloroform, dem Opium und Morphium in grossen Dosen zugeschrieben, ganz besonders aber dem Amylnitrit [1]), das zugleich eine mächtig erregende Wirkung auf die Herzaktion ausübt. Es wirkt nur bei Inhalation, nicht vom Magen aus.

Das Mittel verdient Beachtung in allen Krankheitszuständen, die auf eine Verengerung der Hirngefässe hindeuten. Seine Wirkung ist freilich eine flüchtige, aber eine häufige Wiederholung ist ohne Bedenken zulässig. Contraindikationen bilden Atherose der Arterien und Aneurysmen.

Die beste Art der Anwendung ist die Inhalation durch die Nase mittelst Baumwolle; 4—6 gtt. pro dosi.

Ein Erfolg zeigte sich bei Hemicranie, Angina pectoris, Asthma bronchiale und in gewissen Fällen von Epilepsia vasomotoria.

Die eclatante Wirkung des Mittels führte auch zu Versuchen bei psychischer Störung. Namentlich luden dazu gewisse Melancholien ein, bei denen neben einer völligen Hemmung der psychischen Thätigkeit Erscheinungen einer tief gestörten Circulation (kalte Extremitäten, livide blaurothe ödematöse Haut, niedere Eigenwärme) vorhanden sind. In den Anfangsstadien dieser sogen. passiven und stuporösen Melancholien handelt es sich augenscheinlich um Gefässkrampf, in den chronischen Zuständen um eine verminderte Innervation des Herzens und der Gefässe. Das Amylnitrit ist berufen, in beiden Phasen Nützliches zu leisten, indem es in der ersten den Gefässkrampf löst, in der zweiten zwar die Gefässe noch mehr erweitert, aber die tief darniederliegende Triebkraft des Herzens steigert und dadurch in beiden Fällen dem anämischen Hirn mehr Blut zuführt.

c) Durch Erleichterung des Blutzuflusses zum Gehirn.

Dieser Indikation wird am einfachsten entsprochen durch Bettruhe und tiefe Lagerung des Kopfes — ein treffliches Mittel in allen auf Inanition beruhenden Zuständen, das zur Beruhigung oft rascher beiträgt als alle Narcotica. Bei agitirten und ängstlichen Kranken ist die Erfüllung dieser Indikation ohne Beschränkung schwierig. Mit Geduld erreicht man oft das Ziel, der Kranke wird ruhig und fügt sich. Ein Gitterbett ohne Kopfpolster erleichtert die Aufgabe.

---

[1]) Pick, Monographie, 2. Aufl., Berlin 1877; Höstermann, Wien. med. Wochenschrift 1872, 46—48; Otto, Allg. Zeitschr. f. Psych. 31, H. 4; Berger ebenda 31, H. 6; Schramm, Archiv f. Psych. V, H. 2.

3. Beruhigende, die gesteigerte Erregung und Erregbarkeit herabsetzende Mittel.

a) Allgemeine beruhigende Mittel.

α) Narcotica.

Eine wichtige Rolle spielen mit Recht die Narcotica in der Therapie der Psychosen, insofern sie der psychischen Erregung und Hyperästhesie entgegenwirken, Schlaf hervorrufen.

Opium [1]). Unter den bezüglichen Mitteln ist das Opium in seinen verschiedenen Präparaten (Opium purum, Laudanum, Extr. opii aquosum) eines der wichtigsten.

Am zweckmässigsten ist seine subcutane Anwendung als Extr. opii aquosum (1:20), ferner als Klysma oder Suppositorium.

Die interne Verabreichung ist weniger zu empfehlen, und wo sie nothwendig wird, gebe man das Extr. opii aquos. in Verbindung mit Tonicis, Amaris oder spanischem Wein.

Die Wirkungen des Opiums sind:

1. Beruhigende, die psychische Hyperästhesie und Präcordialangst herabsetzende. Dadurch wirkt es vielfach zugleich hypnotisch.

2. Es wirkt reizend auf die vasomotorischen Nerven und dadurch gefässverengernd.

3. Es hat trophische Wirkungen auf das centrale Nervensystem, es befördert die Ernährung.

Die stuhlverstopfende, sekretionenvermindernde Nebenwirkung desselben verliert sich bei längerem Gebrauch, die herzlähmende und dadurch venöse Hyperämie in Gehirn und Lunge setzende Wirkung kommt allerdings bei Selbstmordversuchen, nicht aber bei den gebräuchlichen medicinischen Dosen in Betracht.

Ein schädlicher Einfluss der Opiumbehandlung bei Geisteskranken, wenn die Indikation vorhanden ist, wird nicht beobachtet.

Selbst fluxionäre Hirnzustände, sofern sie neuroparalytischer Natur sind, contraindiciren nicht das Opium. Dagegen scheint es schädlich bei allen Zuständen venöser Hyperämie.

Anämische, Hysterische und Hypochondrische reagiren besonders intensiv auf Opiate, doch besteht selten eine solche Idiosynkrasie, dass die Behandlung scheitert.

Als örtlicher Effekt der subcutanen Opiumtherapie finden sich nicht selten

---

[1]) Engelken, Allg. Zeitschr. f. Psych. 5, H. 3; 41, H. 1, p. 89; Michéa, Gaz. méd. 1853, 4. 8. 10; Marcé, Gaz. des hôp.; Legrand du Saulle, Ann. méd. psych. 1859; L. Meyer, Allg. Zeitschr. f. Psych. 16; Tigges ebenda 21; Nasse ebenda 32; Kontny, Preuss. Ver.-Ztg. 1862, 32; Erlenmeyer, Archiv der deutschen Gesellschaft f. Psych. III, 1 u. 2; Focke ebenda IV, 1; Ziehen, Therapeut. Monatshefte 1889 Februar, März.

Abscesse, die aber überraschend schnell (örtliche trophische Wirkungen des Opiums?) heilen.

Von unschätzbarem Werth ist das Opium in Fällen beginnender Melancholie. Es wirkt hier direkt der psychischen Hyperästhesie entgegen, erweist sich speciell nützlich bei Zwangsvorstellungen und Präcordialangst.

Auch auf der Höhe der Melancholie, wenn sie eine aktive ist, mit heftiger Präcordialangst einhergeht, ist das Opium ein direktes Heilmittel.

Vortrefflich ist seine Wirkung in den acuten Alkoholpsychosen (Melancholie, Manie, Verfolgungswahnsinn) und dem Delirium tremens; endlich bei abklingender Manie mit psychischer Hyperästhesie und bei der reizbaren, d. h. in zornigen Affekten sich bewegenden Tobsucht.

In allen übrigen Fällen von Manie, sowie bei passiver Melancholie erscheint es unwirksam, wenn nicht geradezu schädlich.

Das Opium kann intern und subcutan angewendet werden. Zum internen Gebrauch eignen sich Pulv. opii, Laudanum und Extr. aquosum, zu subcutanem Gebrauch das letztere allein.

Die Lösung des Extr. aquosum wird viel haltbarer bei Zusatz geringer Mengen von Glycerin. Dies gilt auch für Morphiumlösungen. Ueberdies soll die Lösung oft erneuert und mindestens häufig filtrirt werden. Dann sind Abscesse an der Injektionsstelle kaum zu besorgen. Die Injektion wirkt mässig schmerzhaft. Die beruhigende psychisch anästhesirende Wirkung des Opiums wird erreicht, sobald man bei mittleren Dosen, 0,06—0,2 2mal täglich, angelangt ist. In der Regel wird man dabei sein Auslangen finden. Zuweilen muss man freilich bis auf 0,5 2mal täglich ansteigen. Ist die Krankheitshöhe überschritten, so gehe man allmählig mit dem Mittel zurück (ausschleichende Behandlung). Niemals höre man plötzlich mit der Darreichung auf. Die Abgewöhnung ist leicht. Erscheinungen wie beim Morphinismus werden nie beobachtet, höchstens Mattigkeit und geistige Unlust. Minimale und verzettelte Dosen taugen nicht bei der Opiumbehandlung. Anfangsdosis etwa 0,03 2mal täglich mit möglichst raschem Anstieg.

Morphium[1]). Dem Morphium kommen im Allgemeinen die Wirkungen des Opiums zu, nur fehlt ihm dessen trophische, so dass überall, wo die Wahl zwischen beiden offen steht, aber die Ernährung tief gesunken ist, des Opium den Vorzug verdient. Die vasomotorischen und beruhigenden Effekte des Morphiums sind noch grösser als die des Opiums.

Kleinere Dosen (0,01—0,03 subcutan) wirken gefässreizend, grössere (0,03 bis 0,05) gefässlähmend.

---

[1]) Reissner, Allg. Zeitschr. f. Psych. 24; Hergt ebenda 33; Reiner ebenda 30; Schüle, Die Dysphrenia neuralgica, 1867, u. Handb., p. 636; Wolff, Archiv f. Psych. II. p. 601; Knecht ebenda III, p. 111; Witkowsky, Die Morphiumwirkung, 1877 (mit Literatur); Gescheidlen, Würzb. physiol. Untersuchungen, III; Salomon, Allg. Zeitschr. f. Psych. 31, p. 653.

Die lokale und allgemein sedative Wirkung wird bei Dosen von 0,01—0,1 erzielt. Verf. wendete ausschliesslich Lösungen von 1 Morphiumsalz (oder Opiumextrakt) in 15 Aq. destill. mit Zusatz von 5 Glycerin an.

Im Beginn der Behandlung stört die emetische Wirkung des Mittels. Horizontale Lage, schwarzer Kaffee, Zusatz geringer Mengen von Atropin, lassen sie bald überwinden.

Bei subcutaner Anwendung treten zuweilen üble Zufälle ein, und zwar entweder gleich nach der Injektion oder erst nach 1—2 Stunden. Im ersten Fall sind die Erscheinungen nicht von der Dosis abhängig, auch nicht von der Injektion in eine Vene, sondern wahrscheinlich von der Anspiessung oder (bei gesäuerter Lösung stattfindenden) chemischen Reizung eines Hautnerven und der dadurch möglichen reflektorischen Lähmung der Nervencentren in der Medulla oblongata (Stillstand des Herzens und der Respiration). Eine blitzschnell von der Injektionsstelle sich ausbreitende Gefässlähmung der Haut (erythematöse Röthe und Gefühl des Brennens) kann vorausgehen oder den ganzen Insult ausmachen (vasomotorische Lähmung). In solchen Fällen sind künstliche Respiration und Reizmittel, u. a. auch elektrische Reizung der Phrenici nöthig.

Im zweiten Fall handelt es sich um eine wirkliche Vergiftung, die mit Atropininjektion, künstlicher Respiration, Reizmitteln, eventuell einer Venäsektion bekämpft werden muss.

Das Morphium hat nie cumulative Wirkungen. Nach einigen Stunden ist sein Effekt vorüber. Bei mehrmonatlichem Gebrauch und grösseren Dosen wird es zu einem Bedürfniss für das centrale Nervensystem. Es entwickelt sich dann die sog. Morphiumsucht (s. specielle Pathologie).

Die subcutane Anwendung des Morphiums ist die gebräuchlichste und beste bei Psychosen. Sie findet ihre Indikationen:

1. Bei melancholischen Zuständen mit neuralgischen oder vasoparetischen Symptomen ihrer lokal- und allgemein-sedativen und gefässreizenden Wirkung wegen.

2. Bei Paranoia mit Hyperästhesien und neuralgischen Sensationen und davon abhängigen Wahnideen (physikalischer Verfolgungswahn); bei Hallucinationen mit und aus Hyperästhesien der acustischen Centren (stabile eretische Halluc.), so besonders bei hallucinatorischer Paranoia.

3. Bei reizbarer Tobsucht bei abklingender Manie, wo die grosse Reizbarkeit beständig in der Aussenwelt Reize findet, wodurch Relapse provocirt werden und die Reconvalescenz sich protrahirt, ferner bei zornigen Affekten Schwachsinniger. Das Morphium wirkt hier durch Herabsetzung der gesteigerten psychischen Erregbarkeit.

4. Bei den intercurrenten (fluxionären, maniakalischen) Aufregungszuständen der Paralytiker, die mit Gefässlähmung einhergehen. Hier passen gefässreizende Dosen bis zu 0,03.

5. Bei intercurrenten Erregungszuständen chronischer Formen, die meist durch Fluxionen, Hallucinationen, Affekte bedingt sind, als Beruhigungsmittel.

6. Bei periodisch wiederkehrenden maniakalischen und circulären

Erregungszuständen, die mit vasomotorischen Prodromalerscheinungen (kleiner gespannter Pulsus celer) einhergehen. Hier sind grosse Dosen nöthig. zur Coupirung derselben.

Contraindicirt ist das Morphium bei Marasmus, Neigung zu Collaps, nicht compensirten Klappenfehlern, Fettherz, Manie auf der Krankheitshöhe und expansivem Charakter derselben.

Die anderweitigen Alkaloide des Opiums, das von Claude Bernard in die Therapie eingeführte Narceïn [1]), sowie das von Leidesdorf und Andern empfohlene Papaverin [2]) erweisen sich als entbehrlich und, abgesehen von ihrem hohen Preis, weniger wirksam als das Morphium.

Eine Ausnahme dürfte für das Codeïn [3]) zu machen sein, das nach meinen bisherigen Untersuchungen vielfach das Opium zu ersetzen vermag und überdies den Vorzug bietet, dass es nicht constipirend und betäubend wirkt. Vor dem Morphium hat es zudem den Vorzug, dass es nicht zum Bedürfniss wird. Der narkotische Werth ist etwa ⅓ des Morphiums. Zu internem Gebrauch empfiehlt sich das Codeïn. muriaticum (in Pillen oder als Mixtur: Codeïn. muriat. 0,3, Aq. destill. 130, Syrup. menth. 20,0, M.D.S. kaffeelöffelweise bis zu 2mal täglich 10), zu subcutanem das in 4 Thl. Wasser lösliche Codeïn. phosphoricum.

Das von Michéa ((Gaz. méd. de Paris 1853, 31. 32) empfohlene Strammonium, das Conium (Crichton Browne, Lancet 1872), die Blausäure (Mc'Lead, Med. Times and Gaz. 1863, März), das Chloroform, rechtfertigen nicht die auf sie gesetzten Hoffnungen.

Entschieden an Wirksamkeit stehen auch die Belladonnapräparate den Opiaten nach, indessen scheinen (Schüle, Handb. 2. Aufl. p. 638) „schwere Melancholien mit triebartigen Angstaffekten zuweilen einer länger fortgesetzten Behandlung mit Extr. belladonn. zu weichen“. Meist aber kommen Opiate gleichzeitig zur Anwendung, wie überhaupt, auch nach meiner Erfahrung, die Verbindung des Opiums mit Belladonna in geeigneten und schweren Fällen von Melancholie sich nützlich erweist.

Einigen Erfolg scheinen auch die von den Engländern mit Vorliebe als Surrogate der Opiate gebrauchten Cannabis indica-Präparate zu haben (vgl. Böttcher, Berliner klin. Wochenschr. III, 16), nur ist es schwer, recht gute, verlässliche Waare bei uns zu erhalten. Clouston (Brit. Review 1871, Jan.) rühmt besonders die beruhigende Wirkung der Cannabis indica in Verbindung mit Bromkalium.

Brompräparate [4]). Zu den wichtigsten Errungenschaften im Gebiet der Therapie der Nervenkrankheiten gehören die Bromsalze. Sie verdanken diese Bedeutung ihrer Eigenschaft, eine deprimirende

---

[1]) Reissner, Allg. Zeitschr. f. Psych. 24.

[2]) Leidesdorf und Breslauer, Vierteljahrsschr. f. Psych. 1868, p. 403; Stark, Allg. Zeitschr. f. Psych. 26, p. 121; Hoffmann, Wien. med. Jahrb. XX, p. 207; Kelp, Archiv f. Psych. II, H. 1, p. 177.

[3]) Dornblüth, Therapeut. Monatshefte 1889 August; Rheiner ebenda, September.

[4]) Drouet, Ann. méd. psych. 1870, Nov. (unbefriedigende Erfolge); Stark, Allg. Zeitschr. f. Psych. 31; Leidesdorf, Allg. Wien. med. Ztg. 1871.

Wirkung auf die Hirnthätigkeit auszuüben, namentlich die Reflexerregbarkeit des centralen Nervensystems herabzusetzen.

Vermöge ihrer eigenthümlichen Wirkung auf das Centralorgan ist deren Anwendung indicirt in jenen Fällen, in welchen eine krankhaft gesteigerte Erregbarkeit, namentlich im reflektorischen Leistungen dienenden Apparat, und eine krankhafte Erregung sich vorfindet.

Speziell verdienen Bromsalze Anwendung in Psychosen, die durch Reize in peripheren Organen (Uterus) bedingt, als reflektirte, irradiirte aufzufassen sind. Dahin gehören besonders die mit spinaler Hyperästhesie einhergehenden constitutionellen Melancholien, die Formen der sexuellen Paranoia in und ausser dem Klimakterium, sowie der auf Sensationen sich aufbauende physikalische Verfolgungswahn. Brom verdient ferner Berücksichtigung bei periodischem, mit Reizungszuständen im Genitalnervensystem einhergehendem Irresein, sowie bei der Manie mit geschlechtlicher Erregung, vermöge seiner antiaphrodisischen Wirkung. Es ist endlich ein Schlafmittel für viele Kranke in der Dosis von 4—6,0.

Unter den Nervenkrankheiten sind es solche mit gesteigerter spinaler oder cerebraler Reflexerregbarkeit — die Epilepsie, Chorea major und minor und gewisse Zustände von Hysterie, bei denen sich Bromkali nützlich erweist.

Die geringste Dosis bei Erwachsenen, von welcher sich ein entschiedener Erfolg erwarten lässt, beträgt 6,0. In den meisten Fällen lässt sich ohne Nachtheil eine Steigerung auf 10,0 pro die erzielen; als Maximaldosis dürften 15,0 zu bezeichnen sein. Da Weiber intensiver auf das Mittel reagiren als Männer, ist bei ihnen die Tagesdosis auf etwa 4—8,0 zu fixiren.

Von ganz besonderem Werth haben sich Brompräparate gegenüber der Epilepsie [1]) gezeigt, und zwar nicht bloss bei frischen und reflektorisch ausgelösten Fällen, sondern auch bei alten und idiopathischen.

Analoge Wirkung wie das Brom, wenigstens als Sedativum, scheint die Piscidia erythrina, die schon 1844 von Hamilton als Somniferum empfohlen wurde, zu entfalten. Gleichwie das Brom scheint dieses Mittel („vegetabilisches" Brom) psychisch und cerebral die Erregbarkeit und Erregung bedeutend herabzusetzen. Dosis 2—3 Kaffeelöffel des Fluidextracts. Unangenehme Nebenwirkungen machen sich nicht bemerklich. Die Piscidia ist leicht in Wasser mit Zusatz von Syrup. menthae zu nehmen. Ihre Verbindung mit Brompräparaten scheint mir besonders nützlich.

Hyoscin [2]). Wohl das mächtigste Beruhigungsmittel der Heil-

---

[1]) Otto, Archiv f. Psych. V, H. 1; Frigerio, Ueber subcut. Injekt. v. Bromkali bei Epilepsie, Pesaro 1876.

[2]) Literatur s. Therapeut. Monatshefte 1889, August, p. 369.

kunde stellt das Hyoscin dar. Es lähmt vorübergehend die Hirnrinde, ruft Nachlass der Innervation, Taumeln, Lallen, Schläfrigkeit hervor und bewirkt oft ausgiebigen, 6—8stündigen Schlaf. Als salzsaures Salz lässt es sich intern (bis zu 0,003) und subcutan (0,0005—0,001) pro die anwenden. In vorübergehendem Gebrauch ist es eine Wohlthat für den Kranken und das Pflegepersonal, insofern es bei motorisch sehr erregten, schmier- und zerstörungssüchtigen Patienten Ruhe schafft, so bei Mania periodica, epileptischen und paralytischen Aufregungszuständen, Mania gravis alcohol., agitirter Demenz.

Da Hyoscin die Ernährung herabsetzt, ist es bei heilbaren Fällen, ausser um den Transport Tobsüchtiger zu ermöglichen, nicht zu empfehlen.

Auch bei unheilbaren Kranken sollte es nur temporär Anwendung finden. Bei Herzkrankheiten ist es contraindicirt.

β) Physikalische und diätetische Beruhigungsmittel.

Neben Bettruhe, zeitweiser Isolirung des Kranken, Abhaltung von grellen Sinnesreizen, ist hier in erster Linie gewisser hydrotherapeutischer Beruhigungsmittel zu gedenken.

Lauwarme Vollbäder von 25—27° R. Sie wirken nicht bloss erfrischend durch Anregung physikalisch-chemischer Vorgänge im Körper, ableitend durch Erweiterung der Hautgefässe, resorptionsbefördernd, Puls und Eigenwärme herabsetzend, sondern auch beruhigend durch gleichmässige Erregung der Hautnerven und dadurch vielfach schlafmachend. Gewöhnlich werden sie für die Dauer von ½—1 Stunde verordnet. Bei gleichzeitiger Fluxion verbinde man damit kalte Compressen auf den Kopf.

Eine Erweiterung der bezüglichen Therapie sind die prolongirten Bäder[1]) von etwa 28° R., die Brierre eingeführt und auf die Dauer von 10—12—14 Stunden ausgedehnt hat. Zugleich wird der Kopf des Kranken mit Wasser von etwa 15° R. berieselt.

Brierre fand sie wirksam bei frischen Manien und Melancholien, namentlich alkoholischen und puerperalen.

Contraindicirt sind sie bei Anämie, überhaupt Erschöpfungszuständen; unter allen Umständen muss neben ihrer Anwendung eine roborirende Kost dem Kranken gereicht werden. Maniakalische sind im prolongirten Bad gut zu überwachen, da sie leicht in demselben onaniren.

---

[1]) Brierre, Bullet. de l'acad. de méd. 1846, 15. Sept.; Pinel ebenda 1852, 2. Nov.; Baillarger ebenda 1854, März; Turk, Ann. méd. psych. 1853, p. 685; Brocard, Thèse de Paris 1859; Laehr, Allg. Zeitschr. f. Psych. 34.

Douchen, Sturz- und Plongirbäder, wie sie in Kaltwasserheilanstalten vielfach zur Anwendung kommen, sind verpönt bei Psychosen. Sie wirken theils zu sehr wärmeentziehend, theils erregend, die Douchen sogar mechanisch erschütternd und sind darum schädlich.

Ein gutes, beruhigendes und häufig hypnotisch wirkendes Mittel sind die neuerdings wieder empfohlenen Priessnitz'schen Einpackungen von ein- bis mehrstündiger Dauer [1]).

b) Schlafmittel [2]).

Die Behandlung der bei Irren so häufig vorkommenden und physisch wie psychisch schädigend wirkenden Schlaflosigkeit ist eine schwierige. Sie muss immer eine individualisirende und auf die Beseitigung der Ursachen der Agrypnie gerichtet sein. Diese sind aber gar mannigfach und nicht immer leicht erkennbar.

Bei zahlreichen Kranken sind Inanitionszustände des Gehirns, cerebrale Anämie die Ursache des ausbleibenden Schlafes. Gerade hier muss aber mit allen Mitteln Erzielung von Schlaf angestrebt werden. Hier passen Bettruhe, reichliche Abendmahlzeit nebst Spirituosen. Kräftiges Bier (Wittich) oder guter alter Wein, Glühwein, Weinpunsch, Branntwein erzielen in solchen Fällen oft sehr ausgiebige hypnotische Wirkung. Genügen diese mehr diätetischen Hypnotica nicht, so versucht man Paraldehyd, weitergehend auch Chloral. In schweren psychischen Erschöpfungszuständen können auch Campherinjektionen etwas leisten.

Morphium und Opium versagen meist bei tief anämischen Kranken. Zuweilen erweist sich dann eine Verbindung dieser Mittel mit Chinin in subcutaner Anwendung erfolgreich. Verfasser lässt 0,25 Morphiumsalz in 5,0 Glycerin und 1,0 Chinin. bisulfur. in 15,0 Aqua destill. lösen, die Lösungen vermischen und filtriren. Eine Injektionsspritze enthält 0,0125 Morphium und 0,05 Chinin.

Die auf dem Boden der Intoxication stehende Schlaflosigkeit pflegt zu weichen, wenn der toxische Stoff eliminirt ist. Antidota (bei

---

[1]) Svetlin (Leidesdorf, Psych. Studien 1877) rühmt den Werth der Einpackungen mittelst in Wasser von 18—20° getauchten Tüchern (1—2 Stunden) zur Bekämpfung der Aufregung Manischer. Er will sogar periodische Manien im Beginn coupirt, im Uebrigen durch Herabsetzung der Temperatur und Pulsfrequenz die Intensität der Aufregung gemindert haben. Ganz besonders werthvoll sei die nie ausbleibende hypnotische Wirkung. Man beginne mit Wicklungen von 2—2½ Stunden Dauer und fahre fort, bis der Schlaf kürzer und weniger tief wird. In diesem Fall ist die Zeitdauer der Wicklung abzukürzen; s. f. Roechling, Dissert., Bonn 1876, „Wirkung nasser Einwicklungen bei mit Stupor behafteten Melancholischen".

[2]) Wittich, Archiv f. Psych. VI, H. 2; Schüle, Handb. 2. Aufl., p. 656.

Alkoholismus Strychnin) sind von Werth. Die aus Alkoholmissbrauch entstehenden asthenischen Zustände mit Schlaflosigkeit weichen gewöhnlich dem Opium.

Schwieriger ist die Wahl der geeigneten Schlafmittel bei den organischen Psychosen (Delir. acutum, Dem. paral. u. s. w.), bei denen die Ermittlung, ob Fluxion, Störung in der Abfuhr von Zerfallprodukten des Stoffwechsels, Hirnreiz, Schmerz etc. den Eintritt des Schlafes hintanhalten mögen, nöthig wäre. Bei fluxionären Hirnzuständen passen laue Bäder mit Umschlägen, Digitalis, Ergotininjektion. Bei Hirnreiz sind kleine Morphiumdosen (subcutan 0,01—0,015) wohlthätig.

Bei den funktionellen Psychosen können eine Reihe von theils psychisch, theils somatisch störenden Vorgängen die Schlaflosigkeit bedingen.

Die wichtigsten psychischen sind psychische Hyperästhesie, peinliche Vorstellungskreise, oft mit dem Charakter von Zwangsvorstellungen, Affekte, besonders solche der Erwartung. Hier sind psychisch beruhigende anästhesirende Mittel am Platz — Opium, Morphium, namentlich in subcutaner Anwendungsweise, ferner Sulfonal, Amylen, Bromsalze und Piscidia.

Gegenüber Delirien und Sinnestäuschungen als erregenden psychischen Momenten leistet die betreffende Therapie wenig.

Wichtige, somatisch erregende Ursachen sind Neuralgien, Paralgien (Salicylsäure, Salol, Antipyrin, Phenacetin, Morphium, besonders subcutan empfehlenswerth); ferner Palpitationen, Pulsationsgefühle durch Hyperaesthesia nerv. vasorum, Angstgefühle (wogegen laues Bad, Priessnitzgürtel, Valeriana, Aq. laurocerasi, Monobromcampher in Suppositorien, Brom, Piscidia nützlich); häufig ist die Erregung der Sexualsphäre ein Schlafhinderniss. Bei cerebraler Ursache (gesteigerte Libido sexualis) passt Brom in grossen Dosen, bei peripherer gleichfalls, eventuell in Verbindung mit kühlen Sitzbädern und Antiaphrodisiacis.

Häufig gelangt man nicht zur Aufstellung präciser Indikationen und bleibt nur die direkt narkotisirende Wirkung auf die Hirnrinde übrig. Der Werth der zu Gebote stehenden Mittel (Chloralhydrat, Amylenhydrat, Paraldehyd etc.) ist ein sehr ungleicher. Manche sind in längerer Anwendung nicht unbedenklich; schon deshalb, aber auch weil selbst die heroischsten nach einiger Zeit versagen, ist häufiger Wechsel derselben nöthig.

Das souveräne Schlafmittel der Gegenwart ist das Chloralhydrat. In vorübergehender Anwendung leistet es Vorzügliches. Es ist jedoch ein Herzgift und führt bei längerer Anwendung selbst in medicinischen Dosen (3,0!) zu chronischer Intoxication (Vasoparese, Anämie, Oedeme, Neigung zu Blutungen, Decubitus, geistige Abstumpfung etc.). Bei Fettherz, Klappenfehlern, Atheromatose ist es contraindicirt. Besonders nützlich ist Chloralhydrat bei asthenischen Gehirnzuständen, Erscheinungen von Gefässkrampf, cerebraler Anämie. Nur selten hat es eine excitirende Wirkung. Zusatz von Morphium erhöht die Wirksamkeit des Chlorals. Mittlere Dosen sind 2—5,0. Gaben über 4,0 sind gefährlich und können Tod durch Herzlähmung herbeiführen. Man gebe es intern oder im Klysma. Das Croton- oder Butylchloral scheint weniger das Herz zu gefährden, aber dem Hydrat inferior zu sein. Das Alkoholat ist diesem in der Wirkung wesentlich gleich und wegen seines weniger kratzenden Geschmacks vorzuziehen. Die neuesten Chloralpräparate (Chloralamid, Chloralurethan u. s. w.) bieten im Allgemeinen die Vor- und Nachtheile des Chloralhydrats, sind ihm aber inferior. Chloralammonium zersetzt sich rasch und ist für die Praxis nicht brauchbar.

Als bestes Antidot bei Chloralintoxication wird von französischen Beobachtern (Annal. méd. psychol. 1886, Juli) Strychnin subcutan empfohlen. Auch Belladonna soll nützlich sein.

Das Paraldehyd steht dem Chloral in seiner Wirkung nach, hat aber den Vorzug, dass es in medicinischen Dosen (8,0!) lange gereicht werden kann, ohne seine Wirkung zu versagen. Auch hat es keine schädlichen Folgen. Nur selten wirkt es excitirend. Das Paraldehyd ist ein höchst werthvolles Hypnoticum bei Inanitionszuständen, ferner bei auf hysterischer und neurasthenischer Grundlage sich bewegenden Psychosen. Beginnt es endlich seine Wirkung zu versagen, so scheint eine Steigerung der Dosis weniger nützlich als ein temporäres Aussetzen des Mittels. Störend ist immerhin der widrige Geruch und Geschmack, für Andere die Paraldehydatmosphäre, welche der Kranke verbreitet.

Als bestes Corrigens habe ich die 1½fache Dosis Tct. fruct. Aurant. befunden. Die Mischung nimmt sich verhältnissmässig leicht in Zuckerwasser. Gut ist auch die Anwendung (mit Wasser verdünnt) in Klystierform. Da das Mittel nicht deprimirend auf die Herzthätigkeit wirkt, kann es bei Fettherz, Herzfehlern etc. anstandslos gegeben werden. Auch gastrische Zustände sind kein Hinderniss, da die Verdauung nicht gestört wird. Auch der Appetit leidet nicht Noth. Der Paraldehydschlaf gleicht dem natürlichen, dauert 4—6 Stunden. Amylenhydrat steht in der Mitte zwischen Chloral und Paraldehyd. Dosis 4—6,0; bestes Corrigens ist Cognac.

Sulfonal. Dieses neueste Schlafmittel scheint eine grosse Errungenschaft für die psychiatrische Praxis, da es gegenüber dem Chloralhydrat ein unschädliches, besonders weil den Blutdruck nicht herabsetzendes, in seiner Wirkung selten versagendes Mittel darstellt. Ueberdies hat es als reines Präparat den nicht zu unterschätzenden Vorzug der Geschmack- und Geruchlosigkeit und kann deshalb, ohne dass es der

Kranke bemerkt, den Speisen beigemischt gegeben werden. Die meisten Kranken schlafen bei einer Dosis von 1,5—2,0 nach 1—2 Stunden ein und schlafen 6—8 Stunden. Selbst bei anhaltendem Gebrauch versagt Sulfonal selten seine Wirkung. Jedenfalls ist längerer Gebrauch unschädlich. Bei durch körperlichen Schmerz unterhaltener Agrypnie leistet es nichts. Auch als Beruhigungsmittel in refracta dosi (0,5 mehrmals täglich) habe ich es schätzen gelernt, namentlich bei Melancholie, als Unterstützung des Opiums oder Codeïns.

Der hypnotischen Wirkung des Opiums, Morphiums, Hyoscyamins wurde schon Erwähnung gethan. Cannabin. tannicum halte ich bei Psychosen für fast werthlos, selbst in Dosen von 0,5 und drüber. Cannabinon ist ein zweifelhaftes und nicht ungefährliches Mittel. Urethan, selbst in Gaben bis zu 4,0, hatte in meiner Beobachtung kaum je Erfolge aufzuweisen.

Brom und Piscidia sind keine direkten Hypnotica, indirekte insofern, als sie psychischer und sensorischer Hyperästhesie entgegenwirken und damit den Schlaf hintanhaltende psychische und somatische Reize aus dem Wege räumen.

Das Acetophenon (Hypnon) scheint nicht werthlos, besonders bei Psychosen auf alkoholischer Grundlage. 15—20 Tropfen führen meist bald und für die Dauer von mehreren Stunden tiefen und erquicklichen Schlaf ohne üble Nebenwirkungen herbei. Ich habe es bis zu 30 Tropfen gegeben. Dann setzt es erheblich den Blutdruck herab. Mit Rum und Syrup. cort. Aurant. lässt es sich leicht nehmen, auch in Gallertkapseln mit Ol. amygdal. dulcium. Die von Conolly Norman (Journal of mental science Januar 1887) empfohlene subcutane Anwendung fand ich nicht vorzüglicher als die interne.

Von vorzüglicher, kaum je versagender hypnotischer Wirkung fand ich das Methylal bei Agrypnie auf alkoholischer Grundlage. Ich gebe Methylal subcutan in 9 Antheilen Aq. destill. verdünnt, 1—3 Injektionsspritzen in 24 Stunden. Die Wirkung tritt erst 1—2 Stunden post inject. ein. Der Schlaf ist ein tiefer, erquickender, ohne alle üblen Nebenwirkungen.

Bevor man zu heroisch wirkenden Schlafmitteln seine Zuflucht nimmt, sollte man niemals versäumen, physikalische Beruhigungsmittel zu versuchen (laue Vollbäder, Priessnitz'sche Einpackungen, Wadenbinden, Neptunsgürtel, Durchleitung galvanischer Ströme durch den Kopf). Leichte Fälle von Agrypnie können auch durch kaltes Valerianainfus, Chinin. valerian. (0,1) behoben werden.

c) Antiaphrodisiaca.

Ein häufiges und lästiges Symptom in psychischen Krankheitszuständen ist die Erregung der geschlechtlichen Sphäre mit daraus häufig sich ergebender Masturbation. In der Regel ist die sexuelle Erregung eine central vermittelte. Die Materia medica führt zahlreiche Antiaphrodisiaca auf, aber ihr Erfolg ist im Allgemeinen ein geringer. Als einigermassen brauchbar können in erster Linie Brompräparate, dann Belladonna, Lupulin, Campher, Tinct. veratr. virid. genannt werden. Auch Salicylsäure scheint nach längerem Gebrauch Abnahme der geschlechtlichen Lust zu bewirken. Nicht ohne Werth, namentlich bei psychosexualer Hyperästhesie (Erethismus sexualis), ist auch das von Hammond neuerlich empfohlene Kali nitricum in der Tagesdosis von 2—4,0. Die Masturbation ist eine unliebsame Complikation und fordert ihre Berücksichtigung. Mit Medicamenten allein ist wenig dagegen auszurichten. Zuweilen, namentlich bei Frauen, ist sie peripher durch Reizungszustände, welche Oxyuris, Vaginismus, Leukorrhöen, Pruritus setzen, bedingt. Neben einer entsprechenden Lokalbehandlung, bei welcher auch Cocaïnbepinselungen nicht ohne Werth sind, können Suppositorien aus den erwähnten Stoffen etwas leisten. Im Allgemeinen werden diätetische Mittel (kalte Waschungen, Abreibungen, Sitzbäder, Ermüdung durch körperliche Arbeit, Vermeidung gewürzter Speisen, starker Weine etc.) neben sorgfältiger Ueberwachung der Kranken und geeigneter psychischer Behandlung am wichtigsten sein.

4. Tonica.

Mannigfache Indikationen ergeben sich bei Psychosen aus ursächlicher und complicirender körperlicher Schwäche und Blutverarmung. Die Hauptsache ist hier wohl gute Küche, guter Keller und gute Luft neben gewissen physikalischen Heilmitteln. Unter diesen stehen oben an Hydrotherapie und die von Beard und Rockwell eingeführte allgemeine Faradisation [1]). Hydrotherapeutisch wirken tonisirend „erregende Kaltwasserkuren, d. h. flüchtige, niedrig temperirte, mit grossem mechanischem Reiz verbundene Einwirkungen“ (Winternitz), in Form von Regenbädern von $^1/_2$—$^3/_4$′, kühlen Halbbädern von 24—20° R. mit kräftiger Uebergiessung und Frottirung von 4—5′ Dauer, Abwaschungen mit 20—12° Wasser und folgendem starkem Frottiren, endlich Abreibungen mit dem nassen Leintuch von 23—16°. Selbst bei Inanition, Anämie, subnormaler

[1]) Beard und Rockwell, Prakt. Abhandlung über die Verwendung der Elektricität, deutsch von Väter, Prag 1874; Fischer, Archiv f. Psych. XII, H. 3.

Eigenwärme sind letztere ausführbar, wenn man nach vorausgehender ¼—½stündiger Einwicklung in wollene Decken die Abreibung vornimmt, wobei dann nur die überschüssige Wärme abgeführt wird.

Die allgemeine Faradisation kann ich als Tonicum ersten Ranges empfehlen. Sie ist nicht schmerzhaft, wenn sie technisch richtig ausgeführt wird, und auch bei Bettlägerigen anwendbar. Eine mit warmem Wasser gefüllte, mit einer Polklemme versehene Wärmeflasche, die mit dem negativen Pol des Induktionsapparates verbunden und an die Füsse applicirt wird, erweist sich sehr praktisch.

Auch für Chinin- und Eisenpräparate ergeben sich wichtige Indikationen, nicht minder für die tonisirende Wirkung des Ergotins und der schon 1867 von O. Müller empfohlenen Nux vomica.

5. Somatische Diätetik.

Bei der chronischen Geistesstörung muss die Diät[1]) eine roborirende, nicht entziehende sein. Genuss frischer Luft, skrupulöse Reinlichkeit sind selbstverständliche Forderungen. Auch die ganze Lebensweise muss geregelt sein, wofür in den Anstalten durch eine eigene Hausordnung gesorgt ist. Die Mehrzahl der (meist anämischen) Kranken hat ein grosses Wärmebedürfniss. Für viele Kranke ist Bettruhe eine wichtige ärztliche Verordnung.

Bei allen Psychosen mit den Zeichen der Hirnanämie und des Marasmus, bei allen die Nahrung verweigernden Kranken ist sie nothwendig und wirkt hier beruhigend und stärkend durch erleichterte Blutzufuhr zum Gehirn, sowie durch verminderte Muskelarbeit und geringere Wärmeverluste.

Der Erfüllung dieser hygieinischen Forderungen der Reinlichkeit, der genügenden Erwärmung, der ruhigen Lage und genügenden Ernährung bieten sich häufig grosse Schwierigkeiten durch Zustand und Verhalten der Kranken.

Eine grosse Zahl derselben ist enorm unreinlich, schmiert mit Stuhlgang, Speichel und Urin oder lässt wenigstens beständig unter sich gehen. Diese für die Hygieine sehr missliche Erscheinung fordert ihre individuelle Behandlung[2]). Auf der Höhe von Aufregungszuständen lässt

[1]) Fränkel, Allg. Zeitschr. f. Psych. 36, H. 1; v. Gellhorn ebenda 36, H. 6.

[2]) Dagonet, Traité, p. 616. Schüle (Allg. Zeitschr. f. Psych. 37, p. 669) führt das Symptom der Unreinlichkeit zurück 1. auf psych. Betäubung und motorische Insufficienz (Blödsinn und psych. Erschöpfungszustände), 2. auf motorischen Entäusserungsdrang (Manie), 3. Wahnvorstellungen (Verrückte, Melancholische), und gibt therapeutische Rathschläge.

sich nicht viel machen. Man muss sich hier darauf beschränken, solche Kranke in einer eigenen Abtheilung des Hauses, die gute Lufterneuerung, gute Heizvorrichtungen, reichlich Wasser, cementirte Wände, undurchlässige Böden, passend construirte Betten mit dreitheiligen Matratzen hat, während der Dauer ihrer Aufregung zu verpflegen. Bei ruhigen, schmierenden Kranken lässt sich der fatalen Gewohnheit vielfach durch regelmässige Entleerung des Darms mit Klystieren vorbeugen.

Bei manchen halbgelähmten Kranken ist die Unreinlichkeit Folge eines ungenügenden Sphincterenschlusses und lässt sich dieser Innervationsschwäche zuweilen durch die den Reflextonus steigernde Anwendung der Nux vomica steuern.

Bei manchen Melancholischen und Hypochondern ist die Incontinenz Folge einer Hyperästhesie der Rektalschleimhaut. Der Sphincter ani erweitert sich dann unter dem Einfluss der geringsten Reizung. Dagonet empfiehlt für solche Fälle den Gebrauch der Belladonna.

Die Sorge für genügende Erwärmung der Krankenzimmer ist zunächst Aufgabe der baulichen Einrichtung der Krankenräume. Viele Kranke entledigen sich aber fortwährend ihrer Kleider, zerreissen sie wohl auch. Dadurch wird das Inventar schwer geschädigt und läuft der Kranke Gefahr, sich zu erkälten. Kleider an einem Stück, aus schwerzerreissbarem Stoff mit dem Kranken nicht zugänglichem Verschluss, Lederhandschuhe mit Schlossschnallen, Schuhe mit Sperrvorrichtung schützen oft davor.

Wo sie nicht ausreichen, halte man den Kranken in warmer Zelle und gebe ihm, wenn er keine Kleider duldet, einen Haufen Seegras oder Rosshaar zu seiner Bedeckung.

Die Forderung einer ruhigen Lage des Kranken im Bett ist zuweilen nur durch mechanische Beschränkung [1]) (Zwangs- oder Schutzjacke) zu erfüllen.

Man hat gegen eine solche geeifert und insoweit Recht gehabt, als sie früher vielfach missbräuchlich angewendet wurde.

Sie erscheint unentbehrlich in gewissen Fällen, wo Bettruhe ärztlich geboten ist und eben nicht anders durchgeführt werden kann, so bei aufgeregten decrepiden Kranken, die sonst an Erschöpfung zu Grunde gehen würden, ferner bei chirurgischen Verletzungen, schweren Augenaffektionen, um den Kranken vor Beschädigung der erkrankten Theile

---

[1]) Conolly, Die Behandlung der Irren ohne mechanischen Zwang, übers. von Brosius, 1860; Dick, Allg. Zeitschr. f. Psych. 13, p. 354; Smith, Med. Times 1867 Dec.; Hamilton Labatt, Essay on the use and abuse of restraint, Dublin 1867; Dagonet, Traité, p. 625; Laehr, Allg. Zeitschr. f. Psych. 36, p. 598; Schäfer ebenda p. 623; Westphal ebenda p. 640; Schüle, Handb., p. 643.

zu schützen. Selbstverständlich muss die Zulässigkeit der mechanischen Beschränkung vom Arzt bestimmt werden. Einer sorgfältigen Ueberwachung bedürfen bei den meisten Geisteskranken die Stuhl- und Urinfunktionen, da Bewusstseinsstörung, Wahnideen, wie auch gestörte Innervationsverhältnisse ihr regelmässiges Vonstattengehen hindern.

Getreu der allgemeinen Indikation, keine schwächenden Eingriffe vorzunehmen, vermeide man bei Stuhlverstopfung die Drastica und versuche den Stuhl durch einfache Klysmata oder durch Hegar'sche Massenklystiere, Glycerinlavements oder Glycerinsuppositorien, durch natürliche oder künstliche Bitterwässer und salinische Mittel zu bethätigen. Genügen sie nicht, so versuche man es mit Senna, Rheum, Rhamnus frangula, Ricinus, Extr. fluid. Cascar. sagradae. Bei manchen Kranken, die an bedenklicher Verstopfung leiden und zum Einnehmen nicht zu bewegen sind, ist Calomel (0,5) in einmaliger Dosis, das leicht in Milch beizubringen ist, zu empfehlen.

Bei manchen mit Stupor einhergehenden Psychosen ist die Respiration eine unvollkommene. Hier kann der faradische Strom zur Bekämpfung der aus einer daniederliegenden Respiration entstehenden Gefahren Werthvolles leisten.

6. Wichtige Einzelsymptome.

Nahrungsverweigerung[1]). Eine missliche Complikation ist der positive Widerstand der Kranken gegen Nahrungsaufnahme — die Nahrungsverweigerung.

Um sie erfolgreich zu bekämpfen, ist es vor Allem nöthig, die Ursache derselben zu kennen. Sie kann ebenso gut in somatischen Momenten (Magencatarrh, Angina, Koprostase) als in psychischen Momenten (Wahnideen, Hallucinationen etc.) begründet sein.

Immer ist hier eine individuelle Behandlung nöthig.

Wo immer Nahrungsscheu auftritt, lasse man zunächst den Kranken zu Bett liegen, wodurch die Ausgabe für Eigenwärme und Muskelbewegung erheblich vermindert wird. Man sorge für Reinhaltung der Mundhöhle durch Ausspritzungen mit Kali chloricum oder Salicylsäure.

Vom Stand der Kräfte hängt es ab, wann ein aktives Einschreiten nöthig wird.

---

[1]) Neumann, Lehrb., p. 205; Jessen, Wien. med. Wochenschr. XI, 43. 44; Leidesdorf ebenda XVI, 44—46; Irrenfreund 1870; Williams, Journ. of mental science 1864; Moxey, The Lancet I, 22; Stiff ebenda III (Ernährung durch die Nase); Sutherland, Brit. med. Journ. 1872, Mai; Annal. méd. psych. 1874, Sept.; Richarz und Oebeke, Allg. Zeitschr. f. Psych. 30; Eickholt ebenda 37, p. 162; Siemens, Arch. f. Psych. XIV.

Bei Bettruhe, gutem Ernährungszustand des Kranken, wenn der Mund gut ausgepült wird und der Kranke wenigstens Wasser zu sich nimmt, kann eine Zwangsfütterung bis zu 6—8 Tagen verschoben werden.

Führen ernährende Klystiere [1]), Einspritzung von flüssiger Nahrung durch eine Zahnlücke, Anwendung der Schnabeltasse dann nicht zum Ziel, so muss zur Zwangsfütterung geschritten werden.

Dieselbe ist, Dank der neuerdings im Handel vorkommenden Rohre aus weichem vulkanisirten Kautschuk, durch die Nase mit Zuhilfenahme einer Spritze aus Hartkautschuk oder eines Trichters ohne Schwierigkeit zu bewerkstelligen.

Bevor Nahrung eingeflösst wird, muss man sich vergewissern, dass die Sonde wirklich in den Magen eingedrungen ist, nicht etwa sich nach dem Pharynx oder der Mundhöhle umgebogen hat oder gar in die Luftwege eingedrungen ist. Husten, Erstickungsanfälle, Angst, Cyanose, Inspirationsgeräusche neben exspiratorischen (die Geräusche, welche die durch die Sonde streichende Magenluft macht, sind nur exspiratorische) weisen auf diesen üblen Zufall hin.

Als sicherstes Mittel zur Erkennung dieser Gefahr gibt Kräpelin die Auscultation des Magens während des Einblasens von Luft durch die Sonde an.

Die zur Verwendung kommende flüssige Nahrung (Milch, Eier, Bouillon, Leberthran, Wein etc.) muss durchgeseiht sein, damit sie keine die Sonde verstopfende Gerinnsel enthalte. Die Flüssigkeit, da sie direkt in den Magen gelangt und nicht in den Gefässen und der Mundhöhle abgekühlt wird, darf nur lauwarm eingegossen werden.

Mund und Rachenhöhle müssen frei von Flüssigkeiten während der Fütterung sein. Hat man sich durch Eingiessen weniger Tropfen Flüssigkeit davon überzeugt, dass der Weg nach dem Magen frei ist, so beende man den Akt möglichst rasch. Im Allgemeinen genügt eine zweimalige Fütterung täglich. Bei Kranken, die lange die Nahrung verweigerten und deren Magen demnach wenig erträgt, füttere man die ersten Male nur wenig und reizlose Kost (etwa Milch mit Eiern), da sonst Erbrechen eintritt. Besteht Neigung dazu, so kann man vorher einige Tropfen Chloroform eingiessen.

Regurgitirt der Kranke bedeutend, häuft sich Flüssigkeit im Pharynx an, so muss die Sonde schleunig entfernt werden.

Die Zwangsfütterung ist zuweilen das einzige Mittel, um das Leben des Kranken zu retten. Sie darf nicht zu früh, aber auch nicht zu spät zur Anwendung kommen.

---

[1]) Bereitungsweise von gutem haltbarem Fleischpepton s. Zeitschr. f. Psych. 38. Suppl., p. 66.

Ihre Gefahren sind das Eindringen von Speisetheilen oder von Rachenschleim in die Luftwege und dadurch die mögliche Entstehung von lobulären Pneumonien, ja selbst Lungenbrand.

Präcordialangst. Erste Bedingung ist bei diesem Symptom unausgesetzte Ueberwachung des Kranken, der jeden Augenblick Hand an sich legen oder destruirende Handlungen gegen die Aussenwelt begehen kann. Für leichtere Fälle genügen von ärztlichen Verordnungen laue Bäder, Sinapismen in die Magengrube, Aq. amygd. amar., Extr. belladonnae. In der Ernährung herabgekommene anämische Kranke sind in Bettruhe zu erhalten.

In schweren Fällen erweisen sich Opiate äusserst lindernd. Bei kleinem, unterdrücktem, nicht frequentem Puls werden sie passend in Verbindung mit Aether aceticus, bei frequentem Puls und stürmischer Herzaktion in Verbindung mit Tct. digitalis verordnet. Am wirksamsten erscheint das Opium in subcutaner Anwendung (Präcordien), namentlich da, wo Neuralgien, Paralgien mit der Angst einhergehen (hier Injektion ad loc. dolentem).

Auch das Chloralhydrat vermag Anfälle von Präcordialangst, namentlich bei Masturbanten und überhaupt bei Neurasthenischen zu coupiren.

Hallucinationen. Noch Michéa und andere ältere Aerzte empfahlen die Tr. stramonii gegen Hallucinationen.

Die heutige Anschauung verzichtet bei ihrer Kenntniss der verschiedenartigen Bedeutung und Entstehung der Hallucinationen auf die Hoffnung eines Specificums. Der psychische Antheil der Hallucinationen ist keiner direkten Behandlung zugänglich und seine Bekämpfung fällt zusammen mit der der anderen psychischen Erscheinungen.

Gegen die mit sensorischer Hyperästhesie einhergehenden Gehörshallucinationen könnte der constante Strom in seiner beruhigenden anelektrotonisirenden Wirkung (An S, An D) versucht werden. Unter gleichen Bedingungen (stabile, erethische Hallucinationen) habe ich günstigen Erfolg von einer methodischen Morphiumbehandlung gesehen.

Nicht ohne Einfluss ist hier vielfach Licht und Schall.

Gewisse Kranke haben mehr Visionen in der Dunkelheit (Delir. tremens). Gehörshallucinanten hören oft mehr Stimmen, wenn sie isolirt sind. Diese Thatsachen sind zu beachten, jedoch gestatten sie nicht die Aufstellung allgemeiner Regeln. Auf ein Ohr oder Auge lokalisirte Hallucinationen, wenn sie je solche sind, erwecken den Verdacht einer Entstehung im peripheren Gebiet des Sinnesnerven und fordern mindestens zu einer ophthalmoskopischen oder otiatrischen Untersuchung auf, die nach Umständen auch Anhaltspunkte für eine Behandlung gibt.

Beob. 10. Auf einem Ohr lokalisirte Stimmen verfolgenden Inhalts mit Acusticushyperästhesie und subjektiven Geräuschen. Genesung unter Morphium- und galvanischer Lokalbehandlung nach Brenner.

Hauptmann E. in P., 61 J., israelitisch, consultirte mich am 12. 3. 81 wegen Schlaflosigkeit, Ohrensausen und quälendem Stimmenhören, das ihn dem Wahnsinn nahebringe. Schon vor 35 J. habe er eine solche Krankheit gehabt, sei im Spital mit Morphium und Abreibungen behandelt und nach 10 Wochen hergestellt worden. Pat. ist seit seiner Jugend hämorrhoidalleidend, litt an grosser Reizbarkeit, wenn die Stuhlfunktion gestört war, bis vor 2 Jahren an heftigen Hämorrhoidalblutungen. Erbliche Anlage zu Nervenkrankheiten wird in Abrede gestellt. Pat. führte seit seiner vor Jahren seines Hämorrhoidalleidens wegen erfolgten Pensionirung ein eingezogenes solides Leben, und fühlte sich bis auf die habituellen Hämorrhoidalbeschwerden und trägen Stuhl ganz wohl.

Seit 27. leidet Pat. an Brausen und Rauschen im linken Ohr, wie von einem Wasserfall. Die Hörschärfe hat nicht abgenommen.

Seit 3 Monaten sind ohne Veranlassung Druckgefühle auf Scheitelhöhle und Hinterkopf, gestörter Schlaf, grosse Reizbarkeit, peinliches Stimmenhören auf dem linken Ohr unter Steigerung des Sausens aufgetreten. Anfangs traten die Stimmen nur Nachts auf. Er hörte sich „Mistvieh, Jude" schelten. Es kam ihm vor, dass es die Stimme des Hausherrn sei. Das Geschimpfe hinderte ihn im Einschlafen, erst gegen Morgen wurde ihm dies möglich. Er stellte endlich den Hausherrn zu Rede. Dieser begütigte ihn, bewies ihm, dass er manche Nächte gar nicht zu Hause war. Darüber beruhigte sich Pat. etwas, schlief einige Nächte besser. Das Schimpfen ging neuerdings los. Pat. hatte nun die Nachbarschaft im Verdacht. Auch diese wusste sich von solchem zu reinigen. Pat. sah ein, dass er sich irre, dass er hallucinire, aber die Stimmen wurden immer deutlicher, er begann sie auch bei Tage und auf der Strasse zu hören, und für seinen Verstand zu fürchten. Er war oft so aufgebracht darüber, dass er nur mühsam sich vor Gewaltthaten gegen die Umgebung bewahren konnte.

Der Inhalt der Stimmen war immer der gleiche — Mistvieh, Jude. Er hörte sie immer aus nächster Nähe, es war, wie wenn ihm ins linke Ohr mit einer Bassstimme hineingeschrieen würde. Wenn er auf dem rechten Ohr lag, hörte er die Stimmen am deutlichsten.

Pat. ist deprimirt über seinen peinlichen Zustand, er fürchtet irrsinnig zu werden. Er ist sich seiner Sinnestäuschung bewusst, klagt aber, dass wenn er die Stimmen höre, er ihrem Zwang gleichwohl unterworfen sei.

Die körperliche Untersuchung ergibt ausser dem Hämorrhoidalleiden nichts Bemerkenswerthes. Die Arterien sind nicht besonders rigid, auch sonst keine ausgesprochenen Erscheinungen von Senium vorhanden. Die Hörfähigkeit ist beiderseits gleich. Die galvanische Prüfung ergibt auf dem rechten Ohr erst bei 15 Elem. Stöhrer Reaktion:

An S, An Ö schwacher Ton, Ka S lauter höherer Ton, Ka Ö starkes tiefes Läuten. Linkes Ohr: 10 Elem. An S tiefer Ton, An Ö höherer schwächerer Ton. Ka S tiefer Glockenton, Ka Ö hoher Ton mit Sausen.

Herr Docent Dr. Kessel untersuchte Pat. auf meine Bitte und theilte mir freundlichst folgenden Befund mit:

„An Trommelfell und Tuba beiderseits keine Veränderung. Negativer Druck im linken Gehörgang ermässigt die Geräusche in Folge der Druckverminderung im Labyrinth. Der Ueberdruck im Labyrinth scheint von cerebralen Ursachen abzuhängen."

Pat. erhält Stuhlpillen, Abends Morphium (0,01—0,015) und wird jeden 2. Tag nach der Brenner'schen Methode mit dem galvanischen Strom (An S, An D 10 Elem. Stöhrer) behandelt. Schon nach wenigen Tagen ermässigt sich das Sausen. Die Stimmen werden seltener und verschwinden, sobald Pat. geistig beschäftigt ist, was ihm durch Abnahme der Sensationen leichter gelingt. Die Nächte werden leidlich.

Am 6. 4. sind die Stimmen nur noch vor dem Einschlafen vorhanden. Das Sausen stellt sich nur mehr Abends ein. Pat. steht vollkommen über seinen Hallucinationen. Sie treten nur noch ein, wenn er ihnen seine Aufmerksamkeit zuwendet.

17. 4. Mit dem Sausen hie und da Hören eines fernen Gesangs. Als er in letzter Nacht aufwachte, hörte er etwa 30mal überlaut ins linke Ohr schreien „der Narr gehört ins Irrenhaus". Seit 2. 6. wird mit Morphium ausgesetzt. Im Juli verliert sich unter Anodenbehandlung das Sausen fast völlig, die Hyperästhesie des linken Acusticus schwindet. Seit Ende Juni keine Stimme mehr. Mit Aufhören der galvanischen Behandlung kehrte das Sausen gemässigt zurück, aber Pat. ist davon nicht belästigt. Pat. verlässt die Behandlung glücklich und zufrieden. Die galvanische Prüfung ergibt, dass beide Ohren auf gleicher Stromeshöhe (15 Elem.) nur mehr reagiren, und dass die Acusticusreaktion dem Brenner'schen Gesetz annähernd entspricht. Die Genesung hat sich erhalten.

II. Die psychische Behandlung[1]).

Von nicht minderer Bedeutung als die somatische, ja noch umfassender in ihrem Gebiet ist die psychische Behandlung des Kranken. Es handelt sich hier nicht um Mittel, die der Arzt aus der Apotheke verschreibt, sondern um solche, die er aus sich selbst schöpft und dispensirt, sei es durch sein persönliches Benehmen, sei es durch den Mechanismus der von ihm geleiteten Anstalt und ihrer Hausordnung.

Die psychiatrische Klinik hat die Aufgabe, diese wichtige Seite des ärztlichen Könnens, ärztlicher Homiletik anschaulich zu machen. Sie gehört nothwendig zur Ausbildung des Arztes und trägt ihre reichen Früchte auch am Krankenbett des rein somatisch Kranken, denn nicht richtige Diagnose und Recept allein füllen die Thätigkeit des Arztes aus, es kommt auch viel auf die Art, wie er mit dem Kranken umgeht, auf den persönlichen Eindruck an, den er auf denselben macht. Charlatans sind oft bessere psychische Heilkünstler als die Aerzte. Die thatsächlichen Erfolge von Wunderdoktoren, Wallfahrten, Gnadenbildern, heil. Wässern, Beschwörungen u. dgl. weisen wenigstens auf die Macht des Glaubens, Vertrauens in der psychischen Heilkunst hin.

Das diagnostische Wissen und therapeutische Können der Aerzte ist oft das Gleiche und dennoch sind die Resultate verschieden, weil die Kunst der psychischen Behandlung den Unterschied bildet! Manche Aerzte besitzen sie vermöge einer glücklichen Naturbegabung und üben sie instinktiv; diejenigen waren immer die grössten, die, neben gründlichem Wissen, jene bewusst und nach der Erfahrung entlehnten Grundsätzen ausübten.

---

[1]) Obersteiner, Vierteljahrsschr. f. Psych. 1868. H. 3 u. 4. p. 347; Stahl, Irrenfreund 1872, 10; Hagen, Studien 1870, Journ. of ment. science 1874.

Vgl. Jastrowitz, Allg. Zeitschr. f. Psych. 36. p. 602; Schüle, Handb., p. 656.

Fast erscheint es unmöglich, da, wo Individuum mit Individuum in geistige Berührung tritt und eine psychische Einwirkung auf das Eine von beiden ausgeübt werden soll, Regeln des Verhaltens zu geben. Sie können sich nur auf allgemeine Gesichtspunkte gegenüber gewissen Phasen des Krankseins erstrecken und als solche Gegenstand des Studiums sein.

Der concrete Fall entzieht sich einer generalisirenden Anweisung, gleichwie die psychische Materia medica unerschöpflich ist, und in einem Falle vielleicht durch einen Blick, ein passendes Wort, im andern durch Gewährung eines Wunsches, einer Prise Schnupftabak u. dgl. ihren heilkräftigen Einfluss übt.

Eben in dieser individualisirenden Aufgabe liegt das Interessante, aber auch zugleich das Schwierige der psychischen Heilkunst, die wohl gelernt, kaum aber methodisch gelehrt werden kann.

Die psychische Behandlung der Irren hat zwei Phasen der Krankheit möglichst scharf aus einander zu halten — die Periode der Entwicklung und Höhe einer- und die der Wendung der Krankheit andererseits, sei es zur Wiederherstellung, sei es zum psychischen Untergang.

In der Periode der Entwicklung und auf der Höhe der Krankheit hat die psychische Behandlung vorwiegend eine negative Aufgabe, die Entfernthaltung von psychischen Schädlichkeiten — mögen dies nun Zerstreuungsversuche, gemüthliche Anregungen, Belehrungen, religiöse Einwirkungen oder gar Drohungen und Exorcismen sein.

Alle diese Eingriffe können nur schaden, indem sie aufregen oder erbittern.

Die Grundbedingung aller psychischen Therapie in diesen Stadien der Krankheit ist die Versetzung des Kranken in möglichste psychische Ruhe.

Der Melancholische bedarf ihrer, weil er von allen psychischen Vorgängen, selbst sonst angenehmen, nur schmerzliche Eindrücke bekommt, der Maniakalische, weil seine ohnedies schon hochgehende Hirnerregung gesteigert wird, der Erschöpfte, weil jeder psychische Eingriff ihn noch mehr angreift und erschöpft.

Am allerverkehrtesten ist es, dem Kranken seine Wahnidee ausreden zu wollen. Sie sind Symptome einer ursächlichen Hirnkrankheit und stehen und fallen mit dieser. Da hilft keine Dialektik, kein logisches Raisonnement. Am besten verhalte man sich dagegen passiv, ignorire sie einfach, lenke das Gespräch auf ein anderes Thema und vermeide Alles, was sie im Bewusstsein des Kranken wachrufen könnte. Man isolire ihn thunlichst mit seinen Wahnideen.

Geradezu ein Kunstfehler wäre es, wenn man direkt auf den Wahn eingehen, ihm zustimmen und ihn dadurch bestärken würde. In vielen

Fällen genügt aber nicht diese einfach passive, auf die Wegräumung psychischer Schädlichkeiten sich beschränkende Behandlung. Der Kranke bedarf einer förmlichen Isolirung. Vielfach genügt als Isolirungsmittel gegenüber den schädlichen Reizen der Aussenwelt die Versetzung in die Irrenanstalt mit ihrer auf körperlich und psychisch diätetische Bedingungen basirten Hausordnung. Der Kranke ist hier dem Spott roher Mitmenschen, den unverständigen Einwirkungen seiner Freunde und Angehörigen, den Aufregungen des socialen und Familien- und Wirthshauslebens, den gefährlichen Einflüssen ungeeigneter und unzeitgemässer religiöser Einwirkung entzogen, mit einem Schlag in neue und adäquate Verhältnisse gebracht und sammt seiner Krankheit auf den Isolirschemel gesetzt. Aber die Irrenanstalt besitzt noch ausserdem ein wichtiges eingreifendes Heilmittel, die vollständige Isolirung des Kranken vor der gesammten Aussenwelt durch Abschliessung in einem Isolirzimmer.

Häufig wird die Isolirzelle aus administrativen Rücksichten — aus Gefährlichkeit des Kranken für sich und seine Umgebung, rücksichtslosem Schmieren, Toben etc. in Anspruch genommen, aber man vergesse nicht, dass sie auch eines der werthvollsten Beruhigungs- und Heilmittel in der Hand des Arztes ist, aber nur des erfahrenen. Sie kann, im unrechten Zeitpunkt, zu lange oder dem Zustand nicht entsprechend gehandhabt, dem Kranken auch zu grossem Schaden gereichen.

Ihre Indikationen und Heilbestimmungen ergeben sich aus bedeutenderen Zuständen von psychischer oder sensorieller Hyperästhesie, hochgradiger Reizbarkeit des Kranken, die einen Contakt mit der Aussenwelt gar nicht erträgt oder dadurch beständig aufgeregt wird, so auf der Höhe der Melancholia activa, der Manie.

Stets muss die Isolirung im weiteren Sinn, bezüglich der Strenge ihrer Durchführung, dem jeweiligen Zustand der Erregung und Erregbarkeit des Kranken entsprechen.

Auf der Höhe der Krankheit und bei hochgesteigerter Hyperästhesie der Sinnesorgane muss die Zelle gegen das einfallende direkte Tageslicht geschützt, Nachts nur matt erleuchtet sein. Durch passende Einrichtungen ist das Geräusch aus der Umgebung abzudämpfen. (Dass die Reihen von „Tobzellen“, wie man sie neben einander in Form sogenannter „Tobabtheilungen“ in den Irrenhäusern vielfach trifft, nur Detentionszwecke, nicht aber Heilzwecke erfüllen können, ist selbstverständlich.)

Der Verkehr des Sanitätspersonals mit dem Kranken ist dabei thunlichst zu beschränken. Nimmt die Erregung des Kranken ab, so ergeben sich zweckentsprechende Abstufungen in der Strenge der Isolirung mit dem Zutritt des vollen Tageslichts, dem häufigeren Verkehr mit dem Kranken, der Betheiligung mit leichter Lektüre und Handarbeit, der Versetzung in ein gewöhnliches Wohnzimmer, das der Kranke vorläufig allein inne hat, der temporären Aufhebung der Isolirung durch Spaziergänge mit einem Wärter, dem uneingeschränkten Verkehr mit den anderen Kranken und den Angestellten der Anstalt.

Endlich wird auch die Isolirung, welche die Anstalt an und für sich übt, gelockert durch Wiederanknüpfung der Beziehungen und Correspondenzen mit der Aussenwelt, durch Besuche von Freunden, später sogar von Angehörigen, Besuch der Umgebungen der Anstalt, der Vergnügungsorte u. s. w.

In der zweiten Periode der Krankheit, da wo dieselbe sich zum guten oder schlimmen Ausgang hinneigt, kommt der psychischen Therapie eine aktive Rolle zu.

Hier zeigt sich die ganze Kunst des psychischen Arztes in dem feinen Verständniss der Individualität des Kranken, der Anleitung zur Wiedergewinnung der früheren geistigen Persönlichkeit oder wenigstens der Rettung der Trümmer aus dem geistigen Schiffbruch.

Bei unzähligen Kranken stellt sich rasch und spontan mit der Wendung zum Besseren die alte geistige Individualität wieder her und die wohleingerichtete Irrenanstalt mit ihrer Bibliothek, ihren Musikzimmern, Spielsälen, Culturen, Parkanlagen, Werkstätten etc. braucht nur die ihr zu Gebot stehenden Mittel zur Verfügung zu stellen und ein gesundes Mass ihrer Benützung zu überwachen.

Bei zahlreichen Kranken auf dem Wendepunkt ihres Leidens ist aber ein positives Eingreifen nöthig, um dieselben aus dem gewohnheitsmässigen Zwang, in welchen die Krankheit ihren geistigen Mechanismus gebannt hat, zu befreien.

Hier müssen restirende Wahnideen erschüttert werden, nicht durch Logik und Dialektik, sondern durch die Waffen freundlichen Scherzes und Zuspruchs. Ueberraschungen durch Briefe oder Besuche der todtgeglaubten Angehörigen u. s. w. helfen oft dazu, um die letzten Zweifel zu zerstreuen. Eines der besten Mittel, um den Kranken sich wiederfinden zu lassen, ihn von seinen Krankheitsresten zu befreien, ist die den früheren Berufs- und individuellen Verhältnissen angepasste Arbeit. namentlich Garten- und Feldarbeit, die zugleich den Körper kräftigt. Zuweilen bedarf es auch selbst sanften Zwangs, ja sogar einer mühsamen Erziehung durch Belohnung, kleine Strafen, um die psychische Persönlichkeit quasi neu zu schaffen. Auch da, wo der Ausgang der Krankheit ein ungünstiger ist, psychische Schwäche sich einstellt, hat die psychische Therapie ein weites Feld.

Hier gilt es zu retten, was zu retten ist und den Kranken vor tieferem Versinken zu bewahren. Hauptmittel ist hier die Beschäftigung des Kranken, seine Anhaltung zur Ordnung und Reinlichkeit.

Unzählige Unglückliche, die sich selbst überlassen, in Schmutz und

Blödsinn vorkommen würden, erhält der Apparat der Irrenanstalt auf einem leidlichen geistigen Niveau und ermöglicht ihnen noch den Rest ihrer geistigen Kräfte nützlich zu verwerthen. Zuweilen hindern Wahnvorstellungen der Grösse (Kaiser etc.) solche Kranke, sich mit Arbeit zu befassen, oder geben wenigstens ihrem Gebahren eine verkehrte, ihrem Contakt mit der Umgebung störende Richtung. Bei solchen unheilbaren Kranken mit erloschenen Affekten kann dann zuweilen eine Repression der sie bewegenden Wahnvorstellungen am Platze sein und sie veranlassen, nicht ihrem Wahn gemäss zu handeln.

Leuret hat daraus ein sogen. Traitement moral gemacht und sich eingebildet, solche Kranke durch Intimidation geheilt zu haben. Es handelt sich hier um keine Kur, sondern nur um eine psychische Dressur, die jedoch ihren Werth für den Kranken und seine Umgebung haben kann. Bequeme Mittel, um den Kranken so zu discipliniren, sind der faradische Pinsel und die Regendouche.

Capitel 6.

Die Behandlung im Stadium der Reconvalescenz.

Auch in der Periode der Reconvalescenz bedarf der Kranke noch sehr der sorgsamen Hand des Arztes. Der somatische und geistige Wiedergesundungsprocess muss überwacht, leisen Mahnungen der überstandenen Krankheit Rechnung getragen, die Kur noch nicht völlig ausgeglichener vegetativer Störungen (Anämie, Uterinkrankheiten etc.), die belangreich waren, beendet werden.

Oft besteht noch längere Zeit Schlaflosigkeit und erfordert Wachsamkeit und geeignete ärztliche Verordnungen.

Dass die Abspannung und körperliche Erschöpfung, wie sie nach schweren Erkrankungen besteht, nicht mit Reizmitteln, sondern nur diätetisch behandelt werden darf, bedarf wohl nur der Erwähnung.

Der Reconvalescent ist noch psychisch schwach, gemüthlich sehr empfindlich und sehnt sich doch bereits wieder nach Beruf und Familie.

Hier gilt es zu temporisiren. Verfrühte Besuche der Angehörigen sind zu verhindern, da sie meist zu einer verfrühten Herausnahme aus der ärztlichen Behandlung führen und damit Recidive besorgen lassen.

Verfrühte Entlassungen sind immer gefährlich, namentlich da, wo den kaum Genesenen daheim wieder die alte Misere erwartet, oft auch Spott, Misstrauen, lieblose Behandlung treffen.

Jeder Reconvalescent sollte noch einige Zeit Quarantäne halten, bevor er die Anstalt verlässt, und nur allmählig wieder seine Leistungsfähigkeit erproben.

In seltenen Fällen, bei geistig beschränkten, reizbaren, von Heimweh geplagten Individuen ist eine lange Zurückhaltung in der Anstalt gefährlich [1]).

Man muss dann zwischen zwei Uebeln das kleinere wählen und in Gottes Namen die Entlassung gewähren, um einer Recidive in der Anstalt selbst vorzubeugen.

Wo immer es die Verhältnisse gestatten, sollte der Genesene, ehe er in seinen früheren Lebenskreis zurücktritt, durch das Medium eines Aufenthalts bei einer befreundeten Familie, eines Landaufenthalts, einer Reise hindurchgehen.

Damit lassen sich dann zuweilen noch ärztliche Indikationen, wie Seebad, Badekur, klimatischer Kurort etc., verbinden.

---

[1]) Ueber den Nutzen frühzeitiger Entlassungen s. Irrenfreund 1871, 2, 1876, 5. 6; Taguet, Annal. méd. psychol. 1879, Sept.

Drittes Buch.

Die specielle Pathologie und Therapie des Irreseins.

Einleitung.

Die Klassifikation der Psychosen. Formen des Irreseins[1]).

Die Grundvoraussetzung für eine specielle Pathologie des Irreseins ist eine Eintheilung und Gruppirung der individuell so verschiedenartigen und durch ihre Mannigfaltigkeit geradezu verwirrenden Krankheitsbilder nach einheitlichen Gesichtspunkten.

Das Bedürfniss nach einer befriedigenden Eintheilung der psychischen Krankheiten hat sich früh schon geltend gemacht und zu unzähligen Klassifikationsversuchen geführt, von denen aber keiner sich allgemeiner und unbedingter Billigung zu erfreuen hatte.

Bei aller Schwierigkeit eines derartigen Versuchs kann darauf im Interesse des Fortschritts der Wissenschaft wie auch des Verständnisses zwischen Autor und Leser nicht verzichtet werden.

Es fragt sich zunächst, nach welchen Gesichtspunkten, beim gegenwärtigen Stande der Psychiatrie, ein solcher Versuch unternommen werden soll.

Es gibt in der Pathologie drei Eintheilungsprincipien: ein anatomisches, nach den den Krankheiten zu Grund liegenden anatomischen Veränderungen, — ein ätiologisches, nach den besonderen jene bedingenden Ursachen, — ein klinisch-funktionelles, nach der beson-

---

[1]) Morel, Traité des mal. ment., p. 249; Kahlbaum, „Die Gruppirung der psychischen Krankheiten", Danzig 1863; derselbe in Volkmann's „Sammlung klinischer Vorträge", Nr. 126; Schüle, Handb., 2. Aufl., p. 326; Meynert, Allg. Wien. med. Zeitg. 1880, 3. 4. 6. 8.

deren Art und Weise, wie die Funktionen durch den Krankheitsprocess geändert erscheinen.

An eine anatomische Eintheilung der Psychosen kann nicht gedacht werden.

Wir kennen die anatomischen Vorgänge, deren klinischer Ausdruck die Phänomene des Irreseins sind, überhaupt zu wenig, geschweige die anatomischen Unterschiede.

Immerhin lässt sich aus dem Gros der als rein funktionelle Hirnkrankheiten für unsere heutige Forschung und Anschauung dastehenden Psychosen eine Gruppe ausscheiden, bei welcher ein pathologisch-anatomischer Befund nie vermisst wird. Insofern er für einzelne Symptomencomplexe ein identischer ist, lässt sich der klinischen Bezeichnung des Krankheitsbildes eine anatomische substituiren oder doch wenigstens zur Seite setzen.

Diese Hirnkrankheiten mit vorwaltenden psychischen Störungen im engeren Sinne oder organische Psychosen (im Gegensatz zu den funktionellen) vermitteln Uebergänge der speciellen Psychiatrie zu der übrigen speciellen Cerebralpathologie, von der sie nur praktische Gesichtspunkte — eben das Vorherrschen der psychischen Störungen unterscheiden. Diese sind aber nicht selbständige Störungen wie bei den Psychosen (sensu strictiori), sondern durchaus abhängig von In- und Extensität des anatomischen Processes (Schüle). Sie folgen deshalb nicht dem psychologischen Entwicklungsmodus und Verlauf der gewöhnlichen Psychosen, sondern stellen Symptomenreihen einer Mitaffektion des psychischen Organs bei einem schweren Hirnprocess dar. Da dieser in der Regel ein progressiver ist, kommt es zu einer immer mehr zunehmenden und nicht mehr ausgleichbaren Störung des psychischen Organs (Dementia), falls nicht vorher die Ausbreitung des anatomischen Processes auf vitale Centren dem Leben ein Ende setzt.

Da jener Process über das Rindenterritorium des Gehirns hinausreicht, infracorticale Centren und Bahnen mit afficirt, beschränkt sich das Krankheitsbild nicht auf psychische und psychomotorische Phänomene, sondern weist vielmehr, als diesen gleichwerthig und coordinirt, motorische, sensible, vasomotorische Funktionsstörungen auf. Als dahin gehörige Krankheitsbilder mit palpablem Hirnbefund lassen sich anführen: 1. das Delirium acutum; 2. die chronische Paralyse der Irren; 3. Lues cerebralis im Sinne diffuser luetischer Convexitätserkrankung; 4. Dementia senilis.

Mehr verspricht ein ätiologisches Eintheilungsprincip, unter der Voraussetzung, dass ein durch bestimmte Ursachen entstandenes Irresein auch besondere Eigenthümlichkeiten des Symptomendetails und Verlaufs böte, die mit Sicherheit auf das ätiologische Moment einen Rückschluss gestatteten.

Leider erweist sich diese Voraussetzung: specifische Ursache — specifische Züge des Krankheitsbildes nicht in dem Umfang stichhaltig, als es zur allgemeinen Verwerthung des Princips erforderlich wäre.

Das Irresein ist eben, seltene Fälle ausgenommen, der Effekt des Zusammenwirkens einer **Mehrheit** von Ursachen, deren Einzelwürdigung schwierig, deren Wirkungsweise vielfach unklar, deren klinischer Ausdruck vieldeutig ist und durch Interferenzwirkungen ein undeutlicher wird.

Bei aller Anerkennung bezüglicher Bestrebungen Morel's, Skae's, Clouston's, Kahlbaum's u. A. muss auf die Durchführung einer ätiologischen Klassifikation der Geistesstörungen zur Zeit verzichtet werden, wenn auch die klinische Würdigung des Einzelfalls die ätiologische Frage immer wesentlich mit berücksichtigen muss.

Aber wenn auch die Hoffnung sich nicht erfüllt, dass eine bestimmte Ursache, z. B. eine Kopfverletzung, Syphilis, Uterinerkrankung, selbst wenn sie die allein zur Geltung kommende ist, bei der Verschiedenheit der Pathogenese, Lokalisation etc. ein im Verlauf und Symptomendetail eigenartiges Krankheitsbild hervorrufen wird, so lässt sich doch erwarten, dass gewisse, ursächlich besonders bedeutsame Faktoren, wie z. B. Erblichkeit, constitutionelle Verhältnisse, toxische Stoffe, einer ganzen Gruppe wenn auch noch so verschiedener Krankheitsbilder gemeinsame Züge bezüglich der Symptome und des Verlaufs aufdrücken werden [1]).

Unter der Voraussetzung der Richtigkeit dieser Annahme erscheint die Heranziehung des ätiologischen Faktors, wenigstens für die Abscheidung grösserer Gruppen des Irreseins, berechtigt und erfolgreich, insofern ein Rückschluss auf die ganz besondere constitutionelle Grundlage jener aus Pathogenese, Verlauf und Symptomen gemacht werden kann.

In der That liegt ein fundamentaler Unterschied darin, ob eine psychische Störung sich bei einem von Geburt aus gut constituirten und normal funktionirenden „rüstigen“ oder bei einem erblich belasteten oder sonstwie in der Entwicklung ungünstig beeinflussten, abnorm funktionirenden „invaliden“ Gehirn entwickelte.

Diese Thatsache, die schon Morel in ihrer ganzen Bedeutung würdigte und die Schüle neuerdings hervorhob, nöthigt für die Psychosen des entwicklungsfähigen und entwickelten Gehirns zu einer möglichst

---

1) Analog der Bedeutung constitutioneller Verhältnisse auf somatischem Gebiet für Entstehung und Artung von Krankheitsprocessen. Eine Pleuritis z. B. bei einem tuberculösen oder zu Tuberculose disponirten Individuum hat andere Bedeutung und Artung (Empyem, Tuberculisirung), als bei einer nicht zu Tuberculose disponirten Persönlichkeit.

sorgfältigen Scheidung, je nach dem Vorhandensein oder Fehlen des ätiologisch bedeutsamen und belastenden Faktors.

Für die psychischen Störungen, die Individuen mit rüstigem Gehirn befallen, möge die Bezeichnung der Psychoneurosen, für die, welche auf Grundlage eines belasteten sich entwickeln, der Ausdruck der psychischen Entartungen gelten.

Es bedarf kaum einer Erwähnung, dass diese beiden grossen Gruppen keine strikten Gegensätze sind, sondern, wie überall im organischen Leben, Uebergänge aufweisen.

So kann es fraglich erscheinen, ob ein zwar von psychisch krankhafter Ascendenz stammendes, aber bis zur Zeit der psychischen Erkrankung normal funktionirendes Individuum in die eine oder die andere Gruppe zu rechnen sei.

Es kann ferner ein gut veranlagtes Gehirn durch ein erlittenes Trauma capitis oder ein sonstiges schädigendes Moment (Trunk, sexuelle Excesse etc.) eine degenerative Constitution erwerben, welche der sich durch irgend ein gelegentliches Moment entwickelnden Psychose einen degenerativen Charakter aufdrückt.

Es ist übrigens nicht bloss das ätiologische Moment, das die Trennung begründet, sondern es sind auch gewisse Eigenthümlichkeiten in Entstehung, Verlauf und Symptomengruppirung, auf welche die differentielle Diagnose sich stützt. Schon Morel hat diese klinischen Eigenthümlichkeiten des degenerativen Irreseins gekannt, sie aber ausschliesslich dem hereditär degenerativen vindicirt. Diese Anschauung ist einer Erweiterung bedürftig, denn die hereditäre Degeneration ist nur eine allerdings besonders wichtige Seite des degenerativen Irreseins überhaupt, das aber auch durch erworbene Degenerescenz (Trauma, Hirnkrankheiten, Entwicklungsanomalien etc.) seine Entstehung finden kann.

Die ätiologischen und klinischen trennenden Merkmale zwischen Psychoneurosen und psychischen Entartungen, wie ich sie seit Jahren in der von mir geleiteten Klinik, zu didaktischen Zwecken freilich etwas dogmatisch, aufgestellt habe, sind folgende:

I. Psychoneurosen.	II. Psychische Entartungen.
1. Parasitäre, zufällig erworbene Erkrankungen von Individuen, deren cerebrale Funktionen bisher normal von Statten gingen und deren Erkrankung nicht vorauszusehen war.	1. Constitutionelle, d. h. in der ganzen Constitution veranlagte Erkrankungen von Individuen, die schon ab ovo oder wenigstens in frühen Lebensjahren eine neuropsychopathische Constitution verriethen, deren centrales Nervensystem immer im Zustand eines labilen Gleichgewichts der Funktionen sich befand und einen Verlust desselben voraussetzen liess.

2. Erkrankung auf Grund temporärer Disposition (z. B. schwere körperliche Erkrankung und zusammentreffende mächtige Gelegenheitsursachen). Erbliche Disposition nicht ausgeschlossen, aber nur als latente vorhanden, das Gehirn bloss leichter afficirbar, aber bisher normal in seinen Funktionen).

2. Geringfügige Gelegenheitsursachen, selbst physiologische Lebensphasen (Pubertät, Menses, Puerperium, Klimakterium) genügend. Erkrankung vorwiegend bedingt durch pathologische, meist hereditäre Dispositionen oder unter dem fortwirkenden Einfluss von Schädigungen (Trauma capitis, acute Hirnerkrankungen etc.) entstanden, die das meist noch in der Entwicklung befindliche Gehirn trafen. Hier häufig auch psychische Erkrankung als letztes Glied einer Kette immer schwerer und intensiver sich gestaltender neuropathischer Zustände (Neurasthenie, Hysterie, Hypochondrie, Epilepsie).

3. Neigung zur Lösung der Krankheit und Seltenheit von Recidiven.

3. Geringe Neigung zur Lösung, meist nur temporäre Rückkehr zum Status quo ante. Grosse Neigung zu Recidiven und Entwicklung immer schwererer Krankheitsformen.

4. Geringe Neigung zu Vererbung auf die Nachkommenschaft und dann in gutartiger Form (Psychoneurose).

4. Grosse Neigung zu Vererbung mit fortschreitend schwereren Erkrankungsformen bei der Nachkommenschaft (progressive hereditäre Entartung).

5. Typischer Ablauf der Krankheitsbilder. Manie geht in der Regel aus einem melancholischen Vorstadium hervor, sogen. secundäre Zustände erscheinen als Ausgänge primärer. Das Krankheitsbild, auch da, wo es als Zustandsform erscheint, besitzt eine gewisse Dauer und Selbständigkeit. Der Gesammtverlauf der Krankheit ist ein zeitlich eng begrenzter und zu Genesung oder Blödsinn führender.

5. Alle Formen der Psychoneurosen hier möglich, aber dann vorwiegend in schwererer organischer Form auftretend. Der Verlauf ein unberechenbarer; ganz bunter, regelloser Wechsel der verschiedensten Zustandsformen bei Unmotivirtheit, Abruptheit einzelner Symptomenreihen. Die „Zustandsformen“ von ephemerer Dauer, zudem nicht reine Bilder, sondern vielfach ein Gemisch verschiedener „Formen“ darstellend. Die ganze Erkrankung ist demnach von proteusartigem Charakter und unklassificirbar nach physio-psychologischem Eintheilungsprincip. Der Gesammtverlauf erscheint als ein schleppender, der sich oft auf die ganze übrige

	Lebenszeit erstreckt, dabei auf einer gewissen Stufe der Entwicklung beharrt und gar nicht oder erst spät zu völligem Blödsinn vorschreitet. In anderen Fällen von schwerer progressiver Entartung dagegen geradezu rapider geistiger Untergang.
6. Keine Neigung zu Periodicität der Anfälle und der Symptomenreihen.	6. Grosse Neigung zu Periodicität: das periodische Irresein ist eine degenerative Erscheinung.
7. Gesundheit und Krankheit zeitlich scharf geschieden und Gegensätze.	7. Vielfach ganz unvermerkter Uebergang von pathologischer Anlage in wirkliche Krankheit. Seltsames Gemisch von Lucidität und krankhafter Verkehrtheit auf der Krankheitshöhe bis zu Krankheitseinsicht.

Die weitere Untereintheilung dieser beiden Hauptgruppen des Irreseins beim entwickelten Gehirn kann auf ätiologischem Weg nicht angestrebt werden, denn bei den Psychoneurosen spielt ja das ätiologische Moment keine massgebende Rolle für Gestaltung von Symptomen und Verlauf, und bei den psychischen Entartungen verleiht, wenigstens beim gegenwärtigen Stand unseres Wissens, der ätiologische Faktor nur der ganzen Gruppe gewisse klinische Merkmale, ohne jedoch eine weitere Differenzirung nach ätiologischen Faktoren der Degenerescenz zu gestatten. Dies gilt speciell für das sogen. hereditäre Irresein, das zwar in gewissen Formen (moralisches, periodisches, aus constitutionellen Neurosen transformirtes, in Zwangsvorstellungen sich bewegendes Irresein) vorzugsweise zu Tage tritt, jedoch nicht ausschliesslich dieselben repräsentirt.

Zur weiteren Eintheilung der Psychoneurosen bleibt das klinisch-funktionelle Princip das einzig mögliche. Die Art der Symptomengruppirung, der Verlauf sind bei diesen typischen, in einer bestimmten Verlaufsrichtung sich bewegenden, einen gesetzmässigen Krankheitsprocess im psychischen Mechanismus darstellenden Zuständen in erster Linie für die Klassifikation zu verwerthen.

Mit Rücksicht auf den Verlauf lassen sich primäre und aus diesen hervorgehende secundäre Irreseinszustände unterscheiden.

Diese Unterscheidung hat auch prognostisch Berechtigung, insofern eine Genesungsmöglichkeit im Allgemeinen nur in den primären Zuständen besteht.

Innerhalb der primären Störungen lassen sich weiter nach dem Verhalten der gestörten Funktionen unterscheiden:

a) Zustände erschwerten Vonstattengehens der psychischen Funktionen bis zur Hemmung, zugleich mit schmerzlicher Selbstempfindung bis zum Kleinheitswahn als Motivirung der Hemmung und Verstimmung. Betheiligung der centralen Sinnessphäre (Hallucinationen, Illusionen) nebensächlich. Alle Grade der Bewusstseinsstörung möglich. — Melancholie.

Innerhalb der Melancholie lassen sich unterscheiden:

α) eine leichtere Form, insofern keine tiefere Störung des Bewusstseins besteht und die psychomotorischen Hemmungsvorgänge psychisch vermittelt sind — Mel. simplex;

β) eine schwerere Form, insofern tiefere Störung des Bewusstseins besteht und die Hemmungsvorgänge vorwiegend organisch (Tetanie, Katalepsie) vermittelt sind — Mel. cum stupore.

b) Zustände erleichterten Vonstattengehens der psychischen Funktionen bis zur Ungebundenheit, zugleich mit vorwiegend heiterer Selbstempfindung bis zum Grössenwahn als Motivirung der Anomalien der psychischen Bewegung und der Stimmung. Betheiligung der centralen Sinnessphäre nebensächlich. Alle Grade der Bewusstseinsstörung möglich — Manie.

Auch hier lässt sich, gleichwie bei der Melancholie, unterscheiden:

α) eine leichtere Form, insofern keine tiefere Störung des Bewusstseins besteht und die psychomotorischen Akte psychisch ausgelöst sind — maniakalische Exaltation;

β) eine schwerere Form, bei welcher tiefere Störung des Bewusstseins besteht und die psychomotorischen Akte (triebartiges, zwangsmässiges Bewegen) vorwiegend organisch ausgelöst sind durch Reizvorgänge in psychomotorischen Centren — Tobsucht.

c) Zustände temporär herabgesetzter bis aufgehobener psychischer Bewegung mit Einschluss der Gemüthsbewegungen (Stimmungsmangel) bis zur temporären Aufhebung derselben. Daraus entsteht nothwendig schwere Bewusstseinsstörung bis zu Stupor — Stupidität.

d) Zustände vorwiegend und krankhaft erregter centraler Sinnesthätigkeit bei fortbestehender äusserer Sinneswahrnehmung. Damit entsteht nothwendig Störung des Bewusstseins (Verwirrtheit). Stimmungs- und Bewegungsanomalien sind nicht primäre, sondern reaktive Erscheinungen, abhängig vom Inhalt der Delirien — Wahnsinn.

Gehen diese primären Zustände nicht in Genesung über, so kommt es zu den sogen. secundären. Sie sind charakterisirt durch Erlöschen der Affekte, Zerfall der bisherigen einheitlichen Persönlichkeit und damit des logischen Zusammenhangs zwischen Fühlen, Vorstellen, Streben, überhaupt der Coordination der psychischen Akte. Dazu kommen als wichtige Zeichen eingetretener psychischer Schwäche der Verlust der ethischen und ästhetischen Gefühle, der Nachlass der intellektuellen, namentlich der logischen Leistungen (psychische Schwächezustände). Je nachdem nun der psychische Mechanismus von einzelnen Wahngruppen aus noch in lockerem Zusammenhang erhalten und in Bewegung gesetzt wird, oder ein allgemeiner Zerfall, eine allgemeine Schwächung der psychischen Leistungen eingetreten ist, kann man hier wieder Zustände der Verrücktheit und des Blödsinns unterscheiden.

Den Blödsinn kann man, je nachdem noch Erregungsvorgänge in dem zerrütteten psychischen Mechanismus vor sich gehen und verworrene Vorstellungen und Bestrebungen in ihm ablaufen oder völlige Ruhe und Reaktionslosigkeit besteht, klinisch weiter in einen agitirten oder apathischen trennen.

Wenden wir uns an die Differenzirung der psychischen Entartungszustände, und versuchen wir eine analoge Eintheilung wie bei den Psychoneurosen, so erweist sich dieser Versuch sofort unmöglich.

Nur bei einigen bildet die periodische Wiederkehr der Anfälle eine allerdings hervorragende Erscheinung.

Diese Zustände erweisen sich eben als eigenartige Processe, als Erkrankungen der Person im strengsten Sinne des Worts, gegenüber den Psychoneurosen, als „psychischen Systemerkrankungen" mit typischer Entwicklung, mit empirisch klarem, gesetzmässigem Verlauf. Wie schon aus ihrer grösstentheils in hereditären Einflüssen wurzelnden Aetiologie hervorgeht, fordern diese Zustände eine vorwiegend anthropologische Auffassung, sie widerstehen einer auf psychologischem Princip fussenden Eintheilung.

Da aber der anthropologisch-ätiologische Standpunkt nur eine allgemeine Verwerthung in der Abgrenzung der ganzen Gruppe von den Psychoneurosen gestattet, ergibt sich die Nothwendigkeit, eine weitere Eintheilung nach Besonderheiten der Symptomengruppirung, des Verlaufs, der Entwicklungsweise dieser immer mehr weniger individuell eigenartigen Krankheitszustände zu versuchen.

Als solche Typen lassen sich aufstellen:

a) Das constitutionell affektive Irresein, charakterisirt durch den rein formalen und stabilen Charakter des im Wesentlichen affektiven Krankheitsbildes.

b) Die Paranoia (primäre Verrücktheit) charakterisirt durch eine Aenderung der Persönlichkeit oder wenigstens ihrer Beziehungen zur Aussenwelt bis zur Schaffung eines ganz neuen „Ich" vermöge primär (ohne affektive Grundlage) auftretender Wahnideen, die sich rasch systematisiren. Dieses System im Wahn ist dadurch ermöglicht, dass das Bewusstsein keine tiefere Störung erfährt und die Fähigkeit des Urtheilens und Schliessens mindestens gewahrt bleibt. Die Stimmungen und Handlungen sind reaktive und motivirt durch Wahnideen.

c) Das aus constitutionellen Neurosen (Epilepsie, Hysterie, Neurasthenie, Hypochondrie) hervorgegangene Irresein.

d) Das periodische Irresein, gekennzeichnet durch periodische Wiederkehr von in Inhalt und Verlauf wesentlich gleichen Anfällen.

Diesen das entwickelte Gehirn befallenden psychischen Störungen sind endlich Zustände psychischer Defektuosität gegenüberzustellen, deren Ursache in schon im Fötalleben oder in der Entwicklungsperiode des Gehirns überhaupt zur Geltung gekommenen Schädigungen zu finden ist, vermöge deren die weitere Entwicklung des (Gehirns) geistigen Lebens gestört wurde — psychische Entwicklungshemmungen.

Je nachdem der örtliche oder constitutionelle (Rachitis) ursächliche Vorgang bloss das psychische Organ afficirt oder auch Misswachs des Skelets und der vegetativen Organe hervorbringt, scheidet sich diese Gruppe wieder in das Gebiet der Idiotie und des Cretinismus.

Diese originären geistigen Schwächezustände können sich wieder vorwiegend in einer mangelhaften Entwicklung der intellectuellen oder der ethischen Funktionen kundgeben, mit mannigfachen Abstufungen (originäre Schwach-Blödsinnszustände). Diejenigen Fälle, in welchen vorwiegend die ethischen Leistungen defekt sind, pflegt man als „moralischen" Schwach-Blödsinn („moralisches Irresein") zu bezeichnen.

Das aus den vorhergehenden Eintheilungsprincipien sich ergebende Klassifikationsschema ist demnach folgendes:

A) Psychische Erkrankungen des entwickelten Gehirns.

I. Krankheiten ohne pathologisch-anatomischen Befund — funktionelle Psychosen.

AA) Psychoneurosen, d. h. Erkrankungszustände des normal veranlagten und rüstigen Gehirns.

1. Melancholia (Hemmungsneurose des psychischen Organs).
   a) Melancholia simplex.
   b) Melancholia cum stupore.
2. Manie (Entladungsneurose).
   a) Maniakalische Exaltation.
   b) Tobsucht.
3. Stupidität s. acute und heilbare Dementia (Erschöpfungsneurose).
4. Wahnsinn (hallucinatorisches Delirium — hallucinatorische Psychoneurose).

Anhang: Eventuelle Ausgänge der sub 1—4 angeführten Zustände in unheilbare terminale der (secundären) Verrücktheit und der (secundären)

Dementia, mit den klinischen Varietäten dieser letzteren im Sinne einer agitirten und einer apathischen.

BB) Psychische Entartungen (d. h. Erkrankungszustände des krankhaft veranlagten oder invalid gewordenen Gehirns).

1. Constitutionell affektives Irresein („Folie raisonnante").
2. Paranoia.
    a) Originäre Form.
    b) Erworbene (tardive) Form.
        α) Paranoia persecutoria (primäre und vorwaltende Wahnideen der Beeinträchtigung der Persönlichkeit).
            αα) Typische Form.
            ββ) Paranoia querulans.
        β) Paranoia expansiva (primäre und vorwaltende Wahnideen geförderter Interessen der Persönlichkeit).
            αα) Paranoia inventoria s. reformatoria.
            ββ) Paranoia religiosa.
            γγ) Paranoia erotica.
3. Periodisches Irresein.
4. Aus constitutionellen Neuro(psycho)sen hervorgegangenes Irresein.
    a) Neurasthenisches Irresein.
    b) Epileptisches Irresein.
    c) Hysterisches Irresein.
    d) Hypochondrisches Irresein.

II. Krankheiten mit constantem pathologisch-anatomischem Befund — Hirnkrankheiten mit prädominirenden psychischen Störungen — organische Psychosen.

1. Delirium acutum (transsudative Hyperämie im Uebergang zur Periencephalitis diffusa acuta).
2. Chronische Paralyse s. Dementia paralytica (Periencephalomeningitis diffusa chronica).
3. Lues cerebralis.
4. Dementia senilis (primäre Hirnatrophie).

Anhang: Intoxicationen (Uebergangsgruppe zwischen I und II).

1. Alkoholismus chronicus.
2. Morphinismus.

B) Psychische Entwicklungshemmungen.

Idiotie (eventuell mit körperlicher Degeneration — Cretinismus).

a) Vorwiegend intellektuelle Defektzustände — (originärer Schwach- und Blödsinn).
b) Vorwiegend ethische Defektzustände (originärer moralischer Schwach- und Blödsinn).

Abschnitt I.

Die Psychoneurosen.

A) Primäre heilbare Zustände.

Capitel 1.

Die Melancholie [1]).

Die Grunderscheinung im melancholischen Irresein bilden die schmerzliche, äusserlich nicht oder nicht genügend motivirte Verstimmung und eine allgemeine Erschwerung bis zur Hemmung der psychischen Bewegungen.

Ueber den inneren Grund und Zusammenhang dieser beiden Grundanomalien in dem psychischen Mechanismus des Melancholischen besitzen wir nur Hypothesen. Während von den Einen die schmerzliche Verstimmung einfach als der Ausdruck einer Ernährungsstörung im psychischen Organ (psychische Neuralgie analog der gewöhnlichen Neuralgie) betrachtet und aus ihr als Folgeerscheinung die Hemmung der geistigen Verrichtungen in psychologischer Auffassung abgeleitet wird, fasst eine neuere psycho-physische Anschauungsweise die Hemmung als die primäre, den psychischen Schmerz als die secundäre Erscheinung auf, hervorgegangen aus dem Bewusstwerden dieser psychischen Hemmung. Diese beiden Auffassungen sind zum mindesten einseitig. Die Hypothese von dem secundären Bedingtsein des psychischen Schmerzes entspricht nicht der Erfahrung. Sie könnte nur annehmbar sein, wenn die Intensität des psychischen Schmerzes in proportionalem Verhältniss zur Grösse der Hemmung stünde, was aber nicht der Fall ist, und wenn die Hemmung zeitlich

---

[1]) Wunderlich, Pathol. 1854, II. Abth. I, p. 1337; Falret, Maladies mental., p. 324; Morel, Traité des mal. ment., p. 439; Snell, Allg. Zeitschr. f. Psych. 28, p. 222; Semelaigne, Diagnostik u. Behandlung der Mel. in Mém. de l'académie de méd. XXV, 1; Richarz, Allg. Zeitschr. f. Psych. 15, p. 28; Billod, Annal. méd. psychol. 1856; Pohl, Die Melancholie, Prag 1852; de Smeth, De la mél., Bruxelles 1873; Meynert, Die primären Formen des Irreseins, Oesterr. Zeitschr. f. prakt. Heilkde. 1871. 44—47; Frese, Allg. Zeitschr. f. Psych. 28, p. 487; v. Krafft, Die Melancholie, Erlangen 1874; Schüle, Handb., p. 407.

dem psychischen Schmerz vorausginge. Aber auch diese Voraussetzung trifft keineswegs zu. Die erste Erscheinung ist der psychische Schmerz, dann erst kommt die Hemmung, die freilich dann eine neue Quelle des psychischen Schmerzes schafft.

Die Thatsachen nöthigen somit, psychischen Schmerz und Hemmung als einander coordinirte Erscheinungen, bei welchen freilich eine gegenseitige Rückwirkung nicht ausgeschlossen ist, zu betrachten. Dabei darf an eine gemeinsame Grundursache — eine zu verminderter Entbindung lebendiger Kräfte führende Ernährungsstörung (Anämie?) des Gehirns — gedacht werden.

Die Melancholie lässt sich nach einer umfassenderen und voraussetzungslosen Anschauungsweise als ein auf einer Ernährungsstörung beruhender krankhafter Zustand des psychischen Organs bezeichnen, charakterisirt einerseits durch psychisch-schmerzliche Empfindungs- und Reaktionsweise des Gesammtbewusstseins (psychische Neuralgie), andererseits durch ein erschwertes Vonstattengehen der psychischen Bewegungen (Gefühle, Vorstellungen, Strebungen) bis zur Hemmung derselben.

Symptomatologie.

Psychische Symptome. Der Inhalt des melancholischen Bewusstseins ist psychischer Schmerz, Wehesein, Verstimmung, als Ausdruck einer Ernährungsstörung des psychischen Organs. Diese schmerzliche Verstimmung unterscheidet sich inhaltlich nicht von der motivirten des in schmerzlichem Affekt befindlichen Gesunden. Die Solidarität der psychischen Vorgänge macht die Verstimmung zu einer totalen; das psychische Organ kann, so lange die ursächliche krankhafte Störung besteht, nur psychisch schmerzliche Vorgänge hervorrufen. Dieser organisch bedingte psychische Schmerzzustand erfährt Zuwächse auf psychologischem Weg durch gleichzeitig bestehende und grossentheils aus der schmerzlichen Verstimmung hervorgegangene anderweitige Störungen im psychischen Mechanismus (vgl. p. 53).

Diese accessorischen Schmerzquellen sind gegeben in der widrigen Apperception der Aussenwelt im Spiegel des schmerzlich veränderten Bewusstseins (psychische Dysästhesie), in dem Gefühl der Ueberwältigung, das der Kranke in seinem psychischen Mechanismus empfindet, endlich in dem Bewusstwerden der Hemmung, welche alle psychischen Vorgänge (Vorstellungsablauf, Strebungen) dabei erfahren. Am peinlichsten ist für den Kranken auf der Höhe der Krankheit die fehlende Betonung der Vorstellungen und Sinneswahrnehmungen durch Gefühle der Lust oder Unlust (psychische Anästhesie).

Der Gesammteffekt dieser psychisch schmerzhaften Vorgänge ist klinisch Niedergeschlagenheit, Traurigkeit, Verstimmung. Die psychische Dysästhesie bedingt Zurückgezogenheit. Leutschen oder ein feindliches

Verhalten gegenüber der Aussenwelt, die psychische Anästhesie Gleichgültigkeit gegen alle, selbst die sonst wichtigsten Lebensbeziehungen.

Neben der inhaltlichen Störung findet sich eine formale in der Sphäre des Gemüthslebens. Sie gibt sich darin kund, dass sowohl Vorstellungen als Sinneswahrnehmungen mit äusserst lebhaften Gefühlen der Unlust bis zu Affekten verbunden sind, wobei zudem die Erregbarkeitsschwelle für gemüthliche Erregungen abnorm tief liegt.

Auf der Höhe der Krankheit kann es geschehen, dass jeder psychische Vorgang, selbst die Sinneswahrnehmung mit Affekten der Unlust einhergeht (psychische Hyperästhesie).

Solche Zustände psychischer Hyperästhesie gehen, analog den Erscheinungen, wie sie beim neuralgisch afficirten Nerven beobachtet werden, denen psychischer Anästhesie voraus oder wechseln mit ihnen ab.

Die so entstandenen Affekte äussern sich als Langeweile, Traurigkeit bis zur Verzweiflung oder als Ueberraschungsaffekte (Verlegenheit, Verwirrung, Bestürzung, Schrecken, Beschämung) oder als Erwartungsaffekte (Angst, Beklemmung, Furchtsamkeit).

Klinisch erscheint diese krankhafte Erregbarkeit als Reizbarkeit, Empfindlichkeit und, insofern Hyperästhesie und Anästhesie wechseln und quantitative Unterschiede darbieten, als Launenhaftigkeit.

Das psychische Ruhebedürfnis des Kranken spricht sich in Zurückziehung von Geschäften, Aufsuchen der Einsamkeit, Vermeiden von Sinneseindrücken, Gemüthsbewegungen aus.

Die Störungen auf dem Gebiet des Vorstellens sind theils formale, theils inhaltliche. Die ersteren bestehen in einer Verlangsamung im zeitlichen Ablauf der Vorstellungen und in erschwerter Association derselben.

Die Verlangsamung ist Theilerscheinung der allgemeinen Erschwerung der psychischen Leistungen, zum Theil auch abhängig von den Unlustgefühlen, die mit jeder psychischen Bewegung sich verbinden.

Die Hemmung des freien Ablaufs der Vorstellungen ist eine wichtige accessorische psychische Schmerzquelle. Sie äussert sich klinisch in dem Gefühl der Langeweile, der geistigen Oede, der verminderten geistigen Leistungsfähigkeit (Verdummung, Gedächtnisslosigkeit, über die so viele Kranke klagen). Die temporäre vollkommene Stockung des Vorstellungsablaufs ruft Affekte der Verzweiflung hervor. Die Störung der Association der Vorstellungen ist wesentlich bedingt dadurch, dass nur dem schmerzlichen Fühlen adäquate Vorstellungen im Bewusstsein möglich sind und somit die Summe der reproducirbaren Vorstellungen auf solche schmerzlichen Inhalts beschränkt wird. Hemmung und gestörte Association sind dem Auftreten von Zwangsvorstellungen günstig. Hervorgerufen durch innere krankhafte Erregungen oder äussere, bei der Impressionabilität und psychischen Hyperästhesie des Kranken besonders lebhaft betonte Eindrücke, bleiben sie durch die Verlangsamung des Vorstellens und durch die gehemmte Association im Bewusstsein fixirt und gewinnen dadurch an Stärke.

Formale Störungen des Vorstellens finden sich bei allen Melancholischen. Sie können in diesem Gebiet die einzigen sein (Mel. sine delirio), häufig aber kommt es auch zu inhaltlichen Störungen im Vorstellen — zu Wahnideen.

In der überwiegenden Zahl der Fälle sind diese auf psychologischem Weg entstanden, als Erklärungsversuch der krankhaften Bewusstseinszustände, wobei indessen nicht gerade die Wahnidee das Produkt einer im Bewusstsein sich vollziehenden logischen Denkoperation zu sein braucht, sondern auch das bloss ins Bewusstsein erhobene Resultat von an und für sich unbewussten Associationsvorgängen sein kann.

Seltener bilden sich Wahnideen in der Melancholie aus Sinnestäuschungen, noch seltener sind sie rein primordiale Delirien.

Der Inhalt der melancholischen Wahnideen ist ein äusserst mannigfacher, der alle Varietäten menschlichen Kummers, Sorgens und Fürchtens in sich begreift. Da er immer aus dem individuellen Bewusstseinsinhalt geschöpft wird, ist es natürlich, dass er, je nach individuellem Reichthum des Seelenlebens, je nach Geschlecht, Stand, Bildung, Zeitalter, unendlich variirt, wenn auch gewisse stehende Sorgen und Befürchtungen der Menschen dem Delirium unzähliger Melancholischer aller Völker und Zeiten übereinstimmende Züge und gleichen Inhalt verleihen (Griesinger).

Der gemeinsame Charakter aller melancholischen Wahnideen ist der des Leidens und, im Gegensatz zu ähnlichen in der Paranoia mit Persecutionsdelir, des durch eigene Schuld motivirten.

Häufig sind Sinnestäuschungen im Verlauf und in den schwereren Formen der Melancholie.

Wie die Vorstellungen in der Melancholie einen feindlichen, schmerzlichen Inhalt haben, ist auch der der Hallucinationen ein schreckhafter, beängstigender.

Besonders intensiv und gehäuft treten die Sinnestäuschungen in Affekten auf, namentlich in ängstlichen Erwartungsaffekten.

Auf der psychomotorischen Seite des Seelenlebens spricht sich die der Melancholie eigenthümliche Hemmung der psychischen Bewegungen besonders deutlich aus.

Die peinliche Steigerung des psychischen Schmerzes durch jeden Bewegungsvorgang im psychischen Mechanismus bedingt Trägheit, Vermeidung jeder Arbeit, Vernachlässigen der Berufsgeschäfte, Neigung zur Abschliessung und Bettruhe. Der Mangel an Selbstvertrauen lässt ein Begehren nicht mehr erreichbar erscheinen und auf ein Streben verzichten.

Die gehemmte psychische Bewegung an und für sich, der erschwerte Umsatz der Vorstellungen durch Unlustgefühle, der Ausfall von geistigen Interessen, die zu einem Handeln treiben könnten, finden ihren beredten Ausdruck in der Klage des Kranken, dass er wollen möchte und doch nicht wollen könne.

Die peinliche Beeinflussung der concreten zu einem Wollen hindrängenden Vorstellung durch contrastirende, aus dem tief herabgesetzten Selbstgefühl, dem Bewusstsein mangelnder Leistungsfähigkeit, geistiger Ohnmacht hervorgehende und die Möglichkeit eines Erfolgs negirende Vorstellungen lässt den Kranken beständig zwischen Antrieb und Verzicht schwanken und gibt sich klinisch in jener Wankelmüthigkeit und Unentschlossenheit kund, die solche Kranke auszeichnet.

Der Grundcharakter der Melancholie ist der der Anenergie, der Passivität. Indessen ist hier, episodisch wenigstens, ein sehr stürmisches, gewaltthätiges Handeln möglich bis zum Toben. Die Erklärung für dasselbe liegt in zeitweise die Hemmung überwindenden Affekten.

Symptome vom übrigen Nervensystem. Bei allen Melancholischen leidet im Anfang und auf der Höhe der Krankheit der Schlaf. Er fehlt gänzlich oder ist durch schreckhafte Träume und häufiges Aufschrecken gestört, oder die Kranken empfinden, trotzdem sie schlafen, davon nicht die Erquickung und Stärkung, wie sie der Schlaf des Gesunden mit sich bringt.

Häufig ist Kopfweh, namentlich bei Anämischen; oft klagen die Kranken über peinliche Gefühle von Leersein, Druck etc. im Kopf, theils als Ausdruck von Paralgien, theils als Allegorie der psychischen Hemmungen. Das Gemeingefühl ist gestört. Die Kranken fühlen sich matt, abgeschlagen, unbehaglich, und diese Herabsetzung der vitalen Energie findet ihren klassischen Ausdruck in der zusammengesunkenen Haltung, in der geringen Ausdauer der Muskelaktion, in den zögernden Bewegungen, der leisen Rede, der Schlaffheit und Schwäche der Muskulatur. Ausser den psychischen Momenten (herabgesetztes Selbstgefühl etc.), die hier eingreifen, scheint diese Innervationsschwäche von gestörten Vitalempfindungen, geänderten Muskelgefühlen (Schwere, Schmerzhaftigkeit) abzuhängen.

Vielfach sind sensible Störungen vorhanden. Seltener findet man Parästhesien und Anästhesien als Paralgien, Hyperästhesien und Neuralgien, die die Stimmung verschlechtern, Affekte hervorrufen und zu allegorischen Wahnvorstellungen Anlass geben. Die Sekretionen sind vermindert, desgleichen die Triebe.

Dies zeigt sich besonders gegenüber der Nahrungsaufnahme, die nicht selten positiv verweigert wird. Neben Wahnideen und Sinnestäuschungen als Motiv finden sich häufig als somatische Ursache der Nahrungsverweigerung Anorexie und Verstopfung.

Auch ohne dass Nahrungsverweigerung bestünde, liegt die Ernährung tief darnieder. Fortschreitende Gewichtsabnahme und Anämie sind regelmässige Befunde und zum Theil auf eine Mitbetheiligung trophischer Nervencentren an der Psychoneurose beziehbar. Eine wichtige Störung bietet die vasomotorische Innervation. Bei den meisten Kranken sind die Arterien contrahirt, ist der Puls klein, die Arterie drahtartig zusammengezogen.

Als Folgeerscheinungen bestehen, ausser dem Daniederliegen der Sekretionen, verminderter Turgor vitalis, trockene, spröde, kleienartig sich abschilfernde Haut, Kälte der Extremitäten bis zu venösen Stasen und Oedemen. Damit erscheinen die Kranken viel älter, als sie wirklich sind. Die Eigenwärme ist meist eine subnormale, die Respiration eine oberflächliche, unvollkommene, wenn auch durch Angst oft beschleunigte. Die Pulsfrequenz ist eine wechselnde, auf der Höhe ängstlicher Erregungszustände bedeutend gesteigerte.

Das melancholische Irresein erscheint klinisch unter zwei prägnanten Formen, die als Mel. simplex und als Mel. cum stupore bezeichnet werden und eine gesonderte Besprechung erfordern.

1. Die Melancholia simplex.

Als mildere Fälle der Melancholie erscheinen diejenigen, in welchen die psychischen Hemmungserscheinungen wesentlich psychisch, durch schmerzhafte Vorgänge im Bewusstsein, nicht organisch durch gehinderte Leitungsvorgänge in der psychomotorischen Nervenbahn bis zur krampfhaften Störung der Muskelinnervation (Tetanie, Katalepsie) bedingt sind. Zugleich fehlt hier die tiefere Störung des Bewusstseins. Die Hemmung äussert sich im Gemüthsleben als trostlose Anästhesie, im Vorstellungsleben als peinliche Behinderung des Denkprocesses nach allen Richtungen, im Wollen als qualvolle Unfähigkeit, sich zu einer That aufzuraffen, bis zur vollständigen Gebundenheit des Wollens (vgl. p. 99). Die nothwendige Folge ist ein tief herabgesetztes Selbstgefühl.

Da das Bewusstsein des Kranken eine beständig fliessende Schmerzquelle darstellt, Affekte, Vorstellungen drohender Gefahr bis zur Vernichtung den Kranken martern, den schmerzhaften Spannungszustand beständig unterhalten und steigern, wird seine Lage in dem Masse peinlicher, als er sich nicht oder wenigstens nicht jederzeit fähig fühlt, die befreiende oder rettende That zu wagen.

Die Grunderscheinung des Krankheitsbildes ist Passivität, qualvolle Gebundenheit der psychischen Bewegungen. Die Passivität des Melancholischen kann bis zur temporären völligen Gebundenheit der psychomotorischen Sphäre sich steigern. Nicht bloss das Handeln, sondern sogar die sprachlichen und lokomotorischen Bewegungen werden immer langsamer, schwieriger, kommen nur noch ruckweise, auf besonders starke und wiederholte äussere Reize und Nöthigungen zu Stande, werden nur noch intendirt, nicht aber vollendet, bis schliesslich jegliche motorische Leistung unmöglich geworden ist (Mel. passiva).

Diese Fälle, bei welchen offenbar die psychische Hemmung gesteigert und complicirt ist durch vermehrte organisch (molekular) vermittelte Widerstände in der Willensbahn, stellen Uebergänge zur schwereren Form der Mel. cum stupore dar, um so mehr, als hier auch das Bewusstsein sich trübt und der Kranke in einen geistigen Dämmerzustand versinkt.

Ausser da, wo episodisch oder im Uebergang zur stuporösen Melancholie solche Zustände völliger Gebundenheit des Seelenlebens sich einstellen, ist bei der Mel. simplex das Bewusstsein der Kranken nicht tiefer gestört, wenn auch occupirt durch schmerzliche Bilder und Vorstellungen.

Das Denken ist gehemmt, eingeschränkt, aber Schluss- und Urtheilsbildung findet statt — im Gegensatz zur Mel. cum stupore, wo es sich wesentlich um ein delirantes Träumen handelt und die Delirien spontan, wie z. B. bei einem Fieber- oder Intoxicationsdelir auftreten und keine weitere Verknüpfung und Verwerthung finden.

Aus der erhaltenen Fähigkeit der an Mel. simplex leidenden Kranken, Schlussprocesse zu bilden, ergibt sich die Möglichkeit des Entstehens von Wahnideen und deren weiterer systematischer Knüpfung und logischer Verwerthung. Das passive Verhalten des Kranken kann jederzeit in Zustände übergehen, in welchen der Kranke in fortwährender Erregung und Thätigkeit ist, seinem psychischen Schmerz- und Spannungszustand in höchst affektvoller Weise durch Jammern, Händeringen, unstetes Umhertreiben (Mel. „errabunda"), selbst zerstörende Handlungen Erleichterung zu verschaffen vermag (Mel. agitans s. activa).

Die Ursache dieses Verhaltens kann nicht in einer erleichterten Umsetzung der Vorstellungen in Bewegungsimpulse wie bei der Manie gesucht werden, sondern nur in der enormen und dadurch alle Hemmungen überwindenden, durchbrechenden Stärke, mit welcher die Bewegungsmotive sich im Bewusstsein geltend machen.

In der That bilden diese agitirten melancholischen Zustände nur die Acme des gesammten Krankheitsbildes oder episodische Erscheinungen im Verlauf der (passiven) Melancholie. Diese affektartigen Verzweiflungsausbrüche, welche im Stande sind, die klassische Hemmung des Melancholischen temporär zu überwinden, ergeben sich aus der zeitweise bis zur Unerträglichkeit sich steigernden Schmerzhaftigkeit psychischer Situationen, hervorgerufen durch psychische Anästhesie, Hyperästhesie, Gedankenhemmung, Zwangsvorstellungen, Anenergie, ferner durch complicirende

Neuralgien, überhaupt körperliche Missgefühle, Präcordialangst, schreckhafte Sinnestäuschungen und Wahnideen. Nahe liegt in solchen psychischen Zwangslagen die Vernichtung des eigenen Lebens. Die Analgesie erleichtert die Ausführung des Selbstmords. Häufig, besonders unter dem treibenden Einfluss von Präcordialangst, kommt es auch zu zerstörenden Handlungen gegen die Umgebung. Die psychische Dys- und Anästhesie begünstigt ihr Zustandekommen.

In seinen Paroxysmen gleicht der in heftiger Agitation befindliche Kranke einem Tobsüchtigen, ja er kann ihn an zerstörenden Leistungen noch übertreffen. In der Regel werden auch von Nichtfachärzten solche Zustände von „Schwermuth mit anhaltender Willensaufregung“ als Tobsucht diagnosticirt, obwohl zwischen dem zerstörenden Bewegungsdrang des Tobsüchtigen und der Bewegungsreaktion des Schwermüthigen auf peinliche Bewusstseinszustände ein wesentlicher Unterschied besteht.

Auch zur Gedankenflucht kann es bei Mel. activa kommen, aber diese Ideenjagd hat hier ebenfalls einen ganz anderen Charakter als bei der Manie, wie dies Richarz (Allg. Zeitschr. f. Psych. XV, p. 28) treffend hervorgehoben hat.

Trotz aller etwaigen Beschleunigung im Ablauf der Vorstellungen ist das Delirium bei Mel. activa doch ein monotones, im Inhalt rein schmerzliches, im engen Kreis des melancholischen Affekts sich bewegendes, eine beständige Variation über dasselbe Thema.

Das Vermögen einer fortlaufenden, durch schrankenlose Association vermittelten Reihenbildung von Vorstellungen fehlt hier gegenüber der Manie, wo die Associationen enorm erleichtert sind.

Die Vorstellungen des Melancholischen sind nur Bruchstücke von Vorstellungsreihen; er kann eine begonnene nicht durchdenken, die Gedankenkette reisst ihm beständig ab, er wird immer wieder auf den Anfang derselben zurückgeworfen. Eben deshalb klagen auch solche Kranke über den beständigen peinlichen resultatlosen Denkzwang, über die Unmöglichkeit, bei einem Gedanken zu beharren, ihn auszudenken, über die Oede und Leere ihres Bewusstseins, trotz der anscheinenden Ueberfüllung desselben.

Mit einer gewissen Berechtigung fasst daher Emminghaus (Psychopathologie p. 199) diesen Zustand in ein massenhaftes Zwangsvorstellen auf.

Die Mel. simplex ist wohl die am häufigsten vorkommende psychische Krankheitsform. Sie bietet klinisch eine grosse Reihe von Nüancen bezüglich der Gruppirung der Symptome und der Intensität der Erkrankung. In dieser Hinsicht lassen sich wesentlich drei Varietäten oder richtiger Gradunterschiede unterscheiden, insofern die Krankheit sie sämmtlich durchlaufen oder auch auf jeder dieser Stufen ihren Abschluss finden kann. Als die mildeste Erkrankungsform lässt sich anführen die

a) Melancholia sine delirio.

Das Krankheitsbild beschränkt sich hier auf Anomalien des Fühlens und Strebens und auf bloss formale im Vorstellen. Es kommt nicht zu

Wahnideen, auch nicht zu Sinnestäuschungen. Diese milde Form der Melancholie findet man nur ausnahmsweise in Irrenanstalten, überaus häufig dagegen in der Privatpraxis. Sie entgeht oft lange der Beobachtung der Laien, wie auch der Aerzte, da der Kranke die äussere Ruhe und Besonnenheit zu wahren weiss.

Wohl fällt das düstere Wesen, die Reizbarkeit, Verstimmung und Aenderung der gewohnten Denk- und Empfindungsweise auf, aber man findet oder vermuthet äussere Veranlassungen zu ihrer Erklärung, und der Kranke, der nicht krank erscheinen will, schützt selbst allerlei Gründe vor, um seine Rücksichtslosigkeit und Faulheit, die Vernachlässigung gewohnter Pflichten zu motiviren und zu entschuldigen. So besteht oft lange über den wahren geistigen Zustand eine Täuschung, bis eine Steigerung des Leidens oder eine durch die Unerträglichkeit des schmerzlichen Spannungszustandes motivirte Gewaltthat aufklärt. Die ärztliche Diagnose beschränkt sich, mit Uebersehung der psychischen Anomalie, häufig auf die Diagnose Anämie, Chlorose, Hysterie, Neurasthenie etc. Thatsächlich findet sich die Krankheit häufig auf diesem somatischen neurotischen Boden, namentlich im Zusammenhang mit den Pubertätsvorgängen (Heimweh!); ferner bei Hypochondern, Neurasthenischen, constitutionell Neuropathischen. Auf solcher, namentlich hereditärer Grundlage complicirt sie sich nicht selten mit Zwangsvorstellungen (zu Mord, Selbstmord, Brandstiftung), wie auch mit somatischen, neurotischen, speciell sensiblen (Paralgien, Neuralgien) Funktionsstörungen. Damit wird das Krankheitsbild ein protrahirtes, prognostisch schwereres, und ergeben sich Uebergänge zu der ächt degenerativen constitutionellen melancholischen Folie raisonnante (s. u. psychische Entartungen).

Beob. 11. Mel. sine delirio auf Grundlage eines chronischen Magendarmcatarrhs und Neurasthenie.

Dr. med. A., 31 J., verheirathet, suchte am 6. 12. 75 Hilfe wegen eines „Gemüthsleidens". Der Vater war seit der Jugend dem Trunke ergeben. Sein Laster störte das Familienglück und warf trübe Schatten auf die Jugend des Pat., der unter der harten, rohen Behandlung des Vaters unendlich litt und seinen ängstlichen, leutscheuen Charakter davon herleitet. Er war neuropathisch, emotiv, erröthete leicht, gerieth darüber in Verlegenheit und war deshalb oft Gegenstand des Spottes seiner Kameraden.

Im Winter 1863 zog er sich durch Erkältung einen Magendarmcatarrh zu, der sich, vernachlässigt, chronisch gestaltete und zur Zeit des Eintritts der psychischen Krankheit noch fortdauerte. Pat. wurde Mediziner, studirte angestrengt, musste in den Ferien dem trunksüchtigen Vater in der Praxis aushelfen. Nach zurückgelegtem ersten Examen musste Pat. die Praxis des apoplektisch gewordenen Vaters übernehmen. Bald erkrankte auch die geliebte Mutter schwer. Neben der Sorge um die Eltern, um Praxis und tägliches Brod setzte Pat. Nachts sein Studium fort. Dadurch Steigerung des Magendarmcatarrhs. Pat. bemerkte Eiter im Stuhl, erkannte, dass das Darmleiden sich bis zur Geschwürsbildung gesteigert hatte, wurde Hypochonder, war auf eine Darmperforation gefasst. Trotz aller Hemmnisse bestand er sein Examen gut. Er musste sofort in die Praxis. Der nothdürftig hergestellte Vater ergab sich neuen Trunkexcessen. Darüber viel Kummer und Sorgen. Im Herbst 1873 verlobte sich Pat. Ein reicher Grundbesitzer suchte ihm die Braut abspenstig zu machen. Man gab ihn für trunksüchtig und epileptisch aus. Darüber oft sehr deprimirt.

Nach zweijährigem Brautstand gefiel der Braut der künftige Wohnort nicht. Es gab Zerwürfnisse. Pat. trennte sich mit schwerem Herzen von der guten Praxis, um einen neuen Wirkungskreis sich zu begründen. Wegen einer misslungenen Herniotomie verdächtigte ihn ein übelwollender College. Das Magendarmleiden steigerte sich — üble Laune, hypochondrische Verstimmung, hartnäckige Verstopfung, Verdauungsbeschwerden, Kopfschmerz veranlassten Pat., zur Erholung nach Graz zu gehen. Er besuchte die psychiatrische Klinik. In allem Vorgetragenen fand er Beziehungen auf seinen Zustand und die trostlose Perspektive, irrsinnig zu werden. Dazu kam ein verletzender Brief der Braut (Ende 1874), Pat. wurde tief deprimirt, schlaflos, bekam Präcordialangst, Schwindel, Ohrensausen, Kopfweh. Nichts freute ihn mehr, er trug sich mit Selbstmordgedanken. Die Braut lenkte ein. Im Mai 75 fand die Hochzeit statt. Pat. hoffte Genesung, aber schon auf der Hochzeitsreise nahm die Störung zu. In seiner psychischen Anästhesie fühlte er, dass er die Frau nicht lieben konnte; er machte sich Vorwürfe, sie unglücklich gemacht zu haben, dazu Angst, wahnsinnig zu werden, heftiger Lebensüberdruss. Pat. versuchte es mit Opium (2mal täglich 0,05—0.15). Sein Zustand wurde ein erträglicher. Er konnte mechanisch, ohne Arbeitslust, ohne Lebensfreude, seine Praxis nothdürftig besorgen, seinem geistigen Schmerz in stundenlangem Weinen Erleichterung verschaffen.

Morgens beim Erwachen war die psychische Depression immer am heftigsten. Er fühlte sich matt, abgeschlagen, machte sich Vorwürfe, so leichtsinnig geheirathet und durch seinen geistigen Untergang seine Frau ins Unglück gebracht zu haben. Später kam dazu die Sorge, auf sein Kind den Keim der Krankheit zu vererben.

Bei der Untersuchung am 6. 12. 75 erscheint Pat. verstört, abgehärmt. Er klagt Kopfschmerz und Stirndruck, wie wenn er in einem Schraubstock wäre, fühlt sich unwohl, abgeschlagen. Der Stuhl tritt nur auf Abführmittel ein, die Verdauung ist mit Beschwerden verbunden, die Zunge belegt. Pat. sieht etwas congestionirt aus. Der Puls ist klein, 84, die Extremitäten kühl. Pat. geräth leicht ins Weinen, ist muthlos, freudlos, leutscheu. Die Zukunft erscheint ihm düster.

Diät und Stuhl werden geregelt, Bäder und kalte Abreibungen verordnet. Pat. erhält Opium, und da seine reizbare Haut keine Injektionen und sein Magen keine innerliche Anwendung verträgt, nimmt er Suppositorien von 0,25—0.3 Extr. Opii aquos. 2mal täglich.

Sofort bessert sich der Zustand. Pat. vermag leichter zu arbeiten, die trüben Gedanken an traurige Zukunft und Selbstmord zu bannen. Sobald aber die Opiumwirkung vorüber ist, beschleicht ihn wieder qualvolle geistige Oede, Unruhe, Taed. vitae, entsetzliche Abgeschlagenheit und Apathie, Ohrensausen, Kopfweh, beängstigendes Druckgefühl, als ob das Hirn zu gross, der Schädel zu klein wäre. Auch ein kleiner Diätfehler, schlechte Witterung, Versuch geistiger Anstrengung, Beschäftigung mit Psychiatrie bringen sofort qualvolle Verschlimmerung, Präcordialangst und Drang zum Selbstmord. Nur mit Opium konnte er existiren, aber auch dieser Trost verband sich mit Besorgniss, als er gelegentlich der Grazer Naturforscherversammlung von der „Morphiumsucht" Kunde bekam. Unter Besserungen und Verschlimmerungen, die wesentlich mit dem Stand des Magendarmleidens zusammenhingen, verging der

Sommer 1876. Ein Aufenthalt im Hochgebirg, darauf ein Seebad, der consequente Fortgebrauch des Opium, mit dem bis auf 1,0 täglich gestiegen wurde, brachten endlich eine günstige Wendung. Die Magendarmbeschwerden verloren sich, die psychische Depression nahm ab; es kamen Zeiten, wo Pat. wieder hoffnungsvoll in die Zukunft blicken konnte und das Leben ihm nicht mehr wie eine drückende Last erschien. Er blieb noch lange sehr emotiv, reagirte auf Gemüthsbewegungen, leichte Diätfehler, geistige Anstrengung sofort wieder mit schmerzlicher Verstimmung, fühlte sich geistig unlustig, unsicher, verzagt, namentlich Morgens noch gedrückt bis zu Taed. vitae und abgespannt. Das Opium, mit dem Pat. langsam zurückgegangen war, wurde entbehrlich.

Im Lauf des Jahres 1877 schwanden die letzten Symptome des Leidens, die Miene wurde frei, der frühere Ernährungszustand stellte sich her, Lebensfreude und Arbeitslust kehrten wieder.

Die mühsam errungene Genesung wurde auf eine harte Probe gestellt, indem A.'s Frau starb und sein Kind durch die Amme syphilitisch inficirt wurde. Sie hat sich gleichwohl erhalten.

b) Melancholie mit Präcordialangst.

Sehr häufig gesellt sich im Verlauf der Melancholie sine delirio der Symptomencomplex der Präcordialangst hinzu als zeitweilig, namentlich in den Morgenstunden eintretende Complikation oder auch in mehr andauernder Weise und schon gleich von Anfang an (Mel. praecordialis). Im letzteren Fall handelt es sich meist um acute oder subacute Verlaufsbilder. Die Präcordialangst ist eine der wichtigsten und häufigsten Begleiterscheinungen melancholischer Zustände. Wo immer sie auftritt, bildet sie eine ernste Complikation, insofern sie Gefahren für das Leben des Kranken oder der Umgebung durch die qualvolle Steigerung des psychischen Schmerz- und Spannungszustandes und die daraus hervorgehenden Antriebe zur befreienden oder rettenden That herbeiführt. Der Kranke darf demgemäss sich nicht mehr selbst überlassen bleiben. Die Präcordialangst ist das wesentlichste Element in der Melancholie, das den Kranken aus seiner Passivität bringt, ihn errabund, agitirt macht, ihn zur Verzweiflung treibt, je nach der Heftigkeit und Plötzlichkeit der ins Bewusstsein hereinbrechenden Angst. Ein jäher und mächtiger Ausbruch der Präcordialangst kann eine vorübergehende Trübung, selbst Aufhebung des Bewusstseins bewirken und in heftigster, so zu sagen convulsivischer Weise Bewegungsakte als Reaktion auf die namenlose Angst hervorrufen. Man pflegt diese motorische Krise eines jäh und unerträglich aufgetretenen psychischen Spannungszustandes als **Raptus melancholicus** (vgl. p. 236) zu bezeichnen. Ein solcher kann aus der tiefsten Passivität eines Melancholischen sich erheben.

Nicht selten gehen dem eigentlichen Anfall auraartige Zustände voraus in Form von gedrückter Gemüthsstimmung, Reizbarkeit, Kopfschmerz, Schwindel, neuralgischen und paralgischen Sensationen.

Der Anfall erreicht mit dem Eintreten der Angst ins Bewusstsein in jähem Anstieg seine Höhe. Alle psychischen Vorgänge (Apperception, Ideenassociation, Reproduktion) werden durch die hereinbrechende Angst tief gestört bis zur Vernichtung. Die tief gestörte bis aufgehobene Apperception erweckt die Vorstellung, dass nur noch eine Scheinwelt übrig, Alles zu Grunde gegangen sei; das Vorstellen ist momentan ganz sistirt oder es besteht nur noch ein wirres Durcheinanderwogen peinlicher, unbeherrschter und nicht mehr associirbarer Vorstellungen, in welchem desultorische, schreckhafte Hallucinationen, Delirien von allgemeiner Vernichtung, Weltuntergang, Teufelsbesessenheit auftauchen können; das Bewusstsein ist tief gestört bis zur temporären Aufhebung des Selbstbewusstseins.

Die motorische Sphäre bietet, je nach der Höhe und Intensität des Anfalls, Aeusserungen des Affektes der Verzweiflung (Haarraufen, Zerreissen der Kleider, zerstörende Akte, Mord, Selbstmord, wuthartige Zerstörung alles dessen, was dem Kranken in die Hände fällt), die nur noch der dunkle Drang nach einer Lösung des psychischen Spannungszustands motivirt und wobei die Analgesie das Zustandekommen der schrecklichsten Selbstverstümmelungen (Bergmann's Kranke, die sich die Augen aus der Orbita herauswühlte), die psychische Anästhesie die schlimmsten Gewaltthaten gegen Andere ermöglicht. Auf der Höhe des Zustands stellen die planlosen, destruirenden Handlungen des Unglücklichen wahre psychische Convulsionen dar.

Mit diesen psychischen Symptomen gehen bemerkenswerthe Störungen der Respiration und Circulation einher. Jene ist gehemmt oberflächlich, frequent, die Herzaktion ist beschleunigt, unregelmässig, der Puls klein, celer, die Haut kühl, blass, die Sekretionen sind während des Anfalls unterdrückt. Gegen Ende des Paroxysmus tritt meist eine profuse Schweisssekretion ein. Die Erscheinungen der gestörten Circulation machen die Annahme einer Sympathicusneurose (Gefässkrampf) als Ursache des Raptus wahrscheinlich.

Das Aufhören desselben ist ein plötzliches, so dass sich der Verlauf unter der Form einer steilansteigenden und abfallenden Curve graphisch denken lässt.

Die Angst verfliegt, der Kranke athmet wie aus einem schweren Traum auf, fühlt sich erleichtert. Je nach der Schwere des Anfalls ist die Erinnerung für die Vorgänge desselben eine vollständig fehlende oder nur summarische. Die Dauer des Zustands beträgt Minuten bis zu einer halben Stunde.

Beob. 12. Melancholia praecordialis.

Falk, 39 J., Seeofficier, ledig, stammt von einem hypochondrischen Vater. F. war früher gesund, kräftig, ein beliebter, geselliger, tüchtiger Officier. Von jeher sehr sinnlicher Natur, hatte er mit der Gattin eines Anderen mehrmonatlichen Umgang gepflogen, ihr sogar die Ehe versprochen. Sein Umgang wurde dem Ehemann bekannt. F. gerieth in eine höchst schiefe Lage, als dieser sich nicht mit ihm schiessen, die Frau verstossen, ihm abtreten, den Nebenbuhler öffentlich compromittiren wollte. Zu allem kam, dass F. zu der sich immer mehr als Messaline darstellenden Frau keine Zuneigung mehr haben, ihr sein Wort nicht mehr halten konnte. Die Dame verfolgte ihn nun ihrerseits. Ueber diese monatelang sich hinziehenden Verdriesslichkeiten und Aufregungen erkrankte Pat. Er wurde schlaflos, deprimirt, bekam Präcordialangst, Todesfurcht. Er klagte über ein elendes Gefühl der unendlichen Feigheit (August 1878), konnte nicht begreifen, dass er, der sonst allen widrigen Verhältnissen muthig entgegensah, nun wie ein Kind zitterte, sich sogar vor einem noch möglichen Duell fürchtete, während er doch schon so manches ehrenvoll bestanden hatte.

Wegen seiner Feigheit wähnte er sich nun von seinen Kameraden verachtet. Seine Präcordialangst wuchs zu qualvoller Höhe, er hatte nirgends mehr Ruhe und Rast, lebte nur noch in ängstlichen Erwartungsaffekten.

Bei der Aufnahme (29. 9. 78) erscheint er tief deprimirt, mit ängstlich verstörtem Gesichtsausdrucke. Er weint, jammert, klagt Todesangst, entsetzliche Unruhe und Langeweile, qualvolle Verwirrung im Kopf. Er könne so nicht mehr leben, er müsse sich den Kopf gegen die Wand rennen. Pat. ist in beständiger peinlicher Bewegungsunruhe, ringt die Hände, kramt in seinen Effekten, nur um sich zu beschäftigen, fürchtet sich vor dem Alleinsein. Seine Bewegungen sind hastig, das gebotene Essen schlingt er eilends hinunter, dann seufzt und stöhnt er wieder, rennt im Zimmer auf und ab.

Ausser Obstipation finden sich keine vegetativen Störungen. Die Gesammternährung hat gelitten. Gew. 60 Kilo. Puls 80, klein, celer, Extremitäten kühl.

Es werden Bäder und Opiumbehandlung (2mal täglich 0,02 Extr. opii aquos. subcutan) angeordnet.

Es stellt sich schon in den nächsten Tagen Schlaf ein. Die qualvolle Angst und Bewegungsunruhe ermässigt sich bedeutend, als auf 2mal täglich 0,12 gestiegen wird. Pat. unterstützt die psychische Behandlung, indem er selbst das Bedürfniss fühlt, sich zu beschäftigen. Er sägt mit Eifer tagüber Holz und fühlt sich dadurch sehr erleichtert. Bald kann er sich auch mit Mathematik beschäftigen. Die Angst plagt ihn nur noch Abends, auch erträgt er nicht das Alleinsein. Die Ernährung hebt sich (Gewicht am 25. Oct. 64 Kilo). Er fängt an ruhig und richtig seine Lage zu beurtheilen, Lebenslust und Selbstvertrauen kehren wieder. Mitte October wird mit der Opiumbehandlung zurückgegangen.

Am 3. 11. 76 verlässt Pat. völlig genesen die Anstalt.

Beob. 13. Chron. Melancholie auf Grund erschöpfender Einflüsse mit Raptus melanchol.

Pichler, 57 J., Bäuerin, wurde am 10. 9. 73 in der Irrenanstalt aufgenommen. Aus gesunder Familie, verschont von Krankheiten, hatte sie im 19. Jahr geheirathet und bis zum 40. Jahr 10 Kinder normal geboren. Die schnell folgenden Geburten, das Säugungsgeschäft, schwere Arbeit, schlechte Nahrung, Kampf ums Dasein schädigten die Frau körperlich. Sie wurde von Jahr zu Jahr schwächer, magerte ab und die Arbeit wurde ihr immer beschwerlicher. 1861 erkrankte sie gelegentlich einer Typhusepidemie an Typh. abdomin. Sie erholte sich schwer, da sie bald wieder arbeiten musste und auf geringe Kost angewiesen war. Von da an zeigte sich grosse

Reizbarkeit, Empfindlichkeit und Anämie. Pat. behauptet in der Folge in jedem Winter einige Wochen trübsinnig gewesen zu sein. Heftigere Anfälle von Melancholie zeigten sich 1865 und 68 angeblich in Folge von Schrecken und Gemüthsbewegungen. Sie war damals traurig, arbeitsscheu, ängstlich, brütete vor sich hin, wähnte verfolgt, zur Hölle verdammt zu sein, schrecklichen Qualen entgegenzugehen. Die landesübliche Behandlung durch Chirurgen bestand in Purgirkuren, Einreibung von Pustelsalben u. dgl., wodurch Pat. körperlich noch mehr geschwächt und psychisch verschlimmert wurde. Die ängstlichen Aufregungszustände und darauf basirenden Wahnideen verloren sich zwar mit der Zeit, aber Pat. blieb kleinmüthig, gedrückt, reizbar, hatte keine Freude an der Arbeit und am Leben. Sie schlief schlecht, hatte wenig Appetit, war schlecht genährt, anämisch.

Im März 1873 stellte sich noch weiterer Rückgang der Ernährung und Oedem der Füsse ein.

Ihre habituelle psychische Depression erhob sich rasch zu bedeutender Höhe. Bald stellte sich auch Morgens beim Erwachen eine entsetzliche Angst in der Herzgrube ein. Es war ihr, wie wenn ein Centnerstein dort liege. Der Angstschweiss brach ihr dann aus, es trieb sie unstet herum. Die morgendlichen Angstzufälle nahmen an Heftigkeit zu, bis sie ihr die Besinnung raubten. Sie wähnte sich dann in die Hölle versetzt, hatte das Gefühl, dass sie von grosser Höhe herabgestürzt werde, in der Luft schwebe, sah Alles um sich in feurigrothem oder auch weissem Schein. Sie meinte, die Welt sei zu Grund gegangen und sie sei Schuld daran, nun komme auch an sie die Reihe. Dabei spürte sie eine entsetzliche Gedankenverwirrung, ein wirres Durcheinanderlaufen der Gedanken. Auf der Höhe der Angstanfälle stellte sich Lebensüberdruss und Drang zu zerstörenden Handlungen ein. Sie rannte dann verzweiflungsvoll im Zimmer umher, biss, schlug die Umgebung, demolirte was sie erreichen konnte, worauf ihr dann leichter wurde.

In diesen Raptusanfällen, die bis Mittag dauerten, sperrte man sie in eine dunkle Kammer und band sie mit Stricken.

Nachmittags wurde sie zusehends freier von Angst und Abends war ihr ganz leicht ums Herz. In der relativ freien Zeit war sie bloss gedrückt, hatte an nichts Freude, vermochte nicht zu beten.

Pat. ist mittelgross, der Stirnschädel nieder und schmal. Das Fettpolster ist geschwunden. Pat. ist sehr anämisch, die Herztöne sind schwach aber rein, der Puls klein, leicht unterdrückbar, die Arterienwände zeigen nur geringe Spannung. Es besteht etwas Fluor albus. Sonstige vegetative Störungen sind ebensowenig erkennbar als Neuralgien. Pat. erhält kräftige Kost, Wein, Eisen und wird mit Injectionen von Extr. opii aquos. (bis zu 2mal täglich 0,15) behandelt. Das Opium wirkte wahrhaft specifisch gegen Angst und ängstliche Aufregungszustände. Die Angst kam nur noch Morgens beim Erwachen und reducirte sich bald auf ein Gefühl mässiger Beklommenheit. Die Ernährung hob sich, der Schlaf kehrte wieder. Pat. wurde psychisch freier, hoffnungsvoll, konnte wieder arbeiten. Allmählig konnte sogar das Opium entbehrt werden. Nach längerer Entziehung kam es zu einer Recrudescenz der Melancholie, die aber durch neuerliche Anwendung des Mittels nach wenigen Tagen schwand. Fernere Entziehungsversuche erwiesen dessen Unentbehrlichkeit quoad Angst und Schlaflosigkeit, doch kam Pat. schliesslich mit kleinen Dosen von 0,02—0,03 aus. Sie fühlte sich dabei körperlich wohl, gemüthlich nur leicht gedrückt, jedoch arbeitslustig und arbeitsfähig.

Am 30. 8. 74 wurde Pat. mit kaum merkbaren Spuren schmerzlicher Verstimmung und der Anweisung, das Opiat intern noch einige Zeit fortzugebrauchen, in die Heimat entlassen.

c) Die Melancholie mit Wahnideen und Sinnestäuschungen.

Im Verlauf der Melancholie kommt es häufig zu Wahnideen und Sinnestäuschungen. Dieselben entwickeln sich allmählig aus dem Bild einer Mel. sine delirio und stellen die Höhenstufe des ganzen Krankheitsprocesses dar, oder sie setzen schon früh nach eingetretener Gemüthsverstimmung ein. Dies ist die Regel in acut und subacut verlaufenden Fällen. Da die Wahnideen im Gegensatz zu den Delirien des Wahnsinns und der Paranoia beim Melancholischen fast ausschliesslich falsche Erklärungsversuche krankhafter Vorgänge im Bewusstsein sind, ist es meist möglich, die Wahnideen auf ihre Quelle, auf die zu Grunde liegende elementare Störung zurückzuverfolgen.

So führt die tief veränderte Selbstempfindung des Kranken, die wieder auf das Bewusstsein der Hemmung der Gefühle, Vorstellungen und Strebungen sich gründet und ihren klinischen Ausdruck in Niedergeschlagenheit, Mangel an Selbstvertrauen findet, zum Wahn, ruinirt, ein Bettler zu sein, verhungern zu müssen. Die psychische Dysästhesie spiegelt die Aussenwelt in feindlichem Licht und täuscht Verfolgungen und drohende Gefahren vor. Das Gefühl der Hemmung und Ueberwältigung führt bei geistig beschränkten Individuen zum Wahn, finsteren Mächten anheimgefallen, verhext, verzaubert zu sein. Die psychische Anästhesie, die gar keine humane Gefühle und ethische Regungen mehr zulässt, erzeugt den Wahn, der Attribute der menschlichen Würde verlustig, in ein Thier verwandelt zu sein und insofern sie auf religiösem Gebiet als mangelnder Trost im Gebet, Zerfallensein mit der Religion empfunden wird, kommt es leicht zum Wahn, von Gott verstossen, der ewigen Seligkeit verlustig, vom Teufel besessen zu sein.

In den höchsten Graden der psychischen Anästhesie, da wo auch Sinneswahrnehmungen keine Betonung mehr erfahren, erscheint die Aussenwelt nur noch als eine Schein- und Schattenwelt und erweckt trübe Wahnideen allgemeinen und persönlichen Untergangs.

Ganz besonders wichtige Quellen für Wahnideen sind die Präcordialangst und überhaupt ängstliche Erwartungsaffekte. Sie führen zum Wahn, dass eine Gefahr wirklich drohe. Diese kann individuell wieder in imaginärer Verfolgung, drohendem Tod, Vermögensverlust objektivirt werden. Dabei kommt der Kranke auf Grundlage seines tief herabgesetzten Selbstgefühls leicht zum Wahn, ein Sünder, Verbrecher zu sein, dem eine solche Busse gebühre. Zur weiteren Motivirung muss dann eine frühere wirklich begangene Gesetzesübertretung herhalten, oder eine harmlose gar nicht gesetzwidrige frühere Handlung oder Unterlassung erscheint dem hyperästhetischen Gewissen als eine solche.

Auch krankhafte Empfindungen im Bereich der sensiblen Nerven

(Paralgien, Anästhesien, Neuralgien) wie auch Anomalien der Geschmacks- und Geruchsempfindung etc. können auf dem Wege der allegorischen Umdeutung zu Wahnideen werden.

Auch die Sinnestäuschungen sind eine ergiebige Quelle für Wahnideen. Sie können in allen Sinnesgebieten auftreten, den Kranken vorübergehend in eine ganz imaginäre Welt versetzen.

Der in ängstlichem Erwartungsaffekt schmachtende Kranke hört Stimmen, die ihm drohendes Unheil, Tod, Einsperrung, Verdammniss verkünden. Die Aussenwelt erscheint ihm feindlich, ganz bedeutungslose Worte oder Geräusche wandeln sich ihm in Drohungen, Beschimpfungen, Spott, Hohngelächter um.

Ebenso schreckhaft sind die Visionen derartiger Kranker. Sie sehen sich von Gespenstern, Teufeln umgeben, sehen den Henker, der sie erwartet, Mörder, die sie bedrohen. Geschmackstäuschungen erzeugen den Wahn, dass im Essen Gift oder dass es verunreinigt sei — Geruchstäuschungen rufen den Glauben hervor, von Leichen umgeben zu sein, sich im Schwefelpfuhl der Hölle zu befinden; neuralgisch-paralgische Sensationen führen zum Wahn, gemartert, von bösen Geistern heimgesucht zu werden.

Durch das Hinzutreten von Wahnideen und Sinnestäuschungen kann, je nach ihrem Inhalt, die Passivität noch weiter gesteigert werden — der Kranke hört z. B. Stimmen, wenn er sich rege, sei er verloren, er sieht sich von Abgründen umgeben — oder aber es kommt zu verzweiflungsvollen Reaktionserscheinungen im Sinne eines Raptus oder einer Mel. agitans.

Beob. 14. Melancholie mit Wahnideen und Sinnestäuschungen. Selbstschilderung der Krankheitserlebnisse.

Gerteis, Fabrikant, 70 J., wurde am 4. 1. 74 aufgenommen. In seiner Ascendenz soll Geistesstörung vorgekommen sein. Pat. ist von reizbarem Nervensystem, war 1848 vorübergehend maniakalisch. Ein überaus thätiger, tüchtiger, ehrenwerther Charakter, hatte er sich aus kleinen Verhältnissen zu erheblichem Wohlstand emporgearbeitet. 1873 im Frühjahr veruntreute ihm ein Agent 7000 fl., dann kam der Börsenkrach, der ihm ebenfalls kleine Verluste brachte. Zu allem hatte er ungewöhnlich grosse Ausgaben in seiner Familie. Von da an machte sich der solide Geschäftsmann übertriebene Geschäftssorgen, konnte den Gedanken nicht mehr los werden, eines Tages seinen Verbindlichkeiten nicht mehr gewachsen zu sein. Er schlief schlecht, nahm in der Ernährung ab, wurde reizbar. Anfang Dec. kam ein lamentabler Brief einer Tochter, die eine grössere Geldsumme beanspruchte. G. hatte sie nicht disponibel. Die Noth der Tochter, die Unfähigkeit ihr zu helfen, drückten ihn nieder. Er wurde von Tag zu Tag trauriger, fühlte das Herannahen eines schweren Unglücks, traf noch Dispositionen im Geschäft. In rascher Entwicklung stellten sich psychische Dys- und Anästhesie, Präcordialangst und ängstliche Erwartungsaffekte ein. Bald kam es auch zu Selbstanklagen. Er ist ein schändlicher Verbrecher, hat Christus beleidigt, seine Familie ins Unglück gebracht, ist im Kirchenbann, hat eine Verschwörung angezettelt (bezügliche Stimmen). In den Zeitungen steht seine Schande. Nun stellte sich Taed. vitae ein. Er brachte sich Schnitte an

Handbeugen und Brust bei. Nach dem Selbstmordversuch empfand er weder Trauer noch Reue. Als er hörte, die Verletzungen seien nicht tödtlich, meinte er, es sei schade.

Bei der Aufnahme erscheint Pat. tief verstört, gebeugt, eine wahre Jammergestalt.

Ausser einem geringen Grad von Emphysem und Obstipation finden sich keine vegetativen Störungen speciell keine Zeichen des Senium, keine Atherose. Der Puls ist 90, klein, celer.

Pat. ist in seinem Selbstgefühl tief herabgesetzt, er protestirt, dass man ihn „Herr" titulire, er sei nicht werth, dass er die Schuhriemen auflöse. Man solle ihm einen Stall als Quartier anweisen, er sei ein schrecklicher Verbrecher, könne nichts zahlen. Pat. ist schlaflos. Ordin.: Bäder und 2mal täglich 0,05 Extr. opii aquos. subcutan. Pat. behauptet seit der 1. Injektion nur noch ein Automat, eine Maschine zu sein. Er habe einen Moment das Gefühl der Seligkeit gehabt, gleich darauf aber gespürt, wie die Seele ausfuhr. Pat. verharrte in schmerzlicher Concentration, Apathie und Nihilismus, aber das Opium (bis 2mal täglich 0,08) wirkte auffallend hypnotisch und beruhigend. Pat. will nicht essen, theils weil er nichts bezahlen kann, theils weil man ihm Koth, Urin, Menschenfleisch vorsetze.

Mitte Januar nimmt Pat. etwas Correktur an. Es stellt sich grosse Abgeschlagenheit und das Gefühl körperlichen Krankseins ein. Er fühlt sich matt, wie zerschlagen, klagt schrecklichen Gedankendrang, er müsse sein ganzes vergangenes Leben zum Gegenstand einer beständigen peinlichen Prüfung machen. Er vermöge nichts Gutes darin zu finden.

Am Plafond und den Wänden erblickt er die Gestalten seiner Angehörigen, gibt jedoch zu, dass es möglicherweise nur „Sinnesaufregung" sei.

Anfang Februar beginnt das Interesse für frühere Lebensbeziehungen sich wieder zu regen, auch eine Spur von Krankheitseinsicht stellt sich ein. Er gibt die Möglichkeit zu, nicht im Kirchenbann zu sein und wieder ein ehrlicher Mensch zu werden. Mit der Versicherung des Arztes im geeigneten Moment, dass er nicht im Bann sei und nur delirirt habe, mit gleichzeitigen Briefen der Angehörigen, die dies bestätigen, vollzieht sich ein rascher Ausgleich der Störung und eine interessante Wiederherstellung der früheren Persönlichkeit auch mimisch. Die Reconvalescenz verlauft ungestört. Körperlich frisch und leistungsfähig verlässt Pat. am 18. 3. 74 die Anstalt.

Aus der interessanten Selbstschilderung des Genesenen verdient Folgendes hervorgehoben zu werden:

„Als ich nach dem Selbstmordversuch ans Fenster trat, erschien mir die Stadt in Trümmern. Wie ein Blitz kam mir der Gedanke, ich sei im Kirchenbann. Dieser Gedanke ward durch allerhand Sinnestäuschungen immer fester. So glaubte ich ein eigenthümliches, beim Bannstrahl gebräuchliches Glockengeläute zu hören. Wenn ich schiessen hörte, so glaubte ich, es geschehe, um die Luft zu reinigen, in der ich athmete. Ich sah die Luke zum Glockenthurm geschlossen und dachte, das geschieht des Bannes wegen. Ich hörte, dass dem Fleischer und Bäcker verboten sei, mir Lebensmittel zu geben und zweifelte nicht mehr an meiner Verdammniss. Meine einzige Sorge war, nur meine Familie nicht mit in mein Unglück hereinzuziehen, überhaupt die Menschen vor mir zu schützen, weshalb ich sie aus dem Hause trieb. Auch in der Anstalt traten Tag und Nacht die schrecklichsten düstersten Bilder hervor, ich litt fürchterlich. Ich war in religiösen Skrupeln und Befürchtungen. Sie, Herr Direktor, erschienen mir stets als der Allmächtige, der jetzt im Verein mit anderen Geistern jeden Tag meines Lebens prüfe. Bei jedem Glockenschall fuhr ich zusammen und wenn der Wärter ins Zimmer trat, glaubte ich auf seinem Gesicht zu lesen — jetzt ist wieder eine neue Sünde entdeckt.

Beim Blick durchs Fenster glaubte ich eine Wüste zu sehen. Ich hielt Alles für zu Grunde gegangen, natürlich auch meine Angehörigen, und wenn Briefe von ihnen kamen, zweifelte ich, dass sie ächt seien.

Der Thurm der nahen Wallfahrtskirche machte mir viel und lange Sorge. Ich hielt ihn für einen Mann, für den Weltgeist, sah sogar eines Tages den Thurm sich loslösen und hörte Stimmen. Ich glaubte, er fluche mir, weil ich die Welt zerstört und warte nur, mich in seine Macht zu bekommen. Unter meinem Fenster, ferner im Zimmer beim Waschkasten sah ich meine Angehörigen. Sie blickten mich beständig an. Mein Zimmernachbar erschien mir so auffallend in Gestalt und Kleidung, dass ich ihn für den Obersten der Hölle hielt. Auf dem Kopf hatte er einen schwarzen Fleck mit einem Tropfen daran. An seiner Hand glaubte ich meine zwei Ringe zu sehen, die ich sonst getragen hatte.

Lange Zeit quälte mich der Gedanke, dieser Mann sei nur in meiner Nähe, um mich zu rechter Zeit gleich in Empfang zu nehmen. Gott sei Dank, ist auch dieser Wahn geschwunden und hat das schöne Leben wieder Reiz für mich. Dieser Wahn schwand, als Sie, den richtigen Zeitpunkt im Verlauf meiner Krankheit treffend, zu mir sagten: „Mit dem Kirchenbann ist es nichts, ich glaubte, Sie dächten gar nicht mehr daran.“

Beob. 15. Melancholie mit Wahnideen und Sinnestäuschungen. Selbstschilderung der Krankheitserlebnisse.

Spun, 52 J., verheirathet, pensionirter Marinebeamter, stammt von einer dem Trunk ergebenen Mutter. Ein Bruder starb irrsinnig, ein anderer hat sich erschossen. Pat. war gesund bis auf Typhus 1868, ein Lebemann, Trinker, hatte 1877 einen Anfall von Delir. tremens durchgemacht, von da an weniger getrunken bis Anfangs 1881, wo er mannigfache Sorgen und Aerger hatte und namentlich aus Kummer über eine fehlgeschlagene Speculation wieder ins Trinken hineinkam. Er zog sich dadurch einen chronischen Magendarmcatarrh zu, kam in der Ernährung sehr herab, litt an Congestionen, schlechtem Schlaf. Im April wurde Pat. verstimmt, traurig, reizbar, machte sich Vorwürfe wegen seines leichtsinnigen Lebens und schlechter Geschäfte, klagte sich der Impotenz an und behauptete, er komme deshalb vor ein Kriegsgericht. Er sah seinen schimpflichen Tod voraus und rieth seiner Frau, wenn sie von ihm erlöst sei, nur gleich wieder zu heirathen.

Pat. wurde ganz verstört, von heftiger Präcordialangst heimgesucht, lebte nur noch in ängstlichen Erwartungsaffekten, schreckte, sobald die Thüre ging, zusammen in der Meinung, man hole ihn vor Gericht, war gefasst darauf wegen seiner Impotenz, die er auf sexuelle und alkoholische Excesse zurückführte, seiner Pension verlustig zu werden, mit seiner Familie verhungern zu müssen. Da man Selbstmord besorgte, brachte man ihn am 30. 5. 81 auf die Klinik.

Pat. betritt sie mimisch tief verstört, ängstlich gehemmt. Er beklagt sein und der Angehörigen trostloses Schicksal, seinen Leichtsinn, blickt hoffnungslos in die Zukunft, hält das Spital für ein Untersuchungsgefängniss, die Aerzte für Gerichtsbeamte, bekennt seine Sünden und bittet um Gnade. Der früher gut genährte, kräftig gebaute Kranke ist in der Ernährung sehr herabgekommen, die Zunge stark belegt, der Athem fötid, der Magen aufgetrieben, erweitert. Der Stuhl angehalten und nur auf Medikamente erzielbar. Der Teint ist gelblich, Pat. appetitlos, schlaflos. Unter Behandlung des Magendarmcatarrhs durch geeignete diätetische und medikamentöse Mittel und subcutaner Opiumbehandlung (bis 2mal täglich 0.15 Extr. opii aquos.) tritt eine bedeutende Remission ein, insofern Appetit und Schlaf sich bessern, Präcordialangst und Erwartungsaffekte sich mindern, Spuren von Krankheitseinsicht sich zeigen. Gegen den dringenden Rath der Aerzte wird Pat. am 31. 7. von der Frau in häusliche Pflege übernommen, bekommt dort heftige Angst, macht einen Selbstmordversuch, indem er sich mit einem Hammer den Schädel einzuhauen versucht, und wird eilends wieder der Anstalt übergeben. Im Anschluss an diesen Vorfall bedeutende Verschlimmerung im Sinn einer Mel. passiva im Uebergang zur Mel. cum stupore. Pat. bringt den Sommer in tiefer ängstlicher Hemmung zu, sitzt motorisch gebunden in den Ecken herum, lässt einige Zeit sogar unter sich, muss zu Allem genöthigt werden. Pat. schläft wenig und kommt trotz bester Pflege in der Ernährung immer weiter herunter.

Ab und zu lässt die Hemmung wieder nach. Pat. spricht dann, äussert Selbstanklagen, psychische Dys- und Anästhesie, Affekte der Selbsterniedrigung, Befürchtungen, ins Zuchthaus zu kommen. Unter Bädern, Opium und diätetischer Behandlung des Magendarmcatarrhs lassen Ende November die Symptome der traurigen Verstimmung und der Hemmung nach. Pat. schöpft wieder Hoffnung bezüglich der Zukunft, fragt nach den Angehörigen, zeigt Spuren von Krankheitseinsicht, Selbstkritik, die als Leidseligkeit, Ironie, Galgenhumor zum Ausdruck kommen. Ende December bessert sich auch auffällig die Ernährung. Die psychische Reconvalescenz nimmt ungestört ihren Fortgang, aber bis zum März 82 besteht ein Zustand grosser körperlicher Prostration, neurasthenischer Erschöpfung, aus dem Pat. im April 82 geistig und körperlich vollkommen wiederhergestellt hervorgeht.

Der Genesene gab folgende, nicht uninteressante Selbstschilderung seiner Krankheit: „Bei der Aufnahme meinte ich, die Leute im Hause trügen meine Kleider. Dass mich Jeder von der Umgebung zum mindesten für einen Verbrecher halte, war mir zweifellos. Aus dem Brunnen im Garten glaubte ich nicht Wasser, sondern Quecksilber herauspumpen zu sehen. Beim Trinken des Wassers meinte ich nicht bloss Ammoniakgeruch, sondern auch die specifische Schwere des Quecksilbers zu spüren.

Von da an liessen die geistigen und körperlichen Kräfte immer mehr nach, so dass die Zeit bis zum December 81 verstrich, ohne mich viel daran erinnern zu können. Während dieser Monate konnte ich nicht begreifen, wie mir eine solche Unterkunft bereitet werden konnte, wo ich doch nur auf die schlechteste Behandlungsweise Anspruch hatte. Ich glaubte, dass mir nicht einmal genug Wasser und Brod gebühre und wollte deshalb nicht essen und schlafen gehen. Mein einstiges Hab und Gut hielt ich für verloren, meine Familie wähnte ich am Bettelstab, meine Frau, die zum Besuch kam, hielt ich nicht für die wirkliche, sondern für eine Spionin, die zwar ebenso gekleidet ist, wie meine Frau, aber benützt wird, mich auszuforschen, damit sie der Anstaltsleitung alle meine Gedanken mittheilen kann.

Den Genuss frischen Wassers entbehrte ich monatelang. Nur beim Waschen in der Frühe oder im Bad benützte ich Momente, wo ich mich unbeachtet glaubte, um Wasser zu schlürfen, gleichviel, ob das Wasser mit Seife schon versetzt oder lauwarm war. Im Garten sah ich mit besonderem Wohlgefallen das Regenwasser in den Bodenvertiefungen stehen, wünschend, es auszutrinken. Am Abort war ich stets der Meinung, ich vergifte Alles und nach mir könne diesen Ort Niemand mehr benützen. Selbst die Luft in der ganzen Welt glaubte ich durch mich vergiftet. Ich erwartete ein Aussterben der ganzen Menschheit, wo ich nur mehr allein sein würde. Dem Ende der Lebensmittel sah ich von Tag zu Tag entgegen. Ich war der festen Meinung, es werden als letzte Speise die in der Anstalt noch befindlichen

Katzen servirt werden, von denen ich die grösste und älteste, vor der ich mich stets fürchtete, mit Haut und Haaren aufzehren müsste. Um dies ohne Hinderniss ausführen zu können, hätte ich gern mit einem Messer die Mundwinkel bis an die Ohren aufgeschlitzt, die Zähne aus dem Mund entfernt; dies Alles nur, um die Katze mit einem Schluck hinabzubringen. Probeweise versuchte ich oft, die geballte Faust mit Gewalt in den Mund zu zwängen, jedoch alle Mühe war umsonst. Sonnenauf- und Niedergang, sonstige Elementarereignisse, glaubte ich, werden von der Anstalt aus bestimmt. Die Tageszeiten kamen mir ungemein kurz, dagegen die Nächte ewig lang vor. Meiner Berechnung nach hatten wir das 19. Jahrhundert längst passirt.

Am meisten beschäftigte mich mein früheres Marineberufsleben. Ich meinte alle Schiffsmaschinen, selbst die ganze Marine ruinirt zu haben. Das Meer sah ich trocken vor mir liegen, glaubend, ich hätte das ganze Meerwasser ausgesoffen. In Folge dessen glaubte ich mich zur Rechenschaft gezogen, mein Vermögen mit Beschlag belegt, das Urtheil — lebenslänglicher Kerker — bevorstehend.

Ich bedauerte nur, nicht rechtzeitig, wo ich noch die Mittel dazu hatte, mich aus der Welt geschafft zu haben. Dass ich geistig und körperlich schwer krank sei, merkte ich nicht. Am meisten ärgerte mich, wenn die Aerzte sagten, ich werde wieder vollkommen gesund werden, das sei nur eine Frage der Zeit. Zur heilsamen Krisis trug nicht wenig der Anblick des Weihnachtsbaums bei. Von der Zeit an wusste ich erst, dass wir nahe den mir von Jugend auf so beliebten Feiertagen waren. Der trübe Gedankenschleier fing an, lichter zu werden — doch welch körperliche Gefühle — von der Zeit an spürte ich, wie herabgekommen mein Körper war. Jeder Schritt, jede Bewegung kostete mich die grösste Ueberwindung, eine Schwäche überfiel mich manchmal, dass ich förmlich zusammensank; auch mein Gemüth war derart herabgestimmt, dass ich mich stundenlang des Weinens nicht enthalten konnte."

Beob. 16. Mel. agitans. Guter Erfolg von Opiumtherapie.

Frau Kröll, Beamtenfrau, 30 J., aufgenommen 14. 5. 75, stammt von einem jähzornigen Vater. Die Mutter und deren Schwester sowie der Bruder der Pat. waren überspannte neuropathische Individuen. Pat. von leicht rachitischem Bau, war von Kindheit an schwächlich, neuropathisch, sehr impressionabel. Sie war Nachtwandlerin, litt an Alpdrücken, bot ein reges Traumleben, hatte als junges Mädchen Zwangsvorstellungen, sie könne sich einmal im Schlaf erdrosseln, weshalb sie alle Bänder ängstlich auf die Seite that, ferner den Drang zum Fenster hinauszuspringen.

Mit 13 Jahren trat die Pubertät mit chlorotischen und hysterischen Beschwerden ein. Ihre erregte Phantasie und ihr exaltirtes Wesen nahmen zu. Sie wollte Schauspielerin werden, versuchte es, aber ihre nervöse Erregung nöthigte sie, diesen Beruf aufzugeben.

Mit 25 Jahren verheirathete sie sich. Die glückliche Ehe wurde schon nach 2 Monaten durch den Selbstmord der Schwiegermutter getrübt. Böse Zungen schoben die Schuld auf die Schwiegertochter, obwohl ein unheilbares Leiden die Frau in den Tod getrieben hatte.

Pat. wurde schwanger. Zum Kummer über die lieblosen Nachreden kam der Tod zweier Freunde der Familie. 1871 im Februar fand die (schwere) Entbindung statt. Das Kind hatte Wolfsrachen und Gaumenspalte, machte zudem durch schwere Krankheit der Mutter Sorge.

1873 erfuhr die gemüthsweiche Frau lieblose Reden der Verwandten des Mannes, er hätte eine bessere Parthie machen können. Diese Bemerkung haftete bei ihr. Sie fing an zu grübeln, ob sie begründet, ob ihr Mann wirklich glücklich mit ihr sei. Sie wurde leutscheu, hing ihren trüben Gedanken nach.

Im Jänner 1875 erkrankte sie nebst Mann und Kind an Diphtheritis. Im Februar machte sie einen Gelenkrheumatismus durch. Im Anschluss daran Schwächegefühl. Anämie. Wiederholte Diebstähle im Hause steigerten die Nervosität.

Pat. fühlte sich abgespannt und doch wieder aufgeregt. Sie wurde misstrauisch, leicht verletzt; sie fühlte sich immer mehr des Mannes unwürdig, verlor die Freude am Kind und am Leben, meinte, der Mann sei durch sie unglücklich, sie müsse das Opfer bringen und durch Selbstmord ihn von ihr befreien. Noch fühlte sie sich aber zu schwach zur Ausführung.

Die Nächte wurden schlaflos, es stellte sich Präcordialangst, qualvolles Herzklopfen und Appetitlosigkeit ein. Sie konnte Niemand mehr sehen, freundliche Reden schmerzten sie. Sie fühlte sich verachtet, erkannte sich als Diebin, als die schlechteste Mutter, ein Scheusal, nicht werth, dass sie die Erde trage, unwürdig des besten aller Männer. Nur Tod durch Henkershand konnte ihr Verbrechen sühnen.

Als der Mann sie zum Ausfahren nöthigte, bemerkte sie, wie Alle sie anstarrten und vor ihr ausspuckten. Sie hielt es für Pflicht, den Mann von ihr zu befreien. Sie versuchte zu entweichen und sich zu ertränken, sich mit dem Tranchirmesser zu erstechen. Die kummervollen Blicke der Umgebung hielt sie für Verachtung. Als der Arzt ihr kein Gift geben wollte, versuchte sie sich zu erwürgen. Als das nicht gelang, zerschlug sie den Waffenschrank, um sich zu erschiessen oder zu erdolchen. Als auch dies nicht gelang, stürzte sie sich in die zerbrochenen Scheiben und stiess sich eine Nadel in die Brust. Zu Bett gebracht, meinte sie die Zurüstungen zur Hinrichtung im Nebenzimmer zu sehen. Hatte sie doch alles Unglück in der Welt verschuldet! Den Arzt, der ihre Wunden verband, begrüsste sie als den Scharfrichter. Als man ihr zu trinken gab, meinte sie des Mannes und des Kindes Herzblut getrunken zu haben. Die Fahrt nach der Irrenanstalt hielt sie für die Fahrt zur Hinrichtung. Sie meinte, sie müsse zuerst ihre Angehörigen aufhängen und dann werde sie hingerichtet.

Bei der Aufnahme war Pat. in qualvoller Unruhe und ängstlicher Erregung. Pat. versucht sich zu würgen, beissen, so dass man sie unablässig bewachen muss.

Sie ist tief verstört, anämisch, P. 126, leidet an Intercostalneuralgie. Obstipation. Pat. klagt fürchterliche Angst, erklärt sich für ein Scheusal, eine Gassendirne.

Behandlung mit Extr. opii aquos. (subcutan 2mal täglich 0,05—0,1) bringt schon nach wenigen Tagen Schlaf und Nachlass der Erregung. Pat. beschwert sich darüber, dass die Injektionen sie feig zum Selbstmord machten und dennoch sei dies der einzige Ausweg.

Auch die Angst, die ängstlichen Erwartungsaffekte und darauf gegründeten Wahnideen lassen nach. Sie erklärt sich nur noch für eine Sünderin und verlangt nach einem Strafort.

Schon am 2. Juni wird Pat. auffällig frei, fängt an sich zu beschäftigen, nach den Angehörigen zu fragen, freilich mit Zweifel, ob sie noch leben. Die Aechtheit eines Briefes des Mannes wird bezweifelt. Pat. isst und schläft befriedigend. Ihre Ernährung hebt sich, der Puls geht auf 90 zurück. Ende Juni zeigen sich Spuren von Krankheitseinsicht. Ein Besuch des Mannes am 2. Juli wirkt günstig, Pat. gewinnt volle Krankheitseinsicht. Unter ausschleichender Opiumbehandlung nimmt die Reconvalescenz einen ungestörten Fortschritt. Am 10. 8. 75 wird Pat. genesen entlassen. Sie erinnert sich der Krankheit wie eines schweren Traums. Für die Höhe derselben besitzt sie nur summarische Erinnerung. Aus dem Status retrospectivus möge Folgendes hier noch Erwähnung finden: „Ich war immer in der Erwartung, dass man komme, mich zur Hinrichtung abzuholen und hörte schreckliche Dinge. Ich vernahm, wie mein Kind, meine Eltern gepeitscht wurden, hörte die entsetzlichsten Anschuldigungen mir ins Gesicht schleudern. Ich bekannte mich zu Allem und erwartete, als es mir weder durch Anstossen des Kopfes, noch Athemanhalten, Verstopfen des Mundes gelang, dem schimpflichen Tode auf dem Schaffot zu entgehen, mein Ende durch Henkershand.

Durch die Injektionen wähnte ich mich gebrandmarkt und behielt diese Idee sowie die meiner grenzenlosen Unwürdigkeit noch lange bei. Alle Reden der Umgebung bezog ich auf mich, das Geräusch des Pumpens am Brunnen hielt ich für durch die Herrichtung der Guillotine hervorgerufen, das Geschrei der Kranken für das Lärmen des Pöbels, der mich bei meinem letzten Gang zu höhnen und zu misshandeln erschienen war. Brausen und Sieden im Kopf, sowie Kältegefühl, das mich zeitweise überlief, hielt ich für Vorboten des ersehnten Todes. Später hielt ich mich vom Mann, der Familie aufgegeben, bis endlich mir die Einsicht kam, dass dies Alles nur Ausgeburten meines überspannten Geistes und Nervensystems waren. Das Wiedersehen meines Mannes machte meine letzten Zweifel schwinden."

Innerhalb der Melancholie mit Wahnvorstellungen ist es praktisch nicht ohne Werth, nach besonders hervortretenden und häufig sich findenden Wahnideen einzelne Bilder hervorzuheben. Als solche sind zu erwähnen:

a) Die Melancholia religiosa.

Der von Hause aus religiöse, der Melancholie anheimgefallene Kranke nimmt in seiner Gemüthsbeklemmung und Angst zum Gebet seine Zuflucht. Die Hemmung der mit dem Gebet sonst verbundenen Erbauungs- und Erleichterungsgefühle lässt das Gebet unwirksam erscheinen. Der Kranke wird dies mit Entsetzen gewahr und geräth in Verzweiflung. Er weiss sich nun von Gott verlassen, der ewigen Seligkeit verlustig. Er hat dieses Loos verdient, denn er ist ein Sünder, hat zu wenig gebeichtet, Gott nicht genügend verehrt.

Im weiteren Verlauf entwickelt sich, namentlich bei ungebildeten Leuten, denen die Entziehung des Himmels und der göttlichen Gnade gleichbedeutend mit Heimfall an Hölle und Teufel ist, als Steigerung des Zustands der Wahn, vom Teufel besessen zu sein (Mel. daemonomanica). Neuralgien, Paralgien, Krämpfe, besonders häufig auf hysterischer Grundlage, sind Beweise dafür, dass der Böse vom sündigen Leib Besitz ergriffen hat. Sie werden entsprechend in allegorischer Weise interpretirt — z. B. Intercostalneuralgie als Versuche des Teufels, das Herz auszureissen, Anästhesie und Parästhesie als Entfernung des Herzens, das durch einen Stein ersetzt wurde, paralgische brennende Gefühle in der Haut, im Schlund, als Flammen der Hölle u. s. w.

Häufig wird der dämonomanische Wahn mit dem erstmaligen Auftreten einer Sensation (z. B. Globus, Paralgie) concipirt. Hallucinationen (Visionen des Bösen, Schwefelgestank, Stimmen: „nun ist deine Seele mein" etc.) treten unterstützend hinzu. Auf der Höhe des dämonomanischen Wahns und als Reaktionserscheinung können Verzweiflungsausbrüche, Raptus, Convulsionen, die wieder dämonomanisch im Sinn einer eingedrungenen, den muskulomotorischen Apparat beherrschenden Persönlichkeit appercipirt werden, auftreten.

Die Lösung der Dämonomanie pflegt durch ein Stadium religiöser Melancholie mit wehmuthvoller Resignation, das weiter in ein solches der nostalgischen Melancholie ausklingen kann, zu erfolgen.

Beob. 17. Mel. religiosa.

Bühler, 28 J., ledig, Lehrerin, kam am 31. 7. 75 zur Aufnahme. Die Mutter ist hochgradig hysteropathisch. Pat. war von jeher nervös, leicht schreck- und verletzbar, gut begabt, aber von verschlossenem Charakter. Bedeutende Krankheiten, ausser Variola im 20. Jahr, hatte sie nicht durchgemacht.

Im September 1873 erlitt sie einen heftigen Schrecken während der Menses. Diese cessirten sofort, kehrten nach 2 Monaten profus und unter Schmerzen wieder. Sie litt dabei an Schwere, Zittern in den untern Extremitäten, kalten Füssen, Fluxionen zum Kopf. Im Februar 1874 gab es durch Verlobung und Aufgebung des Berufs allerlei Aufregungen. Es stellten sich Schmerzen im Hinterkopf, Circulationsstörungen (Fluxionen zum Kopf bei eiskalten Extremitäten) ein.

Im März gesellte sich eine tiefe psychische Depression hinzu. Pat. klagte über trübe Gedanken, wurde schlaflos, die Welt kam ihr schaal und leer vor, sie konnte sich über nichts mehr freuen, nicht mehr beten. Diese psychische Anästhesie fand ihre Motivirung in unwürdiger Beicht und Communion, sie fasste ihren Zustand als eine Strafe Gottes für diesen Frevel auf, wähnte sich von Gott verdammt und mit Verlust des Verstandes heimgesucht.

Diese Entdeckung war von Verzweiflungsausbrüchen gefolgt, die später einer dumpfen Resignation, verzweifeltem Brüten über das verlorene Glück und Seelenheil wichen. Zu Zeiten, während der Menses regelmässig, kamen Angstanfälle, in welchen sie hörte, dass sie verflucht, verstossen sei, sich selbst verfluchte, die Umgebung in veränderter Gestalt und Farbe, besonders als Teufel, appercipirte, Selbstmordversuche machte.

Dem Verlobten gab sie das Jawort zurück. Gegen die Eltern war sie gereizt bis zu Zornesausbrüchen, wenn man sie nicht in Ruhe liess. Schlaf und Nahrungsaufnahme waren leidlich. Die Behandlung bestand aus lauter Missgriffen, indem die Familie vor der Kranken im Gebet herumkniete. Exorcismen losgelassen wurden, ein in Psychiatrie pfuschender Geistlicher die Kranke besprach und beeinflusste, diese auf Landaufenthalten herumgezogen und homöopathisch behandelt wurde.

Bei der Aufnahme erschien Pat. von mittlerer Grösse, herabgekommen in der Ernährung, tief verstört, mit verzerrten, grimassirenden Zügen, gesenkten Hauptes.

Der Puls war klein, die Extremitäten kühl, die Athmung frequent, oberflächlich. Die Hände zitternd, die Zunge belegt. Keine Neuralgien. Uterus klein, leicht antevertirt.

Pat. war in grosser Unruhe, Angst, bat, man möge sie in Ruhe lassen, der Leib sei gesund, die Seele aber todt. In ihrem herabgesetzten Selbstgefühl wollte sie nicht mehr beim Namen, sondern nach der Nummer genannt sein. Sie erging sich in massenhaften Selbstanklagen. Sie hat in der Beichte gefehlt, ihre Eitelkeit und Hoffart verhehlt, in geistiger Bosheit sich vergangen, sündhaft das Abendmahl empfangen, Gott geschändet, Gottesraub begangen. Jetzt wird sie zusammengerackert an der Seele, bis auch der Leib zu Grunde geht. Es fusst immer weiter in ihr bis zum Tage der Vergeltung. Die Seele brennt in ihr wie ein glühender Draht im Leibe. Sie hat das geistliche Gericht in sich, die Seelenwuth ist in ihr ausgebrochen. sie lebt in beständigem Hass und Zorn, verflucht sei die Stunde, in der sie geboren! Jeder Athemzug, jeder Pulsschlag ist Sünde und Strafe zugleich.

Den geistigen Zustand auf der Höhe der Krankheit dürfte am besten folgende Stelle aus einem Schreiben an den Arzt illustriren: „Sie suchen in mir vergebens einen geisteskranken Menschen. Unselig und selbstverschuldet, das furchtbarste Gottesgericht ist der Zustand meiner schuld- und strafbeladenen Seele. Ich bin und bleibe das einzige Wesen aus dem ganzen Menschengeschlecht, das in unnatürlicher geistiger Vermessenheit und Bosheit sich schon als Kind über alle menschlichen und göttlichen Gesetze überhob und erniedrigt, in die äusserste Finsterniss geworfen wurde. Menschenfurcht und falsche Scham rissen mich immer tiefer, so dass ich statt Gnadenmittel und unsichtbarer geistiger Hilfe nur das Zeichen und die Vermehrung der Sünden und Strafe erhielt. Unter dem Schein kindlicher Unschuld wurde ich zum gottlosen Scheusal, welches den Gottesraub so lange trieb, bis das Mass voll war und nun die Seelenstrafen und Qualen und der Empfindung der ewigen Strafe und des ewigen Todes so gross sind, dass ich sie zu verbergen nicht mehr im Stande bin. Hilflos, stützlos und verlassen, wie ich im Verborgenen nur dem Laster gefröhnt, ist jetzt mein fluchbeladener Leib auch hilflos, fortwährend dem Gesetz der Strafe unterworfen. Umkehr ist in Ewigkeit unmöglich, da mir alles an Leib und Seele nöthige Menschliche entzogen ist. Ich will hier (Irrenanstalt) bleiben, um das zeitliche Leben auszuhalten, wo es so viel unglückliche und selbstverschuldete, gestrafte Menschen gibt. An mir ist Alles verloren. Lassen Sie Ihre Mittel Denen zukommen, die um sie bitten und ihrer bedürfen, mir aber, die ich ruchlos am Lebensglück meiner Verwandten und an mir selbst gehandelt, mir weisen Sie einen finsteren Ort der Verzweiflung an, bis mein fürchterlicher Leib in Fäulniss krepirt. Ich brauche keine Pflege und Aufsicht, da sich Alles mit Ekel von der Gottlosen abwenden muss und ein Entgehen dem ewigen Gericht unmöglich ist."

Die psychische Hyperästhesie und häufige Präcordialangst liessen Opiumbehandlung bei der Kranken zweckmässig erscheinen. Ausserdem wurden Abreibungen, laue Bäder und Eisen verordnet.

Als mit den subcutanen Injektionen von Opium Dosen von 2mal täglich 0.15—0,2 erreicht werden, wird Pat. ruhiger, resignirter, schläft gut, die Ernährung hebt sich. Sie fängt an, wieder sich zu waschen, für ihre Toilette zu sorgen. Es gelingt sogar, sie durch Beschäftigung abzulenken. Der Wahn tritt in den Hintergrund, angstvolle Verzweiflungsausbrüche, die ihn wieder hervorrufen, in welchen sie ins Zuchthaus verlangt, an dem Frieden mit Gott verzweifelt, treten seltener, schliesslich nur mehr zur Zeit der Menses auf. Diese verlaufen immer unter Kreuz- und Leibschmerzen. Häufig auch Intercostalneuralgie, die aber keine psychische Verwerthung findet, bohrender Schmerz im Hinterkopf, Gefühle, als ob die Hirnschale fehle, jedoch ohne dass Anästhesie nachweisbar wäre.

Im Lauf des Jahres 1876 schreitet die Besserung bedeutend voran. Pat. ist freilich noch lange mimisch verstört, gedrückt, will nicht mehr unter die Menschen, perhorrescirt die Religion, die Angehörigen, verzweifelt an der Gnade Gottes, aber endlich wird eine Annäherung an die Angehörigen möglich. Pat. macht sich um die anderen Kranken verdient, es gelingt, sie auch allmählig in gesellige Kreise zu ziehen. Körperlich ist sie Ende 1876 hergestellt, das Opium schon längst entbehrlich geworden. Anfang 1877 zeigt sie Krankheitseinsicht, hat aber immer noch grosse Scheu vor Kirche und Religion, scheut die Rückkehr in die Welt. Endlich wird auch dieser Krankheitsrest überwunden. Pat. kehrt 2. 4. 77 genesen in die Familie zurück. Sie hat ihren Frieden mit Gott und der Welt wieder gefunden.

Beob. 18. Mel. daemonomaniaca.

Rasch, 42 J., ledig, Knecht, aufgenommen 5. 2. 81, stammt von trunksüchtigem, irrsinnig gestorbenem Vater. Ein Bruder ist blödsinnig. Pat. früher immer gesund, plagte sich mühsam auf seinem verschuldeten Besitz, verlor denselben 1879, musste nun selbst dienen gehen, grämte sich darüber, musste schwer arbeiten, wurde schwach, appetitlos, traurig, melancholisch deprimirt (August 1880). Es gesellte sich Präcordialangst hinzu. Sein Sündenregister drückte ihn schwer, er versuchte durch Beten, Beichten sich zu erleichtern. Es ging nicht. Nun klagte er sich unwürdiger Beicht und Communion an. Im Jänner 1881 merkte er, dass ihn Gott verlassen und es ihm der Teufel angethan habe, weil er so schwer gesündigt. Er spürte nun den Teufel im Hals aufsteigen (Globus), wurde verzweifelt, trug sich mit Selbstmordgedanken. Bei der Aufnahme chron. Magencatarrh, Emphysem, sehr gesunkene Ernährung. Er spürt Sündendruck, verlangt nach Geistlichen, plant sich den Hals abzuschneiden, weil er den Teufel spürt.

Den Geisteszustand in der ersten Zeit nach der Aufnahme charakterisirt folgendes „Bekenntniss" vom 22. 2. 81: „Meine Seele ist zuviel mit Sünden belastet gewesen, dass ich bei Nachforschung des Gewissens ganz zweifelhaft und kleinmüthig geworden bin, dass ich mir gedacht, Gott verzeihe mir gar nicht mehr; jedoch ging ich noch gern zur Beicht, aber ich war nie recht gut vorbereitet dazu — entweder ich beichtete nicht Alles aufrichtig oder ich hatte keine Reue über das Angeklagte. Also hat mich Gott heimgesucht mit Furcht und Herzensangst ob der vielen ungültigen Beichten und Communionen. Eben deswegen ist auch der Satan in meiner Brust, weil in dem Herzen immer Unruhe gewesen ist. Es peinigen mich sehr viele Gedanken im Kopf und im Herzen ist keine Ruhe. Diese schweren Gedanken machen mich ganz irrsinnig. Ich wünsche mir einen Priester, um mein Seelenheil befördern zu helfen, weil ich fürchte, es möchte etwa später für mich noch schlechter werden. Ich bin ein recht schlechter boshafter Mensch gewesen. Gottes Güte und Barmherzigkeit sei noch über mich und über uns Alle insgesammt."

Unter Opiumbehandlung, Bädern, guter Kost, Wein lässt die Präcordialangst bald nach. Pat. wird ruhiger, hat leidliche Nächte, erklärt sich für gemüthskrank, hofft auf die göttliche Gnade und Genesung und äussert keine dämonomanische Wahnideen mehr.

Anfang April exacerbirt unter Präcordialangst, Globus und paralgischen Sensationen in der Brust die Krankheit wieder. Pat. ist nun ganz in der Gewalt des Teufels, der ihn am Halse würgt (Globus), ihn nach allen Seiten zieht (Paralgien), fürchterlich in seiner Brust arbeitet und ihm das Herz abdrückt (Präcordialbeklemmung). Pat. ist oft ganz verzweifelt, erwartet beständig, dass ihn der Böse nach der Hölle abführt. Oft, namentlich auf der Höhe seiner ängstlichen Beklemmung, empfindet er den Drang zu fluchen, Gott zu lästern.

Unter Steigerung der Opiumbehandlung, mit der wohl zu frühe zurückgegangen worden war, geht das dämonomanische Krankheitsbild auf die mildere Stufe der Mel. religiosa zurück.

Er hat unwürdig gebeichtet, communicirt, denn es wurde ihm nicht leichter davon (psych. Anästhesie), er hat damit einen Gottesraub begangen, kann nicht selig werden, das Gewissen drückt zu sehr (Präcordialbangigkeit), wenn er nur sein Gewissen reinigen könnte! Die früher dämonomanisch verwertheten paralgischen Gefühle in Hals und Brust imponiren ihm nur mehr als der „Gewissenswurm". Er bittet, ihm die Brust aufzuschneiden und den Gewissenswurm zu tödten. Ende 1881 zeigt sich mit der Besserung des körperlichen Befindens ein erfreulicher Umschwung im Krankheitsbild. Es schwinden die Sensationen und damit die bezüglichen Allegorisirungen; es schwinden psychische Anästhesie und Präcordialangst. Pat. fängt an zu arbeiten, versucht zu beten, fühlt davon Erleichterung. Durch ein Stadium nostalgischer wehmuthsvoller Stimmung klingt die Psychose in Genesung aus, so dass Pat. Mitte Juli 1882 völlig wiederhergestellt entlassen werden kann.

β) Die Melancholia hypochondrica.

In manchen Fällen von Melancholie wird die Aufmerksamkeit des verstimmten, deprimirten Kranken durch lebhaft sich geltend machende Störungen des Gemeingefühls in Anspruch genommen und auf die Vorgänge im eigenen Körper hingelenkt. Leicht geschieht es nun, dass der Kranke den Grund seiner Verstimmung und Depression in diesen körperlichen Befindensstörungen sucht und findet, obwohl diese nur begleitende Symptome, nicht ursächliche Momente der melancholischen Verstimmung sind. Damit entstehen, in analoger Weise wie bei anderen Varietäten der Melancholie, als Erklärungsversuch krankhafter Vorgänge im Bewusstsein, Wahnideen, die aber hier nicht sich um falsche Beziehungen zur Aussenwelt, sondern um delirante Auffassungen von körperlichen Zuständen und Vorgängen drehen. Besonders leicht kommt es zu dieser hypochondrischen Artung des melancholischen Krankheitsbilds da, wo als Ursache oder auch als Complication desselben gastrointestinale oder sexuelle Erkrankungen bestehen. Eine nicht seltene klinische Aeusserungsweise hypochondrischer Melancholie ist die Mel. syphilidophobica. Den Anlass geben früher gehabte oder noch bestehende, nach Umständen aber ganz harmlose krankhafte Veränderungen an den Genitalien. Bemerkenswerth ist jedoch die Häufigkeit dieser Syphilidophobie bei wirklich Syphilitischen oder der Lues Verdächtigen. Syphilitische Chlorose oder auch Anämie in Folge überstandener eingreifender Mercur- und Jodkuren scheint ätiologisch hier wichtig.

Die Vorstellung syphilitisch zu sein kann demnach nach Umständen berechtigt sein, gleichwohl aber die Bedeutung einer Wahnidee haben, insofern sie bezüglich ihrer Entstehung nicht eine intellectuell gewonnene Erfahrungsthatsache, sondern einen zwangsmässigen Erklärungsversuch eines affektvollen melancholischen Depressionszustands im Bewusstsein des Kranken darstellt und durch ihre Rückwirkung auf das ganze Fühlen und Vorstellen sich als Wahnidee dokumentirt.

Als Varietät ist hier auch die Mel. hydrophobica anzuführen. Der Kranke objektivirt seine Gemeingefühlsstörung und ängstliche Beklemmung im Wahn mit Wuthgift inficirt zu sein und lebt in der Angst vor dem Ausbruch dieser schrecklichen Krankheit und der Mittheilung des Giftes auf Andere.

Auf der Höhe der ängstlichen Erregung kann es sogar zu Schling- und Reflexkrämpfen kommen. Ein wirklich vor Jahren erlittener Hundebiss oder auch ein ganz harmloser Vorfall werden zur Motivirung des Wahns verwerthet.

Beob. 19. Mel. syphilidophobica bei einem Luetischen.

F., 33 J., Taglöhner, ledig, erblich disponirt, hat vor Jahren sich inficirt. Eine eingreifende Behandlung fand nicht statt. Er litt an breiten Condylomen am After, von denen einige pigmentlose Stellen herdatiren. Im Herbst 1873 trat ein roseolaartiger Ausschlag auf, der von den Aerzten als syphilitisch erklärt und behandelt wurde. Pat. kam in der Ernährung herunter, wurde deprimirt, ängstlich, meinte, er müsse nun sterben, fühlte sich in seinem Gewissen gedrückt, von Herzensangst gefoltert. Er betete viel, damit nicht auch die Seele verloren gehe. Anfang Mai hörte er Stimmen, er sei verloren, unheilbar, er stecke auch andere Leute an. Es kam zu raptusartigen Angstanfällen, in welchen er demolirte. Bei der Aufnahme, 1. 6. 74, ist Pat. tief deprimirt, voller Sorge, dass er mit seinem verfaulten Leib die ganze Welt anstecke. Er beschaut immer seine Genitalien, fürchtet, man wolle sie ihm wegschneiden, erwartet seinen Tod durch Fäulniss und Zersetzung, glaubt auch seine Seele verloren.

Er lebt in schrecklichen Erwartungsaffekten, muss zum Essen genöthigt werden. Körperlich Leptocephalus, grosse Anämie, herabgekommene Ernährung, indolente Schwellung der Nackendrüsen. Sonst keine Spuren von Lues. Pat. erhält täglich 4.0 Jodkali und Laudanum (2mal täglich 20—45 gtt.). Unter dieser Medication löst sich überraschend schnell die ängstliche Spannung. Pat. wird mimisch freier, schöpft Hoffnung zu genesen, fängt an zu arbeiten, erholt sich körperlich. Am 15. 7. 74 wird er genesen entlassen. Die Nackendrüsen nach wie vor intumescirt.

2. Die Melancholia cum stupore[1]) s. attonita s. stupida.

Als eine schwerere klinische Form der Melancholie, charakterisirt durch tiefere Störung des Bewusstseins, völlige Gebundenheit der psychischen Vorgänge und Hinzutreten von eigenthümlichen psychomotorischen Störungen, erscheint die Mel. c. stupore.

Die Kranken sind hier ganz in sich versunken, scheinbar der Aussenwelt völlig entrückt und willenlos. Sie gleichen damit äusserlich dem Blödsinnigen und in der That haben ältere Beobachter bis auf Baillarger

---

[1]) Liter.: Baillarger, Annal. méd psych. 1843; Aubanel ebenda 1853; Baillarger ebenda 1853; Delasiauve ebenda 1848, Oct.; Dagonet ebenda 1872; Berthier ebenda 1869, Juli; Cullere ebenda 1873; Newington, Journ. of ment. science, Oct. 1874; Frigerio, Archiv. ital. 1874, März; Legrand du Saulle, Gaz. des hôp. 1868, 129, 130, 131; Judée ebenda 1870; Maudsley, Lancet 1866, 14. April.

diesen Zustend mit primären Blödsinns- und Stuporzuständen verwechselt. Baillarger erkannte zuerst die melancholische Natur dieses Leidens, indem er in diesem Krankheitsbild melancholische Delirien nachwies und die scheinbare Willenlosigkeit der Kranken als höchsten Grad der psychomotorischen Hemmung auffassen lehrte.

Selten entwickelt sich das Krankheitsbild primär — diese Entstehungsweise scheint ein besonders geschwächtes oder vulnerables Gehirn (Typhus, Puerperium) und eine plötzlich aber intensiv wirkende Gelegenheitsursache (emotiver Shock, Schrecken etc.) zur Bedingung zu haben — in der Regel erscheint es secundär und allmählig aus einer einfachen Melancholie, meist im Anschluss an einen stürmischen Ausbruch von Angst, Verzweiflung oder an eine Gewaltthat.

Die Störung des Bewusstseins bei diesen Kranken erscheint durch ihre aufgehobene Reaktionsmöglichkeit viel bedeutender, als sie in Wirklichkeit ist. Ein aufmerksamer Beobachter erkennt in einem Stirnrunzeln, Augenzwinkern, angstvollen Blick, einer Intention sich zurückzuziehen, die freilich nur eine stärkere Contraktion der Muskeln bei sonstiger Unbeweglichkeit herbeiführt, die Fortdauer von Apperceptionen aus der Aussenwelt.

Auch der Umstand, dass die Kranken eine mindestens summarische Erinnerung für diese Krankheitsperiode besitzen, zuweilen sogar an geringfügige Details sich erinnern, beweist, dass der Stupor dieser Kranken nicht bedeutend sein kann.

Bei der Mittheilungsunfähigkeit dieser Kranken bekommt man erst in der Reconvalescenz Aufschluss über die inneren psychischen Vorgänge während dieses eigenthümlichen schmerzlichen Hemmungszustands.

Weit entfernt, dass eine tabula rasa bestanden hätte, berichten die Kranken über äusserst plastische und schreckhafte Hallucinationen und Delirien, denen sie unterworfen waren, über grauenhafte Bilder von Todesqualen, Hinrichtung, Abschlachtung der liebsten Angehörigen, Untergang der Welt. In schwereren Fällen war solchen Kranken das innere Leben zu einem wahren Dämmerzustand geworden, in welchem sie die objektiven äusseren Eindrücke nur noch ganz confus, schattenhaft und feindlich empfanden; eine schreckliche, vage, inhaltslose, aber alle Energie lähmende Angst nahm Bewusstsein und Sinne gefangen und machte eine motorische Reaktion unmöglich, wobei noch das entsetzliche Bewusstsein des Nichtmehrkönnens und Nichtmehrwollens die Angst verzehnfachte. Diesem Bewusstseinsinhalt entsprechend erscheinen die Kranken mit ängstlich staunender oder maskenartig starrer Miene, reaktionslos, statuenartig an die Stelle gebannt.

Die Haltung ist eine zusammengesunkene, die Muskeln sind gespannt und in leichter Flexionscontraktur (Tetanie), die bei Eingriffen in die Passivität des Kranken sich zu einem enormen Widerstand steigert, der nur mit Aufbietung grosser Gewalt überwunden wird.

In selteneren Fällen zeigen die Muskeln nicht diese Rigidität und Flexionsstellung. Sie leisten passiven Bewegungen keinen Widerstand, beharren aber längere Zeit in der ihnen mitgetheilten Position (kataleptiformer Zustand), ohne indessen Flexibilitas cerea zu bieten. In einer kleinen Zahl von Fällen tritt sogar diese ein (Katalepsie).

Als eine Theilerscheinung der allgemeinen psychomotorischen Hemmung erscheint Stummheit.

Ueber das Verhalten der Sensibilität ist es schwer bei diesen Kranken ins Reine zu kommen, da sie nicht sprechen können und auch sonst in ihrer Reaktion gehemmt sind. Meist ist wohl die Sensibilität erhalten und nur die Aeusserung des Schmerzes gehindert, in einigen Fällen bestand temporär sogar Hyperästhesie, in seltenen und besonders schweren Fällen fand sich wohl central bedingte Anästhesie.

Die Herzaktion ist meist beschleunigt, der Puls klein, celer, die Arterie drahtartig contrahirt. Der Turgor vitalis fehlt, die Haut ist trocken, spröde, die Patienten sehen viel älter aus, als sie sind. Die Respiration ist verlangsamt, oberflächlich und damit ungenügend, die Temperatur des Körpers eine subnormale [1]), die Sekretionen sind vermindert, die Menses fehlend.

Die Ernährung sinkt beträchtlich. Die Nahrungsaufnahme begegnet passivem Widerstand, der nicht selten zu Zwangsmitteln nöthigt. Fast constant besteht Verstopfung, die oft sehr hartnäckig ist. In schwereren Fällen, bei vorwiegend ungünstigem Verlauf, hat Dagonet auch Salivation beobachtet.

Wendet sich das Leiden zu ungünstigem Ausgang, so lässt allmählig die Starrheit der Züge und der Glieder nach und weicht einer Erschlaffung mit nur mehr partiellen Contrakturen, die den vorausgehenden Zustand verrathen. Der Kranke verblödet, wird andauernd unreinlich, die Ernährung hebt sich, der Puls wird tard, es stellen sich Kälte, Cyanose und Oedem der Extremitäten ein.

Der Verlauf ist ein remittirend exacerbirender. Zeiten einer Abnahme der Hemmung, wo dann der Kranke in Jammern oder Worten, allerdings mit leiser, unsicherer Stimme und zögernd sich mittheilen kann, auch eine gewisse Spontaneität z. B. im Essen entwickelt, wechseln mit Zeiten completer Immobilität und stuporartiger Hemmung.

Ganz plötzlich, mitten aus tiefster Gebundenheit können bei solchen Kranken raptusartige Akte der Selbstbeschädigung oder des Angriffs

---

[1]) Lamoure, De l'abaissement de la température dans la lypémanie avec stupeur. Thèse de Paris.

auf die Umgebung erfolgen; die letzteren treten meist dann auf, wenn der Kranke in seiner schmerzlichen Passivität durch Anforderungen der Pflege, Nahrung gestört wird.

Die anatomischen Befunde sind Anämie, venöse Stauung und Oedem der Pia und des Gehirns. In protrahirten, in Blödsinn übergehenden Fällen findet sich auch Rindenatrophie. Diese anfangs als Anämie, später als Degeneration erscheinenden Veränderungen des psychischen Organs entsprechen tiefen Ernährungsstörungen desselben, anfänglich wohl hervorgerufen durch Gefässkrampf, später durch Gefässlähmung, geschwächte Herzaktion und Hydrämie.

Beob. 20. Mel. cum stupore. Tetanie.

Gaudentius, 22 J., Klosterlaienbruder, aus angeblich gesunder Familie, erkrankte Mitte October 1875 an Melancholie und wurde der Klinik am 14. 11. 75 zugeführt. Pat. war früher nie erheblich krank gewesen. Aus Vorliebe für den Stand eines Klostergeistlichen war er vor einiger Zeit ins Kloster eingetreten, hatte sich dort bald enttäuscht gefühlt. Mitte October fiel er durch Schweigsamkeit, düsteres Vorsichhinbrüten, Unlust zum Arbeiten und Essen auf. Als er stumm, ängstlich wurde und die Nahrung weigerte, brachte man ihn nach Graz.

Pat. erscheint bei der Aufnahme tief anämisch, in der Ernährung sehr herabgekommen. Der Körper mittelgross, gracil, der Schädel in den Seitentheilen etwas vorgebaucht, leicht rachitisch, die Pupillen weit, träge reagirend, der Puls sehr tard die Arterie contrahirt. Ausgebreitete Intercostalneuralgien.

Obstipation. Das Bewusstsein ist tief gestört, auf traumhafter Stufe. Die Miene schmerzlich verzogen, starr. Pat. liegt zusammengekauert im Bett, im Zustand allgemeiner tetanischer Contraktur, die Augen zugekniffen. Er spricht nicht bis auf die gelegentliche Mittheilung, dass ihm das Sprechen verboten sei.

Hie und da seufzt er auf. Die Respiration ist oberflächlich, die Hautdecken sind trocken, kühl, leicht cyanotisch. Pat. leistet grossen passiven Widerstand. Er muss zum Essen genöthigt werden. Die Behandlung besteht vorerst in Bettruhe, Tr. ferr. pomata, Abreibungen, Wein und guter Ernährung.

Ein Versuch, die krankhafte Contraktion der Arterie mit Amylnitrit zu lösen, hat geringen Erfolg. Der Gefässkrampf löst sich nicht und die Frequenz des auf 54 eingestellten Pulses steigt nur vorübergehend auf 70. Pat. verharrt in tiefer Bewusstseinsstörung und Tetanie. Nur die schmerzlich verzogene Miene und zeitweises Seufzen deuten auf schmerzlichen Inhalt des Bewusstseins. Ab und zu wird Pat. ängstlich, unruhig, verkriecht sich unter dem Bett oder kniet neben demselben nieder, mit der Bitte, ihm zu verzeihen.

Pat. schläft wenig, kommt in der Ernährung herab, es stellt sich sogar Decubitus am Kreuzbein und den Darmbeinkämmen ein. Urin und Stuhl lässt er unter sich gehen. Während Pat. unter Tags stupid und passiv ist, dargebotene Nahrung verschmäht, geht er Nachts im Lauf des Januar 1876 aus dem Bett, dämmert umher, sucht nach Nahrungsmitteln und verzehrt gierig Speisen, die man ihm absichtlich erreichbar gemacht hat.

Anfang März 1876 wird Pat. mit Besserung der Ernährung psychisch und motorisch freier. Er schliesst sich noch scheu gegen die Umgebung ab, ist noch tief schmerzlich und bittet öfters um Verzeihung.

Im April treten diese melancholischen Symptome zurück, der Puls wird weicher, voller und celer. Pat. macht die Augen auf, fängt an zu sprechen, sich zu beschäftigen, wird reinlich, wäscht sich selbst und kleidet sich an. Er ist noch längere Zeit motorisch auffallend gehemmt, starrt oft träumerisch vor sich hin. Im Mai wird er explorirbar. Pat. weiss nur, dass er ängstlich, schlaflos wurde, verwirrt im Kopf, sich fürchtete, umgebracht zu werden wegen vermeintlich grosser Sünden. Von der Zeit der Aufnahme bis zu Ende März 1876 hat er nur eine dunkle Erinnerung, dass er grosse Angst hatte und sich nicht bewegen konnte. Es kommt ihm vor, wie wenn er die ganze Zeit verschlafen habe. Die Reconvalescenz geht ungestört vorwärts und Ende September 1876 wurde Pat. genesen entlassen.

Verlauf und Ausgänge der Melancholie.

Von der Melancholie als Krankheitsform ist das melancholische Zustandsbild, wie es bei den verschiedensten Neurosen und Psychosen als einleitende oder intercurrente Störung im Grundbild der betreffenden Krankheit sich finden kann, sorgfältig zu trennen.

Als prodromale Erscheinung findet sich ein melancholischer Symptomencomplex sehr häufig bei Manie, als intercurrente Erscheinung bei Dementia senilis, paralytica, bei Epileptischen, Hysterischen, Hypochondern, zuweilen auch bei Paranoia. Nur die Melancholie als Krankheitsform kann Gegenstand einer gesonderten klinischen Betrachtung sein.

Der Verlauf der Melancholie ist ein continuirlicher, subacuter oder chronischer. Bei subacutem Verlauf entwickelt sich das Krankheitsbild rasch zu seiner vollen Höhe, stellen sich früh Präcordialangst, Wahnideen, Sinnestäuschungen ein. Bei chronischem Verlauf ist die Entwicklung eine langsame. Das Krankheitsbild kann sich Wochen und Monate lang im Rahmen einer Melancholia sine delirio bewegen; das Hinzutreten und Intensivwerden von Präcordialangst bildet dann eine weitere Phase, bis endlich Wahnideen, häufig auch Sinnestäuschungen die Krankheit auf ihrer Entwicklungshöhe darstellen.

Auf dieser Höhe pflegt die Krankheit dann Monate zu verharren.

Das melancholische Irresein zeigt in allen Phasen Remissionen und Exacerbationen. Sie sind theils in organischen Vorgängen, theils in psychologischen begründet. Fast constant fallen die Remissionen auf die Nachmittags- und Abendstunden, die Exacerbationen auf die frühen Morgenstunden. Der Grund liegt grossentheils in der Präcordialangst, die im Lauf des Tages an Intensität abzunehmen pflegt.

Die Lösung der Krankheit ist eine allmählige, nicht plötzliche, wenigstens bei dem chronischen und essentiellen melancholischen Irresein. Die Remissionen werden tiefer und andauernder, Schlaf und Ernährung bessern sich, der Kranke fängt an der Realität seiner Wahnideen und Sinnestäuschungen zu zweifeln an, während diese sich verlieren.

In seltenen Fällen hat man bei Mel. cum stupore eine binnen Tagen sich einstellende Lösung der Krankheit beobachtet unter Erscheinungen, die auf eine Herstellung normaler Circulationsverhältnisse und wahrscheinliche Resorption von Oedemen hindeuteten.

Die Gesammtdauer der Melancholie als Krankheitsform beträgt Monate bis Jahre.

Die Prognose ist, wenn man die unzähligen leichteren Fälle ausserhalb der Irrenanstalten berücksichtigt, eine günstige. Zahlreiche derartige Fälle bleiben auf der Entwicklungsstufe einer Mel. sine delirio oder praecordialis stehen, gehen dann in Genesung über, ohne dass je Wahnideen oder Sinnestäuschungen auftreten.

Eine ernstere Prognose bieten die Zustände von Mel. simplex im Uebergang zur Mel. cum stupore. Leicht geht dieser Zustand tiefer psychischer Gebundenheit in wirkliche psychische Schwäche über. Noch mehr ist dies zu besorgen bei den Zuständen von wirklicher Mel. cum stupore, die jedenfalls auch prognostisch als die schwerere Form anzusehen ist, bei jugendlichen Individuen und rechtzeitiger sachverständiger Behandlung jedoch häufig günstige Resultate ergibt.

Im Allgemeinen gestatten die Bilder von Mel. activa, die zudem einen mehr subacuten Verlauf einhalten, eine günstigere Prognose als die Fälle von Mel. passiva, jedoch drohen dort, namentlich bei älteren Leuten, die Gefahren der Erschöpfung und Inanition.

Ausser dem Ausgang in Genesung, der in etwa 60 % der Fälle stattfindet, ausser dem in Tod, der zuweilen durch Erschöpfung, durch colliquative Diarrhöen (in Folge der venösen Stasen der Darmschleimhaut), durch Lungentuberculose in Folge der tief gestörten Ernährung, in seltenen Fällen auch durch fortschreitende Hirnlähmung erfolgt, ist der Ausgang in einen psychischen Schwächezustand zu erwähnen. Der Terminalzustand einer nicht zur Lösung gelangten Melancholie kann der einer secundären Verrücktheit oder des Blödsinns sein. Der letztere ist nicht selten der direkte Ausgang der Mel. cum stupore, während bei ungünstigem Ausgang der Mel. simplex häufiger Verrücktheit beobachtet wird.

Therapie.

Für die Behandlung der Melancholischen lassen sich folgende allgemeine Grundsätze aufstellen:

1. Man verschaffe dem Kranken vollkommene körperliche und geistige Ruhe, halte alle Reize, bestehen sie nun in angeblichen Zerstreuungen oder in Ermahnungen, Tröstungen der Religion u. dgl. von dem erkrankten Gehirn ab und erinnere sich wohl, dass Einflüsse, die

unter normalen Verhältnissen freudige Eindrücke machen würden, nun den psychischen Schmerz nur steigern können.

Diese Indikation ist um so wichtiger, je grösser die psychische Hyperästhesie, je acuter der Fall ist. Für die meisten Melancholischen ist Bettruhe die wichtigste ärztliche Verordnung und die grösste Wohlthat. Namentlich bei Melancholischen mit und aus Hirnanämie gibt es kein besseres Beruhigungsmittel.

2. Ueberwachung und Schutz des Kranken vor sich selbst und der Gesellschaft vor diesem. Jeder Melancholische kann plötzlich einen Angriff auf das eigene Leben machen, jeder ist auch gemeingefährlich. Die Ueberwachung muss eine unablässige sein. Die Schlauheit und Ausdauer solcher Kranken in der Verfolgung ihrer selbstmörderischen Absichten ist oft eine staunenswerthe.

Die Zwangsjacke ist durchaus keine Garantie gegen Selbstmord [1]).

3. Ueberwachung des Standes der Kräfte und der Nahrungsaufnahme.

Schlaflosigkeit, Affekte, unregelmässiger Genuss von Speise bei durch catarrhalische Affektion der Verdauungswege so häufig gestörter Assimilation disponiren zu Inanition, Erschöpfung, Tuberculose, wenn zu letzterer eine Anlage besteht. Man reiche deshalb jedem derartigen Kranken kräftige, leicht verdauliche, proteinreiche Nahrung! Häufig ist diese Indikation nur mühsam zu erfüllen, wegen der Abneigung des Kranken, Nahrung zu sich zu nehmen. Um jene rationell zu bekämpfen, ist es nöthig, ihre Gründe zu kennen. Die Ursachen der Nahrungsverweigerung können verschiedene sein.

Zuweilen handelt es sich einfach um einen Mund-, Magen- oder Darmcatarrh, auf deren geeignete medicinische Behandlung die Speisescheu weicht, nicht selten ist die Ursache eine hochgradige Verstopfung und führt dann eine ausleerende Behandlung rasch zum Ziel. Häufiger ist das Motiv ein psychisches.

In manchen Fällen, besonders da, wo die Mel. von Hause aus geistesbeschränkte Individuen befällt, ist die Nahrungsscheu einfach aus dem Motiv entstanden, sich gegenüber der schmerzlich und feindlich empfundenen Aussenwelt in Opposition zu setzen. Nichtbeachtung dieses oppositionellen Gebahrens führt in der Regel bald zum Aufgeben des Widerstandes oder es gelingt den Kranken genügend zu ernähren, indem man ihm scheinbar zufällig Speise in die Nähe bringt, sie wie absichtslos stehen lässt und es ihm so ermöglicht, unbemerkt sie sich anzueignen.

Bei Mel. attonita ist die Nahrungsweigerung die Folge der gestörten Apperception und allgemeinen psychomotorischen Hemmung. Der Kranke

---

[1]) Neumann. Lehrb. p. 208.

würde hier einfach verhungern, weil er seine körperlichen Bedürfnisse nicht mehr wahrnehmen, bezügliche Vorstellungen nicht mehr bilden, festhalten und zu Motiven eines Handelns machen kann. Hier genügt nicht selten energisches Zureden, um den Kranken zur Annahme von Speisen zu bewegen; wird ein aktives Einschreiten nöthig, so ist der gebotene Widerstand gewöhnlich leicht mit Löffel oder Schnabeltasse zu bewältigen.

Bei gewissen Melancholischen, die Nahrung verschmähen, handelt es sich um religiöse Motive, um Sündenwahn, Drang Busse zu thun u. dgl.; nicht selten begegnet man auch als Motiv aus dem tiefsten Affekt der Selbsterniedrigung entspringenden Vorstellungen, der Speise nicht mehr werth zu sein, sie Armen oder Würdigeren zu entziehen; oder es besteht der nihilistische Wahn, dass Nichts mehr vorhanden, Alles zu Grund gegangen sei, Pat. keine Zahlung mehr leisten könne.

Bei anderen Kranken sind es Geschmacks- und Geruchstäuschungen und damit zusammenhängender Wahn der Vergiftung, der Verunreinigung der Speisen, die die Nahrung verweigern lassen.

Bei hypochondrischer Melancholie können gestörte Gemeingefühle und darauf gegründete Wahnideen, z. B. dass Mund und After zu, die Därme unpassirbar, der Körper abgestorben, die Organe verfault, der Magen geschwunden sei, den Grund der Nahrungsverweigerung abgeben. Zuweilen gehorcht der auf Nahrung verzichtende Kranke dem Gebot von befehlenden Stimmen, am seltensten versucht der Kranke durch Aushungerung sich das Leben zu nehmen. Da wo Wahnideen, Hallucinationen oder Lebensüberdruss im Spiel sind, ist häufig eine künstliche zwangsweise Ernährung des Kranken nicht zu umgehen.

4. Bekämpfung der sehr erschöpfenden, die Entstehung von Wahnideen und Hallucinationen begünstigenden Schlaflosigkeit mittelst geeigneter Mittel. Morphium leistet hier wenig, Chloralhydrat mehr, jedoch kann es nicht beliebig lang fortgegeben werden; besser ist Opium, sowie Sulfonal. Unterstützend wirken laue Bäder, namentlich prolongirte, Senfbäder, Priessnitz'sche Einpackungen. Bei Anämischen erzielen oft Spirituosa, namentlich kräftiges Bier eine gute schlafmachende Wirkung, auch empfiehlt es sich in solchen Fällen die Hauptmahlzeit auf den Abend zu verlegen.

5. Anwendung der empirisch erprobten und symptomatisch geforderten Heilmittel. In erster Linie stehen hier laue, nach Umständen bis auf Stundendauer ausgedehnte Bäder von 26—28° R. und das Opium (vgl. p. 293), das besonders bei präcordialer und agitirter Melancholie, dann durch anämische und alkoholische Basis des Falls, Frischheit desselben und weibliches Geschlecht indicirt ist. Man beginne mit Dosen von 0,03 zweimal täglich und steige rasch, etwa um 0,02 binnen 2 Tagen.

Die günstige Wirkung des Mittels da, wo es indicirt ist, pflegt sich bald, zunächst in Eintritt von Schlaf und Beruhigung zu äussern. Toxische Wirkung zeigt sich dabei nicht oder selten, auch die anfänglich verstopfende Wirkung verliert sich bald, und die Stühle werden breiig und reichlich. Am besten ist der Schonung des Magens und der sicheren Dosirung wegen die subcutane Anwendung von Extract. opii aquos.

Congestive Erscheinungen contraindiciren nicht die Anwendung des Mittels an und für sich. Maximaldosen lassen sich nicht aufstellen.

Ist aus irgend einem Grund die subcutane Anwendung nicht möglich, so gebe man Extract. opii aquos. intern in Verbindung mit Amaris oder mit einem südlichen Wein.

6. In erhöhtem Masse ist eine minutiöse Erfüllung aller hygienischen Vorschriften bei schweren Fällen von Mel. passiva und cum stupore nöthig. Alle diese Kranken müssen andauernd im Bett gehalten werden, wodurch Stauungen des Bluts und unnöthigen Wärmeverlusten begegnet wird.

Die Diät muss hier eine proteinreiche, aber bei dem Zustand der Verdauungswege reizlose sein; am besten eignen sich zu diesem Zweck Milch und Milchspeisen. Nicht minder wichtig ist Sorge für täglichen Stuhl, aber Drastica sind hier zu vermeiden. Die ungenügende Respiration kann Sinapismen, Faradisation der Brustmuskeln und des Zwerchfells erfordern. Bei darniederliegender Herzthätigkeit sind Spirituosa, namentlich guter alter Wein, nach Umständen Aether, Campher angezeigt. Ist zugleich der Puls krampfhaft contrahirt, so kann Amylnitrit oder auch der reichliche Genuss von Grog, heissem Zuckerwasser mit Branntwein u. dgl. Nützliches leisten. Diese Mittel befördern auch besser als alle Narcotica den Schlaf. Die darniederliegende Hautthätigkeit kann eine Anregung durch Kleien-Seifenbäder, warme Essigwaschungen erfordern. Das Opium leistet bei diesen Krankheitszuständen nichts, erweist sich eher geradezu schädlich.

Capitel 2.

Die Manie[1]).

Als die Grunderscheinungen des maniakalischen Irreseins ergeben sich eine Aenderung der Selbstempfindung im Sinn einer vorwiegend heiteren Stimmungslage und ein abnorm erleichterter und beschleunigter Ablauf der psychischen Akte bis zur völligen Ungebundenheit der psychomotorischen Seite des Seelenlebens. Die Manie stellt damit ein der Melancholie gegensätzliches Krankheitsbild dar. So wenig als bei dieser lassen sich die Stimmungsanomalien aus dem geänderten (hier erleichterten) Ablauf der psychischen Vorgänge ausschliesslich erklären, obwohl nicht bestritten werden kann, dass ein wichtiger Zuwachs an Lustgefühlen für den Kranken aus dem Innewerden des erleichterten Vonstattengehens der psychischen Bewegungen, des Wegfalls aller Hemmungen resultirt[2]). Beide Grunderscheinungen sind als einander coordinirte aufzufassen und finden wahrscheinlich funktionell ihre Begründung in einer erleichterten Entbindung lebendiger Kräfte, anatomisch in einem grösseren Blutreichthum des psychischen Organs.

Auch innerhalb der Manie lassen sich zwei wesentlich nur gradweise verschiedene und vielfach in einander übergehende Krankheitsbilder aufstellen, ein leichteres, die maniakalische Exaltation und ein schwereres, die Tobsucht.

---

[1]) Lit.: Jacobi, Die Hauptformen der Seelenstörung; Spielmann, Diagnostik; Jessen, Berlin. encyklop. Wörterbuch XXII, 1740; Wachsmuth, Allg. Zeitschr. f. Psych. 15, p. 325; Meynert, Oesterr. Zeitschr. f. prakt. Heilk. 1871 und Anzeiger der Gesellschaft der Aerzte in Wien 1875, 10; Schüle, Handb. 416 u. 464; Mendel, Die Manie, eine Monographie, Wien 1881.

[2]) Mendel (Op. cit. p. 174) erklärt die Stimmungsanomalie für ein nebensächliches und secundäres Symptom, abhängig von dem jeweiligen Inhalt des Vorstellens, dem erleichterten Ablauf desselben und den grösseren oder geringeren Hemmnissen, die der Drang nach Bewegung erfahre. Er definirt die Manie demgemäss als eine „funktionelle Hirnkrankheit, charakterisirt durch eine krankhafte Beschleunigung des Ablaufs der Vorstellungen und die krankhaft gesteigerte Erregbarkeit der motorischen Hirncentren“. Diesem muss entgegengehalten werden, dass es Zeiten beim Maniakalischen gibt, wo er amenomanisch ist, ohne gerade Gedankendrang oder Ideenflucht zu bieten, und dass der Beschleunigung des Vorstellens der Grad der heiteren Selbstempfindung keineswegs parallel geht. Ferner gibt es Ideenflucht bei Deliranten, Fiebernden u. s. w. ohne begleitende heitere Stimmung, und umgekehrt kann der Alkoholgenuss eine solche hervorrufen, ohne gleichzeitig den Gedankenlauf zu beschleunigen.

1. Die maniakalische Exaltation[1]).

Psychische Symptome: Der Inhalt des Bewusstseins ist hier Lust, psychisches Wohlsein. Er ist ebenso unmotivirt in den Vorgängen der Aussenwelt, wie der gegensätzliche Zustand psychischen Schmerzes des Melancholischen und deshalb nur auf eine innere organische Ursache beziehbar. Der Kranke schwelgt hier geradezu in Lustgefühlen und berichtet nach erfolgter Genesung, dass er nie in gesunden Tagen sich so wohl, gehoben, glücklich gefühlt habe, wie während seines Krankseins. Diese spontane Lust erfährt mächtige Zuwächse durch die geänderte Apperception der Aussenwelt, durch das Innewerden des erleichterten Vonstattengehens des Vorstellens und Strebens, durch die intensive Betonung der Vorstellungen mit Lustgefühlen und durch behagliche Gemeingefühle, namentlich im Gebiet der Muskelempfindung (erhöhter Muskeltonus). Dadurch erhebt sich vorübergehend die heitere Stimmung bis zur Höhe von Lustaffekten (Ausgelassenheit, Uebermuth), die ihre motorische Entäusserung in Singen, Tanzen, Springen und übermüthigen Streichen finden.

Neben der inhaltlichen Störung im affektiven Gebiet geht eine formale einher, eine gesteigerte Erregbarkeit (psychische Hyperästhesie), gekennzeichnet dadurch, dass mit den Sinneswahrnehmungen und reproducirten Vorstellungen statt blosser Gefühle sich Affekte verbinden, die bei der herrschenden Grundstimmung vorzugsweise Lustaffekte sind und abnorm leicht eintreten. Daraus ergibt sich nothwendig eine geänderte Apperception der Aussenwelt. Statt des düsteren Grau, in dem sie dem Melancholischen auf Grund seiner psychischen Dysästhesie erscheint, kommt sie dem Maniakalischen sinnlich wärmer, farbenprächtiger und interessanter vor. Er sucht sie deshalb auf, geht gern in Gesellschaft, auf Reisen, auch hier wieder entgegen dem Melancholischen, der sie vermeidet, ja selbst verabscheut.

Der Gesammteffekt der geänderten Apperceptionsvorgänge der Aussenwelt und der eigenen Persönlichkeit ist ein gesteigertes Selbstgefühl, das vielfach auch in einem Aufputz des äusseren Menschen seinen Ausdruck findet.

Wenn auch die heitere Verstimmung die affektive Grundlage des maniakalischen Irreseins bildet, so sind damit gegensätzliche Stimmungen nicht ausgeschlossen. Sie können bei der schrankenlosen Association der Vorstellungen und ihrer lebhaften Gefühlsbetonung durch contrastirende Vorstellungen hervorgerufen werden, häufig aber sind sie künstlich ent-

---

[1]) Synonym: Hypomanie — Mendel; Tobsucht — Schüle.

standen durch Beschränkung der Freiheit des Kranken, Versagen von Wünschen u. dgl., wodurch das krankhaft erhöhte Selbstgefühl empfindlich verletzt wird. Diese schmerzlichen und zornigen Stimmungslagen sind aber nur episodische, die bei dem beschleunigten Ablauf der psychischen Vorgänge rasch von der heiteren Grundstimmung wieder verdrängt werden.

Auf dem Gebiet des Vorstellens äussert sich die Beschleunigung des Umsatzes psychischer Kräfte in einer erleichterten Reproduktion, Association und Combination der Vorstellungen, die nothwendig zu einer Ueberfüllung des Bewusstseins führt und in grellem Gegensatz zur Monotonie und Hemmung des Vorstellungsablaufs, wie sie beim Melancholischen sich findet, steht.

Mit der erleichterten Reproduktion und Apperception und der sinnlich wärmeren Betonung seiner Vorstellungen und Apperceptionen wird der Kranke plastischer in seiner Diktion, er bemerkt sofort die Pointe der Sache, die Schwächen und Sonderbarkeiten der Umgebung, er ist rascher in seinem Auffassungsvermögen und, bei beschleunigter Association, wieder zugleich schlagfertiger, witzig, humoristisch bis zur Ironie. Die Ueberfüllung seines Bewusstseins gibt ihm unerschöpflichen Redestoff und die enorme Beschleunigung seines Vorstellens, bei welchem ganze Zwischenglieder nur mit des Gedankens Schnelle auftauchen, ohne sprachliche Entäusserung zu erfahren, lässt seinen Gedankengang abspringend erscheinen.

Das gesteigerte Selbstgefühl verschmäht dabei vielfach die Dialektsprache und gefällt sich in Schriftsprache. Zu inhaltlichen Störungen des Vorstellens kommt es auf der Stufe des maniakalischen Irreseins, wie sie die maniakalische Exaltation darstellt, höchstens episodisch und in allegorischer Objektivirung des gesteigerten Selbstgefühls. Der Kranke vergleicht sich gelegentlich mit einer bedeutenden Persönlichkeit, ohne sich mit ihr zu identificiren.

Dazu ist sein Bewusstsein zu wenig gestört. Er übt immer noch Kritik seinem eigenen Zustand gegenüber und dokumentirt sein Bewusstsein für seinen abnormen Zustand u. A. damit, dass er zur Entschuldigung seiner übereilten Handlungen faute de mieux geltend macht, dass er ja ein Narr und einem solchen Alles erlaubt sei.

Auch zu Hallucinationen kommt es höchstens vorübergehend, und sie werden dann zudem corrigirt, mindestens nicht verwerthet. Eher sind Illusionen bei der enormen Beschleunigung der psychischen Vorgänge möglich.

Auf der psychomotorischen Seite des Seelenlebens macht sich die Störung zunächst in einem gesteigerten Wollen und in Thatendrang geltend, aber alle Bewegungsakte des Kranken sind zum Unterschied von der Tobsucht noch psychisch vermittelt und in der Sphäre des Bewusstseins ausgelöst.

Ihre Motive sind affektartige Vorgänge oder deutlich bewusste Vorstellungen. Es sind Handlungen, entsprechend denen des physiologischen Lebens, nur auffällig dadurch, dass sie das Gepräge des Uebereilten, Unbesonnenen, Ungehörigen, Muthwilligen, Anstössigen, selbst Unsittlichen an sich tragen, ohne dass man sie aber geradezu als unsinnige bezeichnen könnte.

Die Bedingungen für dieses gesteigerte Wollen des Maniakalischen wurden p. 104 besprochen.

Klinisch gibt sich diese Exaltation auf der psychomotorischen Seite in Wanderlust, Hang Wirthshäuser zu besuchen, alte Freunde und Bekannte aufzusuchen, Merkwürdigkeiten zu sehen, Schreibsucht, Kauflust u. dgl. kund. Der Wegfall oder das zu späte Eintreten hemmender controlirender Vorstellungen lässt diese an und für sich nicht unsinnigen Handlungen nur ungehörig, übereilt erscheinen und da auch ästhetische und ethische Hemmungsvorstellungen fehlen, vielfach gegen Sitte und Anstand verstossend; die lebhafte Betonung aller Wahrnehmungen durch Lustgefühle macht solche Kranke begehrlich, ihr krankhaft gesteigertes Selbstgefühl lässt sie zudringlich, prahlerisch, rechthaberisch erscheinen, die Flüchtigkeit der Bewegungsmotive macht sie unstet und bei aller Geschäftigkeit unfähig, all das zu vollenden, was sie sich vorgenommen und begonnen haben.

Nicht bei allen diesen Kranken sind sämmtliche Züge des Krankheitsbildes bis zur Höhe entwickelt; bei einzelnen ist der Rededrang, bei anderen das gesteigerte Wollen [1]), bei anderen wieder die heitere Stimmung (Amenomanie) die am meisten hervortretende Krankheitserscheinung, und hier kann wieder eine einfach überschwängliche oder eine erotische oder eine religiöse Färbung bestehen.

Es verlohnt sich nicht der Mühe, diese klinischen Nüancen durch besondere Namengebung auszuzeichnen.

Fast regelmässig, bei weiblichen Individuen wohl immer, ist bei der maniakalischen Exaltation auch die Geschlechtssphäre in den Vordergrund des Bewusstseins gerückt. Der geschlechtliche Drang entäussert sich hier immer noch in einer der nur oberflächlichen Störung des Bewusstseins entsprechenden bürgerlich tolerablen Form: bei Männern in Courmacherei, übereilten Heirathsversprechen, Zweideutigkeiten in der

---

[1]) Nicht selten ist hier der forensisch wichtige Drang zum Sammeln, selbst Stehlen, theils aus hemmungsloser Begierde (gerichtet auf Nahrungs-, Genussmittel, Pretiosen oder auch auf Geld als Mittel zum Zweck), theils aus Muthwillen, Bosheit, Lust Anderen Verlegenheit zu bereiten, aus Illusionen, Thätigkeitsdrang.

Conversation, Aufsuchen von Bordellen; — bei Weibern in Neigung sich zu putzen, zu salben, in Herrengesellschaft sich zu bewegen, zu kokettiren, von Heiraths- und Skandalgeschichten zu sprechen, Liebesintriguen anzuspinnen, andere Weiber sexuell zu verdächtigen etc. (vgl. p. 91).

Sehr häufig besteht in diesem Exaltationszustand auch ein gesteigertes Bedürfniss nach Genussmitteln und Nervenreizen, dem durch stark gewürzte Speisen, Rauchen und Schnupfen, starken Kaffee, und namentlich durch spirituöse Getränke Genüge geleistet wird.

Solche Excesse führen dann leicht eine Steigerung der maniakalischen Exaltation zur Höhe der Tobsucht herbei.

Symptome in der somatischen Sphäre: Ziemlich constant ist hier eine Störung des Schlafs. Die Kranken schlafen nur wenige Stunden, stehen schon mitten in der Nacht auf, treiben sich geschäftig im Hause und auf der Strasse umher.

Im Gebiet der Gemeingefühlsempfindung gibt sich ein Gefühl gesteigerten körperlichen Wohlseins, erhöhter Kraft und Leistungsfähigkeit kund. Der Kranke kann nicht genug Worte finden, um sein maniakalisches Wohlbefinden, seine „Urgesundheit" zu schildern. Zu einem Gefühl körperlicher Ermüdung kommt es hier nicht, selbst nicht einmal nach forcirten Märschen und sonstigen Ueberanstrengungen.

Aber der Kranke ist auch thatsächlich frischer. Er sieht jünger aus, sein Turgor vitalis ist erhöht, seine Miene belebter, seine vegetativen Funktionen vollziehen sich prompter, sein Appetit ist gesteigert, nur findet der Kranke vor lauter Bewegungsunruhe vielfach keine Zeit, ihn zu befriedigen.

Trotz aller Erscheinungen eines gesteigerten Stoffwechsels und trotz guter Assimilation sinkt jedoch das Körpergewicht.

Ganz besonders gesteigert ist hier der Muskeltonus. Die Muskulatur fühlt sich praller und turgescirend an, die Haltung ist eine strammere, die Sicherheit und Schnelligkeit der Bewegungen eine grössere als im normalen Zustand. Die Bewegungen erfolgen auffallend prompt, es macht den Eindruck, als ob der Willensreiz rascher die Bewegungscentren erreiche. Der Kranke wird sich selbst dieser erleichterten Innervation und Coordination bewusst und schöpft daraus neue Anregung für seine gute Laune und Unternehmungslust.

Vorkommen und Verlauf. Die maniakalische Exaltation erscheint seltener als eine die ganze Zeitdauer der psychischen Störung umfassende Krankheitsform, viel häufiger als Zustandsbild. Als solches stellt sie ein Prodromal- oder Remissionsstadium der Tobsucht oder ein Durchgangsstadium anderweitiger Irreseinszustände dar, oder bildet sie eine Zustandsphase des circulären, des hysterischen Irreseins. Als prodromales Bild findet sie sich bei der allgemeinen Paralyse, aber hier eigenthümlich gefärbt durch die früh sich zumischenden Erscheinungen psychischer Schwäche.

Als selbständiges Krankheitsbild erscheint sie noch am häufigsten in Form periodischer Anfälle (s. period. maniak. Irresein), aber hier, entsprechend der degenerativen Grundlage, in raisonnirender und reizbarer Färbung.

In den seltenen Fällen, wo die maniakalische Exaltation als selbständige und nicht periodische Psychose sich abspielt, geht ihr meist ein melancholisches Prodromalstadium voraus. Ihr Verlauf ist ein remittirend exacerbirender, ihre Dauer beträgt Wochen bis Monate. Sie kann sich zurückbilden, wobei die Lösung eine allmählige, nicht plötzliche ist und, entsprechend der leichten Störung, ein etwaiges Erschöpfungsstadium kaum angedeutet und nur von kurzer Dauer sich anschliesst. In anderen Fällen, namentlich durch sexuelle und Alkoholexcesse, geht sie in Tobsucht über. Die Prognose ist bei dieser mildesten Form des maniakalischen Irreseins eine günstige und sind psychische Defekte nicht zu besorgen wie bei der Tobsucht.

Therapie. Das wichtigste Heilmittel ist hier eine der Höhe der Exaltation angepasste Isolirung und damit die Fernhaltung von Krankheitsreizen, namentlich Excessen. Für viele Fälle wird das Spital als solches genügen, vorübergehend auch das Isolirzimmer nötig sein. Gegen die Schlaflosigkeit und nächtliche Unruhe erweist sich Chloralhydrat erfolgreich; die Narcotica, namentlich Opium und Morphium, so nützlich vielfach bei den periodischen Fällen, haben hier keine günstige, vielfach eine die Aufregung geradezu steigernde Wirkung.

Dagegen verfehlen laue Bäder, namentlich prolongirte, selten ihre beruhigende Wirkung aufs centrale Nervensystem, jedoch hält ihr Effekt gewöhnlich nur einige Stunden vor.

Bei vom Sexualsystem ausgehenden und vorwiegend geschlechtlichen Erregungszuständen empfiehlt es sich, Brompräparate zu geben. Zugleich ist hier der Kranke wegen Hanges zur Masturbation sorgfältig zu überwachen.

Beob. 21. Maniakalische Exaltation im Puerperium.

Frau L., 28 J., Anstreichers Frau, hat eine Mutter, die, 36 J. alt, im Wochenbett irrsinnig wurde, und eine taubstumme Schwester. Pat. war früher, ausser Variola, nie krank, kräftig, bekam mit 18 J. das erste, mit 20 J. das zweite Kind. Darauf folgten 4 weitere Kinder. Das vorletzte wurde 20 Monate gestillt. Pat. kam durch Geburten und Stillen herunter, zudem lebte die Familie in Nahrungssorgen, nährte sich kümmerlich. In der letzten Schwangerschaft, die bis 2. 11. 80 dauerte, bot Pat. öfter Schwindelzufälle und psychische Erschöpfungserscheinungen. Die Entbindung ging gut vorüber. Pat. säugte 14 Tage bis zum 16. Nach einem heftigen Schreck über plötzliche Erkrankung des Mannes am 15. wurde sie verwirrt, brachte am 16. von einem Ausgang statt Nahrungsmitteln Kinderspielzeug heim, wurde schlaflos, delirant, sah die verstorbenen Eltern, den Schutzgeist, den bösen Feind, der abscheulichen Gestank verbreitete, die Mutter Gottes, welche sie beschützte. Sie verkannte die Umgebung feindlich, war ganz unorientirt, verkehrt, lief planlos herum, einmal ans Wasser, dann mit dem Säugling und noch einem Kind in den Pfarrhof, um zu beichten. In der Nacht auf den 22. 11. versuchte sie einen Kleiderkasten über die Stiege herunterzuziehen.

Bei der Aufnahme am 22. war das puerperale initiale Delir geschwunden. Pat. fieberlos, lucid, einsichtsvoll für die deliranten Vorgänge — aber sie bot die Erscheinungen einer leichten maniakalischen Exaltation, die als Remissionsphase einer acut und hallucinatorisch begonnenen puerperalen Tobsucht imponirten. Der weitere Verlauf rechtfertigte diese Vermuthung nicht.

Pat., die bei der Aufnahme durch unmotivirte Lustigkeit, leichte erotische Erregung, Unstetigkeit, lebhaftes Mienenspiel, beschleunigten und abspringenden Ideengang sich als maniakalisch dokumentirt hatte, verharrte bis zur Reconvalescenz auf der Stufe einer maniakalischen Exaltation. Pat. war andauernd heiter, ausgelassen, bekam von allen Vorgängen angenehme oder komische Eindrücke, gefiel sich in Spässen, humoristischen Vergleichen, mischte sich in alle Gespräche, that kokett, verliebt, erklärte, sie werde jetzt einen andern Mann heirathen, ihr Mann könne sich auch eine Andere nehmen. Sie werde den Professor oder den Doctor heirathen, ohne dass es ihr jedoch Ernst gewesen wäre. Ueberhaupt war das Bewusstsein nicht tiefer gestört. Pat. hat ziemlich Einsicht für ihren krankhaften Zustand, meinte aber, dass sie kreuzfidel sei und „ein bissel im Delirium" könne ihr nichts schaden. Früher sei sie freilich dem Wahnsinn verfallen gewesen. Pat. baut allerlei Luftschlösser, ist unerschöpflich in schlechten Witzen, ihr Gedankengang abspringend, streift vielfach das erotische Gebiet, ohne jedoch indecent zu werden. Sie muss singen und schwatzen, um den anderen Patienten die Langeweile zu vertreiben. Pat. hat keine Sehnsucht nach den Angehörigen, die werden sich schon zu helfen wissen. Es ist ihr früher schlecht gegangen, jetzt will sie sich hier im Spital einmal gute Tage machen. Voller Wünsche und Begehren, meist nach Esswaaren und Genussmitteln.

Die Nächte sind anfangs unruhig. Mit besserer Ernährung und Darreichung von Bier, Wein stellt sich reichlicher Schlaf ein.

Pat. ist mittelgross, ohne Degenerationszeichen, ohne vegetative Erkrankungen, jedoch sehr anämisch. Die Gesammternährung hat nicht sehr gelitten. Der Uterus ist gut involvirt. Der Puls klein, die Arterie schwach gefüllt.

Vorübergehend verkennt Pat. einen die Klinik besuchenden Regimentsarzt als den Kaiser, einen anderen Herrn als den Kronprinz. Hallucinationen werden nicht beobachtet.

Mitte December wird Pat. ruhiger, geordnet, frägt nach den Angehörigen, corrigirt ihre Illusionen, verlangt nach Arbeit. Sie erträgt nun den Umgang mit den andern Kranken, arbeitet fleissig. Besuche der Angehörigen wirken günstig. Die Wiederkehr der Menses am 21. 12. geht ohne Störung der Reconvalescenz vorüber. Die Behandlung beschränkte sich in diesem leichten Fall von puerperaler Manie auf Isolirung, gute Ernährung, Bäder und Eisenpräparate. Das Gewicht bei der Entlassung überwog das bei der Aufnahme um 3 Kilo. Am 14. 1. 81 wurde Pat. genesen entlassen. Sie blieb gesund.

2. Die Tobsucht.

Eine höhere Entwicklungsstufe der Manie, als sie die maniakalische Exaltation bietet, stellt die Tobsucht dar.

Der ursprünglich nach dem äusseren, d. h. tobenden Verhalten des Kranken gebildete Begriff „Tobsucht“ bedarf der wissenschaftlichen Einschränkung. Toben ist ein blosses Symptom, Tobsucht ein bestimmter in den Rahmen der Manie gehöriger Krankheitszustand. Das Toben des Melancholischen aus Angst, das Toben des Deliranten (epileptisches, hysterisches, alkoholisches und Fieberdelirium) auf Grund schreckhafter Sinnestäuschungen darf mit der Tobsucht nicht zusammengeworfen werden. Die entscheidenden Merkmale der Tobsucht sind eine **Beschleunigung der psychischen Vorgänge bis zur Ungebundenheit derselben, wobei das Ich des Kranken alle Direktive verloren hat, in den Ablauf der psychischen Akte nicht mehr einzugreifen vermag. Dabei bestehen Phänomene direkter Erregung im Organe des Bewusstseins.**

In den psychomotorischen Centren des Vorderhirns bestehen sie in Reizvorgängen, die Bewegungsakte auslösen, welche zwar noch das Gepräge psychischer an sich tragen, aber ohne Ziel und Zweck, ohne Intervention des Willens und selbst des Bewusstseins zu Stande kommen und somit als rein triebartige Akte bezeichnet werden müssen. Diese verdrängen immer mehr die willkürlichen, durch Vorstellungen und Lustgefühle vermittelten Handlungen des bloss maniakalisch Exaltirten. Als weitere, selten fehlende Erregungsphänomene sind Delirien und Sinnestäuschungen zu erwähnen. Entsprechend der tieferen Erkrankung des psychischen Organs besteht auch eine erheblichere Störung des Bewusstseins.

Eine nähere Betrachtung des Krankheitsbildes constatirt auf dessen **affektiver Seite** und in **formaler Beziehung** eine hochgesteigerte Erregbarkeit (psychische Hyperästhesie), vermöge welcher alle Eindrücke, welche das Bewusstsein erfährt, mit lebhaften Affekten betont werden und einhergehen.

Auch hier, wie bei der maniakalischen Exaltation, wiegen expansive Affekte vor, aber gegensätzliche Affekte, namentlich solche des Zorns sind nicht ausgeschlossen, ja es gibt sogar seltene Fälle, wo Affekte des Zorns während der ganzen Dauer der Krankheit vorwiegen (zornige Tobsucht, Mania furiosa). Diese klinische Nüance des Krankheitsbildes ist theils bedingt durch die originäre, anomale (belastete) Hirnorganisation des Kranken (von Hause aus jähzorniger, reizbarer Charakter), theils ist sie Artefakt (Einsperrung, Zwangsjacke), theils Reaktionserscheinung auf schreckhafte Delirien, Sinnestäuschungen und complicirende Angstgefühle.

Ist eine zornige Stimmungslage durch irgend eines dieser Momente beim Kranken hervorgerufen, so erzeugt sie bei der hochgesteigerten Erregbarkeit desselben fort und fort secundäre schmerzliche Reproduktionen von Vorstellungen, die aber, gegenüber der Mel. agitans, den Charakter der Ideenflucht und Reihenbildung besitzen. Sie unterhalten dann die zornige Stimmungslage. Solche Fälle von rein zorniger Tobsucht sind die seltensten; viel häufiger sind die rein expansiven, am häufigsten die gemischten, d. h. solche, bei welchen durch die hohe Erregbarkeit und den rapiden Wechsel der Vorstellungen bei gleichzeitig schrankenloser Association ein bunter Wechsel der inhaltlich verschiedenartigsten Affekte zu Tage tritt (Stimmungswechsel). Da das Ich bei der enormen Beschleunigung aller psychischen Akte, bei dem Wegfall aller Hemmungen machtlos diesem Erregungsvorgang hingegeben ist, werden diese Affekte mit Inbeschlagnahme des ganzen mimischen und motorischen Apparates entäussert. Tolle Lustigkeit und maniakalischer Jubel wechseln so mit Phasen zorniger Erregung und schmerzlichen Jammerns; Singen, Pfeifen, Schreien, Johlen werden abgelöst von Heulen und wuthartigem Toben. Oft genügt ein flüchtiger äusserer Eindruck, eine beliebige Reproduktion, um bei der psychischen Hyperästhesie sofort die Stimmung in eine gegensätzliche umschlagen zu machen.

Die enorme Beschleunigung des Vorstellungsablaufs führt zur Ideenflucht und da keine Einzelvorstellung mehr festgehalten werden, kein logisches Band die Vorstellungen mehr knüpfen kann, zur Verworrenheit (Ueberfüllung des Bewusstseins, darniederliegende, nur noch durch Assonanz und Allitteration geknüpfte Ideenassociation, massenhafte spontane physiologische, nicht associatorische Erregung von Vorstellungen).

Damit geht dann nothwendig die logische Verbindung der Vorstellungen und die grammatikalische Form der Rede verloren. Bruchstücke von Sätzen, abgerissene Worte, schliesslich nur noch Interjektionen, Schreilaute als sprachliche Aeusserungen bezeichnen wechselnde Höhegrade der tobsüchtigen Ideenflucht und Verworrenheit.

Die Apperception ist bei dem enormen Vorstellungsschwindel eine unvollkommene, lückenhafte und es kommt hier leicht zu Illusionen.

Hallucinationen können jederzeit und in allen Sinnesgebieten eintreten. Sie sind besonders bei acutem Verlauf massenhaft zu beobachten, namentlich in der Sphäre des Gesichtssinnes.

Fast regelmässig kommt es auch zu Wahnideen. Sie erscheinen vorwiegend im Anschluss an Sinnestäuschungen, dann als primordiale Delirien, seltener als flüchtiger Erklärungsversuch von Bewusstseinszuständen und Sensationen. Ihr Inhalt ist ein unbeschränkter, jedoch vorwiegend expansiver (Grössenwahn). Häufig, namentlich bei weiblichen Individuen, hat er eine sexuelle oder religiös äquivalente Färbung. Dahin gehören die Wahnideen: Mutter Gottes, vom heiligen Geist überschattet zu sein, das Jesuskindlein geboren zu haben. Bei zorniger Tobsucht kann auch Persekutionsdelir, namentlich in dämonomanischer Färbung, den Wahnkern des Affektes bilden.

Diese Wahnideen sind, entsprechend der Flüchtigkeit der sie auslösenden Vorgänge und der Beschleunigung aller psychischen Akte, die keine Reflexion zulässt, desultorisch und führen nur selten und nur bei chronisch sich gestaltender Manie zu einer dauernden Fälschung des Bewusstseins mit möglichem Ausgang in secundäre Verrücktheit. Die wichtigsten Erscheinungen bietet die psychomotorische Sphäre des Krankheitsbildes, von welcher dieses auch seinen Namen bekommen hat. Der Kranke ist, soferne nicht Erschöpfungspausen dazwischen treten, in steter Aktivität und es gibt keine willkürliche Muskelgruppe, die nicht eine nach der anderen in Aktion versetzt würde. Die Bewegungsakte des Kranken sind sehr verschiedenartig motivirt. Im Uebergang der maniakalischen Exaltation zur Tobsucht und in den Remissionen dieser können noch „Handlungen“ vorkommen. Indem deren auslösende Vorstellungen aber mit zunehmender Beschleunigung der psychischen Vorgänge und zunehmender Trübung des Bewusstseins immer weniger deutlich bewusst werden, sinken jene immer mehr zur Bedeutung impulsiver Akte herab; daneben finden sich noch psychische Reflexakte, veranlasst durch Lustaffekte (Tanzen, Singen etc.) oder durch Angst- und Zornaffekte.

Auf der Höhe der Krankheit treten solche psychisch vermittelte Bewegungsakte nur mehr ganz vereinzelt zu Tage. Sie werden verdrängt von durch direkte Reize in psychomotorischen Centren ausgelösten zwangsmässigen Bewegungen (Bewegungsdrang); daneben finden sich durch Wahnideen und Sinnestäuschungen vermittelte Handlungen.

Sehr häufig ist auch bei der Tobsucht der Geschlechtstrieb erregt und Fälle, in welchen er im Vordergrund des Krankheitsbildes steht, hat man vielfach als Satyriasis (beim Mann) und als Nymphomanie (beim Weib) mit besonderem Namen ausgezeichnet.

Die tiefere Störung des Bewusstseins gegenüber der maniakalischen Exaltation lässt den Trieb hier in nackter unverhüllter Gestalt zu Tage treten — in Form von direkten Angriffen auf Personen des anderen Geschlechts, öffentlich ausgeübter Onanie, beckenwetzenden Coitusbewegungen etc.

Zweifellos sind auch bei Frauen das beständige An- und Ausspucken, Befriedigen der natürlichen Bedürfnisse in Gegenwart des Arztes, Haarnesteln, Beschmieren des Körpers und der Wände mit Stuhlgang, Speichel,

Menstrualblut und Urin, die Beschimpfung der weiblichen Umgebung mit obscönen Scheltworten, als äquivalente Erscheinungen aufzufassen.

Die Störung des Bewusstseins ist eine sehr verschiedenartige, im Allgemeinen um so grössere, je acuter der Verlauf ist. Ihrer Höhe geht die Rückerinnerung so ziemlich parallel. Bei chronischer Tobsucht kann diese eine ganz ungetrübte sein; bei acutem Verlauf ist sie wenigstens eine summarische. Eine völlige Amnesie kommt bei wirklicher Tobsucht nicht vor.

Somatische Symptome. Eine constante Erscheinung ist auch hier Störung des Schlafs. Er kann wochenlang fehlen. Häufig finden sich Fluxionen zum Gehirn, die seltener als ursächliche, meist als consekutive Erscheinungen (aktive Wallungen durch funktionelle Erregung des Gehirns oder auch verminderte Widerstände durch Vasoparese) aufzufassen sind.

Die Pulsfrequenz wird durch die excessive Bewegungsaktion an und für sich wenig beeinflusst. Trotz heftiger Tobsucht ist der Puls oft eher verlangsamt als beschleunigt und eher klein als voll.

Die Körperwärme ist normal, zuweilen selbst subnormal, indem die geringe Wärmesteigerung, welche durch forcirte Muskelarbeit bedingt wird, durch gesteigerte Wärmeausgabe in Folge ungenügender Bekleidung mehr als compensirt wird. Eine bedeutendere und anhaltende Erhöhung der Eigenwärme über 38°, wenn sie nicht auf eine complicirende somatische Erkrankung zurückführbar ist, muss Bedenken erregen, ob der Fall überhaupt noch als Tobsucht und nicht vielleicht als Delirium acutum oder als ein sonstiger psychomotorischer Erregungszustand eines anderweitigen organischen Hirnleidens anzusprechen ist.

In früheren Stadien der Tobsucht ist der Turgor vitalis gesteigert, der Kranke sieht jünger und frischer aus. Bei lange dauernder Tobsucht sinken Ernährung und Kräftezustand und kann es selbst zu Inanitionserscheinungen kommen. Stets begleitet den Krankheitsprocess auf seiner Höhe eine fortschreitende Gewichtsabnahme. Die Sekretionen können ganz normal von Statten gehen. Oft ist der Harn abnorm reich an Phosphaten. Eine besondere häufige Erscheinung ist Salivation, die namentlich Exacerbationen der Psychose begleitet.

Sensible Störungen spielen bei Tobsüchtigen eine geringe Rolle. Zuweilen wird in Remissionen über Kopfschmerz geklagt. Etwa vorkommende Anästhesien, unter welchen namentlich Unempfindlichkeit gegen Kälte auffällt, sind wohl immer central bedingt. Nicht selten ist sensorielle Hyperästhesie. Motorische Störungen infracorticaler Gebiete in Form von Krämpfen, partiellen Muskelzuckungen, grimassirenden Bewegungen etc. können complicirend bei schwerer Tobsucht auf der Krankheitshöhe vorkommen und stellen Uebergänge zum Delirium acutum und anderen Hirnkrankheiten dar.

Vorkommen. Die Tobsucht erscheint viel häufiger als selbständige Krankheitsform denn als Zustandsform. Sie hat im letzteren Fall meist einen brüsken Ausbruch, acuten Verlauf und findet sich bei Dementia paralytica und andern Hirnkrankheiten mit prädominirenden psychischen Störungen, bei Hysterie, bei gewissen Formen von circulärem Irresein mit kurzen Verlaufstypen, die sich in alternirend manischen Symptomenreihen und solchen von Stupor mit tetanisch-kataleptiformen Erscheinungen abspielen.

Entstehung und Verlauf. Hier sind wesentlich zu unterscheiden die acuten und die chronischen Fälle.

a) Die acute Tobsucht hat eine Dauer von Tagen bis Wochen; sie bricht plötzlich aus unter vorausgehenden sensorischen, nicht melancholischen Erscheinungen (Kopfweh, Fluxion, gestörter Schlaf, Angst, Reizbarkeit). Daran reihen sich die Symptome einer maniakalischen, meist reizbar gefärbten Exaltation, die in überaus raschem Anstieg die Höhe der Tobsucht erreicht. Je acuter der Verlauf, um so schwerer ist die Bewusstseinsstörung. Der Abfall von der Krankheitshöhe pflegt ein ziemlich rascher zu sein. Symptome funktioneller Erschöpfung bis zu leichtem Stupor vermitteln den Uebergang zur Gesundheit.

Die acute Tobsucht verläuft vielfach als zornige oder wenigstens als reizbare. Als zornige kann sie binnen wenigen Tagen ablaufen, recrudescirt aber gerne, so dass sich dann ein protrahirtes Irresein entwickelt, in welchem die einzelnen zornigen Anfallsexplosionen von den Remissionen (Zeiten funktioneller Erschöpfung mit Gemüthsreizbarkeit) sich scharf abheben.

b) Die chronische Tobsucht hat eine Gesammtdauer von Monaten bis über Jahresfrist. Sie ist meist eingeleitet durch ein melancholisches Prodromalstadium. Dessen Dauer ist eine sehr verschiedene, von Tagen bis zu Monaten. Je länger dessen Dauer ist, um so länger dauert auch die folgende Manie.

Es fehlt oder ist nur angedeutet bei puerperalen, nach acuten Blutverlusten und in der Reconvalescenz von schweren fieberhaften Processen entstandenen Fällen, ferner bei durch direkte Hirninsulte, wie Trauma capitis, Insolation, sowie durch Alkoholexcesse provocirter Tobsucht. Je organischer die Tobsucht erscheint und je mehr durch somatische Ursachen bedingt, um so eher fehlt dieses Prodromalstadium. Es beschränkt sich gewöhnlich auf den Symptomencomplex einer Melancholia sine delirio, jedoch dürfte der Ausspruch von Hagen, dass hier Wahnideen und Sinnestäuschungen überhaupt fehlen, keine absolute Gültigkeit haben. Die Symptome dieses mel. Prodromalstadiums sind wesentlich die einer psychischen und somatischen Gemeingefühlsstörung (erschwerte geistige Leistungsfähigkeit, allgemeine Prostration, eingenommener Kopf, gastrische Beschwerden, Obstipation etc.), ähnlich der vor dem Ausbruch schwerer körperlicher, namentlich infektiöser Krankheiten. Daraus entwickelt sich psychische Depression oft mit hypochondrischer Färbung. Im weiteren Verlauf kommt es zu schmerzlicher Reflexion über das frühere Leben bis zu Selbstanklagen und Lebensüberdruss. Dieses Stadium entgeht häufig der Beobachtung, wird von den Kranken, die sich noch zusammenzunehmen wissen, absichtlich verborgen, oder sie wissen ihren Zustand hinlänglich zu motiviren (Mendel).

Der Umschlag in die Manie ist meist ein plötzlicher, jedoch nie ein so jäher wie beim circulären Irresein. Zuweilen wird eine amphibole Periode von Stunden oder Tagen beobachtet, in welcher sich melancholische und manische Elemente mischen, quasi um die Herrschaft streiten, bis das manische Krankheitsbild rein dasteht. Bald rascher, bald langsamer entwickelt sich nun aus der maniakalischen Exaltation das Bild der Tobsucht, indem der Gedankendrang immer mehr Ideenflucht, der expansive Affekt ein Kaleidoskop der buntesten affektartigen Erregungen, das Bewegen immer mehr ein rein triebartiges, unbeherrschbares wird und zunehmende Bewusstseinsstörung, Delirien und Hallucinationen sich hinzugesellen. Der Gesammtverlauf der chronischen Tobsucht ist ein remittirend-exacerbirender. In den Remissionen geht das Krankheitsbild auf die Stufe einer maniakalischen Exaltation zurück, die freilich vielfach durch die Zeichen funktioneller Erschöpfung verdeckt wird; diese letztere kann zudem schmerzlich empfunden werden und es kann dann bei der grossen Erregbarkeit zu moroser Stimmung bis zu Zornexplosionen kommen.

Die Ausgänge der Tobsucht sind:

1. Genesung[1]). Dieselbe tritt nie plötzlich ein, sondern allmählig unter Remissionen und mit mannigfachen Durchgangszuständen. Ein plötzliches Aufhören der Tobsucht deutet auf eine symptomatische oder periodische Begründung derselben.

Die Durchgangszustände zur Genesung können sein:

a) Ein Stadium melancholischer Verstimmung, wie es die Krankheit einleitete. Eine solche Lösung ist eine sehr seltene, wenn man nicht unrichtigerweise ein Erschöpfungsstadium mit reaktiver schmerzlicher Perception der durch die Erschöpfung bedingten geistigen Insufficienz als Melancholie auffasst.

b) Ein Stadium der Stupidität, des funktionellen Blödsinns als Ausdruck der tiefen Hirnerschöpfung, wie sie auf schwere oder schwächend, besonders mit Blutentziehungen behandelte Fälle chronischer Tobsucht nothwendig folgt. Dieses Stadium dauert zuweilen mehrere Monate. Die

---

[1]) Mendel, op. cit. p. 155, berechnet 80 %.

ausbleibende oder nur geringe und allmählige Zunahme des Körpergewichts in solchen symptomatischen Blödsinnszuständen gegenüber der rapiden in Zuständen von terminalem Blödsinn ist hier differentiell diagnostisch wichtig.

Im Allgemeinen entspricht die Intensität und Dauer dieser von leichtem Stupor bis zu völligem Blödsinn reichenden Erschöpfungszustände der Intensität und Dauer der vorausgehenden Manie, der Intensität und Bedeutung der sie veranlasst habenden Ursachen, worunter speciell eine originär belastete, abnorm erschöpfbare Hirnconstitution besonders ins Gewicht fällt.

c) Durchgang der Tobsucht durch ein Stadium der abklingenden maniakalischen Erregung bei gleichzeitigen aber ausgleichbaren psychischen Schwächeerscheinungen („Moria").

d) Allmähliges Abklingen der Tobsucht, indem die Remissionen immer tiefer und deutlicher werden und keine bedeutenderen intellektuellen Schwächeerscheinungen bestehen. Hier ist aber vielfach die affektive Seite des Seelenlebens schwer geschädigt, in labilem Gleichgewicht, insofern ein Zustand erhöhter Gemüthsreizbarkeit besteht, der leicht in zornigen Affekten explodirt und zu Recrudescenzen führt.

Die Prognose der Tobsucht ist im Allgemeinen eine günstige, um so günstiger, wenn acuter Verlauf, reparable Ernährungsstörungen (Anämie, Puerperium), sympathische Ursachen, jugendliches Alter, nicht zu sehr belastetes Hirn vorliegen.

Indessen darf nicht verschwiegen werden, dass eine schwerere Tobsucht nur selten eine vollkommen wissenschaftlich befriedigende Wiederherstellung zulässt und eine leichte zurückbleibende geistige Schwäche (namentlich gemüthlich, auch leichtere Bestimmbarkeit) vielfach eine Heilung mit Defekt bedeutet.

2. Ausgang in einen terminalen dauernden geistigen Schwächezustand (Schwach- bis Blödsinn mit dessen beiden klinischen Bildern, selten Verrücktheit).

3. Ausgang in Tod [1]) durch Erschöpfung oder durch intercurrente Erkrankungen, Verletzungen mit möglicher Fettembolie der Lungengefässe (Jolly) oder durch Steigerung des Hirnprocesses bis zur Höhe eines Delirium acutum.

Therapeutische Gesichtspunkte. 1. Isolirung. Die klinische Thatsache, dass die maniakalischen Zustände Erregungszustände des Gehirns sind, namentlich mit einer Hyperästhesie der psychischen und sensoriellen Funktionsgebiete einhergehen, fordert als erste Indication psychische Ruhe und Hirndiät, d. h. Abhaltung aller grellen Sinneseindrücke

[1]) Mendel (op. cit.) berechnet 5 % Mortalität.

und überhaupt aller psychischen Reize. Diesem Zweck entspricht nur eine sachverständig durchgeführte Isolirung des Kranken, deren Grad der jeweiligen Höhe der cerebralen Hyperästhesie angepasst sein muss. Für zahlreiche Fälle genügt die Isolirung allein, um den Kranken der Genesung zuzuführen.

Diese Isolirung bewahrt den Kranken auch vor Excessen, namentlich in Alkohol et Venere, die er in der Freiheit zu seinem grossen Schaden begehen würde.

2. Sicherung des Kranken und der Umgebung vor seinen zerstörenden Ausbrüchen. Es ist selten, dass ein Kranker sich selbst beschädigt (Polsterzellen sind deshalb entbehrlich, da sie zudem nicht rein zu erhalten sind). Auch der Umgebung ist der Tobsüchtige, ausser in acuter Tobsucht und bei schwer gestörtem Bewusstsein oder auf Grund von zornigen Affekten, nicht so gefährlich als man oft annimmt. Viele Tobsüchtige wissen, was sie thun, bewahren einen Rest von Einsicht, wenn sie auch nicht fähig sind, ihre Handlungen zu bemeistern. Der Glaube, dass Tobsüchtige riesig stark wären, ist ein Vorurtheil und die darauf fussende Behandlung mit Ketten und Zwangsjacke eine Rohheit. Mechanischer Zwang ist nur erforderlich, wenn aus Heilgründen horizontale Lage (bei tiefer Anämie des Gehirns) nöthig ist, ferner bei anhaltender Onanie und bei gewissen chirurgischen Verletzungen.

Ein Versuch, den Bewegungsdrang durch mechanische Beschränkung zu mässigen und damit Kräfte zu sparen, ist erfolglos. Der Kranke arbeitet sich in der Jacke nur noch ärger ab. Viele Fälle von Tobsucht werden durch mechanische Beschränkung, namentlich wenn man damit dem Kranken imponiren will, geradezu gesteigert. Es ist Thatsache, dass die Heftigkeit der Tobsucht mit zunehmendem „no restraint“ sich bedeutend gemildert hat. Tobsüchtige, die Alles zerstören und sich beständig auskleiden, lasse man nackt in gut erwärmter Zelle oder gebe ihnen Seegras, noch besser Rosshaar, zur Deckung. Man entferne alle Geräthe aus der Zelle! In seltenen Fällen kann hier Hyoscin vorübergehend Anwendung finden. Sein häufigerer Gebrauch ist dadurch contraindicirt, dass es die Ernährung herabsetzt.

3. Erhaltung des Kranken in gutem Ernährungszustand. — Toben, Schlaflosigkeit, Delirium consumiren die Kräfte; dafür muss Ersatz geleistet werden. Nicht selten hängt davon der Erfolg ab, ob die Ernährungsstörung im Gehirn nach abgelaufener Tobsucht reparabel ist oder in Atrophie übergeht. Man reiche kräftige Fleischkost, lasse so kräftig und gut essen als nur möglich!

4. Bekämpfung der Hirnerregung, des Bewegungsdrangs und der Schlaflosigkeit. Aus der Heftigkeit der Tobsucht schloss man früher auf Entzündungs- oder Fluxionszustände des Gehirns und bemühte sich,

den ganzen antiphlogistischen und ableitenden Heilapparat auf den Kranken anzuwenden.

Damit wurde nur das Hirn erschöpft (Blutentziehungen), irritirt (Moxen, Sturzbäder, Douchen, Haarseile, Blasenpflaster) und die Verdauung geschädigt (Tart. emetic., Cupr. sulf., Zinc. acet.). Diese Mittel verdienen alle aus der Therapie ausgemerzt zu werden. Auch die Blutentziehungen, namentlich die Venäsektionen sind im Allgemeinen zu verwerfen.

Allerdings sind häufig Fluxionen vorhanden und beachtenswerth, aber sie sind durch vasomotorische Innervationsstörung bedingt oder Folgen der Hirnerregung. Eine Blutentziehung kann hier nichts nützen, eher schaden durch Vermehrung der Gefässlähmung und Blutverarmung. Schon der Umstand, dass Tobsucht aus weitgetriebenen Excessen, aus schweren Blutverlusten (Puerperium) vielfach erfolgt, sollte veranlassen, mit dem Blut der Kranken schonend umzugehen, abgesehen von dem Umstand, dass Jaktation, Schlaflosigkeit, Wärmeverluste in der Tobsucht an und für sich die Ernährungsvorgänge schädigen.

Die symptomatische Behandlung der Tobsucht kann nur eine individualisirende sein, unter Berücksichtigung der Ursachen und der zu vermuthenden pathologisch-anatomischen Störungen. Bei Tobsuchtsfällen, die durch bedeutende Fluxion ausgezeichnet sind, bei denen Erscheinungen erhöhter Reflexerregbarkeit, Zuckungen, Zähneknirschen, enge Pupillen etc. einen bedeutenden Hirnreiz verrathen, sind Blutentziehungen gestattet, aber nie allgemeine, sondern nur lokale (Blutegel). Hier kann auch eine Ableitung auf den Darm in Form von Calomel etc. passen. Auch das Ergotin, subcutan oder intern, verdient Berücksichtigung.

In der Regel wird man aber auch hier wie bei den einfach fluxionären Tobsuchtsfällen mit Eiskappe, Bädern [1]) mit Eisumschlägen und mit Digitalis ausreichen. Bei Tobsucht mit vorwaltender sexueller Erregung passt Bromkali in Gaben von 4,0—10,0.

Bei Tobsucht aus Alkoholexcessen, ferner bei Tobsucht, deren klinisches Bild sich vorzugsweise im Rahmen eines zornigen Affekts bewegt, passt Opium oder Morphium.

Bei Tobsucht aus oder mit den Zeichen der Hirnanämie ist Branntwein, Bier, Wein, gelegentlich auch Chloralhydrat das beste Beruhigungs- und Schlafmittel. Auch Bettruhe kann hier sehr nützlich wirken. Geht die tobsüchtige Erregung in einen stuporartigen Erschöpfungszustand über, so ist Bettruhe, Wärme, kräftige Ernährung, Wein und Geduld die Hauptsache.

---

[1]) Schwartzer, Thermische Behandlung der man. Phase der Psychoneurose. Pester med.-chirurg. Presse 1879.

Im Reconvalescenzstadium bedarf der Kranke der sorgsamsten Ueberwachung, des Schutzes vor Reizen aller Art, um nicht die Krankheit recrudesciren zu lassen. Besteht hier grosse Reizbarkeit und vermittelt sie leicht zornige Affekte, so ist hier Morphium das trefflichste, die Dauer der Reconvalescenz abkürzende Mittel.

Beob. 22. Acute recidivirende Tobsucht.

Stangenberg, 20 J., Stud. Vater war irrsinnig. Pat. hatte Convulsionen in der Zahnperiode, war später neuropathisch. Seit der Pubertät galt er als ein abnormer, durch enorme Reizbarkeit, unberechenbares, leidenschaftliches Wesen, unmotivirten Wechsel der Gesinnungen, durch planloses Jagen und Haschen nach Wissenschaft, zweckloses Verbinden ganz heterogener Disciplinen auffallender Mensch. Er war sehr begabt, aber unfähig zu geistiger Anstrengung, bekam davon gleich Kopfweh, Schwindel, Congestionen; ebenso intolerant war er gegen Alkohol, Kaffee, Thee, calorische Schädlichkeiten, weshalb er sie sorgfältig mied. Geistige Anstrengung zur Zeit des Abiturientenexamens hatte einen achttägigen fluxionären Erregungszustand des Gehirns herbeigeführt.

Am 27. 3. 76 hatte Pat. nach einer Gemüthsbewegung Kopfweh, Wallungen zum Kopf verspürt. Nach einigen Stunden planlosen Herumlaufens fing er an zu deliriren. Er behauptete, er fühle den Nordstern auf seine linke Seite einwirken, er habe die vierte Raumdimension entdeckt. Dann begann er sich auf der Strasse zu entkleiden, stellte sich auf der Promenade in Triumphatorattitüde auf und sprang in den Mühlgang, „um zu lustwandeln", als man sich seiner versichern wollte.

Pat. kommt tobsüchtig, um sich schlagend, pfeifend, singend auf die Klinik. Er zieht sich aus, zerreisst die Kleider, wirft das Mobiliar durch einander, wühlt im Stroh; dazwischen Fechterstellungen, Purzelbäume, ab und zu auch Grimassiren; sinnloses Gefasel, Ausstossen ganz zusammenhangloser Worte, schwere Bewusstseinsstörung.

Pat. ist mittelgross, ohne Skeletabnormitäten, fieberlos. Es besteht heftige Fluxion zum Kopf, die Herzaktion ist stürmisch, der Puls voll, celer, 134. Die Pupillen sind mittelweit, reagiren; heftige Salivation. Auf prolongirtes Bad mit Eiskappe wird Pat. ruhig, schläft die ganze Nacht.

Am 29. Morgens ist die Störung auf die Stufe einer maniakalischen Exaltation zurückgegangen. Pat. ist überlustig, sehr begehrlich, überschwänglich muthwillig, burschikos, banal, haltlos, unstet, profus geschwätzig. Puls 88. Temp. 36,4. Noch mässige Salivation, bedeutende optische und acustische Hyperästhesie. Unter Isolirung, Bädern, eröffnenden Mitteln klingt die Erregung rasch ab, aber schlaflose Nächte, Unterbrechung der Isolirung, Versagung ausschweifender Wünsche genügen, um sofort das Krankheitsbild vorübergehend zur Stufe der Tobsucht (Gedankenflucht, Bewegungsdrang bis zum Zerstören etc.) wieder zu erheben.

Unter strengem Regime, Beförderung des Schlafs durch Chloral, tritt Pat. um den 6. 4. in die Reconvalescenz ein. Er bleibt aber ein überschwänglicher, haltloser, reizbarer, neuropathischer Mensch, dessen Zurücknahme schon am 13. 4. durch die Verwandten Besorgniss eines Rückfalls erweckt.

In der That blieb Pat. nur zwei Tage ruhig, geordnet. Dann stellte sich wieder Bewegungsunruhe, Reizbarkeit, Schlaflosigkeit ein und schon am 21. war er wieder auf der Höhe der Tobsucht. Am 27. kommt er zur Aufnahme. Er ist auf der Höhe der Manie, congestiv, ideenflüchtig, zerstörend, schläft aber bald ein, erwacht nach einigen Stunden mit Klagen über Wüstheit, Verworrenheit im Kopf, wirres Durcheinander der Gedanken. Nach mehrstündiger Remission erhebt sich der Zustand nochmals bis zur Höhe der Tobsucht. Vom 3. 5. an reiht sich daran ein Stadium maniakalischer Exaltation, das bis zum 10. in einen Erschöpfungszustand übergeht.

Vom 3.—5. ist Pat. überschwänglich, burschikos. Er fühlt sich ganz „kannibalisch wohl", er leide nur an „Trunksucht, Lichthunger und Allitterationsvermögen". Die Aufnahme seiner Krankengeschichte (Stat. praes.) sei nur „gedankenloser Usus", er kenne schon diesen „Spinat". Warum denn seine Commilitonen nicht zur „Chloralkneipe" kämen u. s. w. Der Gedankengang ist beschleunigt, sehr abspringend, die Diktion hyperbolisch, die Rede gespickt mit Stellen aus Faust und anderen geflügelten Worten. Die Stimmung ist heiter, muthwillig, aber ein jäher Umschlag in eine momentan schmerzliche oft zu beobachten. Pat. ist begehrlich, verlangt z. B. Tabak, den er sonst nicht leiden mag, schläft wenig (Bäder), klagt Wallungen, eingenommenen Kopf; der Puls ist frequent (Digitalis). Nach Rückgang dieser Symptome stellt sich ein mehrmonatliches Erschöpfungsstadium mit schmerzlicher Perception der geistigen Hemmung ein, aus dem Pat. genesen hervorgeht. Seitdem „gesund".

Beob. 23. Acute zornige Tobsucht, eingeleitet durch einen Zornaffekt.

Wachs, Serafine, 17 J., hat einen Trunkenbold zum Vater. Mehrere ihrer Geschwister litten an Convulsionen. Ein Jahr alt erkrankte sie an Typhus, dann litt sie an Rachitis. Erst im vierten Jahr lernte sie wieder gehen. Sie entwickelte sich geistig gut, bot aber von jeher ein zorniges, reizbares, empfindliches Wesen. Die Menses stellten sich im 15. Jahr ohne Beschwerden ein.

Am 10. 5. 78 kam sie zu einer Schneiderin in die Lehre. Am 12. gerieth sie in Zorn über eine Collegin, die sie aufforderte Geschirr zu waschen. Sie empfand dies als eine schwere Beleidigung, gerieth in heftigen Zornaffekt. Pat. hatte gerade die Menses. Die zornige Erregung steigerte sich, sie wurde schlaflos, musste immer an den Conflikt mit der Anderen denken.

Am 19. besuchte sie eine befreundete Familie, kam gleich auf ihre Affaire zu sprechen, erschien ganz wirr und bedenklich erregt. Als man ihr das beständige Raisonniren verwies, gerieth sie in masslosen Zornaffekt, schimpfte, fluchte, ereiferte sich, dass sie von Allen gekränkt werde, lief im Affektsturm fort, kam erst spät Abends heim, mit rothem Kopf, scheltend, raisonnirend, sie lasse sich nicht zurechtweisen. Sie schlief nicht, ass nicht, drängte fort, und als man sie zurückhielt, schlug sie Alles kurz und klein.

Bei der Aufnahme ist Pat. in zorniger Tobsucht. Massloser, in massenhaften unangenehmen Reproduktionen sich bewegender, sehr abspringender Redeschwall, lebhafte Gestikulation. Jeder Versuch, sie zu beruhigen, steigert nur die Aufregung. Sie überschüttet die Umgebung mit einer Fluth von Schimpfworten. Sie sei nicht mehr krank, wohl aber habe sie in letzter Nacht nach einem Aerger einen Anfall von Wahnsinn bekommen, Hitze im Kopf verspürt und nicht schlafen können. Als man sie entkleiden will, geräth sie in heftigen Zorn, spuckt, tritt, wehrt sich, wie sie nur kann, und droht, Alles in die Zeitung zu geben. Sie bleibe nicht bei solchen Narren, und wenn sie sich herbeilasse, hier zu bleiben, so soll man sie nobel verpflegen.

Pat. ist auffällig klein, in der Entwicklung zurückgeblieben. Der Thorax und der blasig aufgetriebene Schädel mit sehr hervortretenden Tubera frontal. und parietal. erweisen die früher bestandene Rachitis. Auch die Zähne sind unregelmässig gestellt, gerieft. Die vegetativen Organe bieten keine Störung. Puls 100, voll, celer. Gew. 31,5 Kilo.

Pat. bleibt auf der Höhe einer zornigen Tobsucht bis Ende Juni. Sie schläft wenig, kommt auf 29 Kilo herunter.

Ein erhöhtes Selbstgefühl, das in gezierter Sprache, noblen Attitüden und Vornehmthuerei seinen Ausdruck findet, hie und da sich auch mit Spuren von Erotismus und Koketterie verbunden zeigt, bildet die hervortretendste Erscheinung in Zeiten der Remission. Meist ist aber Pat. in zorniger Erregung. Sie schimpft, rennt in der Zelle herum, zerreisst, schmiert, zerstört ab und zu, appercipirt die Umgebung feindlich, ist höchst verworren in ihrem Gedankengang, der sich wesentlich um frühere Kränkungen, Zurücksetzung, Unzufriedenheit mit der Kost, Wartung, Isolirung u. dgl. dreht.

Morphiuminjektionen wirken mildernd, aber nicht lösend. Ende Juni werden die zornigen Explosionen seltener, es stellen sich längere Erschöpfungspausen ein. Pat. schläft viel, nimmt regelmässig die bisher vielfach verschmähte Nahrung. Das Gewicht steigt rasch auf 36 Kilo. Ab und zu zeigen sich noch leichte Anwandlungen zorniger Erregung, die sich aber spontan oder auf Morphiuminjektion verlieren. Pat. bringt den grössten Theil des Juli im Bett zu, ruhig, erschöpft, wortfaul. Im August gewinnt sie volle Krankheitseinsicht und ihre frühere Leistungsfähigkeit wieder. Im September wird sie vollkommen genesen entlassen. Das Gewicht beim Austritt betrug 41,5 Kilo.

Beob. 24. Chron. Tobsucht. Erfolg von Hydrotherapie.

Kernbach, 16 J., Dienstmädchen, wurde am 9. 3. 78 aufgenommen. Die Mutter war irrsinnig, die jüngere Schwester der Pat. ist seit der Pubertät periodisch irre. Pat. war früher gesund, gut begabt, streng sittlich, gemüthlich leicht erregbar. Die Pubertät im 13. Lebensjahr ging gut vorüber.

Am 2. März erkrankte Pat. nach einem Schrecken (schwere Erkrankung des Geliebten). Sie hatte gerade die Menses. Sie wurde schlaflos, unstet, begann zu singen und zu lachen. Der am 6. gerufene Arzt constatirte heitere Exaltation, profuse Geschwätzigkeit; der Inhalt ihrer verworrenen Reden waren Liebschaften, geschlechtlicher Verkehr, Schlechtigkeit der Welt und der Männer, die eigene Reinheit, Jungfräulichkeit. Vorübergehend erklärte sie sich für den Papst, den Erlöser, der für die ganze Menschheit dulde. In fliegender Hast schrieb sie Briefe ähnlichen Inhalts an alle möglichen Personen. Dabei theatralisches, exaltirtes Gebahren.

Schon am 7. war sie auf der Höhe der Tobsucht, zerstörte, heulte, sang, salivirte, kam vor Bewegungsunruhe nicht mehr zum Essen, auf der Fahrt nach der Anstalt wollte sie jeden Mann küssen, fluchte, segnete die Umgebung.

Bei der Aufnahme in dulci jubilo, schalkhaft, erotisch, verkennt die Umgebung als alte Bekannte, will sie umarmen, küssen. Oft plötzlicher momentaner Umschlag in schmerzliche Stimmungslagen, in welchen sie sich das Haar rauft, heult und schreit (schreckhafte Hallucinationen als Ursache). Profuser und confuser Gedankendrang, unaufhörliches Schwatzen, das sich um erotische und religiöse Gegenstände dreht. Ab und zu Reimerei (Knittelverse). Herumspringen, Tanzen, Purzelbäume. Kommt vor Unruhe und Verworrenheit nicht zum Essen.

Pat. mittelgross, gut entwickelt, bietet keine Skeletabnormitäten, keine vegetativen Erkrankungen, auch der Uterusbefund ist negativ. Kein Fieber, keine motorischen Störungen. Intelligente Züge, sehr lebhafte Mimik. Gewicht 48 Kilo. Andauernd schlaflos, profuse Salivation.

Pat. bleibt auf der Höhe der Tobsucht, singt, jubilirt, zerstört, duldet keine Kleider, hat massenhaft Gesichts- und Gehörshallucinationen, schmiert mit Koth, drapirt sich in komischer Weise mit Kleiderfetzen. Zunehmende Verworrenheit. Nur kurze und seltene Ruhepausen. Stimmung expansiv, nur episodisch und selten schmerzlich oder auch zornig. Chloralhydrat, Bromkali versagen. Bäder und Wickel bringen Schlaf. Mitte April wird Pat. auch unter Tags ruhiger, weniger verworren, die Salivation verliert sich, die Störung geht auf die Stufe einer maniakalischen Exaltation zurück (kindisch heiteres, muthwilliges, haltloses Gebahren, Singen, Lachen, kokettes erotisches Wesen). Nur noch vorübergehend zeigt sich Ideenflucht und Bewegungsdrang, der sich in Tanzen, Schmieren, Zerstören entäussert. Das im April bis auf 45 Kilo zurückgegangene Körpergewicht hebt sich. Pat. schläft seit Ende April spontan. Bis Ende Juli klingt die maniakalische Exaltation völlig ab. Pat. geht durch ein leichtes, 5 Wochen betragendes Erschöpfungsstadium hindurch und wird Ende September genesen entlassen.

Beob. 25. Tobsucht, zeitweise Nymphomanie.

Fräulein S., 22 J., Beamtentochter, stammt aus belasteter Familie. Muttersvater war exaltirt, Muttersbruder irrsinnig, Vatersbruder excentrisch verschroben, Vatersschwester irrsinnig, Schwester und Bruder irrsinnig.

Pat. entwickelte sich normal, frei von allen Belastungserscheinungen. Im 9. Jahr machte sie einen schweren Typhus mit Delirien durch. Mit 15 Jahren traten die Menses ohne Beschwerden ein und kehrten regelmässig wieder. Seit einiger Zeit war sie chlorotisch und sehr schlafbedürftig.

Mitte Mai 77 wurde sie ohne erkennbare Ursache deprimirt, leutscheu, wortkarg, litt an Präcordialangst, klagte über psychische Anästhesie, Lebensüberdruss, Verdummung im Kopfe.

Am 5. 9. schlug die melancholische Depression in ein maniakalisches Bild um, sie wurde heiter, unstet, geschwätzig, geschäftig, faselte von Heirathen, Hausstand, schönen Kleidern, trommelte die halbe Nacht auf dem Klavier herum, wurde sehr empfindlich, reizbar, klagte Schmerzen im Kopf, sah congestiv aus, hatte belegte Zunge, wollte nicht essen, war constipirt. Die Extremitäten waren kühl, der Puls klein, 80, die Pupillen mittelweit reagirend. Stundenweise sang, pfiff, lachte Pat. Durch Einpackungen wurde mehrstündiger Schlaf erzielt.

Unter fortdauernder heftiger Fluxion (Ergotin erfolglos nebst Eiskappe angewendet) erreichte Pat. am 14. die Höhe der Tobsucht, so dass sie dem Spital übergeben werden musste.

Bei der Aufnahme fieberlos. Gewicht 49 Kilo, grosse, schlanke Gestalt. Keine Fluxion. Puls 48, klein, celer. Keine Degenerationszeichen. Keine vegetative Erkrankung, linksseitige Intercostalneuralgie.

Hymen fehlt. Vaginalschleimhaut gelockert, mässiger Fluor albus, Uterus anterovertirt. Bulbi glänzend, profuse Salivation, sehr lebhafte Mimik. Pat. geht in Feststimmung über, singend, schreiend, jubelnd. Gedankenjagd, Delirium dreht sich um erotische Dinge.

Sie entledigt sich der Kleider, drängt sich lasciv an die Aerzte. Zu Bett gebracht, ohrfeigt sie die Wärterinnen, wirft sich herum, wetzt mit dem Becken. Sie ist schlaflos, sehr verworren, tanzt unter Tags herum, hält verliebte Reden, singt, reimt, schmiert, nestelt in den Haaren, macht Coitusbewegungen, prügelt die Umgebung. Einpackungen, Bäder erzielen nur für einige Stunden Schlaf. Pat. geht nackt, zerreisst Alles, schwatzt endlos, bringt keinen Satz zum Abschluss, spricht die verschiedenen Sprachen, deren sie mächtig ist, bunt durcheinander. Dabei Neigung zum Reimen und Wortverdrehen. Der Inhalt des Deliriums dreht sich wesentlich um erotische Dinge.

U. a. ist sie Ehefrau, Gattin des Arztes, beschäftigt sich mit einem vermeintlichen Kind. Zur Zeit der regelmässigen, aber immer spärlicheren Menses ist sie wahrhaft nymphomanisch, unnahbar. Sie beschmiert sich über und über mit Speichel, Koth, Menstrualblut, wälzt sich in ihrem Urin, steht auf dem Kopf, spreizt die Beine, macht Coitusbewegungen, masturbirt, salivirt.

Der Verlauf bietet nur geringfügige Remissionen, der Schlaf wird abwechselnd durch Chloralhydrat und Einpackungen, die trefflich hypnotisch wirken, hervorgerufen. Spontan schläft Pat. nicht. Sie hat massenhafte Gesichtshallucinationen, besonders Nachts. Schwarze Männer, phantastische Gestalten u. dgl. umwogen und beunruhigen sie. Spontan kommt Pat. vor lauter Bewegungsunruhe nicht zum Essen. Die Verworrenheit hält an, die Ernährung sinkt beträchtlich (Gewicht 45 Kilo Anfangs Jänner 1878). Ende Jänner kommt Pat. aus der schweren Tobsucht zu sich, klagt Kopfweh, Cardialgie, Intercostalneuralgie, erkundigt sich nach der Zeit des Hierseins, ob sie denn den Kopftyphus gehabt habe. Sie ist noch ziemlich verworren, hält sich noch für die Frau des Arztes. Noch stunden- und tageweise kommt es zu maniakalischen Recrudescenzen, besonders zur Zeit der Menses nähert sie sich noch vorübergehend dem nymphomanischen Bild. Immer deutlicher zeigen sich im weiteren Verlauf geistige Erschöpfungssymptome — haltloses Wesen, leichtes Eintreten von Affekten mit kindischer Reaktion, grosse Reizbarkeit, Neigung zu kindischen Spielereien. Reste erotischer Erregung geben sich in Ungenirtheit vor den Aerzten kund. Die Ernährung hebt sich allmählig auf 47 Kilo. Anfangs März wird Pat. ruhig, geordnet, decent; sie hat volles Krankheitsbewusstsein, erinnert sich mit peinlicher Treue an die Vorkommnisse in der Krankheit.

Die Menses Mitte März verlaufen unter 8,0 Bromkali mit nur leichter Exaltation und erotischer Erregung. Pat. fühlte sich noch sehr matt, hinfällig, emotiv, unaufgelegt zur Beschäftigung.

Anfangs April verlieren sich diese Residuen der Krankheit. Das Gewicht steigt auf 50 Kilo.

Mitte April erfolgt die Entlassung. Bei einem Besuch Mitte Mai hat das blühende Mädchen sein Normalgewicht von 60 Kilo wieder erreicht.

Beob. 26. Tobsucht im Puerperium. Ausgang in psychischen Schwächezustand. Tod an Lungengangrän.

Riegler, 26 J., Bäuerin, aufgenommen 30. 6. 77. Ascendenz unermittelt. Schwester imbecill. Pat. soll sich gut entwickelt haben und gesund gewesen sein. Heirathete vor zwei Jahren, vor einem Jahr schwere Zangengeburt, am 6. 4. 77 zweite, ebenfalls schwere Entbindung.

Am 13., ohne bekannte Veranlassung, ohne Puerperalerkrankung, wurde Pat. heiter, unruhig, schlaflos. Sie sah massenhaft Farbenkreise, Engel, den Himmel offen; die Erregung steigerte sich rasch zu bedenklicher Höhe und grosser Verworrenheit. Sie sang, lachte, schwatzte unaufhörlich, zeigte grossen Stimmungswechsel, jedoch mit vorherrschend expansivem Affekt.

Bei der Aufnahme ist Pat. fieberlos, im Bewusstsein sehr gestört. Sie verkennt die Umgebung als Bekannte, sie ist ideenflüchtig, verworren, erotisch erregt, singt, lacht, weint bunt durcheinander, sieht massenhaft Engel, phantastische Gestalten,

Bekannte, hört sich ab und zu „Hure" schelten. Die Stimmung wechselt sehr, Lustaffekte wiegen vor, zeitweise ist sie auch zornig erregt.

Pat. ist eine mittelgrosse, kräftig gebaute, jedoch anämische Persönlichkeit. Kein Fieber. Uterus gut involvirt. Puls 80, celer. Der Schlaf wird befriedigend abwechselnd durch Chloral und Einpackungen erzielt. Die Nahrungsaufnahme ist eine genügende. Die Tobsucht dauert nur mit geringen Remissionen an. Im Lauf des October Niedergang der Erregung, die Ernährung hebt sich, aber die Psychose bessert sich nicht. Pat. bleibt tief verworren, die Personen verwechselnd; sie salivirt andauernd, die rechte Pupille zeigt eine Erweiterung.

Ab und zu erscheinen noch maniakalische Recrudescenzen. Anfang November, unter Steigerung der Salivation und heftiger Fluxion, erhebt sich die Tobsucht wieder zur früheren Höhe. Zornige Affekte wiegen jetzt vor. Von Ende November an zeigt sich ein typischer Wechsel zwischen aufgeregten Tagen, an welchen sie tobt, zerreisst, schmiert, sich auf der Wallfahrt wähnt, predigt, Kirchenlieder brüllt, und zwischen ruhigen Tagen, an denen sie erschöpft und apathisch umherliegt. Die am 9. 1. 78 zum erstenmal wiedergekehrten Menses waren ohne Einfluss.

Anfangs Februar verliert sich der alternirende Typus. Pat. erscheint erschöpft, matt, still weinerlich; ab und zu zeigen sich noch läppische, heitere Erregungszustände mit albernen Scherzen, Wünschen. Immer deutlicher wird aber ein läppischer, haltloser, kindischer, psychischer Schwächezustand. Die Verworrenheit mit Verkennung der Lage und der Personen ändert sich nicht. Ende Mai stellt sich unter den Erscheinungen einer Bronchitis mit übelriechenden Sputa, Temperaturen bis zu 39°, Dämpfung an der rechten Lungenbasis, ein bedeutender Rückgang der bisher guten Ernährung ein.

Pat. wird andauernd schlaflos, verfällt trotz Wein und guter Kost einer zunehmenden Erschöpfung. Auch rechts vorne kommt es zu Dämpfung auf der Lunge, die Sputa werden abscheulich stinkend, die Wangen zeigen eine livide Röthe, es stellen sich profuse Schweisse ein — am Uebergang der Pneumonie in Gangrän ist nicht zu zweifeln. Mit dem Eintritt der Erkrankung äusserte Pat. kindische Affekte der Selbsterniedrigung, sie sei nicht werth der Arzneien, des Betts, man solle sie hinauswerfen. In den letzten 2 Tagen bot sie das Bild eines Inanitionsdelirs — hielt den Arzt für den himmlischen Vater, sah massenhaft schreckhafte Thiere. Am 11. 6. gestorben.

Sektion: Schädel hyperostotisch. Pia blutarm, ödematös, Hirnwindungen grob, auf dem Stirnhirn verschmälert, selbst grubig eingesunken. Gehirn derb, blutarm, Hirnrinde wachsgelb. Die rechte Pleurahöhle mit blutigseröser Flüssigkeit gefüllt. Auf der ganzen rechten Lunge ein Blutgerinnsel. Pleura missfarbig, verdickt, getrübt, an einer Stelle des oberen Lappens geborsten. Man gelangt hier in einen brandigen, mit jauchigem Detritus und Blutcoagulis erfüllten Heerd, der nach oben durch eine Schwarte pneumonisch infiltrirten Lungengewebes abgegrenzt ist, nach unten bis zur Lungenbasis reicht. Im Oberlappen der linken Lunge ein gänseeigrosser bis zur Pleura reichender gangränöser Heerd.

Im Uebrigen eitrige Bronchitis mit stellenweisen lobulären, pneumonisch infiltrirten Parthien. Lungenspitzen intakt. Keine Thromben in der A. pulmonalis. Herz matsch, leicht fettig.

Capitel 3.

Die Stupidität oder primäre heilbare Dementia[1]).

Die klinisch-psychologischen Merkmale dieser Psychoneurose sind Erschwerung des Ablaufs der psychischen Funktionen bis zur Aufhebung derselben, mit gleichzeitigem Stimmungsmangel.

Als Complikationen können vorkommen Stupor, vasomotorische Innervationsanomalien (Gefässkrampf, Gefässlähmung), motorische (sogen. katatonische) Innervationsstörungen und episodische psychomotorische Erregungszustände, sowie auch Sinnestäuschungen. Durch Eintreten dieser in das Krankheitsbild („delusional stupor") ergeben sich klinische Uebergänge zu der Form des „Wahnsinns".

Diese Zustände erschwerter bis aufgehobener psychischer Thätigkeit sind zum Unterschied von der Idiotie erworbene, im Gegensatz zur geistigen Leistungsunfähigkeit aus gehemmter Reaktionsfähigkeit der Mel. attonita, aller affektiven Grundlage entbehrende, gegenüber dem postmaniakalischen stuporartigen Erschöpfungszustand primäre, entgegen den auf tieferen (organischen) Erkrankungen beruhenden Zuständen von primärer progressiver Dementia (senilis, apoplectica etc.) heilbare Erkrankungen.

Als die Bedingungen für die Suspendirung der Leistungen des psychischen Organs ergeben sich Erschöpfung desselben, ferner Erschütterung durch psychisches Trauma (Affekt) oder durch mechanischen Insult.

In den beiden ersten Fällen dürfte eine Prädisposition im Sinne eines wenig widerstandsfähigen, ab origine schwach veranlagten oder durch verschiedene Ursachen abnorm reizbar und erschöpfbar gewordenen Gehirns erforderlich sein.

Pathogenetisch und klinisch lassen sich demnach unterscheiden Fälle von Stupidität durch Inanition, durch emotiven Shock und durch Trauma capitis.

a) Stupidität als Ausdruck der Erschöpfung des psychischen Organs.

Diese klinische Form ist die häufigste. Mangelhafter Ersatz von Spannkräften und gestörte Umsetzung derselben in lebendige Kraft dürften

[1]) Dagonet, Ann. méd. psychol. 1872, März—Mai; Crichton Browne, West-Riding lunat. asyl. reports, Vol. IV, p. 265; Newington, Journal of mental science 1874, Oct.; Schüle, Handb. p. 495; Gambari, Ueber primäre stupide Form des Irreseins und ihre Trennung von Lypemanie, Gazz. lombard. 1864, 14, 22; Taguet, Démence simple primitive 1872; Aldrige (Psych. Centralblatt 1874, p. 198); Lykke, Schmidt's Jahrb. 180, p. 177; Wille, Arch. f. Psych. VIII, p. 219; Schüle, Zeitschr. f. Psychiatr. 39, p. 265; Binswanger, Charité-Annalen, VI. Jahrg., p. 412.

die Ursache der Funktionsbehinderung bis zur Aufhebung der Funktion des psychischen Organs sein.

Immer sind es schwächliche, zarte, neuropathische, jugendliche Individuen, die diesem Erschöpfungszustand anheimfallen. Auffallend oft fand ich als weitere veranlagende Momente microcephale und rachitische Schädelformen. Nach dem 30. Lebensjahr scheint dieser psychische Erschöpfungszustand nicht vorzukommen. Rasches Wachsthum in den Pubertätsjahren, namentlich bei geistiger und körperlicher Anstrengung und ungenügender Ernährung sind weitere, der Entwicklung günstige Bedingungen. Nicht selten stellt dieser Zustand die Höhe schwerer Cerebrasthenie dar.

Als veranlassende Ursachen sind in erster Linie Puerperien mit bedeutenden Blutverlusten, dann schwere, acute Krankheiten, besonders Typhus, ausserdem sexuelle Excesse, besonders Onanie zu erwähnen. Zu dieser Gruppe von Stupidität durch Erschöpfung und gestörte Ernährung gehören wahrscheinlich auch neuere Fälle, wo das Leiden nach Kropfexstirpation (Cachexia strumipriva) und nach CO-Vergiftung auftrat.

Genetisch gehören ferner hierher das Zustandsbild des postmanischen Erschöpfungsstupor. Wiederholt sah ich das Bild der Stupidität als Artefact in Folge der rigorosen Behandlung von Melancholien und Manien mittelst Blutentziehungen (Aderlass, Blutegel). Die Entwicklung des Krankheitsbilds ist eine allmählige. Der Kranke wird von Tag zu Tag langsamer und schwerfälliger in seinem Denken und Leisten, er bleibt wie träumerisch in Gedanken versunken stundenlang auf einem Fleck stehen, schläft bei der Arbeit ein. Nach einigen Tagen bis Wochen tritt völliges Versinken in einen Zustand stuporöser Dementia ein, in welchem Patient seiner selbst und der Aussenwelt kaum mehr bewusst, aller Spontaneität verlustig ist und nur noch ein vegetirendes Leben führt. Der Kranke muss zu Allem, selbst dem Nöthigsten, geschoben werden. Das vorgesetzte Essen appercipirt er kaum, man muss es ihm in den Mund schieben, damit wenigstens Reflexe angeregt werden und der Schlingakt zu Stande kommt.

Die Miene ist verworren, ausdruckslos, der Blick verglast, ins Leere stierend. Die Pupillen sind erweitert und reagiren träge. Die cutanen Reflexe sind bedeutend vermindert, die tiefen meist erheblich gesteigert. Die Sensibilität ist immer herabgesetzt, meist ganz erloschen, so dass selbst starke elektrische Reize keinen Eindruck machen.

Der Muskeltonus ist herabgesetzt, die Haltung schlaff. Eingriffen von aussen wird kein Widerstand entgegengesetzt. In seltenen Fällen stösst man auf episodische Spannungszustände der Muskulatur und kataleptiformes Verhalten derselben. In schweren Fällen besteht Tremor inanitionis.

Versucht man diese Kranken imitatorisch zum Ausstrecken der Zunge zu bewegen, so zeigt sich Zittern derselben, meist auch fibrilläres Zucken der Mundmuskeln. Die Herzaktion ist schwach, die Herztöne dumpf, der Puls meist verlangsamt, klein, tardodicrot bis monocrot. Führt man den Kranken herum, schreit man ihn an, so wird der Puls sehr frequent. Die Extremitäten sind meist kühl bis cyanotisch. Verharrt der Kranke stundenlang in stehender Position, so stellen sich Oedeme an den Füssen ein, die in horizontaler Lage bald verschwinden. Morgens beim Erwachen erscheint andrerseits das Gesicht oft leicht gedunsen.

Die Eigenwärme ist eine subnormale. Trotz reichlicher und ungehinderter Nahrungszufuhr sinken Ernährung und Körpergewicht beträchtlich. Wiederholt habe ich Differenzen zwischen Ein- und Austrittsgewicht bis zu 10 Kilo gefunden.

Constant fand sich auf der Höhe der Krankheit eine oft enorme Vermehrung der Phosphate im Urin. Die tiefe Ernährungsstörung gibt sich u. A. in der trockenen, spröden Haut kund; Browne fand bei seinen Kranken auch Neigung zu Decubitus. Bei Frauen sistiren während der Dauer der Krankheit die Menses. Durch venöse Stauung kommt es nicht selten zu Darm- und Uterincatarrhen.

Die Fälle masturbatorischer Provenienz erscheinen ausgezeichnet durch Entwicklung aus Neurasthenie mit Nosophobie, begleitende Erscheinungen von Neurasthenie, besonders Spinalirritation, so dass die Kranken selbst in tiefster Stupidität bei Durchtastung der Wirbelsäule oft noch zusammenzucken, ferner durch nicht seltene „katatonische“ Erscheinungen (Spannungs- und Erstarrungszustände der Muskulatur, lokale tonische und klonische Krämpfe bis zu allgemeinen epileptiformen Erscheinungen), durch gelegentliche Geruchshallucinationen, raptusartige Ausbrüche.

Die Respiration ist oberflächlich, ungenügend. Entsprechend der tiefen Bewusstseinsstörung ist der Kranke unrein, lässt Koth und Urin laufen, den Speichel aus dem Munde rinnen.

Der Verlauf der Stupidität als Ausdruck der Erschöpfung des Gehirns ist ein remittirend-exacerbirender, insofern Stunden oder Tage spurweiser geistiger Regsamkeit, Sprachfähigkeit, Beweglichkeit und Wahrnehmungsfähigkeit in dem sonst stummen, stupiden, reaktionslosen Zustand sich einstellen. Exacerbationen bezw. Complikationen stellen Episoden von completem Stupor dar.

Episodisch kann schreckhafte Verwirrung mit blindem Fortdrängen (durch complicirende Sinnestäuschungen oder durch dämmerhafte Apperception des hilflosen peinlichen Zustands?) vorkommen. Eine seltene intercurrente Erscheinung sind Stunden bis Tage dauernde psychomotorische Erregungszustände, in welchen der Kranke singt, pfeift, verbigerirt, sich planlos herumtreibt, ganz impulsive Akte vollbringt, an seinen

Kleidern herumzupft, gelegentlich auch einmal gegen die Umgebung aggressiv wird. Solche Erregungszustände dürfen nicht mit Manie verwechselt werden.

Nimmt das Leiden einen günstigen Ausgang, so werden die Remissionen dauernder und tiefer. Die Miene belebt sich, der Kranke beginnt einzelne Worte und Sätze zu sprechen, anfangs imitatorisch, später spontan Bewegungen auszuführen. Er fängt nun auch an, seine psychischmotorische Unfähigkeit schmerzlich zu empfinden. Diese Besserungen sind ruckweise, jeweils von temporären Erschöpfungszuständen wieder gefolgt. Erst ganz allmählig, unter Besserung der Ernährung, unter Zunahme des Körpergewichts, Schwinden der Circulationsstörungen, der Phosphatüberschüsse im Harn, unter Wiedereinstellung der normalen Eigenwärme, stellt sich die Genesung her. Die Erinnerung für die Krankheitsperiode fehlt gänzlich oder ist nur eine höchst summarische. Die Dauer der Krankheit beträgt bis zu einigen Monaten. Am schnellsten scheinen noch die durch Blutverluste hervorgerufenen Fälle sich auszugleichen.

Die Prognose ist bei dem jugendlichen Alter der Patienten und dem rein funktionellen Charakter des Processes eine günstige. In seltenen Fällen geht die funktionelle Erschöpfung in irreparablen Blödsinn über; noch seltener ist tödtlicher Ausgang durch Lungenschwindsucht oder Pneumonie.

Die Aetiologie und Erscheinungen der Krankheit weisen auf einen Zustand tiefer Anämie des psychischen Organs hin. Auch die Augenspiegelbefunde Aldrige's (West-Riding lunat. reports IV, p. 291), mit denen die meinigen übereinstimmen, deuten auf Anämie. In späteren Stadien fand Aldrige Oedem des Augenhintergrunds. In zwei tödtlichen Fällen, die Cr. Browne mittheilte, fand sich in dem einen venöse Hyperämie der Pia, in dem anderen vorgeschritteneren Oedem der Pia und Atrophie einiger Gyri. Emminghaus fand in einem Fall von acuter Demenz nach Febr. recurrens trübe Schwellung der Ganglienzellen der Hirnrinde.

Von grosser Wichtigkeit ist die richtige Diagnose dieser, früher vielfach mit der Mel. attonita und gar mit der Idiotie zusammengeworfenen Zustände. Mit letzterer ist gar keine Verwechslung möglich, wenn die Anamnese berücksichtigt wird. Von der primären progressiven Dementia unterscheiden der rasche Beginn, die bei dieser sich findenden motorischen Störungen, als Ausdruck des schweren ihr zu Grunde liegenden Hirnleidens (Apoplexie, Atherose etc.), sowie das verschiedene Alter.

Schwierigkeiten für die Diagnose können primäre, ebenfalls vorwiegend im jugendlichen Alter vorkommende Fälle von multipler heerdweiser und von diffuser Sclerose des Gehirns bereiten.

Bezüglich der ersteren wird die langsamere Entwicklung des Krankheitsbilds, die relative Partialität der psychischen Lähmung mit noch lange erhaltenen affektiven und namentlich höheren ethischen Funktionen, die reizbere Schwäche des Gemüthslebens, die Fülle der motorischen, speciell der spinalen Störungen (Ataxie, Intentionszittern, Muskelrigidität, enorme Steigerung der tiefen Reflexe etc.), die dysarthrische Sprachstörung, der Nystagmus etc. die Diagnose klären helfen.

Die Unterscheidung der Stupidität als Psychoneurose von der durch diffuse Sclerose bedingten primären progressiven Dementia lässt sich erst aus der Beobachtung des Verlaufs gewinnen.

Gegenüber der Mel. cum stupore ist differentiell-diagnostisch zu berücksichtigen:

Bei Stupidität primärer, meist plötzlicher Beginn, bei Mel. cum stupore aus gewöhnlicher Melancholie sich entwickelnder allmähliger; dort besteht Stimmungsmangel, hier ein exquisit schmerzlicher Zustand des Bewusstseins; dort blöde stupide Miene, hier ängstlich gespannte; dort tiefe Herabsetzung der Thätigkeit der Willenscentren, deshalb schlaffe Haltung, tief gesunkener Muskeltonus, mangelnde Willensäusserungen, fehlender passiver Widerstand gegenüber Eingriffen von aussen — bei Mel. cum stupore dagegen eigenthümlicher Spannungszustand der Muskulatur, der sich bei Eingriffen von aussen enorm steigert; bei Stupidität gelegentlich psycho-automatische Erregungszustände, hier nicht selten explosive Reflexaktionen, welche die Spannung und psychomotorische Hemmung überwinden und zu Gewaltthaten gegen die Umgebung oder gegen die eigene Person führen können; dort Apperceptionsanästhesie, hier erhaltene Sensibilität, die sich durch Steigerung der Tetanie, Gesichtsrunzeln etc. anlässlich sensiblen Reizen deutlich kundgibt; dort das Bewusstsein aufgehoben mit Amnesie für die Zeit der Krankheit, hier das Bewusstsein bloss occupirt durch schmerzliche Vorstellungen mit ziemlich treuer Rückerinnerung; dort Unfähigkeit spontaner Nahrungsaufnahme aus Apperceptionsschwäche, hier positiver Nahrungswiderstand auf Grund von Wahn und Unlustgefühlen mit sehr bedeutenden Gewichtsverlusten; dort guter Schlaf, hier Schlaflosigkeit; dort träger, tarder, weicher Puls, hier meist beschleunigter Puls, celer oft mit drahtartig contrahirter Arterie; dort früh Kälte, Cyanose, Oedeme, hier erst in späten Stadien; dort meist grosse Unreinlichkeit, hier meist Reinlichkeit und Retention der Excremente aus gesteigerter Innervation der Sphincteren; dort langsame Reconvalescenz, hier zuweilen plötzliche Genesung.

Die Therapie dieser Zustände hat die Wiederherstellung der durch schwere Ernährungsstörung tief herabgesetzten Funktion der Hirnrinde anzustreben durch gute Luft, kräftige Kost, Wein, Bier, ruhige Lage, Anregung der Respiration, Vermeidung unnöthiger Wärmeverluste. Bettruhe ist auf der Höhe der Erkrankung wohl unerlässlich. Ueberwachung bezüglich nicht so selten hier vorkommender Onanie ist geboten. Eisen.

Arsen. Chinapräparate, Leberthran, Malzpräparate (besonders das Gehe'sche Malzextrakt) werden ihre Indikationen finden. Symptomatisch kann die reflektorische Anregung der Gefässinnervation durch nasse, nicht zu kühle Abklatschungen und Abreibungen der Haut Nützliches leisten. Auch die elektrische Massage (allgemeine Faradisation) verdient als Tonicum und den Stoffwechsel und die Respiration anregender Eingriff Beobachtung.

Cr. Browne lobt die Wirkungen der centralen Galvanisation (5 bis 20 El.). Die Schonung des in der Reconvalescenz leicht ermüdenden Kranken, die minutiöse Zumessung des Pensums an geistiger und körperlicher Leistung sind weitere Gegenstände therapeutischer Fürsorge.

Beob. 27. Stupidität in Folge körperlicher schwächender Ursachen.

F., 20 J., Schmiedgeselle, ein früher fleissiger, solider, intelligenter Arbeiter, wurde am 25. 2. 81 von seinem Herrn auf die psychiatrische Klinik gebracht.

Pat., aus unbelasteter Familie, früher nie erheblich krank, hatte in seinem letzten Dienst vom Juli bis Weihnachten 1880 zur Zufriedenheit gearbeitet, war immer lebensfroh und munter gewesen. Von da an wurde er „eigenthümlich". Er sperrte sich Nachts in seiner Kammer ein, kam Morgens schwer aus dem Bett, war verschlafen, gähnte viel, wurde einsilbig, lässig bei der Arbeit, stand herum, träumerisch vor sich hinstarrend. In den letzten Wochen wurde er wortfaul, ass immer weniger und langsamer, verweilte am liebsten in seiner Kammer auf dem Bett, vergass auf Essen und Dienst, wurde schliesslich ganz passiv, reagirte nur langsam auf lautes Anrufen; mühsam brachte man aus ihm heraus, dass es ihm im Kopfe fehle.

Pat. kommt ganz stupid und reaktionslos zur Aufnahme. Er lässt sich zu Bett bringen, scheint gar nicht zu appercipiren, lässt sich widerstandslos füttern, spricht nicht, bietet eine rein vegetirende Existenz. Erst nach einigen Tagen, über wiederholtes Eindringen, gibt er mit leiser Stimme und häufig stockend, einige Notizen über seine Person. Ueber seinen letzten Aufenthalt, über das, was in ihm vorgeht, ist nichts herauszubringen.

Pat. ist ein schmächtiger, hochaufgeschossener Bursche (Körperlänge 180 Ctm.), von zarter Constitution, in der Ernährung herabgekommen und sehr anämisch. Das Auge hat einen neuropathischen, schwimmenden Ausdruck. Der Schädel normal configurirt (Umfang 55 Ctm.), zarte, mehr weibliche Gesichtszüge. Genitalien gut entwickelt. Das Becken nähert sich dem weiblichen Typus (Abstand der Spin. ant. sup. oss. ilei 29,5 Ctm.), Blick und Miene fatuös, Pupillen gleich, über mittelweit, träge reagirend. Die vegetativen Funktionen gehen ungestört von Statten. Der Turgor vitalis fehlt, die Extremitäten sind kühl, cyanotisch. Der Urin enthält massenhaft Erdphosphate. Die Haut ist trocken, spröde, schilferig. Der Puls ist weich, tard, monocrot, leicht comprimirbar. Die Sensibilität der Hautdecken ist sehr herabgesetzt, nur auf starke faradische Bepinselung verzieht Pat. schmerzlich das Gesicht. Die Glieder sind schlaff, der Muskeltonus herabgesetzt, die Athmung ist oberflächlich. Puls im Mittel 80; ausser Bett steigert sich derselbe über 100. Tem. 36—36,4 (Therapie — Bettruhe, gute Ernährung, Wein, Eisen). Körpergewicht bei der Aufnahme 57,5 Kilo.

Pat. verharrt vorläufig in seiner Stupidität und Reaktionslosigkeit bis Ende März. Von da an zeigen sich Spuren wiederkehrenden geistigen Lebens. Die Miene belebt sich. Pat. lächelt ab und zu. Auf eindringliche Fragen erfährt man, dass es besser gehe. Pat. wird reinlich, fängt an, aufgetragene Bewegungen auszuführen, langsam, oft zögernd, wie wenn er sich besinnen müsste, wie Das und Jenes gemacht wird. Spontane Leistungen sind nur Verzehren des vorgesetzten Essens und Verrichten der Nothdurft.

Die Ernährung und Circulation hebt sich langsam. Ausser Bett bietet Pat. sofort Erscheinungen von Herzschwäche und eiskalte cyanotische Extremitäten.

Anfang Mai kehrt der Turgor vitalis wieder. Die Herzaktion wird kräftig, der Puls wird voller, leicht celer, die Cyanose der Extremitäten verliert sich, die Haut wird warm, schweissig, die Wangen röthen sich, das Körpergewicht steigt beträchtlich. Pat. wird motorisch freier, zeigt wieder Spontaneität, hilft bei einfachen häuslichen Verrichtungen mit, betheiligt sich am Kartenspiel. Die Stimme wird kräftiger, lauter, die Gedankenmittheilung leichter.

Tageweise, namentlich wenn Pat. zu lange ausser Bett und beschäftigt war, ist er wieder etwas verlorener, träger, aber im Grossen und Ganzen gewinnt er von Woche zu Woche geistig und körperlich an Leistungsfähigkeit. Am 10. Juni wird er vollkommen genesen entlassen. Austrittsgewicht 63,5 Kilo.

Der Status retrospectivus ergab Folgendes: Seit Weihnachten 1880 sei er matt, verloren, vergesslich geworden, habe sich schwach in den Gliedern und ab und zu Bangigkeit in der Herzgegend gefühlt. Endlich sei er ganz dumm geworden und habe sich gar nicht mehr ausgekannt. Von dem, was mit ihm in der Folge geschah, habe er nur eine summarische Erinnerung.

Melancholische Elemente, Delirien und Sinnestäuschungen sind nicht zu ermitteln, auch aus der Beobachtung nicht hervorgehend. Seit Ostern habe er sich freier im Kopf gefühlt, wieder angefangen zu denken. Pat. führt seine Erkrankung auf angestrengte Schmiedearbeit, frugale Nahrung und masturbatorische Excesse zurück. Dazu kommt wohl auch seine neuropathische Constitution und sein rasches Körperwachsthum in den letzten Jahren. Wenigstens waren die Aermel seines vor 2 Jahren gekauften Rocks ihm um reichlich 6 Ctm. zu kurz.

Die Genesung hat sich erhalten.

b) Stupidität durch psychischen Shock.

Diese klinisch ätiologische Gruppe schliesst sich der vorausgehenden an und vermittelt den Uebergang zur folgenden. Das veranlassende Moment ist ein Affekt, meist Schreck, das pathogenetische Moment wahrscheinlich eine durch den emotiven Shock ausgelöste vasomotorische Störung (Gefässkrampf). Eine Veranlagung ist immer vorhanden und noch ausschlaggebender als in den Fällen der vorausgehenden Gruppe. Bei starker Veranlagung (belastetes, meist neurasthenisches oder sonstwie erschöpftes Gehirn, Hysterie etc.) kann der psychische Shock sofort die Integrität der geistigen Funktionen aufheben.

Analoge funktionelle, aber regionär beschränkte Krankheitszustände stellen die Schreckaphasie und die Monoplegien Hysterischer dar.

Der Ausbruch der Krankheit ist immer ein plötzlicher. Sie beginnt unmittelbar mit Stupor oder entwickelt sich aus einem Stunden bis Tage währenden Zustand von pathologischem Affekt oder ängstlicher Verwirrtheit mit oder ohne Delirien und Sinnestäuschungen. Es gibt leichtere Fälle von blosser Verwirrtheit oder geistigem Torpor und schwerere von tiefer geistiger Umnachtung bis zu Stupor.

Die letzteren sind ausgezeichnet durch Krampfpuls, der häufig mit gegensätzlichen Zuständen von Gefässlähmung (dann heftige Fluxion, selbst Temperatursteigerungen bis 39° und darüber, ängstliche Unruhe mit vagen Delirien oder tiefster Stupor als wahrscheinlicher Ausdruck von Transsudativvorgängen) wechselt. Leichtere Fälle pflegen sich binnen Wochen zu lösen. Schwerere Fälle, und dazu gehören alle mit ausgesprochener vasomotorischer Betheiligung und vorwaltendem Stupor, können binnen Monaten unter Remissionen und Exacerbationen ihre Lösung finden oder auch unter Erscheinungen dauernder Gefässlähmung in apathischen Blödsinn übergehen.

Gegenüber den Fällen einfacher Erschöpfungsstupidität ist noch diagnostisch hervorzuheben, dass das den ursprünglichen Affekt hervorrufende Ereigniss häufig ab und zu im Verlauf, wenn auch in deliranter Form, wieder anklingt.

Beob. 28.

Reinthal, Georg, 25 J., Werkführer, wurde am 15. 6. 87 in der psychiatrischen Klinik aufgenommen. Die Eltern sollen gesund gewesen sein, eine Schwester wurde in der Pubertät ohne Anlass epileptisch. Pat. war begabt, fleissig, solid, von jeher sehr weichen, empfindlichen Gemüths. Von schweren Krankheiten war er frei geblieben. Alljährlich im Frühjahr hatte er profuses Nasenbluten gehabt. Dieses war 1877 nicht eingetreten. Pat. war seit Monaten angestrengt im Beruf und hatte überdies dabei manchen Aerger. Am 12. 6. Abends hatte er einen heftigen Verdruss gehabt. Er kam verstört heim, sprach wenig, brütete vor sich hin, ging um sich aufzuheitern ins Gasthaus, trank dort etwa ³/₄ Liter Wein, hatte nochmals einen ärgerlichen Auftritt, schlief die Nacht zum 13. nicht, immer mit der ihm widerfahrenen Kränkung beschäftigt.

Am 13. ging er noch zur Arbeit, musste aber heimgeführt werden, da er stier vor sich hinschaute. Er war blass und sprach nicht.

Die Nacht auf den 14. verlief schlaflos unter Jammern über die ihm widerfahrene Kränkung. Am 14. lag er still, schweigsam zu Bett. In der Nacht zum 15. wurde er ängstlich, verlangte nach einem Geistlichen.

Am gleichen Tage aufgenommen erschien er blass, fieberlos, mit kleinem Puls, contrahirter Arterie, erschöpft, verwirrt, zeitlich und örtlich nicht orientirt. Er meint, er sei im Gefängniss, obwohl er nichts angestellt habe. Er gibt nur auf wiederholtes Eindringen kurze Antworten mit leiser, stockender Stimme. Die Haltung ist schlaff, gebrochen, die Augen weit aufgerissen, der Blick stier, die Pupillen weit, träge reagirend. Puls 72, oberflächliche beschleunigte Respiration. Pat. ist mittelgross, in seiner Ernährung reduzirt. Vegetative Organe ohne Befund. Schädelumfang 54. Rhombocephalus (rechter diagonaler Durchmesser 12, linker 13), prominente Tub. frontalia. Keine Zeichen von Rachitis.

Pat. erscheint in der Folge gehemmt, verloren, verwirrt, unorientirt, stier vor sich hin schauend, stumm, aller Initiative verlustig. Er ist stimmungslos, ab und zu ängstlich. Der Schlaf fehlt anfangs, stellt sich aber auf Paraldehyd ein.

Am 23. wird Pat. geistig frischer, die Miene belebter, die Stimme kräftiger. Er theilt mit, dass er am 13. nach heftigem Aerger ganz verwirrt geworden sei. Seit 2 Tagen sei es ihm besser im Kopf. Pat. hat nur summarische Erinnerung für die Zeit seines Krankseins, die er auf 2 Tage „wahnsinnig gewesen" schätzt.

Am 30. nach reichlichem Nasenbluten ist Pat. psychisch und mimisch wieder ganz frei. Er berichtet, dass er in ängstlicher Verwirrung war, sich nicht auskannte, nicht ordentlich denken konnte. Die Aussenwelt kam ihm ganz verändert, unverständlich vor. Er hatte Kopfweh und Schwindel. Von Hallucinationen weiss Pat. nichts zu berichten. Genesen entlassen am 10. 7. 87.

c) Stupidität durch mechanischen Shock [1]).

Im Anschluss an die Erscheinungen einer Commotio cerebri und aus solcher direkt hervorgehend kommen zuweilen Bilder von tiefem geistigem Torpor bis zum Schwinden des Bewusstseins der Persönlichkeit vor, die sich als traumatische Commotionspsychose bezeichnen und als protrahirte Form von Commotion des psychischen Organs nach wiederhergestellter Funktion der subcorticalen und automatischen Centren deuten lassen. Diese dem Wundstupor vergleichbaren Zustände der Hirnrinde mögen auf einer durch das Trauma gesetzten Störung ihrer molekularen Verhältnisse beruhen. Funktionell lassen sie sich als Hemmungsvorgänge im psychischen Organ ansprechen, wie überhaupt die Commotio cerebri als eine Hemmungsneurose des Gehirns der neueren Forschung sich darstellt. Analoge Bedingungen scheinen durch Strangulation [2]) entstehen zu können.

Die Stupidität in diesen traumatischen Fällen scheint die Summation der Hemmungsvorgänge in den verschiedenen Territorien und Centren der Hirnrinde darzustellen, wenigstens beobachtet man in classischen Fällen eine Verschiedenheit der Intensität der Funktionsausfälle der einzelnen Centren und ein zeitlich verschiedenes Wiederaufleben ihrer Funktion. Die Prognose erscheint günstig.

In 5 Fällen eigener Beobachtung trat Genesung ein, in 2 Fällen blieb ein geistiger Schwächezustand zurück. Sorgfältige Diätetik, Ueberwachung der Reconvalescenz scheint therapeutisch das Wichtigste.

Beob. 29.

Am 10. 6. 87 wurde Hubmann, Knecht, 29 J., aus Steiermark, auf die chirurg. Abtheilung des Grazer Krankenhauses aufgenommen. „Er scheint die Fragen nicht

[1]) Huguenin, Ziemssen's Handb. XI, p. 673; Wille, Archiv f. Psych. VIII, p. 619; Hartmann ebenda XV.

[2]) Spielmann, Diagnostik p. 285, Fall von Kahlbaum „Katatonie", von Meding (Siebenhaars Magazin).

zu verstehen, nichts zu begreifen, gibt als seinen Namen ‚Franz Mehlmauer' an, ist fieberlos, Puls 64. vegetativ ganz normal." Die linke Wange ist sugillirt, das rechte Ohr mit Blutgerinnseln erfüllt, das Trommelfell unverletzt. Pat. taumelt beim Gehen wie ein Trunkener, verharrt in stupider Ruhe.

Temp. 36,8—37,4.

In der Nacht auf den 14. steht er auf, läuft im Hemd über den Hof, wird ganz mit Koth beschmiert betroffen und auf die psychiatrische Klinik transferirt.

Ich finde ihn am 15. früh ganz stupid, er schläft viel, gähnt häufig, bietet eine verschlafene, blöde Miene. Er hört und sieht, versteht aber die Eindrücke nicht, antwortet auf Fragen ganz unverständlich, nimmt dargebotene Nahrung, geht mit taumelndem Gang aus dem Bett, um Bedürfnisse zu befriedigen, ist aber ganz unorientirt und findet sein Bett nicht mehr.

Schädel normal, ohne Spuren eines Trauma, gegen Percussion nicht empfindlich. Keine Fluxion, keine Reiz- oder Heerderscheinungen. Kein Erbrechen. Temperatur am 15. früh 38,4, Abends 38,2, am 16. 37,4, von da an normal. Schmerzempfindlichkeit intakt, aber höchst unzweckmässige Abwehrbewegungen. Der Patellarreflex fehlt. Pupillen mittelweit, gleich, reagirend.

16. Pat. schläft fast beständig, muss zu Allem, selbst dem Nöthigsten angehalten werden. Mangel aller Spontaneität, aber Bewegungsanschauungen ziemlich intakt. Von der Aussenwelt nimmt Pat. keine Notiz. Wenn man mit einer Nadel nach seinem Auge zielt, macht er keine abwehrende Lidschlussbewegung. Bei Berührung des Bulbus tritt Lichtreflex ein.

17. Pat. heute etwas freier, zeigt Spuren von Aufmerksamkeit und von Spontaneität. Gang heute sicherer. Pat. fängt an zu sprechen. Er ist ataktisch-aphasisch. Einen Silbergulden bezeichnet er als „Josel". Er versteht eine Frage nach seinem Befinden. „Es gehe nicht so schlecht, er sei vor 3 Jahren gefallen." Er greift mit Interesse nach Objekten, kennt aber nicht ihre Bedeutung, jedenfalls worttaub und seelenblind.

Der als Theilerscheinung des allgemeinen Hemmungsvorgangs im Gehirn bisher fehlende Patellarreflex ist heute prompt auslösbar, bleibt die folgenden Tage etwas gesteigert, um dann zur Norm zurückzukehren.

21. Otorrhöe aus rechtem Ohr, die optischen und acustischen Centren beginnen wieder zu funktioniren. Pat. noch aphasisch.

(Aus Gerichtsakten, die heute einlaufen, erfährt man, dass Pat. am 6. 6. 87 von einem Mitknecht mit einem Scheit Holz einen Schlag über den Kopf erhielt, sofort bewusstlos zusammenstürzte und aus dem rechten Ohr blutete. Später erbrach er Speisen und blutigen Schleim. In der linken Schläfe trat bedeutende Sugillation auf. Der geholte Arzt fand Pat. in „Coma", Puls 80—84, Temperatur normal, Mundwinkel nach links verzogen.

Am 8. 6. wurde Pat. von den Gerichtsärzten untersucht. Sie fanden ihn bewusstlos, nur unartikulirter Laute fähig.)

24. Pat. wird zusehends psychisch leistungsfähiger, erkennt auf einer Uhr die Stunde, wird sprachlich freier, erscheint auch weniger ataktisch-aphasisch, bleibt aber noch unorientirt und verwirrt.

26. Pat. glaubt sich daheim, ist in seiner Zeitrechnung am 4. oder 5. 6. stehen geblieben, weiss nicht das Geringste von einem Schlag auf den Kopf. Pat. versteht alle Fragen, kennt heute die Bedeutung der ihm vorgezeigten Gegenstände, vermag aber (amnestisch-aphasisch) vielfach sie nicht zu benennen. Pat. vermag sich auch der Erlebnisse des Vortrags, z. B. einer klinischen Demonstration, nicht zu erinnern.

28. Zunehmend freieres, aber noch erschwertes, verlangsamtes Denken. Aphasie schwindet. Nach wie vor Amnesie für die Zeit des Trauma und der Krankheit.

2. 7. Zeitliches und örtliches Orientirungsvermögen kehren wieder. Die Erinnerung für das Trauma und seine Umstände kehrt mit allen Einzelheiten wieder. Volles Wohlbefinden.

Beim Stat. retrospectivus vom 14. 7. berichtet Pat., dass er sofort nach dem Schlag das Bewusstsein verlor. Erst am 10. auf dem Transport nach Graz kehrte die Besinnung so weit wieder, dass er merkte, er fahre durch ein Dorf, jedoch erkannte er nicht seine Schwester und einen Mitknecht, die ihn begleiteten. Von da an wurde er wieder unbesinnlich. Bis zum 23. 6. weiss er nur zu berichten, dass er beständig Schwindel hatte, schläfrig war und Kopfweh spürte, wenn er sich auf die rechte Seite legte.

Am 22. 6. habe er plötzlich bemerkt, dass man ihm Essen vorsetze, dass er sich in einem Bett befinde. Am 23. u. 24. habe er sich bei der Umgebung erkundigt, wo er sei und was mit ihm vorgefallen. Allmählig habe er sich selbst wieder an Alles erinnert. Genaue Beobachtung und Untersuchung ergibt in der Folge keine psychischen, überhaupt keine cerebralen Funktionsstörungen mehr, so dass Pat. am 20. 7. genesen entlassen wird.

Capitel 4.

Der hallucinatorische Wahnsinn [1]).

Die im Folgenden zu schildernden Zustände von „Wahnsinn“ stehen wesentlich auf gleichem Boden mit dem in Cap. 3 dargestellten Krankheitsbild der Stupidität, d. h. auf dem der funktionellen Erschöpfung, der Asthenie des Nervensystems (asthenische Psychoneurosen).

Der Unterschied ist nur der, dass die Hirnerschöpfung nicht oder nur episodisch bis zur gänzlichen Aufhebung der psychischen Processe sich erstreckt und dass in dem erschöpften Gehirn Reizvorgänge, wesentlich in Sinnescentren, gelegentlich auch in psychomotorischen Gebieten der Hirnrinde, sich abspielen.

Unter der von Meynert gebrauchten Bezeichnung des „hallucinatorischen Wahnsinns“ fasst die folgende Darstellung auf dem Boden der funktionellen Erschöpfung und damit der Schwäche in Bezug auf die höheren psychischen Leistungen der Aufmerksamkeit, der Schluss- und Urtheilsbildung stehende Psychoneurosen zusammen, deren Hauptsymptome

---

[1]) Literatur: Westphal, Allg. Zeitschr. f. Psych. 34; Schäfer ebenda 36, p. 252; 37, p. 55; Scholz, Berlin. klin. Wochenschr. 1880, Nr. 33; Tiling, Psychiatr. Centralblatt 1878, Nr. 4 u. 5, p. 101; Ripping, Die Geistesstörungen etc., 1877, p. 49; Mendel, Die Manie, 1882, p. 55; Meynert, Jahrb. f. Psych. 1881, Bd. II, H. 2 u. 3, acute Formen des Wahnsinns; Kräpelin, Einfluss acuter Krankheiten auf die Entstehung von Geisteskrankheiten, 1881 (Arch. f. Psych. XI und XII); Merklin, Studie über die primäre Verrücktheit, Dorpat 1879, p. 65; Wille, Archiv f. Psych. XIX, H. 2.

Sinnestäuschungen und vorwiegend daraus entstehende Delirien sind, mit reaktiven Stimmungs- und Handlungsanomalien.

Die Entstehungsbedingungen dieses deliranten Krankheitsbildes sind wesentlich die gleichen, wie die der febrilen und der Inanitionsdelirien, nämlich Ernährungsstörungen der Gehirnrinde, und thatsächlich gehen solche Zustände von „Wahnsinn“ nicht selten aus fieberhaften Erkrankungen als postfebrile Psychosen hervor. Die Uebergänge von den meist flüchtigen Delirien als Begleit- und Folgeerscheinungen fieberhafter Processe (vgl. p. 195) zu den asthenischen postfebrilen protrahirten Psychosen sind jedenfalls fliessende.

Je mehr von der ursächlichen somatischen Krankheit losgelöst, sie überdauernd oder erst im Laufe der Reconvalescenz sich entwickelnd der delirante Zustand dasteht, um so deutlicher erscheint er als selbständiger, eigenartiger Vorgang in Verlauf und Symptomenentwicklung.

Der Grund dafür, dass ein solches Krankheitsbild sich protrahirt und selbständig gestaltet, dürfte in besonderen Prädispositionen des von einer allgemeinen Ernährungsstörung (Fieber, Inanitionsvorgänge) betroffenen Gehirns zu suchen sein.

Diese Prädispositionen kommen darin überein, dass das Gehirn des Trägers des Krankheitsprocesses ein ungewöhnlich erschöpfbares, widerstandsunfähiges ist. Diese reizbare Schwäche kann speciell in neuropathischer, vielfach hereditärer Constitution, nicht selten mit dem greifbaren Merkmal rachitischer Hydrocephalie (Meynert) begründet sein, oder sie ist erworben durch geistige und körperliche Ueberanstrengung, Alkohol- und sexuelle Excesse, schlechte Lebensverhältnisse, durch chronische, die Gesammternährung schädigende Krankheiten (z. B. Magenleiden, Anämie, Eiterungen), gehäufte Wochenbetten, Lactation u. s. w.

Es begreift sich, dass auf solcher Grundlage Gelegenheitsursachen, wie sie Geburtsvorgänge, Blutungen, Fieberprocesse und andere acute schwerere Eingriffe in den Organismus darstellen, Ernährungsstörungen in der Hirnrinde hervorrufen, die sich nicht sofort ausgleichen, vielmehr tiefere und dauerndere Störungen der psychischen Funktionen bedingen müssen.

Ein grosser Theil der sogen. postfebrilen, überhaupt nach acuten erschöpfenden Krankheiten auftretenden Psychosen gehört hierher. Unter diesen sind namentlich Fälle von bei Intermittenscachexie sich entwickelndem, Monate, selbst Jahre dauerndem (hallucinatorischem) Irresein, von bei Rheumatismus articulor. acut. in der 3.—6. Woche entstehendem, sich protrahirendem, hallucinatorischen Delir und Verwirrtheit zu erwähnen. Daran reihen sich postfebrile Wahnsinnszustände nach Pneumonie, die namentlich bei Potatoren nicht selten sind, endlich zahlreiche Psychosen der Typhusreconvalescenz (vgl. Aetiologie).

Nicht selten sind solche Inanitionszustände in der Gefangenschaft (gewisse Fälle von „Gefängnisswahnsinn“). Hierher gehört auch eine grosse Zahl von meist zur Manie gerechneten Puerperalpsychosen (Fürstner — hallucinatorisches Irresein).

Vom rein symptomatologischen Standpunkt wären hierher auch das specifische alkoholische Verfolgungsdelir (s. u. Alkoholismus chron. — Verfolgungswahnsinn), ferner die epileptischen und hysterischen protrahirten Delirien, bezw. Aequivalente zu rechnen.

Offenbar sind auch bei schweren, auf Grundlage eines erschöpften Gehirns sich entwickelnden und verlaufenden Melancholien und Manien, sowie bei Paranoia episodische Zustandsbilder eines Wahnsinns nicht so selten, insofern auf der Höhe jener, bedingt durch Schlaflosigkeit, Nahrungsverweigerung, übermässige Verausgabung von lebendiger Kraft bei ungenügendem Wiederersatz, Zustände eines zusammenhangslosen, vorwiegend in Sinnestäuschungen sich bewegenden Inanitionsdelirs sich einschieben, das Bild der Melancholie, Manie, Paranoia verdrängen und erst mit Besserung der constitutionellen Verhältnisse zurücktretend, die ursprüngliche Krankheitsform wieder zum Vorschein kommen lassen.

Die hier als Wahnsinn abgehandelten Krankheitszustände entsprechen grossentheils dem, was andere Autoren acute primäre Verrücktheit (Westphal), hallucinatorische Verwirrtheit, Mania hallucinatoria (Mendel), delusional stupor (Newington) benannt und beschrieben haben.

Das Incubationsstadium des Wahnsinns ist ein kurzes und beträgt selten länger als Stunden bis Tage, nachdem allerdings Erscheinungen nervöser Erschöpfung, reizbarer Schwäche oft schon längere Zeit vorausgegangen sind.

Schlaflosigkeit oder unerquicklicher Schlaf mit ängstlichen Träumen und häufigem Aufschrecken, nervöse Erregtheit, Gereiztheit, ängstliche Beklommenheit, Kopfweh, Schwindel, Verstimmung, Erschwerung und Confusion des Vorstellungsablaufs, einzelne desultorische Sinnestäuschungen sind fast constante Erscheinungen des sich entwickelnden Krankheitsbildes.

Der Anstieg zur Höhe wird rasch unter sich häufenden Sinnesdelirien erreicht. Hauptsymptom auf der Höhe des Leidens sind jedenfalls Sinnestäuschungen, und zwar Illusionen und Hallucinationen. Sie betreffen, namentlich in acuten Fällen, vorwiegend Gesicht, dann Gehör, Gefühl, Geruch, Geschmack. Sie treten nicht selten in allen Sinnesgebieten und so massenhaft auf, dass rasch eine erhebliche Trübung des Bewusstseins entsteht. Die Kranken sind verwirrt, über ihre Lage ganz unorientirt.

Bei acuten stürmischen Fällen erfolgt ein kaleidoskopischer Wechsel von hallucinatorisch-illusorischen Situationen. Bei mehr chronisch verlaufenden Fällen treten die Sinnestäuschungen nicht so massenhaft und mehr episodisch auf, so dass sich Delirien von einiger Dauer und Zusammenhang entwickeln können.

Der Inhalt der Delirien ist ein sehr mannigfacher und wechselnder. Es finden sich Verfolgungs-, Vergiftungs-, Versündigungs-, hypochondrische, erotische, religiöse und Grössendelirien, inhaltlich gleich denen der Paranoiker, aber ohne alle Systematik. Sie knüpfen an Sinnestäuschungen fast ausschliesslich an oder sind Primordialdelirien. Nur gelegentlich stellen sie allegorische Umdeutungen von Sensationen dar.

Der Kranke geht geängstigt, geärgert, gereizt, beglückt, erstaunt, je nach dem momentanen Inhalt seines getrübten Bewusstseins, in deliranten Situationen auf, hält sich wohl auch vorübergehend für einen Besessenen, Heiligen, für einen Gott, Kaiser u. dgl., knüpft auch vorübergehend einen Schlussprocess an eine Reihe von Sinnestäuschungen und Delirien, aber zur Schaffung eines förmlichen Wahngebäudes, zu einer andauernden Aenderung der Persönlichkeit im Sinn der Delirien kommt es nicht.

In schwereren Formen und bei episodisch tieferem Erschöpfungszustand scheinen Grössendelirien vorzuherrschen. In anderen Fällen bewegt sich das Delir fast ausschliesslich in schreckhaften Situationen. Eine Unterscheidung von Krankheitszuständen nach dem Inhalt des Delirs, wie er bei der Paranoia sich von selbst ergibt, erscheint jedoch hier unnöthig und unthunlich.

Eine weitere wichtige klinische Thatsache ist die Trübung des Bewusstseins des Kranken, seine Unorientirtheit in Bezug auf örtliche und zeitliche Verhältnisse. Daraus erklärt sich die Verwirrtheit des Kranken in Rede und Handeln.

Diese Vewirrtheit ist wesentlich zurückführbar auf die zwei Grundsymptomenreihen im Krankheitsbild — auf die funktionelle Schwäche des Denkorgans und auf die Ueberfüllung des Bewusstseins mit Sinnesdelirien.

Die erstere Störung erscheint besonders folgenschwer bezüglich der Apperception und der Vorgänge der Schluss- und Urtheilsbildung. Die Apperception des erschöpften Gehirns ist theils einfach geschwächt, vorübergehend selbst bis zu wahrer Seelenblindheit und -taubheit, theils leidet sie noth durch die Abziehung der Aufmerksamkeit des Kranken in Folge der massenhaften, äusserst lebhaften und beständig wechselnden illusorisch-hallucinatorischen Vorgänge.

Da die Perception der Sinnesreize aus der Aussenwelt nicht unmöglich ist, nur vielfach verfälscht im Bewusstsein sich geltend macht, da rein subjektive Situationen neben objektiv theilweise richtigen in jenem sich finden, muss nothwendig jene Verwirrtheit und Unorientirtheit entstehen, die für diese Krankheitszustände geradezu charakteristisch ist.

Neben der Apperceptionsstörung finden sich aber noch weitere wichtige im Vorstellungsablauf — das beständige Sicheindrängen von Delirien und Sinnestäuschungen in den etwa einmal logisch sich entwickelnden Gedankengang, wodurch der Gedankenfaden beständig abgerissen und neue ganz disparate Gedankenverbindungen geknüpft werden; ferner der Zwang des geschwächten Associationsmechanismus, vielfach nach blosser lautlicher oberflächlicher Aehnlichkeit sich aneinanderreihende und damit ganz fremdartige Vorstellungen zu verbinden. Zu Allem kommt noch die schwer darniederliegende Fähigkeit zur Urtheils- und Schlussbildung, als Ausdruck der funktionellen Schwäche des Gehirns.

Daraus erklärt sich auch die wichtige Thatsache, dass das überreiche hallucinatorisch-delirante Material keine logische Verwerthung und Knüpfung zu systematischen Wahnideen finden kann.

So tief wie beim Stuporösen ist jedoch die Bewusstseinsstörung des hallucinatorisch Verwirrten nicht und damit hängt es wohl zusammen, dass, abgesehen von Episoden wirklichen Stupors, der Kranke eine ziemlich treue Rückerinnerung für die deliranten Erlebnisse der Krankheit besitzt, ja sogar in Zeiten des Nachlasses und damit wiederkehrender richtigerer Apperception und temporärer Schlussbildungsfähigkeit Krankheitseinsicht äussert, sich für verrückt, somnambül u. s. w. erklärt, von Wahnsinnigwerden, Irrenhaus redet oder wenigstens behext, verzaubert zu sein behauptet.

Die im Krankheitsbild oft sehr lebhaft hervortretenden Stimmungen und Affekte sind durchaus reaktive Erscheinungen auf die primären Vorgänge der Sinnestäuschung und des Delirs. Mit dem raschen Wechsel des Inhalts dieser stellen auch sie nur ganz flüchtige und wechselnde Stimmungen dar. Da schreckhafte Hallucinationen und persecutorische Delirien vorzuwalten pflegen, finden sich noch am häufigsten Angst und depressive Affekte. Ob Angstgefühle auch spontan vorkommen, lässt sich bei diesen Kranken kaum entscheiden. Nicht selten finden sich auf Grund schreckhafter subjektiver Vorgänge und feindlicher Apperception grosse Gereiztheit, gefährliche Angriffe auf die Umgebung, selbst auf das eigene Leben und verzweifelte Fluchtversuche. Häufig besteht Nahrungsverweigerung im Zusammenhang mit Vergiftungsdelir und Sinnestäuschungen. Wie die Affekte, so sind auch die Handlungen der Kranken rein reaktive Erscheinungen. So abrupt und zusammenhangslos wie die sie motivirenden Delirien erscheinen auch die Handlungen; bei der Verwirrtheit der Kranken sind sie, gleich denen des Deliriums überhaupt, vielfach ganz planlos und verkehrt. Der Verlauf des Leidens bewegt sich in Remissionen und Exacerbationen. Die ersteren treten oft ganz unerwartet ein und erstrecken sich bis zu relativer Lucidität. Die letzteren stehen häufig mit neuen schwächenden Ursachen, z. B. andauernder Schlaflosigkeit, Nahrungsverweigerung im Zusammenhang. Fast regelmässig führen auch bei Frauen die menstrualen Vorgänge zu solchen, selbst da, wo die menstruale Blutung ausbleibt und der Blutverlust als schwächende Ursache wegfällt.

In Zeiten des Nachlasses der Reizerscheinungen (Sinnestäuschungen, Delir) erscheint das Bild der Hirnerschöpfung mit weinerlicher oder auch reizbarer Stimmungsanomalie.

Als episodische Zustandsbilder werden in schweren Fällen stuporöse bis zur Dauer von Wochen, sowie auch manieartige von Stunden- bis Tagesdauer beobachtet. Die letzteren können sich dem Bild schwerer Manien in der Form des Hirnreizes nähern, lassen aber ausgesprochene Ideenflucht vermissen und sich als psychomotorische Hirnreizzustände deuten, insofern sie mit Verbigeration, automatisch krampfartigen Bewegungen (Pfeifen, Grimassiren u. s. w.) einherzugehen pflegen. Gelegentlich kann es hier auch zu tonisch-clonischen Krämpfen, kataleptischen und ekstaseartigen Zuständen („katatonische") kommen.

Die mehr oder minder erhebliche Mitaffektion des Gesammtorganismus im Krankheitszustand lässt sich an dem tiefen Sinken der Ernährung, der subnormalen Eigenwärme, dem darniederliegenden Turgor vitalis, dem elenden, leicht unterdrückbaren Puls, dem Cessiren der Menses auf der Höhe der Erkrankung ermessen. In einem Falle des Verf. betrug bei einer Frauensperson das Gewicht bei der Aufnahme 43 gegen 61,2 Kilo bei der Entlassung. Nicht selten ist Inanitionstremor der Zunge und der Extremitäten. Der Schlaf ist auf der Höhe der Erkrankung fast immer sehr gestört.

Die Dauer der Krankheit beträgt im Mittel einige Monate, jedoch sind abortive, binnen Tagen bis Wochen ablaufende und über Jahresfrist zum Ablauf benöthigende Fälle keine Seltenheit. Die kürzeste Dauer dürften im Allgemeinen die menstrualen und die postfebrilen, eine mittlere die puerperalen haben.

Die Ausgänge der Wahnsinnszustände sind Genesung, Uebergang in unheilbare geistige Schwächezustände und Tod. Die Prognose ist eine ziemlich günstige. In über 70 % meiner Fälle erfolgte Genesung.

Als Durchgänge zu dieser erscheinen die delirante Reizperiode des Gehirns überdauernde Erschöpfungszustände mit meist reizbarer Stimmungsanomalie; in schweren Fällen kann ein Erschöpfungsstupor den Durchgang zur Genesung vermitteln. Meynert hat die Ausgleichung der Krankheit auch durch maniakalische Zustandsbilder erfolgen sehen. Er nimmt an, dass die auf einer funktionellen Hyperämie beruhende Manie durch reichlichen Zufluss arteriellen Blutes zu dem in Erschöpfung auf Grund von Anämie gerathenen hallucinatorisch verwirrten Gehirn ein Restaurationsmittel für dieses sei.

Der Ausgang in einen unheilbaren geistigen Schwächezustand ist damit gegeben, dass das erschöpfte Gehirn sich nutritiv nicht mehr erholt, regressive Metamorphosen bis zur schliesslichen Atrophie der Hirnrinde durchmacht. Es erfährt damit dauernde Ausfallserscheinungen in seinen psychischen Leistungen, wird zur Vermittlung richtiger Apperceptionen, zur Bildung von Urtheils- und Schlussprocessen immer weniger befähigt, trotzdem die Delirien und Sinnestäuschungen seltener werden und verblassen.

Auch die reaktiven Stimmungs- und Handlungserscheinungen werden immer matter und fragmentarer. So bildet sich allmählig ein Zustand dauernder allgemeiner Verwirrtheit.

Einen Uebergang in (systematische) Paranoia habe ich nie beobachtet. Er ist auch theoretisch nicht denkbar, da auf der Höhe der Krankheit das erschöpfte Gehirn niemals sich so weit restaurirt, um die Delirien logisch zu knüpfen und verwerthen zu können, bei günstiger Wendung der Krankheit aber die Delirien rasch corrigirt werden und die Sinnestäuschungen zurücktreten. Die Auffassung des Krankheitsbilds im Sinne einer acuten Paranoia ist demnach nicht haltbar. Es handelt sich hier um genetisch und klinisch-prognostisch jedenfalls ganz differente Processe, für die eine besondere Bezeichnung unerlässlich sein dürfte.

Der tödtliche Ausgang ist durch fortschreitende Erschöpfung und finale Delirium acutum-artige Inanitionszustände möglich, ferner durch Pneumonien, namentlich durch Phthisis pulmonum (durch gesunkene Ernährung, ungenügende Respiration), die den erschöpften Organismus dahinraffen.

Die Wahnsinnszustände können differentiell-diagnostische Schwierigkeiten bieten gegenüber der Manie, der Melancholie und den acuten deliranten Episoden der Paranoia.

Was die Manie betrifft, so gibt es auf Grundlage eines tief erschöpften Gehirns offenbar dem Wahnsinn sehr nahestehende Krankheitsbilder, insofern hier massenhafte Sinnestäuschungen und Inanitionsdelir auftreten und vorübergehend ganz die Scene beherrschen können, andererseits täuscht die bei Wahnsinn als Reaktion auf Sinnesdelirien oft sehr lebhafte Bewegungsunruhe, sowie die Complication von psychomotorischen Reizerscheinungen leicht manische Zustände vor, die zudem episodisch als Complication (z. B. als Mania menstrualis), ferner als Durchgangsstadium zur Genesung hier vorkommen können. In ersterer Beziehung ist geltend zu machen, dass Erscheinungen genuinen Bewegungsdrangs und wirklicher Ideenflucht dem Bild des Wahnsinns fremd sind, dass Stimmungs- und Bewegungsanomalien reaktive Erscheinungen darstellen und dass die motorische Aktion nicht sowohl als rein automatischer Bewegungsdrang, als vielmehr im Sinn bestimmter, von Delir und Sinnestäuschungen gelieferter Handlungsimpulse in Scene tritt.

Die episodische oder finale Manie wird als Zustandsbild durch die genaue Beachtung des Gesammtverlaufs als solche klar werden. Wahnsinn kann auch als Melancholia activa imponiren, insofern die angstvolle Reaktion auf schreckhafte Delirien und Sinnestäuschungen dafür genommen wird. Auch hier wird die Beachtung des Verlaufs, des Umstands, dass agitirte Melancholie nur episodische Exacerbation eines sonst durch Hemmung und primären psychischen Schmerz deutlich sich als Melancholie charakterisirenden Krankheitsbilds ist, die Entscheidung geben.

Von der Paranoia unterscheidet den Wahnsinn als tiefeinschneidender Zug die hier selbst bei noch so langer Dauer nicht eintretende Systematisirung und logische Verknüpfung der Delirien zu einem förmlichen Wahngebäude. Es muss zugegeben werden, dass ab und zu, namentlich in Zeiten der Remission und in chronisch ablaufenden Fällen auch beim Wahnsinnigen einzelne Schlussfolgerungen aus Delir und Sinnestäuschungen vorkommen und delirante Vorstellungsreihen mit einander in Beziehung treten, aber all dies ist nur zufällig, episodisch, nicht gesetzmässig, dauernd wie bei Paranoia. Diesem Wahnsinn fehlt jedenfalls die Methode. Die Delirien bleiben zusammenhangslose Vorstellungsmassen, reines hallucinatorisches Delirium. Dazu kommen die erhebliche Störung des Bewusstseins, der formalen Processe des Vorstellens, der bunte Wechsel der Delirien. Entscheidend ist ferner die Entwicklungsweise — beim Wahnsinn acute stürmische Entwicklung, bei Paranoia ein Monate bis Jahre dauerndes Incubationsstadium der Ahnungen, Vermuthungen. Nur die episodisch im Verlauf der Paranoia nicht selten auftretenden Zustände hallucinatorich-deliranter Verwirrtheit können Schwierigkeiten bereiten und das Zustandsbild mit dem Krankheitsbild des Wahnsinns verwechseln lassen. Die Kenntniss und Würdigung des Gesammtverlaufs wird auch hier die Situation klären.

Therapeutisch ist in erster Linie beim Wahnsinn die asthenische Grundlage des Krankheitszustands, wie sie aus Aetiologie und klinischem Bild deutlich hervorgeht, zu würdigen. Nur unter dieser Vorraussetzung erfüllt sich die günstige Vorhersage. Wer seinen Kranken Blut entzieht, sie purgirt, schlecht nährt, sich selbst überlässt, mit Pustelsalben u. dgl. heimsucht, wird wenig erfreuliche Resultate zu verzeichnen haben.

Prophylaktisch kann jedenfalls durch Berücksichtigung und Bekämpfung asthenischer Zustände während fieberhafter Krankheiten und Puerperien Manches geleistet werden.

Bei ausgebrochener Krankheit sind in erster Linie gute Pflege und Ernährung zu setzen. Die Kranken müssen in Bettruhe gehalten, des

Genusses der frischen Luft theilhaftig gemacht werden. Reichliche Fleisch-, Milch-, Eierkost, Genuss von Wein sind durch die Indicatio causalis und symptomatica geboten. In einem schweren Fall, complicirt durch ungenügende Nahrungszufuhr, haben sich mir Leube'sche Fleischpancreasklystiere als von entscheidendem Erfolg erwiesen. Albuminurie, menstruale Blutungen sind zu berücksichtigen und zu bekämpfen.

Die oft hartnäckige und erschöpfende Schlaflosigkeit wird am besten mit Bier, Wein, Spirituosen, gelegentlichen Chloraldosen, bei gebesserter Ernährung auch mit lauen Bädern bekämpft. Bei schweren Inanitionszuständen können Opiate, am besten in Verbindung mit Chinin, die zugleich ein Tonicum für das Gehirn sind, im Nothfall Campher (auch subcutan) in Verbindung mit Opium Nützliches gegen Aufregung und Schlaflosigkeit leisten.

Beob. 30. Acuter Wahnsinn mit episodischem Stupor.

Gregodec, 16 J., Bauernsohn, gut begabt, aus unbelasteter Familie, bis auf Typhus im 8. Jahre gesund, in der körperlichen Entwicklung etwas zurückgeblieben, von zarter Constitution, wurde Anfang December 83 damit geneckt, dass er ein 18jähriges Mädchen geschwängert habe. Er nahm sich diese Verleumdung zu Herzen, wurde verstimmt, arbeitsunlustig, ängstlich, schlaflos, sah eine weisse Frauengestalt ohne Kopf, Bursche mit Prügeln, die drohend zum Fenster hereinschauten, lief am 14. 12. von Hause fort, zum Nachbar, erzählte diesem, die Eltern seien mit der Hacke auf ihn losgegangen, die Kaiserin werde kommen, die Welt werde zu Grund gehen, das ganze Dorf müsse in Flammen aufgehen. Er war andauernd schlaflos, ängstlich, wollte nicht essen, äusserte zwischendurch Krankheitsbewusstsein — er wollte nicht ins Narrenhaus, lieber sterben. Ab und zu Klagen über Angst und Kopfweh. Episodisch Aeusserungen, wegen seiner werde Alles abbrennen, zu Grund gehen, dann wieder Drohungen, er werde Alle erschiessen.

Pat. geht delirant, verwirrt, weinerlich, ängstlich zu, zeitlich und örtlich ganz unorientirt. Er verkennt die Umgebung feindlich, hält das Bett für eine Prügelbank, bittet um Gnade.

Pat. in der Ernährung reducirt, leicht congestiv, von schmalem Stirnschädel, vegetativ ohne Befund. Puls 120.

19. Nachts wenig geschlafen, vom Erschiessen phantasirt, Soldaten kommandirt. Heute Stupor mit geröthetem Kopf und kalten cyanotischen Extremitäten. Stundenweise kataleptiformes Verhalten der Muskeln.

22. Stupor geschwunden. Pat. salutirt heute militärisch, hält den Arzt für den Kaiser, spricht den Wunsch aus, Soldat zu werden, meldet militärisch, sein Dorf sei abgebrannt, er habe die Mutter Gottes gesehen.

24. Heute mehrstündige heitere Erregung — Jauchzen, Singen, verworrenes Schwatzen, grosser Aplomb, erhöhtes Selbstgefühl. Im Anschluss daran ist Pat. ruhig, aber unorientirt, glaubt sich bald in der Stadt X., bald in einer Gruft. Personenverwechslung im Sinne alter Bekannter. Unter gutem Schlaf und reichlicher Ernährung wird Pat. am 2. 1. 84 ganz lucid. Er bestätigt obige Anamnese, hat summarische Erinnerung für die überstandene Krankheit, referirt von massenhaften Soldaten, schwarzen Köpfen, die er hallucinatorisch sah und feindlich schreckhaft

appercipirte. Das Delir vom Brand des Dorfes war eine Reminiscenz eines früher erlebten Brandes.

Genesen entlassen am 6. 1. 84.

Beob. 31. Postfebriler Wahnsinn.

Macek, 37 J., ledig, Schuster, aus gesunder Familie, kein Potator, von jeher schwächlich, von rachitisch-hydrocephalem Schädelbau (Cf. 59 Ctm.) hat in den letzten 5 Wochen eine fieberhafte Krankheit ohne Delirium durchgemacht, wahrscheinlich Typhus. Vor einigen Tagen aus dem Spital entlassen und zur Arbeit zurückgekehrt, wurde er am 12. 3. 87 verwirrt, delirant, auf der Strasse aufgegriffen, wo er wie in Verzückung vor sich hinstarrte und auf Befragen erklärte, er befinde sich im ewigen Leben. Von der Sicherheitsbehörde internirt, wurde er ängstlich, äusserte Furcht vor Strafe, weil er ein schlechtes Leben geführt, Unkeuschheit mit Frauenzimmern getrieben habe. Bei der Aufnahme auf der Klinik am 14. 3. 87. ist Pat. delirant, verwirrt, ganz desorientirt, hält den Arzt für den hl. Elias, bittet ihn kniefällig, ihn vor Donner und Blitz zu schützen, er sei ein ehrlicher Mensch. Pat. versinkt dann in staunendes Anstieren der Aussenwelt und muss wiederholt angesprochen werden, bis er wieder vernehmungsfähig ist. Er erzählt, dass ihm gestern die Mutter Gottes erschien. Er gelobte ihr ein Märtyrer sein zu wollen, denn der Geistliche habe ihm in der Beicht gesagt, er solle nicht mit Frauenzimmern leben, dafür bekomme er den Himmel.

Pat. betet und kniet häufig nieder, ist ganz verklärt, zur Decke aufblickend.

Die Mutter Gottes sei ihm wiederholt erschienen, er wollte sie küssen, aber sie entschwand ihm. Damit sie ihm wieder erscheine, habe er an der Stelle, wo sie sich auf sein Knie niederliess, hineingebissen (thatsächlich).

Pat. ist fieberlos, in der Ernährung sehr reducirt, vegetativ ohne Befund. Er ist ganz von Sinnestäuschungen absorbirt, schläft wenig. Man erfährt von ihm, dass ihm die Mutter Gottes beständig erscheine. Sie sagte ihm, ihr Sohn sei gemartert worden. Pat. hält rothe Farbenstriche an der Wand der Zelle für den Ort, wo Jesus gemordet wurde.

Auch Christus erscheint ihm und singt ihm himmlische Lieder über das Märtyrerthum.

Pat. ist oft ganz verklärt. Episodisch erscheint er ängstlich. Zur Motivirung erfährt man, wie Einer erschien und von ihm die Seele verlangte, weil er sonst nicht in den Himmel komme. Pat. musste unterschreiben und dann auf das Papier blasen.

Er gelangte dann in den Himmel und bat Gott um Rückgabe seiner Seele, die er auch wieder erhielt. Da fühlte er sich gleich wieder ganz leicht und glücklich. Am 16. ist Pat. Gegenstand klinischer Demonstration. Er glaubt sich im Gotteshause oder vor Gericht, hält die Hörer für Apostel, den Professor für den lieben Gott, erklärt sich für nicht würdig neben ihm zu sitzen und bittet, ihn vor Kerkerstrafe zu schützen.

Unter guten Nächten (Paraldehyd) und guter Ernährung klärt sich rasch das Bewusstsein und tritt Pat. in die Reconvalescenz. Er hat genaue Erinnerung an alle Krankheitserlebnisse, erklärt Alles für Phantasie und findet die Ursache seiner psychischen Krankheit darin, dass er von seinem Fieber noch ganz schwach, zu früh zum Beruf zurückgekehrt sei.

Genesen entlassen am 14. 4. 87.

Beob. 32. Acuter menstrualer Wahnsinn.

Jasbir Helene, 30 J., ledig, unehelich, nie erheblich krank gewesen, mit 14 J. menstruirt, menstrual immer mit Migräne behaftet, war nie hysterisch oder neurasthenisch, hatte seit dem 25. J. sexuell mit Männern verkehrt, nie concipirt.

Vor 3 Wochen heftige Gemüthsbewegung (Verlassensein vom Geliebten). Seither schlaflos, appetitlos.

Am 18. 7. 85, zur Zeit der Menses erkrankte sie plötzlich psychisch. Sie wurde verwirrt, machte Alles verkehrt, sah Teufel, schwarze Männer, hörte confusen Lärm, lief voll Angst in die Kirche, fand dort Alles fremdartig, die Heiligenstatuen verkehrt, wurde auffällig und von der Polizei ins Krankenhaus gebracht.

Sie geht in menstruatione, verwirrt, delirant zu, hält die Umgebung für Hexen, riecht Kerzen- und Leichengeruch, die Todten stehen auf und wollen sie küssen. Es kommt ihr vor, als ob die Geistlichen sie haben wollen. Sie meint, sie sei zerklopft, eine ganz Andere. Es war ihr Nachts, als wenn der Leib aufgeschnitten wäre und das Jesuskindlein oder das Herz Jesu hineingesteckt. Es brannte so heftig und lag wie ein Gewicht auf dem Bauch. Pat. meint, es sei jetzt Krieg. Sie findet Alles bald lächerlich, bald unheimlich, ganz anders als sonst.

Pat. fieberlos, anämisch, in der Ernährung herabgekommen, erschöpftes Wesen, schlaffe Haltung. Schädel normal. Neuropathisches Auge. Pupillen über mittelweit, träge reagirend. Zittern der Hände und der Zunge. Puls 72, ausser Bett 130. Wenig Schlaf, erschöpftes, verwirrtes, erstauntes Herumliegen.

Am 19. 7. raptusartige Episode — „lasst mich hinaus, ich muss meine Seele suchen gehen; der Teufel hat sie geholt.“ Hochgradige Angst um die in Verlust gerathene Seele, verzweifelte Gegenwehr gegen die feindlich appercipirte Umgebung.

Pat. beisst, schlägt, stösst blindlings um sich, heult, schreit, beruhigt sich erst nach einigen Stunden, ist ganz erschöpft, weiss nur, dass sie sehr ängstlich war.

Nach diesem Raptus ist Pat. noch einige Tage delirant, sieht Hunde, die auf ihr herumspringen, hat schreckhafte Gehörs- und Gesichtstäuschungen. Menses am 21. 7. vorüber. Unter guten Nächten (Paraldehyd), Bettruhe und guter Ernährung wird Pat. schon am 30. 7. lucid. Sie ist aber geistig und körperlich sehr erschöpft und ruhebedürftig. Der Stat. retrospectivus bestätigt obige Anamnese. Pat. hat treue Erinnerung für ihre Krankheitserlebnisse. Der Zustand setzte plötzlich ein mit Todesfurcht, schreckhaften Hallucinationen und Illusionen von Krieg, Gemetzel, allgemeinem Untergang. Sie empfand Leichengeruch, wähnte sich von Leichen umgeben, hörte sich gelegentlich „Diebin, Sau“ schimpfen. Anlass des Raptus war die Vision eines schwarzen Hundes. Sie hielt ihn für den Satan, hielt sich für verloren. Für die Höhe des Angstanfalls besteht Amnesie. Pat. begreift nicht, wie sie so verrückt werden konnte.

Genesen entlassen am 10. 8. 85. Keine Recidive.

Beob. 33. Acuter hallucinatorischer Wahnsinn.

D., 34 J., verh. Tischler, wurde am 7. 5. 81 verwirrt, hallucinirend auf die Klinik gebracht. Der Vater ist an „Gehirnlähmung“ gestorben.

Pat. war als Kind schwächlich, kränklich, gut begabt, von heiterem Sinn, nicht bigott. Er heirathete mit 24 J., zeugte 5 Kinder, von denen alle, das letzte unter Convulsionen am 17. 1. 81 starben. Es war sein Lieblingskind gewesen. Beim Tod desselben gerieth er in einen starrkrampfartigen Zustand und stand mehrere Minuten blass, mit stierem Blick, wie erstarrt da. Auf kalte Umschläge kam er wieder zu sich. Seither war er niedergeschlagen, grämte sich über den Verlust des Kindes, empfand oft einen stechenden Schmerz im Kopf, wenn er an dasselbe dachte. Der Zustand bewegte sich jedoch entschieden noch im Rahmen eines motivirten physiologischen Schmerzes. Pat. wurde leidend, ass und schlief weniger, fühlte sich matt, ermüdete rasch bei der Arbeit, ging jedoch seinen Geschäften nach und tröstete noch seine Frau über den erlittenen Verlust.

Wegen zunehmender Körperschwäche trank er nun auch, gegen seine frühere Gewohnheit, mehr Wein, ohne jedoch sich zu betrinken. Er las viel in religiösen Büchern, um sich aufzurichten, selbst halbe Nächte hindurch.

Von Mitte April an stellte sich schlechter, von schweren Träumen gestörter Schlaf, Beklommenheit, nervöse Unruhe und Unstetigkeit ein. Er wurde sehr reizbar, stritt mit der Umgebung über die Auffassung und Bedeutung gewisser Stellen in seinen religiösen Schriften.

Um den 28. April, nach schlafloser Nacht, stellten sich Hallucinationen ein — Pat. sah die Hölle sich aufthun und wieder schliessen, sah Verdammte, dann wieder den Himmel offen und meinte, er komme nun zu seinem Kind. Er war bald ängstlich, weinerlich, bald freudig erregt, schlief nicht mehr, erklärte sich schliesslich für Gott, der in ihm sei und durch ihn spreche. Er lebe nicht mehr, und wenn er lebe, sei er nichts. Der Umgebung versprach er das Himmelreich und die Seligkeit.

Pat. geht verwirrt, ganz unorientirt, mit verstörter Miene, mit weinerlich-pathetischem Wesen zu, erzählt in confuser Weise und mit salbungsvoller Sprache von Anfechtungen, schrecklichen Visionen, die er gehabt, unter innerlichem Schmerz in der Brust und Angstgefühl. Er wird bald gereizt, wirft einem Mitpatienten einen Löffel nach, da Niemand zu ihm dürfe, und reisst die Decken von den Betten herab. Er steckt voll Illusionen und Hallucinationen, bringt die zwei folgenden Nächte schlaflos zu, bietet vorwiegend ein religiös-expansives Delir, untermischt mit dämonomanischem, verkennt den Arzt plötzlich als Satan, ruft mit Donnerstimme: „weich von mir!“ wird aggressiv, so dass man ihn isoliren muss. Gelegentlich wird er betroffen, wie er ein im Brod gefundenes Haar in der Hand hält und es für das Haar seines verstorbenen Vaters erklärt. Nachts unruhig durch massenhafte Gesichtshallucinationen (Gaukelspiele, Schattenbilder, biblische Gestalten an der Wand von Kindergrösse).

Pat. ist mittelgross, in der Ernährung sehr herabgekommen, blass, blutarm. Die Zunge bietet Inanitionstremor, der Puls ist klein, schwach gefüllt, 108. Kein Fieber, keine Erkrankung vegetativer Organe, keine Degenerationszeichen.

Auf Morphium und Chloral hat Pat. in der Nacht auf den 9. 5. gut geschlafen. Am 9. ist er ruhiger, weniger verwirrt, referirt von bösen Geistern, die er gestern gesehen, vom Satan, der als Orang-Utang bei Tische sass, von Sakramenten, die er empfangen, von wunderschönen Flammen, die er beim Erwachen wahrgenommen. Unter guten Nächten und reichlicher Nahrung klärt sich rasch das Bewusstsein und schwindet das hallucinatorische Delirium.

Schon am 12. 5. ist ein Status retrospectivus möglich.

Pat. findet den Grund seiner Krankheit in dem Kummer über den Tod des letzten Kindes, über den Rückgang seiner Erwerbsverhältnisse. Er habe wenig mehr gegessen, schlecht geschlafen, sei von Kräften gekommen und immer mehr in die Religion und ins Trinken hineingerathen. Eines Tags, um den 17. April, sei ihm Alles ganz verändert vorgekommen. Die Zeiteintheilung schien ihm andere, bald war ihm die Nacht, dann wieder der Tag zu lang. Einmal fand er einen sonderbaren Nagel, dann grub man ein Brett auf dem Hofe aus, das hatte einen sonderbaren Leichengeruch. Die blühenden Bäume kamen ihm ganz andersartig vor, die Sonne schien so eigenthümlich beim Untergehen, verschiedene Gegenstände rochen ganz leichenartig. Um den 28. April, eines Nachts, wachte er über dem Ticken einer gar nicht existirenden Wanduhr auf, erkannte, dass die letzte Stunde da sei. Er sah Flammen, die Hölle offen, Verdammte, beichtete und communicirte am 29. früh, wurde immer verwirrter, sah die folgende Nacht massenhaft teuflische Gestalten, es wurde ihm ganz beklommen zu Muth, zumal da die Frau ganz sonderbar aussah, Alles ihm ganz verändert vorkam. Er dachte an Weltuntergang, jüngstes Gericht, es roch beständig nach Verwesung, dann kamen liebliche Gerüche, es war ihm, wie wenn die alten Heiligen aufstünden, als wenn er an den Erdball angeheftet wäre und im Weltenraum dahin führe. Er bekam beglückende göttliche Visionen und Delirien, er glaubte sich eins mit Gott, gelegentlich hörte er ängstlich rufende Stimmen.

Pat. theilt noch mit, dass er aus Sorge vor wachsendem Kindersegen sich seit 3 Jahren des Beischlafs enthielt und den geschlechtlichen Reiz durch Onanie befriedigte. Keine epileptische Antecedentien. Pat. ist noch erschöpft, klagt viel, schreckt leicht zusammen, gewinnt bald volle Krankheitseinsicht, erholt sich bei guter Pflege rasch und wird am 27. 6. genesen entlassen. Die Genesung hat sich erhalten.

Beob. 34. Puerperaler hallucinatorischer Wahnsinn in Complikation mit Mania menstrualis.

Frau von T., 29 J., Gemahlin eines hohen Beamten, stammt aus belasteter Familie. Eine Schwester der Mutter ist Idiot, eine andere litt an Hysteroepilepsie. Mutter und Vater waren neuropathisch. Die erstere starb an Phthisis pulmonum. Pat. erbte eine neuropathische Constitution, hallucinirte gelegentlich Intermittens und Bronchialcatarrh im 5. Jahr vorübergehend, erkrankte später an Masern, wurde seitdem sehr schwächlich, nervös, reizbar, skrophulös, litt Jahre lang an Caries fungosa, deren Narben an den Handwurzelknochen noch sichtbar sind, wurde durch Besuch von Soolbädern, Winteraufenthalt in südlichen Klimaten gerettet.

Sie wurde sehr verzärtelt, war bis zur Pubertät sehr reizbar, emotiv, launenhaft, eigensinnig, furchtsam, ermüdet gleich beim Lernen. Von der Pubertät an (14. Jahr) erholte sich Pat. körperlich; die Erscheinungen reizbarer Schwäche des Nervensystems besserten sich. Pat. heirathete mit 23 Jahren. Der eheliche Verkehr stiess wegen fleischigen Hymens auf Hindernisse, die erst nach 2 Jahren operativ beseitigt wurden. Inzwischen hatten sich durch schmerzhafte Coitusversuche, sexuelle Nichtbefriedigung eine grosse Ueberreiztheit des Nervensystems und hysteropathische Erscheinungen entwickelt. Die Lebensweise war die unzweckmässige der hohen Kreise der Gesellschaft (spätes zu Bett Gehen, complicirte Diners, Uebergenuss von Thee u. s. w.). Pat. wurde immer deutlicher hysteropathisch, herrisch, reizbar, wechselnd in Stimmungen und Begehren, beging allerlei Excentricitäten, ohne jedoch schwerere Erscheinungen von Hysterie zu bieten. Eine in den letzten Jahren überhandnehmende Neurasthenie führte zum etwas zu reichlichen Gebrauch von Genussmitteln (Thee, starke Weine). In dieser Verfassung wurde Pat. 1880 schwanger.

Schon in der Schwangerschaft wurde eine Zunahme der Neurasthenie und grosse Gereiztheit bemerkt. Die unzweckmässige Lebensweise wurde fortgesetzt. Die Schwangerschaft dauerte gegen 10 Monate. Der verzögerte Eintritt der Geburt wirkte aufregend. Diese war durch ungewöhnlich grosses Kind (Knabe), relative Beckenenge schwer, dauerte 40 Stunden, wurde endlich am 11. Juni 81 mit der Zange beendigt. Pat. hatte viel Chloroform bekommen. In der Nachgeburtsperiode Atonie des Uterus, jedoch kein starker Blutverlust.

Die Milch wurde vertrieben. Pat. war nach der Geburt sehr erschöpft. Während des ganzen Wochenbetts war sie nervös, sehr überreizt, reizbar bis zu Zornesausbrüchen, andauernd schlaflos, von sehr wechselnder Stimmung, häufig von präcordialen Angstempfindungen heimgesucht. Früher sympathische Personen und Dinge waren ihr unangenehm. Nach 3 Wochen erfuhr sie einen heftigen Schreck (durch Umfallen eines Toilettetisches) mit convulsiver Reaktion. Die Nachbehandlung war eine unzweckmässige mit Vernachlässigung des neurasthenischen, überreizten, nervösen Zustandes.

Am 16. Juli, unter Molimina menstrualia, nach etwa eintägiger grosser Gereiztheit, Aufgeregtheit, ängstlicher Unruhe, Kopfweh, Fluxion zum Gehirn und leichten Fieberbewegungen wurde Pat. acut verwirrt, delirant, bewegungsunruhig, die Umgebung feindlich verkennend und aggressiv. Am 17. wurde dieser delirante Aufregungszustand durch eine (prämenstruale) Tobsucht mit ausgesprochen nymphomanischer Färbung unterbrochen, die am 19. mit dem Eintritt der äusserst profusen Menses plötzlich abschnitt und vom Delirium wieder abgelöst wurde. Pat. war gänzlich verwirrt, unorientirt, ganz von Sinnestäuschungen occupirt, hielt sich für todt, fragte einmal, warum man sie nicht begrabe, delirirte von Gift, Bestohlenwerden. Dann kamen vorherrschend Delirien von ambitiöser Färbung, Ideen, Königin von England, Kaiserin von Russland zu sein. Mit Aufhören der Menses am 26. verfiel Pat. in einen Zustand grosser Erschöpfung, der sich bald bis zum Stupor steigerte. Sie war nun ruhig, aber andauernd hallucinirend und delirant mit vorwiegenden Grössenideen.

In diesem Zustand wurde Pat. aus dem südlichen Italien nach Graz gebracht und am 10. August 81 meiner Behandlung übergeben.

Sie war äusserst abgemagert, blutarm, bleich, schwach, hatte elenden Puls, subnormale, nur selten 36,4 übersteigende Temperaturen, hatte auf der Reise einen Blasencatarrh durch Harnretention acquirirt, der lange Harnverhaltung bedingte und die Anwendung des Katheters nöthig machte. Im spärlichen, an manchen Tagen kaum 800 Ccm. übersteigenden Harn fanden sich massenhaft Bakterien, bedeutende Vermehrung der Erdphosphate.

Pat., eine mittelgrosse, zartgebaute Persönlichkeit, bot keine weiteren vegetativen Anomalien, auch keine Degenerationszeichen.

Pat. schlief leidlich. Auf Nöthigung gelang es, genügende Nahrung beizubringen. (Ordin.: Landaufenthalt, Bettruhe, kräftige Ernährung, Wein, Bier als Hypnoticum, Chinin, Eisen, laue Bäder, Behandlung des Blasencatarrhs.)

Das Zustandsbild des Stupor dauerte bis Mitte August an. Dass unter seiner Maske lebhafte hallucinatorische Vorgänge fortdauerten, verriethen zeitweises Lachen, Weinen, Erotismus, ein gelegentlicher Zornesausbruch beim Abschied des Mannes, wobei sie von Jury, tödten, einsperren, Magnetismus, Mesmerismus faselte, sich für eine Tirolerin, Spionin erklärte. Ein andermal war sie ängstlich erregt beim Anblick von am Hause vorbeimarschirenden Soldaten, hielt sie für Teufel, die sie holen wollten.

Mit Lösung des Stupor entwickelt Pat. eine Fülle von Delirien — sie kenne ihre Feindin, die Kammerfrau, die es mit ihrem Mann halte, ihr aus Eifersucht und Bosheit alle mögliche Pein anthue. Diese Feindin nennt sich Doktor, Professor, hält sie gefangen, um sie zu ermorden. Die Feindin will sie nothzüchtigen, wie sie auch die Mutter Gottes genothzüchtigt hat (illusorische Auffassung des Katheterisirens, bei welchem die Kammerfrau und barmherzige Schwestern behilflich waren).

Ebenso werden Thermometer und andere ärztliche Instrumente als Mordwerkzeuge verkannt. Pat. ist ganz verwirrt, lässt unter sich. Aus Vergiftungswahn nimmt sie nur wenig Nahrung zu sich, schleudert oft das Essen auf den Boden und wird aggressiv. Ab und zu werden wieder Ideen, todt zu sein, sowie Grössendelirien geäussert. Ganz nach dem jeweiligen Inhalt des Bewusstseins ist Pat. gereizt, zornig, ängstlich, heiter. Ab und zu zeigen sich Spuren einer Klärung des Bewusstseins mit Klagen, dass ihr feindliche Leute mit ihr machen, was sie wollen, sie zu einem Thier, zu einer Somnambüle, willens-, gedächtnissschwach, zu einer Sklavin der Liebe machen.

Am 21. August kehren die Menses profus wieder und dauern bis zum 23. Mit ihrem Aufhören wird das delirante Krankheitsbild wieder von einem maniakalischen abgelöst.

Pat. wird nymphomanisch, salivirt stark (zäher Speichel), bietet Bewegungsdrang und Ideenflucht, singt Opernarien, pfeift, kichert, lacht und weint durcheinander, trommelt mit den Füssen, spielt mit den Händen Klavier dazu, kugelt sich am Boden, nimmt groteske erotische Stellungen ein, schmiert mit ihrem Speichel. Vorübergehend werden einmal clonische Krämpfe beobachtet. (Bromnatrium, Chloralhydrat).

Mit Abgang einer Decidua (Dysmenorrhoea membranacea) unter heftigen Colikschmerzen und Steigerung bis zur Höhe nymphomanischer Tobsucht am 30. 8. ist das manische Bild wie abgeschnitten und setzt wieder das hallucinatorische Delirium ein — Verfolgungs-, Vergiftungs-, Grössendelir, massenhaft Gesichts- und Gehörshallucinationen, totale Verkennung der Aussenwelt. Pat. ist vorwiegend feindlich, gelegentlich auch komisch von derselben berührt.

Am 9. Sept. setzt wieder, offenbar durch menstruale Vorgänge, die Manie ein, erhebt sich aber nicht zur früheren Höhe (Bromnatriumwirkung?) und dauert bis zum 16. Zu einer Blutung kommt es diesmal bei der sehr anämischen, durch Blasencatarrh und ungenügende Ernährung herabgekommene Pat. nicht, wohl aber ruft die menstruale Congestion eine Endometritis catarrhalis hervor, die nun Monate anhält, menstrual sich jeweils bis zu eitriger Secretion steigert. Unter dem Einfluss dieser uterinalen Affektion bekommt das Delir vielfach sexuelle Beziehungen und treten massenhafte, reflektirte, ebenfalls theilweise delirant verwerthete Sensationen auf.

Pat. bekommt massenhaft paralgische Hautsensationen, die als Bewerfen mit Staub, Thierbisse, Schlangenkriechen interpretirt werden. Sie sieht auch massenhaft Schlangen, Eichhörnchen u. dgl. (Reflexhallucination). Man martert sie mit Elektricität. Es ist eine Versammlung von Cocottes und Prostituirten hier, sie selbst ist eine Cocotte. Nebenher geht ein ganz zerfahrenes Verfolgungs- und Grössendelir — sie sieht Teufel, die schöne Kinder schlachten und sie wilden Thieren vorwerfen, man bestiehlt sie, die Kammerfrau ist mit ihren Pferden und Juwelen durchgegangen. „Bin ich ein Pferd?" „Ich bin die Kaiserin Elisabeth." Stimmung und Handeln sind dem Delirium entsprechend; die erstere ist bei dem Vorherrschen persecutorischer Elemente vorwiegend weinerlich, zornig. Die Ideenassociation wird in dem geschwächten Gehirn immer oberflächlicher, vielfach nur mehr nach der Aehnlichkeit der Worte sich fügend (Charonne — Charenton; je bats — débats; Café — Caffarelli; mormons — moribonds u. s. w.).

Um den 10. October zeigen sich wieder menstruale Vorgänge und endometritische Absonderung. Damit treten die sexuellen Delirien und die Sensationen wieder mehr in den Vordergrund, zugleich treten aber Geruchs- und Geschmackstäuschungen auf und dauern in der Folge hartnäckig an. Pat. glaubt sich in Rom als Tochter von Richard Wagner, Jüdin und Aristokratin. Sie ist eine Actrice, eine Cocotte. Franzosen machen ihr Schmerzen, indem sie ihr Pfeffer ins Bett streuen. Man prakticirt ihr mit Elektricität und Magnetismus Thiere in den Leib (Cardialgien,

Colik), man thut ihr alles mögliche Ungeziefer ins Bett (sucht darnach). Man gibt ihr alle möglichen Gifte (Chloral, Laudanum etc.), sie beriecht deshalb die Speisen, mustert sie misstrauisch und wirft sie meist zu Boden. Im Theewasser ist Petroleum, im Hause stinkt es nach der Pest. (Pat. drängt zornig fort.)

Vom 18.—20. 10. unterbricht eine geringgradige postmenstruale manische Erregung das delirante Krankheitsbild. Keine Blutung, wohl aber Steigerung des Uterincatarrhs. Im Anschluss daran Steigerung der sexual ausgelösten Gefühle und Delirien — massenhafte Geruchs- und Geschmackstäuschungen mit häufiger Nahrungsverweigerung, tiefem Sinken des Ernährungszustandes; damit im Zusammenhang eine Fülle von Hallucinationen und neuralgisch-paralgischen Erscheinungen (Intercostal-, Lumboabdominal-, Uterinneuralgie, Spinalirritation u. s. w.), als Verfolgung mit Elektricität, Versuch, die Gebärmutter auszureissen, interpretirt. Sie ist in einem Harem, faselt von Mahomet, filles perdues, Houris, Cocottes. Mit Zurücktreten der sexuellen Reize ist sie wieder in Rom, in einer Pesthöhle, umgeben von Sterbenden, Cagliostros, falschen Priestern, schrecklichen Thieren, hört Hilfegeschrei, Kanonaden, drängt fort nach Paris, Amerika. Unter der Vorstellung der Seereise dorthin meint sie, man stelle ihr den fliegenden Holländer dar, sie leide unter der Trunksucht der Seeleute, die ihr ins Gesicht vomiren (Geruchstäuschungen und Hautsensationen). Man macht sie zu einer Ungarin, Französin; sie ist Princesse de Galles, Gemahlin des Kaisers von Russland und Oesterreich, sie wird nach Indien reisen, die Grossherzogin von Gerolstein hat ihr das Kind geraubt. Schrecklich verwirrt, gelegentlich aber Spuren eines nach Klarheit ringenden Bewusstseins mit Apperception der geistigen Störung (man zwingt sie, die Blinde, Paralytische darzustellen, will sie wahnsinnig machen) bis zu Aeusserungen: „je suis tombé dans l'enfance, j'ai une maladie du cerveau, je suis folle."

Ende October gelingt es, den Blasencatarrh zu beseitigen. Mit dem Seltenerwerden der Geruchs- und Geschmackstäuschungen wird die Nahrungsaufnahme reichlicher und hebt sich etwas die Ernährung. Die Menstrualtermine vom 18.—24. 11. und 8.—12. 12. und 3. 1.—6. 1. 82 geben (unter Bromnatrium 4,0 pro die) ohne manische Erregung vorüber (keine Blutung, mässige Steigerung der Endometritis), verfehlen aber nicht, wie regelmässig, das sexuelle Delir in den Vordergrund zu stellen.

Am 5. 2. blutige Menses, trotz Ergotin profus. Wahrscheinlich unter dem Einfluss des Blutverlustes tritt eine neuerliche bedeutende Exacerbation des hallucinatorischen Deliriums ein, nachdem am 5. und 6. auch wieder eine leichte manische Erregung sich gezeigt hat. Pat. hat wieder massenhaft üble Gerüche, Geschmäcke, Alles ist vergiftet, verpestet, Opium, Leichengift; die Cholera ist im Hause; sie ist von Schweinen, Mörderinnen, Trunkenbolden umgeben, die ihr ins Gesicht und Hals vomiren (schüttelt sich vor Ekel). Die Wäsche ist voll Schmutz, man bewirft sie mit abscheulichen Sachen, sie liegt auf Pferdekadavern, sie hat Erysipel am ganzen Körper, im Bett sind Schlangen, Käfer, man giesst ihr giftige Tinkturen auf den Kopf, vivisecirt sie, hat ihr die galoppirende Schwindsucht angehängt. Klagen über schlechte Musik, wirres Durcheinander von Stimmen, man sagt ihr Impertinenzen u. s. w.

Trostlose Verworrenheit, ganz ungenügende Nahrungsaufnahme, bedeutender Verfall der Kräfte. Versuch einer künstlichen Ernährung mit Fleischpancreasklystieren, wozu täglich 300 Gramm bestes Ochsenfleisch verwendet werden. Die Klystiere gehen nur selten ab. Die Stühle enthalten nur Auswurfsstoffe, so dass wohl alles Injicirte dem Körper zu gut kommt.

Pat. bessert sich vegetativ auffallend. Es gelingt, ihr im Essen Chinidin tannic. und Ferr. dialysatum beizubringen, sowie Malaga mit Chinaextract. Die Nächte werden besser. Der Uterincatarrh schwindet. Die Menses am 2. 3. und

1. 4. sind nur von spurweiser manischer Erregung begleitet, verlaufen unter Ergotinbehandlung nicht profus und haben nicht mehr so, wie früher, Rückwirkung aufs Sensorium.

Anfangs April wird Pat. spurweise klarer, ruhig, decent, reinlich, die Sinnestäuschungen werden seltener, Pat. fängt an, sich in der Aussenwelt zu orientiren, aber sie ist geistig hochgradig erschöpft, ruhebedürftig, verhält sich wie ein Kind. Ab und zu zeigen sich noch Delirien — sie ist Verlobte der Stadt Paris, muss die Parlamente von Frankreich und England dirigiren, ist Braut des Prinzen von Wales, die Königin von England ruft sie an den Hof (bezügliche Stimmen). Gelegentlich faselt sie noch von bösen Leuten, verhüllt sich vor dem bösen Blick, klagt über üble Gerüche, hört und riecht Jagdhunde unter dem Bett. Sehr wechselnde Bewusstseinshelle, aber entschieden vorschreitende Klärung.

Reichliche Nahrungsaufnahme, so dass die Fleischklystiere von Mitte Mai an überflüssig werden, ausgiebiger Schlaf. Die Menses am 3. Mai gehen gut vorüber, aber nach denselben ist Pat. wieder etwas verwirrt und mehr erschöpft. Gelegentlich zeigen sich noch verkehrte Apperceptionen.

So verwechselt Pat. leicht Personen und meint anlässlich eines Gewitters, die Nihilisten wollten das Haus in die Luft sprengen. Im Lauf des Mai klärt sich das Bewusstsein. Die hallucinatorisch-delirante Periode ist entschieden vorbei. Pat. ist geistig noch erschöpft, aber die frühere Persönlichkeit kehrt unversehrt wieder, der Sinn für Lektüre und Toilette erwacht. Die Menses am 30. 5. verlaufen ganz normal. Im Juni und Juli, unter sorgfältiger Diätetik, brillantem Schlaf und Appetit erholt sich Pat. vollkommen, fühlt sich endlich genesen, viel wohler als seit Jahren und ist nach dem Zeugniss der Angehörigen kräftiger und gesunder als je früher.

Die Erinnerung für die Krankheitserlebnisse ist ziemlich treu, stellenweise summarisch, für die stuporöse Periode fehlend.

Capitel 5.

Secundäre Verrücktheit und terminaler Blödsinn.

(Unheilbare Ausgangszustände der Psychoneurosen — secundäre psychische Schwächezustände [1]).

Der traurige Ausgang aller nicht zur Ausgleichung gelangenden Psychoneurosen ist ein fortschreitender Zersetzungsprocess der psychischen Existenz, ein Zerfall der historisch und inhaltlich bisher eins gewesenen Persönlichkeit. Dieser tragische Process des psychischen Untergangs vor dem leiblichen Ende vollzieht sich bisweilen als Ausdruck schwerer Gehirnveränderungen, wie sie namentlich in der Tobsucht vorkommen, äusserst rasch; in anderen tritt er ganz allmählig ein, indem

[1] Griesinger, Pathol. d. psych. Krankheiten, p. 322; Wunderlich, Pathol. II. Abth., 1, p. 1360; Kräpelin, Archiv f. Psych. XIII, H. 2 „Ueber psychische Schwäche“.

zuerst die ethischen, dann die intellektuellen Leistungen, speciell Gedächtniss und logische Processe defekt werden, bis schliesslich auch Apperceptionsvorgänge und jegliche affektiven Regungen darniederliegen und von der früheren Grösse eines menschlichen Daseins nur noch die körperliche Hülle mit ihren automatischen und rein vegetativen Funktionen übrig bleibt.

Ein frühes Zeichen des hereinbrechenden psychischen Untergangs ist die Physiognomie des Kranken. Sie nimmt einen eigenthümlich verzerrten, theils durch ungleiche Innervation homologer Muskelgruppen, theils durch mimische Contraktur bedingten Charakter an. Der Gesichtsausdruck erhält dadurch etwas Gealtertes, Verwittertes und im Verein mit geänderten Spannungszuständen des Auges, wodurch der Blick eigenthümlich starr wird, etwas Unheimliches.

Mit dem Eintritt in das Stadium der Verblödung bekommt die Physiognomie, da sich auf ihr keine Affekte, überhaupt keine psychischen Regungen mehr abspielen, den Charakter des Nichtssagenden, Leeren.

Die in den affektiven Irreseinszuständen oft sehr deutliche Störung sensorischer, vasomotorischer und vegetativer Funktionen fehlt in diesen psychischen Schwächezuständen. Die vegetativen Processe, Schlaf, Ernährung etc. lassen, sofern keine somatische Complicationen vorliegen, keine bemerkenswerthe Störungen erkennen.

Dagegen finden sich mannigfache trophische, in ihrer näheren Deutung übrigens noch ziemlich unklare Störungen, deren Gesammtausdruck der der verfrühten Senescenz ist und diese Kranken älter erscheinen lässt als sie wirklich sind.

Speciell äussern sich diese Dys- und Atrophien in verfrühtem Ergrauen der Haare, Schwund des Fetts, Trockenheit, mangelnder Frische der Haut mit träger Circulation in den capillaren Bahnen, Neigung zu Oedemen, Pityriasis, zu Haematoma auriculae, Verfettung der Organe, namentlich des Herzens und frühauftretender Arteriosclerose.

Daraus erklärt sich zum Theil der Marasmus und die geringere durchschnittliche Lebensdauer der Bewohner von Irrenpflegeanstalten.

Fast scheint es unmöglich in diesem individuellen qualitativ und quantitativ äusserst verschiedenartigen psychischen Auflösungsprocess allgemeine klinische Krankheitsbilder aufzustellen. Im Grossen und Ganzen lassen sich hier 2 Grundzustände unterscheiden:

1. die secundäre Verrücktheit,
2. der terminale Blödsinn, mit seinen 2 klinischen Varietäten:
   a) dem agitirten und
   b) dem apathischen.

1. Die secundäre Verrücktheit.

Unter diesen Begriff lassen sich alle psychischen Zustände subsumiren, in welchen im primären affektiven Stadium gebildete Wahnvorstellungen auch nach dem Erloschensein der bei ihrer Entstehung belangreichen Affekte als dauernde Verstandesirrthümer, als mehr weniger stationäre krankhafte Vorstellungsmassen fortbestehen und eine ganz neue Persönlichkeit, überhaupt ganz andere Beziehungen des Lebens, als sie das gesunde Ich aufzuweisen hatte, unterhalten.

Damit ist aber eine wichtige weitere Störung gegeben — der fehlende Impuls, im Sinne der noch im Bewusstsein vorhandenen Wahnvorstellungen zu handeln.

Es fehlt überhaupt die dem affektiven Irresein eigenthümliche Congruenz zwischen Fühlen, Vorstellen und Streben. Nicht einmal die Einheit der psychischen Persönlichkeit, das „Ich" ist mehr erhalten. Das einheitliche historische Ich ist in ebensoviele Ich's, als sich Gruppen von Wahnvorstellungen erhalten haben, zerfallen und vergebens sucht man in diesem Zerfall nach einem Bestreben, diese Wahnideen, deren Inhalt ein vollkommen contradiktorischer, den Gesetzen der Zeit, des Raums, der Logik und Erfahrung diametral entgegengesetzter sein kann, mit einander in irgend eine, wenn auch noch so oberflächliche Beziehung zu bringen.

Dieser bedenklicke Mangel eines Bedürfnisses nach einem Ausgleich der Differenzen, nach Lösung der Widersprüche, bedeutet eben eine tiefgehende Schwächung aller höheren intellektuellen Processe, des Urtheils der Logik, vielfach auch des Gedächtnisses.

Eine geistige Thätigkeit, wie sie vor der Krankheit möglich war, ein planvolles Streben und Schaffen ist damit zur Unmöglichkeit geworden; der Kranke bewegt sich in dem Cirkel seiner fixen Ideen, seine Selbst- und Weltanschauung ist eine total andere geworden.

Wohl kann der Kranke, da sein formaler Vorstellungsmechanismus intakt und durch keine affektiven Vorgänge gestört ist, da zudem noch zahlreiche Residuen des früheren gesunden Lebens ihm zu Gebot stehen, noch etwas Conversation machen, aber von eigentlichem Scharfsinn und Witz kann nicht mehr die Rede sein. Einer geordneten geistigen Thätigkeit ist der secundär Verrückte schon deswegen nicht mehr fähig, weil er mit krankhafter Beharrlichkeit immer wieder auf den Cirkel seiner fixen Ideen zurückkommt, zwangsmässig sich in demselben bewegt.

Ganz besonders in die Augen fallend ist die ethische Indifferenz und gemüthliche Abgestorbenheit dieser Kategorie von Kranken. Das ganze vergangene Leben mit seinen gemüthlichen Beziehungen zu Familie und Freundschaft ist ihnen fremd geworden, und ebenso unempfindlich sind sie für das Wohl und Wehe ihrer gegenwärtigen Umgebung. Nur das, was den Kern ihrer Wahnideen direkt betrifft, seien es fördernde oder hemmende Einflüsse, vermag noch Anfangs wenigstens Affekte hervorzurufen; doch mit der Zeit erlischt auch die Erregbarkeit für den krankhaften Vorstellungskreis und der abgeschmackte, abgeblasste, dem Bewusstsein in seiner Bedeutung dunkle, schliesslich unfassbare Wahn wird ganz affektlos reproducirt, sobald äussere Eindrücke oder Associationsvorgänge ihn gerade ins Bewusstsein rufen.

In den äussersten Graden der Verrücktheit (im Uebergang zur allgemeinen Verwirrtheit) besteht ein ganz sinn- und zusammenhangsloses Auf- und Niedersteigen von Vorstellungen im Bewusstsein, die nur ganz locker noch durch die Einheit der fixen Idee zusammengehalten werden. Häufig finden sich bei solchen Verrückten noch Hallucinationen oder wenigstens sehr lebhafte Vorstellungen, die die Wahnvorstellungskreise beständig wieder anklingen lassen — aber auch hier zeigt sich Schwäche — es wird nichts Neues mehr producirt gegenüber dem aktiv schaffenden, phantastisch wuchernden, logisch sich immer weiter ausbauenden Wahn im affektiven Irresein und in der primären Verrücktheit.

Der Wahn des Verrückten bleibt eben eine todte, keiner wesentlichen Modifikation mehr zugängliche Vorstellungsmasse, die mit der fortschreitenden Verödung des geistigen Lebens immer mehr zur blossen Phrase, zu einem indifferenten Inhalt wird, dem kein Drang zur Verwirklichung des wahnhaft Gefühlten und Gedachten mehr innewohnt.

Die Verrücktheit ist der regelmässige Ausgang des melancholischen Irreseins mit Wahnvorstellungen, wenn dasselbe nicht in Genesung übergeht. Viel seltener ist die Verrücktheit der Ausgang einer Manie, da bei dieser, beim raschen Ablauf aller psychischen Processe, die Fixirung von Wahnideen und die Systematisirung solcher nur selten möglich wird.

Solche Zustände von secundärer Verrücktheit erhalten sich zuweilen noch Jahre lang auf dem gleichen Niveau, bis auch hier die blödsinnige Schwäche immer mehr überhand nimmt und die Wahnideen immer gehalt- und gestaltloser werden lässt.

Die Erkennung derartiger Zustände als secundärer terminaler kann Schwierigkeiten bieten, wenn die Vorgeschichte des Falles nicht zu Gebot steht. Bei fortgesetzter Beobachtung wird die deutlich vorschreitende intellektuelle Schwäche, die zunehmende Gemüthsabstumpfung, die überhandnehmende Zerfahrenheit und Zusammenhangslosigkeit des psychischen Lebens, die Vernachlässigung aller ästhetischen und socialen Rücksichten (Saloperie, Unreinlichkeit) bis zum Thierischen dem Bild geistiger Störung ein eigenartiges Gepräge verleihen.

Dazu kommen bei melancholischer Provenienz Residuen von Wahnideen, gelegentliche Angstzustände, Raptus und andere Recrudescenzen des primären Stadiums, bei Entstehung aus Manie manische Relapse, die selbst in vorgeschrittenen Stadien der Demenz sich noch einschieben können.

Beob. 35. Tobsucht. Ausgang in secundäre Verrücktheit.

Graupp, Bäuerin, 29 J., stammt von einem irrsinnigen Vater und soll von Kindesbeinen auf sonderbar und reizbar gewesen sein. Anfang 1876 heirathete sie. Ohne bekannte Veranlassung trat nach einem vorausgehenden 14tägigen melancholischen Stadium Anfang August 1876 eine maniakalische Erregung ein, die sich rasch zur Tobsucht steigerte. Pat. fing an zu predigen, singen, zerstören, sich zu entkleiden.

Bei der Aufnahme ist sie in grosser Exaltation, spricht hochdeutsch, hält mit grossem Pathos Predigten aus dem Stegreif, ergeht sich in biblischen Sentenzen, katechisirt die Umgebung. Dazwischen finden sich Alliterationen und Reimereien: „der Himmel ist ein Schimmel, der Schimmel ist ein Lümmel, Alles soll klingen und singen und springen.“ In ihrem expansiven Vorstellungsinhalt findet sich ein Kern erotisch-religiöser Wahnideen. Sie ist Himmelskönigin, Mutter Gottes, urgesund, voller Lust und Kraft, Alles um sie her ist wunderschön, Alles soll mit ihr frohlocken — sie hat alle Situationen durchgemacht, ist Jüngling, Jungfrau gewesen, reich und arm, vornehm und niedrig, sie hat die Hölle und das Fegfeuer ausgelöscht, die ganze Welt erlöst. Gott Vater und die Mutter Gottes haben sich ihr in den Wolken gezeigt. Pat. tanzt, singt, schreit, klatscht vor Lust in die Hände.

Stirne fliehend, Ohren klein, schlecht differenzirt, Pupillen weit, träge reagirend, Puls 100, Ernährung schlecht, deutliche Anämie, Uterus ohne Befund.

Pat. ist schlaflos, leicht congestiv, salivirt, tanzt, predigt, singt, ist erotisch sehr erregt, entblösst sich gern, nestelt an den Haaren, urinirt sobald die Visite kommt, auf den Boden.

Sie hat 5 Kinder geboren, darunter das Jesuskindlein, ist die Himmelskönigin, verkennt die Umgebung als göttliche Personen. Sie hat massenhaft Gehörs- und Gesichtshallucinationen, schwelgt in Lustaffekten, geräth vorübergehend in ekstaseartige Zustände, in welchen sie predigt.

Unter Behandlung mit Chloral, Bromkali (8,0), Isolirung klingt die Tobsucht ab, aber ein sehr gehobenes Selbstgefühl, das auch in einer geschraubten, hochdeutschen Sprache und in einem affektirt vornehmen Wesen seinen Ausdruck findet, besteht fort, auch die Wahnideen bleiben uncorrigirt. Pat. wird ruhig, beschäftigt sich mit Handarbeit, nur zur Zeit der Menses ist sie sehr erregt, predigt, gerirt sich als Maria, die Himmelskönigin, die das Jesuskindlein geboren hat, verkennt die Umgebung als Huren, Teufel, wüthet und wird aggressiv gegen sie.

Immer deutlicher entwickelt sich ein dauernder secundärer Zustand von erotisch-religiöser Verrücktheit. Die Wahnideen werden immer verworrener. Sie war Posaunenengel, hat von Eiern gelebt, die sie selbst gelegt, ist Vater und Mutter zugleich. Als sie Posaunenengel war, hat sie der hl. Johannes in den Pfarrhof getragen, wo sie gefressen wurde für 30 Silberlinge. Sie ist schon 6mal in den Himmel aufgefahren, hat schon 6mal die Kaiserweihe mitgemacht. Maria Theresia ist ihre Grossmutter gewesen. Die Posaunenengel im Himmel sind ganz von Gold und Edelgestein. Wenn sie zur Erde kommen, werden sie Igel. Sie selbst ist heilig, hat 5 Engel geboren etc.

Die früheren gesunden Lebenskreise sind der Kranken fremd geworden. Von lebhaften Affekten sind ihre gegenwärtigen Wahnvorstellungen nicht mehr getragen. Nur wenn man ihr widerspricht, sie interpellirt, geräth sie in masslosen Zorn, erklärt den Interpellanten für Lucifer, den Widersacher, überhäuft ihn mit Invektiven, ruft den göttlichen Zorn auf ihn herab, um plötzlich in ein fades Lachen auszubrechen und erotisch zu schmunzeln. Für gewöhnlich ist sie ruhig und nur die affektirten Manieren, die gezierte hochdeutsche Sprache, die Neigung, mit allerlei Flitterkram Kleider und Hut zu schmücken, weisen auf die tiefe geistige Störung hin.

Eine logische Begründung und Verbindung der Wahnideen, die wohl grossentheils auf ekstatisch visionäre Zustände und Hallucinationen sich gründen, besteht nicht, etwas Neues producirt die Kranke seit zwei Jahren auch nicht mehr, im Gegentheil werden die Wahnideen immer matter, fragmentarer, weniger erregbar. Ein fortschreitender geistiger Schwächezustand ist unverkennbar.

2. Der terminale Blödsinn.

Der endliche Ausgang nicht geheilter Psychosen, wenn das Leben lange genug erhalten bleibt, sind Zustände der Verblödung. Sie sind der Ausdruck formativer Processe in der Hirnrinde, die wir uns unter dem Bilde der Atrophie vorzustellen haben.

Je nach der Natur des anatomischen Processes kann die Verblödung äusserst rapid Platz greifen, z. B. nach schwerer Tobsucht, oder ganz allmählig im Verlauf von Jahren, so z. B. als Ausgang der Verrücktheit. Klinisch bestehen unzählige Nüancen in Bezug auf In- und Extensität der psychischen Schwäche bis zum apathischen Blödsinn.

Im concreten Falle sind die verschiedenen Funktionen des intellektuellen Lebens, namentlich Art und Umfang der ethischen und ästhetischen Leistungen, die Schärfe des Urtheils, der logischen Begriffe, die grössere oder geringere Energielosigkeit des Wollens, die Schnelligkeit oder Langsamkeit der Apperception, Combination, Aktion — die Leistungsfähigkeit des Gedächtnisses mit Berücksichtigung seiner verschiedenen Qualitäten zu prüfen und als Gradmesser für die vorhandene psychische Schwäche zu verwerthen. Leichtere Grade, wie sie namentlich nach schwereren Melancholien und Manieu nicht selten sind, entgehen häufig der Beobachtung. Diese leise Abnahme der geistigen Leistungsfähigkeit zeigt sich oft gar nicht in der Anstalt, wo der „Genesene" als geistige Grösse unter den Kranken glänzt und in die Lebensverhältnisse des Hauses eingewöhnt ist, und kommt erst dann zum Ausdruck, wenn der „Genesene" entlassen ist und seine wiedergewonnene Kraft im öffentlichen und beruflichen Leben zu erproben versucht. Je schwieriger und höher die Lebensstellung, um so eher zeigt sich dann die Einbusse, welche der Betreffende durch seine schwere Krankheit erfahren hat, wenn auch vielfach seine geistige Fähigkeit noch bedeutend die eines von Hause aus nicht mit geistigen Gütern gesegneten Menschen überragt.

Nur ein feiner Beobachter, der die frühere Persönlichkeit genau kannte, bemerkte dann, dass der Betreffende namentlich an seinem ethischen Gehalt eingebüsst hat, dass er indifferent gegen manche früher hochgehaltene Lebensbeziehungen, stumpfer in seinem Gemüth, laxer in seinen sittlichen Principien, leichter zugänglich für Versuchungen, weniger energisch in seinem Streben geworden ist. Gesellen sich dazu geringere Treue des Gedächtnisses, verlangsamte Arbeitsfähigkeit, geringere

Arbeitslust, Aenderung des Charakters im Sinn einer Gemüthsreizbarkeit, so wird die psychische Schwäche schon deutlicher und nicht unwichtig für die forensische Beurtheilung, insofern derart Geschwächte in der Zugkraft ihrer sittlichen Motive Einbusse erlitten haben, leichter bestimmbar in ihrem Handeln geworden sind und ihren Affekten weniger Widerstand entgegensetzen können.

In Bezug auf die ausgeprägten Endzustände secundärer Demenz lassen sich zwei klinisch sehr deutlich sich markirende Bilder unterscheiden.

a) Der sogen. agitirte Blödsinn (allgemeine Verwirrtheit — démence).

Hier besteht noch eine gewisse Erregung auf psychischem Gebiet: es finden sich noch Vorstellungen und Bestrebungen, aber in einem total zerrütteten geistigen Mechanismus, dessen Einzelglieder autonom geworden, nicht mehr zur Einheit eines Bewusstseins, eines Ich verbunden sind. Das Vorstellen solcher Kranken ist ein ganz vages, planloses, zufälliges, an oberflächliche Aehnlichkeiten des Wortlauts anknüpfendes oder selbst gänzlich der Ideenassociation entbehrendes. Selbst der logische Sinn der Worte ist dem Kranken abhanden gekommen, er spricht Worte, die für ihn ohne alle Bedeutung sind, nur mehr blosse Worthülsen, Residuen früherer Vorstellungen und Bewegungsanschauungen darstellen.

Bei seiner Agitation, seiner verworrenen Geschwätzigkeit ähnelt der Kranke oft dem Maniacus, aber diese Aehnlichkeit ist eine sehr oberflächliche. Statt lebhafter Affekte, wie sie der Maniacus besitzt, findet sich hier nur ein blödes Mienenspiel, das sich in fadem Lächeln oder weinerlichem Grinsen bewegt, ein kindisches, läppisches Gebahren. Während bei dem Maniacus, selbst auf der Höhe der Verworrenheit, zusammenhängende Vorstellungsmassen, logische Knüpfungen und Associationen auftauchen, ist die Verworrenheit des agitirt Blödsinnigen eine bodenlose, meist aller Association entbehrende.

Während in den Remissionen der Manie die frühere geistige volle Kraft hervorleuchtet, schaut hier hinter all dem Gepolter und Spektakel, mit welchem der defekte Mechanismus abläuft, doch nur die Nacht des Blödsinns hervor.

Trotz aller Aktivität ist hier ein Streben, eine Verbindung der disparaten, lückenhaften Vorstellungen zu einem Urtheil, einem Schluss, einer planmässigen Handlung nicht mehr möglich.

Die Manie ist endlich ein temporärer, remittirender — der agitirte Blödsinn ein terminaler, dauernder Zustand.

Solche terminale Erscheinungen von allgemeiner Verwirrtheit sind vorzugsweise Ausgangsstadien des Wahnsinns, sowie nicht zur Lösung gelangter Manien mit moriaartigem Durchgangsstadium.

Beob. 36. Tobsucht im Anschluss an Pneumonie. Ausgang in agitirten Blödsinn.

Beng, Bauernfrau, 28 J., ohne erbliche Anlage, Mutter von 3 Kindern, früher gesund, erkrankte Mitte September 1871 an Pneumonia crouposa dextr. Auf der Akme der Krankheit bestand heftiges Fieberdelirium, im Stadium der Lösung trat eine maniakalische Erregung auf, die sich rasch bis zur Tobsucht steigerte. Sie wurde schlaflos, sang, pfiff, schwatzte verworren durch einander in verschiedenen Dialekten, predigte, exercirte, tobte. Die Stimmung war eine reizbare bis zornige. Als Kern des Deliriums fand sich ein dämonomanischer Wahn mit feindlicher Verkennung der Umgebung vor. Sie sah Hexen, Gespenster, hielt sich für besessen vom Teufel, für den sie ihren Schwiegervater hielt. Mitten aus diesem verworrenen Vorstellungsschwindel oft tiefe Remissionen, in deren einer sie selbst die Aufnahme in die Anstalt begehrte.

Bei der Aufnahme am 9. 10. 71 war sie auf der Höhe der Tobsucht, in unbändigem Bewegungsdrang, höchst verworren. In dem ideenflüchtigen Vorstellungsschwindel, der sich vielfach sprachlich nur noch in abgerissenen Worten und Sätzen entäusserte und in welchem Assonanz und Allitteration eine Rolle spielte, tauchten Fragmente von Verfolgungsdelir (Verfolgung durch Hexen, Teufel, Vitriolöl, das man ihr ins Hirn gegossen habe) neben Grössenwahn (Vater ein Fürst, vermeintliches Fahren mit Viererzug, reiche Erbin etc.) auf, jedoch überwog die dämonomanische Vorstellungsreihe und die reizbar zornige Stimmungsanomalie. Das Bewusstsein war tief gestört, die Umgebung wurde im Sinne der Wahnvorstellungen verkannt.

Pat. mittlerer Grösse, Stirnschädel schmal, keine vegetativen oder Skeletabnormitäten, kein Fieber, P. 88, Ernährung tiefgesunken, blasse Hautdecken und Schleimhäute. Linke Pupille erweitert. Mitbewegungen und fibrilläre Zuckungen der Gesichtsmuskeln, vorübergehend auch Strabismus.

Schon im November stellten sich Remissionen ein, aber Pat. blieb unklar, verworren, klagte in Ruhepausen, die eigentlich nur Erschöpfungspausen waren, über Mattigkeit, Schwäche, verlangte dann auch wohl Champagner. Die Kranke wurde im Lauf des December ruhiger, die Erregungsphasen, die theils zornige Affekte mit dem Charakter der Reaktion gegen dämonomanische Verfolgung darstellten, theils das Bild heiterer tobsüchtiger Erregung mit Grössendelirien, genuinen Bewegungsdrangs mit Singen, Lachen, profuser Schwatzhaftigkeit darboten, zeigten sich nur mehr stundenweise. Die Ernährung hob sich, die Menses kehrten regelmässig wieder — aber die Kranke wurde nicht besinnlicher, ihre Erregungszustände nahmen immer mehr das Gepräge kindischen Zorns oder kindisch-muthwilliger Ausgelassenheit an, und auch in den Zeiten relativer Ruhe und der Erschöpfung war eine zunehmende geistige Verworrenheit und Schwäche unverkennbar. Die Therapie mittelst Bädern und subcutanen Morphiuminjektionen blieb erfolglos.

Die tobsüchtigen Ausbrüche verloren sich gänzlich im Frühjahr 1872. Ein verkehrtes, verworrenes, von massenhaften Gehörs- und Gesichtstäuschungen beherrschtes Wesen und Treiben machte sich geltend. Pat. trieb sich planlos und zwecklos herum, bald scheltend und auf Grund dämonomanischer Reste die Umgebung insultirend, bald lachend, singend, gestikulirend, angenehmen Stimmen lauschend. Auf Anreden oder auch spontan brachte sie einen sinnlosen Galimathias vor, Bruchstücke früherer Wahnideen, meist dämonomanischen Inhalts, oder auch ganz unverständliche Worte. Der geistige Verfall machte immer weitere Fortschritte, auch die Gesichtszüge wurden verzerrt, verwittert, Pat. wurde unreinlich und musste schliesslich einer Pflegeanstalt übergeben werden.

b) Der apathische Blödsinn.

Das äusserste Stadium psychischen Verfalls bietet der Zustand des apathischen Blödsinns, wie er direkt aus schweren, nicht zur Lösung gelangten Melancholien, namentlich der aktiven und stuporösen Melancholie und aus Anfällen schwerer Tobsucht sich herausbilden kann.

Die Physiognomie zeigt in solchen Fällen den Ausdruck völliger Nullität, die Innervation der Extensoren erlahmt gänzlich, so dass der Körper nur noch den Gesetzen der Schwere folgt und nach ihnen sich die Haltung regelt. Das Kinn sinkt auf die Brust herab, die Glieder nehmen eine leicht flektirte Position an, der Speichel läuft dem Kranken aus dem Munde.

Auf psychischem Gebiet herrscht vollkommene Ruhe. Die Apperception sinkt zu einer blossen Perception herab, die Sensibilität und Reflexerregbarkeit sind auf ein Minimum reducirt. Mit dem Verlust des ganzen geistigen Besitzes gleichen solche unglückliche Kranke enthirnten Thieren und thatsächlich ist ja ihre Hirnrinde ausser Funktion gesetzt. Sie nehmen kein Bedürfniss des Hungers, keine Gefahr mehr wahr; man muss sie füttern, kleiden, ihre Entleerungen überwachen, sonst würden sie zu Grunde gehen. In den tiefsten Stufen dieses Zustandes gehen mit den Vorstellungen auch die Bewegungsanschauungen verloren. Damit hört selbst die Sprache auf — eine wahre aphasia amnestica. Dieses geistige Todtsein dauert zuweilen noch Jahre lang, bis der erlösende leibliche Tod eintritt. Im Allgemeinen leben solche Unglückliche nicht mehr sehr lange, indem entweder die Lähmung der psychischen Centren auf die der Respiration und Circulation sich ausbreitet oder der Mangel an Bewegung, ausgiebiger Respiration erhebliche Störungen der Circulation und Ernährung herbeiführt und durch Pneumonien, colliquative Diarrhöen u. dgl. der tödtliche Ausgang eintritt.

Beob. 37. Tobsucht. Ausgang in apathischen Blödsinn.

Kampf, 28 J., Schuster, uneheliches Kind, angeblich ohne erbliche Anlage, aber von Jugend auf schüchtern, wenig umgänglich, leicht schreckbar, jedoch geistig gut begabt, hatte im 19. Jahr (Pubertät) einen Anfall von Melancholie durchgemacht. Er genas vollständig nach einem halben Jahr.

Ende Juni 1873 kam er eines Abends im elterlichen Hause verstört und aufgeregt an. Er war unstet, schlaflos, hastig in seinen Bewegungen. Seine Aufregung wuchs zusehends, er wurde ideenflüchtig, verworren, erklärte sich für den König von Deutschland und die Seiltänzerin für die Königin, die wollte er heirathen. Er sei der Adam, der Johannes und der Erlöser der Welt, die Schillerglocke sei die schönste. Er fing an zu singen, pfeifen, fluchen, schimpfen, schlug Fenster und Thüren ein, prügelte die Angehörigen, sah Feuer in der Luft, den Teufel, hörte ihn rufen, meinte, man wolle ihn verbrennen, ihm den Kopf herunternehmen. Er ass fast gar nicht hatte grossen Durst, litt an Obstipation.

Im Zustand völliger Tobsucht wurde Pat. am 2. 7. 73 aufgenommen. Sein Gedankengang war beschleunigt bis zur Ideenflucht, verworren; vorübergehend tauchten Wahnideen, Erlöser, Johannes der Täufer zu sein, auf. Das Bewusstsein war sehr gestört, der Bewegungsdrang anhaltend und nur aufs Zerstören gerichtet. Pat. hatte massenhaft Gesichts- und Gehörshallucinationen (Teufel, Gott etc.). Pat. war fieberlos, der Puls überstieg selten 80 Schläge. Die vegetativen Organe waren intakt; ausser einer bedeutenden Vorwölbung des Occiput fanden sich keine Schädelabnormitäten.

Die motorische Erregung, die verworrene Ideenflucht, die Sinnestäuschungen dauerten trotz prolongirter Bäder mehrere Wochen in gleicher Höhe fort, dann kamen zwar tiefe, aber nur kurze Remissionen mit um so heftigeren Exacerbationen.

Nach fünfmonatlicher Dauer der Tobsucht, während welcher Zeit Pat. in der Ernährung sehr herabgekommen war, stellte sich allmählig Ruhe und tiefe Erschöpfung ein. Pat. blieb aber tief verworren, unreinlich, zeigte nur noch hie und da läppische, kindische Affekte, verharrte Stunden lang in bizarren Stellungen, zeigte keine Reaktion mehr auf Reize der Aussenwelt, selbst nicht einmal auf starke faradische Ströme. Die Miene nahm den Ausdruck völliger Nullität an, die Augen starrten ins Leere, die Haltung wurde eine schlaffe, zusammengesunkene, der Speichel floss aus dem Munde, sprachliche Reaktionen traten nicht mehr ein, der Körper zeigte bedeutenden Fettansatz. Ende 1874 wurde Pat. im Zustand vollendeten apathischen Blödsinns einer Siechenanstalt übergeben.

Abschnitt II.

Die psychischen Entartungen[1]).

Capitel 1.

Allgemeine klinische Uebersicht.

Der ätiologisch-anthropologischen Sonderstellung dieser psychopathischen Zustände wurde in der Einleitung (Classifikation) gedacht und der eigenartige Verlauf und klinische Befund derselben gegenüber dem der Psychoneurosen hervorgehoben. Bevor die specielle Darstellung dieser individuell so verschiedenartigen Degenerationszustände versucht wird, erscheint es geboten, die mannigfachen Erscheinungen eines abnorm, vielfach pervers funktionirenden Centralnervensystems übersichtlich ins Auge zu fassen. Sie fallen grösstentheils unter den Begriff der neuropathischen Constitution, jener reizbaren Schwäche, die uns schon in der Aetiologie (p. 181) als wichtige prädisponirende Ursache des Irreseins

---

[1]) Morel, Traité des dégénér. 1857; Traité des mal. ment. 1860; Traité de la méd. légale des alién. 1866; Derselbe, De l'hérédité morbide progressive 1867; v. Krafft, Friedreich's Blätter 1868; Legrand du Saulle, Die erbliche Geistesstörung, übers. von Stark, 1874.

begegnet war. Die Zeichen dieser neuropathischen Constitution sind individuell sehr verschieden. Im Allgemeinen lässt sich nur geltend machen, dass bei solchen krankhaft organisirten Existenzen das centrale Nervensystem eine geringe Widerstandsfähigkeit aufweist, abnorm anspruchsfähig und erschöpfbar ist und dass die cerebralen Funktionen mit Einschluss der psychischen theils mit krankhafter Stärke, theils in verkümmerter oder auch in perverser Weise zu Tage treten.

Actiologisch ist geltend zu machen, dass solche Existenzen meist von geisteskranken, nervenkranken, charakterologisch abnormen oder trunksüchtigen Erzeugern abstammen, oder dass in frühen Lebensjahren constitutionelle Processe (z. B. Rachitis) schädigend auf die Entwicklung von Gehirn und Schädel (hydrocephalische Vorgänge) einwirkten, vielfach auch schwere Hirnaffektionen (meningeale Hyperämien und encephalitische Erkrankungen) spontan, gelegentlich acuter Infektioskrankheiten, oder auch traumatisch entstanden, endlich onanistische Reizungen das in Entwicklung begriffene Gehirn in seiner organischen und funktionellen Entfaltung beeinträchtigten. Entsteht daraus (bei schwerer Schädigung) nicht Stillstand der Fortentwicklung im Sinn von Idiotismus, so nimmt die Entwicklung jedenfalls eine abnorme, vielfach perverse Richtung. Diese „Belastung" gibt sich dann theils allgemein cerebral in funktionellen Degenerationszeichen zu erkennen, theils psychisch in Anomalien der Charakterentwicklung, der ethischen Seite und des Trieblebens, während die intellektuellen Leistungen leidlich gut sich verhalten können. Der Ausdruck „psychische Entartung" hat nicht anatomische Bedeutung im Sinne einer Entartung der Gehirnrinde als Organ der psychischen Funktionen, sondern soll lediglich andeuten, dass funktionell eine dauernde, weil constitutionell begründete, krankhafte, vielfach geradezu perverse und progressive Entfernung von der Norm cerebralen und speciell psychischen Lebens — ein Aus-der-Art-schlagen, eine Entartung der Gesammtpersönlichkeit besteht. Der Ausdruck ist etwa ebenso berechtigt, als man auf rein moralischem Gebiet von einem entarteten Menschen sprechen kann. Diese Entartung im Sinne psychischer Degeneration hat aber eine tiefere jedenfalls pathologische Begründung, weil sie vielfach auf bestimmte cerebral-pathologische Bedingungen sich zurückführen lässt, mit anatomischen Degenerationszeichen oft genug zusammentrifft. Auch anthropologisch stellt diese „psychische Entartung" eine bedeutungsvolle Erscheinung dar, insofern sie beim Einzelindividuum nur Theilerscheinungen eines physischen und psychischen Entartungsprocesses der ganzen Familie darstellt und Generationen hindurch in wandelbaren, wesentlich immer schwerer sich gestaltenden Erscheinungen sich verfolgen lässt.

Die anomale vielfach sogar perverse Funktion im Centralorgan äussert sich speciell:

a) Im Gebiet der vitalen Processe als grosse Morbilität, geringere mittlere Lebensdauer, ungewöhnliche Reaktion gegenüber atmosphärischen, tellurischen, alimentären Schädlichkeiten, grössere Höhe und auffallende Irregularität der Temperaturkurve in fieberhaften Krankheiten mit sonst typischem Verlauf und Temperaturgang; als grosse nervöse Erregbarkeit bis zu schweren neurotischen Erscheinungen (Convulsionen, Neurosen, Psychosen) in physiologischen Lebensphasen (Dentition, Pubertät, Menses, Klimakterium), als früheres Eintreten der Pubertät, überhaupt verfrühte geistig-körperliche Entwicklung bei jedoch schwächlich bleibendem, oft gracilem Körper, feinem Teint, lymphatischer Constitution, Neigung zu scrophulösen Erkrankungen in der Kindheit und später zu Tuberculose. Häufig finden sich auch hier von der Pubertät anhebende Zustände tiefer constitutioneller und darum der Therapie schwer zugänglicher Anämie und Chlorose.

b) Im Gebiet der allgemeinen cerebralen Funktionen zeigt sich ungewöhnlich lebhafte Mitaffektion des centralen Nervensystems schon bei leichten körperlichen Erkrankungen in Form von Somnolenz, Sopor, Delirien, Hallucinationen etc.

c) In der Bahn der sensiblen Nerven besteht abnorm leichte Erregbarkeit und ungewöhnlich lange Andauer der Erregung, Irradiation derselben auf ganz entfernte Nervengebiete.

d) Auf sensoriellem Gebiet zeigt sich Geneigtheit zu Hyperästhesie neben ungewöhnlich lebhafter Betonung der Eindrücke durch Lust- oder Unlustgefühle und, insofern jene pervers betont sein können, zu Idiosynkrasien.

e) Das labile Gleichgewicht der vasomotorischen Innervation gibt sich in intensiver Mitbetheiligung derselben bei psychischen Erregungen (Erblassen, Erröthen, Palpitationen, präcordiale Sensationen) und anderen, den Tonus der Gefässnerven herabsetzenden Einflüssen (Hitze, Alkohol) kund. In der Regel reagiren solche Constitutionen abnorm und ungewöhnlich intensiv auf Alkohol. Gleichwohl ruft die funktionelle Schwäche der Nervencentren häufig eine Inclination zu diesem Reiz- und Genussmittel hervor. Unter dem deletären Einfluss desselben entwickeln sich dann auf dem Boden der organischen Belastung die schwersten Formen funktioneller Entartung.

f) Als funktionelle Degenerationszeichen sind auf motorischem Gebiete Nystagmus, Strabismus, Stottern, Contracturen und sonstige Innervationsstörungen der Muskeln, namentlich im Gesicht (Grimassiren, Zucken), ferner als besonders schwere Belastungserscheinungen epileptische und epileptoide [1]) Zufälle zu erwähnen.

---

[1]) Vgl. Griesinger, Arch. f. Psych. I. p. 320; Westphal ebenda III, p. 157.

g) Besonders häufig ist das Geschlechtsleben funktionell abnorm, insofern der Geschlechtstrieb überhaupt fehlt; oder abnorm stark, brunstartig in die Erscheinung tritt und impulsiv Befriedigung sucht, oder abnorm früh, selbst in früher Kindheit schon sich regt und zu Masturbation führt oder gar pervers auftritt, d. h. in der Art der Befriedigung nicht auf die Erhaltung der Gattung gerichtet.

h) Die Belastung verräth sich endlich oftmals in meist von der Pubertät anhebenden und einen progressiven, immer schwereren Verlauf nehmenden, bis zu den äussersten Bildern funktioneller Entartung führenden Neuropathien (Neurasthenie, Hypochondrie, Hysterie, Epilepsie).

Analoge Erscheinungen, als Ausdruck einer organischen Belastung, psychopathischen Constitution, bietet auch die psychische Sphäre.

Im Gemüthsleben überrascht zunächst die auffällige Empfindsamkeit und Reizbarkeit, das erleichterte Eintreten von psychischem Schmerz und Affekt, der zudem pathologische Höhe erreichen und in völlige Sinnesverwirrung übergehen kann.

Bei vielen derartigen Individuen besteht zeitweise eine solche Emotivität, dass jeder Gedanke sofort zu einer Gemüthsbewegung wird, eine Kleinigkeit sie in Affekt versetzt. Diese Wirkung können leichte Indispositionen, Menses und andere physiologische Lebenszustände, ja selbst blosser Witterungswechsel haben, indem sie direkt oder durch das Zwischenglied einer Neuralgie die Stimmung trüben. Neben dieser auffallenden Impressionabilität und Emotivität findet sich nicht selten eine bemerkenswerthe Gemüthsstumpfheit, ja selbst ein ganz unmotivirter Wechsel zwischen diesen Extremen, der sich in sonderbaren Sympathien und Antipathien kundgibt. Bei einer Reihe solcher Neuropsychopathiker schwankt geradezu das Gemüthsleben beständig zwischen Exaltation und Depression, so dass nie eine indifferente oder normale, d. h. affektfreie Stimmungslage möglich wird.

In den Exaltationsphasen zeigt sich dann unstäter Thätigkeitsdrang mit sonderbaren, mitunter selbst bedenklichen Gelüsten, Trieben, Impulsen; in den depressiven Phasen leidet der Kranke an peinlicher Unentschlossenheit, Handlungsunfähigkeit, an Zwangsvorstellungen, namentlich zu Selbstmord, schrecklichem Gefühl irre zu werden.

Als eine eigenthümliche, eine ganze Gruppe psychischer Degenerationszustände bezeichnende Gemüthsanomalie ist der völlige Mangel oder wenigstens die Unerregbarkeit ethischer Gefühle anzuführen.

Auf dem Gebiet des Vorstellens fällt die Leichterregbarkeit desselben, die ungewöhnlich grosse Einbildungskraft bis zum Eintreten von Hallucinationen, die Schnelligkeit der Associationsvorgänge, die vielfach induktive Art des Denkens auf; aber trotz dieser zu künstlerischen und selbst wissenschaftlichen Leistungen befähigenden Vortheile hindert die reizbare Schwäche die Erzielung von Resultaten. Die wissenschaftlichen Erfolge werden vereitelt durch die rasche Erschöpfung und dadurch resultirende Unfähigkeit zu einem anhaltenden intensiven Denken, die künstlerischen durch den hier meist bestehenden Mangel an intellektueller ästhetischer Begabung. Dadurch erhalten die artistischen Leistungen solcher Menschen ein barockes, selbst monströses, mindestens unschönes Gepräge. Zugleich besteht vielfach ein bemerkenswerther Mangel an Reproduktionstreue der Vorstellungen.

Auffällig ist der Associationsgang solcher Menschen. Er erscheint abspringend, es finden sich schroffe, unvermittelte Uebergänge in der Unterhaltung. Ein scharfes logisches Denken ist ihnen fremd; vielfach knüpft die Associationen die lautliche Aehnlichkeit der Worte, sind die Beziehungen so entlegene, so ungewöhnliche barocke, dass die Gedankenrösselsprünge geradezu verblüffend, aber auch rasch ermüdend wirken. Nicht selten finden sich hier Zwangsvorstellungen und sogar desultorische anticipirte Primordialdelirien, die bei späterem Verfall in Verrücktheit wieder auftauchen. In der Willenssphäre findet sich ebenfalls grosse geistige Erregbarkeit bei geringer Andauer der Erregung. Daraus ergibt sich Enthusiasmus, der aber rasch verfliegt, Thatendrang, der nie etwas zu Ende bringt, und durch diese Schwäche und Inconsequenz des Wollens erscheint der Träger dieser Anomalie in seinem Charakter geschädigt. Bei vielen, namentlich bei erblich mit einer solchen abnormen Constitution Belasteten finden sich daneben auch impulsive Akte, ja manchmal fühlen sich diese Menschen sogar in regelmässig wiederkehrenden Zeiträumen getrieben, dieselben verkehrten, excentrischen, ja selbst unsittlichen Handlungen zu wiederholen, ohne dass sie sich eines Motivs hinterher bewusst wären. Zuweilen gelingt es, als solches affektartige Stimmungen, Idiosynkrasien, Zwangsvorstellungen zu eruiren. Ein Versuch in synthetischer Zusammenfassung die anomale Gesammtpersönlichkeit zu skizziren, stösst bei der enormen individuellen Verschiedenartigkeit dieser Naturen auf grosse Schwierigkeiten.

Im grossen Ganzen lässt sich annehmen, dass bei ihnen die unbewusste Sphäre des geistigen Lebens eine grössere Rolle spielt als beim normalen Menschen. Mit Recht bezeichnet Morel jene Individuen, soweit sie Hereditarier sind, als instinktive Menschen. Ihre Zwangsvorstellungen, ihre impulsiven Akte und sonderbaren Gedankenverbindungen rechtfertigen diese Auffassung.

Im Gebiet der höheren geistigen Leistungen fällt das Unharmonische der Gesammtheit derselben auf. Geringe Intelligenz neben einseitig hervorragender Begabung (selbst bei Idioten) bis zur partiellen Genialität, Willens- und Charakterschwäche, die sich in Mangel sittlichen Halts,

Unfähigkeit zu einer geordneten Lebensführung, in widerstandsloser Hingabe an unsittliche Neigungen kundgibt, dabei Verschrobenheit und Einseitigkeit gewisser Gedanken- uud Gefühlsrichtungen, die solche Menschen barock, überspannt, leidenschaftlich, in der Rolle von Sonderlingen, Misanthropen, politischen und religiösen Schwärmern erscheinen lässt, endlich capriciöse Zu- und Abneigungen, Einseitigkeit gewisser Begabungen und Willensrichtungen bei Stumpfheit und Interesselosigkeit für viel näherliegende sociale Fragen und Pflichten, unruhiges, unstätes, triebartiges, launenhaftes Wesen und Handeln bilden die häufigsten und hervorstechendsten Züge der abnormen Persönlichkeit. Häufig genug gibt sich diese auch in Abgeschmacktheiten des Benehmens, der Kleidung etc. äusserlich kund. Die Eigenthümlichkeit der Persönlichkeit wird vielfach auch sinnfällig durch einen besonderen (neuropathischen) Ausdruck des Auges, sowie durch sogen. anatomische Degenerationszeichen (vgl. p. 143). Sie liefern einen greifbaren Beweis dafür, dass schon in den ersten Zeiten der Entwicklung schädigende Einflüsse bestanden und sind der deutliche Ausdruck einer Abweichung vom Bildungstypus der Art — einer Entartung. Unzählige dieser belasteten Individuen erhalten sich zeitlebens auf diesem Grenzgebiet zwischen ausgesprochener Krankheit und relativer, wenigstens individueller Gesundheit. Sie verlieren gelegentlich durch psychische oder somatische Einflüsse vorübergehend ihr relatives psychisches Gleichgewicht, bieten dann krankhafte Gemüthszustände, pathologische Affekte, transitorisches Irresein u. s. w. Treffen sie anhaltende oder häufiger wiederkehrende Schädlichkeiten, so verfallen sie sicher in schwere Geistesstörung, die namentlich in jüngeren Jahren oft rasch ihren Ausgang in Blödsinn nimmt. Jedenfalls ist die Geneigtheit solcher belasteter Individuen, in Irresein zu verfallen, eine sehr grosse. Blosse Aenderungen der Lebensweise, des Wohnorts, Schicksalsschläge, politische und sociale Bewegungen können dasselbe herbeiführen. Selbst physiologische Lebensphasen genügen zu dessen Entstehung. Eine der gefährlichsten Zeiten ist die Pubertät. Häufig vermitteln die präexistirenden psychischen Anomalien, die Excentricitäten und Paradoxien der Anschauungen, Bestrebungen, Motive und Urtheile den Zusammenhang zwischen psychopathischer Anlage und Psychose, indem die Einseitigkeit oder Schwäche der intellektuellen Ausbildung, die Verschrobenheit der Gefühle und Bestrebungen, stehende Neigungen, Leidenschaften und Charakterabnormitäten den günstigen Boden für ein geringfügiges gelegentliches Moment abgeben oder durch sich selbst — in fortschreitender Ausbildung der krankhaften Anlage — endlich in wirkliches Irresein überführen. Oder dasselbe entwickelt sich aus einer constitutionellen Neuropathie (Hysterie, Hypochondrie, Neurasthenie) heraus.

Die Prognose ist hier eine im Allgemeinen ungünstige.

Die pathologische Anatomie dieser Entartungen ist eine noch grossentheils unerforschte. Das Substrat der psychischen Degeneration ist ein morphologisch unbekanntes und dieser Begriff nur ein funktionell festzuhaltender.

Bemerkenswerth sind immerhin die oft bedeutenden und häufigen Störungen in der Schädelentwicklung. Stahl (Zeitschr. f. Psych. 16, 17) weist auf Behinderung der räumlichen Ausbreitung des Gehirns durch gestörtes Schädelwachsthum (Mikrocephalie) oder auch gestörte Ausbildung durch infantilen Hydrocephalus (Makrocephalie) hin. Meynert (Skizzen etc. 1870) legt Werth auf Missverhältnisse zwischen Gehirn und Schädel einer- und Herz- und Gefässentwicklung andererseits. Arndt (Lehrb. der Psychiatrie, 1883, p. 325) findet weniger zahlreiche und nicht so tief ausgeprägte Hirnwindungen, häufige Verkümmerung von Hirnpartbien, namentlich des Hinterhautlappens und damit im Zusammenhang ein sehr kurzes Hinterhorn der Seitenventrikel.

Beachtenswerth sind ferner Arndt's Funde (Virchow's Archiv 1861, p. 512; 1867, p. 41, 72), wornach bei originär neuropathisch belasteten Individuen viele Rindenzellen auch im erwachsenen Gehirn auf embryonaler Stufe verharren und die Entwicklung der Markscheide des Axencylinders eine unvollkommene bleibt, zudem Unvollkommenheiten der Lymph- und Gefässbahnenentwicklung im Zusammenhang mit constitutioneller Anämie hier vielfach vorkommen. Die erworbene Degenerescenz lässt sich zum Theil auf Ernährungsstörungen der Gefässwände und auf vasomotorische Innervationsstörungen, wie sie schwere Krankheiten, Chlorose, Alkohol- und sexuelle Excesse, Senium etc. mit sich bringen, zurückführen.

Capitel 2.

Das constitutionelle affektive Irresein (Folie raisonnante).

Es erscheint unter zwei Formen, der maniakalischen und der melancholischen. Während die erstere fast ausschliesslich in periodischer Wiederkehr von Anfällen auftritt und deshalb bei der periodischen Manie ihre Besprechung findet, ist hier der als Continua verlaufenden melancholischen Folie raisonnante zu gedenken. Des raisonnirenden Charakters des Krankheitsbilds als eines Symptoms, nicht einer Krankheitsform, wurde in der allgem. Pathologie Erwähnung gethan. Der degenerative Charakter dieses Symptoms wurde zur klinisch-symptomatologischen Aufstellung der psychischen Degenerationszustände mit benützt und die Thatsache betont, dass gewisse Kranke oft ein wunderbares Gemisch von Lucidem und Krankhaftem aufweisen, verkehrte Handlungen trefflich zu entschuldigen wissen, verkehrt handeln und fühlen, aber formell richtig und logisch denken. Wahnideen und Sinnestäuschungen fehlen ganz oder treten höchstens episodisch einmal durch besondere vorübergehende Momente zum Krankheitsbild hinzu, so bei affektvoller Erregung. Sie bleiben zudem elementare Symptome.

Neben der raisonnirenden Form ist der stationäre, durchaus nicht progressive Charakter des Krankheitsbilds trotz jahre-, ja selbst lebenslanger Dauer desselben hervorzuheben. Es hat eben eine tief constitutionelle Bedeutung.

Die melancholische Folie raisonnante[1]).

Sie findet sich vorwiegend bei weiblichen Individuen. Erbliche Belastung dürfte die prädisponirende Ursache sein. Erscheinungen einer constitutionellen Neurose, (Neurasthenie, Hysterie) gehen in der Regel der Psychose jahrelang voraus und begleiten ihren weiteren Verlauf. Uterusaffektionen, namentlich Infarkte und Lageveränderungen, erweisen sich als ein wichtiges Gelegenheitsmoment für die Entwicklung der Psychose. Bei erblicher Belastung scheint das Leiden auch ohne Dazwischenkunft einer accidentellen Ursache sich entwickeln zu können. Es tritt dann schon vor der Pubertät oder mit dieser auf und bleibt dann constitutionell.

Von Aerzten, die nicht Specialisten sind, wird gewöhnlich nur die zu Grunde liegende Neurose diagnosticirt und der psychische Antheil des Krankheitsbilds verkannt. Im socialen Leben wird der Zustand in der Regel bloss vom ethischen Standpunkt aus beurtheilt und als übler Charakter und Launenhaftigkeit missdeutet. Falret hat das Leiden in seinen Hauptzügen als „Hypochondrie morale avec conscience de son état" beschrieben.

Klinisch findet sich eine habituell üble Laune, ein stehender depressiver Affekt, der sich in Reizbarkeit, Unzufriedenheit, Zank- und Schmähsucht, Neigung zu übler Behandlung der Umgebung kundgibt. Das Vorstellen derartiger Patienten, die häufig genug einfach für boshafte, zänkische Weiber, eifersüchtige Gattinnen, herzlose, grausame Mütter (misopédie, Boileau de Castelneau) gehalten werden, ist beständig in den Zwang des schmerzlichen Fühlens gebannt. Es besteht bei ihnen ein beständiger schmerzlicher Reproduktionszwang, ihre psychische Dys- und Anästhesie liefert ihnen nur widrige Eindrücke aus der Aussenwelt. Sie sehen nur die Schattenseiten des Lebens, Alles schwarz und trübe, bekommen von Allem nur widrige Eindrücke, und die geringsten widrigen Ereignisse verschlimmern ihren Zustand bedeutend. Sie sind abulisch, muthlos, unlustig, unfähig zu andauernder Arbeit und intellektueller Leistung, unglücklich, verzweifelt bis zu Taed. vitae. Sie leiden beständig unter dem Schwergewicht ihrer krankhaften Gefühle und leib-

[1]) Spielmann, Folie raisonnante, p. 318; Falret, Discussion sur la folie raisonnante, Ann. méd. psych. 1866; Griesinger op. cit. p. 298; v. Krafft, Die Melancholie, p. 10.

lichen Beschwerden und sind einem fortwährenden Reproduktionszwang hingegeben. Häufig sind hier auch Zwangsvorstellungen. Die krankhafte Natur des scheinbar bloss üblen Charakters beweist der exacerbirende und remittirende Verlauf, das jedesmal stärkere Hervortreten der Symptome zur Zeit der Menstruation, die Klage der Kranken in freieren Zeiten, dass sie wider besseres Wissen und Wollen sich so negirend verhalten, Anderen Böses thun, schaden müssen. Dazu kommt das allerdings seltene, aber in Affekten zu beobachtende Vorkommen von Angstzufällen und Persekutionsdelir, endlich das integrirende Mitgehen neuropathischer Symptomencomplexe (Neurasthenie, Spinalirritation, Hysterismus) mit den Paroxysmen scheinbarer böser Laune und Gereiztheit. Nicht selten leiden derartige Kranke beständig unter der Furcht, irrsinnig zu werden.

Therapeutisch empfehlen sich, ausser der Behandlung der vorhandenen neurotischen Erscheinungen und der häufigen Uterinleiden, Hydrotherapie (laue Bäder, Abreibungen mit dem nassen Leintuch) und Morphiuminjektionen, die freilich nur palliativ wirken, aber in Zeiten der Exacerbation die moralischen und physischen Leiden dieser Kranken auf ein Minimum beschränken.

Die Gefahr einer sich ausbildenden Morphiumsucht ist hier sehr zu beachten.

Beob. 38. Melancholische Folie raisonnante. Interessante Selbstschilderung des Zustands.

Josephine Dietrich, 40 J., stammt aus tief belasteter Familie.

Vatersschwester hatte Nervenattaquen, Vater habe gezittert, sei arg wankel- und zornmüthig gewesen.

Vatersbruder und Vatersvater waren gemüthskrank, 4 Geschwister der Kranken leiden sämmtlich an den Nerven und sind zeitweise gemüthskrank.

Das Leben der Pat. ist schon an der Wurzel vergiftet.

Als Kind schon war sie emotiv, oft traurig und verstimmt ohne Ursache.

Mit dem ersten Eintritt der Menses im 16. Jahr Hysterie, die in Hysteroepilepsie (klonische coordinirte Krämpfe mit Bewusstlosigkeit) überging. Mit dem 22. Jahr verloren sich diese Zufälle. Pat. blieb neuropathisch (vage Neuralgien, Kältegefühl, Globusbeschwerden) ganz allmählig ging diese Neurose in die Psychose über, die unverändert bis heute besteht, nur in Remissionen und Exacerbationen sich bewegt.

Die Grundzüge dieses Leidens sind eine tiefe psychische Depression, ein beständiges psychisches Wehesein, ein peinlicher Zustand von Gemüthsbeklemmung.

Parallel dieser psychischen Hyper- und Dysästhesie gehen vage neuralgische Beschwerden in spinalen Bahnen, ein Status nervosus, ein Zustand nervöser Unruhe.

Die psychische Dysästhesie äussert sich darin, dass die ganze Aussenwelt ihr trübe, schmerzlich, widerlich erscheint.

Selbst freundliche, wohlwollende Theilnahme ist ihr schmerzlich.

Oft muss sie gegen ihr Wollen sich feindlich, negirend gegen die Umgebung, selbst gegen ihre besten Freunde verhalten.

Zugleich besteht ausgesprochene psychische Anästhesie; sie ist freudlos, das Leben hat für sie keinen Reiz, es ist ihr eine Last, der Tod eine willkommene Erlösung.

Das Vorstellen ist nur formal gestört.

Pat. hat keine Wahnideen, sie hat zugleich das Vollbewusstsein ihrer Krankheit. Der Umstand, dass sie sich so negirend verhalten muss gegen Alles, was den anderen Menschen lieb und werth ist, erhöht ihren Schmerz.

Das Vorstellen ist ganz abhängig von ihrem krankhaften Fühlen.

Beständig kommen ihr trübe, quälerische Gedanken.

Auf dem Gebiet des Strebens besteht bei unserer Kranken Interesselosigkeit, stumpfe Resignation und scheues, zurückgezogenes Wesen.

Zeitweise ändert sich indessen das Krankheitsbild.

Die Kranke wird unruhig, gereizt, reagirt feindlich gegen die Aussenwelt, verlangt ihre Entlassung, den Tod.

Die Unruhe gibt sich in allerlei triebartigen, zwecklosen Handlungen kund. Diese Handlungen feindlicher, zerstörender Art sind rein psychische Reflexaktionen, analog dem spinal ausgelösten reflektorischen Krampf, den etwa eine Neuralgie vermittelt. Sie gehen unter der Schwelle des Bewusstseins durch, Pat. vermag sie nicht zu bemeistern.

Sie sind ausgelöst theils durch das Uebermass der peinlichen, den Exacerbationen einer Neuralgie vergleichbaren Gefühle von psychischer Dys- und Anaesthesia dolorosa, theils durch präcordiale quälende Gemeingefühlsempfindungen (Angst), theils durch zwingende, lästige Vorstellungen, in welchen momentan das schmerzliche Fühlen sich objektivirt.

Solche Paroxysmen kommen anfallsweise.

Mit dieser psychischen, reflektorisch sich entäussernden Hyperästhesie gehen analoge spinale Hyperästhesien einher, vage, neuralgische Schmerzen, lästiges Ziehen und Kribbeln in den Extremitäten.

Der Schlaf ist unruhig, durch schreckhafte Träume gestört.

Habituelle Stuhlverstopfung, constitutionelle Anämie vervollständigen das Krankheitsbild.

Als das einzige Mittel haben sich Morphiuminjektionen bewährt.

Sie wirken nur palliativ; aber während ihrer Wirkung besteht ein Zustand von relativem Wohlbefinden, für den die Kranke kaum Worte des Dankes finden kann.

Besser wohl als alle klinische Analyse dürfte den Zustand von Melancholia sine delirio nachstehender Brief der Kranken illustriren, aus dem ich das Wesentlichste nachfolgen lasse:

„Verzeihen Sie, dass ich so frei bin, Ihrem Wunsche zu entsprechen, da ich ziemlich unfähig bin, mich mündlich zu erklären. Die Gedanken sind ganze Schwadronen, sind meine Tyrannen, und ich bin stets zum Denken getrieben.

Die verständigen Gedanken sind stets von den bösen unterdrückt.

Die bösen sind so gewaltig, so zahlreich, verschieden und unbeständig, als die Viertelstunden im Tag, Monat und Jahr, und diese veranlassen zu ebensoviel Vorsätzen, die augenblicklich auszuüben ich fürchterlich getrieben bin.

So z. B. jetzt will und muss ich sterben, ertrinken oder im Kohlenrauch ersticken. Diese und dergleichen Gedanken martern mich ohne Unterlass; doch wenn der schreckliche Augenblick vorüber ist, so kann ich sie mit harter Mühe besiegen. Zweimal bin ich erlegen, ward aber noch glücklicher- oder unglücklicherweise geholt und arretirt.

Ich ward sogar fürchterlich getrieben von einer leichtfertigen Person, Wasser von einer todtkranken Nervenfieberleidenden zu trinken, weil ich glaubte, jetzt kann der Tod nicht fehlen; aber es war umsonst.

Ich habe mich zur Zeit der Regeln in frisches Brunnenwasser gesetzt und dergleichen; aber ohne den gewünschten Erfolg. Ich habe fürchterlich bange, noch recht lange leben zu müssen; daher wäre es mir sehr erwünscht, wenn Sie mir ein Mittel geben auf Tod und Leben.

Würde mein Leben erträglicher werden, so wäre ich Ihnen immer dankbar, würde ich aber sterben, so wäre ich Ihnen während der ganzen Ewigkeit dankbar, denn die Leiden mit ihrer Verschiedenheit kann ich niemals aussprechen.

Die Sonne, die heiteren Gesellschaften und Ergötzlichkeiten sind mir lauter Tormenten.

Sturm, Gewitter, Erdbeben, Finsterniss, Brand wären meine grösste Lust, wenn sie nicht immer vorübergingen. Niemals war ich glücklicher als während des Bombardements (Strassburg).

Ich leistete den Kranken und Verwundeten Dienste mit aller Ruhe und Ergebung; aber auch diesmal war es wieder vergeblich.

Auch in der letzten Zeit bin ich in den allerschlimmsten Gedanken.

Ich kann zwar vernünftig sprechen, aber nicht vernünftig denken, und äusserlich kann die meiste Zeit Niemand nichts davon merken.

Ich fühle mich fast immer getrieben, etwas zu verüben, und weiss nicht, was ich verüben soll. Ich habe niemals keine Ruhe, weiss aber im Grunde nicht warum. Die meiste Zeit kann ich Nachts nicht schlafen und habe ängstliche und verzweifelte Träume, und ich schlage dann öfters drein im Schlaf.

Ich bin sehr zum Schlagen geneigt, überhaupt sehr zum Zorn und zur Ungeduld gereizt.

Manches Mal bin ich sogar sehr gereizt, die Menschen und selbst meine sehr geachteten Oberen mit Worten zu kränken und ihnen höhnisch zu begegnen und oft gereizt zu augenblicklichem Springen, wo ich mich nicht halten kann; dann habe ich wieder grosse Mattigkeit und schreckliche Schwermuth, wo ich nicht mehr von der Stelle mag.

So auch mitten im Tag überfällt mich schwermüthiger Schlaf, wo ich zum Schlafen gezwungen bin, aber doch nicht lange schlafen kann, und nach diesem Schlaf sind die Folterungen noch schlimmer, ohne dass ich weiss warum.

Dann fühle ich öfters zwischen diesen Leiden körperliche Unpässlichkeit, verschiedene Bresten und Toben in den Gliedern, die aber gar nichts sind im Vergleich mit den inneren Leiden.

Doch habe ich jetzt gute Hoffnung, dass die Einspritzungen (Morphium), die Sie mir durch Ihre Güte zukommen lassen, immer die erschrecklichen Zeiten abkürzen und bedeutend vermindern. Ich bitte darum im Fall der höchsten Noth und will Ihr Wohlwollen niemals missbrauchen."

Capitel 3.

Die Paranoia [1]).

Unter dieser Bezeichnung [2]) versteht die folgende Darstellung eine chronische, ausschliesslich bei Belasteten vorkommende und häufig aus constitutionellen Neurosen sich entwickelnde psychische Krankheit, deren Hauptsymptom Wahnideen sind.

Diese Wahnideen sind im Gegensatz zu den bei Melancholie und Manie vorkommenden jeglicher affektiver Grundlage entbehrende primäre Schöpfungen des kranken Gehirns, im Gegensatz zu den Delirien des Wahnsinns von vornherein systematische, methodische, die durch Schluss- und Urtheilsprocesse geknüpft werden und zu einem förmlichen Wahngebäude sich ausgestalten. Diese Fähigkeit zu combinirender raisonnirender psychischer Thätigkeit ist — ebenfalls wieder im Gegensatz zum Wahnsinn — gewährleistet durch die relative Schonung, welche der Krankheitsprocess dem intellectuellen Leben wenigstens nach seiner formalen Seite (Urtheils- und Schlussbildung) angedeihen lässt, so dass bei oberflächlicher Beobachtung die Besonnenheit und Logik des Kranken gewahrt scheint („partielle" Verrücktheit).

Bei aller scheinbaren Lucidität des Bewusstseins ist dieses jedoch in eigenthümlicher Weise gestört, insofern trotz fehlender Affekte, trotz erhaltener Apperception und „Besonnenheit" der Kranke gleichwohl alle seine Einbildungen, Sinnestäuschungen etc. nicht zu corrigiren vermag, sie vielmehr kritiklos als Thatsachen hinnimmt und verwerthet.

Damit urtheilt und schliesst er nothwendig auf Grund falscher Prämissen und führt ein Wahngebäude auf, dessen Fundament und Bausteine, bei aller Correctheit der Bauführung, Fiktionen sind.

Die Stimmungen und Handlungen des Kranken sind Reaktionserscheinungen auf Wahn und Sinnestäuschungen.

---

[1]) Snell, Allg. Zeitschr. f. Psych. 22, p. 368; 30, p. 319; Griesinger, Arch. f. Psych, I, p. 148; Sander ebenda I, p. 387; Morel, Traité des mal. ment. p. 126. 253. 267. 703. 714; Samt, Naturwissenschaftl. Methode in der Psychiatrie, Berlin 1874, p. 38; Westphal, Allg. Zeitschr. f. Psych. 34, p. 252; Hertz ebenda H. 3; Meynert, Psychiatr. Centralbl. 1877, 6. 7; 1878, 1; Schüle, Handb., p. 468; Hagen, Studien etc. 1870, p. 41; Schäfer, Allg. Zeitschr. f. Psych. 36, p. 254; 37, p. 55; Koch ebenda 36, H. 5; Fritsch, Jahrb. f. Psych. I, 1879, p. 40; Merklin, Studien über d. prim. Verr., Dissert., Dorpat 1879; Amadei e Tonnini, La Paranoia e le sue forme, Archiv. ital. 1884; Morselli e Buccola, Contrib. clin. alla dottrina della pazzia sistematizzata primitiva, Torino 1883; Tanzi e Riva, Rivista sperim. X. H. 3.

[2]) Synonym: primäre Verrücktheit (Griesinger), Délire partiel; Délire systématisé; Folie systematisée (Morel); Monomanie intellectuelle (Esquirol), Paranoia universalis (Arndt); chronischer Wahnsinn (Schüle u. A.).

Der Schwerpunkt des Krankheitsganzen liegt somit nicht wie bei der Melancholie und der Manie in primären affektiven und psychomotorischen Störungen, sondern in solchen der Vorstellungssphäre (Wahn und aufgehobene Kritik). Der Paranoische fühlt und handelt gerade so, wie wenn sein Wahn Wirklichkeit wäre. Entwicklung und Verlauf der Paranoia sind durchaus chronisch. Sie entwickelt sich langsam, durch ein Monate bis Jahre umfassendes Incubationsstadium bis zu ihrer Höhe, bleibt dann oft Jahre bis Jahrzehnte stationär, endigt niemals, wie dies das Schicksal der ungeheilten Psychoneurosen ist, in Dementia.

Eine Genesung habe ich bei über 700 Fällen eigener Beobachtung nie gesehen, wohl aber lucida intervalla, besonders im Anfang der Krankheit, und von ephemerer Dauer, ferner tiefe und anhaltende Remissionen mit völligem Latentwerden der Krankheitssymptome (Wahnideen, Sinnestäuschungen).

Nicht selten sind auch völlige und über Jahresfrist sich erstreckende Intermissionen mit voller Krankheitseinsicht und Correctur seitens des Kranken. Diese Intermissionen können noch nach einer Reihe von Jahren eintreten, sind aber nicht mit Genesungen zu verwechseln, da in all diesen Fällen nach kürzerer oder längerer Zeit die Paranoia wieder einsetzt, aber nicht als Recidiv, das den ganzen Krankheitsprocess von vorne an wieder durchmachte, sondern da wieder anknüpfend, wo sie aufgehört hatte. Mit einer Intermission darf die nicht seltene und zuweilen recht gewandte Dissimulation dieser Kranken nicht verwechselt werden. Sie wissen nach Umständen sich so gut zu beherrschen und den Schein der Gesundheit zu erwecken, dass sie höchstens in affektvollen Erregungen sich verrathen und ein weiteres Bruchstück ihrer Leidens- oder Heldengeschichte enthüllen.

Von grosser Wichtigkeit für das Verständniss dieser wesentlich in Wahnideen sich bewegenden psychischen Störungsform ist die Ermittlung der Entstehungswege dieser Hauptsymptome der Krankheit. Im Anfang des Leidens entwickeln sich Ansätze zu Wahnideen aus Einbildungen, fehlerhaften Schlüssen, denen eine bemerkenswerthe originäre Paralogik zu Hilfe kommt, ferner aus Gedächtnisillusionen und gelegentlich selbst wirklichen Erinnerungstäuschungen.

Schon jetzt können primordiale krankhafte Schöpfungen des Vorstellens episodisch auftauchen. Sie wirken Zwangsvorstellungen gleich auf den Kranken, ihn belästigend, beängstigend, verstimmend, halten aber seiner noch relativ erhaltenen Besonnenheit und Kritik gegenüber nicht lange Stand. Im weiteren Verlauf zur Gewinnung der Höhe der Krankheit gesellen sich wirkliche Sinnesillusionen hinzu, die Wahnbildung fördernd.

Den Eintritt der Krankheitshöhe bezeichnen Hallucinationen, deren

Verwerthung zur Wahnbildung mit nunmehr voll entwickeltem paranoischem Bewusstsein (geschwundene Kritik etc.) meist hemmungslos erfolgt. Die Wahnideen auf der Höhe der Krankheit entwickeln sich wesentlich auf den bereits ermittelten Entstehungswegen. Ihre wichtigsten Quellen sind aber in direkter Genese Delirien als Ausdruck spontaner krankhafter Funktion von den Vorstellungsprocess vermittelnden Gebieten der Hirnrinde (Primordialdelirien) sowie Hallucinationen. Es gibt seltene Fälle, in welchen auf der Höhe des Leidens die Wahnbildung wesentlich einer primordiale ideative ist („Paranoia combinatoria"), häufigere, in welchen in Entstehung und Verlauf der Krankheit das sensorielle hallucinatorische Gebiet fast ausschliesslich betheiligt ist („P. hallucinatoria").

Indirekt, durch Reflexion, durch bewusste Verarbeitung ist jenen Elementen eine schrankenlose Entfaltung und Weiterverwerthung im Sinne von secundären Wahnideen ermöglicht. Mit der vollen Entfaltung der Wirkung des paranoisch geänderten Bewusstseins kommt hiezu das Material, welches Paramnesien (z. B. die Verwechslung von Delirirtem oder Geträumtem mit wirklich Erlebtem), Gedächtnissillusionen und wirkliche Erinnerungstäuschungen liefern. Eine Fülle von Material liefern endlich prämorbide constitutionelle Neurosen, deren vielfache Störungen der Sensibilität, Motilität etc. das paranoische Bewusstsein nicht mehr in der leiblichen Erkrankung, sondern in Einflüssen der Aussenwelt objektivirt und motivirt.

Auf der Höhe der Krankheit vollzieht sich diese Umsetzung der Empfindungsanomalien in Wahnvorstellungen mühelos und zwangsmässig und die Hyperästhesie der Centren und Leitungsbahnen ermöglicht umgekehrt die sofortige Umsetzung der Vorstellungen in Sensationen.

Damit ist der Kranke in eine Welt des Irrthums und der Täuschung versetzt und zu allem Unglück arbeitet sein logischer Apparat formal richtig weiter und webt ein ganzes Wahngewebe.

Die degenerative Bedeutung des Krankheitsbilds, welche schon Morel klar erkannte, wurde neuerlich wiederholt angezweifelt (Mendel u. A.) und die Paranoia als chronische Form des „Wahnsinns" aufgefasst.

Ich habe niemals Paranoia bei Unbelasteten beobachtet. Die Belastung war in der grossen Mehrzahl der Fälle eine hereditäre (abnorme Charaktere, Psychosen, constitutionelle Neurosen, Trunksucht in der Ascendenz), seltener eine erworbene durch infantile Hirnkrankheiten oder auch Rachitis, die Schädel- und Hirnentwicklung störte. Tanzi und Riva (op. cit.) fanden in ihren Fällen von Paranoia bei 77 % Heredität, bei 9,5 % Entwicklungsstörungen durch infantile Hirnkrankheit. Bei den restirenden 14 % konnten hereditäre Beziehungen nicht nachgewiesen, aber auch nicht ausgeschlossen werden.

Viel wichtiger für die wissenschaftliche Klärung der Frage ist der klinische Nachweis der Belastung im Einzelfall. In dieser Hinsicht wird eine genaue Untersuchung der prämorbiden und der gegenwärtigen Persönlichkeit niemals ein negatives Resultat aufzuweisen haben.

Immer wird sich das innere Wesen, die ganze Charakterentwicklung dieser Candidaten für Paranoia abnorm erweisen, ja es ist nicht zu leugnen, dass vielfach die specielle abnorme Charakterrichtung bestimmend für die spätere specielle Form der „primären Verrücktheit“ wird, so dass diese gleichsam eine „Hypertrophie des abnormen Charakters“ darstellt. So sehen wir z. B., dass ein von jeher misstrauisches, verschlossenes, die Einsamkeit liebendes Individuum eines Tages sich verfolgt wähnt, dass ein roher, reizbarer, egoistischer, in seinen Rechtsanschauungen defekter Mensch zum Querulanten wird, ein religiös excentrischer der religiösen Paranoia anheimfällt.

Die Entwicklung der Krankheit aus dem innersten Kern der Persönlichkeit, ihrem Charakter heraus, wirft schon jetzt ein wichtiges Licht auf eine Thatsache, die später in der Krankheit besonders grell zu Tage tritt, nämlich auf die überwiegende Rolle, welche das unbewusste Seelenleben gegenüber der Sphäre des bewussten bei diesen Kranken spielt.

Ist ja doch auch der Charakter wesentlich der Ausdruck jener unbewussten Geistessphäre.

Das Vorwalten derselben ergibt sich aus dem träumerisch schlaffen, vielfach romanhaften, schwärmerischen Wesen solcher Individuen, ihren grundlosen Stimmungen und Verstimmungen, aus der Thatsache, dass zufällige Delirien in gelegentlichen Krankheiten, Traumerlebnisse, Reminiscenzen von Lektüre und Theaterbesuch auf dem tiefsten Grund ihrer Seele sich fortspinnen, früh schon blitzartig in Form von Zwangsvorstellungen und desultorischen Primordialdelirien im Bewusstsein auftauchen, wieder latent werden, um später in den deliranten Vorstellungen der Krankheit ihre endgültige Verwerthung zu finden.

In der Regel ist auch die Phantasiethätigkeit dieser Individuen eine sehr lebhafte, leicht erregbare. Die intellectuelle Begabung kann eine gute sein, ist aber vielfach eine einseitige.

Die widerstandslose Ueberwältigung des Ich durch die Gebilde der Krankheit (Wahnideen, Sinnestäuschungen) trotz fehlender Affekte, die kritiklose, aller Besonnenheit und Controle baare Hingabe an jene, ihre überraschend schnelle Entwicklung zu systematischen Wahngebäuden, ganz besonders aber die alogischen, barocken urverrückten Gedankenverbindungen — all dies weist auf ein abnorm organisirtes Gehirnleben hin.

Besonders grell ergibt sich diese Thatsache aus der steten Bereitschaft des Kranken, die Vorgänge der Aussenwelt mit der eigenen Persönlichkeit in Beziehung zu bringen [1]). Ganz ungesucht, ohne alle Reflexion, mit einer originär verschrobenen, wenn auch formell richtigen Logik ergeben sich diese Beziehungen und haben für das Bewusstsein sofort diese Bedeutung unumstösslicher Thatsachen. Selbst bedeutungslose, zufällig vernommene Worte [2]) bleiben vielfach haften, machen tiefen Eindruck, werden in der barockesten Weise verkehrt aufgefasst und in einer für ein normales Gehirn unmöglichen Verdrehung und symbolischen Umdeutung mit der eigenen Person in Beziehung gesetzt.

Die pathologisch-anatomischen Ergebnisse gegenüber dieser in dem innersten Kern der Persönlichkeit, ihrem Charakter wurzelnden Form des Irreseins sind gegenwärtig noch sehr dürftig. Häufig sind Assymmetrien in der Entwicklung der Carotiden und Vertebralarterien, der Schädel- und Gehirnhälften, und diese Befunde mögen charakterologisch nicht belanglos sein, aber für die Deutung des eigentlichen Krankheitsvorganges sind die Leichenöffnungen mit ihrem grösstentheils negativen Befund sehr unergiebig.

Aus dem Fehlen gröberer anatomischer Processe dürfte sich auch die Thatsache erklären, dass die Krankheit nicht bis zur Verblödung vorschreitet, mindestens den formalen Mechanismus des Urtheilens und Schliessens unversehrt lässt.

Die den Ausbruch der Krankheit vermittelnden Gelegenheitsursachen sind die gewöhnlichen des Irreseins überhaupt, ganz besonders wichtig erscheinen aber Pubertät, Klimakterium, Uterinleiden, Onanie.

Die Entwicklung der Krankheit ist meist eine allmählige, sozusagen aus der abnormen Persönlichkeit herauswuchernde und damit der Beobachtung in der Regel entgehende.

Das Incubationsstadium lässt sich als das der Ahnungen und Vermuthungen gegenüber dem der ausgebildeten Krankheit bezeichnen, wo Wahnideen und Sinnestäuschungen Gewissheit geben.

In jenem Einleitungsstadium heften sich an die an und für sich richtigen Wahrnehmungen der Aussenwelt aus der charakterologischen Individualität des Kranken, aus seiner unbewussten Geistessphäre heraus

---

[1]) Eine meiner Kranken bezog die Niederlassungsanzeige einer Hebamme in der Zeitung auf sich und schloss daraus, dass man sie für schwanger halte. Eine andere hatte eine verliebte Annonce inserirt. Als sie am andern Tag an einer Strassenecke das bekannte Theaterstück „Sie ist wahnsinnig" angekündigt las, dachte sie: „aha, das geht dich an." Ein Kranker gewann aus dem Hüpfen der Frösche im Wasser Andeutungen, dass er sich aus seinem ihm unsympathischen Wohnort entfernen möge. Eine Kranke fand in der Ankündigung des Theaterstücks „Die Neuvermählten" eine plumpe beleidigende Anspielung auf ein vor 20 Jahren bestandenes Liebesverhältniss.

[2]) Einer meiner Kranken kommt am Calvarienberg (Wallfahrtskirche in Graz) vorüber. Sofort deutet er das Wort folgendermassen: Cal = Calle (Braut), vari = war, i = Ignaz (jüngster Bruder des Kranken), en ist das Zeichen für Russland und führt zu grossen Verwicklungen.

Eindrücke, die den Wahrnehmungen gleichsam anfliegen. Es wird etwas hinter den Phänomenen gemerkt, gesucht, was ihnen nicht zukommt (Hagen). Da der Kranke der Quelle dieser Andichtungen nicht bewusst wird, erscheint ihm die besondere Beziehung des Wahrgenommenen als eine Thatsache, und da alles der Wahrnehmung Anhaftende aus ihm kommt, wird Alles in Bezug zu ihm gesetzt. An und für sich ist diese Fälschung noch keine Illusion, vorübergehend kann es aber schon jetzt zu einer solchen kommen. Etwaige Affekte der Bestürzung oder Gehobenheit sind nicht primäre, sondern secundäre. Zu Zeiten kann die Logik diesen Andichtungen gegenüber noch Correctur üben, immer und immer wieder stellt sich aber die Gedankenfälschung ein. Die gesteigerte Phantasie und Aufmerksamkeit leistet ihr Vorschub. Zufällige Begegnisse bestärken im Verdacht.

Um durch Reflexion und Illusionen vermittelte Fälschungen der Aussenwelt, wie sie beim Melancholischen und Maniakalischen aus der krankhaften Stimmung hervorgehen, handelt es sich hier nicht, sondern um aus unbewusstem, organischem Untergrund sich erhebende Andichtungen an die Wahrnehmungen der Aussenwelt. Damit erscheinen diese, sowie die eigenen Gedanken dem Kranken in eigenartiger Betonung. Die unbewusste Seelenthätigkeit spinnt diese Gedankenfäden weiter und lässt die Vermuthungen zu primordialen Wahnideen heranreifen.

Der Uebergang in das durch Bildung von Wahnideen gekennzeichnete Stadium der vollen Entwicklung der Krankheit ist selten ein plötzlicher, unter stürmischen Erscheinungen (Angst-, Krampfanfälle, massenhaft sich aufdrängende und ein wahres hallucinatorisches Delirium darstellende Sinnestäuschungen), meist ein allmähliger, indem die unbewussten Andichtungen sich nun zu illusorischen Wahrnehmungen entwickeln, bis endlich ein überraschendes, wenn auch zufälliges Ereigniss mit einem Schlag die Vermuthung zur Gewissheit steigert, und im sich anschliessenden Affekte der Wahn ins Bewusstsein tritt. Nun ist es mit der Kritik und Besonnenheit vorbei. Alles bekommt je nachdem eine feindliche oder fördernde Beziehung zum Subjekt.

Eine ungefärbte Wahrnehmung ist kaum mehr möglich. Vorübergehend kommt es jetzt schon zum Delirium des allgemeinen Andersseins — Alles ist vertauscht, nachgemacht etc. (Delir. metabolicum — Mendel).

Die Entstehungswege für die nun die Scene beherrschenden Wahnideen sind theils direkte Erregungsvorgänge in den Denkzellen, theils periphere organische Nervenerregungen, die, ohne zur Klarheit des Bewusstseins vorzudringen, doch jene oder auch psychosensorielle Centren erregen und entsprechende delirante Vorstellungen (z. B. sexuelle, hypochondrische) oder Hallucinationen hervorrufen. Der Kranke wird sich dieser Vorgänge in der Mechanik seines unbewussten Geisteslebens nicht bewusst und bekommt erst von ihnen auf einem Umweg, unter der Form von Hallucinationen und Primordialdelirien Kunde.

Im ersten Augenblick wirken diese Schöpfungen geradezu überraschend, verblüffend. Rasch assimilirt sie der Kranke jedoch, sie wirken mit einem bemerkenswerthen Zwang auf ihn, als unumstössliche Wahrheit. Die Motivirung geschieht erst spät oder gar nicht. Der Kranke beruft sich Anfechtungen gegenüber auf die vermeintliche Thatsache.

Nicht selten nehmen die ersten Primordialdelirien ihre Entstehung aus der gestaltenden Thätigkeit traumartiger Zustände des Halbschlafs und des Deliriums, wie auch frühere Traumerlebnisse und Delirien Reproduktionen erfahren und verwerthet werden können. Aus dieser Herkunft erklärt sich zum Theil der barocke märchen- und romanhafte Inhalt der Wahnideen. (S. u. „originäre" u. „hysterische" P.)

Die wichtigste Quelle für Entstehung und weitere Entwicklung der Wahnideen liegt aber in den auf der Höhe der Krankheit fast nie fehlenden Sinnestäuschungen. Die sie auslösenden Vorstellungsreize sind ebenfalls der unbewussten Sphäre angehörig und die Hallucinationen für das Bewusstsein ebenso fremd, überraschend, unverständlich, wie es anfangs die Primordialdelirien sind.

In späteren Zeiten der Krankheit können auch die bewussten Gedanken sich in Stimmen umsetzen.

In Uebereinstimmung mit Samt finde ich Gehörshallucinationen am häufigsten und wichtigsten, dann Gefühls-, Gesichts-, Geschmacks- und Geruchstäuschungen.

Von besonderem Interesse ist trotz aller individuellen Färbungen der wesentlich doch übereinstimmende Inhalt der primordialen Wahnbildungen bei allen Kranken.

Die Wahnideen drehen sich inhaltlich entweder um eine Beeinträchtigung oder um eine Förderung der Lebensbeziehungen der Kranken (Verfolgungs- und Grössenwahn).

Viel häufiger als Grössendelirien finden sich solche der Verfolgung. Beide Primordialdelirien können nach einander oder neben einander in demselben Krankheitsbild vorkommen oder auch isolirt bestehen.

Da wo dasselbe als Verfolgungswahn beginnt, treten nicht selten im weiteren Verlauf Grössenideen so mächtig und massenhaft auf, dass sie das Verfolgungsdelir fast gänzlich verdrängen. Aus dem Verfolgten wird eine ausgezeichnete Persönlichkeit (Transformation), die beiden Wahnreihen werden dann nothdürftig in logische Beziehung gesetzt, und wenn auch die secundäre vorherrscht, so klingt die primäre dennoch im ferneren Verlauf ab und zu noch an.

Als Vorläufer einer künftigen Transformation zeigen sich schon früh ganz abrupte, rasch wieder untertauchende Primordialdelirien der Grösse und entsprechende Hallucinationen.

Da wo die Paranoia mit prädominirenden Grössendelirien beginnt und verläuft, tritt keine Transformation ein, jedoch können sich episodisch und gelegentlich primordiale Wahnideen der Verfolgung vorfinden. Als reaktive secundäre Erscheinungen kommen heftige Affekte vor, die je nach dem Inhalt der Delirien als Angst, Verzweiflungsausbrüche oder Affekte der Begeisterung bis zur Ekstase sich gestalten. Die ersteren können von heftigen Präcordialsensationen betont sein. Zuweilen stellen sich auch spontan, d. h. organisch bedingt, Affekte der Angst bis zu raptusartigen Ausbrüchen ein.

Der chronische Gesammtverlauf des Leidens erfährt vielfach „sprungweise" Weiterentwicklung (Westphal).

Die Exacerbationen gehen häufig mit deutlichen somatischen (cerebrale Erregungs- und Fluxionszustände mit Schlaflosigkeit, Salivation etc.) oder auch mit psychischen Symptomen (traumartige Versunkenheit bis zur Ekstase, stuporartige Gebundenheit, hallucinatorische Verworrenheit mit massenhaften Delirien, tobsuchtartige Aufregungszustände mit impulsiven Akten, Zwangsstellungen und -Bewegungen, Verbigeration etc.) einher. In diesen Zuständen vorwaltender Thätigkeit der unbewussten Sphäre bilden sich dann neue Wahnreihen.

Eine für die Beurtheilung des klinischen Falles und seines Verlaufs wichtige, aber bisher viel zu wenig gewürdigte Thatsache ist das Vorkommen von anderweitigen Psychosen im Gesammtverlauf der Paranoia. Wiederholt habe ich Dementia paralytica hier sich entwickeln gesehen; auch alkoholische und epileptische Geistesstörung ist nicht ganz selten, ferner periodische Formen von Geistesstörung, episodische Melancholie und Wahnsinn.

Bemerkenswerth ist auch, dass eine klinische Form der P. abortiv verlaufen kann, indem eine andere an deren Stelle tritt. So wird z. B. P. originaria zuweilen abortiv und später tritt P. tardiva auf. Es kommt auch vor, dass eine P. typica persecutoria tardiva unter dem Einfluss von Alkoholausschweifungen in P. alkoholica sich umwandelt oder dass eine P. querulantium von einer P. persecutoria simplex verdrängt wird, ferner dass eine P. persecutoria simplex von einer P. erotica oder religiosa abgelöst wird. Gegenüber Fällen, wo derlei im Sinne einer blossen Transformation des Delirs vorkommt, ist zu beachten, dass die urprüngliche Form latent wird bis zur Intermission und dass die neue Form als selbständige sich damit dokumentirt, dass sie, gleich einer primär entstandenen, mit einem deutlichen Incubationsstadium einsetzt und sich aus einem solchen bis zur Krankheitshöhe entwickelt.

Der endliche Ausgang der Paranoia sind psychische Schwächezustände, die sich jedoch mehr in gemüthlicher Stumpfheit als durch intellectuelle Defekte kundgeben und jedenfalls die früheren artistischen und gewerblichen Fähigkeiten dieser Kranken, sowie ihr Vermögen, zu urtheilen und zu schliessen, leidlich unversehrt lassen. Diese Verfolgten, Helden, Götter und Majestäten des Irrenhauses bleiben oft bis an ihr Lebensende geschätzte Professionisten und Feldarbeiter des Asyls, das für sie zur zweiten Heimath geworden ist, um so mehr als die Wahnideen allmählig verblassen, die Hallucinationen seltener werden und beide ihre affekterregende Wirkung einbüssen.

Jedenfalls liegt es nicht im Wesen und Process der Paranoia, dass sie zu Demenz führt. Wo Paranoiker gleichwohl verblöden, handelt es sich bestimmt um Complicationen. Die Dementia ist hier die Folge und der Ausdruck von Senium praecox oder Alkoholausschweifungen, masturbatorischen Excessen oder der Ausgang von complicirenden Psychosen.

Die nähere Schilderung der Krankheitsbilder, welche sich im Rahmen der Paranoia bewegen, macht vor Allem eine Eintheilung nöthig. Eine solche kann bei unserer Unkenntniss des inneren Wesens dieser Zustände nur eine rein empirische sein und muss sich auf Zeit des Auftretens, Besonderheiten der Aetiologie, des Verlaufs und Symptomendetails stützen. Bemerkenswerth ist, dass gewisse Fälle schon in der Zeit der Kindheit („originär“) ihren Anfang nehmen, andere erst im Verlauf der individuellen psychischen Vollentwicklung („tardiv“) zum Ausbruch gelangen. Nach ätiologischen Momenten, die auch im Krankheitsbild ihre Ausprägung finden, lassen sich innerhalb der tardiven Formen eine P. simplex gegenüber Formen der P. neurasthenica, hysterica, hypochondrica, alcoholica u. s. w. unterscheiden. Auch der typische Inhalt der Delirien (vgl. p. 82) ist nicht ohne klassificatorisch klinische Bedeutung, jedenfalls nichts Zufälliges und verlangt eine Berücksichtigung in der Eintheilung, insofern Formen mit depressivem (persecutorischem) und expansivem Delir sich ergeben.

I. Die originäre Paranoia [1]).

Unter originärer Paranoia im Gegensatz zur folgenden Gruppe der tardiven verstehe ich Fälle, die schon präpubisch oder wenigstens während der Pubertätsentwicklung ihre Entstehung finden.

Immer handelt es sich um schwer und zwar regelmässig erblich belastete Individuuen, die von der frühesten Jugend auf geistig abnorm reagirten und bei denen, nach Sander's treffendem Ausdruck, im Laufe

[1]) Sander, Griesingers Archiv f. Psych. I, H. 2; Merklin, Die primäre Verrücktheit 1879.

der psychischen Entwicklung der Krankheit sich entwickelte wie bei normal Veranlagten die Gesundheit.

Diese Form ist viel seltener als die tardive. Unter 550 Fällen von Paranoia fand ich sie 16mal (10 W., 6 M.). Die Belastung äussert sich somatisch in früh einsetzenden, ächt constitutionellen Neurosen (Neurasthenie, Hysterie, Hypochondrie), in abnorm früh oder auch pervers sich regendem Sexualtrieb mit selten fehlender Masturbation, in Neigung zu Delirien anlässlich somatischer Störungen, z. B. fieberhafter Processe oder auch Exacerbationen der Neurose.

Die psychische Belastung gibt sich charakterologisch kund in schlaffem, fadem, sentimentalem, zu Hypochondrie und Erotismus hinneigendem Wesen, in Empfindsamkeit, Emotivität, leichter Verletzlichkeit.

Die Incubationssymptome konnte ich gelegentlich bis auf das vierte Lebensjahr zurückverfolgen. Die Kinder fühlten sich nicht so liebevoll von den Eltern behandelt wie die übrigen Geschwister, in einer Aschenbrödelstellung im Hause. Das Gefühl der Zurücksetzung war ihnen schmerzlich bis zu Lebensüberdruss. Sie suchten und fanden Ersatz ausserhalb des elterlichen Hauses. Der Ton im Hause war ihnen überhaupt nicht nobel genug, sie fühlten sich zu höheren Gesellschaftsklassen hingezogen. Thatsächlich fanden diese zarten, blassen, träumerisch-sentimentalen, vorschnell körperlich und geistig sich entwickelnden Individuen Beachtung seitens wohlwollender Nachbarn, Fremder etc. Freundliche Worte, Schmeicheleien harmloser Art, namentlich seitens Höhergestellter, machen tiefen Eindruck. Es entwickeln sich Gefühle, zu etwas Höherem bestimmt, besonders begabt zu sein. In Träumen und Delirien kommen Ideen, aus höherer Gesellschaftsklasse zu sein. Diese ziehen sich ins wache Leben hinüber, werden Ausgangspunkte für Luftschlösser und hochfliegende Pläne.

Schon jetzt können Primordialdelirien vornehmer Abkunft angeflogen kommen, um gewöhnlich rasch wieder unterzutauchen. Die vermeintlich lieblose Behandlung zu Hause, das wirkliche oder vermeintliche Entgegenkommen der Leute auswärts geben derartigen Träumereien fortgesetzt Nahrung.

Die Ahnung, anderer Leute Kind zu sein, drängt sich immer mächtiger auf. Die Kranken bemerken Unähnlichkeit der Züge mit der Familie, auffallende Aehnlichkeit mit den Porträts des regierenden Fürstenhauses oder hochgestellter Personen.

Anlässlich Gesprächen über diese Personen wurden die angeblichen Eltern blass und geriethen in Verlegenheit. Dahinter steckt ein Geheimniss, das zu ergründen die Kranken sich getrieben fühlen. Neue (hysterische) delirante Ausnahmszustände, selbst Träume, paralogische Deutungen von Begebnissen des wachen Lebens, von Aeusserungen der Umgebung, von Zeitungsannoncen, Stellen in Romanen etc. werden Bausteine des künftigen Wahns.

Immer klarer wird dem Kranken, dass er nur ein Zieh- oder Adoptivkind der Leute ist, die sich für seine wirklichen Eltern ausgeben.

Die respektvollen Begrüssungen seitens des Publikums mehren sich. Der Ziehvater oder die Ziehmutter lassen gelegentlich Andeutungen von hoher Abkunft, grossem Vermögen fallen, den Adelsbrief sehen, aber meist erst auf dem Todtenbett und sterben in dem Moment, als sie das Geheimniss preiszugeben im Begriff waren. Allmählig erfährt es der Kranke durch Gehörsillusionen und Hallucinationen. Reminiscenzen aus Träumen und Delirien entsprechenden Inhalts, die für wahr gehalten werden (Erinnerungstäuschungen), sind wichtige Befehle zur Dichtung des Romans und Verdichtung des Wahns. Zu ganz typischen Romanen von Geraubtsein in frühester Jugend aus väterlichem, fürstlichem Schlosse durch Räuber, Zigeuner etc. gestaltet die Phantasie die dunkle, geheimnissvolle Herkunft. Nun ist dem Kranken auch die frühere vermeintliche, schon als Kind peinlich empfundene Zurücksetzung gegenüber „den Geschwistern" erklärlich. Die Fixirung des Wahns erfolgt oft äusserst langsam. Solche Kranke sind oft Jahre lang auf der Suche nach dem Fürsten- und Vaterhaus und gehören bald diesem, bald jenem an.

Bei weiblichen Individuen erscheint im Verlauf regelmässig ein erotisches Element, ein Stück erotischer Paranoia (s. u.) im Krankheitsbild, eine romanhafte Liebe zu einer hochstehenden Person. Da gibt es dann Liebesscenen, Brautnächte, Schwängerungen und Entbindungen in Träumen und hallucinatorich-deliranten Zuständen, besonders auf hysterischer Grundlage. Auch im wachen Zustand spielen Sinnestäuschungen, Personenverwechslung, paralogische Deutungen von Gelesenem eine wichtige Rolle in diesem Liebesroman.

Episodisch kommen Verfolgungsdelirien zur Beobachtung, zuweilen als ganz primordiale Schöpfungen, meist aber anlässlich Conflikten und Hindernissen, welchen der paranoische Wahn in der wirklichen Welt begegnet. Der weitere Verlauf, ein förmlicher Roman von Verfolgung und Grösse, ist wesentlich gleich dem der tardiv auftretenden Paranoia, namentlich ihrer hysterischen und masturbatorischen klinischen Form. Bemerkenswerth sind bis zu Jahren reichende Intermissionen. Diagnostisch wichtig sind für diese Krankheitsform der P., abgesehen von Entstehungsweise und präpubischem Einsetzen, der märchenhafte Charakter der Delirien mit vorwaltendem Grössendelir und dem typisch wiederkehrenden Wahn aus gesellschaftlich hochstehender Familie zu stammen und nur Adoptiv- oder Ziehkind der „Eltern" zu sein. Bemerkenswerth ist ferner der äusserst variable Inhalt des Delirs bei übrigens feststehendem Wahnkern, das mächtige Hereinspielen von constitutionellen Neurosen (besonders Hysterie) in den Process, mit massenhafter psychischer Verwerthung von Symptomen der Neurose, endlich das frühe Eintreten von Verwirrtheit (durch massenhafte Erinnerungstäuschungen, Illusionen, Hallucinationen u. s. w.), sodass der Stat. praesens sogar das Bild eines Wahnsinns vortäuschen kann.

Beob. 39. Originäre Paranoia.

Katzian, Victoria, 26 J., ledig, Kellnerin, wurde am 22. 8. 79 auf der psychiatrischen Klinik aufgenommen. Die Mutter war psychopathisch, 2 Brüder derselben verrückt. Pat. kommt in phantastischem Aufputz, mit schwarzgelben Bändchen, Bildern, Talmigeschmeide dekorirt, zur Aufnahme. Seit einem Jahr soll sie sich als Königin und Kaiserin gerirен, der Umgebung gelegentlich mit Einsperren und Bauchaufschlitzen gedroht haben. Sie betritt vornehm und herablassend die Klinik, wo sie ihre Krönung erwartet.

Schon als kleines Mädchen habe sie sich nie glücklich im „Elternhause" gefühlt, sie sei sich dort immer wie eine Fremde, wie ein Stiefkind vorgekommen. Sie habe viel Kreuz und Knechtschaft erdulden müssen, man habe sie hart und lieblos behandelt, gehänselt und verfolgt, sie habe oft tagelang geweint und über ihr trauriges Schicksal nachgegrübelt. Die Angehörigen berichten, dass Pat. von Kindesbeinen auf nicht wie andere Kinder war, still, träumerich, leicht verletzbar, wehleidig, exaltirt, „romantisch".

Aus dem 7. Jahr erinnert sich Pat. einer schreckhaften Vision. Mit 9 Jahren kamen ihr Ideen von hoher Abstammung. Sie fühlte sich „hochbegabt, ausserordentlich hervorragend" über die Altersgenossinnen. Es kam ihr beim Spielen öfters der Gedanke angeflogen, ob sie nicht am Ende einmal Kaiserin werde.

Im 12. Jahr merkte sie aus dem lieblosen Benehmen der Eltern, dass hinter ihrer Herkunft ein Geheimniss sein müsse. Von den Geschwistern fühlte sie sich beneidet. Das Benehmen der Leute kam ihr immer sonderbarer vor. Von den Eltern und einzelnen Personen der Umgebung wurde sie zurückstossend behandelt, von Anderen freundlich, selbst respektvoll. Eines Tages sagte der Lehrer zu ihr: „Victoria, du bist eine (Namens-) Verwandte der Königin von England." Das machte tiefen Eindruck auf sie. Später hörte sie sich oft nachrufen: „Victoria von England, du schöne Braut"; gelegentlich hörte sie auch Schimpfworte.

Sie fing nun an zu grübeln und allerlei romanhaften Ideen nachzuhängen.

Mit 15 Jahren traten die Menses auf unter chlorotischen und nervösen Beschwerden. Mit 16 Jahren hatte sie eine „Blutkrankheit" (Morbus maculosus?). Sie fühlte damals, wie ihr Blut sich in blaues umwandelte, und deutete in diesem Sinn baue Blutflecken auf der Haut. Nun merkte sie auch, dass ihr die Leute wie einer Königin begegneten. Gelegentlich bekam sie ein Bild der Königin von England zu Gesicht und merkte aus der Porträtähnlichkeit, dass sie eine Tochter dieser Königin sein müsse. Die Leute nannten sie oft „Victoria von Schwabenland". Aus den Gesprächen der Angehörigen, sowie aus den Andeutungen des Pfarrers gelegentlich einer Procession entnahm sie, dass sie die Tochter der Königin von England sei, im 3. Monat von der Mutter weggenommen und zu den „Pflegeeltern" gebracht worden war. Solche gelegentlich aus dem Gespräch aufgelesene Andeutungen wollten ihr nicht aus dem Kopf, sie fand in ihnen Anspielungen auf ihre Zukunft und verwob sie in ihre Träume.

Mit 21 Jahren knüpfte sie ein Liebesverhältniss mit einem Lehrer an. Nach einem Beischlaf mit ihm hatte sie einen herrlichen Traum, in welchem sie ein Jesuskindlein als Mutter zärtlich anblickte. Schon damals (1874) kam ihr oft der Gedanke, dass ihr Geliebter der Kronprinz sein dürfte. Diese Vermuthung wurde zur Gewissheit, als eines Tags der Lehrer ihr einen Ring an den Finger steckte und bald auf sie, bald auf die im Wirthszimmer hängenden Bilder der Majestäten blickte. Da entdeckte sie sofort dessen Aehnlichkeit mit dem Kaiser. Die Leute liessen sie auch merken, dass sie Braut des Kronprinzen sei, wie auch dieser wusste, dass sie eine Prinzessin von England war.

Von 1876 ab machte die Krankheit rasche Fortschritte, indem die Eindrücke aus der Aussenwelt immer verfälschter wurden, Pat. zu einer ganz romanhaft verrückten, phantastischen Persönlichkeit sich entwickelte und nun auch ihrem Wahn entsprechend sich zu benehmen begann.

Einzelne aus der Unterhaltung aufgefangene Worte, Zeitungsnotizen, aufgelesene Papierschnitzel, Träume u. s. w. wurden Bausteine ihres Wahngebäudes. Ganz beliebige Stellen aus Romanen, die sie nach Jahren jetzt noch citirt („du Königin aller Königinnen, du gleichst einem Muttergottesbilde, du schöne Angela" u. s. w.) bezog sie auf ihre fürstliche Abkunft. Ganz besonderen Eindruck machte auf sie eine Novelle in der Zeitschrift „Heimgarten". Sie las daraus ihre ganze Lebensgeschichte heraus. Der Abschnitt „Vergangenheit" war trüb und traurig. Als sie den Abschnitt „Zukunft" lesen wollte, dessen Blätter umgebogen waren, kam das Buch weg. So blieb ihre Zukunft verhüllt. Jedenfalls ist sie rosig. Sie merkte so viel aus der Lektüre, dass sie bereits eine Königin sei und wohl bis zur Kaiserin avanciren werde.

Gelegentlich eines Traumes 1877 wurde ihr klar, dass sie keine „Katzian" sei. Sie sah nämlich ihren Pflegevater im Kerker auf einem Bund Stroh, rechts von ihm einen Hund — das Sinnbild der Treue, links eine Katze, das der Falschheit — Katzian — also ist sie die falsche (unechte) Katzian. Als sie beim Kirchgang in der Christnacht 1878 den Sohn des Hauses, Josef, bewunderte, kam ihr der Gedanke, dass sie Maria sein könnte. Als sie später in den Keller ging und, gerade an den Geliebten denkend, ein Licht erblickte, dachte sie, dass das das Feuer der Liebe sei. Als sie dann zu Bett ging, fing eine himmlische Wonne an. Der Mund war voll Süssigkeit, die Hände wie eine duftende Blume. In 10 Minuten war alles vorbei.

Pat. gerirt sich bald nach der Aufnahme als Kaiserin „Concordia", welcher Name in Schiller's Glocke ausgewiesen sei. Der Flitterkram, mit dem sie behangen ist, wird in ganz verrückter Weise gedeutet. Ein rothes Bändchen um ihren Hals bedeutet die Liebe, ein weisses die Unschuld, ein schwarzgelbes die kaiserliche Abkunft. Ein in einem Messingrahmen mit kronenartigem Knauf eingefasstes Kinderbild bedeutet theils das Jesuskind, theils die Kaiserkrone. „Die Krone soll sein eine Kugel und ein Kreuz. Die Kugel bedeutet, dass ich Länder besitze, das Kreuz, dass ich viel Kreuz und Leid im Leben habe erdulden müssen."

Der Wahn inficirt bald auch die neue Umgebung. Die Oberwärterin ist Königin von England, der Professor Kaiser, einer der Aerzte der Kronprinz. Die erstere hat aus reiner Mutterliebe die Stelle angenommen. Eine Wärterin wird der ehemalige Geliebte, die anderen Patientinnen sind verkappte Prinzen, die um ihre Hand kämpfen. Pat. verlangt, dass dem Skandal hier endlich ein Ende durch eine Assentirung gemacht werde, damit man doch wisse, wer Mann und Weib sei. Es müsse den Männern hier doch lästig sein, immer in Weiberkleidern herumzulaufen.

Pat. ist tagelang in grosser Gala, so ihre endliche Krönung erwartend. Es kommen kaiserliche Botschafter oft wegen ihr her. Sie ist meist gnädig, herablassend, öfter auch erotisch, zuweilen gereizt und aufgeregt, weil sie noch immer auf der Suche nach ihrer hohen Familie sei, nicht ins Klare kommen könne, ob sie dem englischen oder dem österreichischen Herrscherhaus angehöre. Man solle ihr doch den „Heimgarten“ bringen, in dem ihre ganze Zukunft zu lesen sei. Die Ungewissheit sei schrecklich.

Die Nachricht, dass der Kronprinz eine belgische Prinzessin heirathen werde, bringt sie nicht ausser Fassung. In urverrückter Weise wird alles gedeutet. Die Prinzessin kommt nach Salzburg (= Salz, d. i. bitter, Burg, d. i. Irrenanstalt, bitterer Aufenthalt), dann nach Schönbrunn (= Pensionat der Anstalt, vor dem ein schöner Brunnen steht); die Trauung findet in der Augustinerkirche statt (= Kapelle, die neben der Anstalt steht und in welche Pat. zum letztenmal im August gegangen ist).

Pat. ist gross, stattlich, ohne anatomische Degenerationszeichen, von neuropathischem Auge, schwärmerischem Blick. Menses meist profus, dysmenorrhoisch, Uterus virginal, stark antevertirt. Die Gesammterscheinung der Kranken ist eine exquisit verrückte. Im Lauf der letzten 2 Jahre haben die Wahnideen keine weitere Ausgestaltung erfahren. Sie werden seltener und weniger affektvoll geäussert.

II. Die erworbene (tardive) Paranoia.

Der Ausbruch dieser Form der Paranoia erfolgt immer erst nach beendigter Pubertätsentwicklung, nicht selten erst im 5. Decennium, bei weiblichen Individuen mit Vorliebe im Zusammenhang mit den Vorgängen des Klimakteriums. Aber auch in beliebigen früheren Lebensabschnitten kann der Ausbruch erfolgen, und es ist bezeichnend für die schwere Belastung, wie geringfügig die Gelegenheitsursachen hier sein können. Den Kern des Deliriums dieser Kranken bilden Wahnideen der Verfolgung und der Grösse.

In einzelnen Fällen bewegt sich das Krankheitsbild ausschliesslich oder fast ausschliesslich in der einen oder der anderen Form des Primordialdelirs; häufiger entwickelt sich in offenbar gesetzmässiger Weise das eine Delir aus dem anderen, das ursprüngliche verdrängend, wobei dann regelmässig das persecutorische den Anfang macht. Am häufigsten beschränkt sich das Krankheitsbild dauernd auf persecutorischen Inhalt („Verfolgungswahn“), wobei aber episodische Manifestationen eines complementären, aber abortiv bleibenden Grössendelirs nicht ausgeschlossen sind.

A. Formen mit primärem und vorwaltendem Wahn der Beeinträchtigung der Persönlichkeit („Verfolgungswahn“). P. persecutoria. B. solche mit primärem und vorwaltendem Wahn der Förderung der Interessen der Persönlichkeit („Grössenwahn“). P. expansiva.

A. Paranoia persecutoria.

Sie ist die häufigste Form. Als empirisch klare klinische Bilder ergeben sich:

1. Die typische Form der erworbenen Paranoia.

Die Träger des Krankheitsorgans sind meist von Kindsbeinen auf sonderbare, stille, leutscheue, verschlossene, leicht verletzbare, reizbare, misstrauische, nicht selten auch zu Hypochondrie geneigte Individuen. Das Krankheitsbild beginnt mit Verfolgungswahn.

Den Kern des Deliriums dieser grossen und praktisch wichtigen Gruppe von Kranken bildet der Wahn einer Beeinträchtigung an Gesundheit, Leben, Ehre oder Besitzthum durch vermeintliche Feinde. Das Incubationsstadium ist hier ein meist lange dauerndes und grossentheils der Beobachtung entgehendes.

Wo es sich beobachten lässt, finden sich somatischerseits die klinischen Symptome einer Gelegenheitsursache (Magencatarrh, Uterinleiden, Klimakterium, Neurasthenie in Folge onanistischer Excesse) oder die Erscheinungen einer meist constitutionellen hypochondrischen oder hysterischen Neurose. Psychischerseits kommt es zu den oben dargestellten Einbildungen in die Wahrnehmung bis zu Illusionen. Die Umgebung kommt dem Kranken anders und sogar verdächtig vor. Die Aussenwelt erscheint überhaupt geändert, in besonderen Beziehungen zur Persönlichkeit des Kranken. Es kommt ihm vor, dass man ihm nicht wohl will, dass etwas gegen ihn in der Luft liegt. Er fühlt sich als Gegenstand lästiger Aufmerksamkeit und wird selbst aufmerksam (Beachtungswahn). Er vermuthet in Nachlässigkeit der Kleidung, geheimen Lastern, die man ihm wahrscheinlich ansieht, vermuthlich bekannt gewordenen früheren Fehlern und Vergehen die Ursache der geänderten Aussenwelt. Zufällige harmlose Bemerkungen der Umgebung, das öftere Begegnen derselben Person, das zufällige Aufstehen und Fortgehen der Anwesenden beim Betreten eines Lokals, das Ausweichen oder Stehenbleiben, Räuspern, Husten der Passanten bestärken ihn in seinem Verdacht. Ab und zu gewinnt er wieder Einsicht, dass er sich getäuscht hat, aber bei seinem originär alogischen Wesen, seiner psychischen Unsicherheit und Befangenheit häufen sich neue Verdachtsgründe. Der Geistliche stichelt auf ihn in der Predigt; in der Zeitung und den Maueranschlägen entdeckt er lieblose Anspielungen auf Gebrechen, frühere Vergehen, intime Verhältnisse; er ist blamirt in der öffentlichen Meinung, man hält ihn für einen Narren, schlechten Kerl, Dummkopf. Die Leute deuten auf ihn, spötteln, witzeln, sehen ihn scheel an. Aus der harmlosen Unterhaltung der Umgebung greift er Worte auf und bezieht sie auf sich, später hört er aus jener geradezu höhnende Bemerkungen heraus. Die Gassenbuben pfeifen anzügliche Gassenlieder, sogar soweit kann sich die Kritiklosigkeit versteigen, dass der Kranke in dem Gezwitscher der Vögel Verhöhnungen erkennt. Man sucht ihn bei den Vorgesetzten zu verdächtigen, versucht compromittirende Papiere und Gegenstände unter seine Effekten zu schwärzen, ihn zum Sündenbock für Andere zu machen u. dgl.

Der Kranke fühlt sich durch diese vermeintlichen Wahrnehmungen beunruhigt, er zeigt ein noch scheueres, verschlosseneres, reizbareres Wesen, als er es früher besass, er zieht sich immer mehr von der Aussenwelt zurück, still brütend, trüben Ideen von Anfeindung, Unterdrückung nachhängend: er stellt wohl auch gelegentlich einmal Personen der Umgebung über ihr feindliches Verhalten zur Rede.

Der Uebergang in die Höhe der Krankheit kann ein plötzlicher sein, indem ein heftiger Angstanfall ein ganzes Heer von längst vorbereiteten Sinnestäuschungen und Delirien ins Bewusstsein ruft. Häufiger ist jener ein allmähliger, indem immer mehr die Einbildungen zur Bedeutung von Illusionen werden, die Verdachtgründe sich häufen, bis ein zufälliges Ereigniss den bisher latenten Wahn zur Gewissheit werden lässt und Hallucinationen auftreten. Eine leichte Störung des somatischen Befindens, eine fieberhafte Krankheit, ein Magencatarrh, eine Steigerung uterinaler oder klimakterischer Beschwerden, gehäufte onanistische Excesse, ein paar schlaflose Nächte vermitteln häufig die Entwicklung zur Krankheitshöhe. Der Kranke kommt plötzlich zur schrecklichen Gewissheit, dass er vergiftet sei, er hört Stimmen, dass sein Leben bedroht sei. Geradezu überwältigend wirkt der Wahn. Enthält er ja doch die längstgeahnte und gefürchtete Gewissheit für den Kranken! Ueberraschend schnell wird er systematisirt, wozu Gehörshallucinationen das Ihrige beitragen. Je nach politischer Anschauung oder socialer Stellung ist der Kranke das Opfer einer Bande von Jesuiten, Freimaurern, Socialdemokraten, Spiritisten u. dgl., oder er ist verfolgt von der geheimen Polizei, vom Nachbar, dem und jenem Nebenbuhler, Hausgenossen u. s. w. Der Kranke erschrickt heftig, um seine Besonnenheit ist es geschehen. Das Verfolgungsdelir breitet sich rasch aus, Einbildungen, Illusionen, Hallucinationen, Wahnideen fälschen die Vorgänge der Aussenwelt.

Den meisten Vorschub leisten hier die Sinnestäuschungen. Nur höchst selten fehlen sie oder beschränken sie sich auf Illusionen. Die wichtigste Rolle spielen Stimmen. Sie kommen aus der Nähe oder der Ferne, zuweilen bei vorgeschrittener Krankheit auch aus Theilen des Körpers. Später setzen sich auch die bewussten Gedanken in Hallucinationen um (die Feinde errathen die Gedanken, spioniren sie aus u. s. w.). Die Kranken unterscheiden die verschiedenartig entstandenen Stimmen und geben ihnen besondere Bezeichnung [1]).

---

[1]) Eine meiner Kranken unterscheidet „Telegraphenreden", d. h. Stimmen, die aus der Ferne, undeutlich, verworren gehört werden, und „Ausstaffiren", d. h. Gedankenerrathen. Was sie nur denkt, das weiss sofort die Umgebung. Ihr Knabe,

Die Stimmen als lautgewordene reaktive Vorgänge in der unbewussten Sphäre enthüllen die geheimen Pläne der Verfolger, theilen deren Namen mit, wobei oft ganz sinnlos zusammengeronnene Lautverbindungen die Namengebung vermitteln.

An Bedeutung zunächst stehen die Täuschungen in der Gemeingefühls- und cutanen Empfindung. Alle möglichen physiologischen und pathologischen Sensationen werden im Sinn der Verfolgung empfunden. Es sind Insekten, Schlangen auf der Haut, Thiere im Leib. Die Verfolger zerstören die Gesundheit mit giftigen Dünsten, Pulvern, geheimnissvollen Maschinen, sie eskamotiren Organe, treiben geschlechtlichen Unfug, Coitus u. s. w. Seltener sind Geschmacks- und Geruchstäuschungen. Sie haben ausnahmslos feindlichen unangenehmen Inhalt. Das Essen schmeckt nach Arsenik, Chloroform, Koth, das Getränk nach Urin. Alles riecht nach Fäulniss, angebrannten Federn. Die gleichzeitigen Sensationen bestärken den Kranken in der Ueberzeugung, dass es sich um Attentate auf Gesundheit und Leben handelt.

Am seltensten sind Gesichtshallucinationen. Sie treten nur episodisch auf, können ganz indifferenten Inhalts sein, werden für das Delirium nicht verwerthet. Nur in höchst seltenen Fällen kommt es zu einer schattenhaften Wahrnehmung der Verfolger.

Als Reaktion auf die krankhaften feindlichen Vorgänge im Bewusstsein des Kranken kommen affektartige Zustände vor. Diese können sehr lebhaft sein, aber, abgesehen von zuweilen auftretenden Angstzufällen als spontanen Erscheinungen, sind sie secundäre Affekte und die natürliche, sozusagen physiologische Reaktion auf die primär durch Wahnideen entstandene Aenderung des Ich und der Beziehungen zur Aussenwelt.

In dieser primären, nicht affektiven, nicht aus einem herabgesetzten oder gehobenen Selbstgefühl erfolgenden Entstehungsweise der Wahnideen Paranoischer liegt ein entscheidender Unterschied von der Melancholie oder Manie mit Wahnideen („Wahnsinn“ einiger Autoren).

Die Wahnideen können hier inhaltlich gleich sein, aber sie sind ganz verschiedenartig motivirt. Der Paranoische weiss nicht, wie er dazu kommt, verfolgt zu werden, er hat es nicht verdient; erst allmählig kommt er logischerweise dazu, sich für das Opfer einer Verschwörung zu halten u. dgl. — Der Melancholische weiss nur zu gut, warum er verfolgt wird, schimpflichem Tod entgegengeht. Er hat den Tod verdient, denn er ist ein schlechter Kerl. Seine Wahnideen sind secundäre Produkte aus affektiven Vorgängen. Sie drehen sich um ein herab-

---

mit dem sie seit 4 Jahren schwanger ist, spricht auch schon zu ihr in der Telegraphensprache.

gesetztes Selbstgefühl und wurzeln in einem solchen (Kleinheits-Versündigungswahn)[1]).

Sehr bezeichnend sagt Schüle, dass die gefundene Wahnidee beim Paranoischen entlastend, die als Erklärungsversuch vom Melancholischen gefundene Wahnidee belastend wirkt.

Auch die Handlungen des an Verfolgungswahn Leidenden sind wesentlich nur die logische natürliche Reaktion eines vermeintlich in seiner Existenz bedrohten Bewusstseins.

Bezüglich des Verhaltens der Kranken, ihrem Wahn gegenüber, lassen sich zwei bemerkenswerthe Stadien der Passivität und Aktivität unterscheiden.

Die Kranken verhalten sich zunächst passiv, defensiv gegenüber der wahnhaft umgestalteten Aussenwelt. Sie meiden dieselbe, verschliessen Fenster und Thüren, verstopfen die Schlüssellöcher, wechseln beständig die Wohnung; sie kochen sich selbst die Nahrung oder leben nur noch von rohen Eiern u. dgl., versehen sich mit Gegengiften, flüchten in ferne Länder, nehmen andere Namen an, um sich vor ihren Verfolgern zu schützen.

Mit der Unerträglichkeit des immer peinlicher werdenden Zustands treten sie aus ihrer passiven Rolle heraus, aber bevor sie gemeingefährlich werden, geben sie gewöhnlich Nothsignale und Allarmzeichen des bevorstehenden Sturmes, die leider nur zu häufig unbeachtet bleiben.

Sie drohen ihren vermeintlichen Verfolgern, rufen auch wohl die Gerichte um Schutz an, bis sie mit dem Misserfolg dieser Schritte zur traurigen Ueberzeugung kommen, dass sie auf Selbsthilfe angewiesen sind und sich im Stand der Nothwehr befinden.

In diesem Stadium ist der Kranke äusserst gefährlich. Hallucinationen, Affektillusionen, oft eine vermeintlich verdächtige Miene, ein Zischeln, eine verdächtige Geberde signalisiren ihm eine drohende Lebensgefahr und führen zu Mordthaten, die das Gepräge einer vermeintlich berechtigten Nothwehr an sich tragen.

Die Kranken dieser Gruppe morden nie heimlich; am hellen Tage vielmehr, vor Zeugen, schlachten sie ihre Opfer ab. Sie verhehlen nicht ihre Motive, sie freuen und rühmen sich ihrer gelungenen That. Zuweilen geschieht es auch, dass sie auf eine ganz gleichgültige Person ein Attentat machen, irgend eine gesetzwidrige Handlung ausführen, nur um Gelegenheit vor Gericht zur Enthüllung zu bekommen, wie schändlich sie verfolgt und von der Behörde im Stich gelassen waren. Zuweilen schreiten sie auch zum Selbstmord, um der unerträglichen Verfolgungsqual ein Ende zu machen.

Der Zustand des Kranken geht direkt in ein terminales psychisches Schwächestadium über oder es tritt vorher eine Transformation des Delirs ein.

Die bisher unterdrückten verfolgten Kranken werden Fürsten, Kaiser, Propheten, Gott, Messias, Weltregierer, Himmelskönigin.

Diese interessante Umwandlung der Persönlichkeit findet sich in

---

[1]) Zur Differentialdiagnose von Melancholie vgl. Fritsch, Jahrb. f. Psych. 1879, H. 2, p. 138 und Koch, Allg. Zeitschr. f. Psych. 36, H. 5.

mindestens einem Drittel der Fälle und, soweit meine bisherige Erfahrung reicht, ausschliesslich bei hereditären Fällen.

Die Gesetzmässigkeit des Vorgangs ist wohl zweifellos, seine Begründung aber vorläufig nicht zu geben.

Nur in einer gewissen Zahl von Fällen lässt sich nachweisen, dass dieser „compensatorische“ Grössenwahn in bewusster psychologischer Weise sich heranbildet, insofern der unglückliche Kranke in der Religion oder in Luftschlössern Trost sucht. Auch muss zugegeben werden, dass ein Kranker, der sich als Gegenstand allgemeiner Beachtung wähnt, leicht zum Gedanken kommt, es habe mit seiner Person eine besondere Bewandtniss, so dass eigentlich im Beachtungswahn psychologisch ein Element künftigen Grössenwahns steckt. Vollkommene Befriedigung können diese psychologischen Erklärungsversuche nicht geben.

Vieles spricht dafür, dass die Transformation einer organischen Grundlage nicht entbehrt, direkt aus der Nervenmechanik heraus und wesentlich unbewusst, intuitiv erfolgt.

Die Transformation kann plötzlich mit einem Schlag eintreten — hier finden sich nicht selten zu Grunde liegende geänderte Gefühle (magnetischer Durchströmung — geänderte molekuläre Zustände im Centralorgan?) oder auch Bewusstseinszustände, in denen der Kranke sich todt fühlt und plötzlich zu neuem Leben und zugleich transformirt erwacht. In anderen Fällen geht die Transformation in einem stupor- oder ekstaseartigen Zustand, einem traumartigen Halbschlaf, einem hysterischen Delirium vor sich. Häufiger erfolgt die Transformation langsam, durch ein ähnliches Incubationsstadium, wie es die Periode des Verfolgungswahns einleitete.

Der Kranke merkt, dass ihn die Leute bedeutsam ansehen, eine hohe Person liess vor ihm auf der Strasse die Equipage halten, in den Zeitungen finden sich Anspielungen von hoher Geburt, die Passanten und Leute im Hause begegnen ihm respektvoll, er hört aus ihren Reden heraus, dass er ein Cavalier sei, ein grosses Vermögen für ihn bereit liege.

Die unbewusste Seelenthätigkeit spinnt den Faden weiter. In Traumbildern tritt der Wahn zunächst zu Tage, da wird dem Kranken der Adelsbrief gezeigt, werden Reminiscenzen aus gelegentlichen Delirien und Romanen verwoben.

Endlich tritt der Wahn als fertige Thatsache ins Bewusstsein, direkt oder durch Hallucinationen, die die Vaterschaft eines regierenden Fürsten oder die Kindschaft Gottes verkündigen.

Mit dem bisherigen Verfolgungswahn wird eine logische Verknüpfung gefunden. Der Kranke weiss nun, warum seine Feinde ein Interesse daran hatten, ihn als Thron-Prätendenten aus dem Wege zu räumen, oder er fasst alle vorausgegangenen Verfolgungen als ein Stadium der

Läuterung, Prüfung auf, das für seinen Messiasberuf erforderlich war. In dem dominirenden Grössendelirium finden sich in der Folge noch episodisch Verfolgungsdelirien. Die beiden Reihen von Prämordialdelir lösen sich ab, gehen neben einander her, treten auch wohl zeitweise ganz zurück. Endlich stellt sich auch hier ein terminales Schwächestadium ein.

In diagnostischer Beziehung ist charakteristisch gegenüber einer aus Manie etwa entwickelten secundären Verrücktheit die bunte Mischung von Grössen- und Verfolgungswahn, die leidlich erhaltene Intelligenz, die Stabilität des Zustands, der romanhafte Inhalt der Wahnideen.

Gegenüber anderen Grössendelirien, wie sie z. B. nicht minder märchenhaft in der Paralyse vorkommen, ist der stabile und systematische Charakter der Wahnideen des Paranoischen hervorzuheben.

Die Therapie dieser Form der Paranoia ist symptomatisch nicht ganz ohne Erfolg. Bei sexuellen Reizzuständen und darauf beruhenden paralgischen hallucinatorischen und deliranten Erscheinungen ist Bromkali in grossen Dosen von Nutzen.

Unterstützend wirkt die subcutane Anwendung von Morphium, das namentlich bei paralgischen Sensationen und darauf beruhenden Wahnideen, ferner bei vorwiegend in Hallucinationen sich abspielender Form der Paranoia (so häufig im Klimakterium) die Leiden der Kranken erheblich mildert.

In den vorgeschrittenen Stadien des Leidens ist die Irrenanstalt mit ihrem psychischen Apparat, der Ablenkung durch Arbeit, wichtig, um die Kranken vor einem Untergehen in ihren Träumereien zu bewahren und zugleich ein Asyl, in dem sie vor dem Spott der Aussenwelt sicher sind und Gelegenheit haben, ihre oft noch recht schätzbaren geistigen Fähigkeiten zu bethätigen.

Beob. 40. Typische Form der erworbenen Paranoia. Ausbruch im Klimakterium.

Schmelz, Anna, 47 J., ledig, Gesellschafterin, kam am 23. 4. 82 zur Aufnahme. Der Vater war Säufer, mehrere Geschwister gingen an Convulsionen zu Grund. Die ganze Familie gilt als hypochondrisch veranlagt, exaltirt, reizbar.

Pat. war als Kind kränklich, intellektuell gut veranlagt, von jeher emotiv, schreckhaft, zur Einsamkeit und Misstrauen neigend. Mit 10 Jahren schwere Krankheit mit Cerebralsymptomen. Mit 15 Jahren Menses mit grossen Beschwerden. Die Menses in der Folge immer mit Leib-, Kreuz- und Kopfschmerzen verbunden.

Pat. war schon seit dem 14. Jahr auf eigenen Verdienst angewiesen, plagte und opferte sich zudem für ihre Geschwister auf, da die Mutter früh starb. Bis 1876 will Pat. gesund gewesen sein, ihr gutes Auskommen gehabt haben. Geschlechtlich hat sie angeblich nie verkehrt. 1876 trat sie ins Klimakterium ein (unregelmässige profuse Menses, halbseitiger Kopfschmerz, Fluxionen, Hitzegefühle im Kopf, Ohrenbrausen, aufsteigende beängstigende Gefühle, allgemeine Mattigkeit). Gleichzeitig nahm sie eine Stelle als Pflegerin bei einer Schwerkranken an, die nach kurzer

Zeit starb. Der Tod dieser Frau griff Pat. sehr an. Die Sterbende hatte ihr angeblich versprochen, wenn sie bei ihr aushalte, Pat. ihr Vermögen zu vermachen. Pat. merkte gleich, dass die Frau E. und sie von Feinden umgeben waren. Die Leute im Hause waren so sonderbar, unfreundlich, ein Priester suchte sich der Kranken immer aufzudrängen. Die Köchin und ein Handwerker im Hause leisteten ihm dabei Vorschub. Die Köchin wollte alles selbst bereiten, Dunstobst, das man beim Conditor holte, kam geöffnet an und war vermuthlich unterwegs vergiftet worden. Bier und Wein schmeckte schlecht, so dass sich Pat. davon ganz krank fühlte. Als die Frau E. in extremis zum Arzt schickte, kam der Priester mit einigen Complicen ins Haus und nöthigte die E., Alles der Kirche zu vermachen. Pat. kam gerade dazu und überraschte die saubere Gesellschaft.

Nach der Testamentserrichtung starb die E. plötzlich — offenbar eines unnatürlichen, schrecklichen Todes. Pat. fühlte, dass sie ebenfalls ihren Antheil am Gift im Bier bekommen hatte, wenigstens fühlte sie sich ganz elend und halb gelähmt im linken Bein. Sie kehrte ganz krank und aufgeregt zur Schwester zurück, vertrug sich in diesem Zustand nicht mit ihr, hegte Verdacht, dass auch sie im Einverständniss mit den Feinden stehe und verdingte sich in ein fremdes Land als Kindsfrau. Die Menses kehrten nicht wieder. Sie litt noch bis 1878 an halbseitigem Kopfschmerz, Wallungen, Brennen am Scheitel, Hitzegefühlen, Spannung im Leibe, Herzklopfen, Rückenschmerzen, betäubenden Gerüchen, bemerkte jedoch nichts mehr von Verfolgungen, ohne übrigens ihren Wahn zu corrigiren.

1879 fühlte sie sich neuerdings leidend (wechselnde Hitze und Kältegefühle, Gefühl von Geschwollensein des Kopfs und Leibes). Sie wird wieder ängstlich, misstrauisch. Man klopft ihr Nachts an die Scheiben, sie sieht einen Mann im Gebüsch ohne Hut und erschrickt heftig. Sie wittert unsichtbare Feinde, sie wird als Mitwisserin des an der E. geschehenen Verbrechens von dem Priester, der ein Jesuit war, und vom ganzen Jesuitenorden verfolgt. Die Schwester in P. lädt sie zu sich ein. Sie folgt der Einladung am 13. 11. 81.

Bei ihrem Erscheinen erbleicht der Schwager. Der Einladungsbrief war nur eine Falle, um sie herzulocken und sich ihrer hier zu entledigen. Der Schwager ist der Complice der Jesuiten. Die Schwester und deren Kinder erkranken zufällig. Sie merkt, dass man auch diese wegschaffen will gleich der seligen E. Das Kind riecht nach Phosphor, der Athem der Schwester riecht pestilenzialisch, die Aborte stinken entsetzlich, sind auch vergiftet. Im ganzen Hause ist ein erstickender Dunst, in ihrem Zimmer eine verdächtige Hinterthür. Schwarze Gestalten huschen Nachts am Fenster vorüber, treten unsichtbar bei verschlossener Thür ins Zimmer, packen Marterwerkzeuge aus. Hunde heulen die ganze Nacht. Pat. schläft nicht mehr, die Angst lässt sie nicht schlafen. Am 20. 4. flieht sie zu einer Verwandten nach Graz. Unterwegs bremst der Zug so eigenthümlich. Ihr gegenüber im Coupé sitzt ein Mann mit fürchterlichen Augen, der sie fortwährend fixirt — offenbar ein Jesuit. Er spricht dann mit dem Zugführer, worauf der Zug ganz langsam fährt. Die Sinne schwinden ihr vor Angst.

In Graz angekommen bittet sie weinend die Verwandten um Schutz für sich und die Schwester. Man bringt sie nach P. zurück und beruhigt sie. In P. macht sie neue bedenkliche Wahrnehmungen. Sie findet einen Schirmgriff, der eine Hand, die eine schwarze Kugel hält, darstellt. Den hat der Jesuit verloren — die Kugel ist eine Giftpille, mit der er sie vergiften will. Nachts schleicht er herum, sucht sie in seine Gewalt zu bekommen. In Todesangst flüchtet sie neuerdings nach Graz (22. 4.). Im Coupé sitzt richtig wieder der Jesuit, beobachtet sie unablässig, in der Hand eine Reisetasche haltend, die jedenfalls voll Marterwerkzeuge ist. In Graz steigt er im Kloster der barmherzigen Brüder ab — offenbar hat er es auf den dortigen Prior abgesehen, wie auch die Schwester einem langsamen, grauenvollen Tod entgegensieht.

Pat. geht gerne ins Spital, da sie sich hier vorläufig in Sicherheit weiss.

Sie ist mittelgross, ohne Degenerationszeichen, anämisch, ohne Erkrankung vegetativer Organe. Die Uterusexploration ergibt ein negatives Resultat. Pat. klagt über vage Schmerzen, Lähmungsgefühle, Geschwollensein, Kopfweh ohne objektiven Befund. Schon am anderen Tag bemerkt sie auch im Spital massenhaft Bedenkliches, wird ängstlich, höchst misstrauisch. Sie vermuthet, dass die Jesuiten vor der Thür lauern, schöpft Verdacht, dass das Wartepersonal bereits von ihnen bestochen ist, fürchtet nächtlichen Ueberfall.

Aus zeitweisen Verdauungsbeschwerden merkt sie, dass man sie mit Arsen und Blei vergiftet. Als sie kürzlich Gemüse ass, spürte sie Betäubung und Zittern im ganzen Körper. Auch ihre paralgischen Beschwerden werden im Sinn der Verfolgung mittelst Gift durch die Jesuiten gedeutet. Diese sind auch gegen das Kaiserhaus, haben schon den Kaiser Josef gemordet. Auch üble Gerüche, die sie zeitweise empfindet, werden mit der Verfolgung in Beziehung gebracht. Die harmlosesten Vorkommnisse, sogar der Kukuksruf und das Froschquaken im nahen Park, haben Bezug auf sie.

Dr. L. zeigte ihr kürzlich den Maulkorb seines Hundes — das bedeutet, sie dürfe nicht mehr reden, man werde ihr den Mund verstopfen. Eine Mitpatientin winkt dem fortgehenden Mann mit Schirm und Tuch. Sie winkt den Jesuiten. Diese Frau fragt einmal nach der Heimath einer Kranken — sie will offenbar ein Verzeichniss der Kranken hier anlegen und es den Jesuiten zustellen. Als die Wärterin einmal an der Mauer kratzt, deutet sie es damit, die Gitter sollen gelockert werden, um den Jesuiten das Einsteigen zu erleichtern. Zufällige Besuche auf der Abtheilung verkennt sie als Verbündete der Jesuiten und des Schwagers, denn einer der Besucher hatte einen Stock, der dem des Schwagers glich, und er hielt ihn auf dem Rücken, damit sie ihn nicht erkennen solle. In Allem wird sie erinnert und soll sie erinnert werden, dass die Macht ihrer Feinde bis hierher reicht. Ihre Briefe hat die Post in Wien unterschlagen, einer Censur unterzogen und dann vertheilt, so dass alle Welt ihre Geheimnisse kennt.

Nachts wird mit Steinen an ihr Fenster geworfen, sie hört Flüstern, verdächtiges Rauschen. Gehörshallucinationen lassen sich nicht sicherstellen, wohl aber Geruchshallucinationen, Gehörs- und Gesichtsillusionen. Das Delir ist grossentheils Primordialdelir und aus falschen Urtheilen, Andichtungen an die realen Vorkommnisse hervorgegangen.

Pat. lebt in steter Angst und Aufregung, getraut sich kaum einzuschlafen. Morphium und Bromkali beruhigen, werden aber bald refüsirt, da Pat. auch misstrauisch gegen die Aerzte wird. Am 12. 6. 82 wurde die voraussichtlich unheilbare Kranke einer heimathlichen Irrenanstalt zugeführt.

Beob. 41. Typische Form der erworbenen Paranoia. Früh Grössendelirien als Transformationssignale. Intermission.

Hladik, 27 J., verheirathet, Ingenieur, wurde am 6. 6. 77 in der Klinik aufgenommen. Der Vater starb an Apoplexia cerebri; Hirn-Nervenkrankheiten sollen sonst in der Familie nicht vorgekommen sein. Pat. litt als Kind an Rachitis. Er soll sich gut entwickelt haben, früh schon durch ein sonderbares leutscheues, reizbares Wesen, eigenthümlichen unmotivirten Wechsel der Stimmung aufgefallen sein.

Pat. war seit der Pubertät sehr geschlechtsbedürftig. Er begnügte sich nicht mit häufigem Coitus, sondern masturbirte auch stark bis zur Eheschliessung vor 1½ Jahren. Vom 13.—17. Jahr hatte er eine merkwürdige geistige Unlust und Gedächtnissschwäche gehabt, so dass er nur mühsam weiter studiren konnte. (Funktionelle Erschöpfung durch geschlechtliche Excesse?)

Anfang 1877 wurde Pat. misstrauisch, sonderbar. Er fand, dass man ihn über die Achsel ansah, ihm Sottisen im ¾-Profil sagte. Im März beklagte er sich bei der Polizei wegen vermeintlich entehrender Gerüchte, die über ihn im Umlauf seien, u. a. dass er unerlaubten Umgang mit der Frau eines Lehrers pflege.

Er wähnte sich von allen Seiten beobachtet, verfolgt, fand Anspielungen in der Zeitung auf sich und behauptete, dass man ihn einen Betrüger, Lump etc. schelte. Wiederholt stellte er darüber die Umgebung zur Rede. Vorübergehend und ganz fragmentar zeigten sich schon damals primordiale Grössendelirien (Fürst, Kaiser), die er sich selbst nicht zusammenreimen konnte.

Erst Mitte Mai, als Pat. in einem Bauernhause in Croatien auf der Reise übernachtete, erreichte der Zustand, durch Hinzutreten von Hallucinationen, seine Höhe.

Als er dort Nachts im Bett lag, hörte er Stimmen und Tritte und bemerkte sofort, dass dies ihn anging. Es fand seinetwegen eine Versammlung, eine Belagerung statt. Stimmen sagten ihm, dass es sich um ein Vehmgericht handle. Er hörte anklagende Stimmen und vertheidigende. Die ersteren hielten ihm sein ganzes Sündenregister vor, die letzteren nahmen ihn in Schutz und liessen Andeutungen fallen, dass er in der Protektion mächtiger Personen stehe. Man hielt eine förmliche „Licitation" über ihn, liess ihn auch die „Grafen- und Fürstenprobe" durchmachen. Blitzartig kam ihm der Gedanke, dass dem Ganzen ein wohldurchdachter Plan zu Grunde liege, dass Feinde ihn verderben, d. h. um den Verstand bringen, mächtige Gönner ihn zu grossen Ehren bringen wollten. Alle weiteren Schöpfungen waren nur Ausgestaltungen des in jener Nacht jäh ihn überfallen habenden hallucinatorischen Delirs. Ohne alle Reflexion bemächtigte sich seiner der Gedanke, dass die Jesuiten seine Feinde, der Kaiser und der Hof seine Gönner seien. In diesem Inhalt bewegten sich auch die immer massenhafteren Stimmen. Es waren feine, männliche, aus der Ferne zu ihm dringende. Sie gingen von vielen Personen aus.

Die Jesuiten sagten ihm, sie werden ihn nicht mehr auslassen, ihn um den Verstand bringen, namentlich jetzt, wo er für den Thron bestimmt sei. Einmal machten sie ihm auch einen betäubenden Rauchgeruch. Sie bedeuteten ihn, dass nur, wenn er der Ihre würde, sie in der Verfolgung ablassen, ihn sogar protegiren würden. Um ihn vom Verstand zu bringen, sagten sie ihm mit feiner Stimme allerlei Unsinn vor, z. B. „Rickel, mein Sohn, ich kenn' dich schon, du bist ein Schlingel, du kennst mich nicht mehr". Eine andere Kategorie von Stimmen ging von einem in Triest befindlichen Ehrengericht aus. Man belangte ihn wegen Schulden, klagte ihn der Verführung der Lehrersfrau an, erhob gegen ihn die infame Beschuldigung, er habe mit alten Weibern gegen Bezahlung zu thun gehabt. Als er in letzter Zeit häufig Pollutionen hatte, theilte ihm das Ehrengericht mit, dass ihm spanische Fliegen in den Wein gethan worden seien. Diese Stimmen belästigten ihn besonders vor dem Einschlafen. Man sprach ihm sogar die Träume vor, die er später hatte. Es war oft ein ganzes Concert von Stimmen. Einmal packte ihn auch eine geheimnissvolle Macht an der Hand, er erschrak heftig darüber, konnte sich nur mühsam losmachen. Episodisch hörte er auch, dass der Kaiser einen Kronprinzen in seiner Person suche.

Eine flüchtige dürftige Motivirung seiner Verfolgung fand Pat. darin, dass er ungesellig gewesen sei und sich dadurch vielleicht Feinde zugezogen habe. Auch sagten ihm die Jesuiten einmal, dass sie ihn wegen einiger bei ihm gefundenen Gedichte verfolgten.

Anfangs war Pat. aufgeregt über seine Verfolgungen, später, mit überwiegenden Grössenideen, fand er seinen „Roman“ nicht uninteressant und vertiefte sich träumerisch in denselben.

Pat. ist skoliotisch, rhombocephal, der Gesichtsschädel schmal, der linke Stirnhöcker prominirt. Der linke Mundwinkel ist paretisch, die Miene eigenthümlich verschroben, mit süffisantem Ausdruck. Ausser einer leichten Mitralinsufficienz finden sich keine Anomalien vegetativer Organe.

Unter Morphiumbehandlung (subcutan bis 2mal täglich 0,04) verlieren sich allmählig die Stimmen. Pat. wird geordnet, lucid, beschäftigt sich.

Bei der Entlassung 14. 10. 78 urtheilt Pat. ganz objektiv über seine Krankheit. Vor 2 Monaten sei ihm der Gedanke gekommen, dass Alles nur Täuschung sei, dann habe er den Stimmen keine Aufmerksamkeit mehr zu schenken gebraucht und seit 1½ Monaten sei er ganz frei davon.

Nur 1 Monat dauerte die Intermission. Dann hörte er wieder von der Polizei und den Jesuiten ausgehende Stimmen. Sie wollten ihn umbringen, ihm das Jus primae noctis aufzwängen. Auf der Strasse verfolgten ihn Mädchen und gaben ihm Zeichen, dass sie Nachts zu ihm kommen. Er hörte auch, dass er der Sohn des Kaisers Ferdinand sei. Als er eines Tags gegen einen Polizeibeamten aggressiv wurde, kam es zur Verhaftung. Pat. wurde als krank erkannt und wieder der Irrenanstalt übergeben (9. 1. 80).

Pat. betritt mit vornehmer Haltung die Anstalt, zeigt verachtungsvolles Misstrauen, protestirt gegen seine „Haftgewahrsamkeit“, den kecken Handstreich der Polizei, lässt durchblicken, dass er Graf von Habsburg und Kaiser von Oesterreich sei, und weist weitere Fragen ungnädig und mit dem Bemerken ab, dass er jetzt keine Lust, Audienz zu ertheilen, habe. Pat. macht gegen früher einen mimisch verzerrten, arg verwitterten Eindruck, ist sehr mit inneren Vorgängen beschäftigt und wird erst am 14. Januar etwas zugänglicher. Seine kaiserliche Abkunft will er schon mit dem 19. Jahre erfahren und seither durch „Distanzehrenweg“ und Telegraphensprache von seinen Verfolgern und Gönnern bestätigt bekommen haben. Wegen seiner Abkunft verfolgten ihn die Jesuiten, die mit der Polizei in Verbindung stehen. Er ist schlecht auf die „Impressionäre“, d. h. diejenigen, welche die Thüre eintraten, um sich seiner zu bemächtigen, zu sprechen und theilt mit, dass die Militärgerichte wegen dieser sauberen Affaire bereits in Thätigkeit sind. Er bedauert, dass er keine Pistolen hatte, um seine Verfolger niederzuschiessen.

Pat. ist durch Hallucinationen sehr occupirt. Seine Gedanken werden auf Distanz ausgezogen. Er steht mit 10,000 Leuten in Gefühls- und Kettenverbindung. Er wird durch Ohrenverbindung forcirt, sowie durch Schallverstärkungsmittel und Inanspruchnahme sämmtlicher Gefühlsnerven. Der Zweck dieses Rapports ist Beobachtung und Arbeit. Ab und zu wird er von übelwollenden Personen mit üblen Gerüchen behelligt. Pat. wurde einer heimathlichen Irrenanstalt zu weiterer Versorgung übergeben.

Beob. 42. Erworbene Paranoia. Episodischer Wahnsinn.

Hartl, 20 J., Handwerker, wurde am 16. 12. 80 wegen „religiösen Wahnsinns“ der psychiatrischen Klinik zugeführt. Die Anamnese ist auf Pat. angewiesen. Seine Eltern hat er nicht gekannt, dem Abusus spirituos. war er nicht ergeben.

Seit einigen Tagen sei er ängstlich, schlaflos, bete beständig, rufe die Heiligen an, lache, weine durcheinander, werde gelegentlich gewaltthätig. Pat. geht verstört, verwirrt, im Bewusstsein erheblich getrübt zu. Er hört massenhaft Stimmen. u. A. die des Meisters. der den Finger aus dem Loch (Hölle) herausteckt. Die Leute sagen, sie müssen Alles aufschreiben, was er denke. Es geschehe, um zu wissen, ob er verrückt sei. Er sieht Teufel, Hexen, einen Myrtenkranz im Fenster, gegenüber eine Hostie, zwischen diesen beiden müsse er wählen. Der Teufel erscheine ihm, um ihn von der Hostie abzulenken.

Er berichtet von schauerlichem, aber siegreichem Kampfe mit 2 Teufeln. Der eine habe die Lampe, die sein Licht bedeute, zerschlagen; die Splitter hätten sich vor Schauer gewälzt, auf das zweite Licht, das seiner Liebe, hätten sie aber keine Macht gehabt. Auf der Fahrt hieher seien ihm die Töchter des Meisters in verwandelter Gestalt erschienen. Er sah Gott Vater auf einer Statue als Skelet, die Mutter Gottes daneben, mit verfaultem Fleisch und verzerrtem Gesicht. Mehr mitzutheilen, weigert sich Pat., weil es Gott verboten habe. Eine grosse Schmach sei über ihn gekommen, er habe seiner Mutter den Dolch ins Herz gestossen. Pat. bleibt ängstlich, verwirrt, von Hallucinationen occupirt. Gelegentlich zertritt er einen Nachttopf, weil er der Schlange den Kopf zertreten müsse.

Pat. ist fieberlos, kräftig gebaut, in der Ernährung reducirt, anämisch. vegetativ ohne Befund. Schädel normal. Schlaf unterbrochen. Nahrung und Arznei werden als Gift und Nachtschatten geweigert. Gelegentlich wird er aggressiv gegen als Teufel verkannte Personen der Umgebung.

Vom 19. ab wird Pat. ruhiger, beginnt zu schlafen und zu essen. Am 22. wird er lucid, erinnert sich seiner deliranten Erlebnisse, erkennt Alles als Krankheit. Am Ende sei er toll, weil er vor Jahren von einem Hund gebissen wurde. Seit einigen Wochen habe er sich immer matter gefühlt, fast gar nicht mehr schlafen und nicht mehr recht arbeiten können. Der Kopf sei ihm immer eingenommen gewesen. Dazu gehäufte Pollutionen. Seit der Jugend Masturbation.

In den folgenden Tagen blieb Pat. zwar lucid und einsichtsvoll für seine überstandene Krankheit und frei von Hallucinationen, aber er erschien sonderbar, oft in Gedanken verloren, sonderte sich von den Anderen ab, lächelte oft vor sich hin, so dass der Verdacht, hinter dem acuten Wahnsinn stecke eine weitere Psychose (Paranoia), immer reger wurde und zu weiterer Beobachtung veranlasste. Bei neuerlichem Eindringen theilte Pat. mit, schon seit Anfang Juli sei ihm das Benehmen der Leute ganz geändert und räthselhaft vorgekommen. Man habe ihn so sonderbar angeschaut, der Meister habe ihn so liebenswürdig behandelt. Schon längst war er in eine Tochter des Meisters verliebt. Eines Tags hörte er diese sagen: „Am Ende ist er gar sein Sohn.“ Als die 2. Tochter des Meisters weinte, merkte er, dass es so sei und aus einer Heirath zwischen Bruder und Schwester nichts werden könne. Er war darüber sehr unglücklich, da er das Mädchen aufrichtig liebte. Ab und zu kamen beruhigende Zweifel, aber die Leute fuhren fort, ihn zu beobachten; er hörte sie sagen: „Der Meister hat ihn vor Jahren in Wien gezeugt, er sieht ihm auch so ähnlich.“ Da gedachte er nun, sich Gewissheit zu schaffen, indem er um die Hand des Mädchens anhalte. Wäre sie wirklich seine Schwester, so würde sie ihm der Meister nicht zur Frau geben.

Mitten in diesen Zweifeln sei die Verwirrung über ihn gekommen.

Pat. fasst nach wie vor diese Wahnsinnsepisode als einen geistig krankhaften Zustand auf, auch bleiben die Delirien und Erlebnisse dieses Zustands völlig unverwerthet in dem Verlauf der schon seit Monaten bestehenden und nunmehr neuen Aufschwung nehmenden Paranoia.

Pat. bemerkt in dieser Hinsicht, dass ihm auch hier im Spital Alle „nachspekuliren", seine Gedanken ausforschen. Die anderen Patienten zeigen ihm Nachts die Ellbogen. Sie wechseln die Physiognomien, die Namen, verwandeln sich in andere Gestalten. Von der Decke herab hört er beständig theils unangenehme, theils angenehme Stimmen. Auch hört er von den Mitpatienten ausgehende Stimmen. Sie wissen seine Gedanken, antworten darauf, besprechen u. A. das Geheimniss seiner Abstammung von dem Meister. Pat. ist misstrauisch, moros, hält sich abseits, beunruhigt durch die Einmischung der Umgebung in seine Gedanken und Angelegenheiten, zeitweise gereizt bis zu Drohungen. Gelegentlich klagt er neurasthenische Beschwerden (Kopfdruck, Mattigkeit) und motivirt sie in hypochondrischer Weise damit, dass er zu wenig Blut habe. Dyspeptische Beschwerden nach der Mahlzeit werden im Sinne von Vergiftung gedeutet.

Anfang April zeigen sich Transformationssignale im Sinne einer ausgezeichneten Persönlichkeit. Pat. wird heiter, tritt mit Aplomb auf, grüsst militärisch, weil er ein hoher Militär geworden sei. Im Lauf des April wurde Pat. zu dauernder Versorgung der Irrenanstalt seines Heimathlandes zugeführt.

Unterformen der Paranoia persecutoria.

Das Krankheitsbild der typischen Form erhält klinisch bemerkenswerthe Züge, d. h. die Delirien und Sinnestäuschungen bekommen besondere Färbung und Inhalt durch ätiologisch besonders wichtige Momente. Dies gilt für auf dem Boden constitutioneller Neurosen oder unter dem Einfluss von Organerkrankungen sich entwickelnde Fälle, insofern die somatischen Vorgänge in der unbewussten Geistessphäre Delirien besonderen Inhalts anregen oder durch sie vermittelte Sensationen u. s. w. vom paranoischen Bewusstsein in directer falscher Umdeutung verwerthet werden.

Die dergestalt hervorgerufenen Bilder neurotischer Paranoia werden bei den betr. Neurosen (s. u.) ihre Besprechung finden. Es bleiben übrig:

Die Paranoia sexualis mit ihren klinischen Bildern.

Wesentlich für diese Bilder der Paranoia ist ein functionelles oder organisches Genitalleiden als veranlassende Ursache der psychischen Erkrankung. Beim Manne ist es fast ausschliesslich der Missbrauch der Zeugungsorgane durch Masturbation, seltener erzwungene Abstinenz vom geschlechtlichen Akt bei grosser Libido, am seltensten chronische Urethritis postica ex gonorrhoea, bezw. die durch solche Schädlichkeiten herbeigeführte Neurasthenia sexualis und später universalis, welche als veranlassendes Moment wirken. Diese Paranoia neurasthenica (masturbatoria) wird später ihre Besprechung finden. Beim Weibe bestehen die gleichen Ursachen wie beim Manne oder es handelt sich um Lagefehler u. a. Genitalerkrankungen, die irritativ auf das Nervensystem wirken und durch das Zwischenglied einer Neurasthenie wirksam werden. Das sich ergebende Krankheitsbild, in alogischer bewusster allegorischer Umdeutung der lokalen genitalen und allgemein neurasthenischen Beschwerden entspricht vollständig dem beim Manne (s. u.). Auch hier finden sich Pollutionen (als Nothzuchtsattentate falsch gedeutet), Geruchshallucinationen, physikalischer Verfolgungswahn u. s. w. Es gibt aber auch Fälle von Paranoia sexualis beim Weibe (besonders häufig im Klimakterium), in welchen die genitale Erkrankung, ohne spinalirritatives Zwischenglied, direct Delirien und Hallucinationen im Sinne sexueller Persecution auslöst. Derartige Kranke bemerken, dass ihnen die Männerwelt nachstellt, indem man sie für eine Prostituirte hält. Man hat derlei Gerüchte offenbar in böswilliger Absicht über sie ausgestreut. Deshalb die vermeintliche verächtliche Behandlung Seitens der Familie, Freunde, Dienstgeber u. s. w. Im weiteren Verlauf hören die Kranken, wie man Nachts ihnen an dem Fensterladen klopft, dass man ihnen unzüchtige Anträge macht. Selbst aus der Predigt heraus werden solche u. a. Obscönitäten vernommen. Später entwickeln sich sogar Gehörshallucinationen (Hure, syphilitisch, Kindsmörderin zu sein, Abortus provocirt zu haben). Solche falsche Wahrnehmungen werden combinatorisch ausgesponnen, z. B. man will Pat. in ein Bordell locken. Reactiv tiefe Depression, gelegentlich selbst Suicidium, Graviditätswahn, allerlei Bestrebungen, die bedrohte Geschlechtsehre zu schützen (Tamponade der Vagina u. s. w.). In allen diesen Fällen kann Transformation dieses persecutorischen Delirs in ein erotomanisches expansives erfolgen. Nicht selten finden sich bei diesen Zuständen von Paranoia sexualis feminarum auch hysterische Elemente, die paranoische Verwerthung finden. Damit ergeben sich klinische Uebergänge zur Paranoia hysterica.

Beob. 43. Paranoia sexualis.

Semlach, Marie, 35 J., ledig, Dienstmagd, wurde am 8. 4. 80 in der Grazer psychiatrischen Klinik aufgenommen. Sie kam selbst zur Aufnahme, Hilfe suchend gegen ihre „Einsprecher". Pat. stammt von trunksüchtigem Vater, war nie schwer krank, menstruirte mit 15 J. zum ersten Mal, war sexuell bedürftig, hatte viele Liebhaber gehabt, 7mal ohne Beschwerde geboren, das letzte Mal 1873. Seither hatte sie oft Unterleibsbeschwerden, unregelmässige Menses. Seit 1877 hatte sie sexuellem Verkehr entsagt. Vor 3 J., als sie mit ihrer Dienstherrschaft auf einer Reise war, begann Stimmenhören. Es war immer die gleiche männliche unbekannte Stimme. Sie hörte dieselbe wie durch ein Sprachrohr. Man sagte ihr, sie habe ihre Kinder umgebracht, sie sei eine Prostituirte, mit einer schimpflichen Krankheit behaftet, eine Diebin, die Schläge bekommen solle und ins Wasser geworfen zu werden verdiene. Ihr ganzer Lebenslauf, alle ihre Liebesverhältnisse wurden kritisirt; Pat. war höchst bestürzt, vermuthete, dass ihr früherer Beichtvater ihre Beichtgeheimnisse ausgeplaudert habe. Sie bemerkte nun, wie man allgemein sie verachtete, die Leute spuckten vor ihr aus. Sie verliess den Dienst, versuchte es mit anderen, überall dieselbe Stimmenverfolgung und Verachtung der Leute.

Pat. wurde ganz matt und elend von dieser Verfolgung. Zu der Manuesstimme gesellten sich später auch Weiberstimmen, immer des gleichen sexuell persecutorischen Inhalts. Man liess ihr auch Nachts keine Ruhe, wusste ihre geheimsten Verhältnisse. 1878 bemerkte sie, dass die Verfolger sogar ihre Gedanken wussten, denn man antwortete auf das, was sie gerade dachte. Alle ihre Gedanken, Wünsche, Handlungen wurden kritisirt, bespöttelt. Es war nicht zum Aushalten. Man sagte ihr auch sie sei kopfkrank, sie hielt es aber für Verfolgung, nicht für Krankheit. Man schimpfte sie Hure, Fetzen, Kindsmörderin. Sie war oft ganz matt und angegriffen von dieser Qual. In den letzten Monaten war sie auch von stinkenden Gerüchen geplagt, die vorübergehend schon im Anfang der „Verfolgung" sie belästigt hatten. Um diesen Sekkaturen unbekannter Verfolger zu entgehen, war Pat. ziellos in den letzten Monaten im Lande herumgezogen, bis sie aller Mittel entblösst im Grazer Spital Hilfe und Schutz sucht.

Pat. hat rhombocephalen Schädel, ist von exquisit neuropathischem Habitus. Bemerkenswerth ist der fremdländische Typus der aus Proletarierkreisen stammenden Persönlichkeit, ihre feinen Züge, die weiche feine Haut, das schwimmende echt nervöse Auge.

Der Uterus ist apfelgross, schwer beweglich, durch Adhäsionen im Parametrium beiderseits fixirt. Portio vaginalis derb, wulstig, vergrössert, auf Druck empfindlich.

Pat. bietet keine Erscheinungen von Neurasthenie oder Hysterie, jedoch Sensationen im Bereich des Plexus pudendo-sacralis. Sie vergleicht sie mit Würmern, die sich im Becken verschlingen und zum After herauskriechen. Einige Tage fühlt sich Pat. frei von Stimmenhören und wähnt sich geborgen vor ihren Verfolgern. Dann kehren die Stimmen wieder und mit ihnen die alte Qual. Bromkali und Morphiuminjektionen wirken beruhigend und mindern das Stimmenhören. Mit der Zeit kommen die Stimmen auch aus dem Bauch, wo Pat. die Sensationen hat. Es „gröhlt" auch darin, wie wenn eine Katze darin wäre. Man wirft ihr alle möglichen Obscönitäten und Gemeinheiten vor. Da das Leiden durch Monate ganz stationär bleibt, wird Pat. einer Irrenanstalt übergeben.

Eine bemerkenswerthe Varietät der Paranoia persecutoria sexualis stellt der Eifersuchtswahn paranoischer Weiber dar.

Uebereinstimmend mit Kraepelin finde ich diesen Wahn vorzugsweise im Klimakterium und in combinatorischer Entstehungsweise. Ein kurzes Incubationsstadium reizbarer Gemüthsstimmung, sich gründend auf das Gefühl, vom Manne vernachlässigt zu sein und zum Theil wohl auf das Bewusstsein des Schwindens körperlicher Reize zurückführbar, leitet unter wachsendem Misstrauen die Wahnbildung ein.

Der Verdacht ehelicher Untreue des Mannes gewinnt Bestätigung in harmlosen Vorgängen in der Aussenwelt (Sprechen des Gatten mit der Nachbarin, längeres Ausbleiben desselben Abends, ganz gleichgültige Reden der Umgebung u. s. w.). Der Verdacht wird zur Gewissheit, indem die gekränkte Gattin den vermeintlichen Gemahl nächtlicherweile bei Rendezvous mit Frauenzimmern ertappt. Soweit geht seine Frechheit, dass er im ehelichen Schlafgemach Buhlerinnen zulässt. Klopfen am Fensterladen, Rascheln von Gewändern in Corridoren und Zimmern sind vollgültige Belege. Durch Husten gibt der Ungetreue Zeichen seinen Geliebten. Schliesslich hört die Kranke, wie Nachts Weiber sogar zu ihrem Mann ins Ehebett kommen. Wunderbarerweise sieht sie die Kebsweiber nicht, aber sie spürt es an sich (Weckung von wollüstigen Empfindungen durch bezügliche Vorstellungen bis zu Pollutionsgefühlen), sobald der Gatte mit diesen Weibern coitirt. Die Umgebung bedauert die hintergangene Frau, höhnt sie, je nachdem, deswegen. Der Friede des Hauses ist dahin. Je nach ihrem Charakter wird die Kranke zur Dulderin oder zur Furie. Sie fürchtet für ihr Leben, versieht sich des Schlimmsten vom Manne. Nicht selten erfolgen aus vermeintlicher Nothwehr Gewaltthaten gegen den Mann und Giftattentate. Nach Umständen kommt es auch zu Attentaten auf seine Genitalien — aus Rache.

Beob. 44. Paranoia sexualis (Eifersuchtswahn).

W., Beamtenfrau, 43 J., aufgenommen 21. 12. 80, stammt von imbeciller psychopathischer Mutter; deren Mutter war irrsinnig. Pat. war von Kindsbeinen auf neuropathisch, litt viel an Migräne, hatte als Kind vorübergehend Gesichtshallucinationen. Sie heirathete mit 23 J., gebar mit 25 J., erlitt mit 26 J. einen Abortus. Im Anschluss daran chronische Metritis. Seither reizbar, streitsüchtig, eifersüchtig auf den Mann ohne allen Grund. Anfang 1880 trat Pat. ins Klimakterium ein (spärliche, unregelmässige Menses, schlechter Schlaf, Schwindel- und Wallungsgefühle zum Kopf). Pat. wurde höchst reizbar, vertrug sich nicht mehr mit der Umgebung, beschuldigte den Gemahl eines Liebesverhältnisses mit einer alten kränklichen Frau, wurde masslos aufgeregt, tobte und wüthete geradezu gegen ihn und gegen verschiedene Nachbarinnen, die sie in ihren Eifersuchtswahn einbezog. Gehörs- und Gesichtshallucinationen stützten diesen Wahn.

Sie hörte Nachts Geflüster im ehelichen Schlafgemach, Schnaufen und Stöhnen, wurde dabei sexuell erregt, bekam Pollution und gewann die Ueberzeugung, dass der Mann mit anderen Weibern coitire. Allmählig stellten sich Pollutionen auch bei Tage ein, wobei Pat. dieselbe Schlussfolgerung zog. Häufig auch Geruchshallucinationen (stinkende Gerüche). Wachsende Aufregung, öffentliche Skandale, Bedrohung des Mannes und vermeintlicher Nebenbuhlerinnen, wobei sich Pat. wie eine Furie geberdete, nöthigten zur Aufnahme in die Irrenanstalt. In der letzten Zeit hatte der Verfolgungswahn weitere Kreise gezogen. Pat. wähnte sich nicht bloss sexuell betrogen, sondern auch am Leben bedroht, ihren Mann in einem Complott mit seiner Geliebten, um sie mit Gift aus dem Leben zu schaffen. Sie bemerkte, dass man sie höhnisch anblicke, verspotte.

In der Irrenanstalt fühlte sich Pat. Anfangs in der Rolle der gekränkten und verfolgten Gattin. Sie querulirte um Entlassung, Schutz der Behörden, Einsperrung des Mannes, hielt ihren Eifersuchts- und Verfolgungswahn nach jeder Richtung aufrecht. Im Lauf des Jahres 1881 trat dieser in den Hintergrund und an seine Stelle trat das Bild einer chronischen Nymphomanie.

Sie wurde kokett, putzsüchtig, erotisch, zudringlich gegen die Aerzte, beschuldigte sie (auf Grund von Pollutionen), nächtlich mit ihr Unzucht zu treiben, nachdem sie von denselben mit Chloroform betäubt sei, verfolgt die Aerzte gelegentlich mit Zumuthungen bei ihr zu schlafen, hielt sie für Prinzen, verlangte stürmisch nach männlicher Umarmung. Pat. bot die folgenden Jahre den Zustand einer chronisch Nymphomanischen mit immer mehr überhandnehmenden Erscheinungen psychischer Schwäche. Genitaler Befund der eines Uterusinfarkts mit hypertrophischer, zerklüfteter Vaginalportion.

Der Eifersuchtswahn beim Manne gehört grösstentheils dem Alkoholismus an (s. u.). Ausserhalb desselben fand ich ihn gelegentlich bei belasteten, von jeher zu Eifersucht geneigten, geistig beschränkten, wenig potenten, dabei nach Umständen aber libidinösen, vom sexuellen Akt jedoch nicht befriedigten Männern.

Dieser letztere Umstand, sei es durch Frigiditas uxoris oder mangelndes Wollustgefühl des Mannes, spielt jedenfalls eine Hauptrolle bei der Entwicklung des Wahns. Dieser entsteht zunächst combinatorisch — das zufällige, aber häufige Erscheinen von Männern im Hause gilt der Frau, ihr Räuspern ist Zeichen für den in der Nähe versteckten Geliebten. Jedes Geräusch Nachts wird im gleichen Sinne gedeutet. Zunehmende Entfremdung der Ehegatten. Brutale Behandlung der Ehefrau bis zu Thätlichkeiten. Gehörs- und zuweilen auch Gesichtsillusionen fördern den Wahn. Die Leute auf der Strasse machen spöttische Mienen, Gesten im Sinne des Hörneraufsetzens. Die Kinder werden dem Vater von der Frau entfremdet. Sie sind ihm unähnlich — ergo nicht seine Kinder. In weiterer Entwicklung oft allgemeiner Verfolgungswahn — Wahn bestohlen zu werden, indem die ungetreue Frau den Liebhabern Geld und Gut zuträgt, Vergiftungswahn. Nicht selten schwere Gewaltthaten gegen die Frau und die vermeintlichen Nebenbuhler.

Beob. 45. Paranoia sexualis (Eifersuchtswahn bei einem Mann).

P., 47 J., aufgenommen 29. 11. 78, kleiner Beamter, angeblich nicht belastet, ein solider nüchterner, geistig beschränkter, von jeher sexuell bedürftiger Mann, Vater mehrerer Kinder, bisher in guter Ehe lebend, erlitt 1877 ein schweres Trauma capitis, indem er überfallen, auf das Pflaster geworfen und mit einem eisenbeschlagenen Stock auf den Kopf gehauen wurde. Er trug ausser leichten Verletzungen eine schwere, mit Knochenimpression auf dem l. Schädelbein davon, war lange bewusstlos, mehrere Wochen bettlägerig.

Reconvalescent, erschien er psychisch verändert, reizbar, geistig geschwächt. Er war abnorm sexuell bedürftig geworden, fiel seiner schon dem Klimakterium nahen Frau lästig in Forderung der Erfüllung der ehelichen Pflicht, fühlte sich durch ihr ausweichendes Verhalten unangenehm berührt, vom Coitus überdies nicht befriedigt. Er wurde misstrauisch, äusserte Ideen, seine Frau halte es mit Anderen. Wenn seine Frau sich räusperte oder seufzte, wurde er erregt und grob, weil jetzt der Geliebte an seine Frau „denke“.

Besuche von Männern geschahen nur seiner Frau wegen. Episodisch behauptete er geradezu, sie bestelle sich Liebhaber ins Haus, treibe Unzucht mit ihnen und plane ihn umzubringen. Wegen dieser Ideen wurde er von den Bekannten gefoppt und ausgelacht. Er kränkte sich darüber und sein Zustand verschlimmerte sich. Er behauptete, seine Frau trage Feuermaterial und Victualien ihren Anbetern zu. Bei jedem Geräusch, das er Nachts hörte, meinte er, es schleiche sich Jemand zu seinem Weibe. Er hörte Thüren aufsperren und Stimmen, wurde immer erregter, brutaler und bedrohte seine Frau mit Erschiessen. Am 29. 11. 78 machte er Miene diesen Vorsatz auszuführen und wurde deshalb verhaftet.

In der Irrenanstalt hält er an seinem Wahn fest. Seine Frau war auffallend freundlich mit Männern, die zum Besuch kamen. Es kamen auffallend viele und unter allerlei Vorwänden. Er bemerkte Abgänge in der Kohlenkiste und in der Speisekammer. Stellte er seine Frau zur Rede, so war sie verlegen und weinte. Abends machte sie sich gern ausserhalb des Hauses zu schaffen. Pat. ist überzeugt, dass sie sich mehreren Männern preisgibt. Sie kam wiederholt in ganz derangirter Toilette heim. Sie war so gleichgültig im Ehebett und erfüllte nur widerwillig ihre Pflicht. Erschiessen wollte er sie nicht, sondern ihr nur drohen, damit sie von ihrem skandalösen Lebenswandel ablasse.

Pat. ohne Degenerationszeichen, ohne Folgeerscheinungen des Traums capitis. Geistige Schwäche. In der Anstalt tritt der Eifersuchtswahn zurück, ohne jedoch volle Correktur zu finden. Am 28. 12. 78 gebessert gegen Revers entlassen.

2. Das Irresein der Querulanten und Processkrämer[1]).

Es unterscheidet sich insofern von der vorigen Form, als rechtliche und nicht vitale Interessen in der Meinung des Kranken gefährdet sind, wirkliche Begebenheiten und nicht eingebildete den Ausgangspunkt des Deliriums bilden und der Kranke früh schon in der aktiven Rolle des Angreifers, nicht in der des Angegriffenen auftritt. Nicht selten treten jedoch in diesem Querulantenirresein auch die Delirien der gewöhnlichen Form der Paranoia episodisch auf, zuweilen nimmt es selbst seinen Ausgang in dieser.

Die dem Querulantenirresein anheimfallenden Leute sind durchweg belastete und meist erblich veranlagte, mit somatischen (Schädelanomalien) Degenerationszeichen und früh und constant sich zeigenden psychischen Anomalien und Defekten behaftete Menschen. Der grellste und wichtigste Defekt ist eine ethische Verkümmerung, die sie trotz allem „Rechtsbewusstsein" nie zu einer tieferen sittlichen Auffassung des Rechts gelangen lässt. Dieses erscheint ihnen in seiner formalen Verwerthung nur als Mittel, als legale Waffe zur Erreichung egoistischer Zwecke.

Aus dem gleichen ethischen Defekt ergibt sich früh ein massloser Egoismus, der die Rechtssphäre Anderer missachtet, die eigene beständig vorzuschieben geneigt ist und auf eine wirkliche oder vermeintliche Verletzung der eigenen Interessensphäre in heftigster Weise reagirt.

Die Candidaten dieser Störungsform fallen schon früh durch ihren Eigensinn, Jähzorn, ihre brutale Rechthaberei und masslose Selbstüberschätzung auf und gerathen durch diese schlimmen Charaktereigenschaften fortwährend mit der Umgebung in Conflikt. Meist ist auch die intellektuelle Anlage unter dem Durchschnittsmittel. Aber auch da, wo einzelne geistige Fähigkeiten bestechend hervortreten, fehlt nicht eine auffällige

---

[1]) S. den Aufsatz des Verf. Allg. Zeitschr. f. Psych. 35 mit Angabe der vollständigen Literatur.

Verschrobenheit der Logik, die trotz scheinbarer Schärfe der Schlüsse bedenkliche Lapsus verräth und nur zu leicht in Rabulisterei ausartet. Häufig ist auch die Reproduktionstreue mangelhaft und gibt die Thatsachen entstellt im Bewusstsein wieder.

Unzählige derartige Individuen verbleiben auf dieser Stufe einer originären Charakteranomalie und sind eine Geissel für ihre Mitmenschen als Rabulisten und Processer. Bei vielen besteht eine förmliche Processlust.

Die Gelegenheitsursache zur wirklichen Krankheit bildet auf dieser Grundlage irgend ein Rechtsstreit, in welchem solche Processer unterlegen sind, oder auch die blosse Versagung vermeintlich berechtigter, in Wirklichkeit aber unverschämter Ansprüche. Nicht aus lebhaftem Rechtsgefühl, wie man vielfach annahm, sondern aus vermöge ihrer ethischen und intellektuellen Verkümmerung fehlendem Unrechtsgefühl gerathen solche Menschen über die vermeintliche Kränkung in eine leidenschaftliche gereizte Stimmung, verlieren rasch die Besonnenheit, haben nur noch ein Ziel, die Wiederherstellung ihrer vermeintlich gekränkten Rechte. Hinter dieser Aufgabe bleiben Beruf, Familienpflichten und Wohlstand des Hauses zurück.

Nach einiger Zeit verlassen sie den Schmollwinkel, in den sie sich, brütend über ihre Niederlage und zerfallen mit der Welt, zurückgezogen hatten. Vertrauend in ihrem krankhaften Selbstgefühl auf die eigene Kraft, und ohne Vertrauen zu den Advokaten bei ihrem krankhaften Misstrauen, haben sie sich inzwischen selbst die Kenntniss des Gesetzes und der Rechtsmittel angeeignet. Ausgerüstet mit diesen Waffen, beschreiten sie nun die Bahn des Processes, verfassen Klageschriften, recurriren in allen Instanzen.

Noch ist ein gewisser Rest von Besonnenheit vorhanden, noch wird die leidenschaftliche Erregung einigermassen beherrscht, die Sprache im Zaum gehalten. Mit fortgesetzter Erfolglosigkeit ihrer Bemühungen und den damit verbundenen Demüthigungen werden sie immer verbissener, einsichtsloser, des letzten Restes ihrer Besonnenheit verlustig. Der Zustand, welcher bisher noch als Leidenschaft einer psychologisirenden Betrachtung gegenüber passiren konnte, wird immer mehr zur deutlichen psychischen Krankheit, die keine Einsicht, keine Rücksicht und Vernunft mehr kennt. Statt zu erkennen, dass ihre Sache erfolglos, weil sie eine ungerechte war, suchen die Kranken bei ihrem Misstrauen die Ursache ihres Misserfolges in der Parteilichkeit, Bestechlichkeit der Richter, und in harmlosen Begebnissen finden sie Beweise für diese immer mehr sich befestigende Ueberzeugung. Nun fallen die letzten Rücksichten für diese Kranken. Ihre immer voluminöser werdenden Recurse, Eingaben, Denunciationen strotzen von Invektiven und Amtsehrenbeleidigungen und nöthigen zu gerichtlicher Massregelung, die den leidenschaftlichen Zustand der Kranken verschlimmert.

Sie fühlen sich nun als Märtyrer und Betrogene, der ganze Rechtshandel war nur eine der Justiz unwürdige Komödie. Mit wahnsinnig consequenter Halsstarrigkeit, mit rabulistischer Logik und unverschämter Frechheit bestreiten dann solche Menschen nicht bloss die Gerechtigkeit, sondern sogar die Rechtskraft der gegen sie erflossenen Urtheile. Sie weigern Geldstrafe, Entschädigung, Steuer, vergreifen sich an den Executoren, erklären die Richter bis hinauf zu den höchsten Beamten des Staats für Diebe, Schurken, Meineidige. Sie fühlen sich im Kriegszustand gegenüber dem elenden Recht und seinen schlechten Vertretern, als Vorkämpfer für Recht und Sittlichkeit, als Märtyrer gegenüber der brutalen Gewalt. — Sie werfen sich nicht selten zu Beschützern und Winkeladvokaten für andere „Unterdrückte“ auf, wie jener von Buchner (Friedreich's Bl. 1870 p. 263) begutachtete Querulant, der mit einigen Gleichgesinnten einen „Verein der Unterdrückten“, d. h. zum Schutz Derer, die vor Gericht Unrecht bekamen, gründete und die Constituirung dieses Vereins dem König notificirte. Lange werden gewöhnlich solche Kranke von den Laien verkannt und gemassregelt, denn trotz aller Einsichtslosigkeit für das Thörichte und Unziemliche ihrer Handlungsweise besitzen sie eine bemerkenswerthe Dialektik und Rechtskenntniss, sind sie treffliche Sachwalter ihrer leider nur wahnsinnigen Sache. Da sie, kaum bestraft, dasselbe Vergehen, meist Amtsehrenbeleidigung, sich wieder zu Schulden kommen lassen, erscheinen sie als verstockte Bösewichter, bei denen Erschwerungs- und Strafschärfungsgründe vorliegen, während ihr consequentes unbeugsames Verhalten doch nur die natürliche nothwendige Folge ihrer Krankheit ist.

So greift die für solche Kranke nöthige und heilsame Massregel der Entmündigung und Internirung in einer Irrenanstalt leider erst Platz, nachdem sie Hab und Gut verprocesst, endlos die Gerichte behelligt, die öffentliche Ordnung gestört, die Achtung vor dem Gesetz untergraben, ihre Angehörigen (wie so häufig) mit ihrem Wahn angesteckt, ja selbst blutig sich an ihren Feinden gerächt haben.

Beob. 46. Querulantenirresein, später Vergiftungs-, Vorfolgungswahn.

Frau S., 43 J., gerichtlich geschiedene Schuhmachersfrau, stammt von einem irrsinnigen Vater. Schon als Kind fiel sie durch ihren Eigensinn und ihr ungewöhnlich entwickeltes Rechtsgefühl auf. Vor 23 Jahren ging sie ohne Neigung eine Ehe ein, die schon nach kurzer Zeit aus einander ging, angeblich zum Theil deshalb, weil Frau S. Bettnässerin war, ein Gebrechen, das sie bis zu ihrer ersten Niederkunft behielt und das sich auf die erstgeborene Tochter vererbt haben soll, die daran bis zur Pubertätsentwicklung litt.

Frau S. bot in den späteren Jahren, ausser grosser Reizbarkeit, Neigung, sich in anderer Leute Angelegenheiten zu mischen, zu intriguiren, zu processiren, nichts Auffälliges.

Anfangs der 70er Jahre starben ihr Vater und ihr Bruder. Sie fühlte sich von der Erbtheilung nicht befriedigt, hegte Verdacht, von den Angehörigen und dem Gericht dabei um 6000 Gulden verkürzt worden zu sein; diese angebliche Uebervortheilung liess ihr keine Ruhe. Sie kaufte sich juristische Bücher, deren Studium sie angestrengt oblag, und wusste auf listige Weise sich Einsicht und Abschriften der Erbschaftsakten und Familiendokumente zu verschaffen. Ihre Vermuthungen wurden nicht getäuscht. Sie schaffte sich die Gewissheit, dass man gelegentlich der Erbschaftsverhandlung Kapitalien unterschlagen, Unterschriften gefälscht habe, und als sie alle Beweismittel hübsch beisammen hatte, brachte sie bei der Staatsanwaltschaft eine Klage ein. Leider hatten ihre bezüglichen Schritte keinen Erfolg. Man ging bei der Voruntersuchung sehr leichtsinnig und, wie sie später merkte, parteiisch zu Werke, nahm in den Protokollaufnahmen die Beweismittel nur unvollkommen auf, setzte die nöthigen Paragraphen nicht bei, erschwerte ihr die Beibringung der Beweise, so dass sie nicht reüssirte. Sie erkannte, dass die Untergerichte in der Sache interressirt waren, legte Berufung ein, wurde abermals zurückgewiesen, versuchte es in „kräftigerer Eingabe“, warf sich von Neuem auf das Studium der Gesetze, da sie merkte, dass auch die Advokaten, die schlaue Füchse und Betrüger seien, nichts taugten; aber da sie überall nur Parteilichkeit und unlautere Gesinnung fand, konnte sie mit ihrem Recht nicht durchdringen, trotzdem sie alle Instanzen beschritt.

Ihre Sprache wurde immer anmassender, insolenter, sie hielt sich bei ihrer „eminenten Rechtskenntniss und ihrem edlen Rechtsgefühl“ für berufen, das unterdrückte Recht zur Geltung zu bringen und die Betrüger zu entlarven. Auf einer solchen Betrugsentlarvung befand sie sich das erste Mal am 13. Februar 1877, als sie wegen einer Amtsehrenbeleidigung vor Gericht stand. Trotz ihrer staunenerregenden Suada und glänzenden Vertheidigung wurde sie straffällig und verurtheilt.

Trotzdem fuhr Frau S. zu rekurriren und zu queruliren fort.

Am 13. August 1877 steht sie abermals vor den Schranken des Gerichts, um sich wegen einer neuerlichen Amtsehrenbeleidigung zu verantworten.

Sie erscheint mit einem mächtigen Aktenbündel, beantwortet jede an sie gerichtete Frage theils mit Paragraphen aus der Strafprocessordnung, deren Inhalt ihr wie das Vaterunser geläufig ist, theils mit dem Vortrag irgend eines Aktenstücks, wenn auch dasselbe zufällig gerade das Gegentheil von dem enthält, was sie beweisen will.

Sie bleibt stramm dabei, dass die von ihr injurirten Personen die ihnen gewordene Kritik reichlich verdienen, und dass sie daran kein Jota ändern werde. „Ich werde,“ deklamirt Frau S. stehend und die Lehne des Sessels als Rednerpult benutzend, „ich werde mich an den Herrn Justizminister wenden, ihm von den gegen mich gesponnenen Intriguen persönlich Mittheilung machen, und werde, falls er mir wider Vermuthen ebenfalls nicht gerecht wird, mich an das Reichsgericht wenden, welches hoffentlich den Betrug entlarven wird. Oder glaubt man vielleicht, dass ich den Weg zum Cassationshof nicht kenne? Ich verlange mein Recht, sonst nichts, und werde alles zu erhalten wissen, was mir schnöde geraubt worden ist.

Ich werde (mit lautester Stimme) eher nicht ruhen und schliesslich bei Sr. Majestät dem Kaiser die Anzeige machen.“

Ein während der Verhandlung vorgetragenes ärztliches Gutachten führt aus, dass Frau S. an Querulantenwahnsinn leide. Sie kommt während dessen Vortrag in grosse Aufregung, die sie nur theilweise bemeistern kann. Es entschlüpfen ihr halblaute ironische Exclamationen, wie: „und so was sagt ein Gerichtsarzt!“ — „also auch im Complot“ — „sonst nichts mehr“ — „ich! geisteskrank“.

Als das Gutachten geendigt ist, sagt sie mit der Geberde der höchsten Indignation „lächerlich!“ und verlässt, sich empfehlend, den Gerichtsaal.

Frau S. wird wegen Unzurechnungsfähigkeit von Schuld und Strafe freigesprochen. Sie fährt fort, zu queruliren. Eine gröbliche Insultirung ihrer Verwandten auf offener Strasse führt zu ihrer Verhaftung und Aufnahme in der Irrenanstalt.

Sie betritt diese unter feierlichem Protest gegen diese Freiheitsberaubung, ergeht sich in den schlimmsten Beschuldigungen der Gerichtspersonen, Advokaten etc. und stellt auch die Gerichtsärzte ob ihres Gutachtens als bestochene Theilnehmer an dem Complot gegen sie hin.

Sie bewahrt ihre imponirende Haltung, pocht auf ihr Recht, schreibt unzählige Promemorias, in denen sie mit Paragraphen aus dem Straf- und bürgerlichen Gesetzbuch, der Strafprocessordnung etc. um sich wirft und, sich selbst bewundernd, in die Worte ausbricht: „O! ich bin bewandert in diesen Punkten, da gibt's nichts auszusetzen, selbst in dem Zeitungsartikel über meine Schlussverhandlung ist die Anerkennung zu lesen gewesen, dass mir die Strafprocessordnung sehr geläufig gewesen ist. — Die Beweismittel werden meinen Geist elektrisch beleuchten — ich habe eine Berufungsschrift verfasst, die war zum Staunen — bei der Gerichtsverhandlung kam es mir vor, als ob der Gerichtshof aus lauter Angeklagten bestehe und ich der Gerichtshof sei. Sie sollen vor mir zittern, die hinterlistigen Tartüffen. — In der Zeitung war es zu lesen, dass in der letzten Ministerkonferenz die Richter von Gr. verrissen wurden (!), übrigens kratzt einer dem anderen kein Auge aus.“

Sie schwelgt in dem Vorgefühl ihres künftigen Triumphs, vergleicht sich mit einem echten Vollblutpferd, das daherstürmt und Alles vor sich niederwirft. Das ganze Testament des Vaters wird sie angreifen, da es ein eigenhändiges, ohne Notar, ohne rechte Gesetzform abgefasstes sei. Es müsse der Grund darin angegeben sein, warum die Kinder auf den Pflichttheil gesetzt wurden.

In solchen Gefühlen und Gedanken schwelgt die Kranke in grenzenlosem Hochmuth. Daneben intriguirt und querulirt sie, macht den Anwalt für die Mitpatientinnen, bemängelt und kritisirt die Hausordnung, benimmt sich brutal und anmassend gegen die Beamten und Diener des Hauses. Wie tief Patientin gestört ist, trotz aller Dialektik und Gedankenschärfe auf dem Gebiet des Forum, beweist ihre hochgradige Reizbarkeit, die selbst im Irrenhause ein Zusammenleben mit ihr kaum möglich macht und bei geringfügigem Anlass in masslosen Zornaffekten explodirt. Gelegentlich solcher wurden wiederholt sonst latente oder wenigstens verborgen gehaltene Verfolgungsdelirien constatirt (man wolle sie hier vom Verstand bringen, gebe ihr vergiftete Arzneien).

Frau S. ist eine mittelgrosse, gut conservirte Frau. Der Ausdruck des Gesichts ist Hochmuth und berechnende Schlauheit.

Die linke Gesichtshälfte ist schmäler als die rechte und auch mimisch weniger innervirt als die erstere. Sonst finden sich am Skelet keine Abnormitäten. Die vegetativen Funktionen lassen keine Störung erkennen.

In den letzten 2 Jahren trat das Bild der Querulantin immer mehr zurück hinter dem eines in imaginären Bedrohungen von Gesundheit und Leben begründeten Verfolgungswahns, ein deutlicher Beweis der inneren Verwandtschaft dieser Zustände. Pat. streilte in ihren Promemorias an die Direktion nur noch gelegentlich ihre früheren Processangelegenheiten, dagegen verdächtigte sie die Umgebung, dass sie es auf ihr Leben abgesehen habe. Sie sah die Umgebung bedeutungsvolle Blicke des Einverständnisses wechseln, ihren Blick nicht ertragen können, darüber roth und verlegen werden, hielt zufällige Flecken auf dem Boden für Spuren verstreuten Giftes, verkannte einzelne Wärterinnen als frühere Dienstboten ihrer feindlichen Verwandten, für gedungene Meuchelmörder; Magencatarrh, an welchem Pat. häufig litt, war ihr jedesmal Beweis stattgefundener Vergiftung. Die Speisen hatten dann einen Kalk- und Metallgeschmack. Als Reaktion zeigten sich oft masslose Zornaffekte, in welchen Pat. stürmisch fort, vor Gericht verlangte, alles zusammenschlug, nur mit Mühe gebändigt werden konnte. In diesen Affekten verlor sie sogar das Bewusstsein und wusste sich des Geschehenen hinterher gar nicht zu erinnern (pathol. Affekte als weiteres Zeichen tiefer Erkrankung des Gehirns). Zur Zeit der Menses war Pat. jeweils sehr aufgeregt, gereizt, von Migräne und paralgischen Beschwerden belästigt. Versetzung in eine Siechenanstalt.

B. Paranoia expansiva.

Sie ist bedeutend seltener als die depressive (persecutorische) Form. Je nach Inhalt und Richtung des Delirs kann man unterscheiden 1. eine P. inventoria s. reformatoria, 2. eine P. religiosa, 3. P. erotica.

1. Die Paranoia inventoria.

Die Repräsentanten dieser Störungsform sind immer belastete, originär verschrobene, vielfach geistig inferiore, mindestens einseitig begabte Persönlichkeiten. Ein von grossem Selbstgefühl getragener und zum Theil aus demselben direkt sich entwickelter Wahn ausgezeichneter Persönlichkeit ist der Kern des Krankheitsganzen. Der künftige Wahn ist im Charakter, der ganzen Denk- und Anschauungsweise schon latent enthalten. Diese Paranoiaform ist wesentlich combinatorisch. Das Incubationsstadium ist ein sehr langes, gekennzeichnet durch träumerisch phantastisches Wesen, Brüten über Erfindungen und Entdeckungen, Träumereien von Luftschlössern künftiger Macht und Grösse, Ahnungen zu etwas Bedeutendem bestimmt zu sein, grosse Selbstüberschätzung mit vornehmer Abschliessung gegenüber dem Vulgus profanum. Die Wahnideen drehen sich um glänzende Leistung als Dichter, Künstler, Erfinder, socialer, Reformator, Stifter neuer Religionen u. s. w. Je nach dem geistigen Fonds sind diese Ideen läppisch, absurd oder sie sind mindestens original, auf den ersten Blick bestechend und trotz aller Verschrobenheit und Disharmonie der geistigen Fähigkeiten eine gewisse Begabung bekundend.

Dadurch kann es geschehen, dass die urtheilslose Menge den Mann für ein Genie hält, gerade wie es umgekehrt Genies passirt ist, dass man sie für Narren hielt. Gemeinsam ist gewissen Pseudogenies und wirklichen Genies die Originalität der Anschauungen, sich gründend auf die Eigenartigkeit der Associationen und die inductive Weise des Denkens.

Aber an ihren Früchten erkennt man das wirkliche und das Pseudogenie. Das erstere stellt einen Markstein dar, welcher eine culturelle Epoche abschliesst und eine neue inaugurirt, weit der Mitwelt voranleuchtend und erst von der Nachwelt in seiner vollen Bedeutung verstanden und gewürdigt. Das Pseudogenie ist eine Carrikatur des wirklichen, denn es hat zwar seine Aeusserlichkeiten, nicht aber seinen inneren Werth. Es fehlt ihm die geistige Kraft, Ruhe, Zielbewusstheit des wirklichen, wie sie aus der superioren und vor Allem harmonischen Entwicklung der Geisteskräfte sich ergibt. Mag der leitende Gedanke des Pseudogenies auch ein originaler und verheissungsvoller sein, so fehlt doch die Fähigkeit, ihn logisch und nutzbringend zu verwerthen. Es besteht höchstens die Fähigkeit, Kritik und Vernichtung am Bestehenden zu üben, nicht aber die zu gestalten.

Solcher Pseudogenies gibt es unzählige in der Gesellschaft, ewig unzufrieden mit dem Bestehenden und beständig getrieben, die Welt zu verbessern. Sie fühlen sich fortwährend unglücklich, als verkannte Genies. Sie befinden sich oft hart an der Gränze der Paranoia, und es bedarf nur besonderer Umstände, z. B. aufgeregter Zeiten, um sie den Rest ihrer Besonnenheit verlieren zu lassen. Sie debutiren dann als Erfinder neuer vermeintlich die Gesellschaft rettender socialer und politischer Systeme, als Gründer idealer Staatswesen, Stifter neuer Secten u. s. w. Es ist interessant, zu beobachten, wie in solchen Zeiten ein Narr nicht blos 10, sondern 1000 machen kann, wie breite Schichten des Volks, bestochen durch die Originalität und Excentricität der Ideen solcher verrückter Demagogen, angezogen von ihrem fanatischen, zuweilen durch Hallucinationen und vermeintlich göttliche Inspiration entfachten Eifer, sich mit fortreissen lassen.

Es ist bemerkenswerth, wieviel verschrobene mehr weniger schon paranoische Menschen als Leiter von Aufständen und Revolutionen, Stifter von Secten u. s. w. sich und die von ihnen Captivirten unglücklich gemacht haben. Dies zeigte sich u. A. anlässlich des Communeaufstands in Paris 1871 (vgl. p. 157).

Die Mittel und Wege, auf Grund welcher sich bei solchen Individuen die Paranoia entwickelt, sind, abgesehen von der seltenen hallucinatorischen Quelle, die gleichen wie bei den anderen Formen — falsche Combination, unterstützt durch originäre Paralogik, Erinnerungstäuschungen, plötzliches Auftreten von Primordialdelirien („Inspirationen").

Die Widerstände, welche derartige Unglückliche bei ihren vernünftigen Mitmenschen finden, ihre endliche Verbringung in ein Irrenhaus fassen sie persecutorisch auf, aber ohne Entwicklung eines eigentlichen Verfolgungswahns. In ihrem Grössenwahn, in ihrer originär schwachsinnigen Verschrobenheit und Paralogik beurtheilen sie diese Manifestationen einer gesunden Logik einfach als Vexationen ihrer Gegner, als Kundgebungen des Neids, der Concurrenz, der Furcht vor dem grossen Talent. In der Irrenanstalt spinnen derartige Kranke ihre paranoischen reformatorischen Ideen einfach weiter, nur für sich und ihre Zukunftsträume lebend, die Zeit erwartend für deren Verwirklichung. Im Lauf der Jahre wandelt sich dann vielfach die Persönlichkeit in eine ganz verrückte um, und kommt es zu Erscheinungen von Verwirrtheit und psychischer Schwäche.

Beob. 47. Paranoia reformatoria.

Frau R., 48 J., Arbeiterswittwe seit 8 Jahren, Mutter zweier Kinder, stammt aus angeblich unbelasteter Familie. Die Schwester der Mutter starb geisteskrank.

Pat. machte mit 9 J. Scarlatina, mit 13 J. Typhus durch, war im Anschluss an die Pubertät vom 13.—26. J. chlorotisch, heirathete mit 26 J., lebte in unglücklicher Ehe, nach dem Tod des Mannes mit dem Vormund ihrer Kinder im Concubinate. Schon als Kind hatte sie hochfliegende Pläne. 12 J. alt, wollte sie ins Kloster gehen, um „die christliche Religion den Wilden mitzutheilen". Als sie damals die Schule verliess, wollte man sie gleich als Lehrerin anstellen (!). Als junges Mädchen trug sie alle Moden 1—2 J. früher als die Anderen, indem sie dieselben vorauswusste. Seit 1872 befasste sie sich mit Projekten zur Verbesserung des Unterrichts. Ihre Pläne theilte sie den Verwandten, später auch einem Reichstagsabgeordneten mit, fand aber nirgends Anerkennung. Gleichwohl merkte sie seit 1882, dass die Journale sich ihrer Ideen bemächtigten, ohne aber sie als Urheberin anzuerkennen. Ebenso ging es ihr mit zahllosen Erfindungen, die Niemand acceptiren wollte, und die gleichwohl immer bald darauf von Anderen proklamirt und fruktificirt wurden.

Pat., welche dem Potus huldigt (2—3 Liter Bier, Rum, Grog u. s. w.), hatte im Winter 86/87 vorübergehend Alkoholvisionen (schwarze Hunde, verstorbene Verwandte, Engel, Teufel). 1887 trat sie ins Klimakterium. Es entwickelte sich eine sexuell persecutorische hallucinatorische Paranoia, die aber abortiv verlief und bis Ostern 88 latent wurde.

Pat. war wegen dieser episodischen Erkrankung von Ende Januar 88 ab einige Monate in der Irrenanstalt. Jene Paranoia begann mit Stimmen, die ihr sagten, sie müsse beobachtet werden, damit sie besser werde. Man beschimpfte sie, nannte sie Soldatenhure, Bestie, warf ihr vor, dass sie ihre Kinder nicht ordentlich erziehe. Später hörte sie auch ihre eigenen (bewussten) Gedanken aussprechen. Sie roch Weihrauch, Aether, merkte daraus, dass man sie narkotisiren wolle. Die Speisen im Gasthause schmeckten sonderbar, die Stimmen sprachen von Vergiftung. Sie empfand sonderbares Prickeln am Körper, ein elektrischer Fadenregen fiel auf sie herab, man machte ihr Husten, Herzklopfen. Oft hatte sie Träume von Fliegen, Schweben, die Empfindung des an ihr vollzogenen Beischlafs. Im Herbst 88 trat dies Alles zurück, aber Pat. gewann keine Krankheitseinsicht für diese Episode.

Sie beschäftigt sich nun wieder mit ihren Weltbeglückungs- und Verbesserungsprojekten. Sie fühlt eine innere Nöthigung dazu und neue sublime Gedanken kommen ihr wie durch Inspiration.

Im December 89 wurde Pat. neuerlich der Irrenanstalt wegen eines pathologischen Rauschzustands zugeführt. Ihre Paranoia expansiva war unbeanstandet geblieben. Pat. ist gegenwärtig ganz von ihren socialen Projekten occupirt. Sie fühlt in sich das Zeug zur Volksrednerin, Reformatorin, und wenn sie „auch auf den Barrikaden stehen müsste". Sie will die Urreligion wieder herstellen, dann gibt es keine Religionskriege mehr, keinen Rassenhass. Sie wird die Armuth und das Elend aus der Welt schaffen, einfach indem sie das Geld abschafft. „Wozu brauchen wir das Geld, es wächst ja Alles draussen. Wenn das Geld nicht wäre, gäbe es keine Steuern. Die Steuern erschweren das Leben. Was wir essen, ist Steuer."

Sie will diese Ideen in einem Aufsatz, betitelt „Die Welt ohne Geld" niedergelegt haben. Dieser Aufsatz kam ihr abhanden. Offenbar hat ihn sich der Redacteur des . . . Blatts widerrechtlich angeeignet, denn eines Tages las sie ihre Arbeit in diesem Blatt. Geradeso ging es ihr mit anderen Ideen, z. B. mit der des Befähigungsnachweises, der ihr Werk ist.

Sie will die Monarchie abschaffen und ist überzeugt, dass, wenn sie ihre Ideen dem Monarchen vortragen kann, derselbe sofort freiwillig abdanken wird.

Sie wird ferner die Krankheiten abschaffen, indem sie die Aerzte abschafft, denn indem diese immer neue Krankheiten austifteln, nimmt die Zahl dieser beständig zu (!).

Sie wird neue Maschinen einführen, z. B. eine solche, aus welcher die Kleider fertig herauskommen. Auch das Militär will sie abschaffen. Sie hat schon einmal die Soldaten moralisch gezwungen, den Exercierplatz zu verlassen, indem sie dieselben höhnisch anblickte.

Sie fühlt sich verpflichtet, Vorträge zu halten, um das Volk für ihre Ideen zu gewinnen. Ihre grossartigen Ideen kommen ihr oft wie Inspiration, oft hörte sie dieselben wie eine Stimme.

Sie fühle sich dann als eine Gottheit und schlage, wenn es sein muss, der Welt ein Loch.

Pat. beschäftigt sich in der Anstalt, vornehm von den Anderen sich absondernd, mit der Ausarbeitung ihrer socialen Probleme, Niederschreiben von Gedanken, wie die sociale Frage zu lösen sei. Dieselben sind wesentlich eine Negation aller bestehenden Institutionen (Staat, Religion, Ehe u. s. w.), ohne etwas Positives zu bieten. „Jeder soll sich selbst regieren. Ein gebildetes Volk regiert sich selbst. Es ist Zeit, der Menschheit die Fesseln abzunehmen. An die Stelle der Ehe muss die freie Liebe treten, dann gibt es keine unglücklichen Ehen mehr. An die Stelle der Kirche muss die Küche, an die der Messen das Essen treten (!)."

Sie gerirt sich als Prophetin einer neuen Ordnung der Dinge. „Wenn die Fürsten und Pfaffen sich meinen Ermahnungen verschliessen, so wird die Zeit kommen, wo es dazu zu spät ist und ich dann taub sein werde gegenüber ihren Bitten, die Gesellschaft zu retten."

Ihre künftige Religion ist die Naturreligion, ihr einziger Gott ist die Erde. Sie ist hier eingekerkert, weil man ihre Ueberlegenheit fürchtet, aber der Tag der Vergeltung wird kommen. Sie wird den Heuchlern die Larve abreissen, eine neue Weltordnung proklamiren und die vielen Unglücklichen, die hier widerrechtlich als angebliche Irrsinnige eingekerkert sind, befreien. Die grössten Narren sind draussen, die ganze Welt ist verrückt. Sie hat Vieles prophezeit, was seither eingetroffen ist (Erinnerungstäuschungen). Auch diese Prophezeiung wird sich erfüllen. In einem neuen „Weltbefreiungsprojekt" apostrophirt sie zum Schluss die Herren der Schöpfung und bestreitet ihnen das Recht, die Welt zu regieren. Dies Recht kommt nur den Weibern zu, denn sie sind es, welche die Kinder gebären.

Pat. verfügt über einen ansehnlichen Schatz von Kenntnissen, Reminiscenzen aus Lektüre, ein gewisses Rednertalent, hält in der Klinik mit Aplomb und grossem Behagen einen freien Vortrag. Ihre unsinnigen Ideen vertheidigt sie Einwänden gegenüber mit ziemlicher Gewandtheit.

Pat. ist ohne Degenerationszeichen, gut conservirt, körperlich gesund.

2. Die religiöse Paranoia.

Das Vorleben dieser Kranken lässt eine Disposition zu psychischen Krankheiten überhaupt, speciell zu dieser Form, deutlich erkennen. Vielfach ist die folgende Krankheit nur die Fortentwicklung einer von Kindsbeinen an verschrobenen, religiös excessiven Charakterrichtung, gleichsam eine „Hypertrophie des Charakters“.

Fast immer sind die Repräsentanten dieser Störungsgruppe von Hause aus Schwachsinnige, deren beschränkter Sinn den ethischen Kern der Religion nicht zu fassen vermag, in der formalen glänzenden Aussenseite des religiösen Cultus aufgeht und mit der geistigen Beschränktheit und Faulheit des Schwachsinnigen einseitig auf die Erfüllung missverstandener religiöser Vorschriften sich wirft. So steigert sich die von Hause aus bestehende excessive einseitige Richtung immer mehr; nicht geringen Einfluss haben auf solche schwachsinnige Gemüther auch beredte Missionäre und zelotische Priester überhaupt, die das Leiden der Kirche, die Angriffe ihrer Widersacher, Himmel und Hölle mit allzu grellen Farben malen und dadurch aufregen und verwirren.

Zuweilen sind es auch Schicksalsschläge, die religiöse Gemüther nun ganz der Religion in die Arme treiben und der Welt materieller Interessen entrücken.

Bei vielen später der religiösen Paranoia anheimfallenden Kranken zeigen sich schon in der Pubertätszeit psychische Erregungszustände, die sich als religiöse Begeisterung, Drang, geistlich zu werden, ins Kloster zu gehen, zu wallfahrten etc., kundgeben und gelegentlich auch wohl mit Visonen himmlischer Personen verbinden.

Das Incubationsstadium dieses Krankheitszustandes kann sich Monate bis Jahre lang hinziehen. Bei weiblichen Individuen beobachtet man vielfach chlorotische Erscheinungen, Hysterismus, Menstrualstörungen als Zeichen körperlichen Leidens, bei männlichen Individuen hypochondrische Anwandlungen. Bei beiden Geschlechtern zeigen sich überaus häufig Anomalien des Geschlechtstriebs, insofern dieser krankhaft stark ist, früh rege wird und zu Masturbation verleitet.

Die Candidaten der religiösen Paranoia sind in jenem Stadium arbeitsunlustig, in Gedanken verloren; sie lesen mit Vorliebe die heil. Schrift und religiöse Traktätchen, treiben sich auf Wallfahrten und Mis-

[1]) Marc, Geisteskrankheiten, übers. von Ideler, II, p. 153; Ideler, Lehrb. d. ger. Psych. p. 148; Derselbe, Der relig. Wahnsinn, Halle 1847; Damerow, Allg. Zeitschr. f. Psych. 7, p. 375; Dagonet, Traité p. 278; Ideler, Versuch einer Theorie des relig. Wahnsinns, 1859; Calmeil, De la folie t. 1; Morel, Traité de la méd. légale p. 94; Maudsley, übers. von Böhm, p. 218; Spielmann, Diagnostik p. 220; Dardel, Gaz. des hôp. 1862, 111.

sionen herum, vernachlässigen ihre socialen Pflichten. Mit der zeitweise sich deutlich steigernden religiösen Exaltation (bei Weibern immer zur Zeit der Menses) gehen regelmässig Erscheinungen von Erotismus einher, die sich zum Theil in Onanie und geschlechtlicher Vermischung oder in einer Art geistlicher Buhlerei, Schwärmen für einzelne Geistliche, Heilige etc. mehr oder weniger deutlich kundgeben.

Den Ausbruch der eigentlichen Krankheit vermitteln körperlich schwächende Momente, seien sie durch acute Erkrankungen oder weitgetriebene sexuelle Excesse oder durch Inanition in Folge von Bussen und Fasten bedingt. Psychische veranlassende Momente sind getäuschte Liebeshoffnungen, schwere Schicksalsschläge, oder auch fulminante Kanzelreden und Missionsandachten, die Gewissensskrupel hervorrufen oder die Erlangung der ewigen Seligkeit zweifelhaft erscheinen lassen.

Den Beginn der Krankheit bezeichnet das Eintreten von Hallucinationen, als Theilserscheinung eines psychischen Erregungszustandes, der sich bis zur Ekstase steigern kann und mit Schlaflosigkeit einhergeht.

Sublime Gefühle der Durchdringung des sündhaften Leibes mit dem göttlichen Hauch kommen in diesen Zuständen zum Bewusstsein und entrücken das Individuum den irdischen Interessen und Sorgen. Ein Gefühl der Verklärung kommt über die Kranken, als ob der heil. Geist über sie ausgegossen wäre — bei Weibern finden sich gleichzeitig sehr häufig Gefühle sexueller Erregung bis zu Coitusgefühlen, die in späteren Wahnideen Gottesgebärerin zu sein ihre Verwerthung finden. In diesen Ekstasezuständen kann es bis zu kataleptischen Erscheinungen kommen.

Die Hallucinationen sind anfänglich bloss Visionen — die Kranken sehen den Himmel offen, die Mutter Gottes lächelt ihnen liebreich zu, die Wunder der Apokalypse werden ihnen geoffenbart, sie sehen sich von überirdischem Glanz umflossen u. dgl. Später, mit der Wiederkehr dieser hallucinatorischen, ekstaseartigen Verzückungen, hören sie auch Stimmen: „Dieser ist mein geliebter Sohn", Prophezeihungen, Verheissungen, Aufforderungen, den Beruf des Propheten etc. anzutreten. Solche Hallucinationen dauern bis in die späten Stadien des Krankheitsprocesses fort. Askese, Masturbation sind Momente, unter deren Einfluss sie jederzeit besonders lebhaft wieder auftreten. Das Produkt dieser pathologischen Vorgänge sind zunächst Wahnideen — bei männlichen Personen als Kern des Ganzen der Wahn, Welterlöser, bei weiblichen der, Gottesgebärerin zu sein.

Sie bilden sich überraschend schnell aus, indem die meist originär verschrobene Persönlichkeit rasch den letzten Rest ihrer Besonnenheit verliert. Die geringfügige Opposition, welche hier noch stattfindet, wird als Anfechtung des Teufels empfunden und bald siegreich überwunden.

Eine weitere wichtige Quelle für Wahnideen, nächst den primordialen Delirien und den Sinnestäuschungen, ist die Paralogik dieser Kranken, vermöge welcher sie in geradezu verrückter Weise Stellen der heiligen Schrift falsch auslegen und auf die eigene Person beziehen.

So lange der Wahn frisch ist, von Affekten getragen und durch Hallucinationen unterhalten wird, sind solche Kranke geneigt, ihm gemäss zu handeln, sei es in der harmlosen Rolle des Predigers in der Wüste, des Weltreformators und Erlösers, wobei sie sich bloss lächerlich und unmöglich in der Gesellschaft machen, oder in der bedenklichen Rolle des Gottesstreiters, dem es nicht darauf ankommt, in majorem dei gloriam, gleich gewissen physiologischen (?) Fanatikern vergangener Zeiten mit Feuer und Schwert gegen Ungläubige zu wüthen.

Wie bei der Paranoia mit depressivem persecutorischem Inhalt lassen sich auch bei der expansiven religiösen im Allgemeinen zwei Krankheitsstadien unterscheiden, ein erstes der Passivität, in welchem der Kranke sich einfach beobachtend und receptiv den in ihm aufkeimenden sublimen Gefühlen und den Hallucinationen gegenüber verhält, und ein Stadium der Aktivität, in welchem der fertige Wahn sich geltend zu machen sucht und damit mit der realen Welt in Conflict geräth.

Bemerkenswerth im Verlauf der Krankheit dieser Weltreformatoren, Messiasse und Mütter Gottes sind, neben Zeiten der Begeisterung bis zur Ekstase, Paroxysmen tiefster Zerknirschung und Herabsetzung des Selbstgefühls, Perioden des Zweifels an der Würdigkeit zum göttlichen Beruf, des Gefühls der Sündhaftigkeit, des Bedürfnisses der Läuterung und Busse, in welchen die Kranken die Nahrung verweigern, sich Stillschweigen auferlegen, die grösste Askese bis zur Selbstverstümmelung treiben, auf Grund von Präcordialangst und diabolischen Visionen sich wohl selbst vom Teufel bedroht wähnen. In der Regel gehen diese dämonomanischen Anfechtungen bald vorüber, und die fortgesetzte Askese und religiöse Concentration bringt bald wieder die himmlischen Visionen hervor.

Der fernere Verlauf des Leidens ist ein gleichförmiger bei allen Fällen. Da solche Individuen in der bürgerlichen Gesellschaft sich nicht halten können, so hat man vielfach Gelegenheit, die Ausgänge des Leidens in Irrenhäusern zu studiren. Im günstigen Falle wird durch die Isolirung in einer Irrenanstalt, bei welcher namentlich auf die Entziehung aller Gegenstände des Cultus und der Gelegenheit zu religiösen Uebungen gedacht werden muss, die religiöse Exaltation zum Rückgang gebracht, der Kranke ernüchtert und mit dem Aufhören der Hallucinationen die Störung auf das frühere Niveau einer religiösen Verschrobenheit zurückgeführt. Die Disposition zum Wiederausbruch der Störung durch psychische und somatische Gelegenheitsursachen dauert fort. Kommen solche Kranke in Anstalten, und tritt ihr Wahn nicht zurück, so erscheint ihnen die

Anstalt mit ihrer Freiheitsberaubung bald als ein Ort des Martyriums, der Prüfung etc., sie gefallen sich in der Rolle eines vornehmen faulen Märtyrerthums, in welchem sie sich mit ihren glänzenden, durch Hallucinationen unterhaltenen Ideen künftiger Antretung ihres Messiasberufs, noch nicht erfüllter Zeit etc., trösten.

Anfangs stören derartige Patienten noch ab und zu die Ruhe durch Proselytenmacherei, Ausbrüche von Fanatismus gegen die unheilige Umgebung, später werden sie ruhige, ja zuweilen (bei genügend abgeblasstem Wahn) fleissige Bewohner der Anstalt.

In ihren depressiven Paroxysmen, wo sie im Kampfe mit teuflischen Anfechtungen liegen, Busse und Kasteiung üben, ist Nahrungsverweigerung eine gewöhnliche Erscheinung, die aber nur selten zur Zwangsfütterung nöthigt.

Gefährlich sind solche Kranke immer sich selbst durch aus eigenem Antrieb oder auf göttlichen Befehl unternommene Selbstverstümmelung bis zur Kreuzigung. Anderen sind sie gefährlich durch Handlungen des Fanatismus, von Gott empfangene Befehle, missverstandene verrückte Auslegung von Bibelstellen.

Der Ausgang der religiösen Paranoia sind psychische Schwächezustände, in welchen der Wahn nur noch als Phrase für den Kranken existirt und nicht mehr durch Hallucinationen oder ekstatische Gefühlsdurchströmungen angeregt und getragen wird.

Ein Ausgang in vollständigen apathischen Blödsinn kommt auch bei dieser Varietät der Paranoia nicht vor.

Beob. 48. Religiöse Paranoia.

Ehmann, 42 J., verheirathet, Bauer, wurde am 5. 6. 74 der Irrenanstalt „wegen religiösen Wahnsinns“ übergeben. Er soll erblich nicht veranlagt, geistig und körperlich immer gesund, von mässiger Lebensweise gewesen sein, jedoch galt er als zank-, händelsüchtig, processlustig. Auch stand er im Verdacht, einmal einen falschen Eid geschworen zu haben.

Im Herbst 1873 war eine Missionsandacht im Dorfe, welcher Pat. fleissig beiwohnte. Er legte eine Generalbeichte ab und erhielt angeblich eine strenge Busse. Von da an war er verändert, arbeitete nicht mehr, trieb sich tagüber in der Kirche herum, nahm ein salbungsvolles Wesen an, behauptete, zu etwas Höherem bestimmt zu sein, liess Haar und Bart wachsen, weil sein Leib heilig sei und nicht beschnitten werden dürfe. Als er einmal in der Kirche betete, fielen von einer Kerze künstliche Blumen ab. Er steckte sie ins Knopfloch, erklärte sie als Brautgeschenk, das für ihn vom Himmel gefallen sei, denn er sei der Bräutigam der Mutter Gottes und bestimmt, künftig die Welt zu regieren, da der alte Gott nichts mehr tauge. Sein Weib und seine Kinder seien allein das Hinderniss, dass er die Mutter Gottes nicht gleich heirathe, er werde aber schon, wenn er zur Regierung gelange, die unnützen Leute vertilgen.

Nach einer weiteren Mission am 10. 5. 74 wurde Pat. noch verkehrter. Er kleidete sich nur noch in Festkleider, mit den vom Himmel gefallenen Blumen geschmückt, gefiel sich in würdevollem, gemessenem Gang und Benehmen, behauptete nur das zu thun, was ihm von oben geboten sei.

Arbeiten dürfe er nicht mehr, da der Missionär gesagt habe, er sei zu Höherem bestimmt, und Gott werde schon für Weib und Kinder sorgen.

In der Irrenanstalt gefällt sich Pat. in vornehmem Müssiggang. Er hält sich abseits von den übrigen Patienten, schwelgt im Gefühl seiner erhabenen Mission, über die er aber nur wenig preisgibt. Oft wird er mit verklärtem Gesicht in einer Fensternische betroffen. Nachts schläft Pat. wenig und hat offenbar Hallucinationen.

Am 6. 1. 75 tritt Pat. aus seiner reservirten Haltung heraus. Er erklärt sich für allmächtig und seiner Allmacht seit einem Monat bewusst. Er sehe jeden Tag das göttliche Gericht und die liebe Frau. Sie kniet in der Mitte in rothem Kleid. Gott Vater neben ihr mit rother Mütze. Der Himmel ist blau, schön, voll von Altären. Er habe zwar noch nie mit den himmlischen Herrschaften gesprochen, aber der Missionär habe ihm gelegentlich der Generalbeichte gesagt, er sei Gottes Sohn und werde mehr werden als Gott. Es sei dies vorläufig noch ein Geheimniss. Darauf habe er Blut geschwitzt. Die Kirche in E. sei für ihn reservirt. Er könne jetzt noch keine Wunder wirken, da der alte Gott noch regiere. Christus sei Johannes und er der rechte Sohn Maria's, die ihn auch als Gottes Sohn zu Hilfe genommen habe. Sterben werde er nie, sondern leiblich gen Himmel fahren, wo er Gottes Stelle einnehmen und zu Gottes Rechten sitzen werde.

Beim Muttergottesbilde sei ein Stock und ein Ring vom Himmel gefallen, in der Kirche Blumen. Der Stock sei die Strafruthe, die er führen müsse, die Blumen seien die Zeichen des alten Gottes, der jetzt abgesetzt sei, und dessen Stelle er demnächst einnehmen werde. Einen alten Regenschirm hielt er allen Ernstes für vom Himmel heruntergeworfen und aus dem Besitz des lieben Gottes stammend! Maria erklärte er für seine himmlische Frau, und er müsse so lange auf Erden bleiben, bis seine irdische Frau sterbe, zu der er übrigens nicht mehr gehen dürfe.

Sein Thun und Lassen sei ganz inspirirt von oben. Seine Aufgabe sei, die Kirche zu besuchen. Zu arbeiten habe er sonst nichts, da er allmächtig sei. Die Irrenanstalt hielt er für das Haus Gottes.

Pat. gefiel sich in seiner beschaulichen, vornehmen, frommen Position und wies alle Bemühungen, ihn zu nützlicher Beschäftigung zu veranlassen, höflich, aber bestimmt ab. Als harmloser Kranker wurde er der Gemeindeversorgung übergeben. Nach 2 Jahren hatte ich Gelegenheit, Pat. vorübergehend zu sehen. Er lag ruhig zu Bett, gemüthlich wartend auf die Zeit, wo er seinen göttlichen Beruf antreten könne.

Von grossem Interesse war eine völlige Anästhesie und Analgesie des Körpers, mit Ausnahme der Zungenschleimhaut und eines Punktes auf der Scheitelhöhe. Die stärksten elektrischen Reize spürte Pat. nicht. Bei verbundenen Augen wurde er sich auch mit seinen Extremitäten vorgenommener Lageveränderungen nicht bewusst, während er jedoch aufgetragene Bewegungen prompt und ohne jegliche Ataxie auszuführen vermochte.

3 Die erotische Paranoia (Erotomanie[1]).

Eine noch wenig studirte und auch im Verhältniss zu den übrigen seltene Varietät der Paranoia stellt die erotische dar.

[1]) Marc, Die Geisteskrankheiten, übers. von Ideler, II, p. 128; Dagonet, Traité p. 284.

In allen Fällen meiner Beobachtung handelte es sich um originär verschrobene Individuen, deren abnorme psychische Artung auf hereditär belastende Einflüsse oder auf eine infantile Hirnerkrankung zurückgeführt werden konnte.

Der Kern der ganzen Störung ist der Wahn, von einer Person des andereren Geschlechts, die regelmässig einer höheren Gesellschaftsclasse angehört, ausgezeichnet und geliebt zu sein. Die Liebe zu dieser Person ist, was bemerkt zu werden verdient, eine romanhafte, überschwängliche, aber durchaus platonische. Diese Kranken erinnern in dieser Hinsicht an die fahrenden Ritter und Minstrels längstvergangener Zeiten, die Cervantes in seinem Don Quixote so treffend gegeisselt hat.

Sie zeigten früh ein scheues, gesellschaftlich linkisches Wesen, das besonders im Verkehr mit dem anderen Geschlecht zu Tage trat. Lebhafte Aeusserungen eines Geschlechtstriebs, der auf sinnliche Befriedigung ausgeht, sucht man bei diesen Kranken vergebens. Bei den männlichen Kranken (die Mehrzahl) meiner Beobachtung fanden sich sogar Andeutungen von fehlendem oder perversem Geschlechtstrieb, der dann durch Masturbation Befriedigung fand.

Die anomale Charakterbeschaffenheit gibt sich früh in einer weichlich sentimentalen Gefühlsrichtung zu erkennen. Früh, mindestens schon in der Pubertätszeit zeigen sich Spuren des späteren Primordialdelirs, insofern derartige Menschen sich ein Ideal schaffen, für das sie nun schwärmen, oder sie verlieben sich in ein — meist älteres — Frauenzimmer, das sie nie oder nur einmal flüchtig gesehen haben (Sander). Dabei ein träumerisch schlaffes, energieloses Wesen, weltschmerzliche, vielfach auch hypochondrische Anwandlungen. In Träumen und Träumereien des wachen Lebens spinnt sich der Liebesroman weiter. Reminiscenzen aus Märchenlektüre, Traumbilder geben ihm Nahrung.

Eines Tages erblicken sie in einer gesellschaftlich höherstehenden Person des anderen Geschlechts die Verkörperung des Ideals.

Damit beginnt das Incubationsstadium der eigentlichen Krankheit. In Blicken, Geberden der betreffenden Person bemerken sie, dass sie ihr nicht gleichgültig sind. Ueberraschend schnell geht die Besonnenheit verloren. Die harmlosesten Begebnisse sind für sie Zeichen der Liebe und der Aufmunterung, sich zu nähern. Selbst Inserate in der Zeitung, die Andere betreffen, gehen von jener Person aus. Schliesslich kommt es zu Hallucinationen. Sie treten in einen hallucinatorischen Rapport mit dem Gegenstand ihrer Liebe. Daneben bestehen Illusionen. Die Gespräche der Umgebung enthalten auf die Liebesaffaire bezügliche Mittheilungen. Der Kranke fühlt sich beglückt und gehoben in seinem Selbstgefühl. Nicht selten kommt es zu weiteren Primordialdelirien der Grösse, namentlich dann wenn der Gegenstand der Verehrung einen hohen

Rang einnimmt, und dadurch werden gesellschaftliche Rangunterschiede ausgeglichen.

Endlich compromittirt sich der Kranke, indem er seinem Wahn gemäss handelt, und wird nun lächerlich und unmöglich in der Gesellschaft. Die dadurch nothwendige Internirung in einer Anstalt oder die gehinderte Geltendmachung der Liebe führen nicht selten zu Primordialdelirien der Persecution, die aber nur eine nebensächliche episodische Bedeutung haben.

Das Leiden bewegt sich auch hier in Exacerbation und Remissionen, insofern die Hallucinationen temporär den Wahn lebhaft anklingen lassen oder schweigen und dann der Wahn zurücktritt. Auch Intermissionen kommen vor. Eine Genesung habe ich nicht beobachtet.

Beob. 49. Erotische Paranoia (Mann).

Saletu, 54 J., ledig, Kutscher, wurde am 2. 2. 78 in die Klinik aufgenommen. Die Anamnese ist auf Pat. beschränkt, der bei der Umgebung als ein geistig beschränkter, eigenartiger, die Einsamkeit liebender Mensch galt, eingezogen und solid gelebt und sich nie viel um Weiber gekümmert hatte.

Pat. will nun bereits seit einigen Monaten bemerkt haben, dass die Schwägerin des Barons, bei dem er diente, ihn in Affektion genommen hatte. Sie habe ihm durch freundliches Benehmen, aufmunternde Blicke zu verstehen gegeben, dass sie ihn heirathen möchte. In der Nacht hörte er sogar Stimmen, die ihn hinauf zur Baronesse beschieden, ferner wie der Baron sagte: „Wir wollen ihm eine Freude machen und Resi zur Frau geben.“ Auch des Barons Frau äusserte ihre Zustimmung, wenn er fortfahre, sich so brav zu halten. Die Dienstleute im Hause sprachen auch schon davon und gönnten ihm sein Glück, nur die Köchin im Hause, die selbst auf ihn ein Auge geworfen hatte, war eifersüchtig und intriguirte gegen ihn, indem sie ihn mit der Baronesse ins Gerede brachte, ihn in ein schlechtes Licht stellte und bei der Kost benachtheiligte.

Die glückverheissenden Stimmen dauerten fort — u. a. hörte er, der Baron habe sogar schon ein Ehebewilligungsgesuch beim Kaiser eingereicht. Da die Dame ihn so lieb anblickte, ihm sogar in die Stadt nachlief, und die Herrschaft offenbar seiner Verbindung mit ihr geneigt war, ging er eines Tags zum Dienstherrn und hielt um dessen Schwägerin an. Zu seinem Erstaunen und Schmerz wies ihn dieser grob ab und sandte ihn ins Spital.

Pat. erschien als ein mittelgrosser, kräftiger Mann, ohne Degenerationszeichen. Puls sehr tard, die zugänglichen Arterien rigid und deutlich sclerotisch. Sonstige Funktionsstörungen von Belang fanden sich keine vor. Pat. bot ein reservirtes, scheues Benehmen, war oft wie träumerisch versunken und offenbar durch Hallucinationen beschäftigt. Er theilte später mit, dass er den Baron allnächtlich über die Angelegenheit reden hörte. So will er ihn zur Schwägerin sagen gehört haben: „Heirathe ihn, brauche ihn, solange du willst und dann schicke ihn fort.“ Er merkte auch, dass die Familie Jemand zur Ueberwachung seiner Sittlichkeit aufgestellt hatte.

Da Pat. ruhig und geordnet sich verhielt, zugab, sich blamirt zu haben, und versprach, den Baron nicht mehr belästigen zu wollen, wurde er am 12. 2. 78 entlassen. Als er an diesem Tag seine Sachen beim Baron abholen wollte, ging ihm die Baronesse nach und wollte ihm Geld geben, damit er leichter ausharren könne. Er hörte sie dies zur Dienerschaft sagen. Ein tête-à-tête wurde durch den Baron vereitelt. In der Folge hörte er da und dort die Leute von seiner Heirathsgeschichte sprechen. Zwei junge Herren lachten ihm auf der Strasse ins Gesicht und sagten: „Wenn er die heirathet, muss er wohl den Knecht abgeben.“ Wenn er einen neuen Dienst suchte, so wollte man ihn nicht nehmen, und er hörte die Leute sagen: „Den Mann kann man nicht nehmen, er wartet ja auf seine Heirath.“ Er hörte auch gelegentlich davon reden, dass ihm die Resi 1000 fl. antrage. Dann hörte er wieder Nachts den Baron zu seiner Frau sagen: „Wir möchten wohl ein Kind von ihm haben, da er ein sauberer Mann und schneeweiss am Körper ist.“

Am 10. 4. redeten die Leute im Hause: „Der Baron hat gesagt, dass er ihm eine Freude machen will. Wenn er zurückkehrt, bekommt er sie,“ ferner, „wenn er es nicht annimmt, so zeige ich ihn an.“

Am 11. 4. glaubte nun S., die Baronin mit ihrer Schwester im Stadtpark bemerkt zu haben. In die Nähe seiner Wohnung gekommen, hörte er aus dem Gespräch mehrerer Kutscher, dass die Damen ihn suchten.

Um nun die Damen und den Baron nicht zu verletzen, ging er neuerdings zu diesem und erklärte seine Bereitwilligkeit, die Baronesse R., oder wenn man dies vorziehe, auch ihre Schwester zu heirathen. Auch sei er bereit, die angebotenen 1000 fl. anzunehmen. Der Baron empfing ihn sehr ungnädig und beschleunigte seinen Rückzug über die Treppe.

Tief gekränkt, vor Schmerz ganz „bewusstlos“, ging Pat. in seine Wohnung zurück, legte sich ins Bett und zerfloss in Thränen. Da kam die Polizei und führte ihn abermals ins Krankenhaus.

Pat. betrat es mit verlegener Miene, bat, man möge doch die Baronesse hereinlassen, wenn sie sich nach seinem Befinden erkundige. Aus den Gesprächen der Umgebung vernahm er auch bald, dass sie schon dagewesen sei. Er hörte sie auch dem Schwager Vorwürfe machen, dass er ihm die Thüre gewiesen habe. Pat. war ruhig, äusserlich geordnet, aber sehr von Stimmen occupirt, namentlich Nachts, wo er oft aufstand, kniete, betete. Pat. fasste seine Detenirung als Chicane des Barons auf, der ihm Rache geschworen und gedroht habe, ihn bis in den Tod zu verfolgen, wenn er nicht Abbitte leiste. Er hörte den Baron durch die „Anleitung“ (Ausdruck für Stimmenhören) sagen: „Ich störe Alles auf, ich treibe es so lange, bis ich etwas Nachtheiliges über ihn erfahre, und wenn es auch mein ganzes Vermögen kostet.“

Durch die „Anleitung“ erfuhr Pat. Alles, was draussen vorging und geplant wurde. Es wurde Nachforschung über ihn gehalten. Die Feindschaft des Barons kam daher, dass er merkte, sein Schwagercandidat sei viel gescheidter als er und verstehe die Wirthschaft wie nur wenige, während der Baron ein schlechter Wirthschafter war. Andererseits kamen aber auch angenehme Nachrichten durch die „Anleitung“, so u. a., dass er zum General der Bürgergarde designirt, dass ihm vom Kaiser die Ehebewilligung und der Adel ertheilt sei. Auch die Baronesse liess ihn wissen, dass sie ihm gut sei, und er ihr treu bleiben möge. Dann hörte er sich wieder eine Abfindungssumme versprechen, wenn er von der Heirath abstehe.

Am 3. 6. 78 wurde Pat. der Irrenanstalt übergeben. Er war anfangs ziemlich geordnet, wurde als Pferdewärter verwendet. Wiederholt wurde er während dieser Zeit durch die „Anleitung“ verständigt, dass die Baronesse zum Besuch komme. Er sah sie auch wiederholt auf dem Hühnerhof, wie sie die Hühner fütterte. (Illusion.)

Nach kurzer Zeit bemerkte Pat., dass er Gegenstand der Aufmerksamkeit der Damen im Hause sei. Nun ging die Intrigue durch diese Frauen los. Sie maltraitirten ihn durch Räthselaufgaben, machten sich in seinen Liebeshandel mit der Baronesse, machten ihm Liebesanträge. Es wurde ihm gesagt, er habe jetzt drei Bräute. Pat. wurde von Tag zu Tag confuser durch massenhafte Hallucinationen. Es kamen angenehme Nachrichten von Heirath und Mitgift und unangenehme von Todesbedrohung. Er empfand Schmerzen in Kreuz-, Lumbalgegend und Unterextremitäten der fürchterlichsten Art und hörte die Damen im Hause sagen: „Wir martern ihn so lange, bis er eine von uns nimmt.“ Einmal Nachts wurde ihm eine Krone aufgesetzt. Sie war heiss, brannte ihm drei Tage auf dem Kopfe. Er fühlte das Hirn dabei umgedreht.

Auch die Frau des Kutschers war im Complott. Eines Abends kam sie mit ihrem Mann, der als Teufel verkleidet war, zu ihm auf die Abtheilung. Er fühlte die warme Hand der Kutschersfrau. Als er aufschrie und sich bekreuzte, war Alles verschwunden. Im Lauf des Sommers wurden ihm von der Frau eines Arztes durchs Fenster ehrenrührige sexuelle Vorwürfe gemacht, u. a. er sei ein Hengst, benütze Stuten, Kühe. Dazu kamen weitere direkte Symptome sexueller Erregung — die Frauen im Hause „leiteten ihn an“, dass sein Glied steif wurde, bis die Natur kam, und er Schmerzen im Kreuz verspürte. (Masturbation!) Die Frauen verschlimmerten ihm die Natur so sehr, dass er kaum athmen konnte. Auch das Hirn wurde ihm zusammengepresst. Eine der Frauen hörte er auch oft wie einen Hund bellen. Eines Nachts kam sie zu ihm durchs Luftloch. Er sah sie nicht, fühlte aber ihren mageren Leib. Sie bat um einen Kuss. Als er sie fortjagte, ging ein Höllenlärm los, der sofort aufhörte, als er betete. Es war offenbar eine Versuchung des Teufels, den er später sogar einmal leibhaftig gesehen haben will.

Am nächsten Tage erfuhr er durch die Anleitung, dass die Frau todt sei und sich dafür bedanken lasse, dass sie erlöst sei. Seitdem hörte er auch nur noch die Stimmen der zwei anderen Bräute.

Die Anderen liessen ihm aber dafür keine Ruhe. Sie verlangten beständig, dass er sie heirathe.

Am 25. 8. 79 wurde Pat. einer heimathlichen Irrenanstalt übergeben.

Beob. 50. Erotische Paranoia (Weib).

Letal, Rosa, 45 J., Beamtenwittwe, stammt von einem religiös verschrobenen, psychopathischen Vater. Die Pubertät trat schon im 12. Jahr ohne Beschwerden ein, die Menses kehrten regelmässig wieder. Pat. hat nie concipirt. Im 16. Jahr heirathete sie, die Ehe war keine glückliche. Pat. behauptet, eines ehelichen Zerwürfnisses wegen mit dem Mann 4 Jahre lang kein Wort gesprochen zu haben! Nach 7 Jahren wurde sie Wittwe. Sie lebte dann in bescheidenen, aber geordneten Verhältnissen, nahm 2 fremde Kinder an, ein Mädchen, das sie ihr „Brillanterl“ nennt, und einen Knaben, den sie als „Goldcousin“ bezeichnet.

Pat. scheint eine originär verschrobene, exaltirte Persönlichkeit zu sein. Sie hatte von jeher grosse Vorliebe zur Poesie, Musik, auch zum Theater, wählte aber doch nicht den Beruf der Komödiantin, weil er ihr nicht nobel genug war. Sie bezeichnet sich selbst als eine sehr gemüthsweiche, schwärmerische Frau, die für alles Edle und Gute empfänglich war. Gesund sei sie immer gewesen, bis auf mehrere Schlaganfälle (d. h. Fluxion zum Kopf, Ohnmacht), wegen der man ihr zur Ader lassen musste. Ueber ihr sonstiges Wesen verlautet wenig. Spuren von Hysterie sind nicht aufzufinden. Pat. scheint einen ehrbaren, eingezogenen Lebenswandel geführt zu haben.

Vor 5 Jahren lernte sie im Kreise ihrer Bekannten einen hochgestellten Offizier kennen. Er machte einen tiefen Eindruck auf sie. Da er sie angeblich einmal eine gute, herzliche Frau nannte, auch später sich nach ihr erkundigte, sie grüssen liess, glaubte sie ihm auch nicht gleichgültig zu sein. Sie näherte sich ihm, sandte ihm Photographie, Adresse, Geschenke, schrieb Briefe. Alles kam uneröffnet zurück und auf der Strasse wich ihr der Herr aus. Sie wurde darüber tief gekränkt und konnte trotzdem von ihrer glühenden Liebe zu ihrem „Heiligthum" nicht ablassen. Eines Tags bemerkte sie, dass, während ihr Heiligthum sie öffentlich desavouirte, an ihre Adresse gerichtete Inserate sich in der Zeitung fanden. Dass sie von ihm ausgingen, erkannte sie am Styl, Zufälligkeiten, z. B. den Initialen der beiderseitigen Namen, dass sie Inserate sie angingen, war ihr sofort zweifellos (!).

So las sie eines Tags: „Wenn du für ein blutig Herz denken kannst, das nur durch deine Behandlung gesunden kann." Neue Annäherungsversuche, Briefe etc., deren Resultat ein grobes Inserat war: „Hätten Sie mich in Ruhe gelassen — keine Antwort ist auch eine Antwort." — Darauf inserirte sie: „In meinem Herzen könnte er erstarken." Da kam wieder eine grobe Antwort und endlich die Aussöhnung mittelst „Vergissmeinnicht". Als Antwort auf eine neuerliche Annonce: „Erhalte mir mein Heiligthum, mein Himmelslicht," las sie: „Ich bin da, bin in Graz." Pat. verfolgte nun ihr Heiligthum, traf es endlich auf einem Spaziergang. Statt einer freundlichen Begegnung hörte sie den Herrn sagen: „Sie Mistvieh!" Da sank sie vor Schmerz ohnmächtig zusammen. Auffallenderweise erhielt sie trotzdem bald darauf wieder liebevolle Mittheilungen durch die Zeitung. Trotz der Kränkung war sie genöthigt, darauf zu reagiren, so lieb hatte sie ihn. Sie antwortete eben so liebevoll durch Briefe, schrieb u. A.: „Mein Stübchen ist zwar klein und schmucklos, aber die Liebe zum Heiligthum füllt es aus." Zu ihrem Schmerz ging aber das Heiligthum immer nur an ihrem Haus vorbei (Illusion, d. h. Personenverwechslung), nie aber hinein. Eine Geschäftsreise forderte ihre temporäre Abwesenheit. Nach der Rückkehr war der Herr fort. Sie ermittelte seinen Aufenthalt, reiste ihm nach. Neue Demüthigungen und Abweisungen, obwohl sie ihm ihre ganze Seele geschenkt hat. Gekränkt reist sie nach Pest. Dort findet sie gleich wieder in der Zeitung ein Inserat: „Bereit zu jedem Opfer behufs Aussöhnung." Sie reist zurück, sendet vorher eine gepresste Nelke mit dem Vers: „Der Nelke edler Duft, füllt zwischen uns die tiefe Kluft." Abermalige tiefe Kränkung mit Ohnmachtsanfall. Ueber Anzeige des Herrn muss sie sich bei der Polizei verantworten. Sie wird mit einer Verwarnung entlassen, beschliesst, den Treulosen zu meiden. Gleich darauf liest sie wieder in der Zeitung: „Ich erwarte Sie." Pat. soll nun den Herrn abermals und decolletirt verfolgt, ihm sogar obscöne Photographien gesandt haben. Darüber wurde sie ins Spital zur Beobachtung ihres Geisteszustandes geschickt. Auch dort dauern die Inserate, z. B.: „Glückliche Zukunft, es ist schon Alles besorgt," fort. Pat. fügt sich ins Unvermeidliche. Sie kann sich die Doppelnatur des Mannes, seine Fopperei nicht erklären. Trotz allem Ungemach liebt sie ihr „Heiligthum" noch immer schwärmerisch. Einer Kritik ist sie unfähig.

Hallucinationen fehlen durchaus im Krankheitsbild, das rein um Einbildungen und alogische Beziehung von Inseraten auf die eigene Persönlichkeit sich dreht, rein im intellektuellen Gebiet sich abspielt. Die körperliche Untersuchung bietet keine Anhaltspunkte für das Verständniss des Falles.

Pat. ist eine gut conservirte Persönlichkeit. Miene, Blick, Haltung tragen das Gepräge der Verrücktheit an sich.

Capitel 4.

Das periodische Irresein [1]).

Die Thatsache des Vorkommens von Irresein in periodischer Wiederkehr der Anfälle ist eine früh schon erkannte. Sie deutet auf periodisch wiederkehrende gleichartige Veränderungen im psychischen Organ, zu deren Eintritt dasselbe eine besondere Disposition zeigt.

Es ist wahrscheinlich, dass diese Disposition schon als eine dauernd krankhafte Veränderung im psychischen Organ, analog der für das Zustandekommen epileptischer Anfälle angesprochenen „epileptischen Veränderung" des Gehirns aufgefasst werden muss. Für diese Annahme spricht einerseits der Umstand, dass periodisches Irresein vorzugsweise auf Grundlage einer organischen, meist hereditären Belastung sich entwickelt oder aus schwer und dauernd das Centralorgan treffenden Schädlichkeiten, wie z. B. Alkoholexcesse, Trauma capitis entsteht, somit ätiologisch als degenerative Erscheinung angesprochen werden muss; andererseits ist dieser Annahme der Umstand günstig, dass auch ausserhalb der Paroxysmen das Centralorgan nicht in normaler Weise funktionirt, somit dauernd afficirt ist. Nur so ist es begreiflich, dass äusserlich gar nicht palpable oder höchst geringfügige Schädlichkeiten, in der Regel sogar innerliche funktionelle Vorgänge, ja selbst physiologische Lebenszustände (Pubertät, Menstruation, Klimakterium) an und für sich zum Entstehen des periodischen Irreseins oder zur Auslösung von Anfällen desselben genügen. Ueber die anatomische Natur der dem periodischen Irresein zu Grunde liegenden Hirnveränderung wissen wir ebenso wenig etwas Positives als bezüglich der bei Epilepsie vorauszusetzenden. Rein funktionell lässt sich ein dauernder und temporär noch mehr gesteigerter Zustand labilen Gleichgewichts und vermehrter Erregbarkeit im Centralorgan vermuthen, auf Grund dessen intracerebrale oder periphere Reizvorgänge in periodischer Wiederkehr oder Summation der Reize den Anfall hervorrufen.

Auch über das Wesen der dem Anfall selbst zu Grunde liegenden Hirnveränderungen besitzen wir bloss Vermuthungen.

Nachdem schon Neftel in einem von ihm beobachteten Fall periodisch wiederkehrender Melancholie einen Zustand von vasomotorischem Gefässkrampf gewisser Rindenbezirke und dadurch entstandene Anämie als Ursache der Melancholie angesehen und dadurch eine in seinem Fall erfolgreiche Galvanisation des Halssympathicus versucht hatte, betonte Meynert neuerdings die Möglichkeit, dass es sich hier um geänderte Innervationsverhältnisse vasomotorischer Nerven handle. Der genannte Autor nimmt an, dass bei der circulären Form des periodischen Irreseins, in der melancholischen Phase des Krankheitsbildes Hirnanämie durch vasomotorischen Krampf, in der maniakalischen Phase Hirnhyperämie durch mit nachlassendem Krampf eintretende Blutüberfüllung bestehe, das circuläre Irresein somit als eine, bald vasomotorische, bald vasoparalytische Innervationsstörungen bietende vasomotorische Hirnneurose aufzufassen sei.

Diese Ansicht bedarf der Bestätigung durch umfassende sphygmographische Untersuchungen. Die bisherigen Erfahrungen erweisen allerdings die intensive Mit-

[1]) Kirn, Allg. Zeitschr. f. Psych. 26, p. 373; Derselbe, Die period. Psychosen, Stuttgart 1878; Mendel, Die Manie, p. 73.

betheiligung der vasomotorischen Nerven im Krankheitsbild, aber die Qualitäten des Krampf- und des Lähmungspulses entsprechen zeitlich nicht vollkommen den melancholischen und maniakalischen Zustandsbildern, so dass die Vermuthung gerechtfertigt erscheint, die allerdings wichtigen vasomotorischen Anomalien seien nicht die psychischen Störungen bedingende, sondern ihnen coordinirte Erscheinungen. Ebenso wenig gestatten die von Meyer gefundenen, von Anderen bestrittenen eigenartigen Schwankungen des Körpergewichts im circulären Irresein eine Deutung dieses noch zweifelhaften Befundes zu Gunsten des Krankheitsvorgangs als einer Trophoneurose des Gehirns.

Auch über die Reize, durch welche die Paroxysmen oder Phasen des periodischen Irreseins ausgelöst werden, wissen wir kaum etwas Positives, wenigstens nicht bei den idiopathischen Fällen. Der Schwerpunkt der Aetiologie muss auf das krankhaft organisirte oder belastete Gehirn der Kranken gelegt werden, dessen Erregbarkeitsschwelle so tief liegt, dass innere oder äussere Reize, die bei gesundem Gehirn ganz belanglos wären, hier, analog wie beim Gehirn der Epileptiker, zur Auslösung der Anfälle hinreichen.

In früheren Zeiten, und zwar nicht bloss zu der eines Paracelsus, sondern bis auf unsere Tage hat man die Natur dieser Reize in atmosphärischen (Reil, Spurzheim, Gall, Forster, Guislain), namentlich aber in siderischen Einflüssen (des Mondes — Friedreich, Carus, Koster) zu finden geglaubt.

Bei den peripher ausgelösten (sympathischen) Fällen sind es überwiegend häufig von den Uterinnerven ausgehende Reizvorgänge (menstruale und Pubertätsvorgänge), die den Anfall auslösen.

Mehr weiss die Psychiatrie über Aetiologie, Verlauf und Symptomatologie dieser periodischen Psychosen.

Ihre klinisch prognostische Bedeutung als einer degenerativen Erscheinung hat Morel zuerst klar erkannt und gewürdigt.

Die grosse Mehrzahl dieser Kranken besteht aus Belasteten, und zwar hereditär Belasteten. Nur selten vermisst man eine direkte oder Familienanlage, und ist die Belastung eine erworbene, durch fötale oder infantile Gehirnerkrankungen oder Schädelabnormitäten, namentlich Mikrocephalie, noch seltener ist die Hirnveränderung eine durch Trauma capitis, Alkoholexcesse entstandene.

Als allen periodischen Irreseinsformen zukommende und sie von nicht periodischen unterscheidende Merkmale lassen sich aufstellen:

1. Die typische Uebereinstimmung in Bezug auf Verlauf und Symptome der einzelnen Anfälle. Kirn in seiner trefflichen Monographie hat diese schon von Falret (Malad. mentales p. 458 und 462) gefundene Thatsache neuerdings und mit Recht in den diagnostischen Vordergrund gestellt. Diese stereotype Congruenz der einzelnen Anfälle bezieht sich sogar auf die Vorläufer, auf Inhalt und zeitliche Folge der Detailsymptome.

Diese Uebereinstimmung bezieht sich jedoch nicht auf die ganze Dauer des meist lebenslänglichen Leidens, auch nicht auf die Dauer der einzelnen Anfälle.

In ersterer Hinsicht ist zu beachten, dass die periodische Psychose sich zuweilen erst nach wiederholten Recidiven einer nicht dem Bild der späteren (periodischen) Anfälle congruenten Psychose herausgestaltet, und dass sie während ihres oft jahrzehntelangen Bestehens, wohl unter dem Einfluss secundärer Hirnveränderungen, in ihrem Bild sich ändert, z. B. schwerer wird, mehr Erscheinungen psychischer Schwäche aufweist.

Die stereotype Congruenz der Anfälle gilt daher nur für einen längeren Verlaufsabschnitt der Krankheit.

Auch die Dauer der Anfälle variirt oft wesentlich, unbeschadet ihrer sonstigen Congruenz, insofern sie durch äussere oder innere Bedingungen abortiv oder protrahirt verlaufen können, mit der Dauer der Krankheit sich zu protrahiren pflegen und, je länger die Wiederkehr eines Anfalls sich hinausschob, um so länger und intensiver sich dann gewöhnlich sein Verlauf gestaltet.

2. Die Gesammtpersönlichkeit ist im Paroxysmus mimisch und psychisch eine ganz andere als im Intervall, es handelt sich um zwei ganz verschiedene Persönlichkeiten.

3. Es bestehen intervallär mehr oder weniger deutliche Erscheinungen eines dauernden Leidens des Centralnervensystems, so dass die einzelnen Anfälle, analog denen einer Febris intermittens oder einer Epilepsie, nur besonders markant hervortretende Symptome einer dauernd fortbestehenden Krankheit darstellen.

Diese intervallären Symptome sind sehr mannigfaltig und individuell sehr verschieden. Vielfach stellen sie funktionelle Belastungserscheinungen dar und erscheinen unter dem Bild der neuropathischen Constitution oder definirbarer, als Theilerscheinungen der Belastung aufzufassender Neurosen (Hysterie, Epilepsie), oder sie sind Folgesymptome der durch die wiederholten Anfälle gesetzten secundären Hirnveränderungen (Reizbarkeit, psychische Schwäche, namentlich auf psychischem Gebiet — Gemüthsstumpfheit), oder sie sind Nachzügler eines abgeklungenen (geistige Erschöpfung) oder Vorläufer eines drohenden oder Erscheinungen eines abortiven Anfalls.

4. Die periodischen Psychosen erscheinen in annähernd gleichen Zeiträumen und vielfach unter annähernd gleichen äusseren und inneren Bedingungen wieder. Die Zeitdauer der Intervalle kann Wochen, Monate bis Jahre betragen.

Die Gültigkeit dieses Gesetzes wird nur einigermassen verwischt durch wechselnde äussere, die Wiederkehr der Anfälle beschleunigende oder aufschiebende Bedingungen.

5. Das Krankheitsbild bewegt sich vorwiegend in affektiven Anomalien und formalen Störungen des Vorstellens und daraus hervorgehenden krankhaften Handlungen, bei wenig hervortretenden oder selbst ganz fehlenden inhaltlichen Störungen des Vorstellens (Wahnideen) und Sinnestäuschungen. In diesen letzteren Fällen hat es vielfach einen raisonnirenden oder moral-insanity-artigen oder impulsiven Anstrich.

6. Die mittlere Dauer der Anfälle ist im Allgemeinen eine kürzere gegenüber den Fällen, wo das Leiden nicht periodische Bedeutung hat.

7. Die Paroxysmen des periodischen Irreseins haben ein kurzes Vorläuferstadium, erreichen rasch die Krankheitshöhe, verharren mit ver-

hältnissmässig geringen Intensitätsschwankungen auf dieser und klingen rasch ab, oft sogar ganz plötzlich sich lösend.

Die Diagnose hat diese allgemeinen Merkmale zu berücksichtigen. Da sie sich wesentlich auf die Vergleichung mehrerer Anfälle und die Beobachtung im intervallären Stadium gründet, verbürgt nie ein einziger Anfall, sondern nur die Betrachtung eines Verlaufsabschnittes der Gesammtkrankheit die Sicherheit der Diagnose.

Die Prognose des periodischen Irreseins ist, wie aus seiner Actiologie hervorgeht, im Allgemeinen eine schlechte. Die Ausgänge sind zuweilen Genesung, die sich noch am ehesten bei sympathisch bedingten und der Therapie zugänglichen Fällen, ferner bei mehr den Charakter des Deliriums als der Psychose an sich tragenden Anfällen von zudem kurzer Dauer, aber gehäufter Wiederkehr hoffen lässt. Meist kommt es jedoch zu consecutiven geistigen Schwächezuständen mit allmählig schwindenden oder auch sich protrahirenden, in einander übergehenden Anfällen, so dass schliesslich ein continuirliches Irresein auf geistig defekter Basis entsteht.

Das periodische Irresein kann sich in Form der Psychose oder des Deliriums und im ersteren Fall wieder als Manie, Melancholie, Wahnsinn und, in Verbindung zweier Zustandsbilder, als circuläres klinisch abspielen.

Genetisch lassen sich nach dem Vorgang von Kirn idiopathische, d. h. direkt central ausgelöste, und sympathische, d. h. durch periphere Reizvorgänge im Gehirn hervorgerufene Fälle unterscheiden.

I. Das periodische Irresein in idiopathischer Entstehungsweise.

Dieses idiopathische periodische Irresein zeigt drei bemerkenswerthe klinische Erscheinungsformen.

1. Anfälle, welche in den bekannten Störungsformen der Manie, Melancholie oder einer Verbindung beider sich abspielen und zwar vorwiegend in der klinisch leichteren Form der maniakalischen Exaltation und der Mel. sine delirio, wobei Wahnideen und Sinnestäuschungen nur episodisch vorkommen und keine tiefere Störung des Bewusstseins vorhanden ist.

Diese Anfälle sind gegenüber denen der zweiten Kategorie, wie Kirn hervorhob, dadurch ausgezeichnet, dass sie zu ihrem Ablauf längere Zeit erfordern, meist Monate.

2. Anfälle, welche nicht unter dem Bild einer empirischen und im System einreihbaren Psychose verlaufen sondern mit dem Gepräge des Deliriums. Sie gehen zudem mit einer tieferen Störung des Bewusstseins einher und zeigen einen peracuten oder acuten Verlauf, der

Tage bis höchstens Wochen beträgt. Ihr Eintritt und ihre Lösung sind zudem viel brüsker als in der vorigen Gruppe.

3. Anfälle in Form krankhafter Triebe.

1. Das idiopathische periodische Irresein in Form der Psycho(neuro)se.

Es äussert sich am häufigsten als maniakalisches, seltener als circuläres oder als melancholisches, am seltensten in Form des Wahnsinns. Die Dauer der Anfälle beträgt meist Monate. Sie schwankt nach äusseren und inneren Bedingungen.

Es gibt auch abortive Anfälle. Die Wiederkehr der Anfälle erfolgt nach Monaten, zuweilen erst nach Jahren.

Das Krankheitsbild bewegt sich vorwiegend in der klinisch milderen Form einfacher affektiver und formaler Störung des Vorstellens vielfach mit raisonnirendem Charakter.

a) Die Mania periodica.

Entgegen den Erfahrungen anderer Autoren (Spielmann, Schüle, Kirn), wonach ein Stadium melancholicum den Anfall einleite, muss ich an der primären Entstehung der Anfälle periodisch maniakalischen Irreseins, wenigstens während der Anstaltsbeobachtung festhalten.

Es mag Fälle geben, wo der erste und auch wiederholte Anfälle der Krankheit ein solches melancholisches Einleitungsstadium wahrnehmen lassen — sicher verliert sich dasselbe aber schon sehr früh.

Zudem hängt die Entscheidung von der Frage ab, was man unter melancholischem Prodromalstadium versteht.

Das drückende, deprimirende Gefühl des drohenden Anfalls darf ebenso wenig als die psychische Unaufgelegtheit und gestörte Gemeingefühlsempfindung, wie sie auch im Stad. incubationis acuter Infektionskrankheiten zum Ausdruck kommt, als Melancholie gedeutet werden, selbst dann nicht, wenn Gereiztheit, Angst sich dazu gesellen (Witkowsky).

Die periodischen Manien meines Beobachtungskreises haben allerdings ihr Stadium der Vorboten, aber dieses sieht mehr einer Aura gleich, als den Prodromi einer Psychose. Die einleitenden Symptome gehören theils der vasomotorischen Sphäre (Fluxion, Herzklopfen, Schwindel), theils der sensiblen (Neuralgien, Myodynien, paralgische Beschwerden, Kopfweh), theils der psychischen (Erhöhung der gemüthlichen Reizbarkeit), theils der des Vagus (gastrische Störungen) an, oder sie äussern sich auch durch Schlaflosigkeit, allgemeine Unbehaglichkeit, wie sie ebenso gut eine schwere Infektionskrankheit als eine Psychose einleiten können.

Der Ausbruch der Manie ist ein ziemlich plötzlicher. Das Krankheitsbild ist das der maniakalischen Exaltation, aber auf dem degenerativen Boden in meist ausgeprägtem raisonnirenden, vielfach auch moral-insanity-Gewand und mit vorherrschendem Delirium actionis, das dann häufig einen impulsiven und vorwiegend unsittlichen Charakter hat.

Unter den affektiven Störungen nimmt die hochgradig gesteigerte Gemüthsreizbarkeit die erste Stelle ein, und dadurch erscheint die Manie vorwiegend unter dem Stimmungsbild der reizbaren.

Bei dem Zurücktreten der inhaltlichen Störungen des Vorstellens und dem raisonnirenden, vielfach unsittlichen und impulsiven Gepräge des Ganzen kann das Gebahren des Kranken als Perversität imponiren, insofern bloss die Handlungen und nicht etwa die Gesammtpersönlichkeit und das Gesammtkrankheitsbild, sowie der intermittirende Charakter desselben gewürdigt werden. Dies gilt namentlich für die nicht seltenen Fälle, wo das impulsive Handlungsdelirium im Vordergrund steht und sich als Drang, geschlechtliche Excesse zu begehen, fremdes Eigenthum wegzunehmen, zu saufen, anzuzünden, zu vagabundiren etc., äussert.

Vielfach ist hier die Gesammterscheinung des maniakalischen Irreseins nur in den Exacerbationen des Krankheitsbildes deutlich erkennbar.

Die heitere Stimmung tritt dann in den Hintergrund vor der reizbaren. Diese zeigt sich in Leichtverletzlichkeit, Neigung zur Intrigue und Händelsucht. Ein constanter Zug bei weiblichen Individuen ist dann auch, auf Grund sexueller Erregung, die Neigung zu sexueller Verdächtigung und Beschimpfung der weiblichen Umgebung. Die Exaltation des Vorstellens macht solche Kranke überaus schlagfertig, zu Meistern in Spott, Ironie und Persiflage.

Auf dieser Stufe pflegt das Krankheitsbild sich abzuspielen. Episodisch, etwa durch Alkoholexcesse, Versagung ausschweifender Wünsche, zornige Erregungen, die bei der grossen gemüthlichen Erregbarkeit sehr leicht eintreten, kann es zu Affektdelirien (pathologische Affekte), oder auch zu Tobsuchtexplosionen mit Wahnideen und Sinnestäuschungen kommen.

Um die Schilderung der diesen Krankheitszustand begleitenden somatischen Funktionsstörungen hat sich Kirn verdient gemacht. Sie gehören vorwiegend der Sphäre des Nervensystems an und bestehen in vasomotorischen — Herzklopfen, Fluxionen zum Gehirn mit weicher voller Carotis (Gefässlähmung) abwechselnd mit Erscheinungen von vasomotorischem Krampf, Blässe, Kältegefühl, namentlich in den Extremitäten, ferner in sekretorischen (Salivation, Steigerung der Urin- und Schweisssekretion), motorischen (Aenderungen der Irisinnervation — Hippus, Myosis, Mydriasis — Nystagmus), Vagussymptomen (Anorexie, Polydipsie, zeitweise Polyphagie). Diese Störungen sind individuell sehr verschieden, aber im Einzelfall kehren die ihm zukommenden ebenso typisch wieder wie die psychischen Symptome. Der Schlaf ist gestört, auf wenige Stunden beschränkt. Selbst bei reichlicher Nahrungsaufnahme sinkt die Ernährung beträchtlich und bleibt auf erheblich verminderter Höhe gegenüber dem Körpergewicht im intervallären Zustand. Die Abnahme des Gewichts im Anfang und die Wiederzunahme nach Aufhören des Paroxysmus ist eine rapide.

Fast ebenso rasch wie der Paroxysmus aufgetreten ist, pflegt er abzuklingen. Dies geschieht binnen Stunden oder Tagen.

Waren Intensität und Dauer des Anfalls beträchtlich, so hinterlässt er ein Erschöpfungsstadium, das noch manisch (moriaartig) gefärbt sein kann, Tage und Wochen andauert und in den intervallären Zustand hinüberführt. Zuweilen nimmt dieses Erschöpfungsstadium die schwerere Form eines Stupor an. Das Bewusstsein des Kranken, wieder einen Anfall überstanden zu haben oder jetzt geistig gehemmt zu sein, kann diesem Nachstadium einen schmerzlichen Zug verleihen, ohne dass daraus auf ein melancholisches Nachstadium geschlossen werden dürfte. Ich habe ein solches nie beobachtet.

Entsprechend der milderen Form und der kürzeren Dauer der periodischen Anfälle ist das postmaniakalische Erschöpfungsstadium lange nicht so intensiv und dauernd als nach einfacher Manie.

Was den intervallären Zustand betrifft, so zeigen sich schon nach wenigen Anfällen dauernde Abweichungen von der psychischen Norm, insofern grosse Gemüthsreizbarkeit und Schwachsinn sich einstellen. Mannigfache nervöse Beschwerden, ähnlich den im Paroxysmus zu beobachtenden, zeitweilige Wiederkehr auraartiger Symptomencomplexe (vielleicht als abortive Anfälle zu deuten), Intoleranz gegen Alkohol, liefern den Beweis, dass auch intervallär das Gehirn nicht gesund ist.

Ob ein erstmaliger Anfall von maniakalischem Irresein die Bedeutung einer periodischen Manie habe, ist mit Sicherheit nicht zu beantworten. Mit einiger Wahrscheinlichkeit lassen darauf schliessen: ein rascher, nahezu plötzlicher Ausbruch mit auraartigen neurotischen Symptomen, ein wochenlanges Beharren der Störung auf der Stufe einer maniakalischen Exaltation, ohne in Tobsucht überzugehen, während bei gewöhnlicher, d. h. nicht periodischer Tobsucht die maniakalische Exaltation nur ein kurzes Durchgangsstadium zur Krankheitshöhe darstellt; dazu ein mehr raisonnirendes Krankheitsbild mit vorwaltender reizbarer Verstimmung, mit hervortretendem Delirium actionis, impulsiven Akten (Sammelsucht etc.) und mit stark ausgesprochenen somatischen (neurotischen, gastrischen) Funktionsstörungen. Für Mania periodica sprechen ferner eine kürzere Dauer des Anfalls als bei gewöhnlicher Manie, insofern rascheres Ansteigen zur Acme, kürzeres Anhalten auf dieser, grössere Kürze des postmaniakalischen Erschöpfungsstadiums hier zur Geltung gelangen. Dazu der auffällig rasche Abfall der Erregung und das Bestehen von neurotischen und psychischen Anomalien (intervallär) nach abgelaufenem Anfall.

Die Prognose dieser Form des periodischen Irreseins, wie wohl überhaupt des periodischen, mit dem Charakter der Psychose und langer Dauer der Anfälle, ist eine entschieden ungünstige. Im besten Fall bleiben unter günstigen Lebensbedingungen die Anfälle jahrelang aus. Eine Genesung konnte ich nie beobachten.

Die Therapie ist nicht ohnmächtig gegenüber den einzelnen Anfällen. Neben den allgemeinen Indikationen, wie sie für das maniakalische Irresein (p. 374) überhaupt gelten, ist eine coupirende Behandlungsweise mittelst grösserer (0,03) oder häufig wiederholter kleinerer Dosen von Morphium subcutan vielfach erfolgreich, aber immer nur dann, wenn sie bei den ersten Vorboten des nahenden Anfalls eingreift. Ist dieser schon vollkommen entwickelt, so kommt die coupirende Behandlung zu spät, indem der Anfall, unberührt durch äussere Ereignisse, nach immanenten Gesetzen abläuft. Wohl aber fehlt dann wenigstens nicht die intensitätsmildernde Wirkung des Morphium, namentlich in Fällen von reizbarer, beständig in Affekten explodirender, mit schmerzlichem Gedankendrang einhergehender Manie.

Die Antitypica (Arsen und Chinin), so wirksam bei Neurosen auf dem Boden einer Malariainfektion, versagen gänzlich auf dem degenerativen des periodischen Irreseins. Auch vom Bromkalium habe ich nie erhebliche Erfolge in dieser Form maniakalischen Irreseins gesehen, während Kohn (Archiv f. Psych. XI, H. 3) von 4—6,0 Bromkali in einem bezüglichen Fall bei einem Weib jeweils eine coupirende Wirkung beobachtete. Mendel (op. cit.) hat in einem Fall mittelst Ergotininjektionen dauerndes Ausbleiben der Anfälle erzielt.

Beob. 51. Mania periodica mit längerem Verlaufsbild und langen Intervallen.

Krainz, Commis, ledig, 31 J., stammt von einer psychopathischen Mutter. Seine jüngste Schwester litt an Convulsionen. Pat. war gut begabt, gemüthlich leicht erregbar, von solidem Lebenswandel. 1861 (Pubertät?), sowie 1873 hatte er maniakalische Anfälle von mehrmonatlicher Dauer überstanden.

Am 24. November 1873, ohne palpable Ursache, erkrankte Pat. neuerdings. Schlaflosigkeit, Gedankendrang, Unstetigkeit, Schwatzhaftigkeit, Blutdrang zum Kopf waren die ersten Symptome. Bei der Aufnahme am 11. 12 befand sich Pat. auf der Höhe einer maniakalischen Erregung. Er war schlaflos, unstet, begehrlich, geschwätzig bis zur Verworrenheit, heiter, ausgelassen, in seinem Selbstgefühl sehr gesteigert, beklagte sich, dass seine Verdienste als „Beamter“ nicht gebührend anerkannt wurden, beschäftigte sich mit allerlei Flitterkram, den er mitgebracht hatte und für besonders werthvoll hielt, bewegte sich in schwülstiger, hochdeutscher Diktion, deklamirte Gedichte, hielt Reden aus dem Stegreif, entwickelte Schreibsucht, wobei er, wenn ihm das Papier ausging, Fussboden, Wände, Hemdkragen u. dgl. benutzte. Er hielt sich für einen grossen Sänger, probirte fleissig seine „metallreiche“ Stimme, war unermüdlich in drolligen Einfällen, schlechten Witzen u. dgl. Sinnestäuschungen, fixe Wahnideen kamen nicht zur Beobachtung. Das Bewusstsein zeigte keine tiefere Störung. Pat. wusste sein Delirium actionis immer trefflich zu beschönigen und zu motiviren (Folie raisonnante). Ende December kam es vorübergehend zur Höhe der Tobsucht (Ideenflucht, Verworrenheit, Bewegungs-, Zerstörungsdrang).

Körperlich fanden sich keine Degenerationszeichen, keine Schädelanomalien. Durch Parese des r. Nervus abducens bestand covergentes Schielen mit zeitweisem Doppelsehen. Der Augenspiegel ergab auf dem rechten Auge beginnendes Staphyloma postic.

Die sexuelle Sphäre war im Krankheitsbild unbetheiligt. Vegetative Störungen bestanden nicht, auch keine Fluxionen. Der Puls wechselte sehr in der Frequenz und war meist über 100. Unter Behandlung mit Digitalis, Bädern, Morphiuminjektionen ging das Krankheitsbild im Lauf des Februar 1874 auf die Stufe einer leichten maniakalischen Exaltation mit Sammeldrang zurück. Daran reihte sich noch ein 2monatlicher mässiger geistiger Erschöpfungszustand, aus dem Pat. ohne Defekte hervorging.

Am 20. 5. 75 neue Erkrankung ohne melancholisches Vorstadium. Pat. ist bei der Aufnahme dieselbe Persönlichkeit, wie im ersten Anfall. Er geht in heiterster Laune zu, begrüsst die Aerzte und Bekannten in jovialer Weise, präsentirt sich als k. k. assekurirter Assekuranzbeamter und einen kleinen Hufeisenmagnet als ein geheimnissvolles Mittel, mit dem man die Symmetrie herstellt, um dem Glauben anzugehören, den er geschworen hat. Detail und Verlauf des diesmaligen Anfalls sind gleich dem früheren, nur tritt der raisonnirende Anstrich noch deutlicher zu Tage und zeigt das folgende Erschöpfungsstadium mehr das Gepräge einer Moria (kindisches Spielen mit Flitterkram, läppisches haltloses Wesen etc.).

Im December 1875 ist der Anfall vorüber, aber er hinterlässt eine allerdings geringgradige, aber dauernde psychische Schwäche, die Pat. selbst bemerklich ist und ihn veranlasst, auf die Wiederaufnahme seines Berufs zu verzichten.

Um Weihnachten 1877 neuer Anfall, der sich durch rapides Sinken der Ernährung, Schlaflosigkeit, Empfindlichkeit gegen Licht und Geräusch, Gedankendrang, Reizbarkeit angekündigt und ganz wie die früheren verläuft. Ende Mai 1878 rasche Lösung. Bis Ende Juni erschöpft, matt, viel Schlaf, dann wieder Stat. quo ante.

Beob. 52. Mania periodica mit kurzem Verlaufstypus, gehäuften Anfällen und kurzen Intervallen.

Süss, 19 J., Schneider, aufgenommen 30. 11. 79, stammt von einem schwächlichen kränklichen Vater. Dessen Vater war ein ungewöhnlich zornmüthiger Mann. Pat. von ebenfalls jähzornigem Charakter, intellecktuell schlecht veranlagt, erlitt mit 3 Jahren durch Sturz vom Wagen und mit 12 Jahren durch einen auf ihn fallenden Baumast Hirnerschütterungen. Einige Zeit nach der zweiten war er einige Tage lang gedrückt, still, traurig, dann 2 Monate lang im Zustand einer maniakalischen Exaltation gewesen. In der Folge war er gesund, entwickelte sich körperlich in befriedigender Weise. 1879 beging er seit dem Frühjahr gehäufte Alkoholexcesse. Ende Juli wurde er gedrückt, wortfaul, schlafsüchtig, klagte oft über Schwindel. Anfang November Umschlag in Manie — Unstetigkeit, Geschwätzigkeit, Begehrlichkeit, Alkoholexcesse. Nachts sieht Pat. allerlei Gaukelwerk (komische Gestalten, Thiere). Diese, wohl alkoholisch bedingten Phantasmen werden während späterer Anfälle im Anstaltsleben nicht mehr beobachtet. Bei der Aufnahme ist Pat. im Zustand maniakalischer Exaltation, unstet, geschwätzig, voller Wünsche und Begehren, lustig, übermüthig, in seinem Selbstgefühl sehr gehoben. Stunden- bis tagelang erhebt sich das Krankheitsbild bis zur Höhe der Tobsucht (Bewegungsdrang, Zerreissen, Schmieren, Nacktgehen, Ideenflucht) unter leichten Congestiverscheinungen.

Am 10. 12. wird Pat. plötzlich ruhig und geordnet und bietet noch einige Tage leichte Erschöpfungssymptome.

Neue Anfälle werden in typisch congruenter Weise vom 24. 12. 79 bis 5. 1. 80, vom 11. 1. bis 23. 1., vom 31. 1. bis 13. 2., vom 6. 3. bis 12. 3. 80 (Morphiumbehandlung) beobachtet.

Als Prodromi ergeben sich Schwindel, Kopfweh, belegte Zunge, mimische Entstellung, schlechter Schlaf, ängstliche Träume, leichte Congestion, glänzendes Auge, Beschleunigung und Verwirrung des Gedankenablaufs; Pat. vergleicht dieses Prodromalstadium mit dem Zustand eines Rausches. Nach Stunden- bis Tagesdauer entwickelt sich maniakalische Exaltation. Pat. wird unstet, geschwätzig, lustig, begehrlich, reizbar streitsüchtig, schlaflos, verübt allerlei Schabernak, wie z. B. Ausleeren von Spucktrögen, Wasserkannen. Binnen 24 Stunden erfolgt der Anstieg bis zur Höhe der Tobsucht — Singen, Jauchzen, Tanzen, Springen, Zerreissen, Wühlen im Stroh, Schmieren, Ideenflucht, wirre, wie angetrunkene, Miene, Congestion, Steigerung der Pulsfrequenz bis auf 100 Schläge. Bäder mit Umschlägen, Einpackungen wirken beruhigend und hypnotisch. Das Bild geht rasch auf die Stufe maniakalischer Exaltation zurück. Pat. weiss seine tobsüchtigen Excesse raisonnirend zu entschuldigen, bleibt übermüthig, voller Schnurren, andauernd heiter. In jähem Niedergang der Erregung erscheint Pat. ruhig, blass, schlaf- und nahrungsbedürftig, müde, abgeschlagen. Nach einigen Tagen sind diese Erschöpfungssymptome geschwunden. Intervallär ist der Kranke ruhig, geordnet, fleissig, jedoch reizbar. Die Erinnerung für die Anfallserlebnisse ist eine summarische. Die Tobsuchtsexcesse werden mit innerem Drang und Lustgefühlen motivirt.

Bromkalimedikation (bis 8,0 pro die) erwies sich erfolglos. Morphiuminjektionen (bis 2mal täglich 0,015) wurden vom Kranken selbst wohlthätig empfunden. Objektiv erwiesen sie sich als den Anfall mildernd, abkürzend. Derselbe verharrte wesentlich auf der Stufe maniakalischer Exaltation, bot langsameren Anstieg zur Acme und kürzeres Verweilen auf dieser. Da seit März keine Anfälle mehr aufgetreten waren, wurde Pat. am 30. 7. 80 entlassen.

Er blieb frei von solchen bis 1882, wo er zum Militär abgestellt wurde und wieder Gelegenheit zum Trinken bekam.

Von Juni 82 an erfolgte eine neue Serie den früheren gleichartiger Anfälle. (Juni 82 bis 2. 7., 21. 7. bis 31. 7., 23. 8. bis ?).

b) Die Melancholia periodica [1]).

Weit seltener als die maniakalische Form des periodischen Irreseins, wird dessen melancholische beobachtet. Das gegenseitige Verhältniss bestimmen zu wollen, dürfte gewagt sein, da offenbar zahlreiche Fälle von periodischer Melancholie so mild verlaufen, dass für sie ärztliche Hilfe nicht in Anspruch genommen wird. Daraus erklärt sich jedenfalls die enorme Seltenheit der Melancholia periodica in der Anstaltspraxis. Unter 13 bezüglichen Fällen meines Beobachtungskreises (7 davon

---

[1]) Neftel, Centralblatt f. die med. Wissenschaften 1875, Nr. 22, u. Allg. Zeitschr. f. Psych. 33, p. 91; Tigges, Irrenfreund 1870, p. 17; Kirn, op. cit., p. 52; Spielmann, op. cit., p. 332, der auch einen Theil der Dipsomanen hierher rechnet; Morel, Traité des mal. ment., p. 477.

betrafen Männer), verweilten nur 4 in der Irrenanstalt, sämmtlich schwere Krankheitsbilder, mit Wahnideen und Sinnestäuschungen. Die Wahnideen drehten sich um ein tief herabgesetztes Selbstgefühl. Es bestand heftige Präcordialangst und Lebensüberdruss, der zu häufigen Selbstmordversuchen führte.

Die leichteren Fälle aus der Privatpraxis überschreiten nicht das Bild einer Melancholia sine delirio. Gleichwie bei der melancholischen Zustandsphase des im Folgenden zu schildernden circulären Irreseins, überwiegen bei der periodischen Melancholia (sine delirio) die Hemmungserscheinungen die des spontanen psychischen Schmerzes. Jene drehen sich vorzugsweise um das peinliche Bewusstsein gehemmten Gedankenablaufs und Wollens, gehemmter Gefühle, d. h. fehlender Betonung der Vorstellungen durch Gefühle (psychische Anästhesie). Der Kranke gibt sich einer peinlichen Reflexion über diesen Ausfall im gewohnten Empfinden hin und gelangt bis zu Zweifeln, ob er noch unter die Menschen gehöre.

In allen Fällen von periodischer Melancholie begleiten ausgesprochene somatische Symptome das psychische Krankheitsbild — Schlaflosigkeit, Kopfweh, Schwindel, engcontrahirte Arterien bei meist frequentem Puls, Anorexie, gastrische Beschwerden, rapider Rückgang der Ernährung, Cessiren der Menses, Paralgien, neurasthenische Zustände, somit sensible, vasomotorische, trophische Funktionsstörungen als integrirende Bestandtheile des Gesammtkrankheitsbildes. Einmal habe ich sogar einen Herpes zoster im Verbreitungsgebiet des N. supraorbitalis sinist. beobachtet. Der Eintritt des Anfalls, in der Regel unter gastrischen dyspeptischen Beschwerden, und seine Lösung erfolgt immer plötzlich. Die Dauer der Anfälle betrug 6 Wochen bis mehrere Monate. Ein maniakalisches Vor- oder Nachstadium (Kirn) konnte ich nie constatiren.

In allen meinen Fällen fand sich eine starke, meist erbliche Belastung. Die Prognose ist eine ungünstige. Genesung, d. h. jahrelanges Ausbleiben der Anfälle war nie zu erzielen. Es scheint, dass mit zunehmendem Alter die Anfälle sich protrahiren, ohne gerade schwerer zu werden. In mehreren Fällen stellten sich früh Erscheinungen psychischer Schwäche ein, und war auch intervallär eine leichte psychische Depression wahrzunehmen. Vom Opium und Morphium sah ich nur symptomatischen Erfolg, niemals jedoch coupirende, überhaupt abkürzende Wirkung.

Beob. 53. Melancholia periodica sine delirio.

Frau Danisch, 35 J., verheirathet, stammt mütterlicherseits aus belasteter Familie, Muttersbruder war irrsinnig, die Mutter neuropathisch, gegen Ende ihres Lebens irrsinnig. Sämmtliche Geschwister der Kranken leiden an Neuropathien, eine Schwester erkrankte psychisch im Puerperium. Pat. war neuropathisch, machte im

4. Jahr eine „Gehirnentzündung" durch, entwickelte sich jedoch gut, war heiter, gesellig, geistig begabt. Mit 18 Jahren verheirathete sie sich. In der ersten Zeit der Ehe litt Pat. sehr beim Coitus durch Vaginismus. Sie gebar ohne weitere Zufälle 7mal (1865, 1869 Februar, 1870 März, 1871 Mai, 1873, 1876 Juni, 1877 October).

Nach dem 2. Wochenbette, in welchem Pat. selbst stillte, trat, angeblich nach einer Gemüthsbewegung (Tod der Schwester, 5. Woche nach der Geburt), der erste Anfall von Melancholie auf und dauerte 5 Monate bis zum Eintritt der nächsten Schwangerschaft. Mit der erstmaligen Wiederkehr der Menses hing dieser Anfall nicht zusammen. Sonstige Ursachen als die erwähnte waren nicht aufzufinden, die ehelichen und socialen Verhältnisse waren die denkbar günstigsten.

Weitere, nach der Versicherung der Pat. typisch gleiche, nur durch Intensität und Dauer verschiedene Anfälle wurden beobachtet: 1870 März bis September, 1871 März bis August, 1872 April bis August, 1873 März bis August, 1874 September bis Juli 1875, 1875 September bis April 1876, 1876 September bis Mai, 1877 September bis April, 1878 October bis April, 1879 October bis 1881 März.

Ich lernte Pat. im December 1880 kennen, als sie mich, besorgt wegen der diesmal langen Dauer des Anfalls, consultirte.

Die Anfälle beginnen plötzlich, mitten aus vollem geistigem und körperlichem Wohlsein. Die ersten Zeichen sind eine heftige geschlechtliche Erregung, die intervallär nie vorhanden ist, mit peinlichem Drang zur Masturbation, ferner Appetitlosigkeit, Schlaflosigkeit, Herzklopfen. Rasch tritt eine tiefe geistige Hemmung und Verstimmung hinzu. Pat. fühlt sich interesselos, freudlos, namenlos unglücklich, gelangweilt. Sie fühlt das Leben als eine drückende Last, empfindet es peinlich, dass sie gleichgültig gegen ihre Pflichten als Mutter und Hausfrau geworden ist. Aber sie ist auch unfähig, sie zu erfüllen. Sie fühlt sich energielos, unlustig, unfähig zu irgend welcher Thätigkeit, matt, abgeschlagen, erschöpft, besonders Morgens, wie wenn sie eine Nacht durchschwärmt hätte. Sie hat das volle trostlose Gefühl ihrer Krankheit, ihrer geistigen Unfähigkeit. Monatelang flieht sie der Schlaf, der dann durch Chloralhydrat erzwungen wird; sie ist von Gedanken gefoltert, dass sie diesmal nicht mehr gesund wird, und sehnt den Tod als Erlöser herbei. Gelegentlich kommt es zu reaktiven Verzweiflungsausbrüchen, die dann durch einen Weinkrampf ihre Lösung finden.

Sie ist appetitlos, muss sich zum Essen zwingen, fühlt sich gleich übersättigt, empfindet quälende Trockenheit im Schlund. Der Stuhl ist angehalten, die Menses sind regelmässig, aber sehr schwach. Pat. leidet fast permanent an einem quälenden Gefühl von Druck im Hinterkopf, von Einschlafen der Hände, reifartiger Einpressung der Füsse, an Schmerzen entlang der inneren Schenkelfläche.

Plötzlich eines Tags schwindet der qualvolle Zustand. Sie hat wieder Schlaf, Appetit, Lebensfreude, fühlt sich überglücklich, ohne dass aber dieses Erlösungsgefühl von der Krankheit als maniakalisches Nachstadium angesprochen werden konnte, wenigstens erscheint es weder der sehr intelligenten Dame, noch ihrer Familie als solches. Nun hebt sich auch rasch das Körpergewicht, das im Beginn des Anfalls rapid sinkt und während der ganzen Dauer desselben auf 59 bis 61 Kilo verbleibt, zur früheren Norm (circa 70 Kilo). Intervallär befindet sich Pat. körperlich und geistig wohl, nur stört sie ab und zu der Gedanke an das über kurz oder lang wieder über sie hereinbrechende Verhängniss.

Der letzte Anfall, welcher laut brieflicher Mitteilung Ende März 1881 erst seine Lösung fand, war dadurch protrahirt, dass in die Zeit der zu erwartenden Endigung der Tod des Vaters (April 80), mehrerer anderer Angehöriger und sonstige Gemüthsbewegungen fielen.

Pat. ist eine mittelgrosse Dame ohne Degenerationszeichen, ohne Erkrankung vegetativer Organe. Der Turgor vitalis war, als ich sie im Dec. 80 untersuchte, tief gesunken, Radial- und Carotidenpuls waren sehr klein, leicht unterdrückbar. Pat. sah reichlich 10 Jahre älter aus. Ihre nervösen, gedrückten Züge verriethen den peinlichen Gemüthszustand.

Die Zunge war rein, soll aber zu Zeiten belegt sein. Zeichen von Anämie bestanden nicht. Die gynäkologische Untersuchung ergab einen negativen Befund. Pat. hat begreiflicherweise alles Mögliche versucht. Gynäkologische Eingriffe (wegen der genitalen Neurose), Kaltwassercur, Franzensbad hatten verschlimmernde Wirkung geübt, Chinin, Arsen, Atropin, Opium, Bromkali hatten nichts genutzt. Nur laue Bäder wirkten beruhigend, zeitweise auch hypnotisch. Am wohlsten noch befand sich Pat. in der Ruhe eines Landaufenthalts. Pat. war nie in einer Irrenanstalt.

Beob. 54. Melancholia periodica mit Delirium.

Kral, pensionirter Bezirkscommissär, 42 J., stammt von einer irrsinnigen Mutter und war von Kindheit auf neuropathisch, reizbar, sehr impressionabel, leicht verletzlich, timid, schreckhaft, zu trüber Stimmung hinneigend. Rohe Behandlung Seitens des Vaters, der ihn oft prügelte, Hunger leiden liess, steigerte die Charakteranomalie. Schon in den Knabenjahren will Pat. sich oft mit Selbstmordideen getragen haben. Später ergab er sich der Onanie, litt viel an Pollutionen und Erscheinungen von Neurasthenia spinalis. 1866 erfuhr Pat. eine Zurücksetzung im Dienst, kränkte sich sehr darüber und ging in Pension. Seitdem war er noch verschlossener und verstimmter als vorher. Anfang Juli 1873 ging er, um seine Constitution zu kräftigen, in eine Kaltwasseranstalt. Dort kam es zu einem Anfall acuter Melancholie mit schreckhaften Hallucinationen, ängstlichen Erwartungsaffekten und Taed. vitae, wodurch die Aufnahme in die Irrenanstalt am 24. 7. 73 nöthig wurde. Bei der Ankunft war der Paroxysmus im Abklingen. Pat. zeigte bereits Krankheitseinsicht und erholte sich rasch.

Ausser einem stark brachycephalen Schädel mit schlecht entwickeltem Stirnschädel und einem angeborenen Defekte des linken Vorderarms bot er somatisch nichts Bemerkenswerthes.

Die folgende Beobachtung ergab eine periodische Melancholie mit ziemlich freien Zwischenräumen. Die Anfälle kehrten binnen 4—6 Wochen wieder und dauerten 10—14 Tage. Schlaflosigkeit, Kopfweh, tiefe mimische Entstellung und Erscheinungen eines intensiven Gastricismus leiteten sie jedesmal ein. Das Bild der einzelnen Anfälle glich sich bis ins Detail.

Pat. erschien schweigsam, tief verstört, bot Affekte der tiefsten Selbsterniedrigung neben ängstlichen Erwartungsaffekten, Präcordialangst, Gehörshallucinationen, Gesichtsillusionen und Wahnideen.

Somatisch fanden sich, während der Dauer der Anfälle, heftiger Magencatarrh, dick belegte Zunge, Verstopfung, Schlaflosigkeit, Kopfweh, spannendes Gefühl an der Stirn, Erweiterung der linken Pupille und Intercostalneuralgie vor. Pat. drückte sich in den Ecken herum, hielt sich nicht mehr für würdig, Speise zu geniessen, behauptete, zu gut behandelt zu werden, bat, ihn in die dunkelste Zelle zu sperren, da er ein Verbrecher sei, 1866 den Spion gemacht habe, ein Mörder und Hochverräther sei, steckbrieflich verfolgt werde, Alles syphilitisch inficirt habe. Er erwarte sein Todesurtheil, sei bereit, den schimpflichsten Tod zu erleiden, nur möge man seinetwegen die Unschuldigen nicht leiden lassen und seinen alten Vater schonen. Er sei der schlechteste Mensch, müsse die Raubmörder beneiden, die doch menschenwürdig sterben können. Man solle ihm wenigstens einen Platz im Staatsgefängniss gönnen, ihm gestatten, dass er nackt im Freien schlafe. Zuweilen erklärte er sich auch für einen Hund, wollte dann nicht mehr stehen noch gehen, sondern auf dem Boden liegen und kriechen.

Auf der Höhe der Anfälle hörte Pat. massenhaft verfolgende Stimmen, war im Bewusstsein erheblich gestört, glaubte im Kerker, am Grab des Vaters zu sein, hielt die Umgebung für Henker und Polizeibeamte, die Laubgänge im Garten für seinetwegen errichtete Galgen. In zeitweisen Angstanfällen versuchte er sich den Kopf an der Mauer zu zerstossen, schluckte auch einmal Glasscherben, um erlöst zu sein.

Motorisch fiel ein starkes Zucken und Beben der Lippenmuskeln beim Versuch, die Zunge zu zeigen auf. Der Puls, sonst 70—80 und ziemlich voll, war in den Anfällen 110, klein, celer.

Die Lösung der Anfälle war regelmässig eine rasche. Angst und Hallucinationen schwanden, die mimische Entstellung verlor sich, die gastrischen Störungen gingen zurück, und der Schlaf stellte sich wieder ein.

Opiuminjektionen und Bäder milderten die Intensität der Anfälle, hatten aber nur geringen schlafmachenden Effekt, der ziemlich prompt durch Chloralhydrat erzielt wurde. Intervallär stand Pat. über seiner Krankheit, war frei von Sinnestäuschungen, freundlich, dankbar, jedoch immer gedrückt und von der Besorgniss gequält, dass er der Anstalt zur Last falle.

Im Lauf des Jahres 1875 traten die Anfälle gehäuft, in kürzeren Zwischenräumen auf, die Intervalle waren nicht mehr rein, und Zeichen rasch zunehmender psychischer Schwäche unverkennbar. Ueber seinen Wunsch wurde Pat. einer heimathlichen Irrenanstalt zur ferneren Pflege übergeben.

c) Periodischer Wahnsinn.

Wahnsinn in periodischer Wiederkehr ist eine sehr seltene Erscheinung, wenn man absieht von menstrualen Fällen und von dem S. 503 geschilderten „idiopathischen periodischen Irresein in Form von Delirium“, das eine entschieden symptomatische Bedeutung hat und durch schwere Bewusstseinsstörung bis zum Perceptionsabschluss gegen die Aussenwelt und Amnesie für die Anfallszeit ein eigenartiges klinisches Gepräge besitzt.

Mendel (Zeitschr. f. Psych. 44, Heft 6) hat 3 Fälle von periodischem Wahnsinn berichtet. Klinisches Bild und Vergleich des einzelnen Anfalls bieten keine Unterschiede gegenüber Fällen nicht periodischen Wahnsinns, sodass nur der Gesammtverlauf, speciell die Wiederkehr typisch gleicher Anfälle in annähernd gleichen Zwischenräumen die Diagnose stellen lässt.

Beob. 55.

Frau H., 54 J., Beamtengattin, von jeher reizbar, nervös, geistig beschränkt, angeblich aus unbelasteter Familie, gebar 1868 und 1870. Seit einem Jahr befindet sie sich im Klimakterium (unregelmässige, oft monatelang ausbleibende Menses, beginnende Obesitas. Wallungen zum Kopf, grosse Nervosität, Emotivität, Gemüthsreizbarkeit). Im September und October 83 hatte sie viel Verdruss wegen schlechter Studienerfolge der Söhne und widriger häuslicher Verhältnisse.

Am 10. 11. 83 klagte sie grosses Unwohlsein, heftige Kopfschmerzen, war sehr gereizt, erregt, klagte über Zurücksetzung Seitens ihres Mannes, drohte mit Fortgehen aus dem Hause, war unstet, leicht ängstlich, die Nacht auf den 11. schlaflos, erkannte in Medicin Gift, erklärte Arzt und Gemahl für Giftmischer, zertrümmerte eine Lampe, weil sie vergiftet sei, versuchte zu entfliehen, wurde aggressiv gegen die Angehörigen, zu Hause nicht mehr haltbar.

Am 18. 11. ging sie delirant, verwirrt auf der Klinik zu, verkannte die Umgebung feindlich, wähnte sich zu Hause, war sehr ängstlich, wähnte man vergifte sie, klagte über Gestank, verlangte der Kaiser müsse kommen und sie vor Mann und Sohn, die Giftmischer seien und verbrannt werden müssten, schützen. Ihr Sohn sei ein Lump, kleppere mit Electricität, mache ihr Blitze. Alles stinke, sei vergiftet, voll Electricität. Sie werde sich scheiden lassen von ihrem Giftmischermann. Sie wird gleich sterben, sie ist beim Kaiser eingeladen. Das Delir wird immer zerfahrener. Schlaflosigkeit, Nahrungsweigerung. Puls bis 120, nie Fieber. Keine Fluxionen, keine Erkrankung vegetativer Organe. Ord. Bäder, Morphiuminjektionen. Anfangs December klärt sich das Bewusstsein. Pat. meint, sie müsse verwirrt gewesen sein, hat treue Erinnerung für die Krankheitserlebnisse, ist psychisch recht erschöpft, erholt sich rasch bei gutem Appetit und Schlaf. Genesen entlassen 26. 12. 83.

2. Aufnahme 18. 2. 85. Pat. war inzwischen gesund, hatte bis October 84 ab und zu noch Menses, fühlte sich wohl und sprach ohne Scheu von ihrer überstandenen Krankheit.

Anfang Februar 85 wurde sie etwas empfindlicher, reizbarer, weil einer der Söhne unbefriedigend studierte. Am 14. 2. wurde sie Nachts durch Feuerlärm, am 15. 2 durch Sturmwind im Schlaf gestört.

Am 17. wurde sie appetitlos, einsilbig, zerstreut beim Kartenspiel.

Am 18. nach schlechter Nacht, Klagen über grosses Unwohlsein und Kopfweh, identisch dem Beginn der ersten Erkrankung, so dass man besorgt wurde.

Im Lauf des 18. wurde Pat. unruhig, ängstlich, verlangte in eine Nachbarstadt zu Verwandten. Der Gemahl reiste mit ihr dahin. Unterwegs auf einer Umsteigestation wurde sie delirant, verlangte auf dem Perron, der Gendarm solle ihren Mann verhaften, er habe Gift und Dynamit bei sich, habe sie schon zum 2. Male vergiftet. Das Gift sei schon an ihren Händen zu sehen. Man solle sie gleich seciren, damit die Schuld ihres Mannes erwiesen werde.

Am 18. 2. 85 zum 2. Mal auf der Klinik aufgenommen, erschien Pat. delirant, aufgeregt, erklärte den Mann für einen Giftmischer, den Sohn für einen Brandleger. Man wolle sie vergiften, versengen, der Bischof müsse kommen, sie wolle beichten, Testament machen. Hier spukt Alles, Alles ist Gift. Man solle das Haus mit Militär umstellen. Nahrungsweigerung, lässt sich nicht berühren aus Giftangst. Nachts bedeutender Durst, das Gas muss vergiftet sein. Das Wasser riecht und schmeckt übel. Pat. schlaflos, verstört, feindlich, fürchtet in die Luft gesprengt zu werden. Um den 16. 3. löst sich die Psychose. Pat. wird am 21. 3. vom Manne der Klinik genesen entnommen. Sie hat volle Erinnerung für alle Krankheitserlebnisse. Pat. bleibt unauffällig und sich wohl fühlend bis 10. 3. 86, wo sie plötzlich und ohne äusseren Anlass wieder in ganz der gleichen Weise wie früher erkrankt. Auf der Klinik spielt sich der hallnc. Wahnsinn ganz so wie die beiden ersten Male ab. Ende April 86 rasche Lösung. Gesund bis 18. 5. 87. Neuer Anfall, typisch den früheren congruent, bis 20. 5. dauernd.

5. Anfall vom 18. 11. 87 bis Ende Januar 88.
6. Vom 11. 2. bis Anfang März 88.
7. Von Ende März bis Mitte April 88.
8. Vom 25. 8. 88 bis Ende Sept.
9. Von Mitte Nov. bis Mitte December 88.

Seitdem die Anfälle gehäuft auftreten, also vom 5. ab, rasch überhandnehmende psychische Schwäche. Die Anfälle sind nach wie vor typisch congruent, die letzteren aber durch grosse Verwirrtheit und massenhafte Hallucinationen, namentlich auch solche des Geruchssinns nüancirt.

Pat. kam in eine heimathliche Irrenanstalt, wo die Anfälle fortdauern und die psych. Schwäche bedeutend überhand genommen haben soll.

d) Das circuläre Irresein [1]).

Es handelt sich hier um ein alternirendes cyclisches Auftreten von melancholischen und maniakalischen Zustandsbildern, die, zum Unterschied von einer in Manie übergehenden Melancholie oder einer durch eine Melancholie hindurchgehenden Manie, während einer längeren Zeit, ja selbst die ganze folgende Lebenszeit hindurch, typisch sich ablösen. (Falret — Folie circulaire, Baillarger — Folie à double forme.)

Der cyclische Wechsel zweier Zustandsformen erinnert an die Thatsache, dass bei vielen erblich belasteten Individuen ein periodischer Wechsel zwischen Depression und Exaltation habituell ist, und legt die Möglichkeit nahe, dass das circuläre Irresein sich als eine Steigerung dieses pathologischen Stimmungswechsels auffassen lässt. Thatsächlich erweist es sich in allen Fällen, deren Ascendenzverhältnisse zu ermitteln waren, als ein hereditär degeneratives Irresein, das zudem vorzugsweise in der Pubertät oder im Klimakterium ausbricht [2]).

Es befällt nach Falret's Beobachtungen, mit denen auch die Anderer, sowie die meinigen übereinstimmen, vorwiegend Weiber [3]).

Nicht selten gehen der Entwicklung des circulären Irreseins Anfälle einfacher oder periodischer Manie oder auch solche von Melancholie jahrelang voraus. Das cyclische Irresein beginnt meist als melancho-

---

[1]) Emmerich, Ueber cyclische Geistesstörungen, Schmidt's Jahrbücher 190, Nr. 5 (mit Angabe der vollständigen Literatur); Pick, Circul. Irresein, Eulenburg's Realencyklop., 2. Aufl.; Ritti, Traité clinique de la folie à double forme 1883; Mordret, De la folie à double forme 1883. Auch in der Belletristik finden sich Typen des circulären Irreseins. Vgl. Turgenieff im „König Lear der Steppe" und desselben Autors „Väter und Söhne" (Person der Fürstin N.)

[2]) Ball, Ann. méd. psychol. 1880, Sept., p. 192, erwähnt jedoch eines unbelasteten Mannes, bei dem das Leiden (seit 27 Jahren jeweils 10 Monate Manie, dann 2 Jahre mel. Depression) nach Trauma capitis entstand.

[3]) In der Literatur fand ich unter 48 Fällen 28 Weiber, 20 Männer, in eigener Beobachtung unter 24 Fällen 16 Weiber, 8 Männer.

lisches, seltener als maniakalisches. Das initiale Krankheitsbild ist weder durch ungewöhnliche Intensität noch Dauer vor dem späteren gleichnamigen ausgezeichnet. Meist schliesst sich an jenes das conträre Zustandsbild sofort an, in seltenen Fällen trennt beide ein lucides Intervall.

Der Verlauf des Leidens bewegt sich in alternirendem Wechsel der beiden den Cirkel bildenden Zustandsbilder, die meist scharf sich von einander abheben, seltener in einander überfliessen.

Dieses letztere Vorkommen entspricht mehr Fällen von langer Dauer der Zustandsbilder. Hier kann dann auch das von Meyer hervorgehobene Vorkommen von temporären elementaren Erscheinungen der gegensätzlichen Zustandsphase im melancholischen oder manischen Bild beobachtet werden.

Der Verlauf der melancholischen und maniakalischen Zustandsbilder kann jederzeit von einem sich dazwischen schiebenden lucid. intervallum durchbrochen werden; jedoch ist dessen Vorkommen durchaus kein so regelmässiges und häufiges, wie es von manchen Autoren dargestellt wurde. Ein solches wird noch am häufigsten nach Ablauf eines oder mehrerer Cirkel, dann als Zwischenstadium zweier Zustandsphasen, selten als Unterbrechung einer manischen oder melancholischen beobachtet [1]). Die Dauer des luciden Intervalls ist kürzer und dasselbe weniger rein da, wo es sich zwischen zwei Zustandsphasen einschiebt. Es dauert jedenfalls länger da, wo es zwei Cirkel scheidet.

Die Dauer des ganzen Cirkels, wie der ihn zusammensetzenden Zustandsbilder ist bei den verschiedenen Individuen, wie bei demselben Kranken eine variable und nicht selten von äusseren Bedingungen abhängige.

Es gibt Fälle von circulärem Irresein, bei denen der einzelne Cyclus binnen Wochen abläuft, neben solchen, in welchen er Monate bis Jahre erfordert. Meistens dauert die melancholische Phase länger als die maniakalische; die kürzeste Dauer hat entschieden ein etwa vorkommendes lucid. intervallum. Es gibt Fälle, namentlich solche von langgezogener Dauer der Zustandsbilder, in welchen diese nahezu unveränderlich gleich bleibt, neben anderen, in welchen kürzere oder längere Verlaufsphasen wechseln.

Die melancholischen und maniakalischen Zustandsbilder des circulären Irreseins bieten nach meiner Erfahrung durchaus nichts Speci-

---

[1]) Fälle, wo manisches und melancholisches Zustandsbild unmittelbar einander folgen und von dem nächsten Anfallscyclus durch ein Intervall getrennt sind, pflegt man als Folie à double forme zu bezeichnen. Verlaufsweisen, in welchen jedes Zustandsbild vom anderen durch ein Intervall geschieden ist, nennt man Folie circulaire. Fälle, in welchen in keinem Verlaufsabschnitt ein Intervall eintritt — alternirendes Irresein. Dieses alternirende Irresein pflegt in ganz ephemeren Zustandsbildern sich abzuspielen.

fisches. In der Mehrzahl der Fälle erheben sich die betreffenden Zustandsbilder nicht über die Stufe einer melancholischen Depression oder einer maniakalischen Exaltation und sind raisonnirende Färbungen derselben auf dieser exquisit degenerativen Grundlage häufig. Aus dieser Thatsache erklärt es sich, dass man viel häufiger das circuläre Irresein in der Privatpraxis als in der Irrenanstalt trifft. Nur selten finden sich die funktionell schwereren Formen des melancholischen Stupors und der Tobsucht mit Wahnideen und Sinnestäuschungen. Das einmal entwickelte Zustandsbild pflegt sich, wenn auch nicht mit photographischer Treue, so doch wesentlich gleich in allen folgenden, höchstens Unterschiede der Dauer und der Intensität aufweisenden Cirkeln zu erhalten.

Im Allgemeinen lässt sich sagen, dass je länger die Dauer der Zustandsphasen ist, um so milder das Krankheitsbild zu sein pflegt.

Die Diagnose des circulären Irreseins kann nur aus dem Verlauf vollkommen sichergestellt werden.

Verdächtig, als Zustandsbild des fatalen Leidens, ist ein manischer oder melancholischer Anfall immerhin, wenn er brüsk in Pubertät oder Klimakterium einsetzt, sich wochenlang auf gleicher milder Stufe erhält, wenn in dem melancholischen oder manischen (Zustands-)Bild Symptome der gegensätzlichen Zustandsphase episodisch auftreten. Dazu das schwer gestörte Allgemeinbefinden, der elende Puls, der gesunkene Tugor vitalis, die rapide Abnahme des Körpergewichts, das verfallene gealterte Aussehen, die mimische Entstellung, die zahlreichen neuralgischen und paralgischen Beschwerden bei melancholischem, das frische, vergnügte Aussehen (Meyer), der volle kräftige Puls, der ungewöhnlich gesteigerte Turgor vitalis bei maniakalischem Erscheinungsbild. Mit Recht macht ferner Emmerich (op. cit.) geltend, dass bei Melancholie als Theilbild eines circulären Irreseins die Verstimmung viel weniger eine (spontan) schmerzliche ist als bei echter Melancholie und vorwiegend sich als (reaktiv) schmerzliches Bewusstsein der geistigen Hemmung klinisch darstellt.

Das meist tief constitutionelle circuläre Irresein gestattet nur selten Hoffnung auf Genesung. Am ehesten ist eine solche noch bei den in kurzen Verlaufsphasen sich bewegenden Fällen zu hoffen, während die in langgestrecktem Verlauf sich bewegenden mit fataler Regelmässigkeit meist bis zum Lebensende wiederkehren, jedoch mit zunehmendem Alter in der Regel milder werden. Längere Intermissionen können jedoch auch hier vorkommen.

Nach langer Dauer der Krankheit stellen sich Erscheinungen psychischer Schwäche ein, jedoch habe ich nie Ausgang in wirkliche Dementia beobachtet.

Die Therapie wird vorzugsweise sich auf eine symptomatische beschränken müssen. Bromkali schien mir in einigen Fällen von kurzer

Verlaufsweise nicht wirkungslos. Noch günstiger erwiesen sich Opium und Morphium in subcutaner Anwendungsweise. Kretz (Allg. Zeitschr. f. Psych. 39, p. 26) sah vom Hyoscyamin einmal Coupirung, in zwei Fällen milden Verlauf der manischen Phase.

Die Beobachtung von Schüle (Hdb., p. 437), nach welcher die erfolgreiche Behandlung eines Uterinleidens bei einer an Folie circulaire Leidenden die Psychose abortiv machte, weist auf die Möglichkeit peripherer Reize und die Wichtigkeit ihrer Beseitigung hin. Beachtenswerth ist auch die von Dittmar aus der Anstalt zu Klingenmünster berichtete Erfahrung, wonach durch Bettruhe im melancholischen Stadium der Eintritt des maniakalischen hinausgeschoben wird und der Verlauf desselben milder sich gestaltet.

Beob. 56. Circuläres (melancholisch-maniakalisches) Irresein. Die einzelnen Zustandsbilder von mehrmonatlicher Dauer.

Rokos, 20 J., Student, wurde am 23. 2. 78 einer Irrenanstalt übergeben. Vater tabisch, 2 Brüder sind neuropathische überspannte Individuen. Einer soll an conträrer Sexualempfindung leiden. Pat. war nie schwer krank gewesen, jedoch nervös erregbar. So musste er das Studium der Medicin aufgeben, weil er sich nicht an den Anblick von Leichen gewöhnen konnte. Er gab sich früh der Masturbation hin, fiel seit Jahren schon durch sein schlaffes, in der Gesellschaft unsicheres Wesen auf. Im Herbst stellten sich Erscheinungen von Neurasthenie (Mattigkeit, rasche Ermüdung, Gefühle von Schwere und Ziehen in den Extremitäten, erschwerte geistige Thätigkeit, Herzklopfen etc.) ein. Er wurde hypochondrisch verstimmt, glaubte seiner Palpitationen wegen herzleidend zu sein, consultirte einen Arzt, der diese Diagnose bestätigte. Er wurde leutscheu, da er zu bemerken glaubte, dass ihm Jedermann sein geheimes Laster ansehe. Anfang Februar 1878, nachdem er einige Tage vorher sich matt, unwohl, geistig impotent erklärt hatte, wurde er ängstlich, aufgeregt, spielte in theatralischer Weise den Verzweifelten, der an der Grenze des Wahnsinns sei, schlief nicht mehr, wälzte sich ruhelos im Bett herum, jammerte, dass er nicht mehr denken könne, sich durch seine Onanie geistig und körperlich ruinirt fühle. Man möge doch seine Genitalien untersuchen, die schon ganz welk seien, die Farbe geändert hätten. Heftige Angstgefühle, Empfindungen, als werde das Herz zusammengepresst, ab und zu lästige Geruchsempfindungen.

Pat. erscheint bei der Aufnahme auf der Höhe einer Mel. passiva, scheu, tief schmerzlich verstört, ängstlich, motorisch, sprachlich und psychisch gehemmt. Aus abgerissenen Aeusserungen ergeben sich Verzweiflung über diesen qualvollen Hemmungszustand, und Gewissensbisse über die Selbstbefleckung, die ihn verschuldet habe. Als Reaktion auf diesen trostlosen Bewusstseinszustand finden sich massenhaft Kratzaffekte am ganzen Körper. Somatisch ist der sonst wohl gebildete Pat. erschöpft, anämisch, die Augen halonirt, der Gang schlotternd, einknickend. Die Miene ist angstvoll, verworren, die Pupillen sind erweitert und reagiren träge, das Gesicht leicht congestiv, gedunsen, der Puls klein, 130—160. Herzgegend und Epigastrium sind in wogender Bewegung, auch kleine Arterien, z. B. Maxillaris, zeigen sichtbare Pulsationen. Die Herztöne sind rein, die Herzdämpfung nicht vergrössert; leichter Grad von Exophthalmus, keine Störung der vegetativen Funktionen, keine Spermatorrhöe, keine sensiblen oder motorischen Störungen; Augenspiegelbefund negativ. (Ord. Bettruhe, Eisblase auf die Herzgegend, Digitalis, Milchdiät.)

Pat. bleibt hochgradig geistig gehemmt, von Präcordialangst gefoltert, tief verstört. Man vernimmt nur abgerissene Worte: „O meine arme Mutter, mein Kopf, es ist zum Wahnsinnigwerden." Pat. vermag keinen Satz auszudenken, der Gedankenfaden reisst ihm beständig ab. Weder Digitalis noch Chinin in grossen Dosen ermässigen die Pulsfrequenz. Erst auf prolongirte Bäder (bis 3 h.) geht der Puls auf 100 herunter und stellt sich Schlaf ein. Bei der geringsten Emotion, bei jedem Seufzer, jeder Körperbewegung geht der Puls sofort wieder in die Höhe. Vegetativ ist Pat. ganz in Ordnung, die Nahrungsaufnahme genügend. Nach dem Bad Abends ist Pat. jedesmal etwas freier. Er jammert dann über seine entsetzliche Präcordialangst und geistige Hemmung, er wisse nicht, ob er noch lebe, noch lesen und schreiben könne, eine qualvolle Verdummung im Kopf, fürchte noch wahnsinnig zu werden. In den übrigen Tagesstunden aufreibende Unruhe, Angst und geistige Hemmung. Dabei aber massloser Drang zur Onanie, dem nur durch permanente Wachsamkeit bei Tag und Nacht begegnet werden kann. Die Hemmung steigert sich zeitweise bis zu leichtem Stupor und Mutismus. In freieren Momenten bittet Pat., man möge ihm Gift geben, ihn erschiessen, sein Kopf sei ganz verdummt, er könne nicht denken, er habe sich selbst durch sein Laster das Gehirn genommen, es sei nicht zum Aushalten. Ab und zu auch Klagen über üble Gerüche, Kopfweh, Betäubung, reissende Schmerzen in den Gliedern.

Im Mai wird Pat. unter bedeutender Zunahme der Ernährung und Herabgehen des Pulses auf etwa 100 psychisch und motorisch freier, er beklagt die verlorene Zeit des Studiums, wolle sich jetzt zusammennehmen, seinem Laster entsagen. Alles komme ihm wie ein Traum vor. Nach mehreren Relapsen, die jedesmal auf neuerliche Masturbation zurückführbar sind, stellt sich die Reconvalescenz definitiv ein. Diagnose wurde auf Melancholie auf masturbatorisch-neurasthenischer Grundlage gemacht und Pat. mit allen Attributen der Genesung, freilich einem Puls von 120, am 23. 7. 78 entlassen.

Schon am 26. 7. wurde die Richtigkeit der Diagnose in Frage gestellt, indem Pat. Symptome einer maniakalischen Exaltation zeigte, die bei dem Umstand, dass die Melancholie faktisch sich gelöst hatte und nicht als melancholisches Prodromalstadium einer Manie angesprochen werden konnte, ferner bei dem raisonnirenden Charakter der Manie und der ausbleibenden Steigerung zur Tobsucht kaum anders als im Sinn einer circulären Störung gedeutet werden konnte. Pat. wurde heiter, gesprächig, unstet, reiste mit 500 fl. nach Wien, machte dort grosse und ganz unmotivirte Einkäufe, Excesse aller Art. Als er gerade im Begriff war, seine Reise nach Paris, London auszudehnen, wurde er der Anstalt am 20. 8. 78 wieder zugeführt. Er war mimisch, psychisch und somatisch eine ganz andere Persönlichkeit als das erste Mal. Die Miene belebt, heiter, das Gesicht leicht geröthet, die Bulbi glänzend, die Ernährung brillant, der Turgor vitalis gesteigert. Pat. fühlte sich so wohl wie noch nie, rühmte sein Wissen, seine Gedanken- und Gedächtnissschärfe, seine angeblich ausgezeichnet bestandenen Prüfungen. Er trug sich mit dem Gedanken, Philosophie, Jurisprudenz und Medicin auf einmal zu studiren, gleichzeitig in Wien und Paris sich immatrikuliren zu lassen. Er bezeichnete sich als Candidat für den Reichstag und die diplomatische Carrière und die Erfüllung dieses Strebens für eine Kleinigkeit. Er kannte, wusste Alles, begriff blitzschnell, war der edelste Mensch, der zärtlichste Verwandte, obwohl er in gemeiner Weise über seine Eltern schimpfte, dass sie ihm kein Geld schickten, der charaktervollste Freund. Grosses Selbstgefühl, das durch die enorme Erleichterung im Ablauf der psychischen Bewegungsvorgänge immer neue Anregung erfuhr. Heitere Laune, optimistische Auffassung der Verhältnisse, maniakalisches Wohlgefühl. Wenig Schlaf, planlose Geschäftigkeit, die mit wahrem Furor und krankhafter Hast sich auf Alles wirft und nichts zum Abschluss bringt. Hochgesteigertes Vorstellungsleben, abspringender, sehr erleichterter und beschleunigter Vorstellungsgang, endlose Schreib- und Redesucht, die Andere nicht zum Wort kommen lässt, sich ins Hundertste und Tausendste verliert. Die Diktion überschwänglich, phrasenhaft, gespickt mit Kraftausdrücken und geflügelten Worten. Grosses Bedürfniss nach Alkohol, Tabak, während in gesunden Tagen Pat. ein solches nicht kannte.

Mitten in diesem maniakalischen Krankheitsbild zeigte sich am 2. 9. 78 Abends ohne irgend ein Motiv ein tief schmerzlicher Affektzustand mit erheblich gestörtem Bewusstsein, heftigem Taed. vitae und Erdrosselungsversuch. Am anderen Morgen begriff Pat. selbst nicht, wie er in diesen Zustand gekommen war, und erschien wieder auf der Höhe der maniakalischen Exaltation. Er drängte fort zur Pariser Ausstellung, schrieb Bogen um Bogen an seiner Biographie, bramarbasirte, krakehlte, zeigte verschärfte Logik und Dialektik, witzelte, ironisirte, sang, pfiff, trieb Allotria und wusste die Hausordnung zu umgehen, wo er nur konnte, immer bereit und fähig, Alles zu entschuldigen und zu motiviren. Seine joviale Laune war unverwüstlich, selbst dann, als von Ende September an strenge Isolirung angeordnet wurde.

Körperlich fand sich Neigung zu Fluxion, eine Pulsfrequenz von über 100, meist sogar 120 Schlägen, myotische Pupillen, blühendes, leicht gedunsenes Aussehen und brillanter Stand der Ernährung. Mitte December allmähliger Rückgang der Manie unter dauernder Einstellung der Pulsfrequenz auf 80—90 Schläge. Am 1. 1. 79 entwich Pat. in noch leicht maniakalischem Zustand nach Hause.

Anfang Februar setzte wieder Melancholie ein, die aber lange nicht die Höhe wie beim ersten Anfall erreichte und sich auf das Bild einer Mel. sine delirio mit leichter Präcordialangst beschränkt und Ende Juni gelöst haben soll.

Anfang Juli sah ich zufällig Pat. Er schien lucid, d. h. weder melancholisch noch maniakalisch. Ende Juli setzte wieder die Manie ein. Pat. trieb sich nun wieder planlos auf Reisen herum, schwindelte, excedirte, verschleuderte Geld und Kleider, schrieb Brandbriefe nach Hause mit der Drohung, sich zu erschiessen, wenn man ihm nicht sofort Geld schicke. In den Fremdenbüchern zeichnete er sich als Graf Kristalnig, Dr. jur. et med. ein. Am 27. 8. 79 musste er der Klagenfurter Anstalt übergeben werden, aus der am 26. 10. in raffinirter Weise entwich. Das mir gütigst zur Einsicht überlassene Krankheitsjournal dieser Anstalt ergab ein typisch mit dem ersten beobachteten maniakalischen Zustand übereinstimmendes Krankheitsbild.

Beob. 57. Circuläres Irresein im Wechsel kurzdauernder maniakalischer und melancholischer Zustandsbilder. Genesung.

Jager, 18 J., Bauernsohn, wurde am 30. Dec. 1874 in der Anstalt aufgenommen. Der Vater ist Gewohnheitssäufer, die Mutter schwachsinnig, äusserst bigott und häufigen Gehirncongestionen unterworfen. Ein Bruder ist ein sehr jähzorniger Mensch und berüchtigter Raufer. Pat. war als Kind gesund, aber originär schwachsinnig. Mit 9 Jahren schweres Trauma capitis. Es soll Blut aus den Ohren geflossen und Pat. längere Zeit bewusstlos und sprachlos dagelegen sein. Seit diesem Vorfall grosse Neigung zu Kopfcongestionen. Mit 13 Jahren erwachte der Geschlechtstrieb, dem durch häufig getriebene Onanie genügt wurde. Mit dem 13. Jahr wurde Pat. psychisch krank, düster, schweigsam, abulisch, ängstlich, schlaflos, fürchtete sich vor dem bösen Feind. Nach einmonatlicher Dauer dieses melancholischen Zustands wurde Pat. über Nacht maniakalisch, lustig, ausgelassen, in Baccho et Venere stark excedirend. Dieses maniakalische Stadium soll ein Jahr gedauert haben, darauf 14tägige Melancholie, dann wieder 4wöchentliche Manie. Seitdem beständiger Wechsel von Melancholie und Manie. Zum Ablauf zweier dieser Phasen waren jeweils 2 Monate erforderlich, die melancholische Phase war immer kürzer als die maniakalische und dauerte 8—18 Tage. Um Ostern 1874 folgte auf die 8—14täge Melancholie jedoch eine bis zum 24. December andauernde Manie. Die Manie soll immer sine delirio verlaufen sein. Am 24. Dec. wurde Pat. plötzlich still, traurig, abulisch, am 29. war er wieder maniakalisch.

Pat. war bei der Aufnahme noch maniakalisch. Kräftig, gut entwickelt und genährt. Schädel in allen Durchmessern zu klein, Stirn nieder, fliehend. Kopf congestionirt, leicht gedunsen, Carotidenpuls voll, weich, celer. Am 6. Januar war dieser maniakalische Zustand vorüber.

Bis zum 24. geordnetes, ruhiges Verhalten. An diesem Tag plötzlich traurig, schweigsam, abulisch. Am 6. Februar wieder lucid und ohne melancholische Symptome. Am 15. plötzlich melancholisch. Am 28. maniakalisch (grosse Heiterkeit, Begehrlichkeit, schlechter Schlaf, Geschwätzigkeit), am 15. März im Handumdrehen tief melancholisch. Pat. ist leicht stuporös, steht in den Ecken herum, will nicht essen. Gesichtshaut geröthet, linke Pupille verengt, Puls tard, 56.

Am 26. wird Pat. mimisch freier, am 28. Lösung der Melancholie. Da Pat. vom 24. April bis 16. August keine Anfälle mehr hatte, wurde er nach Hause entlassen. Er verdingte sich, befand sich wohl ausser heftigem Kopfschmerz und Congestionen bis zum 18. Juli 1876.

An diesem Tage gerieth er in Händel, wurde nach schlafloser Nacht lustig, sang, sprach viel, trieb sich zwecklos herum, störte den Gottesdienst und begab sich, da er sich selbst nicht richtig im Kopf fühlte, nach der Anstalt, wo er am 26. heiter, ausgelassen, leicht maniakalisch, benommen im Kopf und deutlich fluxionär, phantastisch geschmückt mit Strauss und Bändern eintraf.

Der diesmalige Krankheitszustand verlief als maniakalische Exaltation mit stark raisonnirendem Anstrich und war Ende October vorüber. Pat. blieb noch mehrere Monate in Beobachtung, und da die erwartete Wiederkehr der circulären Psychose nicht eintrat, wurde er genesen entlassen und blieb gesund.

Im Anschluss an dieses in cyclischem Wechsel melancholischer und maniakalischer Zustandsbilder sich bewegende Irresein muss eines solchen gedacht werden, das sich in typischem Wechsel von manieartigen Erregungszuständen und Stupor abspielt. Ein Theil dieser Fälle hat Kahlbaum zur Aufstellung seiner „Katatonie“ gedient. Auch Dittmar (op. cit.), der der Stimmungsanomalie überhaupt nur einen secundären Werth beimisst, erwähnt solcher durch regelmässiges Alterniren manischer und stuporöser Zustände charakterisirter Fälle von cyclischem Irresein.

Diese Varietät ist seltener als die vorhergehende. Sie befällt fast ausschliesslich männliche Individuen in der Pubertät und im Anschluss an diese. In allen Fällen meiner Beobachtung fanden sich Belastungserscheinungen. Gelegenheitsursachen waren masturbatorische Excesse oder Gemüthsbewegungen. Ein prodromales Stadium melancholischer Depression von tage- bis monatelanger Dauer leitete das cyclische Irresein ein. Dieses begann mit dem Zustandsbild des Stupor oder der manieartigen Erregung, die im Verlauf alternirten. Zuweilen schob sich ein luc. intervallum von meist kurzer Dauer dazwischen. Auch tiefgehende Remissionen, namentlich im stuporösen Stadium, wurden beobachtet. Die Dauer der Zustandsbilder variirte bei demselben und bei verschiedenen Individuen von Tagen bis Monaten. Sie gingen ziemlich unvermittelt in einander über.

Die stuporöse Phase war durch intercurrente stundenlang andauernde psychomotorische Erregungszustände in Form von Zwangsstellungen, Zwangsbewegungen, Verbigeration, Rededrang mit geschraubter Diktion und religiös pathetischem Inhalt ausgezeichnet. Die manischen Bilder erscheinen gegenüber der gewöhnlichen Tobsucht klinisch nüancirt durch komischen Pathos in Gebahren und Diktion, Neigung zu Verbigeration, durch zwangsmässig ins Unendliche wiederholte, wahrhaft automatisch impulsive Bewegungsakte (Kreisdrehen, Purzelbäume etc.), die, wohl auf Grundlage degenerativer masturbatorischer Bedingungen entstanden, den maniakalischen Erscheinungen des genuinen Bewegungsdrangs sich zugesellten. In der Mehrzahl meiner Fälle erfolgte Genesung aus einem die Serie der Zustandsbilder abschliessenden, länger dauernden Stupor mit immer seltener werdenden episodischen Erregungszuständen.

Die Therapie war eine vorwiegend symptomatische. Ganz besondere Aufmerksamkeit erforderte die bei allen Kranken, selbst im stuporösen Stadium bemerkbare und jedesmal verschlimmernd wirkende Masturbation. In einigen Fällen schien Bromkali neben Hydrotherapie von Nutzen.

Beob. 58. Circuläres Irresein im Wechsel maniakalisch-stuporöser Zustandsbilder.

Schaffer, 22 J., ledig, Knecht, stammt aus angeblich gesunder Familie, jedoch war sein Vater einige Zeit vor dem Tod geistesverwirrt und die Mutter mit habituellem Kopfweh behaftet.

Pat. soll gesund gewesen sein bis zur Pubertät. Von da an habe er gekränkelt, an allgemeiner Körperschwäche und Herzklopfen gelitten, sei auch deswegen nicht zum Militär genommen worden. Vermuthlich handelte es sich um die schädigenden Wirkungen von Onanie, der Pat. schon früh und sehr stark ergeben war. Er will davon ganz matt und kraftlos geworden sein.

1877 nach einer heftigen Gemüthsbewegung soll er plötzlich stuporös geworden sein und dazwischen getobt haben. Nach 8 Tagen sei er wieder gesund gewesen.

Am 25. 8. 78 regte sich Pat. auf dem Tanzboden auf, trank zu viel und erfuhr eine tiefe Kränkung von seiner Geliebten. Am 26. erschien er traurig, verstimmt, nach einigen Stunden stand er tief stuporös, regungslos herum.

Am 28. fing er an zu gestikuliren, verbigeriren, predigen, toben. Er zerstörte, wälzte sich am Boden, verlangte, der Pfarrer solle ihn copuliren, sprach ganz zusammenhanglos.

Am 30. wurde er wieder stuporös, und in diesem Zustand kam er auf die

Klinik. Pat. mittelgross, ziemlich gut genährt. Schädel rhombocephal, Gaumen steil, schmal. Pupillen weit, träge. Somatisch sonst nichts Bemerkenswerthes. Pat. liegt regungslos am Boden, stumm, stuporös, behält aufgedrungene Stellungen bei.

Am 31. 8. setzt wieder ein Aufregungszustand ein. Pat. verbigerirt, recitirt in hochdeutscher Sprache Bibelstellen, predigt, agitirt theatralisch mit den Händen, spricht mit grossem Pathos allerlei Unsinn, z. B.: 2 mal 6 ist 12, 18 ist mein Bruder etc. Als man ihn entkleiden will, wehrt er sich verzweifelt, schreit fürchterlich, knirscht mit den Zähnen, verzieht grimassirend das Gesicht. Losgelassen steht er mit erhobener Faust und drohender Miene da und ruft: „Kommt nur her!" Stundenweise ist er wieder ruhig, ziemlich lucid bis zur Krankheitseinsicht; zuweilen zeigen sich auch mehrstündige Zustände von Stupor mit theatralischen Posen und kataleptiformen Zuständen, aber im Wesentlichen befindet sich Pat. bis zum 16. 9. in einem manieartigen Erregungszustand, mit nahezu fehlendem Schlaf, grosser Verworrenheit, Verkennen der Umgebung als Angehöriger, confusem, profusem Rededrang mit hochdeutscher Sprache, pathetischer, geschraubter Diktion, wobei viel von Gott, der Mutter Gottes, seiner Geliebten die Rede ist.

Am 16. 9. wird Pat. wieder stuporös und bleibt so bis zum 14. 11. Er ist im Bewusstsein tief gestört, lässt unter sich gehen, bietet zeitweise kataleptiformes Verhalten und Zwangsstellungen, steht stundenlang auf einem Fleck, die Augen mit leichtem, convergentem Schielen starr ins Leere gerichtet. Pat. ist meist stumm, nur vorübergehend spricht er einmal pathetischen Unsinn und macht die Bemerkung: „Es ist ein Gott und 3 göttliche Personen." Daran reiht sich kurzes Verbigeriren: „Flug, Fliege, Fleck etc." Sonst stumpf, stumm, stupid dreinschend. Um den 13. etwas freier. Pat. theilt mit, das Blut steige ihm so zum Kopf und mache ihn wirr und schwindlig. Thatsächlich findet sich öfters eine rashartige Röthe im Gesicht. Es wird constatirt, dass Pat. auch in seinem stuporösen Zustand masturbirt und jeweils dann der Stupor zunimmt. (Bromkali, Abreibungen, gute Aufsicht.)

Am 14. 11. setzt wieder der Exaltationszustand ein. Pat. wird schlaflos, predigt, spricht pathetisch allerlei Unsinn: „Das ist das Haus des Unglücks, ich weiss nicht, es ist eine Schweinerei," gelegentlich auch Verbigeriren: „Fisch, Fischerl, Haifisch, Stockfisch" etc. Grosse Verworrenheit, abgerissene Worte und Sätze. Grosse Bewusstseinsstörung. Verkennt die Umgebung als Papst, Bischöfe. Ab und zu auch Feuerruf. Von einer ausgesprochenen Stimmungslage kann nicht die Rede sein, es finden sich heitere und schmerzliche Momente. Pat. ist in eigenthümlicher Bewegungsunruhe, verarbeitet den Inhalt seines Strohsacks in Atome, dreht sich stundenlang zwangsmässig um seine Axe, bei jeder halben Wendung innehaltend und irgend ein Wort, z. B.: warum — Ursache — Bruder — Anton — rechts — halt — Regimentsarzt — nein etc., rufend. Dann wieder sonderbare Zwangsstellungen, vorübergehend einmal Fragezwang.

Am 29. 11. wird Pat. ruhig, stuporös. Der Stupor (ganz wie früher) löst sich Anfang December, aber es besteht noch ein gewisser Zwang in Miene und Haltung mit Neigung zu sonderbar verzwickten Stellungen. Die Sprache wird frei, bleibt aber noch geschraubt, hochdeutsch. Mitte December wird Pat. ganz ruhig, geordnet, motorisch frei.

Er theilt mit, dass er sich aller Vorgänge seiner Krankheit erinnere. Er sei ganz verwirrt in seinem Kopf gewesen, Alles sei ihm um und um gegangen, auch habe er allerlei Gestalten gesehen. Füsse und Hände habe er schmerzhaft und zeitweise wie todt gefühlt. Im Kreise habe er sich drehen müssen, weil ihm dann leichter im Kopf wurde.

Am 10. 79 wurde Pat. genesen entlassen.

2. Das idiopathische periodische Irresein in Form von Delirium[1]).

Es gibt idiopathische Fälle von periodischem Irresein, die sich als Delirium abspielen und durch kurze Dauer der Anfälle, tiefere Störung des Bewusstseins und durch psychomotorische Störungen sich scharf von den geschilderten Zuständen einer Manie, Mel. period. und circulären Geistesstörung abheben.

Kirn hat solche Zustände als „centrale Typosen mit kurzen Anfällen" geschildert. Ich möchte das diagnostische Schwergewicht auf den deliranten Charakter dieser Anfälle legen.

Es erscheint kaum möglich, allgemeine Gesichtspunkte bei diesen individuell so unendlich variirenden Fällen aufzufinden.

Constante Symptome sind der brüske Ausbruch, die plötzliche Lösung, die tiefere, auf einer Dämmer- oder Traumstufe sich haltende Bewusstseinsstörung, der verworrene Charakter des Deliriums, das ein hypochondrisches, persekutorisches oder Grössendelir sein kann, die auf einen direkten Reizvorgang in psychomotorischen Centren des Vorderhirns hindeutenden motorischen Störungen, die als sogen. katatonische oder automatisch impulsive, zwangsmässige, in Mimik, Sprache, Haltung und den Bewegungen der Extremitäten sich kundgeben und stereotyp in jedem Falle wiederkehren. Einzelne meiner Kranken zeigten immer und immer wieder dieselben grimassirenden Bewegungen, grotesken und clownartigen Zwangsstellungen, Zwangsbewegungen. Nicht selten fand sich auch verworrener beschleunigter Vorstellungsablauf mit Verbigeration.

Diese Zustände haben sehr viel gemeinsam mit den psychischen Aequivalenten der Epilepsie[2]), namentlich den protrahirten.

Nicht selten fanden sich bei meinen Kranken auch epileptoide Zufälle. Indessen scheint es gerathen, diese Zustände vorerst von der Epilepsie gesondert zu betrachten. Die Wiederkehr der Anfälle erfolgt annähernd in gleichen Intervallen oder auch in gehäufter serienartiger Gruppirung.

Die Prognose ist, wie die des in kurzen Anfällen sich bewegenden periodischen Irreseins überhaupt, keine absolut ungünstige. Zuweilen werden Genesungen beobachtet. Längeres Ausbleiben der Paroxysmen,

---

[1]) Kirn, op. cit., p. 77.

[2]) Vgl. Morel, D'une forme de délire etc., Paris 1860; Derselbe, Traité des malad. mental., p. 480; Samt, Epil. Irreseinsformen, p. 440; Pick, Beitr. zur Klinik der Geisteskrankheiten, Arch. f. Psych. XI, H. 1 bringt p. 1—11 einen hierher gehörigen Fall auf zweifellos epilept. Grundlage.

freilich mit dann gewöhnlich intensiverer und gehäufter Wiederkehr, ist häufig.

Bromkali schien in einigen Fällen meiner Erfahrung die Wiederkehr der Anfälle zu verhindern, Morphium in subcutaner Anwendung deren Dauer abzukürzen und deren Verlauf milder zu gestalten.

Beob. 59. Periodisches idiopathisches Irresein in Form von Delirium.

Bratschko, 51 J., ledig, Zimmermann, wurde am 23. 4. 78 ins Spital gebracht, da er durch ganz verworrene Reden und Handlungen im Gasthaus auffällig geworden war.

Pat. ist gross, der Schädel normal, ohne Spuren einer Verletzung, die Miene verworren, ganz entstellt. Ausser Lungenemphysem, einer Schankernarbe am Penis und Hypospadie findet sich am Körper nichts Bemerkenswerthes. Pat. befindet sich in einem eigenthümlichen Dämmerzustand und ist sehr verworren. Er behauptet seit fünf Tagen schon hier zu sein im Krankenhaus, wo die Menschen geschlachtet werden. Man möge ihn doch lieber assentiren, als aufhängen oder köpfen. Er habe 3 Söhne, der dritte sei er selbst. Sein Vater habe ihn verhext, in ein Pferd verwandelt und verkauft. Pat. dämmert umher, zeigt Sammeldrang, verkennt oft die Umgebung feindlich, faselt von Getödtetwerden, schimpft, haut um sich.

Anfang Mai tritt eine plötzliche Lösung dieses eigenthümlichen Dämmerzustands ein, für den Pat. nur eine summarische Erinnerung hat. Er gibt an, sein Vater sei epileptisch, höchst jähzornig gewesen und habe ihn oft geprügelt. Er selbst sei durch einen Fall vom Gerüst und den Schrecken dabei im 27. Jahre epileptisch geworden, habe in der Folge öfters convulsive Anfälle gehabt, sei auch mit 21 Jahren einmal kurze Zeit ganz verwirrt gewesen, habe getobt, so dass man ihn binden musste.

Eingezogene Erkundigungen ergaben, dass Pat. seit Jahren herum vagabundirte und wegen Bettels mehrfach abgestraft worden war. Die epileptischen Antecedentien sind auf die Angaben des Pat. beschränkt.. Die spätere 4½jährige Beobachtung konnte nie etwas der Epilepsie Verdächtiges ermitteln. Jedoch bietet er intervallär das exquisite Bild des epileptischen Charakters. Er ist ein moroser, reizbarer, jähzorniger, muckerischer, augenverdrehender Mensch, der vielfach die Thatsachen entstellt wiedergibt, mit der Umgebung beständig in Unfrieden und Streit lebt, mit Allem unzufrieden ist, Alles besser versteht, gleichwohl aber die christliche Demuth zur Schau trägt, Gott immer im Mund führt und sich nie von seinem Gebetbuch trennt.

Am 31. 10. 78 nach schlafloser Nacht und vorgängiger grosser Reizbarkeit erschien Pat. mimisch tief entstellt und im Bewusstsein schwer gestört. Er erklärte sich für den Niemand, für einen Papagei, der durch seine vielen Studien zum Narren geworden sei. Nun sei Alles aus, er sei der Teufel. Lebhafter, tief verworrener Gedankendrang. Pat. schlägt taktmässig auf die Bank, strangulirt seinen Penis, grimassirt, steht auf einem Bein, nimmt ganz verzwickte Stellungen ein, rutscht auf dem Boden mit gespreizten Beinen herum, behält gegebene Stellungen bei, liegt auch gelegentlich wie der gekreuzigte Christus auf dem Boden da, mit zugekniffenen Augen und aufgesperrtem Mund. Andauernd tiefer Traumzustand mit feindlichem Verkennen der Umgebung, offenbar auch schreckhaften Hallucinationen. Als Reaktion auf solche zeitweises Schreien, Stöhnen, Poltern an der Thür.

Pat. ist schlaflos, nimmt wenig Nahrung; der Puls sehr frequent, die Bulbi anästhetisch, der rechte Mundwinkel paretisch. Durch einen mehrtägigen Dämmerzustand, ganz wie das erste Mal, findet der Anfall am 15. 11. seine Lösung. Pat. hat nur höchst summarische Erinnerung, motivirt sein verkehrtes Treiben mit befehlenden Stimmen und heftiger Angst. Er habe gehört, er solle gemartert werden.

Nach wie vor der reizbare, unzufriedene, querulirende, arbeitsscheue, bigotte mit der gottlosen Umgebung unzufriedene, hochmüthige Sünder, der am liebsten mit dem Gebetbuch sich herumtreibt.

Am 9. 5. 79 nach mehrtägiger gesteigerter Morosität und Reizbarkeit, sowie Schlaflosigkeit, wird Pat. wieder tief verworren, mit ängstlich verstörter Miene betroffen. Er hat in letzter Nacht ins Bett urinirt (!), sich in die Ohren gestochen, bietet wieder die bekannten Zwangsstellungen und Zwangsbewegungen, bittet die Umgebung um Entschuldigung, dass er sie umgebracht habe, titulirt den Arzt Majestät, wähnt sich in einer kaiserlich politischen Anstalt, brüllt nach dem Kaiser: „warum lässt du mich so martern, 'Herr Kaiser'", deutet aufs Bein, das solle man ihm abschneiden, ob er denn der B. sei, spricht wieder vom Abschlachten etc., ganz wie im früheren Anfall. Traumhafte Verworrenheit. Pat. schmiert sein Essen herum, wäscht den Penis in der Suppe, beisst oft ganz impulsiv in seine Kleider, macht Purzelbäume, steht auf den Kopf, liegt dann wieder regungslos in der Position des gekreuzigten Christus da, macht rudernde Bewegungen, wie wenn er auf dem Wasser wäre.

Am 23. 5. stellt sich eine mehrstündige Remission mit leidlicher Klärung des Bewusstseins ein, in welcher er mittheilt, dass er vor Angst ermordet zu werden und über einen Feuerschein, den er gesehen, so unruhig war.

Nach einem mehrtägigen Dämmerzustand, in welchem der Arzt wieder als Majestät verkannt wird, ist der Anfall am 2. 6. vorüber.

Am 6. 10. neuer Anfall, der bis zum 21. 10. dauert und im Wesentlichen ganz gleich den früheren sich darstellt. Pat. ist wieder tief verworren, mimisch verstört. Er will sich die Zähne ausreissen, krallt sich ängstlich am Fenstergitter an, verlangt, man solle ihm die Zunge lösen, das Glied abschneiden, weil er der Schinder war. Er verlangt verbrannt oder verbunden zu werden im Gebirg, spricht viel vom Schlachten, vom Feuer, man könne ihm den Kopf wegschneiden und in 3 Tagen sei er wieder drauf. Auf der Höhe des Anfalls wieder die Zwangsbewegungen (Herumrutschen, Kopfstehen, Purzelbäume, Ruderbewegungen etc.), feindliche Verkennung der Umgebung bis zur Gewaltthätigkeit, beschleunigter, verworrener Gedankenablauf, der sich um Tod, Blut, Feuer, Gottnomenklatur und Majestät dreht.

Pat. spricht viel von der Mutter Gottes, er sei ein Prophet gewesen, nun ein Kaiser; der Kaiser hat heute Nacht die Kaiserin erschossen, der Arzt wird wieder als Majestät begrüsst.

Am 11. mehrstündige Remission, in welcher momentan die Umgebung erkannt wird. Dann wieder tiefe Verworrenheit, in welcher Pat. von Blut, Feuer, Teufel, von Hand- und Fussabschneiden faselt.

Vom 14. an geht der Kranke in den den Anfall beschliessenden Dämmerzustand über, in welchem noch ab und zu von Majestät, Blut, Feuer die Rede ist. So behauptet er u. A., es sei nicht seine Schuld, dass er Zeuge gewesen sei, wie der Vater die Mutter gemordet habe und die grosse Blutlache auf dem Boden entstanden sei.

Bemerkenswerth ist noch, dass auf der Höhe der Anfälle jedesmal die Arterien krampfhaft contrahirt, die Extremitäten kühl und leicht cyanotisch waren und mit der Lösung des Anfalls auch der Gefässkrampf sich löste, der Puls voller, weicher, die Extremitäten wieder warm wurden.

Auch in der Folge bietet Pat. den morosen, unverträglichen, reizbaren, mackerischen Charakter des Epileptikers, ohne dass es jemals gelingt, einen irgendwie gearteten epileptischen Anfall nachzuweisen.

Neue delirante Anfälle, typisch sich gleichend, werden vom 11. 11. bis Anfang December 79, vom 24. 12. 79 bis 5. 1. 80, 11. 2. bis 23. 2., 6. 6. bis 20. 6., 12. 7. bis 18. 7., 3. 8. bis 29. 10. (Anfall mit Relapsen), 17. 11. 80 bis Anfang Jänner 81, 29. 1. bis 12. 6. (Relapse), 20. 6. bis 18. 9., 5. 10. bis 25. 2. 82, 12. 3. bis 7. 4. u. s. w. beobachtet.

Morphiuminjektionen, wenn bei den ersten Vorboten ausgeführt, machen den Anfall abortiv, sonst mildern sie den Verlauf. Bromkali (bis zu 8,0) wirkte weder vorbeugend noch mildernd.

Die intellektuellen Funktionen haben im Laufe der letzten Jahre einen mässigen, aber entschieden weiteren Rückgang erfahren.

3. Periodisches Irresein in Form krankhafter Triebe.

Diese Form periodischer Störung ist noch wenig erforscht. Es handelt sich hier um jedenfalls organisch ausgelöste, gebieterisch zur Befriedigung drängende Triebe, die nicht, wie bei vielen Fällen von einfacher und periodischer Geistesstörung, bloss accidentelle und nebensächliche Theilsymptome des Krankheitsbilds darstellen, vielmehr den Kern und das Wesen desselben ausmachen.

Als zweifellos krankhafte Erscheinungen kennt die gegenwärtige Wissenschaft periodisch wiederkehrenden Zwang zum Trinken und zu geschlechtlichen Akten. Auf die krankhafte und speciell degenerative Bedeutung dieser Zustände weisen klinisch hin ihre periodische Wiederkehr mit allen klinischen Zeichen des periodischen Irreseins, wobei besonders der Umstand hervorgehoben werden muss, dass die psychische Persönlichkeit im Anfall und intervallär eine ganz differente ist und die krankhafte Triebrichtung nur der psychopathischen Persönlichkeit zukommt. Ueberdies können sich weitere degenerative Momente, namentlich bei sexualer Triebrichtung vorfinden, insofern die Triebrichtung vielfach eine perverse und die Befriedigung eine impulsive ist.

Bezüglich der noch zu wenig erforschten Fälle von periodischer Psychopathia sexualis möge hier der Verweis auf die gleichnamige Monographie des Verf. (5. Aufl. p. 255) genügen. Dagegen erscheint die periodische Trunksucht (Dipsomanie) wissenschaftlich genügend erforscht und praktisch wichtig genug, um hier Besprechung zu finden.

Die Dipsomanie oder periodische Trunksucht [1]).

Es gibt Individuen, die periodisch in einen geistig-körperlich krankhaften Zustand verfallen, in welchem sich gebieterisch das Bedürfniss

[1]) Brühl-Cramer, Trunksucht, 1819 (beste Monographie); Clarus, Beiträge, p. 129; Henke, Abhdl. IV, p. 304; Foville, Archiv. génér. (geschichtl. und bibliograph.

nach Genuss von Alkoholicis regt, welchem Bedürfniss der temporär in der Geltendmachung seiner ethischen und intellectuellen Leistungen durch eine psychische Störung gehinderte Kranke keinen Widerstand entgegenzusetzen vermag. Von dem habituellen und gewohnheitsmässigen Trinker, dem chronisch Trunksüchtigen unterscheidet sich der Dipsomane sofort durch das streng Episodische seiner Trunksucht, von dem moralischen Schwächling, der der Verlockung zum Alkoholexcess nicht zu widerstehen und seinen Wochen- oder Monatslohn nicht in der Tasche zu behalten vermag, unterscheidet sich der Dipsomane vorweg durch den organisch-psychologischen Zwang, der ohne Rücksicht auf Zeit, Ort, Gelegenheit ihn heimsucht und überwältigt, wobei er einsam und abseits, nicht im Kreise froher Zecher, ihm huldigt.

Von dem Manischen, der aus Lustgefühl, übermüthiger Laune etc. etwa sich betrinkt, unterscheidet den Dipsomanen der Umstand, dass sein Drang aus einem lebhaften Unlustgefühl entspringt und dass der sorgenbrechende Alkohol bei ihm die physiologisch erheiternde Wirkung nicht entfaltet.

Von dem gewöhnlichen Zecher unterscheidet sich der Dipsomane unter Anderem dadurch, dass er in seiner krankhaften Gier nichts weniger als wählerisch ist, nur die Quantität im Auge hat und, Mangels eines besseren Stoffs und in krankhafter Geschmacksperversion nach Umständen sogar zum Essigkrug und selbt zur Petroleumflasche greift.

Am nächsten steht der Dipsomane noch dem physiologisch Deprimirten und dem Melancholiker, der nicht selten in der Wein- oder Schnapsflasche Trost und Vergessen für Leid und Noth sucht. Thatsächlich lässt sich auch für die grosse Mehrzahl der Dipsomanen nachweisen, dass im Verlauf eines acuten neurasthenisch-dysthymischen Anfalls mit Neigung zu periodischer Wiederkehr der dipsomanische Drang auftritt und entschieden durch jenen Zustand physisch-moralischer Depression unterhalten wird, insofern der Alkohol ein Genuss und Reizmittel für das Nervensystem ist (analog dem Morphium, Cocain u. s. w.), geeignet, den Zustand leiblichen und seelischen Katzenjammers erträglicher zu gestalten. Ausserdem scheinen aber Fälle vorzukommen, in welchen ganz primär der Drang zum Trinken heimsucht und den Kern der Störung bildet. Solche Fälle erweisen sich bei genauerer Analyse als periodisch wiederkehrende impulsive Trinkraptus bei originären geistigen Schwächezuständen (s. u. moralisches Irresein), wie sie Mendel kennen lehrte, oder als genuine periodisch-(dipso)manische, wobei das

---

Notizen); With, Ueber Dipsomanie, Dissertat. Berlin 1869; Lykken, Hosp. Tid. 1878 (Schmidt's Jahrb. 1879. I); Rose, Deutsche Chirurgie 1885, Liefer. 7, p. 41; Praetorius, Dissertat. Berlin 1882.

Bild einer reizbar zornigen Tobsucht erscheint, wenn dem Kranken die Befriedigung seines dipsomanischen Drangs unmöglich gemacht wird.

Die Dipsomanie dürfte nur bei belastetem Gehirn zu finden sein. So erklärt sich auch die Thatsache, dass sie häufig in physiologischen Phasen der Menstruation, Schwangerschaft, des Klimakterium, die offenbar weitere Prädispositionen darstellen, ausbricht, ferner dass überaus häufig constitutionelle Neurosen (Neurasthenie, Hysterie, Epilepsie) vorhanden sind. Die erstmalige Gelegenheitsursache pflegt eine heftige Gemüthsbewegung oder auch eine geistig-körperliche Ueberanstrengung zu bilden. Ein dadurch provocirter acut-neurasthenisch-dysthymischer Zustand oder die Exacerbation der schon längst bestehenden Neurose schliesst sich unmittelbar an und stellt das Stadium prodromorum dar, das sich von Stunden bis zu Tagen erstrecken kann.

Der Kranke wird schlaflos, congestiv, klagt Kopfdruck, empfindet zunehmende geistige Hemmung und Unlust, trostlose Langeweile, allgemeine Mattigkeit, nervöse Erregung und Unruhe, ängstliche Beklommenheit, wechselnde Hitze und Kälte, paralgische Beschwerden. Nun erwacht ein instinktiver gebieterischer Drang nach Alkohol, dem endlich nach quälendem Kampf bis zu Taed. vitae gefröhnt wird. Schon die ersten Gläser bringen Erleichterung, aber nur temporär, wobei der Alkohol sich nur als Schlaf-, Betäubungs- und Reizmittel erweist, ohne dass der Kranke einen eigentlichen Genuss davon hat.

Immer und immer wieder muss der neurasthenisch-dysthymische Kranke zur Flasche greifen, analog dem Morphiumsüchtigen in gewissem Stadium, der sich Injektion auf Injektion beibringt. Zu den Zeichen der Krankheit gesellen sich allmählig die der Alkoholintoxication, die aber, analog der veränderten toxischen Wirkung des Morphium in gewissen psychischen Ausnahmszuständen, viel geringer und später sich zu zeigen pflegen, als im gesunden Zustand.

So geht es einige Tage lang, zuweilen selbst Wochen, wobei aber gehäufte und durch Re- oder Intermissionen getrennte Anfälle im Spiel sein dürften. Endlich, und dann meist in jähem Niedergang, findet der Anfall seine Lösung. Der Kranke wird ruhig, erschöpft, hat kein Bedürfniss mehr nach Spirituosen; beginnt wieder zu schlafen und geht durch ein Nachstadium geistigen Torpors und mehr weniger ausgesprochener Erscheinungen von Alkoholismus acutus in den Status quo ante über, wobei oft noch Tage lang unruhiger unerquicklicher Schlaf, geistige Prostration und allgemeines Unbehagen bestehen und den ohnedies von Reue gefolterten Kranken belästigen.

Bei sich protrahirenden oder häufig wiederkehrenden Anfällen können sich an den Paroxysmus die Symptome eines Delirium tremens anschliessen und überhaupt die des Alkoholismus chron. entwickeln.

Die Anfälle von Dipsomanie wiederholen sich binnen Wochen oder Monaten („Quartalsäufer“), zuweilen erst nach Jahresfrist. Die Prognose ist eine im Allgemeinen ungünstige. Nur eine jahrelange Internirung in einem Asyl, in Verbindung mit einer tonisirenden Behandlung (vergl. Neurasthenie) und empirischer Anwendung von eventuell coupirenden (Morphiuminjektionen) bei drohendem, oder von calmirenden Mitteln (Opiumkur, Paraldehyd, Methylal, Amylenhydrat als Hypnotica) bei ausgebrochenem Anfall, können sich hilfreich erweisen.

Beob. 60. Dipsomanie.

K., grosser Geschäftsmann, 59 J., ein Selfmademan von grosser Begabung und eisernem Fleiss, consultirte mich im Juni 1886 wegen Dipsomanie. Vater war ein nervöser, leicht erregbarer Mann. Pat. bezeichnet sich selbst als nervös, erregbar, emotiv, schwärzseherisch von jeher, als Gemüthsmensch, gleich sehr irritirt, wenn ihm etwas nicht nach Wunsch ging, dann nur mühsam das Gleichgewicht wieder findend und durch längere Zeit schlaflos. Ein Verwandter findet, dass Pat. eigentlich nie gemüthlich im Gleichgewicht war und immer entweder deprimirt oder exaltirt erschien. Pat. hatte viel Sorgen und Aufregungen in seiner Familie und seinem grossartigen Geschäftsbetrieb.

1873 anlässlich finanzieller Bedrängniss wurde er acut neurasthenisch, dysthymisch, schlaflos, war ganz fassungslos und verzweifelt, ergab sich in diesem Zustand, gegen seine Gewohnheit, dem Trunk. Schon nach 8 Tagen war Pat. wieder im Gleichgewicht. In der Folge war Pat. relativ wohl, sehr thätig und streng solid. Vor $4\frac{1}{2}$ Jahren, im Anschluss an heftige Gemüthsbewegungen, stellte sich ein dipsomanischer Zustand ein, der seither in Intervallen von 4 bis 5 Monaten wiederkehrte. Vorbereitende Erscheinungen im Sinne einer reizbaren Schwäche des Nervensystems lassen sich übrigens auf etwa 2 Jahre vor diesem Anfall zurückverfolgen, insofern Pat. rascher geistig und körperlich ermüdete, schlecht schlief, sich Morgens müde, abgespannt fühlte, zunehmende Emotivität und Reizbarkeit zeigte, alles Widrige ungewöhnlich schwer nahm. Gegen diese neurasthenischen Symptome nahm Pat. mit Erfolg ab und zu etwas Cognac, gelegentlich sogar — Aqua coloniensis.

Die Prodromi der Anfälle dauern bis zu 10 Tagen und bestehen in Erscheinungen acut exacerbirender Neurasthenie, zugleich mit Dysthymie und vorwaltenden psychischen Hemmungserscheinungen.

Es zeigen sich grosse Müdigkeit, geistige und körperliche Abgespanntheit, Interesselosigkeit für Alles bis zu trostloser Apathie und Abulie und grosses Schlafbedürfniss. Pat. selbst bezeichnet seinen Zustand in diesem Stadium als den eines moralischen und psychischen Katzenjammers — er sei äusserst hinfällig, moros, habe Unlust gegen die wichtigsten Lebensbeziehungen, trostlose Langeweile, interessire sich für gar nichts.

Um aus diesem unerträglichen Zustand herauszukommen, greife er zu Spirituosen, um so lieber, da sie ihm auch Schlaf bringen. In Ermangelung von Wein und Likören habe er aber auch schon ordinären Spiritus, selbst Essig und Petroleum getrunken. Er trinke aber nie aus Durst, sondern aus dem Bedürfniss, seinen fatalen Zustand zu beseitigen. Irgend einen Genuss habe er nie von seinem Trinken. Auffallend ist ihm selbst die Toleranz für Spirituosen. So trinke er auf der Höhe des Anfalls bis 25 Glas Cognac und viel Wein in einem Tage, ohne davon berauscht zu werden.

Die Umgebung berichtet, dass wenn man Pat. vom Trinken zurückhalten wolle, er zornig erregt werde, das Haus selbst im Negligé verlasse und in den obscursten Schenken seinem Drange fröhne. Sich selbst überlassen, bringt Pat. den grössten Theil des Tages im Bette zu, reichlich versehen mit Cognac und Weinen. Er meidet jegliche geistige Thätigkeit, liest höchstens Kinderschriften, will Niemand von seiner Familie sehen. In diesem Zustand bleibt Pat. bis zu 4 Wochen, jedoch kommen Intermissionen von 2 bis 10 Tagen vor, so dass protrahirte Anfälle eigentlich als eine Serie mehrfach sich wiederholender aufzufassen sind. Auf der Höhe der Anfälle ist Pat. immer schlaflos. Die sonst normale Libido sexualis fehlt in dieser Zeit völlig.

Die Lösung des Anfalls vollzieht sich rasch unter Schwinden der dysthymischen, abulischen und neurasthenischen Beschwerden und Wiederkehr ausgiebigen erquickenden Schlafes, der jedoch anfangs noch durch hässliche schreckhafte Träume gestört ist. Symptome von Alkoholismus fehlen. Intervallär ist Pat. bis auf seine habituelle Nervosität und seine labile, beständig in Extremen schwankende Stimmung wohl und in keiner Weise alkoholbedürftig.

Die körperliche Untersuchung ergibt bei dem kräftig gebauten Manne einen negativen Befund. Bemerkenswerth ist der neuropathische Ausdruck des Auges. Die eingeleitete Behandlung (Hydrotherapie, Seebad, Gebirgsklima u. s. w.) versuchte tonisirend auf das Nervensystem zu wirken. Die Anfälle kehren gleichwohl typisch wieder, verlaufen aber unter Opiumbehandlung (bis 0,15 Extr. Opii aquos.) sehr mild, so dass 2 Gläser Rothwein und 1 Flasche Bier pro die zur Befriedigung des Alkoholbedürfnisses genügen. Paraldehyd wirkte ausgiebig hypnotisch.

Beob. 61. Dipsomania menstrualis periodica.

Frau Mateschko, Lehrersfrau, 47 J., Mutter von 4 Kindern, die sämmtlich neuropathisch und jähzornig sind, stammt von einem trunksüchtigen Vater und einer jähzornigen, reizbaren Mutter. 2 Schwestern sind im Irrenhause. Pat. war von Kindheit auf sehr zornmüthig, reizbar, wurde irrsinnig zur Zeit der Pubertät im 15. Jahre und genas nach 8 Monaten. Seit dieser Zeit kam es zu periodischem Irresein in Form von Dipsomanie, das anfangs nur in Pausen von ½ Jahr, später vierteljährlich, seit 17 Jahren zur Zeit der Menses sich einstellte. Im 17. Jahr hatten sich vorübergehend Ohnmachtanfälle, jedoch ohne alle krampfhaften Erscheinungen gezeigt. Die Dauer der dipsomanischen Anfälle betrug 4—12 Tage. Sie traten meist prämenstrual ein, seltener postmenstrual. Im ersten Fall fanden sie gewöhnlich mit dem Eintritt des menstrualen Blutflusses ihren Abschluss. Die ersten Zeichen des nahenden Anfalls waren heftige Congestionen zum Kopf. Pat. wurde dann hochgradig reizbar, zornig, brutal, entwickelte einen vorzugsweise in unangenehmen Reproduktionen sich bewegenden Gedankendrang, unwiderstehlichen Drang zum Saufen, wurde unhaltbar, schlaflos, im Bewusstsein tief gestört, stürzte gierig, was sie nur von alkoholischen Getränken bekommen konnte, hinunter, tobte, schäumte vor Wuth, wälzte sich am Boden, wenn man sie an der Befriedigung dieses Drangs zu hindern versuchte. Es soll dann vorgekommen sein, dass sie sogar zur Petroleumflasche griff. Wenn sie einige Tage fortgetrunken hatte, stellten sich dann Visionen ein (Männer mit Messern, schreckhafte Fratzen etc., so dass Pat. in heftige Angst gerieth und zitterte). Die Lösung des Anfalls war immer eine plötzliche. Pat. bekam Erbrechen, verfiel in tiefen Schlaf und erwachte aus diesem lucid, mit nur ganz summarischer Erinnerung für die Anfallserlebnisse. Sie bedurfte dann noch einiger Tage, um sich von den Folgen des Anfalls und der Alkoholintoxication zu erholen.

Intervallär war sie hochgradig reizbar, zeigte grossen Stimmungswechsel, perhorrescirte den Genuss von Spirituosen. In den letzten Jahren, wo nur selten ein

Menstrualtermin ohne dipsomanischen Anfall vorübergegangen war, hatten sich mit dadurch bedingter Häufung der Alkoholexcesse immer deutlicher die somatischen und psychischen Erscheinungen des Alkohol. chron. (speciell intellectuelle und ethische Defekte, chronischer Magencatarrh, Vomitus matutinus) eingestellt.

Am 25. 5. 77 trat ein Anfall auf, der Pat. am 30. zum erstenmal der Klinik zuführte. Sie bot bei der Aufnahme das Bild einer zornigen Tobsucht, aber mit heftiger Congestion und schwerer Bewusstseinsstörung. Sie erbrach und schlief Abends ein, erwachte am 31. früh lucid mit sehr defekter Erinnerung und tiefem Bedauern über ihre fatale Krankheit.

Pat. bietet Habitus und Erscheinungen des Alkohol. chron. An den Unterextremitäten Krampfadern, am linken Unterschenkel handgrosses, atonisches Fussgeschwür und vorgeschrittene Elephantiasis. Uterus ohne Befund.

Am 2. 6. 71 von den Angehörigen abgeholt, kam sie schon am 29. 6. wieder zur Aufnahme. Der Anfall war diesmal prämenstrual am 18. aufgetreten, die Menses am 23. Sie war wieder in zorniger Tobsucht, total betrunken, brüllte nach Schnaps. Am 30. plötzliche Lösung des Anfalls. Pat. wurde im Spital behalten, erhielt vom 10. 7. an täglich 8,0 Bromkali. Die Menses am 19. verlaufen bei dieser Medication zum erstenmal ohne psychische Störung. Unter Fortgebrauch des Bromkali zur Zeit der Menses kommt es nicht mehr zu Anfällen ausser einem abortiven im November. Die Menses werden nun auch profus und unregelmässig (Pat. offenbar im Klimakterium). Vom Januar 1878 an nimmt Pat. kein Bromkali mehr. Am 8. Tag nach den am 1. 3. aufgetretenen Menses stellt sich wieder ein dipsomanischer Anfall ein, der bei Wiederversetzung ins Spital und Entziehung des Getränks als zornige Tobsucht verlauft und am 16. vorüber ist. Pat. nimmt wieder Bromkali und bleibt von Anfällen verschont. Der weiteren Verfolgung des interessanten Falles wurde durch den an Phlebitis bezw. Pyämie erfolgten Tod der Pat. ein Ende gesetzt.

II. Das periodische Irresein in sympathischer Entstehungsweise.

Es handelt sich hier um Irreseinszustände, die durch zeitweise das Gehirn treffende periphere Reize ausgelöst werden. Dass diese Reize eine solche Wirkung haben, erklärt sich aus einer krankhaften Veranlagung dieses Organs, die ausnahmslos in solchen Fällen nachweisbar ist und meist eine erbliche Belastung darstellt. Am häufigsten gehen solche Reize vom Genitalnervensystem aus und sind es speciell die Vorgänge der Menstruation, sowie nach den Erfahrungen von Kirn, Uterinerkrankungen, die zu solchen Paroxysmen von häufig sich wiederholendem Irresein mit typisch congruentem Symptomendetail und Verlauf Anlass geben.

Das menstruale Irresein[1]).

Die reinste Form des sympathischen Irreseins stellt das menstruale dar, d. h. an die Zeit und an den Vorgang der Menstruation gebundene

---

[1]) Vgl. d. Verf. Aufsatz Archiv f. Psych. VIII, H. 1; Schlager, Allg. Zeitschr. f. Psych. 15, p. 457; Schröter, ebenda 30, p. 551 u. 31, H. 2; Zehnder, Wien. med. Presse VI. 38; Winge, Norsk. Magaz. 3. R. III, 6; Weiss in Leidesdorf, Psych. Studien 1877.

Anfälle, die theils nach dem Schema einer Psychose (Manie, seltener Melancholie), theils nach dem eines Delirium klinisch sich gestalten. In allen Fällen dieses menstrualen Irreseins handelte es sich um ein ab ovo abnorm erregbares Gehirn, das schon in der prämorbiden Zeit, sowie in den Intervallen der Anfälle pathologisch reagirte. Die meisten der dieser Krankheit anheimgefallenen Individuen waren erblich belastet, Alle aber boten eine neuropathische Constitution, waren originär schwachsinnig oder mit funktionellen, ja selbst somatischen Degenerationszeichen behaftet.

Die neuropathische Constitution äusserte sich früh, sicher aber von der Pubertät an. Bei den Meisten waren schon in gesunden Tagen die Menses von nervösen Beschwerden, psychischer Erregung und Verstimmung begleitet. Bei Manchen gingen der Sexualpsychose anderweitige Neurosen (Hysterie, Hysteroepilepsie) oder auch Anfälle von nicht periodischem Irresein voraus.

In zahlreichen Fällen genügen auf der Basis einer solchen Disposition geringfügige äussere Anlässe (Gemüthsbewegungen, Alkoholexcesse, körperliche Krankheiten), um zur Zeit einer nächstliegenden Menstruation die Krankheit ausbrechen zu lassen. Bei einmal ausgebildeter Krankheit genügt der Menstruationsvorgang mit seinem schon physiologisch die Erregbarkeit des centralen Nervensystems steigernden Einfluss, um den Paroxysmus hervorzurufen, indem wohl, analog der epileptischen Veränderung, eine bleibende funktionelle Veränderung im Gehirn sich entwickelt hat.

Bemerkenswerth ist, dass in ausgebildeten Fällen auch bei ausbleibender menstrualer Blutung zur Zeit der periodisch wiederkehrenden Ovulation der Anfall sich einstellen kann.

Der erste Ausbruch der Krankheit kann in irgend einem Menstruationstermin des Geschlechtslebens erfolgen, im Allgemeinen um so früher, je grösser die Disposition ist.

Erkrankungen der Genitalien, Unregelmässigkeit der Menses finden sich häufig, jedoch tritt das Leiden auch bei funktionell und anatomisch normal beschaffenem Geschlechtsapparat auf.

Die Pathogenese muss in vasomotorischen Störungen gesucht werden, die reflektorisch durch die während des Vorgangs der Ovulation erregten Ovarialnerven im Gehirn entstehen. Dass der physiologische Vorgang der Menstruation solch bedeutende Reflexe hervorruft, erklärt sich aus dem belasteten Gehirn der zu menstrualem Irresein neigenden Individuen. Je nach dem Grad dieser Belastung ergeben sich menstruale Nervensymptome, die von einer einfachen Migräne bis zu Anfällen von Irresein sich erstrecken können.

Dass die Centra der Gefäss- und Uterusnerven räumlich nahe liegen und eine gleichartige Reaktion gegen bestimmte Reize zeigen, ist nach neueren physiologischen Erfahrungen (vgl. Schlesinger, Wien. med. Jahrb. 1874, H. 1) anzunehmen.

Als Prodromi des menstrualen Irreseins, die zuweilen mehrere Tage vorausgehen, sind Schlaflosigkeit, grosse gemüthliche Reizbarkeit zu erwähnen. Nicht selten leitet auch ein fluxionärer Zustand mit Kopfweh, Schwindel, Opressionsgefühl im Epigastrium den Symptomencomplex ein.

Das Irresein tritt bald post-, bald prä- oder auch menstrual auf. Dieses zeitliche Verhältniss zur Menstruation kann sich im Verlauf der Krankheit ändern, ohne dass das Krankheitsbild eine wesentliche Veränderung erführe.

In Fällen von prämenstrualem Irresein schneidet der Anfall häufig mit dem Eintritt der Menses ab.

Dieses menstruale Irresein stimmt insofern mit den anderen Erscheinungsweisen des periodischen Irreseins überein, als es brüsk eintritt und endigt, die einzelnen Anfälle bis ins kleinste Detail einander gleichen, die Persönlichkeit im Anfall mimisch eine ganz andere als ausserhalb desselben ist und im intervallären Zustand mannigfache psychische und nervöse Symptome sich vorfinden.

Durch den brüsken Ausbruch und Niedergang des Anfalls, durch die meist sehr ausgesprochene Fluxion zum Gehirn, durch die tiefere Bewusstseinstörung und daraus sich ergebende summarische Erinnerung, das massenhafte Auftreten von Hallucinationen, den häufigen Durchgang durch ein Stuporstadium bekommt indessen das Krankheitsbild, das als maniakalisches, namentlich als zornige Tobsucht, als melancholisches oder als hallucinatorisches Delirium sich abspielen kann, ein besonderes Gepräge. Die nie fehlenden intervallären Symptome von Seiten des Nervensystems sind theils Ausdruck der neuropathischen Constitution, theils Symptome daneben erscheinender Hysterie oder anderer nervöser Symptomencomplexe. Sie sind oft schwer von den Ausläufern des Anfalls (Ermattung, Stupor) und den Prodromis des folgenden zu unterscheiden.

Es gibt Fälle, in welchen mit jedem Menstrualtermin der Anfall typisch wiederkehrt. Mit der Zeit werden dann die Anfälle immer intensiver und schwerer, zugleich länger. Es kommt dann zu secundären Schwächezuständen (allgemeine Verwirrtheit, Demenz). Die Erregung kann eine permanente werden, indem ein Anfall in den andern übergeht.

Spontanes temporäres Ausbleiben der Anfälle kommt vor und zwar zuweilen durch acute schwere Krankheiten (Typhus) oder indem Amenorrhöe, wohl zugleich mit sistirender Ovulation eintritt und damit die Gelegenheitsursache für die Wiederkehr der Anfälle wegfällt, aber auch unter dem Einfluss eines Spitalaufenthalts.

Die Prognose ist bei nicht veralteten Leiden und nicht regelmässig wiederkehrenden Anfällen keine ungünstige, wenn auch die Disposition nicht getilgt werden kann. Therapeutisch verlangt die Indicatio causalis Bekämpfung der neuropathischen Constitution, d. h. der gesteigerten Erregbarkeit des Gehirns durch psychische Diät, Vermeidung geschlechtlicher Erregungen, Hebung der Constitution (Hydrotherapie), Verbesserung der Anämie (Eisen), der etwaigen Uterinerkrankungen, Anomalien der Menses (gynäkologische Behandlung).

Die **Prophylaxe** des einzelnen Anfalls erfordert genaue Notirung der Menstrualtermine, Ermittlung, ob der Anfall prämenstrual oder postmenstrual eintritt und den Versuch einer künstlichen Herabsetzung der gesteigerten Erregbarkeit in der gefährlichen Zeit durch Bromkali nicht unter 6,0 pro die, nach Umständen bis 10,0. In der intermenstrualen Zeit setze man die Behandlung aus, damit keine Bromkalivergiftung entstehe. Bei Amenorrhöe und unregelmässigen Menses muss man freilich andauernd Bromkali in kleineren Dosen (4—6,0) geben. Man steige auf 8,0, sobald die Menses fliessen. Das von Weiss (op. cit.) empfohlene Atropin, sowie das von Schlangenhausen (Psych. Centralblatt 1877, 2) empfohlene Ergotin haben in Fällen meiner Beobachtung weder eine vorbeugende, noch den Anfall mildernde Wirkung gezeigt.

Die Indicatio symptomatica fordert bei ausgebrochenem Anfall Bettruhe und Isolirung. Bromkali coupirt hier zwar nicht, mildert aber den Anfall. Bei heftiger Fluxion sind Eisumschläge, Bäder nützlich. In einzelnen veralteten Fällen erweisen sich Morphiuminjektionen mildernd und abkürzend.

Prophylaktisch sind sie werthlos.

Beob. 62. Mania menstrualis periodica.

Frl. A. S., 23 J., aus sehr belasteter Familie, war als Kind skrophulös, entwickelte sich ungewöhnlich schnell, war sehr talentirt, von jeher excentrisch, zur Schwärmerei geneigt, nervös und gemüthlich sehr erregbar. Menses mit 16 Jahren, in der Folge regelmässig, aber häufig profus. Mit 18 Jahren hysteriformes Krankheitsbild mit clonischen und tonischen Krämpfen. Später grosse Nervosität und häufige Ohnmachten.

Im Sommer 1874 verliebte sich Pat. in einen Herrn, der gar nichts davon ahnte, gerieth in eine exaltirt schwärmerische Stimmung, wurde endlich von ihren Verwandten aus ihren Illusionen gerissen, war in der Folge hypochondrisch, melancholisch verstimmt, wurde abulisch, meinte, sie habe einen Herzfehler, werde nun bald sterben.

Am 20. October Menses, einige Tage darauf exaltirte Stimmung, muthwilliges, unruhiges Wesen, Schlaflosigkeit.

Am 30. October entwickelte sich binnen wenigen Stunden das Bild einer hochgradigen Tobsucht. Heiterer Affekt bis zur Ekstase, grosser Bewegungsdrang, Gedankenflucht, Verworrenheit, Silbenstecherei und Reimerei, erotische Richtung im Delirium. Sie ist schwanger, faselt beständig von Herz, Liebespfand, Uhland, ihrem göttlichen Theodor, dem sie Herz und Hand weiht. Die Umgebung wird aus reiner Bewegungslust geschlagen und getreten. Dabei Salivation, keine Fluxionserscheinungen zum Gehirn. Puls klein, 80, keine Anämie, keine motorischen oder sensiblen Funktionsstörungen, Constipation. Prolongirte Bäder. Kali bromat. 4,0.

Am 6. November plötzlicher Uebergang der Tobsucht in Ruhe, Lucidität mit Krankeitseinsicht. Patientin ist sehr emotiv, auch für akustische und optische Reize empfindlich, sehr matt und der Bettruhe bedürftig. Pat. hat nur summarische Erinnerung für ihre Krankheit. Kopfweh, Gedankendrang und Schlaflosigkeit weichen abendlichen prolongirten Bädern. Am 12. November Menses profus bis 18. November. Am 16. November wird Bromkali ausgesetzt. — Am 25. November ist Pat. ohne alle Veranlassung nach mehrstündigem Kopfschmerz wieder tobsüchtig. — Der Anfall setzt plötzlich ein, erreicht die Acme binnen wenigen Stunden, verläuft genau wie der erste — anhaltend expansiver Affekt, muthwilliges, erotisches Wesen, enormer Gedankendrang, Verworrenheit, dieselben Gedankenreihen, Personenverwechslungen wie das erste Mal. Am 6. December plötzliches Aufhören der Tobsucht, dieselben intervallären Erscheinungen, wie nach dem ersten Anfalle. Vom 25. November bis 6. December bekam Pat. täglich Bromkali 8,0. — Dasselbe wurde bloss symptomatisch bei ausgebrochenem Paroxysmus angewendet, und erwies sich in dieser Anwendungsweise erfolglos. Vom 11.—16. December Menses, am 20. December nach schlafloser Nacht und etwas Kopfschmerz neuer Tobsuchtanfall bis zum 28., genau das Abbild der früheren. Da die periodisch menstruale Bedeutung des Falles nun ausser allem Zweifel war, wurde das vom 20. December an in der Dosis von 8,0 gereichte Bromkali in der Hoffnung einer vorbeugenden Wirkung fortgegeben. Am 7. Januar schwere Gedanken, ängstliche Träume, aber keine Tobsucht; vom 13. an 12,0 Bromkali, am 15. Januar Kopfschmerz, Intercostalneuralgie. Die kritische Zeit geht vorüber ohne Anfall, aber vom 20. Januar an Zeichen beginnender Bromkali-Intoxication — grosses Schlafbedürfniss, Muskelschwäche, rarer kleiner Puls, schwache Herztöne. Am 5. Februar Menses, die Intoxicationserscheinungen nehmen zu. Stupor, allgemeine Parese bei intakter Sensibilität und Reflexerregbarkeit. Auswürgen von zähem Schleim, Rachenanästhesie, elender Radialpuls. Unfähigkeit zu essen, zu sitzen. Unter Fortgebrauch von 12,0 Bromkali geht die kritische Zeit gut vorüber. Vom 20. Februar an nur noch 4,0. Schwankender, taumelnder Gang, totale Verblödung; schwache Herztöne, fadenförmiger Puls von 114. Vom 25. Februar an bleibt Bromkali weg. Vom 27. Februar an schwinden der Stupor, die Muskel- und Herzschwäche. Am 10. März sind die Erscheinungen der Bromkali-Intoxication vollständig verschwunden. Am 10. März Menses, — 2,0 Bromkali, am 13. März 6,0, am 15. März 8,0, am 17. März 6,0, am 21. März 3,0; keine Schwankung des Befindens. Am 22. März Bromkali, das keine Spuren von Intoxication diesmal hinterliess, ausgesetzt. Ausser leichten nervösen Beschwerden intervallär vollkommen wohl. Am 4. April 4,0 Bromkali, Menses am 6. April, am 9. April 6,0. Am 11. April Menses vorüber, am 13. April 4,0, am 16. April bleibt Bromkali weg. Ausser etwas Kopfschmerz war diesmal gar nichts Krankhaftes zu bemerken; in der Folge öfters Globusgefühle, Intercostalneuralgie. Am 3. Mai Menses, 4,0 Bromkali, täglich um 1,0 steigend. Am 8. Mai Menses vorüber, am 10. Mai noch 6,0, am 14. Mai 4,0, am 18. Mai Aussetzen, völliges Wohlbefinden. Am 26. Mai Menses um einige Tage zu früh, 4,0 Bromkali in den folgenden Tagen, Globus und Weinkrämpfe, am 29. Mai 6,0, am 30. Mai Menses vorüber, am 1. Juni Bromkali ausgesetzt. Anfangs Juni genesen entlassen. In der Folge wohl, treffliches körperliches Befinden, die hysterischen Beschwerden verlieren sich gänzlich. Psychische Störungen werden keine mehr beobachtet. Zur Zeit der regelmässig eintretenden Menses wird vorsichtshalber noch Bromkali in der bisherigen Weise genommen. Vom Januar 1876 auch nach Weglassen des Mittels keine psychopathischen Zustände mehr im Anschluss an die Menses.

Abschnitt III.

Aus constitutionellen Neurosen entstandene Geisteskrankheit.

Bei der allgemeinen Charakteristik der krankhaften Veranlagungen wurde der Häufigkeit gedacht, mit welcher bei Trägern einer solchen Veranlagung, oft wie ein rother Faden durch die ganze Existenz hindurch verfolgbar, Neurosen sich vorfinden.

Dies gilt speciell für Zustände von Neurasthenie, Hysterie, Hypochondrie.

Dieses Vorkommen ist kein zufälliges, sondern klinische Theilerscheinung der Belastung überhaupt. Die Neurose ist ein integrirender Faktor in der Veranlagung und Entwicklung der geistig-körperlichen Persönlichkeit, eine Last im wahren Sinne des Wortes, welche der Träger den grössten Theil seines Lebens mit sich herumschleppen muss, die er nur selten und vorübergehend los wird und die vielfach geistiges Siechthum herbeiführt.

Die Neurose hat eben eine tief constitutionelle, offenbar in Abnormitäten der Anlage und Entwicklung des Centralnervensystems begründete Bedeutung, im grellen und prognostisch tief einschneidenden Gegensatz zu derselben Neurose, wie sie in gutartiger, episodischer und Heilbestrebungen zugänglicher Weise auch ein gut veranlagtes Nervensystem heimsuchen kann. Es handelt sich um ganz analoge ätiologische, klinische und prognostische Unterschiede, wie sie auch bezüglich der Psychosen sich ergeben, je nachdem diese auf unbelasteter oder belasteter Grundlage sich entwickeln. Man bedenke den Unterschied einer constitutionellen, wenn auch im Erscheinungsbild mild sich äussernden melancholischen Folie raisonnante gegenüber einer Mel. mitis im Sinne einer Psychoneurose! Ganz analog ist jedenfalls der Unterschied zwischen einer postpuerperalen oder postfebrilen acuten oder subacuten Neurasthenie und einer constitutionellen, wenn auch an und für sich milden Neurasthenie, die schon in frühen Lebensjahren in Spuren sich zeigte, mit den Vorgängen der Pubertät einsetzte, den Lebensgang als fatale Mitgift eines invalid veranlagten Centralnervensystems begleitet, ab und zu zwar latent wird, um jeweils auf Grund geringfügiger Schädlichkeiten wieder zu Tage zu treten. Ueber einer solchen Persönlichkeit schwebt zeitlebens die Gefahr des Verfallens in geistige Krankheit, die vielfach geradezu als das terminale Entwicklungsstadium eines immer weiterer und entschieden degenerativer Entwicklung zustrebenden Krankheitszustandes gedeutet werden muss.

Capitel 1.

Das Irresein auf neurasthenischer Grundlage.

Die asthenische Neuropsychose[1]).

Unter dem Namen der Neurasthenie oder Nervenschwäche lässt sich ein in unseren modernen Culturverhältnissen immer häufiger zur Erscheinung gelangender Zustand im Gesammtnervensystem zusammenfassen, dessen Grunderscheinungen klinisch eine abnorm leichte Ansprechsfähigkeit und überaus rasche Erschöpfbarkeit der Nervenfunktion darstellen, wahrscheinlich als Ausdruck gestörter Ernährung des Centralnervensystems, die ungenügende Ansammlung von Spannkräften bedingt und für die verbrauchten Spannkräfte nur ungenügend und verlangsamt Ersatz bietet.

Da Astheniker, welche diese Erscheinung in ihrem Stoffwechsel und ihrer Funktionsleistung bieten, nach Umständen gut essen und verdauen, sogar blühend und gut genährt aussehen können, muss die vorausgesetzte Ernährungsstörung der Nervencentren eine feinere sein, vielleicht eine trophische Anomalie der Ganglienzellen, vermöge deren sie nur unterwerthige chemische Produkte aus ihrem Ernährungsmaterial zu erzeugen vermögen. Das centrale Nervensystem ist dadurch funktionell geschädigt. Diese Schädigung äussert sich wesentlich darin, dass die Hemmungsleistung höherer Centren eine ungenügende ist. Daraus erklärt sich die abnorme Leichtigkeit, mit welcher Irradiationen und Reflexe, deren wichtigste Auslösungsgebiete urogenitale, vegetative Sphäre und Gehirn sind, zu Stande kommen.

Besonders deutlich und wirksam sind diese Reflexe im vasomotorischen und Herznervensystem, wodurch Blutdruck und Blutfülle beständig Schwankungen ausgesetzt sind. Darüber, ob die Neurasthenie eine eigene Neurose oder einen eigenartigen pathologischen Reaktionsmodus des centralen Nervensystems darstellt, mag man streiten. Jeder Erfahrene wird zugeben, dass die Neurasthenie eine Gruppirung von klinischen Symptomen aufweist, die eigenartig ist und — unbeschadet mannigfacher Symptome, die auch bei anderen Neurosen vorkommen, geradezu als von diesen entlehnt angesehen werden dürfen, bis zu fliessenden Uebergängen zu denselben und selbst Complicationen mit Hypochondrie, Hysterie — als ein einheitliches, jederzeit leicht erkennbares Krankheitsbild dasteht.

[1]) Literatur: Axenfeld, Traité des nevroses. Paris 1883 (vollständige Literatur bis 1883); Beard, Die Nervenschwäche, übers. von Neisser 1881; Beard, Die sexuelle Neurasthenie 1885; Arndt, Die Neurasthenie. Wien 1885.

Die Neurasthenie ist eine allgemeine, d. h. das ganze Nervensystem heimsuchende Neurose und da psychische Störungen dabei eine hervorragende Rolle spielen, kann sie füglich als eine Neuropsychose bezeichnet werden.

Als gutartige, nicht veranlagte, zufällig durch eine vorübergehende und entfernbare Schädlichkeit entstandene Neurose, hat sie einen subacuten Verlauf und nimmt spätestens nach Monaten ihren Ausgang in der Regel in Genesung. Die hier uns beschäftigende constitutionelle Form stellt eine chronische, über Jahre und Jahrzehnte sich erstreckende, remittirend-exacerbirende, nicht selten mit Siechthum oder geistiger Krankheit abschliessende Neurose dar.

Nur selten ist der Beginn ein plötzlicher, dann immer auf Grund mächtiger Disposition und heftig, shockartig wirkender Gelegenheitsursache.

In der Regel entwickelt sich der Krankheitszustand allmählig mit Erscheinungen der Reizung und Erschöpfung des Nervensystems, die sich anfangs durch Ruhe und Schlaf noch verlieren, schliesslich permanent werden, indem das Centralorgan die Bilanz zwischen Produktion und Verbrauch der Nervenkraft nicht mehr herzustellen vermag. Die Ermüdungsphänomene sind gestörte Gemeingefühle im Sinne allgemeiner Mattigkeit, Hinfälligkeit, geistige Hemmungsgefühle der Unlust und erschwerten geistigen Leistung, Bedürfniss nach Schlaf, Nahrung, Getränk, selbst Reiz- und Genussmitteln.

Ueberaus früh leidet die Stimmung und bemächtigt sich der Kranken ein bängliches Gefühl drohender schwerer Krankheit.

Früh gesellen sich zu diesen Ermüdungsphänomenen Erregungserscheinungen — gemüthliche Reizbarkeit, ein Erethismus der Hirnrinde, vermöge dessen das Vorstellungsleben sich mit abnormer Intensität geltend macht, gewisse Gedankenkreise, vorwiegend peinlichen Inhalts, sich beständig verdrängen, selbst Abends nicht einmal das erschöpfte Gehirn zur Ruhe kommen lassen, sogar in den Schlaf sich hinein fortsetzen. Dadurch wird dieser leise, oft unterbrochen, gleicht immer mehr einem Halbwachen mit wirren Träumen und wird unerquicklich. Frühe Symptome sind ferner vasomotorische der regionär wechselnden Blutüberfüllung (eingenommener Kopf, Fluxion zum Gehirn, Herzklopfen, Beklemmungsgefühle u. s. w.) und Blutleere (Gefässkrampf bis zur lokalen Asphyxie, Kältegefühle u. s. w.).

Das wichtigste gemeinsame Symptom im Verlauf ist aber das Gefühl gebrochener physischer und psychischer Kraft und Depression als Reaktion des Bewusstseins, mit trüben Anschauungen bezüglich der Zukunft bis zu trostloser nosophobischer Verstimmung. Bei fortbestehender Grundkrankheit können die Symptomgruppirungen und regionären Aeusserungen des Leidens wechseln. Häufig sind dafür gelegentliche Schädlichkeiten bestimmend, z. B. ein Diätfehler für temporär vorwaltende gastrische

Beschwerden, eine Gemüthsbewegung für die vorherrschende Affektion der Herznerven, eine relative geistige Ueberanstrengung für das Vorwiegen cerebraler Beschwerden.

Eine Detailschilderung der Elementarsymptome gestörter Nervenfunktion innerhalb des Rahmens der Neurasthenie hat in erster Linie die psychischen Störungen zu berücksichtigen.

Constant sind Störungen des Gemüthslebens und zwar inhaltlich als trübe Stimmung, motivirt durch das Gefühl schweren körperlichen Krankseins, formal durch leichtes Eintreten von Gemüthsbewegungen, die zudem von abnormer Dauer und Stärke sind und durch ihren Einfluss auf die mit dem Gemüthsleben in so innigem Zusammenhang stehenden vasomotorischen Funktionen weiter schädigend wirken.

Eine Hauptquelle von Gemüthsbewegungen fliesst aus dem Gefühl der Krankheit (massenhafte Missempfindungen, gesunkener Muskeltonus, herabgesetzte körperliche und geistige Leistungsfähigkeit mit dadurch tief geschädigtem Selbstvertrauen). Das Vorstellen steht nothwendig im Banne dieses Gefühlsinhalts und wird damit zu einem nosophobischen, das vorübergehend das Gepräge förmlicher Zwangsvorstellungen[1]) zeigen kann. Der concrete Inhalt dieser wird in der Regel auf körperliche Vorgänge zurückführbar sein. Eine häufige derartige Vorstellung ist die, den Verstand zu verlieren, in nosophobischer falscher Deutung von Kopfdruck, Hemmung des Denkvorgangs; Ideen von drohendem Schlagfluss, überhaupt plötzlicher Gefahr, knüpfen an Herzklopfen, Beklemmungsgefühle, Globus u. s. w. an. Solche Patienten getrauen sich dann kaum das Haus zu verlassen, im Wagen zu fahren, im geschlossenen Raum zu verweilen, einen menschenleeren Platz zu betreten. In analoger Weise können Vorstellungen der Gefahr beim Nahen von Gewittern, beim Anblick von Gift, Metall, Hunden u. s. w. auftreten.

Bemerkenswerth ist die Wirkung der bezüglichen Vorstellungen auf das Gemüth (Angst, Beklemmung), das Denken (Verwirrung), das Wollen (Unfähigkeit zur Leistung), auf das Gefässsystem (Gefässkrampf, Blässe, Herzklopfen), auf die sekretorischen Apparate (Diarrhöe, Cystospasmus, Versiegen der Speichelsekretion, Schweissausbruch), auf den Muskeltonus (Beineschlottern, Zittern) u. s. w.

Auf der Höhe des Affekts kann die Vorstellung der Gefahr sich bis zum Wahn der wirklich eingetretenen gefürchteten Lage gestalten, um mit eingetretener Beruhigung voller Correktur zu weichen. Der Ablauf des Vorstellens bietet nach jeder Richtung eine Erschwerung auf Grund von Hemmungsvorgängen. Auch die Apperception ist matt bis zur temporär mangelnden Betonung durch begleitende Gefühle. Das Denken ist erschwert bis zur Begriffsstutzigkeit und ermüdet rasch. Die Reproduktionen sind matt, werden schwer flott (Gedächtnissschwäche), das Schliessen und Urtheilen ist erschwert, unsicher.

Das Gefühl der Schwäche und Krankheit lähmt Energie und Thatkraft dieser Kranken, macht sie muthlos, unentschlossen, haltlos, verzagt, schlaff, unsicher bis zur temporären Unfähigkeit einer Selbstführung.

Fast immer leidet der Schlaf, insofern das psychische Organ schwer zur Ruhe gelangt durch Fortdauer psychischer Reize (Affekte, Vorstellungen, Phantasiebilder — bis zu förmlichem Erethismus cerebralis) oder indem körperliche Vorgänge

[1]) Vgl. v. Krafft, Ueber formale Störungen des Vorstellens, Vierteljahrsschr. f. ger. Med. 1870 (mit Literatur); idem: Ueber Zwangsvorstellungen bei Nervenkranken in „Mittheilungen des Vereins der Aerzte in Steiermark“ 1883.

(Herzklopfen, Pulsationsgefühle, Muskelunruhe u. s. w.), schreckhafte Träume ihn bald und oft unterbrechen. Im Allgemeinen ist der Schlaf leise, unerquicklich, mehr einem Halbschlaf gleich, wie er durch Narcotica erzwungen wird. Zuweilen ist er im Gegentheil abnorm tief und langedauernd (Schlafsucht).

Sensorielle Störungen bestehen theils in Erscheinungen reizbarer Schwäche (Hyperästhesie, abnorm starke Gefühlsbetonung der Eindrücke, äusserst rascher Nachlass der Funktion bis zur temporären Erschöpfung, theils solchen subjektiver Erregung (mouches volantes, Acusmen u. s. w.). Ein besonders lästiges Symptom ist die neurasthenische Asthenopie.

Sensible Störungen sind äusserst häufige Symptome, sowohl cutan als muskulär und auch visceral. Am häufigsten sind Paralgien, dann Neuralgien, Parästhesien. Selten sind Anästhesien. Diese sensiblen Störungen halten keine bestimmte Nervenbahn ein. Eine besonders wichtige hierhergehörige Erscheinung ist Spinalirritation.

Als Ausdruck gestörter Gemeingefühle ist die grosse Mattigkeit, Hinfälligkeit, rasche Erschöpfung dieser Kranken aufzufassen. Sie lässt sich als Ermüdungsphänomen nicht deuten, ist oft Morgens nach dem Erwachen am stärksten, im Allgemeinen sehr abhängig von psychischen Einflüssen.

Häufig sind centrale Vaguserscheinungen im Sinne von wechselnder Bulimie, Anorexie, digestiven und sekretorischen Magenstörungen.

Bemerkenswerth ist vielfach Bedürfniss nach Genussmitteln, die temporär den neurotischen Zustand bessern (Alkohol, Tabak, Coca u. s. w.). Damit besteht die Gefahr sich entwickelnden Missbrauchs und chronischer Intoxication. Auch Idiosynkrasie gegen Nahrungsmittel, Intoleranz gegen gewisse Arzneimittel (Eisen, Narcotica) ist nicht selten.

Die Vita sexualis liegt, unbeschadet episodischer Erregungszustände, meist danieder.

Eine wichtige Rolle spielen jedenfalls vasomotorische Störungen. Auf reizbare Schwäche, d. h. abnorm leichtes Ansprechen und rasche Erschöpfung des Vasomotorius deuten wechselnde Gesichtsfarbe, regionär wechselnde Blutvertheilung (an den Extremitäten oft Krampfpuls bis zu lokaler Asphyxie), wechselnde Hitze- und Kältegefühle, Herzbeklemmungen bis zu Angina pectoris und Präcordialangst (Gefässkrampf im Bereich der Herzarterien?). Wahrscheinlich beruht auf lokalem Gefässkrampf auch ein peinliches Gefühl von Eingenommenheit, pressendem Druck im Kopf („Kopfdruck"), der meist mit Paralgien und vermehrter Hemmung der psychischen Leistungen, zugleich mit grosser psychischer Verstimmung einhergeht.

Als sekretorische Störungen sind Phosphaturie, Oxalurie, allgemeine halbseitige oder partielle Hyperidrosis, mangelhafte Absonderung der Talgdrüsen (trockene Haut) und der Gelenkschmiere (Gelenkknarren) zu erwähnen.

Als motorische Störungen sind herabgesetzter Muskeltonus, rasch eintretende Erschöpfung mit dem Gefühl der Erstarrung und des mangelhaften Ansprechens der funktionell erschöpften Muskelgruppen, thatsächliche Herabsetzung der Innervation (schwache, leise Stimme u. s. w.), Tremor, fibrilläre Zuckungen anzuführen.

Die Reflexe sind im Allgemeinen gesteigert durch funktionelle Schwäche der Hemmungsmechanismen (Zuckungen beim Einschlafen, Steigerung der Haut- und Patellarreflexe, Wadenkrämpfe, Ejaculatio praecox, Pollutionen, Cystospasmus u. s. w.).

Die chronische Neurasthenie steht fast ausschliesslich auf dem Boden der neuropathischen Belastung, ist eine der wichtigsten klinischen Aeusserungsweisen derselben und die Grundlage für daraus weiter sich entwickelnde Neurosen (Hypochondrie vorwiegend beim Mann, Hysterie beim Weib) und Psychosen.

Zweifellos kann die Neurose aber auch erworben werden durch acute schwere Krankheit, geistige und körperliche Ueberanstrengung, moralischen und körperlichen Shock („railway spine"), gehäufte Puerperien, sexuellen Missbrauch, besonders Onanie.

Als besondere Formen der Neurasthenie lassen sich die cerebrale, die spinale und die viscerale bezeichnen. Diese Formen können gleichzeitig (N. universalis) oder mannigfach combinirt oder nacheinander den dazu Veranlagten heimsuchen.

Regionäre Agenesien im Sinne Arndt's mögen beim Individuum die Prädisposition zur Erkrankung an einer bestimmten Form von Neurasthenie bilden. Zweifellos sind auch die besonderen Gelegenheitsursachen hierbei ausschlaggebend.

Die cerebrale Form entsteht leicht durch Hirnstrapazen aller Art (geistige Anstrengung besonders in Verbindung mit Gemüthsbewegungen u. s. w.). Ihr Krankheitsbild stellen vorwiegend und besonders ausgeprägt die (s. o.) psychischen und sensoriellen Funktionsstörungen dar. Die geistige Hemmung kann bis zur Unfähigkeit sich erstrecken, die Hemmung der Gefühle bis zur psychischen Anästhesie, die Hemmung der Apperception bis zur temporären Seelenblind- und Taubheit. Selbst amnestische Aphasie und Agraphie habe ich beobachtet. Die nie fehlende Verstimmung ist reaktiv im Gegensatz zur Melancholie, jedoch kommen fliessende Uebergänge zu dieser vor.

Zwangsvorstellungen sind hier häufig, bei stark dysthymischer Begleiterscheinung selbst mit suicidem oder der Aussenwelt feindlichem Inhalt. Fast nie fehlt der Kopfdruck und regelmässig unterhält er nosophobische Ideen von Hirnerweichung, drohendem Irrsinn, die das Gemüth aufs Aeusserste beunruhigen. Häufig besteht Asthenopie, nicht selten ist Cystospasmus.

Die spinale Neurasthenie ist meist Folge von körperlicher Ueberanstrengung, schweren Krankheiten, Puerperien, sexuellen Excessen, Gemüthsbewegungen. Die Kranken ermatten rasch, fühlen sich abgeschlagen, klagen über Paralgien in Haut, Muskeln, Gelenken, sind von geringer Leistung gleich erschöpft, bekommen dabei durch Irradiation auf vasomotorische, sekretorische und Herznerven Palpitationen, Schweissausbruch, Beklemmungs- und Angstgefühle. Die tiefen Reflexe sind gesteigert, das Einschlafen durch Aufzucken gestört. Häufig sind Vertaubungsgefühle, erschwertes Ansprechen der Muskeln auf den Willensreiz, nicht selten Parästhesien und selbst umschriebene Anästhesien. Besonders häufig ist Spinalirritation und mit den verschiedenen anderen spinalen funktionellen Störungen die Grundlage für Ideen von Rückenmarkserkrankung, die oft verzweifelt hartnäckig sind.

Unter den visceralen Neurasthenien ist hervorzuheben die N. cordis. Sie entsteht bei Belasteten oder schon Asthenischen durch Gemüthsbewegungen, zu warme Bäder, excessives Tabakrauchen. Das Leiden besteht in Anfällen von Störung der Herzinnervation und in intervallären Symptomen. Die Anfälle äussern sich als Gefühle von Stillstand des Herzens mit paralgischem Schmerz, Pressen, Vibriren in der Herzgegend. Durch Irradiation auf Vagus und Glossopharyngeus entsteht Athemnoth, Globus u. s. w.

Der Kranke glaubt sein Ende nahe durch Schlagfluss, geräth in Verzweiflung, steigert seinen Zustand durch diesen emotionellen Einfluss. Nach einiger Zeit löst sich der Zustand. Der Kranke ist matt, erschöpft, bleibt emotiv, labil in seinen vasomotorischen Funktionen, zu neuen Anfällen disponirt, von Ideen von Herzleiden aufs Lebhafteste beunruhigt, zumal da paralgische Beschwerden in der Herzgegend nosophobische Vorstellungen und Verstimmung unterhalten. Die Neurasthenia gastrica besteht theils in die physiologische Norm übersteigenden Reaktionserscheinungen des Digestionsprocesses (begreiflich aus der abnorm leichten Reflexerregbarkeit und Uebertragung von Reizen, speciell auf das vasomotorische Nervensystem), theils in Beschwerden unabhängig vom Verdauungsprocess (Gastralgie, Pyrosis, Ructus, gelegentliches Erbrechen von Wasser und Schleim, globusartige Gefühle, Bulimie wechselnd mit Anorexie, Obstipation, retardirter Puls, gestörter Schlaf, gemüthliche Reizbarkeit und Verstimmung).

Die digestiven Beschwerden und Reaktionen sind Betäubung, Druck, rauschartige Eingenommenheit des Kopfs mit Fluxion, Augenflimmern, Ohrensummen, nervöse Erregtheit, Herzklopfen, wechselndes Hitze- und Kältegefühl, Schlafsucht. Ausserdem speciell dyspeptische Beschwerden (Vollsein in der Magengrube, Pulsatio epigastrica, Ructus, Blähungen, Uebelkeit, Sodbrennen). Einer meiner Kranken sagte bezeichnend: „Der ganze Verdauungsprocess kommt mir zum Bewusstsein." Begreiflicherweise essen solche Kranke möglichst wenig. Es kann dadurch selbst zu Inanition kommen.

Geistige Ueberanstrengung und Gemüthsbewegungen, selbst während des Essens, das dann hastig verzehrt und nicht genügend verdaut wird, sind wichtige Ursachen.

Eine der bemerkenswerthesten Formen ist die N. sexualis. Die Ursachen beim Manne sind sexuelle Excesse, besonders Masturbation, Abstinenz vom Geschlechtsgenuss bei reger Libido mit der nicht seltenen Consequenz sogen. psychischer Onanie, zuweilen chronischer Tripper in den hinteren Urethralabschnitten. Den Anfang bilden Pollutionen. Sie sind Zeichen einer gesteigerten Ansprechsfähigkeit des Ejaculationscentrums im Lendenmark, sei diese nun eine primäre (originäre oder durch nicht sexuellen Abusus entstandene) oder eine secundäre, durch periphere Reizvorgänge (Hyperaesthesia urethrae, prostatae, plexus sacralis) hervorgerufene. In diesem Stadium (genitale Lokalneurose) zeigt sich die reizbare Schwäche des Centrums auch in Form von Ejaculatio praecox beim Coitus. Diese letztere macht den Coitus unmöglich und wirkt damit deprimirend auf das Selbstgefühl. Die Pollutionen wirken shockartig schädigend aufs Centralorgan und erwecken dem Kranken, zumal da immer deutlicher Symptome einer Lendenmarksneurose sich entwickeln, Befürchtungen beginnender Rückenmarkskrankheit. Die Folge kann tiefe Hypochondrie und Melancholie sein. Unter dem Einfluss dieser Stimmungen und Gedankenkreise macht sich ein hemmender Einfluss auf das Erectionscentrum geltend (psychische Impotenz).

Im weiteren Verlauf kommt es zu höheren Graden von reizbarer Schwäche der Centren im Lendenmark („Lendenmarksneurose"). Reize aller Art rufen gehäufte und die reizbare Schwäche immer mehr steigernde Pollutionen hervor. Die meist grosse Libido weckt Erectionen, aber das in reizbarer Schwäche befindliche Centrum gestattet keine ausgiebige und zum Coitus ausreichende Erection. Pollutionen und Coitus führen zu immer deutlicherer Neurasthenia spinalis. Diese und Impotenz wirken höchst deprimirend und befördern Gedanken an Tabes und hypochondrische Verstimmungen. Paralgien und Neuralgien im Gebiet des Plex. lumbosacralis vervollständigen das Bild der sexualen Neurasthenia spinalis. Bei vorhandener Belastung entwickelt sich diese zu allgemeiner Neurasthenie, wobei je nach Besonderheit accidenteller Bedingungen cerebrale, gastrische u. s. w. Formen sich vorwiegend entwickeln. Das aus sexualer Grundlage sich entwickelnde Bild der Neurasthenie charakterisirt sich durch scheues, gedrücktes Wesen, herabgesetztes Selbstgefühl, hypochondrische Verstimmung mit Tabesfurcht, schlaffe Haltung, gesunkenen Muskeltonus, fahlen Teint bei sonst guter Allgemeinernährung, Intentions- und Verlegenheitszittern bis zu Unbeholfenheit und Ataxie der Bewegungen, sobald sich der Kranke beobachtet weiss. Ausserdem besteht Neigung zu Dyspepsie, Flatulenz, Obstipation, grosser Wechsel in der Frequenz des Pulses, bis zu 120 anlässlich Emotion oder körperlicher Anstrengung, labiles Gleichgewicht der vasomotorischen Funktion bis zu gelegentlichen Anfällen von allgemeinem Gefässkrampf mit heftigen Palpitationen und paroxysmaler Angst und Beklemmung in der Herzgegend. Dazu kommen die Erscheinungen der peripheren, genitalen und der Lendenmarksneurose mit Steigerung der sämmtlichen, namentlich der psychischen Beschwerden durch neuerliche Ejaculationen.

Die Neurasthenia sexualis beim Weib bietet analoge Pathogenese und Erscheinungen wie beim Mann. Auch hier spielt Abusus Veneris, speciell Masturbation und psychische Onanie keine geringe Rolle, nicht minder Coitus reservatus und interruptus. Als Analogon der Pollution erscheinen durch lascive Traumvorstellungen ausgelöste spastische Zusammenziehungen der Tuben und des Uterus mit Auspressung des Sekrets des Genitalschlauchs unter wollüstiger Erregung. Die shockartige Wirkung dieses Vorgänge ist die gleiche wie die der Pollution beim asthenischen Mann Ausserdem sind ätiologisch wichtig funktionelle und organische Affektionen der Vagina, des Uterus und der Ovarien, insofern sie zu Hyperästhesien führen (analog denen der Urethra und Prostata beim Mann).

Anatomisch handelt es sich um den Einfluss von Geschwülsten, Infarkten, Lageveränderungen, Erosionen im Genitalapparat, die durch Druck, Zerrung oder Blosslegung von Nerven irritirend wirken (Hegar). Auch anderweitige, vom Plexus pudendosacralis versorgte Organe (Blasenleiden, Mastdarmfissuren, Hämorrhoiden) können diese Bedeutung gewinnen. Die Etappen sind genitale Lokalneurose, Lendenmarksneurose mit nie fehlender Spinalirritation und allgemeine Neurose (Neurasthenie mit jeweils sich zumischenden Symptomen von Hysterie).

Nicht selten datirt der Krankheitszustand aus der Zeit der Pubertätsentwicklung (Agenesien und angeborene Lageanomalien des Uterus!) oder des Klimakterium. Menstrual sind die neurotischen Beschwerden immer gesteigert. Auf eine sexual ausgelöste Neurose weisen nach Hegar hin:

Beginn des Leidens mit Lendenmarksymptomen, Verbreitung vom Lendenmark aus; Auftreten von Symptomen vorwiegend in Gebieten, die in consensuellem Zusammenhang mit den sexuellen stehen (Magen, Schlund, Brüste, Kehlkopf, Schilddrüse, Trigeminus); Anfälle des Leidens, beginnend mit Aurasymptomen in der Bahn von Nerven des Plex. lumbaris et sacralis, Ausschluss von Anomalien oder Erkrankungen anderer Körpertheile als Entstehungsquellen der Neurose.

Die Therapie dieser vielgestaltigen Bilder der Neurasthenie muss in erster Linie eine psychische sein und den Ursachen gerecht werden. Direkte therapeutische Eingriffe haben der reizbaren Schwäche durch Tonica im weitesten Sinne des Wortes entgegenzuwirken.

Die Diät muss eine roborirende, möglichst protein- und fettreiche sein. Reiz- und Genussmittel sind im Allgemeinen zu meiden. Unter den physikalischen Heilmitteln spielen Aërotherapie (Aufenthalt im Gebirge), Hydrotherapie (Abreibung, Halbbad, Fluss- und Seebad), Elektricität (allgemeine Faradisation, elektrisches Bad) eine hervorragende Rolle. Die medicamentöse Therapie wird Eisen, Arsen, Strychnin, Phosphor, Secale, Opium, Zink, Cocain, Damiana, Chinin nach Massgabe des concreten Falles zu verwerthen haben. Symptomatisch kommen als werthvolle Sedativa Piscidia (Extr. fluidum) und Bromsalze in Betracht. Als Hypnotica sind Paraldehyd in erster Linie, dann Amylenhydrat und Sulfonal zu nennen. Chloralhydrat sollte nur ganz episodisch zur Verwendung gelangen. Bei tief daniederliegender Ernährung (gewisse Formen von N. gastrica) kann forcirte Ernährung (Playfair) am Platze sein.

Auf die detaillirte Therapie der einzelnen Neurasthenieformen kann hier nicht eingegangen werden.

Die neurasthenischen Psychosen.

Die Neurasthenie ist gleich den anderen allgemeinen Neurosen eine mächtige Prädisposition für die Entstehung von episodisch oder terminal sich entwickelnden Psychosen. Dieselben scheiden sich ziemlich scharf in 2 Gruppen, deren eine sich als psychoneurotische, deren andere sich als degenerative bezeichnen lässt.

Thatsächlich entwickeln sich die Fälle dieser 2. Gruppe nur auf dem Boden schwerer Belastung, von der eben ein Hauptmerkmal die chronische constitutionelle Neurasthenie darstellt.

Die psychoneurotische Gruppe setzt sich aus Fällen zusammen, bei denen die Belastung gering ist oder auch gänzlich fehlt, bei denen der neurasthenische Zustand ein erworbener, mehr episodischer, jedenfalls nicht constitutioneller ist. Die Psychosen dieser Gruppe sind theils transitorische, theils protrahirte. Die protrahirten erscheinen unter den bekannten und bei den Psychoneurosen abgehandelten Krankheitsbildern der Melancholie, der Stupidität und des Wahnsinns. Die grosse Mehrzahl der letzteren beiden Krankheitsbilder steht jedenfalls auf neurasthenischem, jedoch gutartigem Boden. Als degenerativ neurasthenische Krankheitsbilder werden zu besprechen sein: das Irresein in Zwangsvorstellungen, und auf dem besonderen Boden der Neurasthenie sich klinisch eigenartig gestaltende Formen der Paranoia. Auch die Fälle von melancholischer Folie raisonnante (s. S. 426) gehören zum grossen Theil hierher.

Psychoneurosen auf neurasthenischer Grundlage.

1. Transitorisches Irresein[1]).

Dasselbe stellt sich zuweilen auf der Höhe einer Neurasthenia cerebralis ein als Culminationspunkt eines cerebralen Erschöpfungszustands, der auch von äusserlichen Zeichen der Inanition und Erschöpfung (Tremor, subnormale Temperaturen) begleitet ist. Meist handelt es sich hier um erworbene und mehr weniger acut entstandene Fälle von Neurasthenie. Als letzte Ursachen des transitorischen Irreseins ergeben sich schlaflose, den letzten Rest von Spannkraft aufzehrende Nächte. Dasselbe findet mit Wiederherstellung von Schlaf und besserer Ernährung rasch seine Lösung.

Die Erschöpfung des psychischen Organs äussert sich in Bewusstseinstrübung bis zur Bewusstlosigkeit mit entsprechenden Erinnerungsdefekten, in Ausfallserscheinungen sensorischer Funktionsgebiete bis zu

---

[1]) Vgl. v. Krafft, Ueber transitor. Irresein auf neurasthenischer Grundlage, Irrenfreund 1883, Nr. 8.

Aufhebung der Apperception, in dem Verlust der Sprach- und Bewegungsanschauungen. Angst, einzelne delirante Vorstellungen tauchen in diesem stellenweise bis zu Stupor sich erstreckenden geistigen Erschöpfungszustand auf und führen zu traumhaften verkehrten Handlungen. Es ergeben sich so Dämmer-, Traum-, Stupor- und delirante Zustände, welche vollkommen mit solchen auf epileptischer Grundlage übereinstimmen können, aber aus Rücksichten der Prognose, Therapie und künftigen socialen Stellung des Kranken scharf von diesen geschieden werden müssen. Mit der schwindenden Hirnerschöpfung (meist durch ausgiebigen Schlaf) stellt sich rasch die Lucidität und Correktur wieder her.

Auf einen anämischen Hirnzustand als Ursache dieses transitorischen Irreseins deuten die meist erweiterten und träge reagirenden Pupillen. An die Möglichkeit einer vasospastischen Hirnanämie lässt der kleine Puls bei zuweilen geradezu drahtartig contrahirter Arterie denken. Die Dauer dieser Zustände beträgt bis zu einigen Tagen. Vor- und nachher deutliche Erscheinungen schwerer (cerebraler) Neurasthenie. Recidive sind selten.

Beob. 63. Transitorisches neurasthenisches Irresein (Dämmer-Traumzustand mit Delirien der Standeserhöhung).

Am 14. 8. 82 wurde H., Bahnstationsaufseher, 41 J., verheirathet, auf die Grazer Klinik gebracht, weil er am 12. plötzlich wahnsinnig geworden sei, sich für den Stationschef halte und entsprechend benehme.

Pat. geht verwirrt, gereizt zu, verlangt zu seiner Behörde geführt zu werden, da er Stationschef sei. Er gehöre nicht hierher. Er weiss nicht, dass er im Spital ist, fühlt sich ganz gesund, nur mit Recht gereizt darüber, dass der frühere Chef ihm nicht den Dienst übergeben wolle.

Pat. von normalem Schädel, ist fieberlos, sichtlich erschöpft, vermag sich kaum auf den Beinen zu erhalten. Kleiner, leicht unterdrückbarer, frequenter Puls. Tremor manuum. Pat. schläft bald ein, schläft ausgiebig, ist am 15. orientirt, mimisch ziemlich frei, hält sich aber nach wie vor für den Stationschef und behauptet, das betreffende Dekret vor einigen Tagen im Kasten daheim gefunden zu haben. Er habe nicht weiter darüber nachgedacht, wie das Dekret in den Kasten gekommen und warum es ihm nicht auf dem Dienstweg zugestellt worden sei. Da darin stand, er habe seinen Dienst sofort anzutreten, sei er in dieser Absicht aufs Bureau gegangen, aber der frühere Stationschef, der ihm von jeher feindlich gesinnt sei, habe ihn grob angefahren und den Dienst nicht übergeben wollen. Er sei fort, habe sich bei Bekannten beklagt, sei nochmals zum früheren Chef gegangen, der aber nicht weichen wollte. Gekränkt, aufgeregt, rathlos sei er heim zu seiner Frau, habe ihr Alles erzählt. Die habe ihn für einen Narren erklärt. Dann sei der Arzt gekommen und habe ihn zu beruhigen versucht. Von nun an hat er nur summarische Erinnerungen. Er weiss, dass er die Nacht auf den 13. schlaflos, ärgerlich und ängstlich, vor neuen Vexationen des Chefs sich fürchtend, zubrachte, sich ganz krank vor Aufregung und Kränkung fühlte, nicht essen noch trinken mochte. Am 14. habe man ihn nach Graz gebracht, wo ihm Alles ganz fremd erschien.

Am 15. ist Pat. ruhig, aber in seinem Wahn befangen: Er motivirt seine vermeintliche Standeserhöhung damit, dass die Bahndirektion ihm für ausgestandene schlechte Behandlung und Nothlage Ersatz bieten wolle.

Er sei nämlich seit $2^1/_2$ J. im Bahn- und Telegraphendienst höchst angestrengt, habe bei grosser Familie kleine Gage, Schulden, Nahrungssorgen und obendrein einen ihm aufsässigen Chef und übelwollende Collegen. Seit einiger Zeit sei er matt, erschöpft, reizbar, vergesslich bis zu temporärer Begriffsstutzigkeit geworden. Dazu Sorge, dass er in diesem Zustand Verstösse mache und Geldstrafen dafür erleide. In letzter Zeit sei er besonders müde und erschöpft gewesen, habe oft kaum Zeit zum Essen und Schlafen gehabt; auch sei der Schlaf nicht mehr erquicklich gewesen.

Am 16. nach gut durchschlafener Nacht bittet Pat. mit verlegener Miene ihn heimzulassen. Er möchte nachschauen, ob es mit seiner Ernennung richtig sei. Er fängt an Correktur zu üben. Nachmittags meldet er freudig, dass seine „fixe Idee" von ihm gewichen sei. In der Nacht auf den 12. habe er geträumt, er sei Stationschef geworden und das bezügliche Dekret liege im Kasten. Er sei freudig bewegt aufgestanden und habe sich nicht weiter vergewissert. (Unfähigkeit des erschöpften Gehirns Traumerlebnisse zu corrigiren!) Der freundliche Zuspruch der Aerzte hier, ihre Einwendungen hätten ihn stutzig gemacht und zur Kritik aufgefordert. Da sei es ihm endlich wie Schuppen von den Augen gefallen. Erbliche Anlage, frühere Krankheiten, Potus stellt Pat. in Abrede. Für Epilepsie besteht gar kein Anhaltspunkt. Pat. ist noch sichtlich erschöpft, hat Mühe, seine Gedanken zu sammeln und zum Ausdruck zu bringen. Unter guter Pflege und reichlichem Schlaf erholt sich Pat. rasch und verlässt am 20. 8., bis auf leicht neurasthenische Beschwerden genesen, die Klinik. Obwohl ihn daheim die alte Lebensnoth traf und er seinen Dienst verlor, blieb er psychisch gesund bis zum April 83, wo er mit Delir. tremens wieder zur Aufnahme gelangte. Der Unglückliche hatte in der letzten Zeit, um Gram, Sorge und Hunger zu übertäuben, sich dem Schnapsgenuss ergeben. Ein Aufenthalt von 14 Tagen in der Klinik stellte ihn wieder her.

2. Protrahirte psychoneurotische Krankheitsformen.

Im unmittelbaren Anschluss an die transitorischen Erschöpfungszustände des neurasthenisch gewordenen Gehirns gehören hierher die Krankheitsbilder der Stupidität (Dementia acuta) und des Wahnsinns, wenigstens zum grössten Theile (s. o.). Manien auf Grundlage des neurasthenischen erschöpften Gehirns sind höchst selten. Offenbar reicht der hier bestehende Mangel an Spannkräften zur Entwicklung manischer Zustände nicht recht aus. Häufiger sind Melancholien auf neurasthenischer Basis. Als Paradigma solcher mehr durch Hemmung als durch psychischen Schmerz charakterisirter Melancholien lässt sich die masturbatorische bezeichnen.

Melancholia masturbatoria.

Dieselbe entwickelt sich auf der Grundlage einer aus Neurasthenia sexualis hervorgegangenen cerebrospinalen. Das Incubationsstadium entspricht dem Bild dieser Neuropsychose mit Dysthymie und nie fehlender nosophobischer Verwerthung von Kopfdruck und Gedankenhemmung (drohender Irrsinn) oder auch Spinalirritation (Tabes) oder gestörter sexueller Funktion (unheilbare Impotenz). Der Zustand entwickelt sich langsam zur Höhe der Psychose oder auch acut durch psychischen Shock u. s. w. (besonders Schreck, Belehrtwerden über die Folgen des Lasters). Das Selbstgefühl ist tief herabgesetzt. Der Kranke meint, man sehe ihm seine Onanie an, verachte ihn deshalb; er fühlt sich in peinlicher Weise als Gegenstand der Aufmerksamkeit. Auf Grund von Geruchshallucinationen meint er, er stinke und werde deshalb gemieden. Der psychische Schmerz ist weniger spontanes Symptom als vielmehr Reaktion auf die geistigen Hemmungserscheinungen. Der Kranke ist pathetisch, theatralisch in der Entäusserung seiner Leiden und seines Schuldbewusstseins. Er gerirt sich weniger als reuiger Sünder, vielmehr als ein dem Fatum anheimgefallener Märtyrer, bis zu religiösen Anwandlungen. In seinen Verzweiflungsausbrüchen macht sich vielfach grosse Gereiztheit bis zu aggressiven Handlungen gegen die Umgebung bemerklich.

Bemerkenswerth sind zeitweise, besonders nächtliche Angstanfälle (auf Grund von Neurasthenia cordis, Angina pectoris vasomotoria) bis zu Raptus mel. Tentamina suicidii sind bei solchen Kranken ganz gewöhnlich. Man muss immer auf sie gefasst sein. Nicht selten kommt theils aus Busse, theils aus Drang sich zu retten, Verstümmelung der Genitalien vor. Die Unfähigkeit, dem eingewurzelten und doch so gefürchteten Drang zu neuerlicher Masturbation zu widerstehen, die peinliche Hemmung des Wollens und Denkens werden nicht selten als Besitznahme durch den bösen Feind appercipirt und bis zu wahrer Dämonomanie mit entsprechenden Delirien und Sinnestäuschungen ausgestaltet.

Auf tiefer belasteter Grundlage finden sich auffallend häufig Unreinlichkeit, Drang zum Ekelhaften (Kothessen, Geniessen von Regenwürmern, des Inhalts von Spucknäpfen u. s. w.), impulsive Raptus, Zwangsvorstellungen, primordiale Delirien, meist religiösen Inhalts (Messias).

Episodische Uebergänge in (halluc.) Wahnsinn sind auf dem neurasthenischen Boden dieser Zustände nicht selten. Gemeinsame auf die besondere Ursache hindeutende Züge ergeben sich aus der schlaffen, geistig und körperlich gebrochenen, scheuen, faden Persönlichkeit, der vielfach zu beobachtenden Sentimentalität, der Neigung zu Religion und Mysticismus; somatisch aus den neurasthenischen Beschwerden, besonders Kopfdruck, Spinalirritation, sowie aus den kaum je fehlenden Geruchshallucinationen. Die Prognose ist nicht ungünstig. Tonica mit Opium, das hier meist trefflich wirkt, hydriatische Behandlung, Ueberwachung der Kranken bezüglich Masturbation sind Hauptaufgaben der Therapie. Durchgreifende Unterschiede im Krankheitsbild, je nachdem es Männer oder Weiber betraf, konnte ich nicht wahrnehmen.

Beob. 64. Melancholia ex masturbatione.

Fräulein S., 23 J., stammt von neuropathischer Mutter, deren Bruder in der Irrenanstalt starb. Eine Schwester ist an Convulsionen zu Grund gegangen. Pat. soll sich normal entwickelt, ausser Jähzorn charakterologisch nichts Abnormes geboten haben. Die Pubertät trat mit 14 Jahren ohne Beschwerden ein. Pat. war talentirt, besonders für Musik, genoss eine feine Erziehung und war von schwererer Krankheit verschont bis zum August 82. Da begann Neurasthenie (rasche, geistige und körperliche Ermattung, Klagen über Kopfdruck, Spinalirritation, schlechten unerquicklichen Schlaf). Pat. verlor ihre bisherige Munterkeit, magerte ab, bekam dyspeptische Beschwerden, wurde verstimmt, reizbar, brütete oft vor sich hin, äusserte Weltschmerz bis zu Lebensüberdruss, vernachlässigte ihr Aeusseres, zeigte Unlust zur Beschäftigung, sogar zu Musik, der sie früher leidenschaftlich ergeben gewesen war. Im Lauf des Frühjahrs 1883 wurde Pat. immer abulischer und theilnahmloser, anämisch, von massenhaften paralgischen Sensationen beherrscht, hypochondrisch verstimmt, wollte nicht essen, weil nichts durch ihren Darm hindurchgehe, äusserte Befürchtungen, sie leide an Krebs und stecke die Anderen an, weshalb sie sich immer mehr von den Angehörigen zurückzog.

Dabei auffallender Rückgang der Ernährung, tiefe Anämie.

Im Mai 83 traten raptusartige Angstanfälle auf, in deren einem sie einen Selbstmordversuch machte, indem sie ins Wasser sprang. Gerettet äusserte sie tiefe Reue, meinte, ihre Sünde könne ihr nicht verziehen werden; sie sei selbst schuld an ihrem Unglück, fühle den Verstand schwinden, könne nicht denken (Kopfdruck). Sie werde den Verstand verlieren, an einem krebshaften Leiden, dessen Geruch sie bereits spüre, zu Grund gehen. Sie bejammerte in fader sentimentaler Weise ihr zerstörtes Leben, ihren frühen Tod, bat, man solle sich ihrer erbarmen, sie erschlagen, sie sei ja ohnedies nichts mehr werth. Da sie körperlich ganz verkam, häufig Nahrung weigerte, raptusartige Angstanfälle wiederkehrten, wurde Pat. auf der Klinik Anfang August 83 aufgenommen.

Pat. erscheint bei der Aufnahme blass, anämisch, abgemagert, mit halonirten Augen, schmutzigem Teint, massenhaften Kratzaffekten im Gesicht und an den Händen. Schädel regelmässig, keine Degenerationszeichen. Vegetative Organe ohne Befund. Mattes, erschöpftes, scheues Wesen, schlaffe, gebeugte Haltung. Pat. hat massenhaft Sensationen und körperliche Missgefühle. Sie habe eines Tages gefühlt, wie der Geist entschwand, und sei in ihrer Angst, nicht länger so leben zu können, ins Wasser gesprungen. Sie fühle den Körper wie einen Stein, ganz vollgepfropft mit Speisen. Ihr Körper sei ganz zerstört, sie könne nicht mehr denken, fühle sich als eine Null, voller Läuse, die Wärterin habe sie damit gefüttert; sie sei schwer wie Blei, habe sich selbst zu Grunde gerichtet, Schreckliches (Masturbation) begangen, sei an allem Schuld. Daneben Jammern, wenn sie nur schon einen Mann hätte! Man möge sie abschlachten. Sie stinke bereits, sei schon längst todt. Sie begreift nicht, wie man sie als eine Todte, in Verwesung Begriffene noch zum Essen zwingen wolle. Sie sei eine grosse Sünderin. Es bleibe ihr nichts übrig, als sich der Hölle preiszugeben. Der Zug, mit dem sie hergefahren, gehe wegen ihr zu Grund, ebenso ganz Graz. Teufelsvisionen, Verkennung der Umgebung als Teufel, ängstliche Erwartungsaffekte bezüglich der Höllenfahrt. Episodisch schmerzlich sentimentale, verzwickte Stimmungslagen mit Sichanklammern an die Religion, Verkennen des Arztes als Christus, einer Mitpatientin als Mutter Gottes.

Pat. wird im Bett gehalten, gut genährt, mit Eisen und Chinin behandelt. Dem sehr mangelhaften Schlaf wird mit Paraldehyd nachgeholfen.

Das neurasthenisch-hypochondrisch-melancholische Krankheitsbild nähert sich episodisch dem eines Wahnsinns — zerfahrenes Delirium, erschöpftes Wesen, massenhaft Teufelsvisionen, illusorische Verkennung der Umgebung im Sinne von göttlichen Personen, verfolgende anklagende, tröstende Stimmen, Geruchshallucinationen von Verwesung, faulem Fleisch u. s. w.

Nach einigen Wochen, unter Besserung der Ernährung, stellt sich das ursprüngliche Bild der Melancholie wieder her, mit vorwiegenden Hemmungserscheinungen und allegorischer Verwerthung dieser. Pat. klagt, dass sie ganz dumm sei, nicht wisse, was sie thun solle. Sie glaubt sich am Ende der Welt. Alles ist todt. Sie wäre am liebsten auch begraben und von den Mäusen gefressen. Sie fühlt, wie sie schon von den Würmern zernagt wird (Paralgien). Ob sie denn nicht endlich zerhackt, geschlachtet werde? Sie sei ja an Allem selbst schuld.

Im Lauf des Oktobers entschiedene Besserung. Pat. nimmt körperlich zu, bekommt wieder Turgor, Farbe, gewinnt Interesse an der Aussenwelt, fragt nach der Heimath. Episodisch ist sie wieder eine grosse Sünderin, es geht ihr zu gut, sie wird zu gut gepflegt, gehört in die Hölle.

Zunehmende Besserung unter Abreibungen mit dem nassen Leintuch, roborirender Diät und tonisirender Medication.

Mitte November treten die Selbstanklagen zurück; sentimentale, selbst- und weltschmerzliche Stimmungen treten an ihre Stelle. Das Leiden tritt in die ursprüngliche Phase einer hypochondrisch-neurasthenischen Neurose — Klagen über geistige Unklarheit, zerrüttetes Denken, dummen Kopf, hypochondrische Ideen an Krebs und Faulfieber zu leiden auf Grund von zeitweise noch auftretenden Geruchshallucinationen und Paralgien, namentlich Spinalirritation; Kopfdruck mit Klagen über geschwundenes Hirn. Allmählig Krankheitseinsicht und Wiederkehr früherer Neigungen und Beschäftigungen. Zeitweise Exacerbationen der Hemmung, Verstimmung, der paralgischen neurasthenischen Beschwerden und neuerliche Geruchshallucinationen lassen sich jeweils auf masturbatorische Rückfälle zurückführen. Unter Hydrotherapie, Eisen, beständiger Ueberwachung und nächtlicher Beschränkung stellt sich allmählig die Genesung her.

Am 3. 1. 84 wird Pat. gesund entlassen.

Im Herbst 86 sah ich Fräulein S. anlässlich eines Besuches als blühendes, geistig und körperlich frisches Mädchen wieder.

Psychische Entartungsformen auf neurasthenischer Grundlage.

Als prägnante, hier zu besprechende Typen ergeben sich eine eigenartige Form geistiger Störung, charakterisirt durch Zwangsvorstellungen und Krankheitsbilder von Paranoia.

(Geistesstörung durch Zwangsvorstellungen[1]).

Im Gegensatz zu den als elementare und episodische Störung bei belasteten Nervenkranken und Melancholischen sich findenden Zwangs-

[1]) Synonym: abortive Verrücktheit, folie du doute avec délire du toucher, folie avec conscience, pseudomonomanie, impulsions intellectuelles, folie à idées imposées, délire émotif.

Literatur: s. p. 68; f. Griesinger, Archiv f. Psych. I, p. 626; Berger ebenda

vorstellungen handelt es sich hier um dauernd und massenhaft die Persönlichkeit heimsuchende, nach allen Richtungen ins geistige Leben theils hemmend, theils erschütternd und zwingend eingreifende Vorgänge, die zudem einen eigenartigen Verlauf zeigen und damit die Bedeutung eines besonderen und wohl charakterisirten Krankheitsbilds gewinnen.

Die Wirkung auf das Denken ist eine hemmende, aufs Fühlen eine erschütternde bis zu Affekten der Verzweiflung; psychomotorisch kommt es zu Handlungsimpulsen im Sinne der concreten Zwangsvorstellungen oder auch zur Verhinderung intendirter Handlungen.

Dieses Zwangsvorstellungsirresein steht auf neurotischer Grundlage. In der Regel ist diese als constitutionelle und erblich bedingte Neurasthenie nachweisbar und auf diesem Boden kann sich überdies, als die Vorgänge des Zwangsvorstellens begleitende Neurose, ein hysteropathisches oder hypochondrisches Bild entwickeln. Nur in seltenen Fällen (Berger l. cit.) ist die Neurasthenie mit oder ohne ausgesprochene hysterische oder hypochondrische Erscheinungen eine erworbene (durch geistige Ueberanstrengung, Gemüthsbewegungen, schwere erschöpfende Krankheiten, rasch sich folgende Entbindungen, Lactation, sexuelle Excesse, bes. Onanie u. s. w.) und das Leiden dann nach Umständen ein vorübergehendes. Gelegenheitsursachen zum Ausbruch der Krankheit oder jeweiliger Recidiven bilden die erwähnten schwächenden Momente.

Bei auf belasteter (hereditärer) Grundlage sich entwickelnden Fällen genügen schon physiologische Lebensphasen (Pubertät, Klimakterium), um das Leiden hervorzurufen, ja nicht selten kommt dasselbe schon vor der Pubertät, in der Kindheit, analog Fällen der originären Paranoia, zum Vorschein.

Dass das Leiden auf neurasthenischem Boden verlauft, lehrt auch die Thatsache, dass den unmittelbaren Anlass zum Ausbruch desselben den cerebralen Tonus herabsetzende schwächende Momente, wie z. B. Gemüthsbewegungen, Blutverluste (z. B. Menses), Indispositionen, Debauchen u. dgl. bilden, dass Recrudescenzen und Exacerbationen desselben mit solchen der zu Grunde liegenden, begleitenden Neurose Hand in Hand gehen, wie umgekehrt therapeutische Erfolge gegenüber der Nervenschwäche auch das psychische Leiden bessern.

VI, H. 1. VIII, H. 3; Salomon VIII, H. 3; Wille XII, H. 1; Falret, Annal. méd. psychol. 1866; Legrand du Saulle, La folie du doute etc., Paris 1875; v. Krafft, Allg. Zeitschr. f. Psych. 35; Schäfer ebenda 36, p. 272; Brosius, Irrenfreund 1881; Claus ebenda 1880, Nr. 11 (mit dem interessanten Nachweis, dass Jean Paul in seinem Feldprediger Schmelzle längst vor der wissenschaftlichen Erforschung dieser Zustände einen typischen Fall von Zwangsvorstellen und Zwangshandeln geschildert hat); Ball, L'encéphale 1882, Nr. 2; Tamburini, Rivista sperim. IX, 1. 2. 3.

Die Krankheit kommt ziemlich gleich häufig bei beiden Geschlechtern [1]) vor. Die Zwangsvorstellungen des in Rede stehenden Krankheitsbilds haben manches Gemeinsame und Analoge mit den Primordialdelirien der Paranoia, insofern sie primär, jeder affektiven Grundlage entbehrend, wenn auch gefördert durch Gemüthsbewegungen, aus der Tiefe des unbewussten Geisteslebens sich entwickeln, dem bewussten, logischen Vorstellungsinhalt überraschend, störend, fremdartig gegenüberstehen und eine zwingende überwältigende Bedeutung gewinnen. Ein fundamentaler Unterschied besteht jedoch insofern, als die Primordialdelirien der Paranoia rasch angenommen, assimilirt und zu (systematischen) Wahnreihen verarbeitet werden, während die Zwangsvorstellungen, in der Regel wenigstens, dem Bewusstsein dauernd als krankhaft empfundene, nicht assimilirbare störende Eindringlinge gegenüberstehen. In Bezug auf den Verlauf ergeben sich andererseits wieder Analogien, insofern das Zwangsvorstellungsirresein mit der Paranoia das gemein hat, dass diese echt constitutionellen, dauernden und im grossen Ganzen stationären Zustände nicht bis zu schweren psychischen Schwächezuständen vorschreiten.

Ein Incubationsstadium findet sich hier psychischerseits nicht. Mitten aus geistigem Wohlbefinden werden die Kranken von gar nicht zur Sache gehörigen, von keinem Affekt unmittelbar hervorgerufenen oder getragenen Gedanken überfallen, die nun mit krankhafter Intensität und Dauer, aller Willens- und Associationsenergie zum Trotz, im Bewusstsein verharren, bis sie spontan zurücktreten. Der Kranke hat dann vorläufig Ruhe oder ein neuer fixer lästiger, quälender Gedankenkreis tritt an die Stelle des verschwundenen. Dies ist um so mehr zu befürchten, als der durch das Zwangsvorstellen erzeugte reaktive emotive Zustand die Hemmungsfähigkeit der Willens- und der Associationsleistung herabsetzt, überhaupt der durch den Anfall hervorgerufene Excess von Hirnarbeit das Denkorgan temporär noch mehr in den Zustand der Neurasthenie, der reizbaren Schwäche versetzt.

Der unmittelbare Anlass für das Auftreten der concreten Zwangsvorstellung ist nur ausnahmsweise nachweisbar. Ihre Weckung kann psychologisch erfolgen, auf dem Weg der Ideenassociation ausgelöst durch eine Sinneswahrnehmung, durch eine überraschende Begebenheit, durch das Wort einer Lektüre, eines Gebets, Gesprächs, nach Umständen als Contrastvorstellung. In der Regel dürfte der Entstehungsweg ein physiologischer, organischer sein, analog den Primordialdelirien, und dann ist das primum movens für die Entwicklung der betreffenden Zwangsvorstellung schwer zu ergründen. Zuweilen lässt sich ein Zusammenhang

[1]) Meine Casuistik umfasst 23 Männer, 34 Frauen, die von Wille 7 M., 9 W.; in der sonstigen Literatur finden sich 13 M., 14 W.

erotischer lasciver Vorstellungen mit menstrualen Vorgängen, geschlechtlichen Erregungsvorgängen nachweisen, ein Zusammenhang destruktiver mit einer körperlichen Missempfindung, z. B. mit einer Neuralgie, mit welcher in statu nascenti sich die Vorstellung verknüpft. Der Inhalt der Zwangsvorstellungen ist ein sehr mannigfacher, entsprechend dem Reichthum des Seelenlebens überhaupt und der individuellen Richtung, welche dasselbe aufweist. In dieser Hinsicht ist nicht zu leugnen, dass originäre Anomalien des Charakters dem Eintreten der und jener Zwangsvorstellungen Vorschub leisten, z. B. religiöser Grübelgedanken bei bigotten, Gedanken der Verunreinigung bei hysterisch oder hypochondrisch angelegten, Grübelgedanken, ob Alles recht besorgt, an seinem rechten Orte sei, bei durch Pedanterie und peinlichen Ordnungssinn früh auffälligen Persönlichkeiten. Ueberraschend ist andererseits wieder der vielfach typisch übereinstimmende Inhalt, sogar die zeitliche Folge der Zwangsvorstellungen bei durch Lebensstellung, Geschlecht, Bildungsgrad u. s. w. doch so verschiedenen Individuen, analog den typischen Primordialdelirien der originären Paranoia.

Es ist immerhin gerechtfertigt, solche Fälle, bei denen sich zuerst Zwang zum Grübeln (meist über religiöse und metaphysische Dinge), später die Zwangsvorstellung der Verunreinigung durch Metall, Thiere u. dgl. typisch einstellt, als eigenes Krankheitsbild (folie du doute avec délire du toucher — Legrand du Saulle) innerhalb der ganzen Gruppe hinzustellen.

Diese Zwangsvorstellungen sind die häufigsten. Die religiösen Inhalts drehen sich um die Fragen: was ist Gott? gibt es einen Gott? wie ist die Ewigkeit beschaffen? warum gibt es einen Teufel? gibt es wirklich Teufel? gibt es eine Ewigkeit, eine Vorsehung? wie lässt sich der Begriff der Dreieinigkeit in einer Person vereinigen? Analoge Erscheinungen sind metaphysische Probleme: wie ist der Mensch entstanden, wie die Welt?

Manche Kranke müssen sich auch fortwährend mit mathematischen Fragen plagen, die schwierigsten Kopfrechnungen ausführen bis zur Ermattung. Bei Anderen knüpft sich an jede Sinneswahrnehmung die Frage nach dem Warum der Erscheinungen oder die, was geschehen würde, wenn der Kranke, z. B. beim Anblick eines Messers, sich oder den Seinigen den Hals abschnitte, am Ufer eines Flusses Jemand hineinstiesse: ob im ersten Fall der Tod gleich einträte und wie? etwa durch Verblutung? im letzteren Fall, ob der Betreffende sich durch Schwimmen retten könnte? Oder es handelt sich um mehr harmlose Zwangsvorstellungen: ob die begegnenden Damen schön oder hässlich, ledig oder verheirathet sind?

Wieder Anderen drängt sich bei einer alltäglichen Beschäftigung beständig der Gedanke auf, ob sie ihre Sachen recht machen, ob ein Brief z. B. richtig, d. h. klar geschrieben sei, ob kein orthographischer Fehler drin, kein Tintenfleck drin, ob die Adresse deutlich geschrieben, ob der Brief nicht in der Brieflade stecken geblieben ist? Ferner ob eine Summe Geldes richtig gezählt, eine Rechnung richtig beglichen sei, die Thüren wirklich geschlossen, die Lichter gelöscht sind, kein Dieb sich eingeschlichen hat?

Daran reihen sich noch quälendere Zwangsvorstellungen und Skrupel, ob die und jene Handlung oder Unterlassung der eigenen Gesundheit nicht schädlich sein könne oder der Anderer. Der Gedanke, durch ein Streichhölzchen, eine Stecknadel, einen Glassplitter, einen Tintenfleck Gesundheit und Leben eines Anderen geschädigt zu haben, quält solche Kranke, ihre Phantasie malt ihnen die absurdesten Folgen ihrer hypothetischen Nachlässigkeit; auf einer Brücke überfällt sie der Gedanke Jemand ins Wasser gestossen zu haben, sie müssen nachsehen, ob Niemand der Passanten ins Wasser gefallen ist, die Situation erhebt sich zur quälenden Zwangsvorstellung, einen Mord auf dem Gewissen zu haben.

Beim Gebet taucht die contrastirende Vorstellung „verflucht" statt „geheiligt", „Hölle" statt „Himmel", „wilde Sau" statt „liebe Frau" auf und kehrt bei jedem Versuch, über den betreffenden Passus des Gebets hinüber zu kommen, beharrlich wieder. Im Anschluss an die Beichte martert der Gedanke, Sünden vergessen, nach der Communion, unwürdig communicirt, Theile der Hostie auf den Boden fallen gelassen zu haben; im Anschluss an ein gerichtliches Zeugniss kommt der Zwangsgedanke, unrichtig ausgesagt, einen Meineid begangen zu haben; im geselligen Verkehr kommt der peinliche Gedanke, etwas Compromittirendes gesagt, gethan, im geschäftlichen Umgang der, compromittirende Papiere verloren zu haben; im Kaufladen plagt solche Kranke die Vorstellung, Waaren eingesteckt oder an den Kleidern haftend mitgenommen zu haben. Auf der Strasse kommt der Zwangsgedanke, erröthen zu müssen und dadurch sich lächerlich zu machen, einen Laternenanzünder von der Leiter gestossen zu haben. Die Kranken müssen stundenlang beobachten, ob kein Kind überfahren wird, ob kein Dachdecker herabfalle, ob die Brücke nicht einstürzt, ob vielmehr alle Passanten glücklich hinüber gelangen.

Im weiteren Verlauf der Krankheit kommt es häufig zu Zwangsvorstellungen der Verunreinigung durch Schmutz, Gift. Der Anblick von Katzen, Hunden erweckt die Vorstellung Wuthgift, Hundswuth, der eines Kupfergeschirrs oder einer metallenen Thürklinke die Vorstellung Grünspan.

Der Kranke ist vergiftet, theilt der Familie das Gift mit, Alle sind vergiftet u. s. w.

Nicht immer sind die Zwangsvorstellungen absurd — sie können sich auch um wirklich mögliche Gefahren, philosophische Probleme, mathematische Fragen u. dgl. drehen. So musste einer meiner Kranken monatelang grübeln, ob sein in Staatsrente angelegtes Vermögen wirklich sicher sei. Unter allen Umständen sofort auffällig ist aber die Unfähigkeit, diese Grübeleien zum Abschluss zu bringen, der Zwang, mit welchem sie sich beständig aufdrängen, trotzdem der Kranke die Unwahrscheinlichkeit, ja Unmöglichkeit seiner Befürchtungen einsieht.

Die formale Störung des Vorstellens, wie sie die Zwangsvorstellung darstellt, macht ihren Einfluss auf die übrigen Funktionen des Seelenlebens geltend.

Im Vorstellen hemmt sie das freie Spiel der Association und lässt ablösende beruhigende, oder auch berichtigende Vorstellungen nicht eintreten.

Besonders wichtig ist ihr Einfluss auf das Handeln und das Fühlen. Trotz aller Lucidität, trotz der Einsicht in das Krankhafte des Vorgangs und der Nutzlosigkeit und Peinlichkeit des Denkzwangs muss der Kranke beständig grübeln, fragen, nachsehen, sich vergewissern, das Ereigniss sich vergegenwärtigen, die Möglichkeit erwägen, nach dem richtigen Worte im Gebet ringen u. s. w., aber Alles vergebens. Mit der Zeit verbinden sich Impulse mit der betr. Zwangsvorstellung, in ihrem Sinn zu handeln oder der Zwang, Handlungen zu unterlassen.

Der Kranke muss sich und Andere vor Gefahren schützen, die Teppichfalten im Salon glatt streichen, die Steine auf der Strasse entfernen, damit Niemand den Fuss bricht, es drängt ihn zu seinem Entsetzen, destruirenden Zwangsvorstellungen, sich oder Andere umzubringen, eine Unthat zu begehen, eine Gotteslästerung auszustossen, in die Hostie zu beissen, sie auszuspucken u. s. w., Folge zu leisten, sich als Meineidiger oder Mörder vor Gericht anzuklagen. Oder — in harmloserer Weise — er muss beständig Ordnung machen, Alles an den rechten Platz bringen, sein Concept ändern, sich beständig waschen, den hypothetischen Staub, das Gift von seinen Kleidern entfernen. Damit verliert der Kranke viel Zeit und wird allmählig berufsunfähig. Auch der Unterlassungszwang macht ihn social immer weniger leistungsfähig. Er getraut sich nicht mehr Thürklinken oder Gefässe von Metall zu berühren, die Kirche, das Theater zu besuchen, weil er ein Sacrilegium begehen oder sich compromittiren könnte, auf der Strasse zu erscheinen, Brücken zu passiren, weil er fürchtet, Anderen Böses anzuthun, oder um den Anblick von Strassen, Objekten zu vermeiden, der die fürchterlichen Zwangsvorstellungen ins Leben rufen könnte.

Anfangs gelingt es ihm noch auszugehen, indem er menschenleere Strassen wählt, nur Abends die Strasse betritt, Brücken in schnellem Lauf passirt u. s. w.

Besonders wichtig ist die Rückwirkung des Zwangsvorstellens auf das Gemüthsleben des Kranken. Es kommt im Gefolge desselben zu heftiger reaktiver Angst bis zu Verzweiflungsausbrüchen und nervösen Krisen (Krampfpuls, Zittern, Herzklopfen, Ohnmachtsanwandlungen).

Die Angst erklärt sich aus dem qualvollen psychischen Spannungszustand, welchen die Zwangsvorstellung setzt, aus dem Gefühl der Machtlosigkeit, ihren Zwang zu durchbrechen, aus ihrem peinlichen Inhalt, insofern er ein sacrilegischer, unzüchtiger, verbrecherischer sein kann; dazu gesellt sich die Angst mit nachlassender Widerstandskraft dem mit der Zwangsvorstellung sich verbindenden Impuls zur Begehung einer Handlung, insofern sie eine lächerliche, compromittirende oder sacrilegische, verbrecherische ist, zu erliegen; angstbefördernd wirkt endlich die Gefahr, den peinlichen Zustand kundzugeben, das Gefühl, über dem Ganzen irrsinnig zu werden.

Kann der Kranke seinen Zwangsvorstellungen nachgeben, etwaige Impulse, insoweit sie harmlose Handlungen bedeuten, befriedigen, sich ausweinen, so geht durch diese motorische oder sekretorische Reaktion die peinliche Krise rascher vorüber und empfindet Jener bald Erleichterung.

Der Gesammtverlauf des Leidens ist ein in Remissionen und Exacerbationen sich bewegender. Intermissionen bis zu vieljähriger Dauer sind nicht selten. Die Anfälle des Leidens treten plötzlich ein und lösen sich in gleicher Weise. Auf eine serienartige Häufung der Einzelparoxysmen folgt meist eine längere Ruhe- und Erholungspause. Die begleitenden somatischen Störungen in der Krankheit sind der zu Grunde liegenden Neurose angehörig. Wie bei Neurosen überhaupt, kommen auch hier spontane Angstanfälle und epileptoide Erscheinungen nicht selten vor.

Episodisch kann Melancholie auftreten. Ich habe einen Fall von Zwangsvorstellungsirresein in Complication mit periodischer Melancholie beobachtet. Temporär kann die Kritik des Kranken gegenüber seinen Zwangsvorstellungen nachlassen und können diese den Werthcharakter von Wahnideen bekommen. Die Ausgänge des Leidens sind Genesung oder Zustände geistigen Torpors. Bei erworbenen, nicht constitutionell veranlagten Fällen habe ich wiederholt Genesung gesehen, bei anderen niemals, jedoch jahrelange Intermissionen.

Die Endzustände von geistigem Torpor dürfen mit Blödsinn nicht verwechselt werden. Ausgang in solchen ist bis jetzt nicht beobachtet worden [1]).

Virtuell bleiben diese Kranken geistig vollkommen leistungsfähig, aber der Zwang zu grübeln, zu verificiren, zu ordnen, zu waschen, lässt sie nicht zur Erfüllung ihrer Berufspflichten kommen; ihre Scheu vor Allem, was Zwangsvorstellungen herbeiführen könnte, hindert sie, die Schwelle des Zimmers oder Hauses zu überschreiten, mit Lektüre sich zu beschäftigen, Gegenstände zu ergreifen. Eine trostlose That- und Rathlosigkeit, Willensschwäche und Emotivität verbittert solchen Kranken schliesslich das Leben, überantwortet sie einem dumpfen Brüten, macht sie wohlthätiger Ablenkung und Zerstreuung unzugänglich und schafft dadurch die günstigste Situation für die beständige Wiederkehr der gefürchteten Zwangsvorstellungen.

Für die Erklärung dieser interessanten psychischen Störung lassen sich funktionell geltend machen:

1. Eine krankhaft gesteigerte Afficirbarkeit des Vorstellungslebens mit sofortiger Beziehung der bezüglichen Wahrnehmung oder Erinnerung auf das eigene Ich (analog den Paranoischen) mit äusserst lebhafter Gefühlsbetonung der betreffenden Vorstellung.

2. Eine gesteigerte Phantasiethätigkeit, welche die entferntesten Möglichkeiten aus der concreten Zwangsvorstellung hervorgehen lässt und durch Verknüpfung weitabliegender Gedankenkreise und Situationen jene beständig anregt [2]).

---

[1]) Berger constatirte bei einer Kranken absolute Integrität der Intelligenz nach 20jähriger Dauer des Leidens, Kelp nach 38jähriger.

[2]) Z. B. eine Kranke von Sander, die beim Anblick irgend eines Mannes von der Zwangsvorstellung geplagt wird, den Coitus mit ihm gepflogen zu haben; eine Kranke Berger's, die beim Anblick von Schachteln sofort hemmungslos die Zwangsvorstellung bekommt, es möge Gift drin sein, dieses Jemand Schaden bringen, sie selbst schuldig sein.

3. Die Denk- und Willensenergie (Leistung des Vorderhirns) in der Bekämpfung der Zwangsvorstellungen durch willkürliche Hervorrufung von Vorstellungen ist bei diesen Neuropathikern (reizbare Schwäche) tief herabgesetzt.

Die Therapie dieses Leidens hat in erster Linie die neurotische, neurasthenische körperliche Grundlage desselben zu berücksichtigen. Eine Kräftigung des Nervensystems durch Kaltwasser und klimatische Kuren, Seebad, allgemeine Faradisation, durch tonisirende Arzneimittel (Eisen, Chinin, Ergotin, Arsen) ist die Hauptsache und selbst in tief constitutionellen Fällen jeweils von temporärem Erfolg begleitet.

Gegen den psychischen Leidenszustand sind als psychisch wohlthätige Einflüsse Gesellschaft, Reisen, Zerstreuungen, Beschäftigung in zusagender, gemüthlich, geistig und körperlich nicht anstrengender Weise das Wichtigste. Die krankhafte Impressionabilität des psychischen Organs wird weiters durch Bromkali (4—6,0) in längerer Gebrauchsweise herabgesetzt. Dadurch lassen sich Paroxysmen, namentlich zur menstrualen Zeit eintretende, oft vermeiden oder wenigstens coupiren und erträglicher machen.

In den Anfällen selbst sind Brompräparate in grösseren Dosen (6—10,0), Morphiuminjektionen, Chloralhydrat, Alkoholgenuss, besonders auch der tröstende Zuspruch der Umgebung, die Versicherung, dass es so oder nicht so sei, Seitens einer Vertrauensperson, von wesentlich beruhigender Wirkung.

Beob. 65. Geistesstörung durch Zwangsvorstellungen.

Herr v. C., Banquier, 52 J., von nervösem Vater, kränklicher, nervenschwacher Mutter, bezeichnet sich selbst als von nervöser Constitution, von jeher sehr reizbar, sensibel, impressionabel, wie es auch seine Geschwister seien. Er verlor mit 17 J. seine Eltern, musste schon mit 18 J. ein grosses Geschäft übernehmen und für seine Geschwister sorgen. Von höchster Rechtschaffenheit, seltener Gewissenhaftigkeit bis zur Skrupulosität und Pedanterie, erwarb er sich grosses Vermögen und hohes Ansehen. Er lebte sehr mässig, war jedoch leidenschaftlicher Raucher, hatte nie Lues acquirirt und lebte seit dem 27. Jahr in glücklicher Ehe.

Obwohl äusserst angestrengt und überaus thätig, war er bis 1880, ausgenommen zeitweise leichte cerebrasthenische Beschwerden, immer wohl gewesen.

Anfang 1880 wurde er nach geschäftlichen Aufregungen und heftigen Gemüthsbewegungen cerebrasthenisch (Schlaflosigkeit, Kopfdruck, erschwerte geistige Leistungsfähigkeit, Anorexie, Emotivität). Im August 80 erlitt er 2 rasch sich folgende epileptiforme Anfälle mit vorwiegenden Convulsionen auf der rechten Körperhälfte. Er lag dann einige Tage im Coma mit rechtsseitiger Hemiplegie, erholte sich und bot in der Folge keine Symptome eines organischen Hirnleidens mehr. Ende 1880 starb sein Bruder. Die Cerebrasthenie exacerbirte.

Pat. strengte sich gleichwohl geschäftlich an und blieb arbeitsfähig bis Anfang 1884. Da überfiel ihn eines Tages, als er eine Rechnung durchsah, der Gedanke, die Rechnung sei nicht richtig, er übervortheile den Kunden. Er musste immer und immer wieder nachrechnen, fand aber keine Beruhigung. Nun kam ihm der Gedanke, seine früheren Conti seien unrichtig — es liess ihm keine Ruhe — er musste seine Bücher und Rechnungen seit 30 Jahren prüfen, nachrechnen. Pat. meint selbst, diese riesige geistige Anstrengung habe ihn vollends kaput gemacht. Er getraute sich nun nicht mehr allein zu arbeiten, aus Angst falsch zu rechnen, Andere zu schädigen. Dazu kam die Angst, beim Schreiben oder beim Sprechen sich zu compromittiren, weshalb er kaum mehr zum Schreiben und zum Sprechen sich entschliessen konnte. Wenn er eines beliebigen Stückes Papier ansichtig wurde, kam ihm der quälende Gedanke, es habe Beziehung zu ihm. Er wurde ruhelos, beständig von Zweifeln gequält, ob er seine Geschäfte recht besorgt, Adressen und Briefe richtig geschrieben, Gelder richtig gezählt, gebucht habe. Schliesslich getraute er sich nur in Gegenwart von Vertrauenspersonen als Verificatoren Abmachungen und Geschäfte zu besorgen. Wenn er beichtete, genügte ihm nicht eine mündliche, sondern nur eine schriftliche Absolution.

Diese ohnehin peinliche Situation wurde geradezu verzweifelt, als sich nach einigen Monaten Ideen hinzugesellten, er könne Anderen Schaden bringen. Er gerieth darüber in heftige Aufregung und Angstkrisen, konnte seine Kinder nicht mehr sehen, glaubte in jedem Fleckchen oder Stäubchen Glassplitter, Nadeln, Giftpulver zu erblicken und damit Anderen Unheil zu bringen. Es trieb ihn aus Angst davor den ganzen Tag sich zu waschen, Kleider und Geräthe zu visitiren, sich beständig umzukleiden, nach Nadeln, Splittern u. s. w. zu suchen. Schliesslich hatte er keine Ruhe, wenn nicht seine Frau (pro forma) das Gleiche that.

Stunden- und tageweise hatte der bedauernswerthe Kranke auch wieder Ruhe von seinen Grübel- und Zwangsgedanken. Er war dann ruhig, getröstet und hatte volle Krankheitseinsicht. Am 6. 6 85 wurde mir Pat. von seinen besorgten Angehörigen zugeführt.

Pat. ist ein mittelgrosser, kräftiger, in der Ernährung reducirter Mann. Die vegetativen Organe erweisen sich normal. Die genaueste Prüfung ergibt keine Zeichen eines organischen Gehirnleidens. Degenerationszeichen sind nicht nachweisbar; Erscheinungen von psychischer Schwäche oder Melancholie sind nicht aufzufinden. Pat. gibt ein klares Resumé seiner bisherigen Leiden, steht momentan vollkommen über seinen Zwangsvorstellungen, macht aufmerksam, dass seine Skrupulosität ihm selbst höchst peinlich sei, gleichwie seine Ideenassociation, die die entferntesten Möglichkeiten herbeiziehe. Er sehe ein, dass Alles nur Krankheit sei, aber er komme nicht drüber weg. Er stehe unter einem Zwang, den er nicht überwinden könne. Wenn er es versuche, so werde ihm entsetzlich bange und gerathe er in Aufregung. Vom Morgen bis zum Abend sei er geplagt. Seine Verstimmungen seien nur reactive: „Le doute sur n'importe quoi, la crainte de causer du mal à mon prochain, n'importe par quel moyen, voilà le fond de ma maladie."

Körperlich fand ich die Zeichen einer Cerebrasthenie (Kopfdruck, unerquicklicher Schlaf, Klagen über allgemeine Mattigkeit, Abgeschlagenheit, grosse Emotivität).

Pat. klagt, dass er in beständiger Angst und Unruhe sei, beim Sprechen eine Unwahrheit zu sagen, Andere zu compromittiren; beim Essen muss er untersuchen, ob keine Glassplitter oder Nadeln drin sind. Diese Furcht kam ihm vor Monaten, als er ein beschädigtes Glas bei Tisch erblickte. Um sein Leben sei er nicht besorgt, nur um das der Nächsten. Wenn er auf der Strasse einen Leichenzug sehe, so befalle ihn die Angst, er sei am Tode des Betreffenden schuld. Beim Gehen plage ihn die Idee, er könne Nadeln, Glasscherben, Gift verstreuen und damit Schaden zufügen, deshalb könne er auch keinen Augenblick allein sein und bedürfe der beständigen Versicherung, dass er sich täusche. Sein eigenes Urtheil und Zeugniss der

Sinne gelte ihm für nichts. In seiner aufgeregten Phantasie erscheine ihm jeder Fleck, jedes Körnchen, Stäubchen, Fädchen u. s. w. als etwas Gefahrbringendes. Kurz bevor er die Reise aus dem Orient (seiner Heimath) nach Europa antrat, habe er ein Arzneifläschchen in Händen gehabt und weggeleert. Plötzlich sei ihm die Angst gekommen, das sei Gift, er habe sich unwissentlich damit besudelt. Von nun an Gift- und Berührungsfurcht, beständiger Waschdrang, Bedürfniss durch Apotheker und Aerzte über Gift aufgeklärt und über den Inhalt des Fläschchens beruhigt zu werden. Auf der Fahrt nach Europa quälte ihn der Gedanke, daheim durch das hypothetische Gift Alle umgebracht zu haben. Er war oft der Verzweiflung nahe.

Trotz allen Waschens fürchtet er durch Gift an seinen Händen der gegenwärtigen Umgebung Gefahr zu bringen. Jeder Fleck an Möbeln, Kleidern imponirt ihm als Gift. Als er kürzlich am Souterrainfenster eines Bahnhofs vorbeiging, warf er ein Stück seines Fingernagels hinab. Sofort kam ihm die Idee, der Nagel sei giftig, bringe den Leuten im Souterrain Gefahr. Er starrte eine Stunde lang durch das Fenster hinab, Unglücks gewärtig, und konnte nur mühsam von seinen Begleitern weggezerrt werden. Seine Giftgedanken bekamen fatale Nahrung dadurch, dass Pat. etwas metallisch Glänzendes, wahrscheinlich Bröckel eines Bleistifts, in seiner Westentasche fand. Das war offenbar ein Metall. Vom Salatessen war jedenfalls Essig an der Hand haften geblieben. Dadurch, dass er den metallischen Gegenstand zwischen die Finger bekam, entstand lösliches giftiges Metallsalz. Damit verbreitet er nun Tod und Verderben um sich.

Kaum ist es gelungen, durch mündliche und schriftliche Versicherungen, Gutachten Sachverständiger, Pat. darüber etwas zu beruhigen, so plagt ihn die Idee, mit seinem Zahnstocher ein animalisches Gift (durch daran haften gebliebene, in Verwesung gerathene Fleischtheilchen) zu verbreiten. Angstvoll beobachtet Pat. während der Mahlzeit die Gläser, ob nicht ein Stückchen abspringt und ins Essen geräth.

Kürzlich sah er im Schwimmbassin einen Knaben in seiner Nähe untertauchen. Sofort Angst, er habe ihn getreten, bewusstlos gemacht, der Knabe sei ertrunken. Pat. bittet flehentlich das Bassin abzulassen, er fürchtet ob fahrlässiger Tödtung zur Rechenschaft gezogen zu werden, ist untröstlich.

Die Umgebung des Kranken hat schwere Noth mit ihm. Er verlangt beständige Bewachung, Visitirung seiner Kleider, Taschen, Untersuchung des Fussbodens, der Möbel auf Gift, Nadeln, Glasscherben. Unablässig bewegt er sich in Skrupeln, Sorgen, bedarf Aufklärung, Beruhigung. Kaum ist sie gelungen, so geht das Fragen, Zweifeln, Grübeln, Waschen wieder los.

Die Behandlung besteht in Bekämpfung der Neurasthenie mit Halbbädern, Abreibungen, electrischer Massage. Gegen die psychische Hyperästhesie wird Extr. Opii aquos. bis zu 0,5 pro die (in Verbindung mit Chinin) versucht. Bei stärkeren nervösen Krisen erweist sich Brom hilfreich. Am wichtigsten ist moralische Behandlung durch geduldige Beschwichtigung, consequente Aufklärung, methodische Ablenkung und strenge Durchführung eines Tagesplans.

Pat. wird ruhiger, freier, vermag sich zu beschäftigen. Ab und zu kommen neue Skrupel. So z. B. beim Briefschreiben, dass in der Tinte Schwefel- oder Salpetersäure sei, dass eine für den Adressaten schädliche Substanz im Contakt mit den Stahlfedern entstehe und so die Schriftzüge gefahrbringend werden. Ein andermal glaubt er eine Nadel im Bett verloren zu haben. Diese Nadel hat sich offenbar in das Bett eingewühlt. Ein künftiger Miether wird in Gefahr sein, an dieser hypothetischen Nadel, indem sie ihm im Genick eindringt, zu Grunde zu gehen. Pat. erschöpft sich in bezüglichen Möglichkeiten und Besorgnissen, verlangt vom Arzt beständig zu wissen, wie der Tod eintrete u. s. w. Im Lauf des August verlieren sich die neurasthenischen Symptome. Pat. vermag seine Ideen immer besser zu beherrschen, es genügt die einfache Versicherung „das ist Nichts" oder „das ist Unsinn", um ihn zu beschwichtigen, schliesslich getraut er sich auch allein im Zimmer zu verweilen.

Sehnsucht nach der Heimath nöthigt Pat. im October zu entlassen. Eine Zeitlang ging es zu Hause ordentlich, dann exacerbirte wieder der qualvolle Zustand des bedauernswerthen Kranken. Eine Apoplexie machte seinen Leiden ein Ende.

Die Paranoia neurasthenica.

Diese klinische Form der Paranoia unterscheidet sich von der typischen dadurch, dass eine Fülle von Delirien der Kranken nichts Anderes als die falsche alogische Interpretation von der neurasthenischen Neurose zukommenden Sensationen und überhaupt Befindensstörungen im paranoisch veränderten Bewusstsein darstellen. Der Kranke interpretirt sie durch Einflüsse der Aussenwelt, hält seinen Kopfdruck für arglistige Betäubungsversuche feindlich gesinnter Menschen mittelst giftiger Dünste, sein gestörtes Denken für „Gedankenstellen", für künstliche Machination von Feinden, die ihn um den Verstand und ins Irrenhaus bringen möchten. Seine dyspeptischen Beschwerden sind die Folge von Vergiftungsattentaten, seine massenhaften sensiblen Anomalien (Spinalirritation, Paralgien, musculäre und cutane Hyperästhesien u. s. w.) werden mit physikalisch-chemischen Künsten ihm zugefügt. Man raubt ihm damit die Lebenskraft, macht ihn matt, elend u. s. w.

Den weiteren Ausbau des Wahnsystems besorgen Sinnestäuschungen wie bei den übrigen Formen der Paranoia. Besonders reich gestaltet sich der klinische Inhalt, wenn der Ausgangspunkt der Neurose das Sexualsystem ist, sei es durch Abusus, besonders Masturbation, oder auch durch Abstinenz bei reger Libido (s. p. 209) oder auch (bei weiblichen Individuen) in Folge von irritativen und dadurch zu Neurasthenia sexualis („Lendenmarkneurose") führenden Genitalerkrankungen.

In der gleichen Entstehungsweise entwickeln sich auch viele Fälle von im Klimakterium entstandener Paranoia. Bei sexual-neurasthenischer Entwicklung und weiblichem Geschlecht fehlen selten Züge von hysterischer Neurose, werden ebenfalls Bausteine für das paranoische Wahngebäude. Damit ergeben sich klinische Uebergänge zu dem verwandten Bild der hysterischen Paranoia. Die rein neurasthenische Form entwickelt sich jeweils aus einem neurotischen Vorstadium mit starker nosophobischer Färbung, das direkt in Beachtungs- und Verfolgungswahn übergeht.

Als das prägnanteste Bild auf neurasthenischem Boden erscheint das aus Neurasthenia sexualis heraus entwickelte. Dasselbe deckt sich praktisch fast vollkommen mit der Paranoia „masturbatoria".

Paranoia (sexualis) masturbatoria.

Das Incubationsstadium stellen Symptome von zur allgemeinen werdender Neurasthenia sexualis dar. Die nosophobischen Vorstellungen drehen sich um drohende Tabes, Irrsinn, Gehirnerweichung. Charakteristisch sind im Verlauf „physikalischer“ Verfolgungswahn, Geruchshallucinationen, Angstanfälle.

Der Beginn der masturbatorischen Paranoia ist ein meist unvermerkter. Die den Masturbanten eigenthümliche psychische Unsicherheit im socialen Verkehr, das peinliche Gefühl, dass Jedermann dem Kranken das geheime Laster ansehe, ist dem Ausbruch des Leidens förderlich. Der Kranke fühlt und glaubt sich wirklich beachtet, beobachtet, bald auch schief angesehen und verfolgt. Alles gewinnt Beziehungen zu ihm — die Reden und Geberden der Leute, sogar die Zeitungen und Affichen enthalten boshafte Sticheleien und Kränkungen. Damit wächst die psychische Unsicherheit und das Misstrauen. Gehörs- und Gesichtsillusionen geben dem entstehenden Wahn weitere Nahrung; nicht selten werden auch schon Anfangs auftretende Geruchshallucinationen nach Gestank in dem Sinn verwerthet, dass der Kranke stinke, man ihn mit einer abscheulichen Krankheit behaftet halte und damit das vermeintliche Ausweichen der Leute, Geberden des Ekels u. s. w. seitens derselben motivirt.

Nach Monaten bis Jahren der Incubation wird die Höhe der Krankheit allmählig oder plötzlich erreicht. Es sind wesentlich Stimmen verfolgenden Inhalts, die sie herbeiführen. Der Kranke hört Stimmen: er sei ein schlechter Kerl, müsse aus der Welt geschafft werden, eine Gesellschaft habe sich verschworen, seinen Untergang herbeizuführen. Das Verfolgungsdelir gewinnt reichen Stoff an den mannigfachen neurasthenischen Beschwerden des Kranken. Dyspeptische Erscheinungen nach der Mahlzeit werden als Vergiftungsattentate gedeutet; Gefühle geistiger Hemmung imponiren dem Kranken als feindliche Bestrebungen, ihn des Verstandes zu berauben, ihn in eine Irrenanstalt zu bringen; Betäubungsgefühle, Kopfdruck aus vasomotorischer Ursache haben die gleiche Bedeutung oder sind, in Verbindung mit Geruchshallucinationen nach Chloroform, Blausäure u. s. w., die Folge von Attentaten. Man wollte ihn bewusstlos machen, um ihn auszurauben, seine Effekten zu durchstieren, Compromittirendes hineinzuschwärzen u. s. w.

Besonders wichtig sind die neuralgisch-paralgischen Sensationen, als excentrische Erscheinungen der funktionellen Ueberreizung sensibler Rückenmarksbahnen in Folge der Onanie. Die Hyperästhesie erstreckt sich mit der Zeit auch auf sensorische und sensorielle Funktionsgebiete. Jede Sensation weckt nun entsprechende delirante Vorstellungen, jeder

Gedanke weckt entsprechende Sensationen. Die hyperästhetischen Sinnesorgane sind geneigt auf die geringsten Reize hin zu halluciniren. Eine Fülle von Empfindungsanomalien im Gebiet der Haut-, der Muskel-, der Gemeingefühlsempfindung bietet sich der alogischen Interpretation des Kranken dar. Gefühle der Schwere, Erstarrung, der Leichtigkeit bis zum Fliegen, der Hohlheit oder bleiernen Schwere der Organe, der Trennung des Leibes von der Seele, der magnetischen Durchströmung machen sich geltend, setzen motorische Reflexe bis zu lokalen und allgemein krampfhaften Erscheinungen („Katatonie") und fordern das Bewusstsein des Kranken zu Erklärungen auf.

Mit überraschender Einförmigkeit werden diese Empfindungsanomalien von Gebildeten als Beeinflussung mittelst geheimnissvoller magnetischer und elektrischer Maschinen seitens der Feinde, von Ungebildeten als Verfolgung mit Sympathie, Hexerei, Anblasung mit giftigen Dünsten, Beworfenwerden mit Gift u. s. w. ausgedeutet.

Nicht selten werden auch Lokalneurosen der Genitalien (irritable testis, neuralgia spermatica, hyperaesthesia urethrae) in diesem Sinn verwerthet. Die Feinde treiben Masturbation mit dem Kranken, machen ihm Pollutionen, ziehen oder stechen ihn an den Hoden u. s. w.

Das Leiden bewegt sich in Remissionen und Exacerbationen. Die letzteren fallen in der Regel mit neuerlichen masturbatorischen Excessen zusammen und gehen mit gehäuften Hallucinationen, Sensationen, gesteigerter spinaler Reflexerregbarkeit bis zu tonisch-klonischen, kataleptiformen, epileptoiden Anfällen (durch Reflex auf vasomotorische Funktionsgebiete) einher. Der weitere Verlauf ist der gleiche wie bei den übrigen Bildern der typischen erworbenen Paranoia.

Nicht selten kommt es zu Transformation in Grössenwahn. Früher und intensiver stellen sich auf masturbatorischer Grundlage psychische Schwächezustände ein als bei den anderen ätiologischen Varietäten der Verrücktheit. Therapeutisch sind die Erscheinungen der Neurasthenie und Spinalirritation einer tonisirenden Behandlung (Hydro-Electrotherapie etc.) zugänglich. Morphium und Bromkali mildern die Hyperästhesien, Paralgien, Hallucinationen und sind jedenfalls symptomatisch nicht werthlos.

Beob. 66. Masturbatorische Paranoia.

D., Ingenieur, 38 J., ledig, stammt von tuberculösen Eltern. Eine Schwester ist neuropathisch, eine andere irrsinnig. Pat. war von früher Jugend auf Onanist, bis zum 36. Jahre jedoch gesund und im Berufe tüchtig. Damals begann er zu kränkeln — Abmagerung, verdächtiger Lungencatarrh, neurasthenische Beschwerden. Eine klimatische Kur besserte das Befinden sehr. Bald darauf, nach der Rückkehr zum Beruf, stellten sich die neurasthenischen Beschwerden gehäuft ein, dazu Hodenneuralgie und Magenleiden mit hartnäckigem Erbrechen. Pat. wird tief hypochondrisch verstimmt, hält sich für impotent, macht sich Selbstvorwürfe wegen seiner Onanie, verzweifelt an seiner Genesung, wird leutscheu, reizbar.

Im weiteren Verlauf treten massenhaft Sensationen auf. Er spürt ein elektrisches Feuer im Körper, von seinem linken Fuss geht ein Strom hinein. Sein Bett isolirt sich. Er fühlt, wie sein Körper sich in 2 Hälften spaltet; wenn er aus dem Wagen steigt, hat er ein Gefühl, als ob sein Körper in luftigem Zustand hinter ihm zurückbleibe. Dabei Kopfdruck, Kopfsausen, andauernde Schlaflosigkeit. Einmal hört er eine Stimme: „ich habe dich positiv und negativ elektrisch gemacht." Auf einer Dienstreise empfindet er plötzlich ein Gefühl, als ob die Speisen aus dem Mund in den linken Fuss hinabgleiten. Er hört Nachts eine Stimme: „wie willst du sterben?" und glaubt seine letzte Stunde gekommen. Seine verstorbenen Eltern und sein Hausarzt erscheinen ihm. Ein andermal sieht er beim Zubettgehen viele ihm ganz fremde Gestalten in röthlichem Schimmer. Er hört imperative Stimmen, die ihm sagen, er solle beichten, Moschus in der Apotheke holen. Auf dem Sopha liegend hörte er sich zurufen, das sei sein Secirbrett. Auf der Strasse schimpft man ihn Heuchler, Lügner etc. Nachts im Bett hat er oft das Gefühl, als ob er an Händen und Füssen brenne, sein Penis aus dem Körper herausgezogen werde. Er fühlt, wie er secirt wird, Gewebe aus seinem Körper herausgezogen, in verschiedene Theile seines Körpers Gegenstände hineingeschoben, Knochen ihm aus dem Körper gezogen werden. Er fühlt sich magnetisirt, seinen Kopf von Metall.

Zunehmende Aufregung durch diese quälenden und massenhaften Sinnestäuschungen machte nach zweijähriger Dauer der Krankheit die Versetzung in die Irrenanstalt nöthig. Die Störung schreitet weiter fort. Er wird magnetisirt, elektrisirt, hat keine Eingeweide mehr, die Aerzte machen ihm elektrische Striche auf den Bauch, er spürt einen Elephantenrüssel auf dem Rücken, das Essen fällt in den Hodensack, eine Spiralsäge sägt an ihm, er wird am Nabel angebohrt, spitze Körper dringen von allen Seiten in ihn ein, die Bettlade schwankt auf und ab, Maschinen und Messer werden ihm in den Leib gejagt, er hat eine Menge eiserner Angeln im Leib, es haben sich Zähne in diesen hineingearbeitet.

Gleichzeitig ist Pat. einer Fülle von Gehörshallucinationen unterworfen. Vor dem Fenster wird ihm gekräht, er hört, dass er incurabel sei, secirt werde, dass er der ewige Jude sei, er habe die Frau des Arztes erschossen. Die Glocken sprechen zu ihm, auch die Mücken, man sagt ihm seine eigenen Gedanken. Obscönitäten, man heisst ihn Bluthund, in jedem Glockenschlag hört er seinen Namen. Seinen Worten wird die Endsilbe „Vieh" angehängt, er bekommt Befehle, die Umgebung zu beohrfeigen. Die Uhr ruft ihm zu: „du bist bankerott." Ueberall hört er Schimpfworte, selbst aus der Sonne fliegen sie ihm zu. Telegraphische Einflüsse sind dabei offenbar im Spiel. Er hört Menschenexkremente von der Decke herabfallen.

Auch Gesichtshallucinationen treten im Verlauf im Krankheitsbild ein. Er sieht Alles im Geist, sogar das Innere seines Körpers. Er sieht seinen Namen in der Luft, Alles im Zimmer ist durchsichtig. Die Schmetterlinge einer Sammlung sieht er vor seinen Augen davonfliegen, beim Versuch zu lesen laufen ihm die Buchstaben durchs Fenster davon. Häufig haben diese Visionen auch einen obscönen Charakter. Genitalien fliegen im Zimmer umher, er sieht lascive Bilder an den Wänden. Im Kaffee sieht er einmal ein schönes Frauenzimmer, das ihn anlächelt.

Von untergeordneter Bedeutung sind Geschmacks- und Geruchshallucinationen. Zeitweise empfindet er einen metallischen Geschmack im Mund, namentlich wenn er magnetische Strömungen an sich spürt. Auch das Essen hat hier und da einen giftartigen Geschmack, er riecht Hingerichtete.

Pat. onanirt fortwährend sehr stark. Nach gehäuften onanistischen Excessen ist seine Sinneserregbarkeit so stark, dass er schon bei jedem Lidschlag Visionen bekommt. Eines Tags wird im Hof ein Rock ausgeklopft. Er empfindet plötzlich, wie man dabei an ihn denkt, und sofort spürt er, wie die Schläge zu ihm heraufkommen und ihm sehr weh thun. Zu Zeiten weitgetriebener Excesse sind auch die Gemeingefühlsstörungen und der sich auf sie gründende elektromagnetische Wahn lebhafter und in den Vordergrund gerückt. Er fühlt dann das Aufziehen und Abstossen der positiven und negativen Elektricität, wie er mit magnetischen Drähten betupft wird. Es wird durch ihn hindurch gelesen, er hat das Gefühl, wie wenn sein Penis mit einem Messer abgeschnitten wird. Lunge, Gehirn, Gedächtniss werden ihm auf telegraphischem Wege von der Anstalt entzogen und an Andere verkauft. Diese krankhaften Gefühle und Wahrnehmungen werden theils der Umgebung in die Schuhe geschoben und führen zu Gewaltthätigkeiten gegen diese, theils ohne Reflexion hingenommen. Mit der Zeit lässt die Intensität der Reaktion auf sie nach, zum Theil auch werden sie seltener. Der Gesammtverlauf des sich wesentlich in Hallucinationen abspielenden Hirnleidens betrug über 12 Jahre. Pat., der bis in die letzten Lebensjahre der Onanie ergeben war, erlag einer Lungentuberculose.

Beob. 67. Paranoia auf Grundlage einer sexualen Neurasthenie im Klimakterium.

Frau Weinmeister, 50 J., aufgenommen 8. 9. 80, von unbekannter Ascendenz, von jeher neuropathisch, reizbar, unverträglich, eigenartig, seit 17 J. vom Manne getrennt, menstrual immer verstimmt und mit Migräne behaftet, Mutter von 4 Kindern, trat im Sommer 79 ins Klimakterium ein (profuse, unregelmässige Menses, häufige Blutwallungen zum Kopf, vermehrte Reizbarkeit und häufigere Migräneanfälle, lästiges Ziehen im Kreuz, den Beinen, Kälterieseln über den Körper). Im Lauf des Winters 79/80 klagte sie Spinalirritation, Kopfdruck, fühlte sich oft beklommen, beunruhigt, verliess ungern die Wohnung. Im Februar 80 wurde sie misstrauisch, fühlte sich beachtet, beobachtet, meinte die Polizei gehe ihr nach, hatte Verdacht, dass der Sohn, der eine der Mutter nicht convenirende Ehe eingehen wollte, ihr mit der Geliebten nach dem Leben strebe. Dyspeptische Beschwerden, Kopfdruck und Kopfschmerz nach der Mahlzeit interpretirte sie als Vergiftungsattentate. Sie glaubte das Gift zu riechen. Sie wurde davon ganz schwach und kraftlos, bekam „Fieber“. Die Zunge war wie mit Bleiweiss angelegt. Ins Mineralwasser that man ihr Calomel, denn sie bekam davon regelmässig Diarrhöe und Meteorismus. Da es ihr nicht mehr geheuer war, zog sie von Graz nach Wien, Salzburg, fand aber nirgends Ruhe. Wo sie nur ging, war sie Gegenstand der Beobachtung. Wo sie erschien, öffnete man die Abortfenster, so dass sie es vor Abortgeruch in den Strassen nicht aushalten konnte. Gelegentlich empfand sie auch betäubenden Zimmtgeruch. Durch schwefelwasserstoffhaltiges Wasser trieb man ihr den Bauch auf, die Speisen wurden mit Arsenik vergiftet.

Wiederholt machte man ihr einen Reiz in den Genitalien, als ob man den Beischlaf ausüben wolle.

Da Pat. in letzter Zeit drohend und feindlich gegen die Umgebung wurde, erfolgte ihre Aufnahme. Neuropathischer Habitus, linke Gesichtshälfte weniger entwickelt als rechte. Abnorm grosse Ohren. Brustwirbel druckempfindlich. Vegetative Organe ohne Befund. Uterusexploration wird verweigert.

Pat. ist andauernd misstrauisch, gereizt. Sie will nicht im Bett bleiben, weil eisernes Bett und Kopftafel ihr wegen „Elektricitätsleitung“ verdächtig sind, ihr

Kopfweh und Schwindel machen. Pat. glaubt sich beständig mit Spiritismus und Elektricität hier bearbeitet und schreibt massenhaft Proteste wegen Internirung und Gesuche um Befreiung an das Gericht. Ihre Feinde (Sohn und dessen Geliebte) haben den Professor der Physik bestochen. Mit Brenngläsern und Maschinen wirkt dieser beständig auf sie ein. Sie ist das „Medium" für ganz Graz. Man forscht sie aus mittelst einer Röhre. Sie fühlt es an beiden Ohren. Im Gehirn macht man ihr einen Wirbelwind, dann wissen alle Leute ihre Gedanken. Man schraubt ihr den Kopf zusammen, drückt die Blutwelle hin und her. Man reizt ihr die Kopfnerven, so dass sie den Kopf rückwärts beugen muss. Das geschieht theils durch einen Hohlspiegel, der die Fernwirkung des Magnetismus erzeugt, theils durch eine über ihrem Kopf befindliche unsichtbare Glasglocke. Mit Ausnahme der Harnblase hat sie keinen Ort im Körper, der vor den Fernwirkungen des Spiritismus geschützt ist.

Der Scheitel ist der Sitz brennender, wirbelnder Gefühle, die Glabella wird zeitweise angebohrt, an den Ohren wird gesogen, am Occiput wird gepresst. Die Schläfen werden in einen Schraubstock gespannt, die Wangen abwechselnd mit Blut angepumpt, die Augenlider an den Nerven gegen die Stirn angezogen. Auf die Zunge wird durch Gifte, auf die Nase durch üble Gerüche eingewirkt. Durch pressende, schnürende Gefühle auf der Brust wird die Athmung gehemmt, der Herzschlag unregelmässig gemacht. Der Stuhl wird angehalten oder als Diarrhöe verflüssigt. Die Verfolgungen erhalten Pat. in permanenter Erregung. Beruhigende Medikamente weigerte sie als Gift. Da der Zustand stationär blieb und Pat. jeder Behandlung sich unzugänglich erwies, wurde Pat. einer Irrenpflegeanstalt übergeben.

Capitel 2.

Das epileptische Irresein [1]).

Klinische Begrenzung der epileptischen Neurose. Epileptischer Charakter und elementare psychische Störungen der Epileptischen.

Der klinische Begriff der Epilepsie hat seit den Tagen eines Hippokrates eine bedeutende Erweiterung erfahren. Die heutige Nervenpathologie kennt die Thatsache, dass statt des allgemeinen tonisch-clonischen Krampfs mit erloschenem Bewusstsein Nervenzufälle erscheinen können, die auf den ersten Blick wenig oder nichts mit dem klassischen epileptischen Anfall gemein zu haben scheinen, und doch als gleichwerthige Zeichen bestehender Epilepsie anerkannt werden müssen.

Als solche Aequivalente ergeben sich zweifellos:

1) Blosse Lücken in der Continuität des Bewusstseins, secunden- bis minutenlange Verluste oder auch blosse Trübungen des Bewusstseins mit Erblassen des Gesichts. (Absencen ohne alle begleitende motorische, speciell krampfhafte Störungen.)

---

[1]) Esquirol, Die Geisteskrankheiten, übers. von Bernhard, I, p. 169; Falret, De l'état mental des épil., Paris 1861; Delasiauve, Die Epilepsie, deutsch von Theile, 1855; Russel Reynolds, Die Epilepsie, übers. von Beigel, 1865; Sander, Berlin. klin. Wochenschr. 1873, 42; Legrand du Saulle, Étude médico-légale sur les épil., Paris 1877; Nothnagel, Ziemssen's Hdb. XII, 2; Samt, Archiv f. Psych. V, H. 2 und VI, H. 1.

2) Dieselben Defekte oder Trübungen des Bewusstseins in Verbindung mit partiellen Muskelkrämpfen. Diese können sich auf momentanes Schielen, Grimassiren, Verdrehen des Kopfs oder der Glieder, Stottern incohärenter Worte beschränken.

3) Dieselbe Bewusstseinsstörung mit gleichzeitigen automatisch-traumhaften, impulsiven Handlungen, z. B. Uriniren, Zusammenraffen gerade zur Hand befindlicher Gegenstände, blindes Fortlaufen u. dgl.

Nach den Erfahrungen von Griesinger (Arch. f. Psych. I, p. 323) können sogar Schwindelanfälle, die einen von peripheren Körpertheilen zum Kopf aufsteigenden, somit auraartigen Charakter haben, die mit Angst, momentaner Störung des Bewusstseins, rauschartiger Verworrenheit der Gedanken, Palpitationen, automatischen Lippen- oder Schluckbewegungen einhergehen, die Bedeutung epileptischer Insulte haben, zumal dann, wenn der Kranke im Anschluss an seinen wirren Traum umherging, unpassende Dinge sprach, verkehrte Handlungen ausführte, gehäuft diese Schwindelfälle darbot.

Beobachtungen von Emminghaus (Arch. f. Psych. IV, H. 3) machen es wahrscheinlich, dass Schweissparoxysmen, die ohne alle Veranlassung, speciell ohne Muskelanstrengung, mit oder ohne Schwindel, unter Nachlass der motorischen Innervation und Zittern auftreten, als Anfallserscheinungen einer epileptischen Neurose zu deuten sind.

Dasselbe gilt für die von Westphal (Arch. f. Psych. VII, H. 3) und von Fischer (ebenda VIII, H. 1) bei der Epilepsie verdächtigen Kranken beobachteten eigenthümlichen Anfälle von Schlaf[1]), ferner von bei Epileptikern beobachteten Anfällen von (meist intercostaler) Neuralgie, die mit Bewusstseinstrübung und Begleiterscheinungen des sonst klassisch convulsiven Anfalls einhergingen, ferner von häufiger wiederkehrenden ohnmachtartigen Zufällen mit plötzlichem Verlust und plötzlicher Wiederkehr des Bewusstseins, endlich von gewissen Fällen von nächtlichem Aufschrecken, Somnambulismus bei Personen, die später epileptische Anfälle boten.

Mit dieser Erweiterung der klinischen Erfahrung, die zudem noch eine höchst unvollkommene ist, wird die Aufstellung der charakteristischen Merkmale des epileptischen Anfalls eine immer schwierigere und dennoch unerlässliche, wenn der klinische Begriff der Epilepsie sich nicht verflüchtigen soll.

Der epileptische Insult stellt unzweifelhaft einen besonderen Reaktionsmodus eines krankhaft veränderten Gehirns dar, zugleich einen Symptomencomplex, der mit einem einzigen Symptom nie erschöpft sein kann.

Von der regionären Ausbreitung der dem epileptischen Insult zu Grunde liegenden Vorgänge im Gehirn dürfte grossentheils das klinische Bild desselben abhängen, so z. B. die Vertigo von einem Gefässkrampf der Grosshirnhemisphären, der klassische Insult von einem Uebergreifen des Vorgangs auf die motorischen Rindenfelder und die subcorticalen Centren.

Beim gegenwärtigen Stande der wissenschaftlichen Erfahrung erscheint es geboten, wenigstens die Absencen und Vertigoanfälle als gleichwerthige Erscheinungen des gewöhnlichen epileptischen Insults anzuerkennen und die übrigen bei Epileptikern oder der Epilepsie Verdächtigen vorkommenden paroxystischen Erscheinungen als epileptoide zu bezeichnen, bis ihre Bedeutung als Aequivalente gewöhnlicher Anfälle festgestellt ist.

Nothnagel (op. cit.) erkennt nur solche Zustände als epileptoide an, für deren Zustandekommen dieselben physiologischen Zustände angenommen werden müssen oder können, die bei grösserer Intensität (Ausdehnung) epileptische Insulte zu produ-

[1]) Vgl. f. Siemens, Archiv f. Psych. XI, 1.

ciren im Stande sind. Ferner müssen nach der Ansicht dieses Forschers die Paroxysmen die Hauptsache im Krankheitsbild sein, die intervallären Symptome dagegen zurücktreten und an Stelle dieser epileptoiden Anfälle früher oder später echte epileptische Insulte treten.

Diese Forderung ist eine zu weit gehende, denn einestheils sind die dem epileptischen Anfall zu Grunde liegenden physiologischen Zustände keineswegs klar zu Tage liegend, andrerseits sind die intervallären Symptome von gleichem Werth wie die paroxysmalen und können, freilich in seltenen Fällen, klassische epileptische Insulte im ganzen Verlauf des zweifellos epileptischen Krankheitsbilds fehlen. Als den epileptischen oder epileptoiden Insulten überhaupt gemeinsame Merkmale lassen sich aufstellen:

Wiederholtes Auftreten in irgend einer der erwähnten Formen, Trübung bis zur Aufhebung des Bewusstseins während ihrer Dauer, Symptome plötzlich und wohl durch Gefässkrampf gestörter cerebraler Circulation, mögen sie nun im Erblassen des Gesichts oder des Augenhintergrunds, in partiellen oder allgemeinen krampfhaften motorischen Störungen bestehen. Jedenfalls genügt zur Diagnose der Epilepsie nicht ein einziges Symptom, auch nicht ein einziger Anfall. Aber nicht bloss mit der Unvollkommenheit unserer Kenntnisse, was von Anfällen für epileptisch zu halten sei, sowie mit der Vielgestaltigkeit dieser hat die Praxis zu kämpfen, sondern auch mit der Schwierigkeit, dass wirklich sich bietende und unzweifelhafte epileptische Insulte der Beobachtung nicht entgehen.

Dies gilt namentlich für die nächtlich auftretenden und die bloss vertiginösen Insulte. Bei solchen kann es geschehen, dass weder Kranker noch Umgebung eine Ahnung von der bestehenden schweren Nervenkrankheit haben.

Als mindestens verdächtige Symptome einer Epilepsia nocturna lassen sich zeitweise wiederkehrendes Bettnässen, aus dem Bette Fallen, Ecchymosen in der Haut des Gesichtes, namentlich der Sclera, Verletzungen der Zunge, Kopfschmerz, Stumpfheit und Verworrenheit des Denkens, Abgeschlagenheit, Verstimmung beim Erwachen betrachten.

Von grosser diagnostischer Bedeutung ist die Thatsache, dass der Epileptiker nicht bloss in seinen Anfällen krank, sondern dauernd leidend, chronisch nervenkrank ist. Die Anfälle sind nur besonders hervortretende Erscheinungen eines auch intervallär sich kundgebenden krankhaften Zustands des centralen Nervensystems.

Dieser Zustand kann ein hereditärer oder durch das Gehirn treffende Insulte hervorgerufener sein und macht es dann erklärlich, wie geringfügige accessorische Ursachen, z. B. Schreck, die Epilepsie zum Ausbruch bringen.

Der Experimentalpathologie ist es gelungen, durch Verletzung des Rückenmarks oder peripherer Nerven (Brown-Séquard), durch Hirnerschütterung (Westphal), durch Verletzung von Parthien der Hirnrinde (Hitzig) den für das Zustandekommen epileptischer Anfälle erforderlichen krankhaften Hirnzustand (epileptische Veränderung) künstlich hervorzurufen.

Er gibt sich kund in einer funktionell gesteigerten Erregbarkeit des Gehirns, speciell einer solchen des vasomotorischen und des Krampfcentrums.

Als Ausdruck der d a u e r n d e n H i r n v e r ä n d e r u n g finden sich bei Epileptikern eine Fülle von i n t e r v a l l ä r e n Symptomen, die theils für das Bestehen eines krankhaften Hirnzustands überhaupt, theils erfahrungsgemäss für das Bestehen von Epilepsie verwerthbar sind und den vielleicht in ihrer Bedeutung zweifelhaften Anfallssymptomen diagnostisch ein Relief geben.

Als Merkmale, dass das Individuum überhaupt nervenkrank ist, lassen sich Erscheinungen neuropathischer Constitution, reizbarer Schwäche, Kopfweh, Schwindel,

Intoleranz gegen Alkohol, Tremor, zeitweilige Zuckungen, Muskelspannungen, namentlich Wadenkrämpfe, vasomotorische Erscheinungen, wie wechselnde Röthe und Blässe des Gesichts, kalte cyanotische Extremitäten, Nystagmus anführen.

Auf eine wahrscheinliche epileptische Neurose deuten schon bestimmter hin gewisse Charaktereigenthümlichkeiten (sog. epileptischer Charakter), die bei genauer Beobachtung so vieler Epileptiker zu Tage treten.

Dahin gehört zunächst eine abnorme Gemüthsreizbarkeit, ein launisches, in Extremen zwischen psychischer Depression (Morosität, hypochondrische Verstimmung mit und ohne Zwangsvorstellungen, geistige Apathie, Abspannung, Befangenheit bis zu Angst bei ganz gleichgültigen Handlungen, Verstimmung, Aengstlichkeit) und zwischen Exaltation mit krankhaft gesteigertem Wollen sich bewegendes, vorwiegend aber misstrauisches, verschlossenes, düsteres, bizarres, unbegreifliches, hämisches, verletzliches, eigensinniges Wesen, das hartköpfig ist im Festhalten eigener Ideen, unfähig erscheint, sich in die gegebenen Verhältnisse loyal zu schicken und die Kranken in der Rolle von Haustyrannen, Misanthropen, unzuverlässigen Freunden erscheinen lässt.

Bei vielen Epileptikern zeigt sich auch ein Zug von Bigotterie in ihrem Charakter[1]), eine pathologische Religiosität, ein kopfhängerisches, muckerisches Wesen, das, je nachdem der Kranke exaltirt oder deprimirt ist, in religiöser Gehobenheit oder Zerknirschung sich äussert. Diese Bigotterie und Duldermiene steht in wunderlichem Gegensatz zu der Reizbarkeit, Unverträglichkeit, Brutalität und moralischen Defektuosität dieser „armen Epileptiker, welche das Gebetbuch in der Tasche, den lieben Gott auf der Zunge und den Ausbund von Canaillerie im Leibe tragen" (Samt).

Neben diesen dauernden Abnormitäten finden sich, theils als Prodromi des sich vorbereitenden epileptischen oder epileptoiden Insults, theils als Folgeerscheinungen des abgelaufenen Anfalls, Krankheitssymptome, deren diagnostische Wichtigkeit eine um so grössere ist, als sie vielfach ganz typisch vor und nach den Insulten auftreten.

Die dem Anfall Minuten bis Stunden und Tage vorausgehenden Symptome haben vielfach den Charakter einer Aura. Neben ascendirenden Sensationen von den Extremitäten oder dem Epigastrium zum Kopf mit Kältegefühl und Schwindel finden sich auf psychischem und sensoriellem Gebiet schreckhafte Hallucinationen des Gesichts, Gehörs, zuweilen auch des Geruchs, ferner subjektive Sinnesempfindungen, wie Brausen in den Ohren, Photopsien und Chromopsien, namentlich rother Flammenschein[2]); Präcordialbangigkeit mit errabunden Impulsen, psychische Depression, Steigerung der habituellen Gemüthsreizbarkeit, formale Störungen des Vorstellens (Verwirrung, erschwerter Gedankengang, Zwangsvorstellungen), rauschartige Umneblung des Bewusstseins. Zuweilen erscheint auch manieartige Heiterkeit mit beschleunigtem Vorstellungsablauf und kleptomanischen Antrieben.

Als psychische Störungen im unmittelbaren Anschluss an einen epilep-

---

[1]) Schon Morel (Traité des malad. ment. p. 701) hat auf die übertriebene Frömmelei und Neigung zu Askese bei vielen Epileptikern hingewiesen. Bestätigend Howden (Journ. of ment. sc. 1873, Jan.), Echeverria (Amer. Journ. of insanity 1873, July) und Samt (op. cit. p. 147).

[2]) In einem Fall meiner Beobachtung bestand die sensorielle Aura jedesmal in der Vision eines Mannes mit rothem Mantel und Bart. Dann wurde es Pat. übel. Er sah auch das Phantasma sich übergeben. Dann kam auch ihm das Erbrechen und er verlor die Besinnung.

tischen Insult finden sich grosse psychische Prostration mit Unfähigkeit zu denken, mit tiefer Verworrenheit und Störung der Apperception bis zu Stuporzuständen, die von ½ Stunde bis zu Tagen andauern können. Dabei kann grosse gemüthliche Depression mit excessiver Gemüthsreizbarkeit und raptusartigen Antrieben bestehen, die wieder durch schreckhafte Visionen, feindliche Apperception, Angst bedingt sein und zu Selbstmord, Mord und Brandstiftung führen können.

Auch kleptomanische Antriebe als Theilerscheinung eines maniєartigen Exaltationszustandes können hier auftreten. Dieses postepileptische Stadium der Bewusstseinsstörung, des Stupors und psychischen Weheseins geht in der Regel bald in den früheren geistig klaren Zustand über.

Indessen kommt es bei gehäuften epileptischen Zuständen vor, dass in der Zwischenzeit zwischen Anfällen ein eigenthümlicher, dem Schlafwandeln ähnlicher Dämmerzustand besteht, in welchem der Kranke scheinbar wieder ganz bei sich ist, zusammenhängend spricht, geordnet handelt, ja selbst seinen Geschäften nachgeht, gleichwohl aber nicht bei sich, d. h. in Besitz seines Selbstbewusstseins ist, so dass er später gar nicht weiss, was er in diesem Zustand gethan hat. Dieser eigenthümliche epileptische Dämmerzustand kann bis zu mehreren Stunden andauern.

Die Epilepsie geht nicht bloss mit elementaren psychischen Störungen einher, sie führt häufig genug zu einer dauernden und tieferen Schädigung der Geistesfunktionen, auf deren Boden acute Delirien, seltener wirkliche Psychosen, theils als Complication der ganzen Neurose, theils als Aequivalente für epileptische Insulte sich zeigen können.

Jene dauernde Aenderung der psychischen Persönlichkeit lässt sich als epileptische psychische Degeneration bezeichnen; die transitorischen Symptomencomplexe hat eine ältere generalisirende Auffassungsweise als „Mania epileptica" zusammengefasst, obwohl jene gar nichts mit der Manie zu thun haben und unter diesem Sammelnamen sich äusserst verschiedenartige, klinisch noch gar nicht endgültig festgestellte acute Anfälle psychischer Störung bergen.

Die Zustände von epileptischer d. h. für Epilepsie specifischer und nur bei Epileptischen vorkommender Psychose sind erst in der Neuzeit, namentlich durch Samt studirt worden. Sie haben nahe Berührungs- und Uebergangspunkte mit gewissen Formen des periodischen, namentlich des in kurz dauernden Anfällen sich kundgebenden Irreseins.

Den Inbegriff der theils dauernden, theils vorübergehenden psychopathischen Zustände bildet das epileptische Irresein.

Es zerfällt 1. in die epileptische psychische Degeneration; 2. die transitorischen, meist deliranten psychischen Störungen der Epileptiker; 3. in die protrahirten psychischen Aequivalente derselben; 4. in die epileptischen Psychosen.

1. Die psychische Degeneration der Epileptiker.

Untersucht man eine grosse Zahl von Epileptikern auf ihren Geisteszustand, so ergibt sich die Thatsache, dass bei der Mehrzahl derselben dauernd die Integrität der psychischen Funktionen gestört ist. Als die constantesten Zeichen dieser tieferen geistigen Veränderung ergeben sich:

1. Eine Abnahme der intellektuellen Funktionen, die in leichteren Fällen in blosser Schwäche der Reproduktion, Apperception und Combination der Vorstellungen besteht und klinisch als Vergesslichkeit, erschwerte Urtheils- und Begriffsbildung, lückenhafte Apperception und überhaupt funktionelle Schwäche des psychischen Mechanismus sich kundgibt. Diese psychische Schwäche kann sich durch alle Stufen des Schwachsinns hindurch bis zu völligem Stumpfsinn erstrecken.

Zuweilen betrifft diese degenerative Erscheinung vorzugsweise die ethische Seite des Individuums und äussert sich klinisch in einer funktionellen Schwäche bis zum Verlust der ethischen und ästhetischen Gefühle und Urtheile, die sich praktisch in Brutalität, Grausamkeit, verbrecherischer unsittlicher Lebensführung kundgibt und wobei die unsittlichen verbrecherischen Antriebe periodisch und mit ganz impulsivem Gepräge auftreten können.

Sommer (Archiv f. Psych. XI, H. 3) hat diese „postepileptische" Demenz genauer studirt. Zunächst wird die epileptischen Anfällen folgende temporäre Abstumpfung der Intelligenz immer anhaltender. Die Apperception wird stumpfer und es bedarf immer stärkerer Reize, um Wahrnehmungen herzorzurufen. Dazu kommt Vergesslichkeit — zunächst für die Erlebnisse der Jüngstvergangenheit. Allmählig gehen auch die Eindrücke und Fähigkeiten aus längstvergangener Zeit verloren. Lange jedoch empfindet der Kranke noch diesen Verlust und sucht ihn thunlichst zu verdecken. Der Kranke hat überhaupt das Bewusstsein seines traurigen Zustands, mit dem er sich und Anderen zur Last fällt, daraus erklärt sich nach Sommer zum Theil seine Anlehnung an die Religion, bei der er Trost sucht, seine Devotion und Aufopferung für Andere. Diese religiösen und altruistischen Richtungen werden aber vielfach durch einen starken Zug von Egoismus und grosse Reizbarkeit karikirt.

Vgl. auch Bourneville und d'Olier (Archiv. de Neurologie 1882, No. 2), die ebenfalls die epileptische Demenz für eine eigenthümliche ansehen.

2. Eine excessive Gemüthsreizbarkeit, die bei den geringfügigsten Anlässen in zornigen, geradezu überwältigenden, bis zu Wuthparoxysmen sich steigernden Affekten explodirt.

3. Eine Steigerung der schon im epileptischen Charakter zu Tage tretenden affektiven Störungen, wobei eine morose Stimmung, eine hämische, misstrauische Beurtheilung der Aussenwelt immer mehr die Oberhand gewinnen, auch mimisch sich deutlich kundgeben und die Erscheinung und Physiognomie zu einer unheimlichen machen.

4. In diesem Degenerationsbild finden sich ab und zu Zwangs-

vorstellungen, Primordialdelirien der Verfolgung, schreckhafte Hallucinationen, Angstanfälle, impulsive Akte, die theils als Aura nicht zur Beobachtung gelangter oder abortiver epileptischer Insulte, theils als freistehende elementare psychische Störungen sich auffassen lassen.

5. In einer Reihe von vorgeschrittenen oder in frühen Lebensjahren entstandenen Fällen gehen mit diesen Erscheinungen eines psychischen Verfalls auch motorische Störungen einher, die namentlich bei im Kindesalter entstandener Epilepsie vielfach den Charakter schwerer Lähmungen mit hemiplegischem Charakter haben, sich gern mit Contrakturen und secundären Muskelatrophien compliciren. In anderen Fällen finden sich Tremor, Nystagmus, Ungleichheiten der Facialisinnervation, choreaartige Störungen, Glossoplegien und aphasische Symptome. Auch sensible Störungen sind bei der epileptischen Degeneration häufig. Sie können sich als Neuralgien bestimmter Nervenbahnen oder als allgemeine Hyperästhesie kundgeben.

In den Endstadien der epileptischen Degeneration gehen mit den Zeichen des psychischen auch die des körperlichen Verfalls einher. Die Gesichtszüge bekommen dann einen stumpfen Ausdruck, das subcutane Fettgewebe wird hypertrophisch und macht die Züge grob, plump, die Lippen wulstig.

2. Die transitorischen Anfälle psychischer Störung.

Sie bestehen in geschlossenen, zeitlich scharf begrenzten, meist nur Stunden bis einige Tage zu ihrem Ablauf bedürfenden Krankheitsbildern, die plötzlich einsetzen und sich lösen. Sie können als Vorläufer oder häufiger als Folgezustände epileptischer Insulte und zwar sofort oder binnen Stunden und Tagen einsetzende, aber auch (selten) als freistehende intervalläre Anfälle sich beim Epileptiker vorfinden. Sie treten besonders gern nach gehäuften epileptischen Insulten auf, namentlich dann, wenn ein längerer anfallsfreier Zeitraum vorausging. Zuweilen geschieht es, dass die vertiginösen oder klassischen epileptischen Insulte mit ihrem Eintreten ausbleiben, von diesen psychischen Insulten, die sich dann als Aequivalente jener auffassen lassen, gleichsam verdrängt werden.

Es gibt beglaubigte Fälle (Morel u. A.), wo dies Jahrzehnte lang stattfand. Man hat sich gewöhnt, solche Fälle als Epilepsia larvata oder psychische Epilepsie[1]) zu bezeichnen.

---

[1]) Legrand du Saulle, Ann. d'hyg., April 1875; Garimond, Ann. méd. psych. 1878, H. 1 u. 2 (Geschichte und Kritik der Epil. larv. Discuss. de la soc. de méd. légale, Ann. d'hyg. publ. 1877, Oct.); Weiss. Wien. med. Wochenschr. 1876. 17. 18; Ann. méd. psych. 1873, Jan., März, Mai, Des transformations épil.: Legrand, Etude p. 84.

Da diese Transformation der Neurose resp. Substitution der Insulte zudem besonders leicht bei bloss vertiginöser Epilepsie sich findet, droht sich das ursprüngliche Bild der Epilepsie zu verflüchtigen. Wie die klinischen Formen des gewöhnlichen epileptischen Insults im Lauf der Erfahrung eine Bereicherung erfahren haben, so ist dies mit den psychischen Insulten und Aequivalenten der Fall gewesen. Es lässt sich sogar mit Grund vermuthen, dass wir diese noch gar nicht alle kennen und dass viele Fälle von peracutem Irresein, namentlich Mania transitoria, Raptus melancholicus, periodisch wiederkehrendes Irresein in kurz dauernden Anfällen in genetischer Beziehung zu einer epileptischen Neurose stehen. Die sich hier ergebenden klinischen Bilder sind äusserst mannigfaltig. Sie werden es ganz besonders dadurch, dass nicht nur verschiedenartige Aequivalente bei demselben Individuum abwechselnd, sondern auch in einem Anfall combinirt auftreten können. Wie bei den verschiedenartigsten somatischen Erscheinungsformen der Epilepsie ein Merkmal — die Trübung bis zur Aufhebung des Bewusstseins constant bleibt, so ist es auch mit diesen psychischen Insulten der Fall. Sie verlaufen auf dem gemeinsamen Boden einer Trübung bis zur Aufhebung des Bewusstseins, der eine getrübte summarische, defekte oder selbst ganz fehlende Erinnerung entspricht.

Die diesen so variablen psychisch-epileptischen Anfällen zu Grunde liegenden Formen der Bewusstseinsstörung sind a) Stupor, b) Dämmerzustände. Auf dieser Grundlage können sich impulsive Akte, Delirien, Hallucinationen, Angstzustände und andere elementare Störungen als Complicationen vorfinden. Die Bewusstseinstrübung gibt dabei den Handlungen und Delirien der Kranken ein nahezu charakteristisches incohärentes, traumartig verworrenes Gepräge.

Als die wichtigsten transitorischen psychisch-epileptischen Insulte in Form der einfachen Bewusstseinsstörung oder der Complication mit anderweitigen elementaren psychopathischen Symptomen ergeben sich nun:

a) Stupor.

Er findet sich selten als freistehende Erscheinung, meist im Anschluss an Anfälle. Er kann eine halbe Stunde bis zu Tagen andauern. Selten besteht er rein für sich; meist finden sich schreckhafte Delirien und Sinnestäuschungen, zuweilen statt dieser auch religiöse Delirien expansiven Inhalts, ausgezeichnet durch traumartige Incohärenz und Absurdität. Auch Verbigeration bei tiefer traumhafter Verworrenheit hat Samt beobachtet. Meist besteht aber Mutismus. Nach demselben Autor unterscheidet sich dieser epileptische Stupor von allen anderen Stuporarten durch erschwerte Apperception, hochgradige Bewusstseinsstörung, Verworrenheit und plötzliche Gewaltausbrüche.

Beob. 68. Epileptischer Stupor.

Ganster, 34 J., ledig, Taglöhner, originär schwachsinnig, seit der Kindheit epileptisch, kam am 6. August 1873 aus seinem Heimathsorte nach der Amtsstadt gelaufen, „weil Gott es ihn geheissen". Er befand sich im Zustand eines Delir. epilept., sprach ganz verworren von Teufeln, Gott, Beraubung, Anfeindung, war im Bewusstsein tief gestört, ängstlich, stundenweise stuporös, mit starrem Blick vor sich hinstierend. Am 12. August kam er zu sich, erinnerte sich nur, verwirrt im Kopf gewesen zu sein, feurige Erscheinungen gehabt und eine gute Botschaft vom Himmel gehört zu haben.

In der Irrenanstalt alle paar Tage epileptische Anfälle, theils klassische, theils in blossen tonischen Krämpfen bei erloschenem Bewusstsein bestehende. Sie treten ohne Aura ein, dauern mehrere Minuten und hinterlassen einen mehrstündigen Dämmerzustand. Sie werden auf Bromkali (6,0) selten und verlieren sich mit der Zeit gänzlich. Dafür treten seit 1874 alle 3—4 Monate eigenthümliche Zustände von Stupor auf, in welchen Pat. stieren Blicks, mit aufgerissenen Augen, weiten, träge reagirenden Pupillen und anästhetischen Bulbi zu Bett liegt, sprachlos, reaktionslos mit grimassirendem Muskelspiel im Gesicht. Die Haut und Schleimhäute sind während dieser 8 Tage dauernden Anfälle auffallend blass, die Arterien eng contrahirt. Pat. behält kataleptiform ihm aufgedrungene Stellungen bei, jedoch ohne Flexibilitas cerea. Er schläft nicht, man muss ihn füttern. Er lässt unter sich gehen. Haut- und Sinnesreize rufen keine Reaktion hervor. Nach 8 Tagen kommt er zu sich und weiss nichts vom Vorgefallenen. 1877 zeigen sich wiederholt vertiginöse Anfälle.

Am 13. 5. 77 stellt sich im Verlauf eines Stuporanfalls ein mehrtägiger psychomotorischer Erregungszustand ein, in welchem der ganz bewusstlose Kranke tanzt, sich zwangsmässig im Kreise dreht, am ganzen Körper zittert, verbigerirt und im Predigerton endlos in einem neuen, unverständlichen, nur Bruchstücke verstümmelter deutscher Worte enthaltenden Idiom spricht.

Am 24. 5. 77 starb Pat. an Phthisis pulmonum.

b) Dämmerzustände.

Sie erscheinen im Anschluss an Anfälle, in der Zwischenzeit solcher, sowie als freistehende psychische Störung von stunden- bis monatelanger Dauer. Sie zeigen Intensitätswechsel in der Continuität der Erscheinung. Selten erscheinen sie in reiner Form, meist complicirt durch anderweitige elementare Störungen.

Als klinisch und forensisch besonders wichtige sich hier ergebende Krankheitsbilder sind zu erwähnen:

α) Dämmerzustände mit Angst (petit mal — Falret), d. h. ein Zustand halbbewusster, aber schwerer psychischer Depression, die als tiefes geistiges Weh bis zu dämonomanischer Allegorisirung empfunden wird und mit Angst, Verwirrung der Gedanken und meist auch schmerzlichem, auf wenige ängstliche Vorstellungskreise beschränktem Reproduktionszwang sich verbindet. Unter dem Einfluss dieser ängstlichen Umdämmerung und Beklommenheit wird der Kranke errabund, schreckhaft umhergetrieben. Er appercipirt die Umgebung vielfach feindlich und wird dadurch gereizt gegen dieselbe. Sehr häufig kommt es hier zu ganz impulsiven zerstörenden Handlungen gegen die eigene Person, motivirt durch Angst und Zwangsvorstellungen oder auch gegen die Umgebung, und zwar aus gleicher Ursache oder feindlicher Apperception. Brutale Gewalt und Rücksichtslosigkeit zeichnen diese destruirenden Akte aus. Entsprechend der tiefen geistigen Verworrenheit und Bewusstseinstrübung für die Zeit des Anfalls ist die Erinnerung nur eine summarische, jedenfalls getrübte.

Diese Störung findet sich seltener als postepileptische, denn als freistehende und, nach den Erfahrungen Falret's, mehr bei vertiginöser als bei convulsiver Form der Epilepsie.

Beob. 69. Epileptische Dämmerzustände mit Angst (petit mal).

Schmid, Commis, 29 J., stammt von einer neuropathischen, mit Convulsionen behafteten Mutter und litt selbst bis zum 5. Jahre an Convulsionen. Von da bis zum 9. Jahre wurden Zustände von Schlafwandeln beobachtet. In der Folge war Pat. sehr nervös, reizbar, schreckhaft. Vom 16. Jahr an Anfälle von heftigem Kopfschmerz, habituelle Verstimmung, moroses Wesen, grosse Gemüthsreizbarkeit. Im 18. Jahr motivloser Selbstmordversuch mittelst Zündhölzern. Bis zum 25. Jahr öfters Anfälle von unmotivirter Angst und Beklemmung, in welchen er umherirrte und im Bewusstsein erheblich gestört war. Diese Anfälle (petit mal) dauerten einige Stunden. Mehrmals jährlich litt Pat. auch an Schwindelanfällen mit Schwarzwerden vor den Augen und Trübung des Bewusstseins (Vertigo); Pat. wurde Geschäftsmann, verband sich 1875 mit einem Anderen. Das Geschäft ging schlecht, sein Compagnon war unredlich. Seit Anfang April 1876 schlechter Schlaf, Kopfweh, schreckhafte Träume, Schwierigkeit, beim Erwachen Traum von Wirklichkeit zu unterscheiden, gedrückte Stimmung bis zu Taed. vitae.

In der Nacht vom 5./6. 5. 76 träumte er, dass sein unredlicher Compagnon vor ihm stehe und ihn bedrohe. Er erwachte, war in ganz unbesinnlichem Zustand, suchte nach einer Waffe, um seinen Schlafkameraden, da er ihn in der Verwirrung mit dem Traumbild identificirte, zu tödten. Unter seinem erfolglosen Suchen nach einer Waffe kam er zu sich und erkannte, in welcher Gefahr er sich befunden hatte, einen ganz unschuldigen Menschen zu tödten. Er war am 6. früh in gedrückter Stimmung, ging Nachmittags, um sich zu zerstreuen, in den Stadtpark spazieren.

Plötzlich wurde ihm schwindlig, schwarz vor den Augen, eine entsetzliche Angst überfiel ihn. Es war ihm, wie wenn die Leute auf ihn eindrängen, ihn verfolgten. Von namenloser Angst getrieben, rannte er davon, ohne zu wissen wohin. Auf dieser Flucht sah er die Umgebung nur noch in unbestimmten Umrissen.

Wie lange er umherrannte, weiss er nicht anzugeben. Endlich brach er athemlos zusammen und bat einen herzugekommenen Polizisten um Schutz. Bei der sofortigen Aufnahme im Spital erschien er ängstlich verstört; das Bewusstsein war augenscheinlich getrübt. Abends wurde er lucid und frei von Angst. Grosser

Schädel (58 Cf.). An der linken Seite der Zungenspitze eine Narbe. Eigentliche epileptische Insulte stellte Pat. in Abrede. Da die folgende Beobachtung ausser einer gewissen Gedrücktheit nichts Erhebliches ergab, wurde dem Verlangen des Pat. nach Entlassung Folge gegeben.

β) Eine Weiterentwicklung des geschilderten Zustands, bedingt durch tiefere Bewusstseinsstörung und complicirende Delirien und Hallucinationen, stellt das sogen. grand mal (Falret) dar, d. h. ein brüsk auftretendes, furibundes hallucinatorisches persecutorisches Delirium. Der schreckhafte Inhalt der Wahnideen und Sinnesdelirien, die sich vorwiegend in entsetzlichen Visionen, Gespensterspuk und Todesgefahr bewegen, die Verworrenheit und Bewusstseinsstörung geben diesem Delirium epilepticum ein ganz besonderes Gepräge, das durch nicht seltene Episoden von Stupor, zuweilen auch von religiösem Primordialdelir noch mehr hervorgehoben wird. Als Reaktion auf diesen schreckhaften ängstlichen Inhalt des tief gestörten Bewusstseins erscheinen heftige psychomotorische Entladungen in Form blinder Gegenwehr gegen die Spukgestalten und gegen die feindlich appercipirte Umgebung, wuthzornige Erregungszustände, in welchen der tobende unnahbare Kranke in seiner Todesangst und Verzweiflung um sich haut, beisst, spuckt und der Umgebung, wie die Annalen der gerichtlichen Medicin erweisen, in hohem Grad gefährlich wird.

Als eine seltene Varietät dieses schreckhaften hallucinatorischen Delirs habe ich hypochondrische Delirien beobachtet.

Die Lösung dieser Zustände von „grand mal“ ist eine plötzliche, wenigstens bezüglich des Deliriums, jedoch überdauert dasselbe gewöhnlich noch der verworrene Dämmerzustand um Stunden bis Tage, oder es geht durch einen stuporösen Zustand in den der Lucidität über.

Die Gesammtdauer der Anfälle beträgt einige Stunden bis Tage. Die Erinnerung des wie aus einem schweren Traum zu sich kommenden Kranken ist eine höchst summarische. Meist besteht geradezu für die ganze Dauer des Anfalls Erinnerungsdefekt.

Diese Delirien finden sich vorwiegend bei convulsiver Epilepsie und meist als Vorläufer oder auch im Anschluss an classische Insulte, namentlich Serien solcher.

Beob. 70. Postepileptische delirante Dämmerzustände (grand mal).

Morbitz, 25 J., Beamtensohn, wurde am 9. 7. 76 in der Klinik aufgenommen. Der Vater war ein äusserst reizbarer, jähzorniger Mann. 6 Wochen alt, bekam Pat. ein universelles Ekzem, das bis zum 14. Jahr andauerte und seitdem anfallsweise wiederkehrte. Im 14. Jahr stellten sich zeitweise Zuckungen in den oberen Extremitäten mit Schwindel und Umneblung des Bewusstseins ein. Nach einigen Monaten, im Anschluss an Cholera, 1. genuiner epileptischer Anfall. Die Insulte kehrten seitdem in Intervallen von Tagen bis zu einer Woche wieder. Pat. wurde reizbar, blieb geistig etwas zurück.

Seit Ende 1875 kam es zu postepileptischen, furibunden Delirien, etwa alle 3 Monate. Nach gehäuften Anfällen trat am 9. 7. 76 ein Dämmerzustand ein, in welchem Pat. schlaflos war, mimisch und geistig tief verworren erschien. Am 11. Nachts gesellte sich ein schreckhaftes furibundes Delir hinzu. Pat. wurde sehr ängstlich, sprang plötzlich auf, packte einen Patienten, würgte ihn, schrie, tobte, schlug wüthend um sich. Am anderen Morgen fand er sich zu seinem Erstaunen in der Isolirzelle. Er war noch in leichtem Dämmerzustand, wusste nur zu berichten, dass er sich vor Mördern gefürchtet, schreckliches Getöse und Kanonendonner vernommen und Alles in Flammen und Blut gesehen hatte. Am 15. Nachmittags setzte neuerdings Delir ein und währte bis zum 21. Pat. bot ganz dasselbe Bild wie vom 11.—12. Er tobte, schrie um Hilfe. Kopf congestionirt. Puls 120—140. Bis zum 23. bestand noch ein dämmerhafter Zustand. Pat. wird mit Bromkali behandelt (6,0—12 täglich). Die epileptischen Anfälle werden selten; noch seltener, kaum einmal jährlich, kommt es zu postepileptischen, den früheren ganz congruenten Delirien. Der epileptische Charakter (Reizbarkeit, Morosität) und Schwachsinn ändern sich nicht. Ab und zu wird Pat. plötzlich aggressiv gegen die Umgebung auf Grund von Illusionen (die Gesichter der Umgebung wandeln sich in scheussliche Fratzen um), zuweilen zeigen sich leichte Dämmerzustände (mit abrupten Hallucinationen (beschimpfende Stimmen, Mittheilung, dass die Eltern gestorben seien etc.), die vielleicht als abortive Zustände von Delirium sich deuten lassen.

Beob. 71. Postepileptische Zustände von schreckaftem Delirium mit Bruchstücken von religiös expansivem.

Hollerer, 25 J., Bauernsohn, aufgenommen 14. 2. 75, hat eine epileptische Schwester, litt während der Zahnperiode an heftigen Convulsionen, lernte erst mit 3 Jahren sprechen und war imbecill.

1868 setzt ohne weitere Ursache Epilepsie ein. Die Anfälle kommen Anfangs 2—3mal täglich, später nur alle 14 Tage, aber schwerer und längerdauernd. Grosse Gemüthsreizbarkeit, fortschreitende geistige Abnahme. Seit dem 20. Jahr ab und zu nach gehäuften Anfällen Zustände von schreckhaftem Delirium. Sie sind ganz typisch, treten einige Stunden nach den epileptischen Insulten, die tiefe geistige Verworrenheit hinterlassen, auf und dauern bis zu 8 Tagen. Schnalzen mit den Händen, Vision des Vaters, der drohend auf Pat. zukommt, feindliche Verkennung der Umgebung leiten jeweils das Delirium ein. Während dessen Dauer besteht tiefe Bewusstseinsstörung und Verworrenheit: „Es wird schon aufkommen — unser Herrgott verlässt mich nicht — Ihr bringt mich um — in der Hölle kommen wir wieder zusammen." Pat. wüthet, tobt, rauft mit den Wärtern, wehrt sich verzweifelt, duldet keine Kleider, zerreisst Alles, wühlt im Stroh. Episodisch, meist gegen Ende des Paroxysmus, singt, jubilirt Pat., macht sich aus Stroh, Kleidern etc. eine Art von Altar, tanzt um denselben herum, wähnt sich im Himmel. Der Dämmerzustand überdauert Stunden bis Tage das Delir. Absolute Amnesie für alles in dessen Zeit Fallende.

Pat. leidet an Strabismus convergens seit der Jugend, die linke Pupille ist weiter als die rechte.

Zu regelmässiger Bromkalimedication war Pat. nicht zu bringen. Nach kurzem Aufenthalt im Spital Status epilepticus und Tod.

γ) Dämmerzustände mit religiös expansivem Delir[1]). Die klinische Würdigung dieser bei Epileptikern nicht seltenen Delirien gehört der neuesten Zeit an. Sie lassen sich als Aequivalente der vorigen betrachten und treten ebenfalls paroxystisch und in geschlossenem Anfall auf. Sie drehen sich um göttliche Visionen und göttliche Dinge. („Gottnomenclatur" Samt). Die Kranken halten sich für Gott, Christus, Propheten, wähnen sich im Himmel, wozu Muskelanästhesien und darauf gegründete Delirien von Flug gen Himmel beitragen mögen. Die Kranken stehen während ihres Delirs mit Gott in hallucinatorischem Rapport, bekommen Weissagungen, Befehle u. dgl., z. B. ihre Angehörigen umzubringen, damit auch diese ins Paradies gelangen. Die Umgebung wird vielfach als Juden, Unheilige etc. verkannt und gefährlich bedroht. Mitten in diesem beglückenden Delir kann die Scene sich ändern — der Kranke sieht die Hölle, das Gottesgericht vor sich, er fühlt sich als zerknirschter Sünder und will Busse thun, immer geht aber aus solchen Episoden der Kranke als gottbegnadete Person wieder hervor. Auch diese religiösen Delirien sind durch Ungeheuerlichkeit und Märchenhaftigkeit ausgezeichnet. Die Bewusstseinsstörung ist meist keine sehr tiefe und dann werden wenigstens summarisch die Erlebnisse des Deliriums erinnert, jedoch gibt es auch Fälle mit vollständigem Erinnerungsdefekt.

Episodisch kann der Zustand sich bis zur Ekstase steigern. Auch intercurrente Stuporzustände werden beobachtet. Das Delir geht durch einen stuporösen oder Dämmerzustand in die Lucidität über.

Beob. 72. Epileptisches religiös-expansives Delirium.

Tscherny, 50 J., Taglöhner, bekam als kleines Kind Convulsionen, aus denen sich Epilepsie entwickelte. Die Anfälle traten Anfangs nur alle paar Wochen, später binnen Tagen auf, hatten das Gepräge klassisch epileptischer. In den letzten Jahren hatten sich religiöse Delirien hinzugesellt, um derenwillen Pat. in der Irrenanstalt am 4. 8. 73 Aufnahme fand. Die 6jährige Beobachtung in dieser ergab genuine epileptische Anfälle, die mit Zwischenräumen von einigen Tagen auftraten, von steigender Gemüthsreizbarkeit eingeleitet und von mehrstündiger geistiger Umdämmerung und Verworrenheit gefolgt. Bromkali hatte nur zweifelhaften Erfolg. Schädelanomalien, vegetative Störungen von Belang bestehen nicht. Ein mässiger Grad von Schwachsinn ist unverkennbar. Pat. ist das Prototyp eines epileptischen Charakters — ein moroser, höchst reizbarer, bigotter, muckerischer Mensch, der beständig Gott im

[1]) Tosseli, Ueber Religiosität der Epil., Archiv. italian. 1879, März, p. 98; Skae, Journ. of mental science 1874, der u. A. darauf aufmerksam macht, dass die epileptischen Visionen der Anna Lee die Sekte der Shakers, dass Swedenborg's Delirien Sekten in Schweden und England, Mohamed's Hallucinationen den Islam hervorgerufen haben.

Munde, das Gebetbuch in der Tasche führt, die Unheiligkeit der Welt beseufzt, gleich die Augen verdreht, wenn von etwas Göttlichem die Rede ist, die göttliche Liebe und Güte verkündet, aber wenn im Geringsten ein Mitpatient seine Beschaulichkeit und Pharisäerruhe stört, in der brutalsten Weise darauf reagirt, in einer Ruhestörung während des Tischgebets z. B. sofort Veranlassung nimmt, über Andere herzufallen, Unfrieden und Händel zu stiften, die Religion in Gefahr zu erklären.

Er sondert sich vornehm von den Anderen ab, arbeitet nicht, lebt in Gott und dem Gedanken an das Jenseits und empfindet den Aufenthalt in der Anstalt als ein Martyrium, wofür ihn Gott belohnen wird. 3—4mal jährlich, bald vor, bald nach gehäuften Anfällen, selten ohne solche und dann meist durch einen Aerger vermittelt, geräth Pat. in wechselnde Gereiztheit und Aufregung. Er schimpft masslos über die gottlose unheilige Umgebung, sein Bewusstsein trübt sich, er verkennt jene als Teufel, wähnt den Glauben gefährdet, muss für ihn eintreten, die Feinde Gottes vernichten, tobt, haut blind um sich, verlangt für den wahren Glauben gekreuzigt zu werden. Auf der Höhe des Paroxysmus geräth er in Ekstase, jauchzt, singt, sieht Gott von Angesicht, schlägt sich vor die Brust, erklärt, er sei der wahre Gottmensch, Christus, der wahre Gottesstreiter, Prophet und Märtyrer. Er habe sich kreuzigen lassen wollen für den wahren Glauben, aber als er es ausführen wollte, habe er bemerkt, dass schon ein Anderer am Kreuze hing. Episodisch tobt und wüthet Pat. wieder gegen die unheilige Umgebung, die er für Teufel, Sünder, Verworfene verkennt.

Das Bewusstsein ist während dieser deliranten Zeit erheblich getrübt, aber Eindrücken aus der Aussenwelt immerhin noch zugänglich. Demgemäss besteht hinterher auch kein Erinnerungsdefekt. Pat. erinnert sich seiner göttlichen Visionen und corrigirt sie nicht.

Die Anfälle sind typisch congruent, nur dass sie bald nur 1 Tag, bald bis zu 5 und 6 Tagen dauern. Ein Zustand von Umdämmerung und grosser Gereiztheit führt aus ihnen in den intervallären Zustand über.

δ) Eigenthümliche Dämmerzustände mit traumhaften romanhaften Ideen meist expansiven Inhalts, die bei dem wechselnden Zustand des Bewusstseins bald als blosse Zwangsvorstellungen, bald als Delirien erscheinen. Der Kranke, scheinbar bei sich und anscheinend bewusst handelnd und sprechend, befindet sich gleichwohl in einem Zustand traumartiger Umdämmerung, vergleichbar dem des Nachtwandlers. Er handelt im Sinne seiner traumhaften, romanhaften Ideen, führt eine wahnhafte Rolle oder Mission durch und geräth dadurch mit der Wirklichkeit und seinen realen Interessen in bedenklichen Conflikt. So kann es zu Sichirregehen, Vagabundage, Desertion, Schwindeleien, Diebstählen u. dgl. kommen[1]), für die der Kranke hinterher nur summarische oder auch gar keine Erinnerung besitzt.

[1]) Als ein „fait sans précédent dans la science" theilt Legrand du Saulle (Étude méd. légale p. 110) den hierher gehörigen Fall eines Geschäftsmannes mit, der schon früher durch bewusst- und zwecklose Reisen aufgefallen war und eines Tages statt in Paris zu seinem Erstaunen und Entsetzen auf einem Schiff auf der Rhede von Bombay sich wiederfand!

Die Dauer dieser Zustände beträgt Stunden bis Monate. Es scheint, dass sie nur bei Individuen vorkommen, die selten oder gar nie Anfälle von classischer Epilepsie, dafür aber Vertigo oder Angstanfälle hatten.

Beob. 73. Epileptische Traumzustände.

Holl, 22 J., Lithograph, stammt von einer mit Migräne behafteten Mutter. Eine Schwester ist epileptisch, ein Bruder durch progeneen Schädel auffällig.

Pat. war als Kind schwächlich, litt an Convulsionen, entwickelte sich langsam, lernte schwer. Mit 13 J. Trauma capitis mit Bewusstlosigkeit. Seit den Knabenjahren Hang zur Romantik und Phantasterei. Er las mit Vorliebe Romane, Rittergeschichten, konnte oft kaum mehr Lektüre und Wirklichkeit auseinanderhalten. Er erlebte oft bei der Arbeit plötzlich romantische Scenen wieder, die er gelesen oder auf dem Theater gesehen hatte, wurde dadurch ganz zerstreut, zu seinem Beruf kaum mehr brauchbar. Mit dem Eintritt in die Pubertätsjahre ergab sich Pat. der Onanie, der er bis auf die jüngste Zeit fröhnte. Von Kindheit auf nervös sehr erregbar, erschrack er 1869 heftig über einen Hund, der ihn ins Bein biss. Er fühlte sich noch längere Zeit nach diesem Vorfall nervös sehr aufgeregt. Auch den Wein ertrug er seitdem nicht mehr. Liess er sich zum Genuss von nur 2 Seidel Wein verführen, so bekam er heftige Angst, tonische Krämpfe in den Extremitäten, Brausen im Kopf und Athemnoth. Seit 3 Jahren zeigten sich in unregelmässigen Zwischenräumen von mehreren Monaten Anfälle von Umstürzen mit minutenlanger Bewusstlosigkeit, aus der er mit einem heftigen Weinkrampf dann wieder zu sich kam. Ein auraartiges Kältegefühl, das blitzschnell von den Füssen zum Kopf aufstieg, leitete sie jeweils ein. Seit 3 Jahren kamen ferner in unregelmässigen mehrmonatlichen Intervallen Zustände, die Pat. als „besinnungslose“ beschreibt. Er könne während derselben nicht denken, sei ganz confus und bewahre für das während ihrer Dauer Vorgekommene eine nur ganz summarische Erinnerung. Als Vorläufer solcher Zustände: Visionen feindlicher drohender Gestalten, übler Geruch wie nach Schwefel und dumpfes Getöse in den Ohren.

In den letzten Jahren war Pat. ausserdem zeitweise von einer eigenthümlichen Bewusstseinsstörung befallen, in welcher er theils im Sinn seiner romanhaften „hereingeschneiten“ Gedanken handelte, theils ganz impulsive, durch nichts motivirte Handlungen verrichtete, deren er erst mitten in der Ausführung zu seinem Aerger und Kummer bewusst wurde. So begegnete es ihm, dass er mitten in der Nacht vom Drang erfasst, spazieren zu gehen, planlos umherlief. Einmal kam ihm, während er eine Commission besorgte, der ganz unmotivirte Gedanke, nach Leoben zu fahren. Er führte ihn sofort aus, erwachte am folgenden Morgen zu seinem Erstaunen in L., begriff seinen dummen, ihm unerklärlichen Streich nicht und kehrte beschämt mit erborgtem Gelde heim. Aehnliche Irrfahrten machte er nach Marburg, Fürstenfeld etc.

Einen tiefen Eindruck machte auf Pat. der deutsch-französische Krieg. Er schwelgte in der Zeitungslektüre der Siegesthaten des deutschen Heeres, berauschte sich dabei oft mit der Idee selbst ein Held zu sein, Soldat und dann Kaiser zu werden. Oft trug er sich auch mit dem Gedanken, Fürst zu werden, ein Königreich zu gründen, Schlachten zu schlagen, eine schöne Braut zu erobern.

In den letzten 2 Jahren begegnete es ihm wiederholt, etwa 1—2mal jährlich und während der Dauer von 5—6 Wochen, dass er ganz in diesen phantastischen, von ihm selbst als „hereingeschneite“ bezeichneten Gedanken aufging, in einem eigenthümlichen, dämmerhaften Bewusstseinszustand all das für wahr hielt, was er bisher nur als Spiel der Phantasie betrachtet hatte. Hellte sich dann auch wohl das Bewusstsein auf Stunden auf, so genügte das einfache Nachdenken an seine romantischen Ideen, um sofort wieder die Phantasiewelt zur scheinbaren Wirklichkeit zu gestalten. Er hielt sich dann für einen König, für einen Feldherrn und leitete Schlachten. Ganz plötzlich kam ihm dann wieder die Einsicht in das Unsinnige seiner Projekte, und dass er nur geträumt habe. Nach solchen Anfällen fühlte er sich längere Zeit matt, geistig erschöpft. Die Erinnerung für diese Traumwelt war nur eine ganz summarische.

Im Laufe des Herbstes 1874 bemerkte Pat. Sehstörungen auf beiden Augen, die sich unter Stirnkopfschmerz und Brennen in den Augenhöhlen steigerten, ihn arbeitsunfähig machten und Anfang Januar 75 ins Spital führten. Der Aufenthalt dort war ihm unsympathisch, der Anblick Kranker machte ihn oft am ganzen Leib zittern, auch er sei von allerlei Schreckbildern Nachts verfolgt gewesen. Am 18. 3. 75 Abends fing der bisher psychisch ganz freie Pat. plötzlich an zu schreien: „Ich bin der König Stuart. Gebt mir ein Schwert und die Leiche meiner Mutter.“ Er delirirte, tobte, bekam eine Morphiuminjektion von 0,04, wurde ruhig und kam aus einem Dämmerzustand am 19. Morgens wieder zu sich. Er erinnert sich nur, dass er, als er am 18. Abends sich zu Bett legte, plötzlich von Gestalten umwogt war, schreckliches Getöse hörte und schwindlig wurde. In den folgenden Tagen war Pat. ganz lucid, aber leicht stuporös und klagte über Kopfweh. Am 29. März wird Pat. plötzlich ängstlich, blass, schwindlig, stürzt krampfhaft nach Luft schnappend, bewusstlos zusammen, bleibt so, ohne dass Convulsionen auftreten, 10 Minuten. Von da ab bis zum Mai treten fast täglich mehrere Anfälle von Delirium auf, das ganz stereotyp ist. Gewöhnlich beginnen diese Anfälle mit Schlachtengetümmel. Pat. ruft nach seinem Schwert, stürzt sich als Feldherr an der Spitze seiner Schaaren auf den Feind, haut und sticht wüthend um sich, feuert die Seinigen zum Kampf an. Er führt sie zum Sieg, darauf Te deum und Siegesmarsch, den Pat. theils trommelt, theils singt. Dann folgt ein Festbankett mit Toasten, Proklamirung als Herzog, Vertheilung der Kriegsdecorationen, Ansprache an das Heer, Gedenkfeier der Gefallenen, tröstender Zuspruch an die Hinterbliebenen, worauf Seine Hoheit mit der fürstlichen Braut sich ins Hochzeitsgemach zurückzieht und einschläft. Zuweilen folgt noch ein Nachspiel, indem er die Reize und Tugenden seiner Erkorenen mit dithyrambischer Begeisterung und schwülstigem Pathos preist.

Die sonst mittelweiten Pupillen sind im Anfall ad maximum erweitert, Kopf und Extremitäten kühl, Puls sonst 60, auf 100 gesteigert, sehr klein und celer. Schmerz- und Tasteindrücke werden appercipirt, krampfhafte Erscheinungen nicht beobachtet. Amylnitrit ergibt prompte Reaktion, hat aber auf den Verlauf des Anfalls keinen Einfluss. Dagegen wirken Morphiuminjektionen, wenn im Beginn gemacht, zu 0,01—0,02 coupirend. Die Anfälle, welche bis zu einigen Stunden dauern, kommen plötzlich, unregelmässig. Veranlassung sind Lärm, Schüsse u. dgl., namentlich aber Selbsthingabe des Pat. an seine romantischen Ideen, die dann sofort sich zur Intensität von Hallucinationen steigern und ihn mit einem Schlag in die Traumwelt versetzen. Pat. vermeidet es deshalb thunlichst, von seinen „Ideen“ zu sprechen, da er sonst gleich wieder in seinen Zustand hineingerathe. Für das im Anfall Delirirte und Geschehene besteht zuweilen gar keine, meist eine nur ganz summarische Erinnerung. Pat. ist nach demselben leicht stuporös, das Bewusstsein etwas getrübt, er ist sehr reizbar, klagt über Schwindel, Kopfweh, eingenommenen Kopf. Folgt der nächste Anfall schon nach Stunden, so hellt sich das Bewusstsein in der Zwischenzeit nicht völlig auf.

In der intervallären Zeit ist Pat. sonst lucid, aber träumerisch seinen romantischen Gedanken nachhängend, reizbar, von nächtlichen ängstlichen Träumen geplagt. Er klagt öfter über Kopfweh, und dass er sich von der Phantasiewelt nicht emancipiren könne.

Vom 24. März an wurden täglich 6 g Bromkali gereicht und allmählig auf 14,0 gestiegen. Ein deutlicher Erfolg war nicht zu constatiren. Ende Mai wurden die deliranten Anfälle seltener. Am 6. Juni nach einem solchen Anfall und nachdem Pat. schon ganz lucid erschien, wurde er plötzlich sehr schmerzlich verstimmt, drängte stürmisch fort, drohte Alles zusammenzuschlagen. Das Bewusstsein war tief gestört, die Miene tief entstellt. Rasch nach einander erfolgten 2 Selbstmordversuche. Am 11. Juni war dieser acute Depressionszustand ganz plötzlich vorüber. Pat. wusste von allem Vorgefallenen nicht das Mindeste. Bis zum 12. Juli blieb Pat. frei von seinen Anfällen und bis auf Kopfweh und Hingabe an seine Träumereien ziemlich wohl und lucid.

Am genannten Tage traten neuralgische Sensationen in der linken Temporalgegend, zu denen sich schreckhafte Hallucinationen (Sehen von Todten, Ueberfall durch Räuber, Zerdrücktwerden von Maschinen) gesellten, auf. Sie hatten die Bedeutung einer Aura, eines Anfalls, in welchem Pat. den Arzt für einen Erzherzog, sich selbst für einen Fürsten hielt und sein Heer wieder commandirte.

Wiederholt wurde dieses Delirium von krampfartig stossenden Bewegungen mit den Armen und seitlichen Zuckungen des Kopfes unterbrochen. Nach einer halben Stunde war dieser abortive Anfall vorüber. Pat. war sich hinterher desselben nicht bewusst.

Damit war der Anfallscyclus für diesmal abgeschlossen. Pat. war in der Folge ganz lucid, erklärte zu seiner Freude, dass er nun ganz frei von dem lästigen Kopfweh und den dummen romantischen Ideen sei. Bis Mitte November 1875 wurde nichts Auffälliges an H. mehr bemerkt. Am 15. November stellte sich Kopfweh und Störung des Schlafs ein. Am 17. Abends dachte er ans Theater. Mit einem Mal sah er die Bühne vor sich, die Scene kam auf ihn zu, er fühlte sich plötzlich als König auf einem Pferd mitten im Walde. Da feuerte man einen Schuss auf ihn ab, er stürzte getroffen vom Pferd und der Vorhang fiel. Sofort sah er sich wieder in die reale Welt zurückversetzt.

In der Nacht vom 17./18. stand er auf, kroch längs der Wand des Zimmers fort, sah dabei ganz verstört aus, stürzte plötzlich um, blieb 1/4 Stunde bewusstlos ohne krampfhafte Erscheinungen und schlief dann ein. Amnesie für das Vorgefallene.

Am 18. November Nachmittags Traumzustand von 3 Stunden mit Delir von Theater, König etc. inhaltlich ganz dem vom 17. entsprechend. Pat. hat für diesen Anfall nur summarische Erinnerung, er weiss, dass derselbe sich mit Sausen in den Ohren und Kopfweh einleitete, dass er sich dann in Spanien, Paris etc. glaubte.

Am 23. November Nachmittags blickt Pat. plötzlich starr vor sich hin. Das Gesicht hat eine maskenartige Starre, die Wangen sind rosig injicirt. Die Hyperämie verbreitet sich über Nacken und Schultern bis zur Höhe des 8. Brustwirbels. Mechanische Insulte auf der Haut im Bereich dieser Hautparthien rufen, soweit der Insult reicht, eine lebhafte Röthe hervor, die erst nach längerer Zeit wieder schwindet. An den Extremitäten lässt sich diese Hyperämie nicht hervorrufen. Puls 90, äusserst voll, weich. Pat. ist bewusstlos und fängt mit grossem Pathos an zu peroriren: „Katharina von Schottland, haben Sie Ihre Reisigen schon beisammen? Wir lassen sie ziehen. Sammeln Sie Ihre Häuflein! Katharina, meine Gemahlin! Ziehen wir vereint an unserem Vermählungstage, wenn auch wir am Tage grössten Glückes dasselbe zu geniessen verzichten müssen! Wer wagt das Königsblut zu vergiessen?

Sammelt euch! Es ist traurig, gestört zu werden am schönsten Tage. Die Klingen sollen klirren, die Kanonen donnern, die Trompeten sollen fanfaren, es sollen umfallen die Stadtmauern! Volk! weiche nicht, es ist dein König hier, Karl von Bourbon steht dir zur Seite. Lassen Sie die Eingänge besetzen, sofort! Dort auf die Hügel pflanzen Sie die Kanonen! Volk! Alles soll Te deum singen und sobald ihr des Feindes ansichtig werdet, blickt gegen Himmel! Liebes Volk! Stehe treu zu deinem König! Katharina, umgürte dein Schwert, vertheidige auch du das Recht deines Landes, Glück und Segen über unser Volk! . . . . Lassen Sie vorrücken, die Kanonen donnern . . . es steht schlimm, er hat seinen Banditenkönig von Castiglione, Don Carlos soll sich ergeben, lebend oder todt, bringt ihn um! . . . . Vorwärts, vorwärts (Pat. haut mit einem Stuhl auf die Umgebung ein), Katharina von Schottland lebt für euch . . . Habt ihr ihn noch nicht eingeholt den Meuchelmörder? Mein Volk soll dir nicht zum Opfer fallen! Wie sie kämpfen! Gottes Segen über euch! Reichlich soll euch euer Blut vergolten werden. Noch bin ich nicht verwundet. Katharina, dein Herz verdient Lorbeerkränze!" An dieses Delir reihte sich ein stuporöser Zustand. Die Nacht vom 23./24. schlief Pat. gut. Am 24. Morgens noch dämmerhafte Existenz. Amnesie für den Anfall. Puls 72. Arterie wieder contrahirt.

Bis zum 18. 1. 76 ist Pat. bis auf zeitweiliges Kopfweh und Nasenbluten wohl.

Am 18. Nachmittags starres Nachobenschauen. Zu Bett gebracht Dämmerzustand von 1—5 Uhr. Kein Delir ausser die abgerissene Aeusserung: „Meine Leiche kommt nach Mailand."

Am 19. Abends stürzt Pat. plötzlich bewusstlos um, liegt dann ¾ Stunden regungslos da mit starr nach oben gerichteten Augen und erschlafften Gliedern. Puls klein, Arterie contrahirt. Plötzlich bricht Delirium aus, das sich um Tod der Feinde, Sieg, Vermählung dreht und etwa 1 Stunde dauert. Dabei ergiesst sich wieder eine Röthe über Gesicht, Ohren, Nacken, Brust, Rücken bis zur Höhe des 8. Brustwirbels. Der Puls wird voll, 88. Die Stirn ist mit Schweiss bedeckt. An das Delirium reiht sich ein Dämmerzustand mit Angst und Visionen schrecklicher Gestalten. Darauf mehrstündiger Schlaf. Pat. erinnert sich nur, dass er bei Beginn des Anfalls drohende Gestalten sah, die seine Leiche verlangten. Er wehrte sich, sagte, er sei ja nicht todt. Darauf fingen sie an zusammenzuläuten, es schossen glühende Kugeln aus der Mauer. Nun kam man ihm zu Hilfe. Es entspann sich ein Kampf. Was weiter mit ihm vorgegangen, weiss er nicht. Vom 20. an bis zum 18. März frei von Anfällen, bis auf zeitweises Kopfweh wohl.

Pat. ist mittelgross, kräftig gebaut, ziemlich gut genährt. Der Schädel geräumig. Die Augenhöhlenbogen bilden mächtige Wülste. Nase nach rechts abweichend. Gaumenmittelnaht limbös und kielförmig vorstehend. Das linke Auge weicht nach links von der Sehlinie ab. An den unteren Lidern finden sich häufig fibrilläre Zuckungen. Kranzförmig rund um die Pupille an homologen Stellen und in gleicher Ausdehnung findet sich auf beiden Augen ein atrophirender Process in der Chorioidea. Der übrige Augenhintergrund, besonders die Macula lutea ist intact. Häufig wird Nystagmus bemerkt. Da die Anfälle nicht wiederkehrten, wurde Pat. im Juli 76 entlassen. In der Folge ist er reizbar, nervös, ab und zu dämmerhaft mit Anfällen von Temporalschmerz; gelegentlich durch 2 Tage „Zungenlähmung", d. h. Sprachlosigkeit. Anfang Sept. 76 befielen ihn wieder die romantischen expansiven Ideen. Es kam ihm vor, er müsse ein Schriftsteller oder Erfinder werden. Bald war es ihm, er sei schon ein solcher, müsse seine Arbeiten in Wien einreichen. Auf der Strasse sah er die Leute in Festkleidern. Vorkommende Festlichkeiten glaubte er auf sich beziehen zu müssen. Er dämmerte wieder herum, hörte oft

„Evviva" hinter sich rufen, gelegentlich auch „weg mit ihm". Oefters kamen Angstgefühle mit der quälenden Idee, umgebracht zu werden. Anfang October schickte ihn der Vater in Geschäftsangelegenheiten mit 40 fl. Reisegeld nach Untersteier. Unterwegs gerieth er in überschwängliche Politikideen. Es kam ihm vor, er sei berufen, am serbisch-türkischen Krieg theilzunehmen, die Conferenz in Berlin zu besuchen. Er fühlte sich nun in der Stelle eines Gesandten, der die Länder inspicire, dämmerte planlos herum, verirrte sich in Wäldern, gerieth nach Ungarn. Dort (Ende November) kam ein episodisches, schreckhaftes Delir, das er in einem Gasthaus durchmachte. Unter heftigem Kopfschmerz wurde er sehr ängstlich, sah sich von Leichen umgeben, hörte Rufe und Sturmläuten. Nach 3 Tagen dämmerte er weiter, wurde in einem „Ohnmachtsanfall" an der Bahn betroffen, bekam von mitleidigen Fremden eine Karte nach Graz gelöst, fuhr dorthin, erkannte aber bei der Ankunft die Heimath nicht, fuhr planlos fort nach Obersteier. Dort recrudescirte das schreckhafte Delir. Es war ihm 2 Tage ganz finster vor den Augen, er hörte schrecklichen Kanonendonner, sah wilde Thiere, verstand die Sprache der Leute nicht, glaubte sich in Australien oder sonstwo. Dann kamen Ideen, der Kanonendonner sei ihm zu Ehren, er sei eine hochgestellte Persönlichkeit und bereise das Land. Er fuhr wieder mit der Bahn gegen Graz. Als er dort ankam, donnerten die Kanonen, alle Glocken läuteten. Er hörte Stimmen, er solle nur aushalten, es werde zum Guten führen. Einige Stunden später, in Marburg, am 28. 12. kam er aus dem seit Anfang October bestandenen Anfall zu sich, mit summarischer Erinnerung an seinen Dämmerzustand, mit wirrem Kopf, leerer Börse und tiefem Schmerz über das ihm Begegnete.

Am 30. 12. 76 wieder in der Klinik aufgenommen, bot er, ausser schlechtem Schlaf, moroser, reizbarer Stimmung, zeitweisen Geruchsempfindungen nach gebrannten Kräutern, nichts Besonderes, so dass seinem Verlangen nach Entlassung bald wieder Folge gegeben wurde.

Am 6. 6. 79 neue Aufnahme. Bis Dec. 78 war nichts Besonderes ihm passirt. Im Januar 79 war er in einem Dämmerzustand nach Ungarn gerathen, hatte dort episodisch ein schreckhaftes halluc. Delir durchgemacht, war aber schon nach einigen Tagen wieder heimgekehrt. Einige Wochen später, auf einer intendirten Geschäftsreise, neue Irrfahrt, wobei Pat. fast im Schnee stecken geblieben und erfroren wäre, jedoch mit Verlust seines Gepäcks glücklich wieder heimkam.

Am 2. 3. 79 verschwand Pat. von Hause und kehrte erst am 3. 6. aus Wien zurück. Pat. weiss kein Motiv für seine Reise nach Wien und hat nur summarische Erinnerung für seinen Aufenthalt dort. Er hat dort herumgedämmert und geschwindelt, bald nach der Ankunft und einmal Ende April ein mehrtägiges, schreckhaftes, hallucinatorisches, episodisches Delir durchgemacht. Ausserdem weiss er, dass er sich für einen grossen Herrn hielt, gelegentlich mit dem Gedanken trug, nach Petersburg zu gehen, um dort Ordnung zu machen, sich für einen bedeutenden Schriftsteller hielt und Romane schrieb. In seinem schreckhaften Delir sah er blutende Leichen, den Plafond zusammenstürzen. Er hörte furchtbares Getöse, Geprassel von Flintenschüssen; Kanonenkugeln prallten an den Mauern auf. Dann hörte er das Anschlagen der Wogen, glaubte sich auf einem Schiff, man schoss auf ihn, Flammen leckten um ihn u. s. w.

Am 6. 6. 79 sollte Pat. wegen einer Betrugsaffaire verhaftet werden. Er gerieth in heftigen Affekt, ergriff ein Messer, das auf dem Tisch lag, wollte sich den Hals abschneiden, den Sicherheitsbeamten erstechen. Man entrang ihm das Messer, er gerieth in Wuth, dann in Delir, rief seine Husaren herbei, lieferte eine Schlacht gegen seine Feinde und wurde noch in vollem Schlachtendelir im Spital aufgenommen. Am 7. 6. war er ausser Delir, aber noch dämmerhaft, klagte heftigen Kopfschmerz, hatte summarische Erinnerung, behauptete, es sei eine ganze Schwadron auf ihn eingestürmt. Wie er hierher gekommen, wisse er nicht. Er steht noch unter dem Eindruck, eine bedeutende Persönlichkeit, eine Art Feldherr zu sein, vergleicht sich mit dem König Philipp von Macedonien, der auch klein angefangen habe.

Am 11. 6. löst sich der Dämmerzustand. Pat. hat in der Folge schwere Träume von Feuer, Zerdrücktwerden zwischen Maschinen u. s. w., ist nach wie vor nervös, reizbar, aber andauernd lucid, und wird nach mehrmonatlicher Beobachtung wieder einmal entlassen.

ε) Dämmerzustände mit moriaartiger Erregung[1]) von stunden- bis tagelanger Dauer. Diese wohl seltenste Form epileptisch-transitorischer Störung, in welcher die Kranken das Bild anscheinender Moria (läppisches Herumtreiben, Lachen, alberne Spässe, Gesichterschneiden, muthwillige Streiche etc.) bieten, aber durch tiefe Bewusstseinsstörung und Erinnerungsdefekte deutlich von einer solchen Durchgangsform einfachen maniakalischen Irreseins sich unterscheiden, hat Samt wiederholt mit consecutivem oder auch episodischem Stupor beobachtet.

Beob. 74. Epileptische Dämmerzustände mit moriaartiger Erregung.

Bleimuth, 25 J., Taglöhnerstochter, von Kindheit auf epileptisch und imbecill, wurde in einem Acker, einige Stunden von ihrem Heimathdorfe entfernt, in tiefem Dämmerzustand, singend und tanzend aufgegriffen und nach der Irrenanstalt gebracht. Die Beobachtung dort ergibt häufige und meist gehäuft auftretende klassische epileptische Anfälle, die in Intervallen von einigen Tagen wiederkehren. Im Anschluss daran, aber auch zuweilen als freistehende Erscheinung, zeigen sich bis zu 3 Tagen andauernde typisch congruente Paroxysmen moriaartiger Erregung, die nur die tiefe geistige Verworrenheit und Bewusstseinsstörung von analogen Zustandsbildern, wie sie bei Manie vorkommen, unterscheidet.

Pat. fängt plötzlich an zu singen, vergnügte Gesichter zu schneiden, endlos und ganz zusammenhangslos zu schwatzen. Sie schüttelt sich vor Lachen, tänzelt herum, nimmt groteske Stellungen ein, wälzt sich auf dem Boden, thut zärtlich mit den Kranken und den Aerzten, die sie total verkennt, entledigt sich ihrer Kleider, nestelt in den Haaren, schiesst im Saal herum. Puls klein, Arterie contrahirt, Extremitäten kühl, Schlaflosigkeit, so lange der Erregungszustand dauert. Der tiefe Dämmerzustand überdauert diesen um Stunden bis einen Tag. Absolute Amnesie für diese Paroxysmen, die 2—3mal monatlich auftreten. Bromkali erwies sich erfolglos.

Von der grössten Bedeutung ist diesen proteusartigen Bildern gegenüber die Erkennung der ihnen zu Grunde liegenden Neurose.

Für diesen Zweck sind wichtig:

Die Aetiologie des Falls, die Anamnese, die Beachtung der inter-

---

[1]) Falret op. cit. p. 10; Samt op. cit.

vallären Symptome, der Symptome des Anfalls und die Vergleichung der Anfälle miteinander.

1. Aetiologisch sind belangreich hereditäre Belastung, Trauma capitis.

2. Die Anamnese hat das Dagewesensein irgend wie gearteter der Epilepsie verdächtiger Insulte zu erforschen.

Als solche sind wichtig Convulsionen in der Kindheit, Anfälle von nächtlichem Aufschrecken, Schlafwandeln neben den als epileptische oder epileptoide Insulte von der Wissenschaft anerkannten. Ganz besonders muss auf die Indicien nächtlicher, im Schlaf aufgetretener Anfälle (p. 546) geachtet werden.

3. Von grösster Bedeutung sind die intervallären Symptome (epileptischer Charakter), elementare psycho-cerebrale Störungen, Erscheinungen der epileptischen Degeneration.

4. Für die epileptische Natur eines psychischen Anfalls spricht:

a) Sein Auftreten unter auraartigen Symptomen, wie sie den gewöhnlichen epileptischen Insulten zukommen.

b) Sein brüsker Eintritt, seine kurze Dauer und plötzliche Lösung unter Erscheinungen, wie sie im Anschluss an vertiginöse und klassische Insulte vorzukommen pflegen, namentlich Stupor.

c) Im Anfall selbst der exquisit schreckhafte Charakter der Delirien und Hallucinationen oder auch die „Gottnomenclatur", namentlich wenn sie mit ersteren sich findet, die schwere Bewusstseinsstörung, die traumartige Verworrenheit, episodische Erscheinungen von Stupor.

d) Die getrübte oder ganz fehlende Erinnerung für die Vorgänge des Anfalls. Wie Samt nachwies, kann diese unmittelbar nach Schluss des Anfalls vorhanden sein, geht aber dann verloren.

e) Die Vergleichung der Anfälle, insofern sie typisch congruente sind oder wenigstens (es kommen hier mehrfache Aequivalente vor) die Wiederkehr von einzelnen unter sich gleichen Anfällen nachweisbar ist.

f) Die Handlungen des Kranken in solchen Anfällen, insofern jene bei tieferer Traum- oder Dämmerstufe des Bewusstseins, bei dem wirren Durcheinander der Vorstellungen, dem schreckhaften Charakter der das Traumbewusstsein erfüllenden Delirien und Sinnestäuschungen, — wenigstens in den Formen des petit und grand mal — unmotivirt, planlos, rücksichtslos, plötzlich, geräuschvoll, ohne Ueberlegung der Mittel, vielfach ganz impulsiv auftreten und Ausbrüche blinder Wuth und Vernichtung darstellen.

3. Die protrahirten Aequivalente[1]).

Bei Epileptikern kommen Anfälle von mehrere Wochen bis Monate dauerndem delirantem Irresein vor, die durch besondere, auf die epileptische Basis deutlich hinweisende Züge sich als specifische verrathen.

Wir verdanken diese Thatsache Samt, der sogar bestimmt aus den specifischen Charakteren des epileptischen Irreseins auch da ein solches für erwiesen hält, wo gar keine epileptischen Antecedentien vorliegen.

Als solche specifische Zeichen des epileptischen Irreseins erkennt Samt acuten Ausbruch, vorherrschende Angstzustände mit Gemisch schreckhafter, um Todesgefahr vorwiegend sich drehender Delirien und entsprechenden Hallucinationen, hier namentlich das bei Epileptischen so häufige concentrische Anrücken umringender Volkshaufen, dabei aber zwischendurch Grössendelir, namentlich religiöses — „Gottnomenclatur", starke Gereiztheit, relativ erhaltene Lucidität bei thatsächlich vorhandenem Dämmerzustand, allmähliges Ausklingen des Anfalls und verschiedenartiger Erinnerungsdefekt für die Vorgänge in demselben, ferner rücksichtslose extremste Gewaltthätigkeit, Stupor mit charakteristischer sprachlicher Reaktion in verschiedenen Intensitätsgraden, endlich verschiedene Grade der Verworrenheit, von theilweiser Lucidität einerseits bis zu traumähnlicher Absurdität und Incohärenz und bis zu Delirium-tremensartiger illusorisch-hallucinatorischer Verworrenheit auf der anderen Seite.

Die sich hier findenden Formen stellen grossentheils protrahirte oder vielleicht richtiger wiederholt recidivirende und zugleich protrahirte psychische Aequivalente dar. Man könnte sie ebenso gut als Zustände von epileptischem Wahnsinn bezeichnen. Nach Ausscheidung der bezüglichen Fälle mit nicht sicher gestellten epileptischen Antecedentien, wie sie durch die einem Lehrbuch auferlegte Reserve geboten ist, finden sich in meinem Beobachtungskreis und nach obiger Auffassung Fälle von petit und grand mal, von religiösem Delirium, Stupor.

Als gemeinsam für diese Zustände lässt sich anführen: Die andauernde tiefere Störung des Bewusstseins (besonders der Apperception), als sie in gewöhnlichen Psychosen beobachtet wird, ferner die grosse Verworrenheit des Vorstellens, die tiefen Remissionen bis zu Intermissionen des Delirs, wobei sich aber dann gewöhnlich Dämmer- und Stuporzustände dazwischen schieben, dazu die höchst summarische bis aufgehobene Erinnerung für die Vorgänge des Anfalls, endlich der plötzliche

[1]) Vgl. Samt (op. cit.), Gruppe II und IV (chronisch protrahirtes epileptisches Irresein).

Ausbruch desselben und die Lösung durch ein Dämmer- oder Stuporstadium.

Beob. 75. Protrahirtes, resp. recidivirendes postepileptisches Delirium mit intercurrentem Stupor.

Reisiger, 34 J., Beamtenfrau, wurde am 17. 4. 75 in der Irrenanstalt aufgenommen. Grossvater und Vater sind apoplektisch gestorben. Pat. wurde im 16. Jahr nach heftigem Schrecken epileptisch. Die Anfälle traten etwa alle 14 Tage und nachdem die Menses im 15. Jahr sich eingestellt hatten, besonders stark und gehäuft zur Zeit dieser auf. Man verheirathete sie im 30. Jahr in der Hoffnung, dass die Krankheit dadurch sich verliere, aber die Anfälle wurden eher häufiger. Sie kamen ohne Aura und hinterliessen jeweils einen mehrstündigen Dämmerzustand.

3 Wochen nach der 1. Entbindung kam es zu einem Anfall von Irresein von 12tägiger Dauer. Pat. sah den Mann erschossen, die Eltern todt, meinte, ihr Kind sei todt, habe keine Augen. Sie schlief nicht, ass nicht, war tief verworren und ängstlich aufgeregt. Sie hatte völlige Amnesie für diesen Anfall.

3 Wochen nach der 2. Entbindung (1873) erfolgte ein 2., dem 1. wesentlich gleicher Anfall, der 4 Wochen dauerte.

Seitdem stellten sich die epileptischen Anfälle viel häufiger, etwa alle 2 Tage ein. Pat. wurde geistig verändert, moros, zornmüthig, gedächtniss- und geistesschwach.

5 Wochen nach der 3. Entbindung (Februar 1875) erkrankte Pat. zum 3. Mal psychisch nach gehäuften epileptischen Anfällen. Sie schien ängstlich, deprimirt, im Bewusstsein erheblich gestört, klagte selbst über tiefe geistige Verwirrung, wähnte sich verachtet und verfolgt von Jedermann, hörte sich von den Dienstboten verspotten, Hure schelten, litt an Schwindel, Funkenblitzen vor den Augen, Kältegefühl, Schlaflosigkeit, trieb sich verworren, dämmerhaft und von Angst getrieben planlos im Hause herum, versuchte wiederholt, sich das Leben zu nehmen. Der Zustand bewegte sich in Remissionen und Exacerbationen, welche letztere jedesmal an neue epileptische Anfälle sich anschlossen. Das ganze Krankheitsbild machte der Beschreibung nach den Eindruck eines protrahirten und wiederholt recidivirenden Dämmerzustandes mit Angst (petit mal). Ende März schossen im Gebiet des 2. und 3. Asts des Trigeminus Blasen auf, die rasch platzten und eine excoriirte nässende Fläche hinterliessen. Diese wohl als neurotrophische Erscheinung aufzufassende Hautaffektion heilte unter dem Gebrauch von Tr. Fowleri binnen 10 Tagen.

Bei der Aufnahme (Mitte April) erschien Pat. mimisch tief entstellt, schmerzlich verstört. Sie hörte beschimpfende Stimmen, ferner, dass sie nicht mehr gesund werde, war sehr ängstlich, schlaflos, dämmerhaft im Bewusstsein. Lebhaftes Zucken und Beben der Gesichtsmuskeln bei mimischen und artikulatorischen Impulsen, Pupillen weit, träge reagirend, Zunge zitternd, mit zahlreichen alten Bissnarben. Keine Erkrankung der vegetativen Organe.

Am 25. 4. schwand plötzlich dieser psychopathische Zustand, für den Pat. nur eine summarische Erinnerung bewahrte. Unter Bromkalibehandlung (6,0) wurden die Anfälle selten, besserten sich Stimmung und Gesammtbefinden.

Am 12. 5. Abends, nach vorausgehender Gereiztheit, trat ein epileptiformer Anfall ein, bestehend in einer kurzen Streckung des Körpers bei momentan erloschenem Bewusstsein. Im unmittelbaren Anschluss an diesen Anfall brach Irresein aus. Pat. wurde hochgradig ängstlich, verworren, im Bewusstsein tief gestört. Sie appercipirte feindlich, schrie nach einem Messer, um sich umzubringen, behauptete, sie habe einen Pferdefuss, einen Ochsenkopf. Sie schreckte oft auf, rief: „Mutter, Mutter, jetzt wollen sie mich erschiessen," weigerte die Nahrung, schlief nicht. Das Delirium war ein vorwiegend schreckhaftes. Stundenweise bewegte es sich wohl auch in einfachen Reproduktionen von Erlebtem, episodisch stellten sich Verbigeriren, Reimerei und Silbenstecherei ein. Pat. war andauernd schlaflos, ohne Fieber, die Pupillen weit, träge reagirend.

Am 17. 5. nach einem leichten epileptischen Anfall trat Stupor ein, der bis zum 19. andauerte. Dann setzte wieder ein höchst verworrenes ängstliches Delir ein, mit ganz abgerissenen Worten und selbst ganz unartikulirten Lauten.

Am 29. 5. fing Pat. an stundenlang zu schlafen. Sie war beim Erwachen dann jeweils einige Zeit ohne Delir, leidlich lucid, bejammerte ihre Lage, ihre schreckliche Krankheit und äusserte den Wunsch, sterben zu können. Das Delir verlor am 29. und 30. seinen schreckhaften Charakter. Es bekam ein pathetisch deklamatorisches Gepräge, oft noch mit ganz unverständlichen Worten und stellenweise verbigerirendem Charakter. Daran schloss sich vom 31. 5. bis 3. 6. ein verworrener geistiger Dämmerzustand ohne Delirium, aus welchem Pat. am 4. 6. plötzlich mimisch und psychisch frei zu sich kam. Sie hatte nur höchst vage Erinnerungen aus der Zeit der Krankheit, die sich um Angst und schreckhafte Hallucinationen drehten. Unter Bromkali (8,0) verloren sich die epileptischen Anfälle, besserten sich Morosität, Reizbarkeit und geistige Insufficienz, so dass Pat. am 12. 9. 75, bis auf einen leichten Grad geistiger Schwäche psychisch ganz befriedigend, nach Hause entlassen werden konnte.

Beob. 76. Protrahirtes postepil. Delirium.

Coriary, 25 J., Studirender, wurde am 7. 12. 81 in der psychiatrischen Klinik aufgenommen. Er stammt von einer geisteskranken Mutter, entwickelte sich langsam, war geistig wenig begabt. Im 15. Jahr wurde er irrsinnig und brachte gegen 2 Jahre in der Irrenanstalt zu. Der Beschreibung nach handelte es sich um allmonatlich wiederkehrende, etwa 14 Tage dauernde Anfälle, ganz ähnlich, wie die zu schildernden. In der Folge war er gesund, solid, fleissig. In der 2. Hälfte November 81 machte er Kopferysipel mit mässigem Fieber durch. Am 4. 12. 81 wurde ihm eigenthümlich beklommen. Er ging zur Kirche, bezog aus der Predigt einige von Sünde und Tod handelnde Stellen auf sich, ging heim, weinte, war gedrückt, verstört, bleich, sah verfallen aus, klagte heftiges Kopfweh. Zu Bett gegangen, merkte er, dass das ganze Zimmer mit ihm in die Höhe gehoben wurde. Es war ihm, wie wenn Gott ihn an den Haaren emporziehe. Er fühlte die untere Körperhälfte eiskalt, unter sich sah er einen schwarzen Abgrund. Er betete vor Angst, fühlte Thiere an seinem Leib allenthalben nagen, bat Gott, er möge ihn nicht so viel leiden lassen. Da fühlte er, dass er wieder zum Boden hinabgesenkt wurde und dass die Thiere in einen Abgrund versanken.

Am 5. Morgens ging er in den Unterricht. Da hörte er eine Stimme: „Was wirst du machen, der du für so viel Seelen (der Verdammten) gelitten!" Man schickte ihn, da er weinte und ganz verstört aussah, heim. Dort wurde ihm so ängstlich zu Muthe. Er griff zum Gebetbuch, las etwas von einem Grab, wobei es ihm eiskalt überlief.

Am 6. u. 7. lag er verstört und mit heftigem Kopfweh schlaflos im Bett. Bei der Aufnahme war er mimisch tief verstört, ängstlich, verworren, wälzte sich am Boden vor Kopfweh. Keine Schmerzpunkte. Regelmässiger Schädel. Kein Fieber. Vegetativ kein Befund. Bis zum 18. 12. ist Pat. schlaflos bis auf gelegentliche

Chloralnächte, tief verworren, verstört, mit Ausnahme kurzer Episoden relativer Klärung des Bewusstseins. Er singt häufig geistliche Lieder, betet viel mit der Motivirung, das bringe Erleichterung, der jüngste Tag sei da. Er berichtet von Stimmen, dass er ein grosser Sünder sei, von Musik, die er höre. Er sieht Teufel, Geister, nackte Weiber, Christus Messe lesend, den Tod. Dieser hat ihn todt geschlagen. Oefters Gerüche nach Blut, auch nach Rosen und Veilchen.

Am 18. 12. wird Pat. mimisch frei, hallucinirt nicht mehr, bleibt aber noch leicht dämmerhaft. Er hat summarische Erinnerung für die deliranten Erlebnisse erzählt, dass er die Hölle, einen Geist ohne Kopf, den Himmel offen, in 3 Abtheilungen getheilt sah, Engelsgesang hörte, bald angenehme, bald hässliche Gerüche empfand, sich beim jüngsten Gericht glaubte und ein beseligendes Gefühl hatte, zu den Gerechten gezählt zu werden. Epileptische Antecedentien stellt er in Abrede. Von anderer Seite ist leider über Pat. nichts zu erfahren.

Vom 4. 1. 82 an ist er weniger lucid, gedrückt, wortkarg, meint, wenn er nicht so viel gebetet hätte, wäre er verloren gewesen.

Am 8. 1. früh wird ein genuiner epileptischer Anfall beobachtet. Im Anschluss an diesen ist Pat. erheblich im Bewusstsein gestört, ganz dämmerhaft. Er klagt selbst, er sei krank und wirr im Kopf, habe Nachts nicht geschlafen, sei, wenn er aufstand, um zu uriniren, ganz schwindlig gewesen und einmal hingefallen. Er habe beständig Zähneknirschen gehört, ein beklommenes Gefühl gehabt, als ob der jüngste Tag da sei. In der Frühe habe er am Fenster einen dunkelgelben Vorhang gesehen, in der Mitte zerrissen, gleich wie der zerrissene Vorhang beim Tode Christi.

Im Lauf des Tages wird Pat. immer verworrener und verstörter (6,0 Bromkali täglich). Abends ist er in vollem Delir, sieht Himmel, Hölle, Fegfeuer, den gelben Vorhang mit Thränen (der Verstorbenen) bedeckt. Er ist schlaflos, ängstlich beklommen, singt religiöse Lieder, berichtet am 9. früh von seinen Visionen, von Trompeten und anderem Getöse, Veilchengeruch, Vorgefühlen von Erlösung und himmlischer Seligkeit. In der Nacht auf den 10. sieht er Abraham, Isaak, Moses, Christus, Gott Vater. Es war eine schreckliche Nacht — über ihn wurde Gericht gehalten, es war der jüngste Tag, aber er wurde zu den Gerechten gezählt. Er ist trotzdem bang, beklommen, verstört, erklärt sich mit weinerlichem Ton für Christus, behauptet gereizt, die verfluchten H . . . . und Pfaffen hätten ihn schon in L. gemartert, fängt plötzlich mit dem Tod, den er in einer Ecke sieht, zu reden an. Gereizt, delirant, verworren, glaubt sich Nachmittags im hl. Grab, er wird gen Himmel auffahren, wenn das Gericht vorbei ist.

In der Nacht auf den 11. ist er schlaflos, predigt, singt Allelujah, proklamirt sich als Christus, liest Messe, liegt vorübergehend in der Position des Gekreuzigten da, verkehrt mit Engeln, küsst sie, rauft mit den Teufeln.

Im Lauf des Tages erklärt er sich pathetisch für Christus, den Herrn aller Kaiser und Päpste, den Weltkaiser, fällt Urtheile, predigt, verkündet die 10 Gebote, singt Psalmen, behauptet das rothe und das blaue Meer zu sehen.

Am 12. ist er einen Moment etwas bei sich, erkennt die Umgebung, dann beugt er krampfartig den Kopf zurück, reisst den Mund auf und sagt: „jetzt bin ich gestorben.“ Den Rest des Tages ist er traumhaft delirant, ganz von inneren Vorgängen absorbirt, gleitet öfters zu Boden, liegt dann in der Situation des gekreuzigten Christus da. Er predigt dazwischen, gerirt sich als Christus, faselt von Heiden, Christen, Türken, von Blutgeld, das für ihn gezahlt wurde. Sein Grossvater ist das alte, er das neue Testament. Das Christenthum geht an die Heiden über, es gibt nur einen Gott und Mohamed ist sein Prophet. Pat. bietet schwere Bewusstseinsstörung, enorme Gereiztheit, schlägt zeitweise mit den Fäusten auf den Boden, verkennt die Umgebung feindlich als Teufel. Die Nacht auf den 13. ist er schlaflos, singt, predigt, schreit öfters zornig auf.

Am 13. glaubt er sich momentan im Irrenhause, dann im hl. Grabe. Er ist Kronprinz Rudolf, die Umgebung wird für Kaiser und Apostel verkannt. Nachmittags erscheint er in der Position eines Schwörenden, dann tief zerknirscht, sieht vor sich das jüngste Gericht, wirft sich zerknirscht zu Boden, rutscht auf dem Bauch herum, zerbläut sich Gesicht und Brust mit den Fäusten, schreit: „ich habe Niemand gemordet, ich habe genarrt — Narrenhaus — ich war nie ein Gott, nie Kaiser, nie Satan, ich habe mich für Christus ausgegeben, ich bin auch der Christus mit der Dornenkrone, weil ich kein Banknotenfälscher war und nie 30 Kreuzer gestohlen habe." Pat. ist andauernd schlaflos, zerknirscht, tief verworren, macht wiederholt alle Qualen des jüngsten Gerichts durch, verkriecht sich in seinen Strohsack, den er zeitweise für das hl. Grab hält, stöhnt verzweiflungsvoll, bietet gelegentlich einen Anfall von clonischen Krämpfen.

Nach einer guten Nacht am 20. ist Pat. vorübergehend in Remission, aber sehr erschöpft.

Am 22. setzt wieder ein angstvolles Delir ein — es wird wieder Gericht über ihn gehalten, Soldaten schiessen auf ihn, er sieht Schaaren von Teufeln, von Verstorbenen mit rothen Fahnen, Gott Vater, Engel bringen Wein zur Labung, er darf aber nichts nehmen.

Am 26. lässt das Delir nach. Das Bewusstsein klärt sich etwas, aber Pat. bleibt auf dämmerhafter Stufe, zerknirscht, beklommen, sieht ab und zu noch Gericht, Geister.

Schon am 28. ist Pat. wieder in Exacerbation. Das Delir bietet einen bunten Wechsel schreckhafter und beglückender Situationen; die ersteren wiegen vor. Sie drehen sich um Gericht, Martern, Kreuzigung, Blut und Krieg, den Pat. an der Seite Radetzky's gegen die Italiener kämpft; dann ist er vorübergehend der Satan, faselt von den Schrecken der Hölle, wie er dort geblutet und gebrannt habe. Episodisch ist er wieder Kaiser, Christus, im hl. Grab (Strohsack), verkennt den Arzt als Kronprinz, fragt, ob dieser ihm den Kopf abschlagen wolle; 7mal sei es schon geschehen. Nachts sieht er Krieg und Blut, faselt von Todtensärgen. Als Reaktion auf die mannigfach wechselnden Delirien bald zerknirscht, ängstlich, verzweifelt stöhnend vor Todesbangigkeit, bald zornig bis zum Aggressivwerden, bald beglückt, Messe lesend und hl. Lieder singend. Andauernd ist er jedoch gereizt, mimisch verstört, unheimlich, verworren.

Am 18. 2. erkrankt Pat. fieberhaft (40,2) unter heftigem Kopfweh. Sofort cessirt das Delir, erscheint Pat. ziemlich lucid, aber eigenthümlich benommen im Sensorium. Am 19. epileptischer Anfall. Die Temperatur bewegt sich in den folgenden Tagen zwischen 38,4—39,8. Heftiger Kopfschmerz, Erbrechen, Nackenstarre, Lichtscheu machen die Diagnose einer Convexitätsmeningitis immer klarer.

Am 22., früh 4 Uhr, Serie von epileptischen Anfällen, in deren einem Pat. um 5 Uhr unter den Erscheinungen eines Lungenödem stirbt. Autopsieergebniss: Leptomeningitis purulenta diffusa, Hyperaemia cerebri, Pneumonia hypostatic. sinistr. cum Pleuritide incip.

4. Chronische epileptische Psychosen [1]).

Bei Epileptischen werden, jedoch verhältnissmässig selten, chronische Psychosen (Esquirol, Morel, Griesinger, Westphal, Gnauck u. A.) beobachtet, die sich übrigens in Nichts von den auf nicht epileptischer Grundlage entstandenen unterscheiden und demgemäss nicht als epileptische angesprochen werden können. Gleichwohl liegen Erfahrungen dafür vor, dass auf dem Boden der Epilepsie Krankheitsbilder der gewöhnlichen Psychosen in durch die besondere neurotische Grundlage modificirter Verlaufsweise und Symptomatik zu Stande kommen.

Abgesehen von der im Gefolge der Epilepsie häufig auftretenden Dementia, der Sommer, Bourneville und d'Olier eigenthümliche Züge zuerkennen, ist dies wahrscheinlich für gewisse Fälle des periodischen Irreseins in Form von Delirium (s. o.), wenigstens habe ich in den letzten Jahren den s. o. beschriebenen Fällen ganz gleichartige beobachtet, in welchen epileptische Antecedentien sich sicher stellen liessen, auch hat Pick (Archiv f. Psych. XI, H. 1) einen solchen Fall veröffentlicht.

Sichergestellt wird ferner die Existenz epileptischer Psychosen aus folgender Beobachtung von circulärem Irresein. Die bisher beobachteten Fälle von epileptischen Psychosen scheinen ausschliesslich den psychischen Entartungsformen anzugehören.

Beob. 77. Epileptisches circuläres Irresein.

Spess, 30 J., verheirathet, Grundbesitzer, aufgenommen 29. 12. 73, stammt von einem trunksüchtigen Vater. Seine Schwester ist epileptisch. Als Kind litt Pat. an Convulsionen. Mit 8 Jahren nach einem Schrecken zeigten sich epileptische Anfälle, die in der Folge in Zwischenräumen von Monaten bis Wochen wiederkehrten. In den letzten Jahren hatte sich Pat. dem Trunke ergeben, die Anfälle hatten sich gehäuft. Es stellten sich delirante Zustände ein, die die Aufnahme in der Irrenanstalt nöthig machten.

Pat. ist geistig defekt, geschwächt. Er findet selbst, dass er kopfkrank sei, er fühle sich immer wie betrunken im Kopf. Erkrankungen vegetativer Organe sind nicht nachzuweisen, Herztöne rein, Puls 72, tard. Gesicht und Extremitäten leicht cyanotisch. Der Schädel von normalen Dimensionen, jedoch am Hinterhaupt stark abgeflacht. Die Oberlippenmuskeln und die Zunge zitternd.

Die Beobachtung ergibt, dass Pat. neben seinen epileptischen Anfällen, die in Pausen von einigen Wochen und häufig gehäuft wiederkehren, einen cyklischen Wechsel von Exaltations- und Depressionszuständen darbietet, die durch traumartige Störung des Bewusstseins, zeitweisen Stupor, delirantes Gepräge mit zudem typisch congruenten Delirien religiösen Inhalts (Gottnomenclatur) nebst entsprechenden massenhaften Hallucinationen sich deutlich als epileptisches Irresein erweisen. Die

[1]) Gnauck, Entwicklung der Geisteskrankheiten aus Epilepsie. Archiv f. Psych. XII. H. 2; Magnan. Arch. de Neurologie 1881, Nr. 1.

Depressionsphasen haben durchschnittlich längere Dauer (1—23 Tage) als die Zeiten der Exaltation (½—10 Tage). Zuweilen kommt es auch eine Zeit lang zu einem täglichen Wechsel dieser Zustände, ja hie und da wechseln die Zustandsbilder sogar 1—2mal binnen 24 Stunden, wobei aber immer die depressive Phase überwiegt. Zu eigentlich luciden Intervallen kommt es nie, da Pat. in den alle paar Monate sich findenden Zeiträumen, in welchen er frei von Delirium und weder exaltirt noch deprimirt ist, durch sein dämmerhaftes Bewusstsein, seine grosse Gemüthsreizbarkeit und Bigotterie pathologisch erscheint. Zuweilen finden sich nach länger dauernden, mit Schlaflosigkeit einhergehenden Exaltationszuständen auch 1—2 Tage lang solche eines stuporösen Erschöpfungszustandes. Die depressive Phase des circulären epileptischen Irreseins beginnt regelmässig mit Kopfschmerz. Schwere im Kopf, grösserer Reizbarkeit und Morosität, Zunahme der habituellen Cyanose. Pat. wird mimisch tief verstört, gedrückt, sieht starr vor sich hin, spricht leise mit bebenden Lippen, erklärt sich für einen grossen Sünder, nimmt nur Minima von Nahrung zu sich.

Das Bewusstsein ist traumhaft gestört. Pat. kniet herum, betet seinen Rosenkranz, verlangt regelmässig ein Stemmeisen, um den Fuss abzustemmen, eine Hacke, um sich die Finger wegzuhacken und dadurch Gott zu versöhnen. Einige Narben an der linken Hand rühren von einem derartigen Verstümmlungsversuch her. Oft will er auch gern ein Auge hergeben, wenn es Gott wohlgefällig ist. Stört man Pat. in seiner Zerknirschung, so reagirt er feindlich, schlägt und beisst nach der Umgebung. Constant ist er in dieser depressiven Phase viel cyanotischer als sonst.

Die Arterie ist drahtartig zusammengezogen und bleibt so auch beim Amylnitritversuch, der Puls ist tard, die Extremitäten und das Gesicht sind kalt, cyanotisch, die Pupillen erweitert, träge reagirend. In diesem Stadium finden sich massenhaft Hallucinationen — Pat. sieht Krebse, Schlangen, Kühe, 2 grosse weisse Männer, Gott Vater mit drohender Miene, den Teufel, der sich in verchiedene Thiere vor seinen Augen verwandelt. Gegen Ende der depressiven Phasen tauchen stundenweise Exaltationserscheinungen (Jauchzen, Singen, Pfeifen, heitere Visionen) auf. Der Umschlag ins Exaltationsstadium ist ein plötzlicher, unter bedeutendem Nachlass der Cyanose, Voller- und Weicherwerden des Pulses, der zugleich frequenter wird. Nicht selten finden sich auch fluxionäre Erscheinungen zum Gehirn. Die Miene belebt sich, Pat. wird redselig, äussert seine Freude, dass ihm so leicht im Kopfe sei. Er fängt an zu singen, zu tanzen und jubiliren. Er sieht Gott, schöne Sterne, eine grosse Stadt; der Himmel öffnet sich, er sieht sich ins Paradies versetzt. Gott steigt vor seinem entzückten Auge in Gestalt eines schönen grossen Fisches gen Himmel. Der hl. Geist erscheint ihm in Gestalt eines Knaben, der ein weisses Täfelchen in Händen hält. Er hält dann die Umgebung für Engel, Gott Vater, Christus; Alles ist so wunderschön und glänzend. Der liebe Gott erscheint ihm farbig schillernd wie ein glänzender Fisch, vor seinen Augen tanzen goldene Fische. Er ist anhaltend schlaflos, jubilirt, singt, preist Gottes Gnade und Güte. Die Augen glänzen, die Miene drückt Begeisterung aus, der Zustand steigert sich momentan bis zur Verzückung. Der Puls bleibt tard, aber er ist voller, die Arterie weicher als im depressiven Stadium. Bromkali und Morphiuminjektionen erweisen sich erfolglos gegen das circuläre Irresein. Das erstere vermindert wohl die Häufigkeit der epileptischen Anfälle, aber diese sind auf den Gang und die Intensität des cyklischen Irreseins ohne Einfluss. Die einzige bemerkbare Wirkung der epileptischen Insulte ist die, dass wenn sie gehäuft auftreten, die Cyanose während einiger Tage gesteigert ist. Die epileptischen Anfälle sind meist klassische, zuweilen aber beschränken sie sich auf ein allgemeines Zucken und Reissen des Körpers, ohne dass Pat. ganz das Bewusstsein verliert und umstürzt.

Die Prognose der einzelnen Anfälle von Irresein ist eine günstige. Die Gesammtprognose der Epilepsie mit Geistesstörung ist eine schlechte und da wo einmal epileptische Degeneration eingetreten ist, eine ziemlich hoffnungslose [1]).

Ueber die anatomischen Grundlagen der Epilepsie herrscht noch grosses Dunkel. Die verschiedensten Befunde werden hier gemacht. Es ist wahrscheinlich, dass vielfach angeborene Entwicklungsstörungen des Gehirns, ferner Gliome der Hirnrinde, namentlich aber partielle Encephalitis zu Grunde liegen und auf letztere auch die von Meynert hervorgehobene Sclerose im Ammonshorn bezogen werden muss (Hemkes, Allg. Zeitschr. f. Psych. 34, p. 678). Auch über die anatomische Grundlage der psychischen Störungen der Epilepsie lassen sich nur Vermuthungen aufstellen, dahin gehend, dass ihnen vasomotorische Störungen zu Grunde liegen, wie ja überhaupt die Epilepsie als eine vasomotorische Neurose des Centralorgans erscheint.

Atrophie des Gehirns, Trübungen der Hirnhäute fanden sich ab und zu bei Individuen, die in den äussersten Stadien der epileptischen Degeneration zur Sektion gelangten, und erklären wohl einigermassen den Verfall des geistigen Lebens, den solche Unglückliche darboten.

Die moderne Therapie der Epilepsie und damit auch des epileptischen Irreseins sucht die krankhafte Erregbarkeit im Gehirn herabzusetzen und damit die betheiligten Centren unerregbar gegenüber Reizen, welche Anfälle provociren könnten, zu machen.

Als das beste aller gegenwärtig zu Gebot stehenden Mittel müssen die Bromsalze [2]) bezeichnet werden.

Hughes Bennett (Edinb. med. Journ. 1881, Februar) constatirte unter Brombehandlung in 12,1 % seiner Fälle vollständiges Schwinden der Anfälle, bei 83,3 % bedeutende Milderung derselben, bei 2,3 % keinen Erfolg, bei 2,3 % Vermehrung der Anfälle. Dass in einzelnen Fällen durch consequente, meist mehrjährige Brombehandlung Heilungen sich erzielen lassen, ist nicht zu bezweifeln.

Brauchbar sind alle Bromsalze, besonders empfehlenswerth ihre Combination und Darreichung in kohlensaurem Wasser („Erlenmeyer's Bromwasser"). Von Ball u. A. wird der Combination von Bromsalzen mit Extr. belladonn. aquos. das Wort geredet.

Die mindeste Erfolg versprechende Tagesdosis dürfte 6,0 bei männlichen, 4,0 bei weiblichen erwachsenen Epileptikern sein. Am besten ist die wässerige Solution. Wiederholte Tagesdosen von 2—3,0, die Gabe möglichst verdünnt, haben den Vor-

---

[1]) Fälle von Genesung s. Kirn, Allg. Zeitschr. f. Psych. 26, H. 1 und 2; f. Wiedemeister, ebenda 29, H. 5.

[2]) Otto, Arch. f. Psych. V, H. 1; Frigerio, Subcutane Injekt. von Bromkali. Pesaro 1876; Stark, Allg. Zeitschr. f. Psych. 31.

zug vor grossen selteneren Gaben in concentrirterer Form. Man steige von der Anfangsdosis langsam unter Beobachtung der Wirkung auf Anfälle und Organismus! Meist wird man unter 10,0 sein Auslangen finden. Muss auf Bromtherapie aus irgend einem Grunde verzichtet werden, so möge bei den Epileptikern nie plötzlich abgebrochen werden, da sonst gehäuftes intensiveres Auftreten der Anfälle, ja selbst der Eintritt eines lebensgefährlichen Status epilepticus zu gewärtigen ist. Die Bromtherapie kann ohne Schaden für den Organismus in mässigen Dosen jahrelang fortgesetzt werden. Gegenüber dem transitorischen Irresein, den protrahirten Aequivalenten und den chronischen Psychosen der Epileptiker haben sich die bewährtesten Antiepileptica im Anfall selbst wirkungslos erwiesen.

Hinter der Bromtherapie stehen die sonstigen Antiepileptica (Valeriana, Zinkoxyd, Arg. nitr.) weit zurück.

Diätetisch sind vom Epileptiker zu meiden: Café, Thee, Alkohol, Rauchen. Eine vorwiegend vegetabilische Nahrung erweist sich oft recht nützlich.

Bei Fällen von gehäuft wiederkehrenden epileptischen Insulten, wobei es zu Coma, hyperpyretischen Temperaturen und Gefahr für das Leben kommt (Status epilepticus), hat Krug sowohl experimentell bei epileptisch gemachten Meerschweinchen als auch bei Menschen die günstige Wirkung des Chloralhydrats (im Klysma oder auch subcutan in 20facher Verdünnung) erprobt, in Uebereinstimmung mit Wallis (West. Rid. lunat. asyl. reports V, 1875).

Capitel 3.

Das Irresein der Hysterischen [1]).

Der hysterische Charakter. Elementare psychische Störungen.

Ein constantes Vorkommen im reichhaltigen und vielgestaltigen Symptomenbild der Hysterie sind psychische Anomalien, wenn auch bei der Mehrzahl dieser Kranken nur als elementare Störungen (hysterischer Charakter).

Grunderscheinungen sind das labile Gleichgewicht der psychischen Funktionen, die enorm leichte Ansprechsfähigkeit und ungewöhnlich intensive Reaktion der Psyche und der rasche Wechsel der Erregungen (reizbare Schwäche). Im Vordergrund stehen die Anomalien des Gemüthslebens. Die Kranken sind durch innere

---

[1]) Moreau, L'Union méd. 1865, 69—102; Falret, Ann. méd. psych. 1866, Mai; Brosius, Irrenfreund 1866, 7; Wunderlich, Pathol. 1854, p. 1490; Morel, Traité de la méd. légale des alién.; Briquet, De l'hysterie; v. Krafft, Friedreich's Blätter 1872, H. 1; Jolly, Ziemssen's Handb. XII, p. 451.

und äussere psychische Reize enorm afficirbar. Auf der Höhe des Leidens bewegt sich das Fühlen nicht mehr in Stimmungen, sondern nur noch in Affekten (psych. Hyperästhesie). Da die psychischen Vorgänge vorwiegend mit Unlustgefühlen betont sind, sind Stimmungen und Affekte vorherrschend depressive, aber bei dem raschen Wechsel des Vorstellens und der hohen Gemüthserregbarkeit ist die Stimmung keine stabile, ein bunter Wechsel der Gefühle, Affekte, oft in ganz jähem Umschlag vom Weinen zum Lachen vielmehr Regel. Indem sich aus den lebhaft betonten Vorstellungen Begehrungen entwickeln und diese beständig wechseln, erscheinen die Kranken launenhaft, wechselnd in ihren Zu- und Abneigungen gegen Personen und Objekte. Die Begehrungen können sehr heftig sein (Gelüste) gleichwie die Verabscheuungen. Insofern perverse Gefühlsbetonungen möglich sind, ergeben sich Idiosynkrasien. Bei dem Ueberwiegen schmerzlicher psychischer Eindrücke und der Massenhaftigkeit schmerzlicher Empfindungen fühlen sich derartige Kranke schwer leidend. Sie werden damit Egoisten, unempfindlich gegen die Leiden Anderer. Besorgt um das eigene Wohl und Wehe werden sie stumpf in ihren socialen und ethischen Gefühlen, gleichgiltig gegen ihre Pflichten, gegen das Wohl der Angehörigen. Mit dem erkaltenden Interesse der Aussenwelt für ihre unablässigen Klagen kommen diese Kranken dazu, ihre Leiden zu übertreiben, zu simuliren, sich um jeden Preis interessant zu machen (Nadelverschlucken, Stigmatisation, Selbstbeschädigungen, fingirte Attentate etc.), wobei ihre krankhaft gesteigerte Phantasie gute Dienste leistet und ihre geschwächte Sittlichkeit vor keinem Betrug und keiner Lüge zurückschreckt. Am heftigsten werden die Affekte solcher Kranker erregt, wenn sie damit nicht reüssiren, sich verlassen und nicht beachtet sehen. Ihre Bosheit und Rachsucht kennt dann keine Grenzen. Als elementare Störungen im Vorstellen finden sich ein bald beschleunigter, bald verlangsamter, mitunter auch abspringender Ideengang. Die gemüthliche und intellektuelle Impressionabilität der Kranken führt leicht Zwangsvorstellungen herbei. Eine geschwächte Reproduktionstreue, in Verbindung mit gesteigerter Phantasie, fälscht die Erinnerung und lässt die Kranken in der Rolle von Lügnern erscheinen. Gelegentlich, namentlich zur Zeit der Menses und auf der Höhe von Affekten, können Primordialdelirien der Verfolgung auftauchen.

Vielfach ist auch die geschlechtliche Sphäre krankhaft afficirt. Die geschlechtliche Empfindung kann gesteigert sein bis zu Wollustempfindungen (selbst Coitushallucinationen — Incuben, Succuben des Mittelalters) und entäussert sich in den sonderbarsten Handlungen (Nacktgehen, Sucht, sich mit zweifelhaften Cosmeticis, selbst Urin zu salben). Zu Zeiten kann wieder Frigidität überhaupt bestehen oder nur als Idiosynkrasie gegen den Mann oder Geliebten; nicht selten finden sich auch temporär perverse sexuelle Gefühle mit entsprechenden Antrieben oder auch äquivalenten Erscheinungen religiöser Exaltation. Die wohl immer betheiligte vasomotorische Sphäre gibt zu Präcordialangst und Angstanfällen vielfach Anlass.

Die Phantasie dieser Kranken ist meist eine krankhaft gesteigerte, so dass die lebhafte Vorstellung leicht zur Hallucination wird oder die Kranken wenigstens Phantasie von Wirklichkeit nicht zu unterscheiden vermögen. Häufig kommt es auch zu spontan entstandenen Hallucinationen, fast ausschliesslich im Gebiet des Gesichtssinns. Ihr Inhalt ist vorwiegend ein unangenehmer (Todtenköpfe, Gespenster, phantastische Thiere, verstorbene Angehörige etc.), nicht minder häufig sind Illusionen des Gesichts (verzerrte Züge der Umgebung, die Personen sind kleiner, grösser etc.) und der cutanen Empfindung (Schlangen, Kröten, Käfer im Bett, auf der Haut), wohl als falsche Interpretation wirklicher Sensationen.

Das Gebiet des freien Wollens erscheint durch die sittliche und Willensschwäche, durch die Flüchtigkeit und Oberflächlichkeit des Vorstellens, durch die formal und inhaltlich geänderte Empfindungsweise, durch Zwangsvorstellungen jedenfalls eingeschränkt und die Kranke ist vielfach nur mehr der Spielball ihrer Launen, Gelüste, Impulse, Einbildungen. So kann es geschehen, dass die wichtigsten Pflichten vernachlässigt, die heiligsten Gefühle verletzt werden und den absurdesten Einfällen und Motiven Folge gegeben wird.

Auf dieser psychisch-neurotischen, mehr weniger degenerativen Grundlage entwickeln sich begreiflicherweise leicht ausgesprochene Irreseinszustände. Speciell disponiren dazu die Leichterregbarkeit der Gemüths-, der centralen Sinnes- und der Vorstellungssphäre, sowie das labile Gleichgewicht der vasomotorischen Funktionen. Durch das Hereingreifen des „hysterischen" Charakters, durch eine Fülle von sensiblen, motorischen, vasomotorischen, sexuellen und anderen Funktionsstörungen, die dem allgemeinen Krankheitsbild der Hysterie zukommen und für die Entstehung der Delirien eine ausgiebige und schrankenlose Verwerthung finden, ergeben sich psychische Krankheitsbilder, deren Entstehung aus der hysterischen Neurose sich sofort verräth und die deshalb als „hysterisches Irresein" von der speciellen Pathologie anerkannt werden müssen.

Analog wie bei dem epileptischen Irresein lassen sich die im Rahmen des hysterischen vorkommenden Zustands- und Krankheitsbilder unterscheiden:

1. in transitorische Irreseinszustände, 2. in protrahirte delirante Zustände analog den protrahirten psychischen Aequivalenten, 3. in die hysterischen Psychosen.

1. Transitorische Irreseinszustände[1]).

Sie können im Anschluss an convulsive Anfälle der Hysterie, als Substitution solcher oder als freistehende Affektion auftreten.

Das specielle klinische Bild derselben ist bei dem proteusartigen Charakter der Neurose ein sehr variables. Besonders häufig kommen Zustände von pathologischem Affekt, Raptus melanchol., peracuter Manie mit erotischen und religiösen Wahnideen, Somnambulismus, ekstatischem hallucinatorischem Delirium mit religiösem erotischem Inhalt oder schreckhaftem, vielfach dämonomanischem zur Beobachtung.

Das Bewusstsein ist hier auf tiefer Traumstufe, die Erinnerung fehlend oder summarisch.

Als prodromale Erscheinung werden Globus, Bangigkeit, gedrückte Stimmung, gesteigerte Gemüthsreizbarkeit, Myodynien im Epigastrium constatirt.

Veranlassende Ursachen sind hier psychische Eindrücke, die Recrudescenz von Neuralgien, sowie die menstrualen Vorgänge.

---

[1]) Vgl. des Verf. transitor. Störungen d. Selbstbewusstseins p. 63; Briquet op. cit. p. 428; Morel, Traité des malad. ment. p. 672; Wunderlich, Pathol. 1854, p. 1490.

Diese transitorischen psychopathischen Zustände dauern Stunden bis Tage. Sie haben vorwiegend das Gepräge des Deliriums und sind vielfach mit tonischen und klonischen Krampferscheinungen, die wieder als hysterische, hysteroepileptische, kataleptische, Chorea magna-artige sich darstellen können, complicirt. Als bemerkenswerthe klinische Varietäten ergeben sich:

a) Analog dem petit mal der Epileptiker: heftige Angstzustände mit getrübtem Bewusstsein. Die Kranken sind in Todesangst, errabund, verkennen schreckhaft die Umgebung, wehren sich verzweifelt gegen diese. Episodisch können Sinnestäuschungen auftreten — diabolische Gestalten, Hunde, die nach den Kranken schnappen, eiskalte Hände, die sie packen wollen u. dergl. Die Erinnerung ist eine summarische.

b) Hysteroepileptische Delirien, analog dem grand mal der Epileptiker. Das Bewusstsein ist hier aufgehoben. Die Erinnerung fehlt hinterher. Den Kern des Delirs bildet meist eine schreckhafte Begebenheit (Nothzucht, Beleidigung etc.), die den Ausbruch der Krankheit ursprünglich veranlasste, nun hallucinatorisch reproducirt wird und in vielfach dramatisirter und allegorisirter Weise sich abspielt.

Die Kranken reagiren auf diese Hallucinationen mit verzweifelter Gegenwehr, Toben, Umsichschlagen, Vociferiren. Daneben bestehen Chorea magna-artige und hysteroepileptische Krampferscheinungen. Als klinische Variante, die in Epidemien vielfach beobachtet wurde, ergeben sich dämonomanische Delirien.

c) Ekstatisch-visionäre Zustände analog denen der Epileptischen.

Die Kranken sind hier in tiefem Traumzustand, dessen Kern ein höchst potenzirtes Gefühlsleben bis zur Exstase mit magnetischen Durchströmungen bildet. Auf dieser Basis kommt es zu Delirien, mystischer Vereinigung mit Gott, himmlischen Visionen. Die Kranken sehen den Himmel offen, gerathen in begeistertes Predigen, reden in fremden Sprachen, weissagen etc. Vorübergehend kann es zu kataleptischen Zuständen kommen. Die Erinnerung ist eine summarische.

d) Moriaartige, einem hysterisch-convulsiven Anfall stundenlang vorausgehende Zustände mit Singen, Lachen, Tanzen, Sammeltrieb, Vociferiren etc. In den Fällen meiner Beobachtung bestand für das im Anfall Geschehene Amnesie.

e) Dämmerzustände mit zwangsmässiger erleichterter Reproduktion von Erlebtem, Gelesenem. Der Inhalt dieses logorrhoischen Deliriums betrifft vorzugsweise Erlebnisse der Jüngstvergangenheit, bewegt sich in einer einfachen geschwätzigen Reproduktion der Tageserlebnisse, aber auf traumhafter Stufe des Bewusstseins und mit nur höchst summarischer Erinnerung.

Beob. 78. Hysterismus. Ekstaseartige Exaltationszustände neben angstvollen deliranten.

Fruhwirth, 24 J., ledig, Magd, stammt von einem trunksüchtigen Vater und einer mit Migräne behafteten Mutter. Mehrere Geschwister starben in zartem Alter unter Convulsionen. Pat. erblindete nahezu durch eine Augenblennorrhöe in frühster Jugend. Sie war neuropathisch, begabt, ihre Phantasie sehr lebhaft. Sie lebte seit Jahren in drückenden Verhältnissen, erkrankte vor einigen Monaten an Hysterie. Seit 3 Wochen bietet sie neben ausgesprochenem Globus, Clavus u. a. hysterischen Beschwerden delirante theils exaltirte, theils depressive Zustände. Die ersteren gehen mit einem Gefühl des Gehobenseins und der Erleichterung einher. Die sensorielle Sphäre ist so gesteigert, dass Pat. Alles, was sie denkt, in so lebendigen Farben vor sich sieht, als ob es Wirklichkeit wäre. Dabei wechseln die Bilder mit wahrhaft aufregender Schnelligkeit und Lebendigkeit. Pat., ein einfaches, halbblindes Landmädchen, gleicht in diesen Zuständen einer begeisterten Seherin. Ihre Miene ist verklärt, ihre Bewegungen erfolgen mit wahrer Grazie. An ihrem geistigen Auge ziehen herrliche Bilder vorüber. Der „vor vielen Jahren verstorbene Dichterfürst Schiller“ erscheint ihr persönlich und conversirt mit ihr. Er trägt ihr seine Gedichte vor. Dann fängt sie selbst an zu dichten und fliessend, in Versen, Gelesenes, Erlebtes, Gedachtes zu recitiren und improvisiren. Endlich kommt sie müde, erschöpft, mit Kopfweh und epigastrischer Beklemmung zum Bewusstsein der realen Welt mit nur summarischer Erinnerung an den seligen Exaltationszustand.

Als Vorläufer oder Nachzügler hysteroepileptischer Anfälle treten zuweilen Zustände von angstvollem Delirium auf, in welchem ihr Bewusstsein umflort ist, heftige Präcordialangst sie überfüllt, Unglück prophezeiende Spukgestalten, Geisterzüge, Karawanen von monströsen Thieren an ihr vorüberziehen. Sie fühlt sich dann namenlos unglücklich, dem Tod geweiht, es schnürt ihr den Hals zu, sie sieht ihr eigenes Leichenbegängniss und versucht, von namenloser Angst gefoltert, sich zu erdrosseln, treibt sich ruhelos, dämmerhaft umher. Gewöhnlich beschliesst ein hysteroepileptischer Anfall, aus dem sie grenzenlos unglücklich, tief erschöpft, mit Globus und Urina spastica zu sich kommt, die Scene. Intervallär massenhaft hysterische Beschwerden.

Beob. 79. Hysterische Exaltationszustände mit zwangsmässiger und erleichterter Reproduktion.

W., Beamtentochter, 16 J., stammt von einem jähzornigen, in seinem Charakter abnormen Vater. Die Kindheit und Pubertät verliefen ohne bemerkenswerthe Erscheinungen.

Vor einigen Monaten kam die Familie in finanzielle Bedrängniss. Pat. hatte viel Kummer, nährte sich ungenügend und strengte sich mit Näharbeit an. Sie begann zu kränkeln, schlecht zu schlafen, klagte über Abspannung, nervöse Aufregung, Herzklopfen.

Am 19. 1. 78 kurz nach der Menstruation und eingeleitet durch mehrtägige Schlaflosigkeit, sowie nervöse Erregtheit kam es zu einem Anfall von hallucinatorischem Delirium, das sich am 20. von 9 Uhr früh bis 2 Nachmittags und von 4 bis $5^1/_2$ wiederholte. Als unmittelbare Vorläufer zeigten sich pressendes Gefühl am Herz mit Angst, Fluxion zum Kopf und Schwindel. Am 10. 2., abermals im Anschluss an die Menses, kehrten die Anfälle wieder. Ein Gefühl der Erstarrung im Arm, das sich über den ganzen Körper verbreitete, leitete sie ein, dann kam es zu heftiger Kopfcongestion, Schwindel, Trübung des Bewusstseins, zu leichten Zuckungen in den Extremitäten und Hallucinationen. Pat. hörte Glockenläuten, Vogelgezwitscher, sah Feuer. Unter Steigerung der Muskelzuckungen und unstetem Umherwerfen trat dann ein eigenthümlicher Exaltationszustand auf, mit zwangsmässiger, aber erleichterter Reproduktion von Gehörtem, Erlebtem, Gelesenem. Die Steigerung des Gedächtnisses war so gross, dass Pat. im Stande war, ein über 2 Seiten langes Gedicht, das sie kurz vorher gelesen hatte, ohne Anstand zu reproduciren. Solche Anfälle dauerten mehrere Stunden, kehrten in den folgenden Tagen noch 2mal wieder. Seitdem war Pat. nervös sehr erregt, zu Fluxionen geneigt, sehr empfindlich gegen Licht und Geräusch, in ihrer Phantasie so erregbar, dass sie bei der Lektüre Gelesenes und Wirkliches nicht mehr zu unterscheiden vermochte und bei aufregender Romanlektüre in eigenthümliche ekstatisch-kataleptische Zustände verfiel, in welchen sie nur noch confuse Eindrücke aus der Aussenwelt empfing und in einem traumartigen Dämmerzustand mit allgemeiner Muskelstarre sich befand.

Pat. erschien mittelgross, zart, vollentwickelt, von neuropathischem Gesichtsausdruck mit schwimmendem Auge. Der Uterus virginal, leicht vergrössert, nach rechts geneigt. In der Folge häufig Herzklopfen, labile Vasomotoriusinnervation, in der Frequenz sehr wechselnder Puls, abnorm leichtes Erröthen, häufiges nächtliches Aufschrecken, einmal Ohnmachtsanfall unter vorausgehendem Gefässkrampf, Bromkali, Hydrotherapie, tonisirendes Regime wirkten günstig. Die Exaltationszustände und krampfhaften Erscheinungen kehrten nicht wieder.

Beob. 80. Traumatische Neuralgie, die zu Hysterismus mit hysteroepileptischen und Chorea magna-artigen Krampfanfällen mit schreckhaftem hallucinatorischem Delirium führt.

Elise Horstig, Bauernmädchen, ohne erbliche Anlage oder irgendwelche Disposition, 23 J., erlitt am 4. 4. 61 eine rohe Misshandlung, indem ein Nachbar ihr heftige Faustschläge auf die linke Scheitelgegend versetzte. Sie sank zu Boden, erhob sich aber bald wieder mit Schwindel und Kopfweh, fühlte sich angegriffen, aufgeregt, musste das Bett hüten. An der Stelle des Trauma, die übrigens sich unverletzt zeigte, entwickelte sich eine quälende Cervicooccipitalneuralgie. Dabei nervöse Unruhe, Aufgeregtheit, leichte Fieberbewegungen, Schwindel, unruhiger Schlaf. Unter vorausgehender Steigerung dieser Symptome kam es vom 16. 4. an zu fast täglichen theils tonischen, theils klonischen Krampfanfällen mit Anfangs bloss getrübtem, später selbst erloschenem Bewusstsein. Diese Anfälle hatten einen polymorphen, entschieden hysterischen Charakter und wurden immer durch Recrudescenz der Neuralgie eingeleitet. Im Herbste traten sie zurück, aber nun stellten sich laut Angabe des behandelnden Arztes „zeitweise Verwirrung der Vorstellungen, religiöse Delirien, ekstatische Zustände, Zustände von Coma“ ein. Intervallär Occipitalneuralgie, grosser unmotivirter Stimmungswechsel. Nach einer Remission während des Sommers 1862 stellte sich eine Exacerbation mit Aenderung des Krankheitsbildes ein, insofern nun Chorea major-artige Zustände mit Delirien und Hallucinationen, die die ursächliche Misshandlung zum Inhalt hatten, auftraten. In diesen Anfällen, die mit tiefer Bewusstseinsstörung einhergingen, völlige Amnesie hinterliessen und ungefähr alle 14 Tage wiederkehrten, beging Pat. eine Reihe ganz verwirrter Handlungen, rannte planlos umher, verkannte die Personen feindlich und wurde gewaltthätig.

Bei der Aufnahme im März 1864 bot Pat. ausser heftiger Neuralgie im linken

N. occipitalis, dessen sämmtliche Zweige auf Druck sehr schmerzhaft reagirten, somatisch nichts Bemerkenswerthes. Ihre Gemüthsstimmung war trübe, schmerzlich, im Allgemeinen jeweils abhängig von der Intensität der Neuralgie. Ihre Gedanken weilten immer bei ihrer traurigen Lage und der Ursache ihres Leidens. Sie war sehr theilnahms- und mitleidsbedürftig und klagsam, wenn sie sich vorübergehend weniger als Gegenstand der ärztlichen Aufmerksamkeit fühlte. Die geringsten psychischen oder somatischen Reize vermochten eine Exacerbation der Neuralgie herbeizuführen und dann war es nur ein Schritt bis zum Auftreten theils spasmodischer, theils deliranter Anfälle.

Unter steigenden Schmerzen im neuralgischen Gebiet, mit Irradiation auf Quintus und Cervicalnerven, kam es zu Globus, wachsender Unruhe und Bangigkeit, exquisiter Gefässlähmung im Bereich der afficirten Nervenbahnen, krampfhaftem Rollen der Augen und Schielen. Nun trübte sich das Bewusstsein, was Pat. selbst als Drunter- und Drübergehen der Gedanken empfand. Sie fing an abgerissen vor sich hin zu reden, die Umgebung zu verkennen, gab auf Anreden nur noch barsche confuse Antworten. Das Bewusstsein erlosch endlich vollständig, das Gesicht wurde convulsivisch verzerrt, Pat. bekam die Vision des Mannes, der sie geschlagen, er verfolgte sie, drohte sie wieder zu schlagen, sie fühlte die Schläge (Perception der neuralgischen Schmerzen). Ein verzweifeltes Ringen und Kämpfen mit dem hallucinatorischen Gebilde erfolgte nun, wobei Pat. ungewöhnliche Kraft und Geschicklichkeit entfaltete, über Möbel und Betten sprang. Sie hörte sich von dem Phantasma schelten, verspotten, bedrohen, schimpfte zurück. Endlich bekamen die gewollten Muskelakte das Gepräge Chorea major-artiger, oder statt dieser, zuweilen auch im Anschluss an solche stellten sich tonische und klonische Krämpfe ein. Das Delirium überdauerte sie, um dann nach 20—30′ in einen soporartigen Zustand überzugehen, aus welchem Pat. erschöpft, mit noch länger getrübtem Bewusstsein und heftigem Schmerz, ohne Bewusstsein für das Vorgefallene wieder zu sich kam.

Morphiuminjektionen ad loc. dolentem und energische cutane Faradisation der neuralgischen Stelle machten Neuralgie, Anfälle und Stimmungsanomalien fast gänzlich verschwinden, aber im August 1865 trat eine Intercostalneuralgie auf, die nun ganz die Rolle der früheren occipitalen übernahm. Unter Morphiuminjektionen (bis 0,3 pro die!) schwanden allmählich auch die secundäre Neuralgie und damit die übrigen Symptome. Im Januar 1866 konnte Pat. erheblich gebessert entlassen werden. Sie soll sich zu Hause völlig erholt haben.

Beob. 81. Hysterismus nach Nothzucht. Anfälle von hysteroepileptischem, schreckhaftem hallucinatorischem Delirium.

Louise L., 18 J., Dienstmagd, ohne erbliche Anlage zu Nervenkrankheiten, früher gesund, noch nicht menstruirt, wurde 14 Jahre alt das Opfer eines unsittlichen Attentats von Seite ihres Pflegevaters. Als sie von dem ersten Schrecken darüber sich erholt hatte, fühlte sie sich unbehaglich. Es war ihr, wie wenn sie recht krank werden sollte. Sie klagte Mattigkeit, fühlte sich unfähig zur Arbeit. Dazu gesellte sich Kopfweh und quälender Druck in der Herzgegend. Aufnahme im Strassburger Kinderspital. Gebessert entlassen nach einigen Wochen.

Die Besserung hielt nicht Stand. Die ursprüngliche, durch den psychischen Shock hervorgerufene undefinirbare Störung im centralen Nervensystem bildete sich zu einem Zustand von Hysterie aus (vage neuralgische Schmerzen namentlich in den Intercostalbahnen, Myodynien, Globusgefühle, mit deren Exacerbation die Stimmung jeweils zu einer depressiven sich gestaltete, und eine bedeutende Gemüthsreizbarkeit sich einstellte). Im Verlauf Anfälle von partiellen klonischen Krämpfen mit erloschenem Bewusstsein. Mit 17 Jahren Hysteroepilepsie (allgemeine klonische Krämpfe mit erloschenem Bewusstsein); mit 17³/₄ Jahren gesellten sich psychische Störungen zum Krankheitsbild. Es kam zu grossem und unmotivirtem Stimmungswechsel. Mit den Zuständen psychischer Depression verband sich Präcordialangst, auf deren Höhe Taedium vitae und Antriebe zum Zerstören auftraten. Sie zerriss dann die Kleider, verlangte ein Messer, um sich umzubringen, wollte sich ertränken, machte auch einmal einen Selbstmordversuch. Im Verlauf Hallucinationen des Gehörs und Gesichts; es redete „in ihrem Kopf", sie hörte Stimmen, die ihr sagten, sie bekomme ein Kind; dazu Visionen des Pflegevaters, der sein unsittliches Attentat zu wiederholen versuchte. Dabei Klagen über erschwertes Denken, Gedächtnisslosigkeit; Verwirrung im Kopf. Bei der Aufnahme in der Irrenstation Anfang October 1872 allgemeine Hyperästhesie, die sich in massenhaften Neuralgien und Myodynien kundgibt, neben Erscheinungen herabgesetzter Sensibilität (Ameisenkriechen vom Hals bis zu den Fingerspitzen), gesteigerte cerebrale und spinale Reflexerregbarkeit (Reflexzuckungen bei Berührung gewisser neuralgischer Punkte bis zu allgemeinem Erzittern und Zusammenfahren), grundloser Stimmungswechsel, Gefühl von Verwirrung im Kopf, zwangsmässiges Fixirtsein gewisser auf die Krankheit sich beziehender Vorstellungskreise, Gehörs- und Gesichtshallucinationen. Ab und zu kommt es zu deliriösen Zufällen von ¹/₂—2stündiger Dauer, die jeweils durch das Phantasma des Pflegevaters, der sein schändliches Attentat wiederholen will, ausgelöst sind. Erscheinungen gesteigerter Reflexerregbarkeit (partielle Convulsionen, Zusammenfahren beim geringsten Geräusch) gehen voraus. Die Anfälle erweisen sich als ein hallucinatorisches Delirium, das sich um das Phantasma eines beabsichtigten Stuprum und dessen Abwehr dreht. Das Bewusstsein ist aufgehoben. Pat. schreckt auf, wehrt sich verzweifelt, die Bewegungen sind coordinirt; zeitweise kommt es auch zu finalen Reflexkrämpfen (tonische und klonische Convulsionen) nebst krampfhaftem Rollen der Bulbi und Zähneknirschen. Nach ¹/₂—2stündiger Dauer des Anfalls kommt Pat. wieder zu sich mit dumpfem Kopfschmerz, Schwindel, grosser Abgeschlagenheit, quälenden Myodynien, grosser Gemüthsreizbarkeit, völliger Amnesie für die ganze Zeitdauer des Anfalls.

In der folgenden mehrmonatlichen Beobachtungszeit trat keine Aenderung im Krankheitsbild ein, das eine ungünstige Prognose bieten dürfte.

2. Protrahirte Zustände von hysterischem Delirium.

Bei Hysterischen kommen nicht so selten Zustände von Delirium vor, das wesentlich aus massenhaften Hallucinationen hervorgeht und bei der erheblichen Trübung des Bewusstseins zu keiner Systematisirung führt, auch wenn einzelne Knüpfungen von Delirien und allegorische Umdeutungen von (hysterischen) Sensationen zu Stande kommen.

Man könnte solche Krankheitszustände hysterischen hallucinatorischen Wahnsinn nennen. Manche Fälle liessen sich auch als protrahirte oder mehrfach recidivirende Anfälle des vorstehend geschilderten transitorischen Irreseins der Hysterischen deuten und in Analogie mit den Vorkommnissen bei Epileptikern bringen, insofern die Bilder des petit und grand mal, des ekstatisch-visionären Deliriums auf hysterischer Grundlage, sich ablösend oder complicirend, das Krankheitsbild darstellen. Diese hysterisch deliranten protrahirten Zustände setzen acut ein, lösen sich plötzlich, dauern Wochen bis Monate an, haben einen ausgesprochen exacerbirend remittirenden Verlauf bis zu Phasen relativer Lucidität, gehen während der Exacerbationen immer mit einer erheblichen Störung des Bewusstseins einher, die als Verwirrtheit, Dämmerzustand bis zu Zuständen von Ekstase und Stupor sich erstrecken kann. Nur selten knüpfen sie an schwerere hysterische Insulte an und zeigen im Verlauf solche. Es sind im Gegentheil leichtere Fälle von Hysterie, bei denen solche delirante Zustände vorkommen und ausser gelegentlichen Starrkrämpfen habe ich im Verlauf des deliranten Zustands nie schwerere motorische Erscheinungen von Hysterie beobachtet.

Das protrahirte hysterische Delirium steht auf dem Boden einer temporären Erschöpfung. Es entwickelt sich im Anschluss an und im Zusammenhang mit profuser Menstruation, ferner im Puerperium, ganz besonders häufig im Klimakterium. Gemüthsbewegungen scheinen seinen Ausbruch zu befördern. Es recidivirt leicht, endete aber in den 18 Fällen meines Beobachtungskreises immer mit Genesung.

Das Delirium bietet einen Mischmasch der verschiedensten Primordialdelirien (persecutorisches, Versündigungs-, sexuelles, religiöses). Am häufigsten findet sich Verfolgungsdelirium mit oft sehr heftiger reaktiver Angst, dann religiöses und erotisches. Hallucinationen aller Sinne sind nicht selten. Am häufigsten und wichtigsten sind jedenfalls Gesichts-, Geruchs- und Gefühlstäuschungen. Die Gesichtshallucinationen drehen sich besonders häufig um Thiervisionen, Leichenzüge, phantastische Processionen, in welchen es von Todten, Teufeln, Gespenstern u. dgl. wimmelt. Die Gesichtsillusionen bestehen in fortwährenden Verwandlungen, welche die Gesichter und Körper der Umgebung im Sinn von Fratzen, Thiergestalten, Farbenveränderungen erfahren. Die Gehörstäuschungen sind einfach Acusmen (Geschrei, Getöse, Knallen) oder wirkliche Hallucinationen, vielfach mit sexuellem Inhalt (Heirathsanträge, obscöne Beschuldigungen, Anschuldigungen des Kindsmords u. dgl.). Die Geruchstäuschungen drehen sich um Gestank nach Schwefel, Tabak, selten sind sie angenehme (Weihrauch, Rosenduft u. dgl.).

Die Deutung des Krankheitszustandes als eines hysteropathischen gründet sich auf den eigenthümlichen Inhalt der Gesichtshallucinationen und Illusionen, auf das Hervortreten sexueller Delirien, die begleitenden hysterischen Sensationen und Beschwerden, die vielfache allegorisch delirante Verwerthung im gestörten Bewusstsein finden, auf die episodischen Erscheinungen von Starrkrampf, Wein- und Lachkrampf, Ekstase u. s. w.

Bezüglich der Behandlung möge die Verweisung auf die Zustände des „hallucinatorischen Wahnsinns“ genügen.

Beob. 82. Hysterisches protrahirtes hallucinatorisches Delirium.

Frl. R., 25 J., stammt aus belasteter Familie. Sie war ein zartes, begabtes, sehr erregbares, jähzorniges Kind, als junges Mädchen schwärmerisch, überspannt, idealistisch, um vom 20. Jahr an in das Extrem umzuschlagen. Sie war von jeher sehr emotiv, reagirte auf Gemüthsbewegungen gleich mit Fieber und Hallucinationen 1875 machte sie Diphtheritis durch, blieb von da an neurasthenisch. Im Winter steigerte sich über Gemüthsbewegungen durch Todesfälle in der Familie, Krankheit des tabischen Vaters der neurasthenische Zustand und gesellte sich Spinalirritation hinzu. Anfangs März glitt sie aus, fiel leicht auf den Rücken, erschrak aber heftig über den Fall.

Im Anschluss daran entwickelte sich Hysterismus. Sie bekam Kopfschmerzen, Rückenschmerz, Intercostalneuralgie. eiskalte Füsse, Globus, Gefühle, in der Luft zu schweben, optische Hyperästhesie, Funken-, Flammensehen, empfand elektrische Schläge, die durch den Rücken in den Kopf gingen, hatte Schreikrämpfe, Angstanfälle. Im Juni gesellte sich allgemeine cutane Hyperästhesie hinzu, Benässung der Hautdecken rief Uebelkeit, Druck auf dem Schädel und Weinkrämpfe hervor. Nun kamen auch Hitze- und Kältegefühle, Sensationen, als ob die Wirbelsäule ausgetrocknet und Sand zwischen den Rippen sei. Im Juli vorübergehend klonische Krämpfe und Starrkrämpfe, aphasische Zustände. Sie sah Alles grün, gelb, die Gesichter der Leute verzerrt, in verschiedenen Farben, die Gegenstände im Zimmer schief oder in die Länge gezogen. Der Schlaf fehlte seit Anfang Juni, wurde vom Hausarzt durch Chloral erzwungen, so dass Pat. ganz ödematös in meine Behandlung kam.

Um den 20. Juli stellten sich Hallucinationen aller Sinne ein und damit ein deliranter Zustand, der Mitte August die Aufnahme in der Irrenanstalt nöthig machte. Pat. behauptete, magnetisirt zu werden, schwanger zu sein, sah massenhaft Spinnen, Käfer, Schlangen, hörte sexuelle Beschuldigungen, empfand üble Gerüche, erklärte sich für eine Kröte, die Wärterin für den ewigen Juden, behauptete, Kopf und Gehirn seien verdoppelt, der Speichel vom Gehirn ausgebrochen, sie sei syphilitisch, man möge sie erschiessen, eingraben.

Ausser hochgradiger Anämie, Oedem des Gesichts, grosser Abmagerung ergab sich bei der Aufnahme kein somatischer Befund. Pat. ist hochgradig verwirrt, geht ganz in Sinnestäuschungen auf, ist über ihre Lage ganz unorientirt. Der Arzt ist ein König Johann, die Wärterinnen sind Prinzessinnen. Sie hält den Arzt für ihren Mann, richtet das Ehebett her, entkleidet sich. Sie hört ihren vermeintlichen Mann aus dem Keller um Hilfe schreien, hört, dass er von ihren Schwestern vergiftet wird, will sich die Nase abschneiden, weil ihr die Stimmen sagen, sie könne ihn dadurch retten; im Essen und im Bett bemerkt sie Würmer. Sie kriechen aus ihren Zehen wieder heraus. Sie hört massenhaft Stimmen, die ihren Gedankengang beständig durchkreuzen, unterbrechen, verwirren und sie zu ganz verkehrten Handlungen treiben, z. B. Spinnen und Regenwürmer zu verzehren. Ab und zu übler Geschmack nach Tinte, aashafte Gerüche, Visionen von Todten, schreckhaften Thieren.

Zur Zeit der Menses vorwiegend sexuelle Delirien von Schändung, infame Beschuldigungen, gehäufte üble Gerüche. Dabei massenhaft Paralgien und Myodynien, Intercostalneuralgie, Gefühle, als ob der Kopf gespalten werde und aufgegossenes Wasser ins Hirn fliesse. — Alles sei durch Elektricität und Magnetismus ihr gemacht.

Unter guter Kost und Pflege, Eisen, Bromkali bis 6,0 täglich, zeitweisen Morphiuminjektionen bessert sich der Zustand im Lauf des November körperlich und geistig. Die hysterischen Symptome und die Sinnestäuschungen werden seltener. Das Bewusstsein klärt sich. Ende December, zur Zeit der Menses, Exacerbation, Pat. hört wieder mehr Stimmen sexuellen und verfolgenden Inhalts. Sie sagen ihr, sie müsse Klosterfrau werden, ihre Geschwister dadurch retten, dass sie zeitlebens hier eingesperrt bleibe. Auf Befehl einer Stimme springt sie zum Parterrefenster hinaus, ohne Schaden zu nehmen.

Der Zustand bessert sich langsam im Lauf des Januar. Pat. ist noch geistig erschöpft, neurasthenisch, aber seit Februar von Delir und Hallucinationen frei. Sie wird reconvalescent nach Hause genommen und erholt sich im Sommer vollkommen, bis auf leichte hysterische Beschwerden.

3. Hysterische Psychosen.

Die sich hier ergebenden Krankheitszustände lassen eine ziemlich scharfe Scheidung zu, je nachdem sie auf dem Boden einer einfachen nicht constitutionell veranlagten, etwa erworbenen hysterischen Neurose stehen oder Durchgangs- bezw. Zustandsbilder einer hysterischen Degeneration darstellen.

Im ersteren Fall handelt es sich um Psychoneurosen (Melancholie, Manie), die eine ziemlich günstige Prognose haben und sich von entsprechenden nicht hysterisch begründeten Fällen nur durch einen im Allgemeinen kürzeren Verlauf, die Zumischung und allegorische Verwerthung von Symptomen der hysterischen Neurose unterscheiden.

Die Melancholie auf hysterischer Grundlage erscheint ausgezeichnet durch vorwiegende Präcordialangst, häufigen Raptus mel. und Selbstmordneigung, massenhafte Verwerthung von hysterischen Sensationen (namentlich Globus, Neuralgien, Myodynien) zu Wahnideen, besonders häufig in dämonomanischer Färbung, sehr häufige Gesichtshallucinationen und theatralische Entäusserung der depressiven Affekte, wobei ein gewisses Kokettiren mit dem Leid und Weh sich bemerklich macht.

Die Manie erschien mir auffällig durch fehlendes melancholisches Prodromalstadium, subacuten Verlauf, grossen Stimmungswechsel, überhaupt grosse Labilität der Stimmung und vorwiegend erotisch-religiöse Wahnideen.

Anders erscheint die Psychose auf hysterischer Grundlage da, wo sie nur ein Stadium einer fortschreitenden funktionellen Entartung darstellt, die constitutionell, meist hereditär veranlagt, gewöhnlich schon zur Pubertätszeit anhebt, immer schlimmere Formen und Transformationen, namentlich zur Hysteroepilepsie annimmt und unvermerkt in Geistesstörung übergeht. Die Krankheitsbilder sind hier die degenerativen

Formen der Folie raisonnante, moral insanity, ganz besonders aber der Paranoia oder auch der unaufhaltsam vorschreitenden Dementia.

Die Paranoia erscheint in der persecutorischen Form oder auch als erotische oder religiöse. Die Gesetze des Verlaufs sind dieselben wie bei den auf anderweitiger Grundlage entstandenen Fällen. Die persecutorische Form erfährt häufig Transformationen des Delirs (religiöse, erotische Wahnideen).

Der Hysterismus disponirt dadurch besonders zur Paranoia, speciell zu der in Verfolgungswahnideen sich bewegenden Form, dass bei den leicht verletzlichen Kranken das Gefühl der Nichtbeachtung, Zurücksetzung leicht auftritt, dass die centrale Sinnessphäre hallucinatorisch besonders erregbar ist und dass die Phantasiegebilde und Hallucinationen bei der funktionellen Schwäche der höheren geistigen Leistungen schwer einer Correktur zugänglich sind. Dazu kommt, dass mit vorgeschrittener Krankheit eine direkte Umsetzung von Sensationen in Wahnideen im Bewusstsein hemmungslos stattfindet und bei der grossen Erregbarkeit des Vorstellens und der Lebhaftigkeit desselben begleitende Sensationen (Mitempfindungen) bis zu hallucinatorischer Intensität leicht hervorgerufen werden.

Ihr besonderes klinisches Gepräge erhält die Paranoia auf hysterischer Grundlage

1. durch die massenhafte Verwerthung hysterischer Sensationen zu entsprechender allegorischer Wahnbildung (Globus, Clavus, Myodynien, Neuralgien, Paralgien, Visceralgien, Spinalirritation — im Sinne persecutorischer Interpretation, meist auf physikalischem, elektromagnetischem Wege, Muskelanästhesien — im Sinne des Schwebens, abnormer Leichtigkeit; in Verbindung mit cutaner Anästhesie, visceraler Anästhesie — im Sinne der Escamotirung von Organen u. s. w.);

2. durch die Häufigkeit von Gesichtshallucinationen gegenüber auf nicht hysterischer Grundlage stehenden Bildern der Paranoia (Thiere, Tod, Leichen, Farbenspiele u. s. w.);

3. durch die Häufigkeit, mit welcher die Wahnideen an delirante episodische specifisch hysterische Zustände anknüpfen. Die Entwicklung der Krankheit ist hier oft geradezu eine sprungweise aus solchen transitorischen Delirien;

4. durch die vorwiegende Mitbetheiligung der sexuellen Sphäre. Der Einfluss dieser kann sich direkt organisch geltend machen, insofern genitale Erregungsvorgänge im Organ des Bewusstseins erotische (persecutorisch oder expansiv gefärbt) und religiöse Delirien auslösen oder insofern jene bewusst und auf allegorischem Wege Verwerthung finden.

Die uterinal hervorgerufenen cerebrospinalen Sensationen, meist Hyperästhesien und Neuralgien, finden solche Verwerthung in persecutorischem (magnetisch-elektrischem) Sinn; die genitalen sensiblen Anomalien werden im Sinne der Schwangerschaft, des beglückenden Coitus mit dem Geliebten oder göttlichen Personen, oder auch im Sinne von Attentaten auf die Geschlechtsehre gedeutet.

Auf diese Entstehungsquelle sind offenbar die Incuben und Succuben vergangener Zeiten mit ihrer dämonomanischen Beziehung zurückzuführen. Auch heutzutage sind die Klagen hysterisch verrückter Weiber in Irrenanstalten über allnächtlich mit ihnen getriebenen geschlechtlichen Unfug etwas ganz Gewöhnliches. Durch Reflex uterinaler Erregungen auf die Centra des Opticus und Acusticus werden entsprechende Hallucinationen (sexuell beschimpfende und beglückende Stimmen, obscöne und religiöse Visionen) vielfach beobachtet, ganz besonders aber solche im Geruchssinn. Der Inhalt der Geruchshallucinationen ist meist ein unangenehmer — Gestank, Schweiss als Gegenstand des Abscheus der Umgebung oder als Zeichen der Persecution Seitens dieser (mit Verwerthung von Betäubungsgefühlen, Ohnmachtanwandlungen u. dgl.), selten ein angenehmer (so bei religiöser Paranoia in Form von Blumen-, Weihrauchdüften u. dgl.).

Mit einsetzender Paranoia pflegen die schwereren somatischen Erscheinungen der Hysterie, speciell Convulsionen zurückzutreten.

Ekstatische, selbst kataleptische Zustände begleiten übrigens häufig den ferneren Verlauf der erotischen und religiösen Paranoia. Das Leiden zeigt Neigung zu langen Remissionen bis zu Intermissionen. Auf der Höhe des Krankheitsbildes fallen Exacerbationen fast regelmässig mit menstrualen Vorgängen zusammen. Die Prognose ist eine ungünstige. Bromkali und Morphium pflegen die vom Uterinnervensystem ausgehenden Sensationen und Aufregungszustände zu ermässigen und die Kranken zu beruhigen.

Beob. 83. Originäre Paranoia auf hysterischer Grundlage. Transformation durch hysterische delirante Zustände.

Marie Wischnitzky, 42 J., ledig, stammt von einem trunksüchtigen Vater und einer sehr jähzornigen Mutter, die mehrmals geisteskrank war. Mehrere Geschwister sind an Convulsionen gestorben. Pat. wurde in der Nähe von Graz in einer Felsenspalte aufgefunden, wohin sie sich aus Unmuth, dass ihr Niemand die ihr gebührende Anerkennung und Unterstützung zu Theil werden lasse, zurückgezogen hatte.

Von Kindsbeinen auf war sie neuropathisch, litt viel an Kopfschmerz, fühlte sich nicht so wie die anderen Kinder behandelt, von den Eltern zurückgesetzt. Sie ahnte schon früh, dass es nicht ihre wirklichen Eltern seien. Mit $3^1/_2$ Jahren fragte sie einmal ein fremder Herr scherzweise auf der Strasse, ob sie seine Tochter sein wolle. Das machte tiefen Eindruck auf sie. Als sie heimkam, wurde sie von der Mutter geprügelt und ihr die Nase eingetreten, um sie unkenntlich zu machen. Sie bereute es dann sehr, nicht mit dem Herrn gegangen zu sein; es wurde ihr so wehmüthig und weltschmerzlich zu Muth, dass sie daran dachte, ihr Leben im Wasser zu endigen. Die Menses traten angeblich schon im 8. Jahr ein, blieben dann 2 Jahre aus und kehrten in der Folge unregelmässig und jeweils mit Leib- und Kreuzschmerzen wieder.

Bei ihrem ersten Erscheinen hatte Pat. eine eigenthümliche Angst, Betäubung, Schlafsucht und Mattigkeit verspürt.

Als sie noch zur Schule ging, befand sich einmal im Dorfe eine fremde vornehme Familie auf Sommerwohnung. Die Dame war so freundlich gegen sie, machte ihr sogar Geschenke. Sie fühlte sich zu jener hingezogen, es kam ihr vor, dass dieselbe ihre eigentliche Mutter sei.

Im 33. Jahr begann die eigentliche Krankheit. Pat. litt damals an Hysterie (Globus, Hyperästhesien etc.). Sie fing an zu merken, dass „durch einander gesprochen" werde, dass alle Leute auf sie sahen, grausam, mordhaft gegen sie vorgingen. Auch zu vergiften versuchte man sie. Sie merkte es daran, dass ihr Leib so aufgetrieben wurde (Meteorismus hyster.).

Im 34. Jahr wurde ihr „offerirt" (Halluc.), dass ihre vorgeblichen Eltern nicht die wirklichen seien. Sie nannte sie seither nur Zieheltern. Schon längst war ihr ihre Unähnlichkeit mit den „Geschwistern" aufgefallen. Nun war ihr auch klar, warum sie von jeher das Aschenbrödel im Hause gewesen war. Es wurde ihr weiter zu wissen gethan, dass sie ihren Eltern schon im 1. Lebensjahr von einer Bande Juden gestohlen wurde. Sie hat diese Bande am Geruch später wiedererkannt. Im Beginn der Krankheit sind offenbar hallucinatorische delirante hysterische Zustände dagewesen, die weitere Wahnkreise hervorriefen. So erzählt sie, dass sie vor 8 Jahren in einem Flammenmeer lag und später in einer Gruft. Sie merkte es am Leichengeruch. Als sie aus einem lethargusartigen Zustand wieder zu sich kam, hörte sie, wie Jemand fragte, ob sie lebend oder todt sei. Sie habe sich für lebendig erklärt. Sie hörte nun weiters eine Stimme, sie solle auf den Kopf greifen. Sie merkte, dass eine Krone darauf sei, vermochte aber nicht zu reden. Sie merkte des Weiteren, dass man sie zu vergiften gesucht hatte, um ihren Stand zu verheimlichen und ihr Erbe an sich zu bringen.

In einem anderen psychischen Ausnahmezustand hörte sie einmal die Worte „k. k. erzherzogliches Rabenvieh" und merkte, dass diese Verwünschung gegen sie und die erzherzogliche Familie gerichtet war. In späteren deliranten Zuständen hat man ihr Heirathen offerirt. Sie wurde sogar angetraut. Sie sah Niemand bei der Ceremonie, wohl aber hörte sie Alles. Man machte sie im Bett aufsitzen und sie musste dann „ja" sagen, das 1. Mal bei der Vermählung mit einem gewissen W., das 2. Mal mit dem Kaiser. Ein 3. Mal versagte ihr die Stimme. Auch in der Zeitung las sie darüber, jedoch wurde ihr gewöhnlich schwarz vor den Augen dabei. Als sie aber einmal genauer zusehen konnte, stand es in der Zeitung mit goldenen Lettern. In ihren hysterischen Schlaf- und Scheintodzuständen hat man sie auch überfallen und geschwängert.

Sie hat 1 öffentliche (wirkliche), 2 kleine (Abortus) und 3 grosse heimliche (imaginäre) Entbindungen gehabt. Diese letzteren sind durch Escamotirung der Kinder bewerkstelligt worden. Man hat überhaupt feindlich an ihr herumoperirt. Besonders war es ihre „Tyranninerziehungsmutter", die sie tranchirt, zertreten, ihr die Nasenspitze abgerissen und sie auf diese Weise unkenntlich und ihrer „edelrechten" Mutter unähnlich gemacht hat. Sie sehe jetzt ganz fremd aus, habe auch einen fremden Schlaf, der sie nicht mehr stärke. Bis in die letzte Zeit habe man sie verfolgt, verstossen, obwohl sie eigentlich die Erste in Graz sein sollte. Nur in ihrem letzten Dienste war die Frau so lieb und gut gegen sie. Sie merkte aus der Aehnlichkeit mit dieser Dame, dass diese ihre edelrechte Mutter sei. Sie hat bei ihr alle auf sie bezüglichen Gesprächssachen aufgefangen und gefunden, dass ihre edelrechte Mama eigentlich „Vollmond Glad Sultan“ heisse und eine Königin sei. Auch dort fühlte sie oft eine Krone auf dem Kopf; aber wenn sie, von der Stimme dazu aufgefordert, danach griff, so war sie schon wieder weg.

Pat. ist mittelgross, von brachycephalem Schädel, die breite Nasenwurzel liegt tief, erscheint wie eingedrückt. Das rechte Ohr ist kleiner als das linke. Pat. leidet an mannigfachen hysterischen Beschwerden, die namentlich zur Zeit der Menses hervortreten.

Sie nimmt eine vornehme reservirte Haltung ein, lebt ganz in ihren romanhaften Verfolgungs- und Grössenideen, die sie nur in Affekten preisgibt. Das Krankheitsbild ist ein ganz stationäres.

Beob. 84. Hysterische Paranoia. (Sensationen.)

Hlatky, 39 J., Beamtenwittwe, aufgenommen 7. 10. 75, soll hereditär nicht disponirt sein. Schwester krampfkrank. Im 15. Jahr, mit dem Eintritt der Pubertät, wurde Pat. chlorotisch und hysterisch. Spuren der hysterischen Neurose lassen sich durch die ganze folgende Lebenszeit verfolgen. Pat. war verheirathet, concipirte nie. Vor 3 Jahren wurde Pat. misstrauisch, wähnte sich von verschiedenen Seiten beeinträchtigt, verleumdet, übel angesehen. Sie versteckte ihr Geld, Nachts theilte man ihr mit, wo sie es versteckt hatte. Sie bemerkte Abgang an Geld und Werthpapieren. Man that ihr Gift in die Speisen, nahm ihr ganze Gliedmassen weg (tempor. Anästhesie). Sie zog von einer Wohnung zur anderen, lebte immer in Streit mit den Hausgenossen, denen sie ihre Verfolgungen zuschrieb. Vor 2 Jahren stellten sich massenhaft hysterische Sensationen und auch Hallucinationen ein, deren Oertlichkeit und Inhalt auf Erregungsvorgänge im Genitalnervensystem deutlich hinwies. Man schimpfte sie Hure, machte ihr obscöne Anträge, man saugte ihr die Kräfte aus Vagina und After aus. Interessant ist die besondere, zum Theil auf Neubildung von Worten beruhende Bezeichnung, die Pat. ihren diversen Sensationen gab. Alle diese Qualen sind ihr durch eine geheimnissvolle Gewalt gemacht, die sie den „Zeif“ nennt. Die Art ihrer Sensationen gibt sie an, indem sie an das betreffende Organ, in welchem sie jene empfindet, die Silbe Zeif anhängt (Kehl-, Leber-, Magenzeif etc.).

Zu ihren lästigsten Sensationen gehört die Aussaugung ihrer Kräfte an Anus, Kreuzbein und Vagina. Es saugt nur zeitweise, aber so lange, bis sie ganz betäubt, wie betrunken wird und nichts mehr sieht. Der After ist ihr total verdorben. Es gruselt in demselben fortwährend („Afterdehnen“).

An der Vagina saugt es erst, seitdem sie vom Arzt explorirt wurde. Dieses saugende Gefühl ist sehr unangenehm. Auch wenn nicht gesaugt wird empfindet sie ihre Genitalien schmerzhaft.

Zuweilen wird auch an Kopf und Magen zugleich gesaugt. Am Kopf werden die Gedanken herausgesaugt („Gedankenscrben“). Es geht leicht, da sie ohnehin am ganzen Kopf offen ist. Wenn es in der Vagina saugt, spürt sie am Kopf ein schmerzhaftes Ziehen. Jede nimmt ihr den Saug ab, bis sie ganz matt wird. So oft die Wärterinnen ausgehen, saugen sie ihr die Säfte aus, um sie in der Stadt zu verhuren.

Sie ist ganz herum durchsäugert und beschreibt dieses Gefühl, „wie wenn man einen durch die Mauer giftig anhaucht“. Man aspirirt auch durch die Kalkwände ihre Kreuzgegend (Kalkknick), man schneidet ihr das Herz in Stücke (Herzsaug), man treibt ihr den Kopf aus einander (Fluxion) und zieht ihr das Gehirn durch die Nase aus (gelegentlich Schnupfen). Man schneidet, sticht, zieht sie in Weichen und Hüfte (Intercostalneuralgie).

Man zieht ihr die Gedanken aus, und weil sie dabei ein prickelndes, siedendes Gefühl in der Kopfhaut hat, heisst sie diese Procedur „Dackensud". Man thut auch „daken" mit ihrem Gehirn, d. h. man benutzt es zu geistiger Arbeit, was sie „doktern" nennt.

Auch „Tendendengs", d. i. andere Gedanken in den Kopf bringen, thut man ihr an.

Eine besonders lästige Sensation ist Ameisenkriechen längs dem Rücken, das am Hinterkopf in den Haaren beginnt und bis in den After reicht. Sie heisst es deshalb Afterdack und Haardack. Auch Schütteln und Zittern empfindet sie oft durch den ganzen Körper. Sie wird dann „durchgezeift". Zuweilen macht man sie temporär auf der rechten Seite ganz todt. Sie hat Krebse im Körper, die Alles in ihr aufessen. Es wird ein reines Wirthshausspiel mit ihr getrieben.

Neben diesen (hysterischen) Sensationen, die verrückt interpretirt werden, finden sich auch massenhaft Hallucinationen, die in den letzten Jahren immer mehr einen sexuellen Inhalt bekommen haben.

Sie hört sexuell beschimpfende Worte, die Umgebung hat offenbar einen Zungen- und Zahnzeif. Pat. hört auch alle ihre Gedanken aussprechen (Gedankensag). Man heisst sie auf heimliche Weise Hure; „du könntest schon lange eine angeschwängerte Päpstin sein," meinen die Wärterinnen.

Man treibt das Ueberschattungsspiel mit ihr. Nachts wird ihr in der Vagina herumgearbeitet. Sie ist vom Bischof überschattet, indem er ihr Nachts ein Tuch über das Gesicht geworfen hat.

Es fehlen auch nicht Geruchshallucinationen. Man zieht ihr Gestänke durch die Mauer herein in die Nase.

Als Reaktion auf diese Qualen ist Pat. fast forfwährend in massloser zorniger Aufregung bis zu Thätlichkeiten gegen die Umgebung, von der alles Schändliche ausgeht. Zur Zeit der Menses, wo Sensationen und Hallucinationen gesteigert sind, ist Pat. besonders aufgeregt und auch schlaflos. Nur vorübergehend gelingt es, sie zu beschäftigen und abzulenken. Bromkali und Morphiuminjektionen haben nur temporären Erfolg. Ausser einer hochgradigen Hysterie ergab die mühsam vorgenommene körperliche Untersuchung nichts ausser einem chronischen Uterin- und Vaginalcatarrh mit reichlichem Fluor, welcher Befund ätiologisch jedenfalls sehr ins Gewicht fällt. Eine gynäkologische Behandlung war bei Pat. in keiner Weise durchzuführen.

Capitel 4.

Das hypochondrische Irresein[1]).

Die Streitfrage, ob die Hypochondrie zu den Neurosen oder zu den Psychosen zu rechnen sei, dürfte wohl allenthalben im Sinn der letzteren Annahme entschieden sein. Ueber die Stellung der Hypochondrie im

---

[1]) Literatur: s. Jolly's Arbeit in Ziemssen's Handb., Suppl.-Bd., 1878 (mit ausführlichen Literaturangaben); Tuczek, Zeitschr. f. Psych. 39, p. 653.

Gebiet der Psychosen bestehen Meinungsverschiedenheiten. Griesinger fasste sie als eine milde Form der Melancholie auf. Thatsächlich finden sich beim Hypochonder psychischer Schmerz und Hemmungserscheinungen; aber sie sind nicht primäre, sondern Folgeerscheinungen, Reaktion auf belästigende Gemeingefühle, Paralgien u. s. w. und daran sich knüpfende beängstigende Vorstellungen, die, Zwangsvorstellungen ähnlich, nichts Anderes neben sich aufkommen lassen und den Kranken zwingen, sich fortwährend mit den gestörten Vorgängen des Leibes zu beschäftigen.

Dieser Zwang erklärt sich theils aus dem schon physiologisch zu Tage tretenden Einfluss der Art und Weise des körperlichen Fühlens (Gemeingefühl) auf Stimmung und Vorstellen, theils aus dem Inhalt der das Bewusstsein erfüllenden Vorstellungen, insofern sie um schwere Krankheit und Gefährdung der vitalen Existenz sich drehen. Im Wesentlichen lässt sich die Hypochondrie als eine sensible Neurose (Gemeingefühlsneurose) mit nie fehlender reaktiver Betheiligung der psychischen Sphäre bezeichnen. Ist das Bewusstsein durch zeitweises Zurücktreten der sensiblen Neurose nicht mehr von krankhaft gestörten Gemeingefühlen occupirt, so fehlen Hemmung und Verstimmung.

Dadurch unterscheidet sich die Hypochondrie von der hypochondrischen Melancholie, bei welcher die primär bestehende schmerzliche Verstimmung und die Hemmung (mit eventuellem Kleinheits- und Versündigungswahn) mit einem tief gestörten Gemeingefühl (gewöhnlich auf Grund besonderer ursächlicher oder begleitender körperlicher Erkrankung) zusammentreffen und dieses zu Erklärungsversuchen der krankhaften Verstimmung und Hemmung verwerthet wird.

Mit der Neurasthenie hat die Hypochondrie mannigfache Berührungspunkte, insofern nicht selten jene Neurose die somatische Grundlage und der Ausgangspunkt für hypochondrische Verstimmung und Wahnbildung wird. An und für sich sind aber beide Zustände zu trennen; denn nicht immer ist der Hypochonder neurasthenisch und der Neurasthenische Hypochonder, wenn auch zugegeben werden muss, dass er fast immer nosophobisch ist.

Die hypochondrische Neuro(psycho)se.

Als die wichtigsten elementaren Erscheinungen im psychischen Antheil des Krankheitsbildes der Hypochondrie ergeben sich eine erleichterte Apperceptionsfähigkeit des psychischen Organs, vermöge welcher die (oft ursächlichen) Erregungsvorgänge in den Nerven anderer (meist krankhaft veränderter) Organe deutlich bewusst werden. Zugleich werden sie mit lebhaften Gefühlen der Unlust bis zu Affekten betont (psychische Hyperästhesie). Das Bewusstsein wird durch diese peinlichen Gefühle nicht nur fortwährend beunruhigt und ganz occupirt bis zur Hemmung aller anderweitigen Gefühle und Vorstellungen, sondern auch zu Interpretationen jener gedrängt, die, je nach Individualität, Bewusstseinszustand des Kranken, sowie nach der Art des ursächlichen körperlichen Leidens, von Vorstellungen schwerer Erkrankung bis zu den absurdesten Interpretationen der thatsächlich bestehenden Sensationen sich erstrecken können.

In dieser steten Bereitschaft zu allegorischer, vielfach ganz absurder Umdeutung der Sensationen, erklärbar aus den Hemmungsvorgängen, welche das gesammte Vorstellen und damit die Kritik und Besonnenheit erfahren, sowie aus der vielfach originär alogischen Persönlichkeit des Kranken, gleicht der Hypochonder dem Paranoiker. Es ist nicht ungerechtfertigt, mit Merklin die Hypochondrie auf Grund dieser Thatsachen als eine milde d. h. mit äusserer Besonnenheit noch verträgliche Form der Paranoia zu bezeichnen. Thatsächlich sind die Uebergänge der Hypochondrie zu gewissen Zuständen hypochondrischer Paranoia fliessende. Auf der Höhe der Hypochondrie werden auch die reproducirten Vorstellungen von lebhaften Gefühlen bis zu Affekten betont, und entwickelt sich ein solcher Zustand sensorieller Hyperästhesie, dass die Vorstellungen bezügliche Empfindungen (Gemeingefühlshallucinationen) hervorbringen. Die Folge der Hemmungsvorgänge durch die fortwährende und wachsende organisch sensible Beeinflussung des Bewusstseins macht sich nach allen Richtungen im Seelenleben geltend. In der Intelligenz überhaupt wird sie dadurch auffällig, dass die Allegorien und Interpretationen der Sensationen immer absurder werden; im Vorstellen und Fühlen kommt es durch Hemmung von Lustempfindungen zu trostloser psychischer Anästhesie, der auch die Sinneswahrnehmung anheimfällt; durch Hemmung der ethischen Vorstellungen und Gefühle in Verbindung mit dem leidenden Zustand des Ichs kommt es zu Egoismus; durch Nichteintreten ästhetischer Gefühle und Vorstellungen zur Ungenirtheit, alle möglichen körperlichen Vorgänge vor Anderen zu verrichten und zu besprechen. Die Hemmung der gesammten Leistungsfähigkeit gibt sich in trostloser Apathie und Anenergie kund.

Der Hypochonder hat nur ein Denken und Streben — Hilfe zu finden gegen sein vermeintlich schreckliches Leiden. In dieser Absicht consultirt er Aerzte über Aerzte, verschluckt Verordnung über Verordnung, unterwirft sich allen möglichen Heilproceduren, kommt von Allem noch mehr herunter, wird arzneikrank, versucht es nun mit Homöopathie, Quacksalberei, Geheimmitteln — aber vergeblich. Mit wachsender und über alle Empfindungsbahnen sich ausbreitender Hyperästhesie steigern sich seine Beschwerden; seine krankhaft überreizte Phantasie führt ihm die schrecklichsten Bilder von Krankheit vor, die sofort ihren Eindruck auf die Leiblichkeit machen, bezügliche Sensationen hervorrufen. Auf der Höhe seines Leidens vermag er sich nur mit den Vorgängen seines „zerrütteten“ Leibes zu beschäftigen, wühlt in seinen Excrementen nach Bandwürmern, entdeckt in den Papillen der Zunge das Wuchern von Krebsknoten, in den Sputis Tuberkel, in Harnsedimenten Beweise für Blasenstein. Harmlose Hauteffloreseenzen sind Beweise für Syphilis, Palpitationen Zeichen bevorstehender Herzlähmung; neurasthenische Beschwerden deuten auf Tabes, Kopfdruck und Kopfschmerz machen es zweifellos, dass Gehirnerweichung im Anzuge ist u. s. w. Der Kranke ist in beständiger affektvoller Erregung, malt sich die Qualen des bevorstehenden schrecklichen Todes aus. Als Complication treten zeitweise spontane Angstgefühle ein. Sie können sich bis zu Raptus steigern und zu Selbstmord führen.

Als die Hypochondrie theils bedingende, theils begleitende neurotische Störungen sind Hyperästhesien, Neuralgien, Paralgien, Parästhesien, gelegentlich auch Anästhesien der spinalen, cerebralen und sympathischen Empfindungsnerven, Hyperästhesien der Sinnesorgane, episodisch selbst Hallucinationen, nicht selten auch der Symptomencomplex der cerebralen und spinalen Neurasthenie zu beobachten.

Auch motorische Störungen (Reflexkrämpfe, Respirationskrampf, Globus), vasomotorische und sekretorische Störungen sind nicht selten.

Die Hypochondrie ist ein sehr häufig, namentlich bei Männern vorkommendes Leiden. Episodisch und in milder Form kann sie jedes Individuum heimsuchen, dessen Gemeingefühl durch körperliches Kranksein gestört ist; aber diese Fälle sind bedeutungslos gegenüber denen, wo sie eine constitutionelle, meist in erblicher Belastung wurzelnde Neurose darstellt, die schon von der Pubertät an oder gar schon in der Kindheit beginnt, den Lebensgang des Individuums begleitet, insofern sie durch alle möglichen organischen (biologische Lebensphasen, chronische Magen- und Darmleiden, Leber-, Herzaffektionen, Erkrankungen der Sexual- und der Harnorgane oft ganz harmloser Natur, Neurasthenie u. s. w.) oder psychischen Ursachen (Langeweile, Pensionistenleben, Umgang mit Hypochondern, Lektüre gewisser populär medicinischer Schriften, Epidemien u. s. w.) wachgerufen wird. Wie alle Neurosen bietet die Hypochondrie einen remittirend-exacerbirenden, auf innere und äussere Momente vielfach zurückführbaren Verlauf.

Auf nicht belasteter Grundlage ist die Hypochondrie ein meist vorübergehendes und in Genesung endigendes Leiden von Wochen bis Monate betragender Dauer. Die constitutionelle Hypochondrie bietet nur Intermissionen und nimmt nicht selten ihren Ausgang in schwere Zustände degenerativer Geisteskrankheit.

Nicht zu verwechseln mit der Hypochondrie als Krankheitsbild und selbstständige Neurose sind die Fälle, wo sie als Zustandsbild im Verlauf schwerer Gehirnkrankheiten (s. u. Dementia paralytica) auftritt. Therapeutisch ist vor Allem festzuhalten, dass der Hypochondrie immer eine körperliche Erkrankung zu Grunde liegt, die ihre Auffindung und Behandlung fordert. Gegen diese Thatsache wird vielfach in der Praxis gesündigt, indem man den Hypochonder einem eingebildeten Kranken gleichbedeutend hält. Streng genommen gibt es keine eingebildete Kranke, sondern nur Kranke, die aus den objektiven Verhältnissen nicht entsprechendem Krankheitsgefühl (Hyperästhesie), aus daraus entspringendem Egoismus oder Leidseligkeit ihre Leiden übertrieben darstellen. Die Sensationen der Hypochonder sind keine Einbildungen, ihre Delirien ebensowenig einer somatischen Grundlage entbehrend, wie die so vieler anderer psychisch Gestörter, nur die Interpretation ist eine irrige, vielfach absurde.

Die Behandlung der Hypochonder muss eine psychische und eine somatische sein. Die psychische Behandlung des hyperästhetischen Kranken muss in erster Linie auf Beruhigung, Ablenkung, Zerstreuung abzielen.

Grundbedingung der psychischen Behandlung ist, dass der Kranke Vertrauen zum Arzt gewinne. Durch Theilnahme, Eingehen auf die Beschwerden des Kranken, sorgsame körperliche Untersuchung, suche man sich jenes zu erwerben. Besitzt man es, dann kann man auch Strenge walten lassen. Bestimmtheit und Consequenz im Auftreten imponiren dem Kranken, Spott erbittert ihn, logischer Widerlegung seiner Irrtümer ist er, gleich dem Verrückten, unzugänglich.

Aeusserst wichtig ist psychische Ablenkung durch geordnete Thätigkeit. Erkranken doch viele Menschen durch Uebergang aus einem thätigen Leben in ein beschauliches! Die ordinirte Thätigkeit darf aber keine Geist und Körper anstrengende, auch keine rein mechanische, zwecklose und langweilende sein. Vielfach werden sich kleine Reisen, Badekuren, Turnen, Reiten u. dgl. nützlich erweisen. Auf der Höhe der Krankheit, bei allgemeiner Hyperästhesie, ist Ruhe, temporär selbst Bettruhe nöthig.

Der psychischen Indication entsprechen auch arzneiliche Verordnungen. Ohne Arzneien fühlt sich der Hypochonder nicht beruhigt. Bestehen keine somatischen Indicationen für Medikamente, so gebe man Scheinarzneien. Man macht dabei den Patienten wenigstens nicht zum Arzneikranken.

Der Ausgangspunkt der somatischen Behandlung sind die ursächlichen oder begleitenden körperlichen Erkrankungen (Magendarmaffektionen, Sexualleiden, Neurasthenie), deren Therapie nach den Vorschriften der speciellen Pathologie durchzuführen ist, aber niemals schablonenhaft, sondern mit Berücksichtigung der individuellen Constitution, der Lebensumstände und psychischen Bedürfnisse.

Eine grosse Schwierigkeit für die consequente Durchführung der Behandlung bildet die psychische Verfassung des zudem vielfach originär psychisch abnormen Kranken. Schwächende Eingriffe, längere Anwendung von Mittelsalzen, in den Stoffwechsel tief eingreifende Carlsbader Kuren sind der Constitution und dem nervösen Zustand (reizbare Schwäche, Neurasthenie) des Hypochonders in der Regel nicht zuträglich.

Im Allgemeinen leisten Hydro- und Elektrotherapie, klimatische Kuren, Seebäder, Hygiene und Diätetik, tonisirende Verordnungen Besseres.

Symptomatisch können vorübergehend Beruhigungsmittel, besonders bei hoch gesteigerter Hyperästhesie, bei Schlaflosigkeit und Angstanfällen, nöthig werden. In erster Linie sind dann Brom- und Blausäurepräparate zu versuchen. Sie sind im Allgemeinen zuträglicher als Opiate.

Geistige Schwächezustände aus Hypochondrie.

Als Ausgangs- und weitere Entwicklungszustände schwerer, meist constitutioneller Hypochondrie sind Zustände geistiger Schwäche nicht selten.

Dieselben dürfen mit der hypochondrischen Form der Dementia paralytica nicht verwechselt werden. Sie schreiten nicht zu völligem Blödsinn vor. Der Kranke versinkt in trostlose Apathie und Abulie, die nur gelegentlich organisch ausgelöster Angstgefühle noch vorübergehend weicht. Die Affekte, das Streben des Kranken, Hilfe zu finden, lassen nach. Sein Interesse an der Aussenwelt, an dem früher hoch und werth Gehaltenen erlischt. Er verliert den letzten Rest von ästhetischen Rücksichten für Andere, wird schmutzig in seinem Aeussern, rücksichtslos in der Befriedigung seiner leiblichen Bedürfnisse, beschäftigt sich nur mehr mit den gestörten Vorgängen des zerrütteten Leibes, nimmt allerlei grillenhafte Gewohnheiten an, wird kindisch in der Kundgebung noch etwa auftretender Affekte und immer läppischer in der Schilderung und Interpretation seiner Leidenszustände. Mit der Zeit verwittern die Züge, der Körper verfällt einem Marasmus, an welchem offenbar das Gehirn hervorragenden Antheil nimmt (Senium praecox).

Beob. 85. Geistiger Schwächezustand aus Hypochondrie.

J., Arzt, 54 J., verheirathet mit einer seit Jahren hysterisch geisteskranken Frau, stammt aus belasteter Familie. Er war ein von jeher abnormer, excentrischer, reizbarer, unverträglicher, zu Hypochondrie hinneigender Charakter. Durch die Krankheit seiner Frau, anstrengenden Beruf in einer Gebirgsgegend hatte er viel Sorgen und Beschwerden. Die kranke Frau und Concurrenz im Beruf schädigten den Erwerb. Anfang 1879 zog sich Pat. einen chronischen Magendarmcatarrh zu. Er wurde schlaflos, hypochondrisch verstimmt, erfuhr einen bedeutenden Rückgang seiner Ernährung, bekam Angstzufälle, in deren einem er einen Suicidiumversuch machte.

Am 8. Aug. 79 bat er um Aufnahme auf der psychiatrischen Klinik. Stark geschwundener Panniculus adiposus, gelbgraues Colorit, Anämie, chronischer Magendarmcatarrh, Zeichen von beginnendem Cor adiposum, tarder Puls, Erscheinungen von sich geltend machendem Senium (Gerontoxon, rigide Arterien) waren körperlich der Befund. Psychisch bot er das Bild einer schweren Hypochondrie, klagte, dass Gemeingefühl und Seelengefühl ganz gelähmt seien, er fühle sich empfindungs- und gefühllos, klagte weinerlich wie ein Kind, dass er keine Rettung mehr für sich sehe. Dabei Schlaflosigkeit, Beschwerden des chronischen Magen- und Darmcatarrhs, Kopfschmerz, Gefühl, als ob der Kopf gross wie ein Kürbis sei, massenhaft Paralgien (Gefühle, wie wenn Würmer und anderes Ungeziefer an der Haut nagten), Gefühle, als ob er eine Bleikugel im Leib habe, als ob er entbunden werde, als ob die Därme wund seien, eingeschraubt wären, Brennen im Mastdarm bis ins Hirn hinein. Nach dem Essen und auch bei Nacht empfindet Pat. quälende Angst in den Präcordien. Er meint, es gehe mit ihm zu Ende, man möge an die Angehörigen telegraphiren. Pat. bietet in diesen Krisen Globus, Respirationskrampf, Angstschweiss, klagt über Krämpfe in Händen und Füssen. Gelegentlich sieht er in solchem Angstanfall den Todesengel, der ihn abholen will. Er klammert sich verzweifelt an die Umgebung an, rutscht auf dem Boden herum, verzweifelt um Hilfe flehend.

Das Leiden bewegt sich in Remissionen und Exacerbationen. Die letzteren fallen immer mit Steigerung der intestinalen Beschwerden und ausbleibendem Stuhl zusammen, oft auch mit Diätfehlern, zu denen zeitweise auftretende Bulimie führt, sowie mit Tabakrauchen, zu dem Pat. trotz Verbot immer wieder sich verleiten lässt. Vergebens wird Alles, was Küche und Arzneischatz bieten, aufgeboten, um eine günstige Wendung des wesentlich mit einem chronischen Magendarmcatarrh in Verbindung stehenden Leidens herbeizuführen. In den ängstlichen Erregungszuständen bringen Opiate, Aq. laurocerasi, Bromnatrium, Bäder jeweils Erleichterung. Vorübergehend bessert sich der körperliche und psychische Zustand bei strenger Milchdiät und absoluter Entziehung der Möglichkeit, zu rauchen; aber Pat. übertritt immer wieder die diätetischen Gebote, eignet sich gelegentlich fremdes Essen an und büsst seine Schwäche mit neuerlichen Exacerbationen.

Pat. geht im Verlauf ganz in seinen Sensationen auf, jammert klagsam wie ein hysterisches Weib über ein ganzes Heer von Schmerzen. Es sei kein Tropfen gesunden Blutes mehr in ihm, kein Organ mehr gesund, er sei schon ganz abgemagert, das Fleisch abgefallen, er treibe es nicht mehr lange, das Herz breche entzwei, der Lebensfaden reisse ab. Es sei ihm, als ob Würmer am Gehirn nagen, er spüre auch Abnahme der geistigen Kräfte. Der Körper sei zeitweise blutleer, die Circulation stocke, er spüre die Anämie des Gehirns, den Marasmus, es reisse ihm den Kopf hin und her, es sei eine partielle Eklampsie, die Gefühle änderten sich jeden Augenblick, Angst, Furcht, Schwermuth, Herzdruck, er habe keine Gedanken mehr, könne keinen Brief schreiben, die Nerven seien so irritirt, wirkten feindlich auf ihn, er habe keine Lebenskraft mehr, es gehe galoppirend mit ihm zu Ende. Er ziehe den Tod diesem Martyrium vor, aber es graust ihm zugleich vor dem Tod und er bittet, man möge ihn in seiner Sterbestunde narkotisiren.

Den Ausgangspunkt und Kern aller Gefühlsbelästigungen bilden abnorme gastrointestinale Sensationen.

Pat. klagt über solche Hyperästhesie im ganzen Verdauungstraktus, dass er den Vorgang der Fäkalbildung und die Peristaltik beständig inne werde. Es kommt ihm vor, als habe er das Gehirn im Bauch und die Därme im Gehirn. Er hat ein beständiges Gefühl von Wundsein in den Därmen. Im Mastdarm brennt es wie Feuer; von da an steigt das Schmerzgefühl zum Herz auf und von da zum Gehirn. Dort hat er oft ein Gefühl, als ob eine Hand pressend hineingriffe, ein „Hemisphärenkrampf“; es muss doch ein idiopathisches Leiden sein, meint Pat. mit Geisterstimme.

Bei verzögerter Stuhlentleerung empfindet er eine schreckliche Atonie. Er fühlt dann, wie die Winde sich aufs Herz setzen, und gewärtigt Stillstand des Herzens.

Pat. geht im Laufe des Jahres 1880 immer mehr in seinen Beschwerden auf, wird stumpf gegen die Aussenwelt, gegen das Schicksal der Angehörigen. Sein früheres Interesse für Berufsfragen erlischt, er fragt nicht mehr nach Zeitung, Lektüre, er beschäftigt sich nur mehr mit Herzschlag, Puls, Zunge, Stuhl, Urin und erkennt in Allem Zeichen naher Auflösung. Er genirt sich nicht, in Papier gewickelte Fäces mit sich herumzutragen und während der Mahlzeit anderen Patienten oder dem Arzt vorzuzeigen.

Ende 1880 macht sich auch neben den Erscheinungen zunehmender geistiger Schwäche, weinerlichem Wesen, hoffnungslosem Brüten, kindisch läppischen Affekten ein körperlicher Marasmus bemerklich. Die Miene wird grämlich, faltig, verwittert. Pat. ergeht sich in monotonen Klagen von allgemeiner Atrophie, Abnahme des specifischen Gewichts, Atonie und Verhärtung im Unterleib. Der anfangs und im Verlauf gehegte Verdacht, dass es sich hier um ein hypochondrisches Zustandsbild einer Dementia paralytica handeln möge, bestätigte sich nicht. Nur eine andauernde Erweiterung der rechten Pupille wurde im Laufe des Jahres 1880 bemerkt. Als ich Ende October Pat. zum letztenmal sah, bot er das Bild eines einfachen hypochondrischen geistigen Schwächezustands, das nur gelegentlich Verzögerung des Stuhls noch von heftigen Angstgefühlen bis zu Verzweiflungsaffekten belebt wurde.

Anfang 1881 machte Pat. in einem solchen Angstanfall seinem Leben eine Ende, indem er mit seinem Schuh eine Fensterscheibe aus sogen. unzerstörbarem Glas zertrümmerte, mit einem Splitter sich tiefe Schnittwunden beibrachte, so dass der Tod durch Verblutung eintrat.

Eine weitere Ausgangsmöglichkeit der Hypochondrie ist die in (hypochondrische) Paranoia.

Während im Rahmen der einfachen Hypochondrie die anomalen Empfindungen noch logisch verarbeitet werden und der Kranke noch innerhalb der Möglichkeit wirklich vorkommender Krankheitszustände seine Beschwerden objektivirt, geschieht es im weiteren Verlauf nicht selten, dass mit Verlust des Restes von Besonnenheit der Kranke zu ganz absurder, physikalisch und medicinisch unmöglicher Interpretation seiner Sensationen gelangt. Die Leichtigkeit, mit welcher sich hier Sensationen in Vorstellungen deliranten Charakters umwandeln, wie andererseits Vorstellungen Sensationen auslösen, leistet der Entstehung dieser einfachen

Form der hypochondrischen Paranoia mächtigen Vorschub. Hallucinationen pflegen dann die Wahnbildung weiter zu fördern. Die Uebergänge von der noch mehr weniger leidlich raisonnirenden Hypochondrie zu dieser Form der Paranoia sind jedenfalls fliessende.

In anderen Fällen findet mit nachlassender Kritik des Kranken die hypochondrische Paranoia dadurch ihre Entstehung, dass die Sensationen in der Aussenwelt objektivirt, feindlichen Einflüssen dieser zugeschrieben werden (persecutorische Form). Auch hier findet die Weiterentwicklung ganz im Sinne der gewöhnlichen Form der Paranoia durch Hallucinationen statt.

Beob. 86. Hypochondrische Paranoia. (Sensationen.)

Castillon, Schlosser, 51 J., ledig, angeblich nicht erblich disponirt, geistig beschränkt, abergläubisch, als Knabe an Somnambulismus leidend, von jeher leutscheu, reizbar, sonderbar, der Masturbation ergeben, hatte vor 7 Jahren sein ganzes erspartes Geld bei einem Bankrott eingebüsst.

Er wurde schlaflos, hypochondrisch verstimmt, litt an schlechter Verdauung, erschwertem Stuhl, behauptete, die Organe seien zerrüttet, er habe den Staar in den Augen, litt an massenhaften paralgischen und neuralgischen Sensationen. Es bemächtigte sich seiner die Wahnidee, dass ihm diese Gefühle künstlich gemacht seien. Namentlich war es ein Nachbar, auf den sich sein Verdacht lenkte. Stimmen bestätigten diesen Verdacht. Er stellte den Nachbar zur Rede; dieser leugnete. Pat. gewann immer mehr die Ueberzeugung, dass er das Opfer unsichtbarer Verfolger sei, und die Interpretation seiner krankhaften Gefühle wurde eine immer verrücktere. Selbst physiologische Sensationen imponirten ihm als künstlich gemachte.

Bei einem im 7. Jahre der Krankheit aufgenommenen Status praesens erscheint Pat. in einer Ecke des Krankenzimmers, mit grämlicher, verwitterter Miene und verkrümmter Position. Er ist keineswegs blödsinnig, aber abulisch und fortwährend präoccupirt durch seine Sensationen, denen er eine grosse Aufmerksamkeit widmet.

Von Zeit zu Zeit verzieht er schmerzlich das Gesicht, athmet schwer, schlägt auch in die Luft, um die „Unsichtbaren", die ihn eben wieder am Rücken gepackt haben, abzuwehren.

Sie machen ihm Schmerzen im ganzen Körper. Wenn die Meerkrebse zeitweise in seinem Kopf krabbeln, so bekommt er Schmerzen und läuft das Wasser zur Nase heraus. Vor 2 Jahren ist ihm auf dem Abort so ein kleiner Krebs zum After herausgekrochen. Im Bett hat er auch schon Schlangen gespürt. Durch Erkältung und Elektricität stellt man ihm die Gedanken. Wenn er den Löffel zum Munde führt, so merkt er, dass gleich etwas Unreines hineinkomme. Auch im Wasser hat er schon allerlei gespürt. Zuweilen verkrümmen ihm die Verfolger auch den Finger. Als er neulich einmal sägen wollte, wurde ihm gleich der Arm steif und er spürte, wie etwas aus dem Sägeblatt in ihn überströmte. Mit dem Lesen gehe es auch nicht mehr; denn wenn er es versuche, drohen die Augen herauszufallen. Er hilft sich durch Ziehen an den Haaren und Kneifen der Bauchhaut gegen seine Sensationen und findet dies wirksam. Pat. ist ganz affektlos gegenüber seinen Sensationen und Wahnideen. Sein Tagewerk ist vollkommen durch Reaktion auf solche ausgefüllt.

Körperlich ist Pat. decrepid. Es sieht älter aus, als er wirklich ist, und bietet Zeichen von Senium. Abnormitäten der Hautsensibilität und neuralgische Schmerzpunkte sind nicht nachzuweisen, so dass, wie bei solchen Kranken, eine centrale Entstehungsquelle der (excentrischen) Sensationen angenommen werden muss. Die vegetativen Funktionen gehen ungestört von Statten.

Abschnitt IV.

Chronische Intoxicationen.

Capitel 1.

Der Alkoholismus chronicus und seine Complicationen [1]).

Wir fassen unter dem von Magnus Huss eingeführten Namen des Alkoholismus chronicus (Trunksucht) alle jene psychischen und physischen dauernden Funktionsstörungen zusammen, die der habituelle Missbrauch des Alkohols hervorbringt.

Als die anatomischen Substrate der psychischen Symptome des Krankheitsbildes ergeben sich chronisch entzündliche Veränderungen an den Meningen und atrophische Processe der Hirnrinde, bedingt durch die chemisch reizende Wirkung des Alkohols und seiner Zersetzungsprodukte auf das Hirngewebe, sowie durch fluxionäre und Stauungsvorgänge in den Ventrikeln, sowie den Lymphbahnen des Gehirns und seiner Hüllen.

Als Folgen oder Complicationen ergeben sich Anomalien der Blutvertheilung (Hyperämien und Anämien), Hydrocephalus externus und internus, Hyperostosis cranii und Pachymeningitis interna, in den übrigen Organen Arteriosclerose, Herzhypertrophie, Fettherz, chronischer Magendarmcatarrh, Leber- und Nierenentartung.

Die erwähnten organischen Veränderungen am Centralorgan und seinen Hüllen treten jedoch erst nach längerer Zeit und nicht in jedem Falle ein. Sie erscheinen als Ausgangserscheinungen und Residuen ursprünglicher nutritiver Störungen der Hirnrinde (gestörte Ernährungs- und Circulationsverhältnisse in Folge des Alkoholmissbrauchs), und es scheint, dass bei widerstandsfähigem Gehirn (intakte Gefässwände) lange Zeit das Bild der Trunksucht sich im Rahmen einer funktionellen Erkrankung bewegen kann. Damit wird auch die Genesungsmöglichkeit in frühen Stadien verständlich.

Auf Grund dieser Thatsachen bilden die Intoxicationspsychosen, speciell der Alkoholismus, den natürlichen Uebergang von den funktionellen zu den organischen

---

[1]) Literatur: Brühl-Cramer, Die Trunksucht, Berlin 1819; Clarus, Beiträge etc. 1828, p. 111 (ältere Literatur); Henke, Abhandl. IV, p. 271; Magnus Huss, der chron. Alkoholismus, übers. von v. d. Busch, 1852; Voisin, Annal. méd. psych. 1864, Jan.; Magnan, Gaz. des hôp. 1869, 79. 82. 85. 100. 108; Rose, Pitha und Billroth's Chirurgie I, H. 2 (Literatur); Magnan, De l'alcoolisme, Paris 1874; Böhm, Ziemssen's Handb. XV; Dagonet, Traité des mal. ment. 1876, p. 526; Bär, Der Alkoholismus, Berlin 1878, p. 51; Lentz, L'alcoolisme, Paris 1885.

Psychosen und finden, soweit sie als seltenere Arten der Intoxication nicht schon in der Aetiologie p. 213 aufgeführt wurden, hier ihre Besprechung.

1. Der Grundcharakter der sich ergebenden psychischen Störungen ist der der psychischen Schwäche, der fortschreitenden Insufficienz der ethischen und intellectuellen Leistungen.

a) Die ersten Symptome pflegen sich in der ethischen Sphäre kundzugeben. Der dem Trunk Ergebene zeigt laxere Anschauungen in Bezug auf Ehre, Sitte, Anstand, Indifferenz gegen sittliche Conflikte, gegen den Ruin der Familie, die Missachtung seitens der Mitbürger; er wird ein brutaler Egoist und Cyniker (trunkfällige Entartung der Sitten und des Temperaments, Inhumanitas ebriosa, Clarus).

b) Damit geht Hand in Hand eine zunehmende Gemüthsreizbarkeit, eine wahre Zornmütigkeit. Die geringsten Anlässe rufen bedenkliche Affekte bis zu Wuthausbrüchen hervor, die bei der vorgeschrittenen ethischen Schwäche unbeherrschbar sind und das Gepräge pathologischer Affekte an sich tragen (Ferocitas ebriosa).

c) Es stellen sich zeitweise, namentlich Morgens, Zustände tiefer geistiger Verstimmung, krankhaften Missmuths bis zu Taedium vitae ein, die temporär auf erneuten Alkoholgenuss schwinden (Morositas ebriosa).

d) Eine frühe Erscheinung auf psychischem Gebiet ist eine auffällige Willensschwäche in der Erfüllung von beruflichen und überhaupt bürgerlichen Pflichten. Sie zeigt sich am deutlichsten in der Unmöglichkeit der Durchführung guter Vorsätze, dem Laster zu entsagen, und findet eine belehrende Illustration in jenen nicht seltenen Fällen, wo Alkoholiker um ihre Internirung in Anstalten bitten, da sie noch intelligent genug sind, um den Abgrund zu bemerken, an dem sie sich befinden, aber zugleich ihre Willens- und sittliche Schwäche fühlen, die es ihnen aus eigener Kraft unmöglich macht, ihn zu vermeiden.

e) Mit diesen Symptomen geht endlich eine fortschreitende Abnahme der intellectuellen Leistungsfähigkeit in toto einher, die früh schon in Schwäche des Gedächtnisses, Erschwerung des Gedankengangs, Stumpfheit der Apperception sich kundgibt und selbst bis zu völligem Blödsinn vorschreitet.

f) Eine auffällige Erscheinung ist bei der Mehrzahl der in geschlechtlichen Beziehungen stehenden chronischen Alkoholisten der Wahn, geschlechtlich betrogen zu werden, sei es von der Ehegattin (Wahn ehelicher Untreue) [1], sei es von der Geliebten (Eifersuchtswahn).

[1]) Literatur: Cohen v. Baren, Allg. Zeitschr. f. Psych. 3, p. 620—639; Casper, Lehrb., bes. v. Liman, 6 Aufl., Fall 254; Liman, Zweifelhafte Geisteszustände. p. 297. 304. 306. 320; Nasse, Allg. Zeitschr. f. Psych. 34; Schäfer, ebenda 35, H. 2.

Als ein Aequivalent lässt sich der Wahn, dass die Umgebung Unzucht treibe, aufstellen. Ich habe diesen Wahn bei einem katholischen Geistlichen, der seine Amtsbrüder damit beschuldigte, beobachtet.

Dieser Eifersuchtswahn findet sich nicht bloss in den den Alkohol. chron. complicirenden Psychosen (z. B. mit anderen Elementen eines Verfolgungswahns — Bestohlenwerden, Lebensbedrohung etc.), sondern in der Regel als freistehender Wahn. Er zieht sich wie ein rother Faden durch den psychischen Degenerationsprocess hindurch, oft schon früh auftretend und zu den brutalsten Misshandlungen der unschuldigen Ehehälfte bis zu Mord dieser und des vermeintlichen Nebenbuhlers führend.

Die ethische Verkommenheit, die psychische Schwäche und Gemüthsreizbarkeit sind der Entwicklung dieses Wahns förderlich, der seine organische Bedingung vermuthlich in der beim Säufer erkaltenden Libido sexualis und auftretenden Impotenz findet.

Selten und nur im Affekt oder Rausch kommt es zu hallucinatorischen Beweisen der ehelichen Untreue; meist werden nur harmlose Worte, Geberden, Begebenheiten von dem schwachsinnigen, reizbaren Kranken im Sinne des Wahns gedeutet und zur Stütze desselben verwerthet.

2. Nächst den psychischen Phänomenen zeigen sich sensorische Störungen als frühe Symptome des Alkoholismus chron. Sie sind grossentheils auf Circulationsstörungen im Gehirn (chronische Hyperämien) beziehbar und äussern sich als Kopfweh, Schwindel, Wüstsein, geistige Unaufgelegtheit, geistige Verworrenheit, Benommenheit, unruhiger Schlaf mit schweren, ängstlichen Träumen.

3. Wichtige Störungen erfahren die Sinnesapparate. Sie sind zum Theil auf Circulationsstörungen in denselben zurückführbar und äussern sich anfangs in Hyperästhesien und elementaren subjektiven Sinnesempfindungen bis zu Hallucinationen, später in Anästhesien.

Vorwiegend afficirt sind der Gesichts-, dann der Gehörssinn.

Die Phantasmen bestehen in mouches volantes, Funken-, Flammensehen, die Acusmen in Brausen, Klingen, Zischen. Sie gehen nicht selten mit deutlicher acustischer Hyperästhesie einher.

Aus diesen Phantasmen und Acusmen entwickeln sich häufig Illusionen, die dann fälschlich auch wohl als Hallucinationen bezeichnet werden.

Wirkliche Hallucinationen finden sich auch vor, anfangs unmittelbar vor dem Einschlafen, später episodisch da und dort im Krankheitsverlauf, nach schwächenden Einflüssen (mangelnder Alkohol, gestörter Schlaf, ungenügende Ernährung etc.).

Sie beruhen grossentheils auf Anämie der centralen Sinnesapparate, finden sich fast ausschliesslich in dem Gebiet des Gesichtssinns, selten des Gehörs und haben vorwiegend einen schreckhaften, Angst hervorrufenden Inhalt (hässliche Fratzen, Spukgestalten, Thiere) [1]).

[1]) Diese Phantasmen meist in Vielzahl (phantastische Thiere, Mörder mit gezücktem Dolch u. dgl.). Einem meiner Kranken erschienen längere Zeit Nachts vor

Im Verlauf des Leidens kann es, wie Galezowski u. A. erweisen, zu Amblyopie kommen. Sie erscheint plötzlich, die Sehschärfe sinkt beträchtlich. Die Kranken werden myopisch, sehen Abends besser.

Ab und zu kommt es, wohl durch krampfhafte Affektion des Accommodationsmuskels, zu Diplopie und Polyopie, nicht selten wird auch temporär Farbenblindheit beobachtet. Die Pupillen sind erweitert, häufig ungleich.

Der Augenspiegel ergibt keinen Befund oder höchstens Oedem der Retina und eng contrahirte Arterien.

Die Sehstörung kann nach einigen Monaten schwinden, wenn dem Missbrauch geistiger Getränke entsagt wird.

Meist kommt es, da dieser Forderung nicht genügt wird, zum Schwund der Sehnerven, zur Amaurose.

4. Früh schon leidet bei Alkoholisten die Integrität der motorischen Funktionen.

Die wichtigste, früheste, häufigste und andauerndste Störung ist Tremor der willkürlichen Muskulatur.

Er ist am ausgesprochensten an Zunge, Lippen, Gesicht, Händen. Der Tremor kann jedoch vorübergehend universell werden und sich zu allgemeinem Schüttelkrampf steigern. Auch Nystagmus wird nicht selten beobachtet.

Belangreich für diesen Tremor alkoholicus ist, neben Form und Art der Ausbreitung, der Umstand, dass er im nüchternen Zustand am heftigsten ist und auf Alkoholgenuss sich ermässigt.

Nicht selten kommt es schon im Anfang des Leidens auf Grund gesteigerter reflektorischer Erregbarkeit der Med. spinalis zu allgemeinen Zuckungen und örtlichen tonischen Krämpfen in den Waden. Sie treten namentlich beim Einschlafen ein und sind nebst den Phantasmen Hauptgrund des erschwerten Einschlafens dieser Kranken.

In vorgerückten Stadien des Alk. chron. kommt es zu paretischen Erscheinungen im Facialisgebiet, sowie in den Extremitäten. Die Hände werden kraftlos, die Kniee sinken ein, der Gang wird schlotternd. Die Ursache dieser Bewegungsstörungen ist noch nicht ermittelt, für eine gewisse Zahl von Fällen in Erkrankungen der peripheren Nerven (Polyneuritis) gegeben.

5. Eine häufige Erscheinung im vorgeschrittenen Alkoholismus chronicus sind sensible Störungen. Anfangs handelt es sich um Hy-

dem Einschlafen zwei wie Gensdarmen gekleidete, mit Bajonetten bewaffnete Männer. Sie fragten ihn, wer er sei, verlangten sein Geld. Später verfolgten sie ihn auch auf der Strasse, bei Tage auf Schritt und Tritt, so dass er sich an die Polizei um Schutz wandte. Auch Illusionen kommen hier vor, insofern die Umgebung plötzlich kohlschwarz, in verzerrter Gestalt, als Teufel oder Thier erscheint.

perästhesien und Neuralgien. Die ersteren können cutane oder muskuläre sein. Magnus Huss beschreibt sogar eine eigene hyperästhetische Form des Alk. chron. Meist sind indessen die Hyperästhesien nicht allgemein, sondern auf einzelne Extremitäten beschränkt. Sie lösen wahrscheinlich bei gesteigerter Erregbarkeit der Reflexapparate des Rückenmarks jene, blitzartigen, elektrischen Entladungen ähnlichen krampfhaften Zuckungen und die tonischen Krämpfe der Wadenmuskulatur aus.

In den Endstadien des Alk. chron. werden Analgesien und Anästhesien beobachtet.

Sie beschränken sich meist auf die Vorderarme oder auch bloss auf die Finger oder auf die Unterextremitäten bis zu den Knieen herauf, können sich jedoch auch auf den Rumpf ausbreiten. Als eine besonders schwere Form der Anästhesie hat Magnan die Hemianästhesie der Säufer kennen gelernt.

Zuweilen hat man auch eine Verlangsamung der Apperception bei intakter Empfindung beobachtet.

Diese mannigfachen, gestörten Sensationen werden von dem getrübten Bewusstsein nicht selten in allegorischer Weise falsch interpretirt und damit die Grundlage für Wahnvorstellungen. So führen die neuralgischen, blitzartig durchfahrenden Schmerzen zuweilen zum Wahn, mit Elektricität gemartert zu werden; die paralgischen und hyperästhetischen Sensationen führen zur Vorstellung, dass Schlangen, Insekten auf der Haut kriechen, weshalb derartige Kranke beständig auf ihrer Haut herumwischen, ihre Kleider schütteln u. dgl.

6. Bei Alkoholisten stellen sich früh, abgesehen von den durch Arteriosclerose, Fettherz etc. veranlassten Circulationsstörungen, solche im gesammten Gefässgebiet ein. Es kommt zu Gefässlähmung, die sich vorwiegend in Erweiterung der Gefässe und verlangsamter Circulation im Gesicht ausspricht, und dadurch sowie durch Lymphstauung Ernährungsstörungen der Haut (Acne rosacea) herbeiführt; dabei tarder und meist verlangsamter Puls.

Das geschwächte und in seinem Gefässtonus paretische, gegen Fluxionen widerstandsunfähige Gehirn erträgt mit der Zeit immer weniger den Alkohol und führen relative Alkoholexcesse sofort zu bedeutenden fluxionären Hyperämien mit Druck- und Reizerscheinungen (s. pathologische Rauschzustände).

7. Eine frühe Erscheinung bei Säufern pflegt Abnahme der Libido sexualis und der sexuellen Potenz bis zum Erlöschen derselben zu sein.

8. Die tiefen Störungen, welche die vegetativen Organe durch den fortgesetzten Alkoholmissbrauch erfahren, finden ihren Ausdruck in einem Senium praecox, speciell in den Ernährungs- und Circulationsstörungen,

welche Atherose der Arterien, Gefässlähmung, Fettherz, chronischer Magendarmcatarrh, Leber- und Nierenentartung hervorbringen.

Die welke missfarbige blasse Haut, die cutane Anämie neben capillären Ektasien und venösen Stasen, die halonirten Augen mit meist erweiterten Pupillen, ausdruckslosem Blick, die demente Miene mit labiler Facialisinnervation bis zu Paresen, die schlaffe, schlotterige Haltung der ganzen Persönlichkeit verrathen die psychisch somatische Degeneration des Alkoholikers.

Der Verlauf des Alk. chron. ist ein progressiver, bis zu den äussersten Stadien psychischer und physischer Verkommenheit — Stupidität, Parese und vegetatives Siechthum.

Selten erreicht ein Säufer diese Endstadien, da die begleitenden Erkrankungen der vegetativen Organe, speciell Lebercirrhose, Hydrops, Urämie, apoplektische oder epileptische Insulte, acut entzündliche Affektionen, namentlich der Lungen, Delirium tremens etc., dem Leben vorzeitig ein Ende machen.

Jede nur einigermassen ernste Krankheit beim Säufer, selbst eine einfache Bronchitis, kann ihm verhängnissvoll werden und nimmt von vornherein einen adynamischen Charakter an.

Die Prognose des Alk. chron. ist meist eine ungünstige, da nur selten noch ein derartiger Kranker von der schiefen Ebene, auf der er sich befindet, abzubringen ist und aus eigener Kraft zur Aufgebung seines Lasters, trotz der besten Vorsätze, gelangt.

Die Therapie muss in erster Linie eine causale sein. Die Enthaltung von Alkohol ist in Privatbehandlung nicht möglich. Sie ist es nur in Spitälern, namentlich in Irrenanstalten. In einzelnen Ländern, die von der Branntweinpest besonders heimgesucht sind, hat man begonnen, eigene Asyle [1]) für Trunksüchtige einzurichten. Sie sind eine Wohlthat für die Individuen wie für die Gesellschaft, vermindern die Zahl der Unglücksfälle und Verbrechen, bringen sogar noch kaum gehoffte Heilerfolge bei tief degenerirten Säufern und haben den wichtigen Nebenvortheil, dass sie vor der Uebertragung der durch den Alkohol geschaffenen Infirmität durch Zeugung bewahren. Die Errichtung solcher Asyle in den Culturländern kann nicht warm genug befürwortet werden. Der solchen Säufern gegenüber geübte Zwang der Isolirung ist berechtigt, wenn man sich auf den klinischen Boden dieser Krankheit stellt und die Wohlthat erwägt, die solchen unfreien, unzurechnungsfähigen, entschieden hirnkranken Individuen damit erwächst; da aber solche Asyle zur Zeit noch fehlen, werden die schlimmsten Fälle von Alk. chron. den Irrenanstalten aufgebürdet, in die sie mit Fug und Recht nicht oder nur

[1]) v. Baer op. cit. p. 506.

in intercurrenten Aufregungszuständen gehören und aus denen, nach abgelaufener Complication entlassen, sie in Kürze recidiv werden.

Nur ein längerer Aufenthalt in Asylen, wo Alles, was Alkohol heisst, proscribirt ist und der Kranke systematisch dieses Nervenreizes entwöhnt wird, kann Hilfe schaffen.

Nur beiläufig sei der theils schädlichen, theils erfolglosen Branntweinkuren mit Chinatinktur, Schwefelsäure oder gar Tartarus emeticus gedacht, die in der Privatpraxis so oft erfolglos gegen das Laster verordnet werden.

Wichtig für den praktischen Arzt ist die Thatsache, dass schwächende Eingriffe beim Säufer leicht Complicationen, namentlich Delirium tremens hervorrufen und dass acute Krankheiten einen asthenischen perniciösen Charakter annehmen.

Beob. 87. Alkoholismus chronicus mit besonders hervortretender Entartung der Sitten und des Temperaments. (Inhumanitas und Ferocitas ebriosa). Verletzung der Ehefrau im Zustand des Rausches und Affekts.

Hilz, 50 J., Grundbesitzer, stammt von Eltern, die dem Trunk ergeben waren. Von 13 Geschwistern leben nur noch 2! Sie sind jähzornige, brutale, dem Trunk ergebene Menschen.

Pat. war seit der Jugend Potator strenuus. Schon 1871, als er eine keines guten Rufes sich erfreuende Frau nahm, war er ethisch und intellectuell defekt. In den letzten Jahren hatte er sich immer mehr dem Schnapsgenuss ergeben. Von da an nahmen seine geistigen und körperlichen Kräfte rapid ab. Pat. verkam ethisch immer mehr, führte die unfläthigsten Redensarten, nannte sein Weib vor Anderen eine H . . ., griff ihr unter die Röcke, lud Andere ein, seine Frau zu gebrauchen, da Libido sexualis und Potenz immer mehr bei ihm abnähmen. Die Dienstboten behandelte er brutal, misshandelte sie sogar.

Er vernachlässigte sein Geschäft, trieb sich in Wirthshäusern herum, war fast nie mehr ganz nüchtern, trank sogar Nachts beim Erwachen Slivovic, so dass er Morgens vor Trunkenheit kaum stehen konnte. Es fiel ihm selbst auf, dass sein Gedächtniss, namentlich für Erlebnisse der Jüngstvergangenheit, gelitten hatte und dass er den Alkohol immer weniger ertrug.

Pat. wurde immer brutaler, reizbarer, aufgeregter. Wenn er angetrunken war, hatte er den Drang, Alles zusammenzuhauen. Seine Rauschzustände bekamen immer mehr pathologisches Gepräge. Er schrie, schimpfte, weinte dann durcheinander, sprach ganz sinnlos, zerschlug, was ihm in die Hände gerieth, bedrohte die Umgebung sogar mit Messer und Revolver, so dass sich Jedermann vor ihm fürchtete.

Seit einigen Jahren traten beim Einschlafen und Nachts, wenn er erwachte, auch sensorische und sensorielle Störungen auf. Das Bett tanzte mit ihm, er sah dunkle Gestalten durch die Luft reiten und fahren, sah Vögel, Mäuse, Ratten, Hunde und Katzen im Zimmer herumfliegen. Dabei empfand er Rauschen, Sausen, Summen in den Ohren, hörte wüstes Geschrei und hatte Mühe, zu erkennen, dass Alles nur Täuschung sei. Der Schlaf war schlecht; wenn er erwachte, war er meist in Schweiss gebadet.

Beim Aufstehen hatte er so heftigen Schwindel, dass er sich halten musste, Kopfschmerzen, Erbrechen zähen Schleimes, allgemeines Zittern, so dass er den Löffel nicht zum Mund führen konnte. Auf erneuten Schnapsgenuss wurde ihm dann besser und verlor sich das Zittern.

Am 29. 12. 74 hatte er tagüber viel Schnaps getrunken, erschien zornig aufgeregt, betrunken. Nachmittags heimgekehrt, verlangte er von der Frau saure Milch. Als sie solche nicht gleich zur Hand hatte, gerieth er in heftigen Zorn, schoss mit dem Revolver zweimal in die Wand und als die Frau ihn zu begütigen versuchte, dieser in den Leib. Als die Frau zusammenbrach, kam er etwas zu sich, erschrak, wollte sich dann aufhängen.

Seiner That erinnerte er sich in der Folge nur ganz traumhaft. Er wollte offenbar seine Frau nur erschrecken, nicht tödten.

H. erscheint in der Untersuchungshaft als ein ethisch und intellectuell tief geschädigter Mensch. Er macht sich keine Sorgen wegen der Zukunft, empfindet keine Reue wegen der That. Die Miene ist moros, stumpf, die weiss belegte Zunge zittert, die Haut ist welk, schmutzig gelblich, die Muskulatur schlaff, das Gesicht geröthet, die Capillaren erweitert, die Augen halonirt, das linke Facialisgebiet ist weniger innervirt als das rechte. Die Hände und unteren Extremitäten bieten leichten Tremor. Die Sensibilität zeigt keine Störung.

Der Puls ist rar, klein, tard, die Herztöne sind dumpf, der Herzumfang etwas vergrössert, die Leber ragt unter dem Rippenbogen hervor. Der Appetit ist schlecht, der Stuhl träge. Pat. klagt über eingenommenen Kopf, Schwindel, Kopfweh, Rauschen, Sausen in den Ohren, namentlich des Morgens. Catarrh. bronch. chronic. Schlaf schlecht, durch häufiges Aufschrecken und ängstliche Träume gestört.

Der unfreiwillige Verzicht auf Alkoholica in der Haft und später in der Irrenanstalt hatten einen bessernden Einfluss auf die tief geschädigten Organe, aber Pat. blieb ethisch und intellectuell geschwächt, einer Selbstführung unfähig, Versuche, ihm etwas freiere Hand zu gewähren, führten jeweils zu neuen Excessen.

Ein Beweis für die sittliche Verkommenheit des Pat. ergibt sich daraus, dass er, als einmal seine Frau ihn besuchte und mit ihm spazieren ging, den Coitus im Graben der sehr frequenten Landstrasse von ihr begehrte und an dem Ort und der Gegenwart des Wärters nichts Anstössiges fand!

Auf dem klinischen Boden des Alk. chron. finden sich eine Reihe von intercurrirenden complicirenden Hirnaffektionen, die zum Theil eine grosse praktische Wichtigkeit besitzen.

Als solche sind speciell anzuführen:

1. Das Delirium tremens, 2. die trunkfällige Sinnestäuschung, 3. alkoholische Psychosen, 4. die Alkoholepilepsie.

1. Das Delirium tremens[1]).

Eine der wichtigsten und häufigsten intercurrenten Affektionen im Alk. chron. ist das Delirium tremens.

---

[1]) Literatur: Sutton, übers. v. Heineken 1820; Barkhausen, Bemerkungen über den Säuferwahnsinn, Bremen 1828; Goeden, De del. trem., Berlin 1825; Martini, Bei-

Wie schon der Name andeutet, sind seine Grunderscheinungen Delirien und Tremor. Als weitere nie fehlende Symptome lassen sich Schlaflosigkeit und Sinnestäuschungen bezeichnen.

Das Leiden bricht nur bei habituell dem Alkoholübergenuss ergebenen, mehr oder weniger schon die Symptome des Alk. chron. bietenden Individuen aus — ein einmaliger, wenn auch noch so starker Alkoholexcess führt kein Del. tr. herbei.

Während somit die dem Alk. chron. zu Grunde liegende Hirnerkrankung die Prädisposition für die Entstehung des Del. tr. bietet, lassen sich eine Reihe von Gelegenheitsursachen für den Ausbruch des Leidens namhaft machen. Sie kommen wesentlich darin überein, dass sie ein schwächendes Moment für das ohnehin geschwächte, widerstandsunfähige Gehirn sind. Als die wichtigsten Gelegenheitsursachen sind gehäufte Alkoholexcesse (a potu nimio), Entbehrung des Alkohols als gewohnten Nervenreizes (a potu intermisso), ungenügende Ernährung durch Mangel an Nahrung oder Steigerung des chronischen Magencatarrhs, heftige Gemüthsaffekte, schwere Krankheiten, besonders Pneumonien, profuse Durchfälle, Eiterungen, Blutverluste, Nachtwachen, schmerzhafte Krankheiten und Verletzungen, namentlich Knochenbrüche anzuführen.

Der Ausbruch des Del. tr. ist nie ein plötzlicher. Als Vorboten desselben finden sich vielfach gastrische Zustände, Schlaflosigkeit mit schreckhaften Hallucinationen oder unruhiger Schlummer mit ängstlichen Träumen und öfterem Aufschrecken, Verdriesslichkeit, Reizbarkeit, Beklommenheit in der Herzgrube bis zu heftiger Präcordialangst, Ohrensausen, Acusmen, Hyperästhesien des Acusticus und Opticus, Kopfweh, Schwindel, nervöse Unruhe, leichter Tremor der Hände und der Zunge.

Die Dauer dieses Incubationsstadiums kann bis zu 12 Tagen betragen.

Der eigentliche Paroxysmus besteht aus einer Reihe von psychischen, motorischen und vegetativen Funktionsstörungen. Unter anhaltender Schlaflosigkeit, psychischer Aufgeregtheit, häufigem Zusammenschrecken, zunehmender gemüthlicher und sensorieller Erregbarkeit, formalen Störungen des Denkprocesses, die der Kranke als Unfähigkeit die Gedanken zusammen zu halten, als wirres Durcheinander im Kopf beschreibt, kommt es zur Trübung des Bewusstseins und zum Delirium. Jene ist immer nur eine oberflächliche, dämmerhaft traumartige und es ist einigermassen

---

trag z. prakt. Heilkunde 1836, Bd. 3; v. Franque, De del. trem., München 1859; Foville, Arch. génér. 1867; Lasègue, ebenda 1869; Rose, op. cit.; Magnan, op. cit.; Sander, Archiv f. Psych. 1868 und Psych. Correspondenzblatt 1877, S. 9.

bezeichnend für solche Zustände, dass der Kranke durch kräftige Ansprache momentan zur richtigen Rede und Antwort gebracht werden kann, um gleich darauf wieder in sein Delirium zu verfallen.

Dieses dreht sich vorzugsweise um Hallucinationen. Die Kranken wähnen sich häufig im Wirthshaus, verlangen Getränke oder glauben sich bei ihren Berufsgeschäften, in deren vermeintlicher Besorgung sie sich abmühen.

Die Hallucinationen, die anfangs bloss im Bereich des Gesichtssinns und in der Dunkelheit, später auch bei Tage auftreten, haben vorwiegend einen schreckhaften Inhalt und bewegen sich mit Vorliebe in Thiervisionen, und zwar sind es nicht einzelne Thiere, sondern gleich ganze Heerden derselben, Massen von Pferden, Hunden, Ratten, Mäusen u. dgl., die der Kranke zu sehen wähnt. Sie nehmen aggressive Positionen ein, umwogen, umdrängen ihn, stürmen auf ihn ein, schnappen, beissen nach ihm. Daneben finden sich fratzenhafte spukartige Gestalten, hässliche Fratzen, aber immer en masse.

Hyperästhetische und paralgische Sensationen erwecken dem Kranken die illusorische Wahrnehmung von Kröten, Schlangen, Würmern, Spinnen auf seiner Haut, und darauf beruht zum Theil das beständige Zupfen an der Bettdecke und Wischen auf der Haut, das auf der Höhe der Krankheit gewöhnlich beobachtet wird. Auch Furunkel, Verletzungen u. dgl. werden vielfach im Sinn des Delirs als Thierbisse, Mordattentate etc. wahrgenommen.

Alle jene Gesichtshallucinationen treten gehäuft in der Dunkelheit auf und stellen sich oft noch in der Reconvalescenz ein, sobald der nun nicht mehr delirirende Kranke die Augen schliesst.

Im Verlauf des Deliriums können auch Gehörshallucinationen auftreten, die als confuse Töne, Lärm, Brausen oder Stimmen schreckhaften, nicht selten auch obscönen Inhalts sich darstellen, immer aber im Vergleich zu den das Feld beherrschenden Gesichtshallucinationen einen episodischen Charakter haben.

Diese Hallucinationen sind es wesentlich, die den Kranken in beständige Agitation versetzen, ihn sogar nicht selten in einen elementaren Verfolgungswahn verfallen lassen. Vielfach handelt es sich auch um Illusionen, insofern Flecke, Ritzen, Tapetenmuster an der Wand für Thiere u. dgl. gehalten werden. Auch die Personen der Umgebung werden auf der Höhe der Krankheit im Sinne der gerade herrschenden Delirien verkannt.

Durch den schreckhaften feindlichen Inhalt der Sinnestäuschungen und Apperceptionen kann es auch zu Gewaltthaten gegen das eigene Leben und die Umgebung kommen.

Ziemlich häufig findet sich auch Vergiftungswahn mit temporärer

Nahrungsverweigerung bei solchen Deliranten, auf Grund eines gleichzeitig vorhandenen Mund- oder Magencatarrhs.

Die motorischen Störungen bestehen in Tremor, der sich besonders an den Fingern und der Zunge kundgibt, häufig auch auf die Gesichtsmuskeln und Extremitäten sich ausbreitet und selbst zu allgemeinem Zitterkrampf steigert. Der Gang des Kranken ist taumelnd, schwankend, unsicher. Die Schmerzempfindlichkeit ist häufig aufgehoben; Zustände von Analgesie können mit solchen der Hyperästhesie wechseln.

Die Reflexerregbarkeit ist häufig eine gesteigerte. Es kommt zu ziellosem Herumwerfen im Bett, Zucken und Herumschlagen der Extremitäten bis zu partiellen oder allgemeinen clonischen Krämpfen. Der Puls ist frequent bis zu 100 Schlägen und darüber, die Respiration beschleunigt. Die Schweisssekretion ist meist profus, der Urin spärlich, concentrirt, von hohem specifischem Gewicht und nicht selten beträchtlichem Albumingehalt. Der Stuhl ist angehalten. Regelmässig finden sich auch gastrische Complicationen.

Auf der Höhe der Krankheit fehlt der Schlaf gänzlich.

Das Del. tr. ist an und für sich eine fieberlose Krankheit, indessen kommen hier nicht selten, wie überhaupt bei schweren Neurosen, plötzliche und sehr erhebliche Steigerungen der Eigenwärme vor, die beim Ausschluss von complicirenden Erkrankungen der vegetativen Organe nur auf Innervationsanomalien der wärmeregulirenden Centra im Gehirn beziehbar sind.

Solche Zustände hat Magnan als Del. tr. febrile beschrieben und als eine besonders schwere Form dem afebrilen Del. gegenübergestellt. Jenes kann auch primär auftreten. Es kommt hier häufig zu partiellen clonischen und allgemeinen epileptischen Krämpfen. Die Eigenwärme steigt rapid und erreicht bis 43°. Der Tod ist der fast regelmässige Ausgang dieses febrilen Delirs, das ich in Uebereinstimmung mit Schüle (Hdb. p. 317) nicht mehr zum Del. tr., sondern zum Del. acutum klinisch rechnen möchte.

Häufig nimmt das Del. tr. einen adynamischen Charakter an. Der Puls wird weich, klein, die Herztöne dumpf, bis zum Verschwinden des ersten, der Kranke collabirt, schwitzt profus, es kommt zu mussitirendem, selten furibundem Delirium, zu Sehnenhüpfen und Flockenlesen, die Zunge wird trocken und fuliginös, das Bewusstsein erlischt gänzlich bis zum Sopor.

Die Dauer des Del. tr. beträgt durchschnittlich 3 bis 8 Tage, doch kommen häufig Relapse vor, die die Krankheit bis zur Dauer von mehreren Wochen protrahiren. Der Gesammtverlauf ist ein remittirend exacerbirender.

Das Del. tr. ist eine schwere Erkrankung, die in etwa 15% der

Fälle tödtlich endet. Die Gefahr derselben liegt in der Möglichkeit der Erschöpfung, des Hinzutretens von cerebralen Complicationen (Oedem, Del. acutum), und vegetativer Erkrankungen, namentlich hypostatischen Pneumonien.

Die Ausgänge des Del. tr. sind der Tod durch Erschöpfung oder durch Complicationen, worunter namentlich ein Hirnödem mit Convulsionen zu fürchten ist, ferner Uebergang in einen chronischen Zustand (Inanitionsdelirium), in chronische Geistesstörung oder Genesung. Diese kann in ganz leichten Fällen quasi kritisch durch tiefen Schlaf erfolgen; meist ist die Erholung eine allmählige, indem Jaktation und Delirium zurücktreten und mehrstündige, durch Schlaf ausgefüllte Pausen sich dazwischen schieben. Der Kranke geht dabei durch ein Stadium körperlicher und psychischer Prostration (Trübung des Bewusstseins bis zu Stupor, Apperceptionsschwäche) hindurch, in welcher die Delirien noch unvollkommen corrigirt bleiben, ab und zu noch Hallucinationen auftauchen können. Diese werden mit der Zeit als solche erkannt und sind dann nicht mehr Gegenstand der Beunruhigung. Die im Anschluss an Del. tr. vorkommenden Psychosen sind Wahnsinn, protrahirte Stuporzustände, ferner Melancholien und Manien. Sie unterscheiden sich nicht von anderweitigen, aus schwächenden Einflüssen hervorgegangenen Psychosen, ausser durch Spuren des Alk. chron. und nachdauernde Hallucinationen aus der Periode des Del. tr. In Fällen von tödtlichem Ausgang des Del. tr. finden sich ausser den Veränderungen des Alk. chron. (Trübungen, Lymphstauungen der Pia etc.) venöse Hyperämien und Oedem in Pia und Gehirn.

Die Therapie [1]) des Del. tr. hat zunächst der Indicatio causalis und dann der Indicatio symptomatica gerecht zu werden.

Von der grössten Wichtigkeit ist in causaler Hinsicht eine Prophylaxe. Aerzte in öffentlichen Krankenhäusern und Gefängnissen haben reichlich Gelegenheit sie zu üben. Ist der Aufgenommene ein Säufer, so entziehe man ihm nicht ganz sein gewohntes Nervinum, den Alkohol, oder säume wenigstens nicht, ihn zu verordnen, sobald eine schwere Krankheit oder sonst eine der angeführten Gelegenheitsursachen des Delir. vorhanden ist.

Damit ist die Vorsicht zu verbinden, dass jede schwerere oder schmerzhafte Krankheit oder Verletzung eines Säufers nicht mit schwächenden Mitteln (Blutentziehungen, Drastica u. dgl.) behandelt, im Gegentheile ein roborirendes diätetisches und medicamentöses Regime eingehalten werde.

Da bei jedem Säufer unter obigen Umständen die Gefahr eines Del. tr. droht, so achte man sorgsam auf etwaige Incubationssymptome, namentlich Schlaflosigkeit, und begegne dieser sofort mit Hypnoticis (Opium mit oder ohne Spirituosa, Chloralhydrat mit oder ohne Morphium, Paraldehyd, Amylenhydrat, Methylalinjektionen). Die Indicationen für die Behandlung der ausgebrochenen Krankheit gehen dahin, alle schwächenden Eingriffe zu meiden und so rasch als möglich den Schlaf herbeizuführen.

Die erstere Forderung ist durch den entschieden asthenischen Charakter dieses Inanitionsdelirs, sowie durch die traurigen Resultate einer früheren schwächenden Therapie gerechtfertigt, die zweite Forderung entspringt aus der Erfahrung, dass das Delir weicht, sobald der Kranke in einen tiefen, lange genug andauernden, restaurirenden Schlaf verfällt.

Bei der Wahl des geeigneten Hypnoticums muss individualisirend vorgegangen und dem Allgemeinzustand des Kranken, etwaigen Complicationen (Fieber, entzündliche Erkrankungen), namentlich dem Zustand des Herzens (Fettdegeneration, Herzschwäche) Rechnung getragen werden.

Es lassen sich in dieser Hinsicht drei Gruppen von Fällen aufstellen.

1. Es handelt sich um meist erstmalige Erkrankung, kräftige, jüngere Leute ohne Fettherz, Arteriosclerose, überhaupt ohne Zeichen vorgeschrittenen Alkohol. chron., ohne Complicationen, ohne Fieber. Hier passt neben medicinischen Dosen von Wein Chloralhydrat mit oder ohne Morphium. Kleinere Dosen (Chloral 1—2,0. Morphium 0,01), aber oft (alle 3—4 Stunden) wiederholt, haben auch nach meiner Erfahrung den Vorzug vor grösseren selteneren.

Eignet sich der Fall für Chloral, so tritt dessen hypnotischer Effekt in der Regel schon nach der zweiten oder dritten Dosis ein. Zuweilen versagt es seine Wirkung, steigert sogar die Aufregung. Dann nützen fortgesetzte und auch hohe Dosen nichts, erscheinen geradezu gefährlich.

Ein dem Chloral in der Wirkung nahestehendes, jedoch nicht so prompt wirkendes, dafür aber weniger gefährliches, seltener versagendes Mittel, das auch verbreitetere Anwendungsweise gestattet, ist das Opium. Wir ziehen auf der Klinik seine subcutane Anwendung der internen vor, da die Dosirung hier eine exakte ist und die Resorption vom Magen aus bei dem im Alkoh. chron. meist hochgradigen Magencatarrh problematisch erscheint und ungenügend stattfindet, wie dies die oft enormen Dosen von Opium, die solche Kranke ertrugen und bedurften, beweisen.

Bei subcutaner Anwendung werden auch die reizenden, den Magencatarrh steigernden Wirkungen des intern gereichten Opiums vermieden, ein wichtiger Vortheil für den Kranken, dessen rasche Reconvalescenz, sowie das Ausbleiben von Recidiven wesentlich davon abhängen, wie Verdauung und Assimilation vor sich gehen.

Man injicire 0,03 Extr. Opii aquos. als Anfangsdosis und wiederhole die Injektion alle 3—4 Stunden, bis Schlaf eintritt! Ist die subcutane Behandlung nicht möglich (Landpraxis), so applicire man, wenn immer möglich, das Mittel in Klystierform oder in Suppositorien.

Von grosser Wichtigkeit ist es, dem Kranken nicht sofort das Opium zu entziehen, wenn dessen hypnotischer Effekt eingetreten ist, sonst kommt es leicht zu Relapsen und Recidiven. Die Gefahr dieser wird erheblich verringert, wenn die Opiumbehandlung noch einige Tage lang nach dem kritischen Schlaf in kleineren Dosen von 0,01—0,02 fortgesetzt wird, namentlich vorläufig Abends der Reconvalescent noch sein Opiat erhält.

---

[1]) Rose, op. cit. p. 101; Fürstner, Allg. Zeitschr. f. Psych. 34, H. 2.

Dem Opium an Werth nahezu gleich dürfte Methylal stehen. Man gebe es in einer Verdünnung von 1 : 9 Aq. destill. subcutan, 2—3stündlich in der Dosis von 0,1 (1 Spritze). In der Regel tritt nach der 4.—5. Injektion ausgiebiger und das Delirium lösender Schlaf ein.

2. Eine zweite Gruppe ist dadurch charakterisirt, dass Complicationen (Pneumonie, schwere Verletzungen) vorliegen, oder auch, beim Fehlen solcher, Fieber besteht, das dann als neurotisches Symptom aufgefasst werden muss und die Prognose, wie dies Magnan gebührend hervorhob, erheblich verschlimmert, oder es handelt sich um Individuen mit den Erscheinungen eines vorgeschrittenen Alkoholmarasmus, mit fettiger Degeneration der Organe, namentlich des Herzens und Zeichen von Herzschwäche (dumpfe Herztöne, schwacher Herzshock, hohe Pulsfrequenz, schlecht gespannte Arterien). Hier ist das Chloral, als ein entschiedenes Herzgift, das von der Medulla oblongata aus Herzlähmung hervorrufen kann, durchaus contraindicirt.

Der Gebrauch des Opiums ist hier am Platze und nicht gefährlich, wenn die Gefahr einer Herzschwäche durch Excitantia, am besten Wein oder Spirituosa in nicht knapper Dosis, nöthigenfalls durch Aether aceticus oder Liquor ammon. anisatus gleichzeitig bekämpft wird.

Die hypnotische Therapie kann hier forcirt werden, wenn der Arzt die Thätigkeit des Herzens sorgsam überwacht und entsprechend der Dosis des Opiums gleichzeitig die des Excitans vermehrt.

Für diese Kategorie dürfte sich auch ganz besonders Methylal eignen, da es durchaus keine die Herzleistung depotenzirende Wirkung hat. Auch Paraldehyd (bis zu 12,0 pro die) und Amylenhydrat (6,0) sind hier indicirt.

3. Eine dritte Gruppe von Deliranten umfasst Fälle, in welchen durch Verschleppung des Falls, schwere Complicationen, hohes Fieber, vorgeschrittenen Alkoholismus, wiederholte Recidiven des Deliriums der Kranke in ausgesprochen adynamischen Zustand mit schwerer Bewusstseinsstörung, fuliginöser Zunge, collabirten Zügen, mussitirenden Delirien, Flockenlesen, Subsultus tendinum, Herzschwäche, schwachem Puls bei über 120 gesteigerter Pulsfrequenz etc. in die Behandlung eintritt. In solchen Fällen ist von den Narcoticis kaum mehr etwas zu erwarten, ihre Anwendung geradezu gefährlich. Hier kann nur eine roborirende, entschieden analeptische Behandlung das schwer bedrohte Leben des Kranken retten. Das beste Hypnoticum und Beruhigungsmittel ist hier alkoholreicher Wein in nicht knapp gemessenen Dosen. Wird die Herzaktion ungenügend, so gebe man Campher oder Moschus. Tritt Sopor ein, so sind kalte Uebergiessungen in trockener Wanne ein gutes Mittel. Gelingt es, die Lebensgefahr zu beseitigen, so ist eine Opium- oder auch Methylalbehandlung unter den bei Gruppe 2 erwähnten Cautelen in vorsichtiger Weise einzuleiten.

In einigen (3) Fällen von besonders schwerem Charakter der dritten Gruppe haben wir, gestützt auf Rose's Empfehlung, das metallische Opium Rademacher's, das Zincum aceticum versucht. Die drei, kaum mehr Hoffnung gewährenden Kranken genasen. Die Dosis betrug 4,0—6,0 Zincum aceticum pro die in einem schleimigen Vehikel, möglichst verdünnt. Schädliche Nebenwirkungen auf Magen und Darmkanal traten nicht ein, im Gegentheil schien sich unter der Behandlung der chronische Magencatarrh zu bessern.

Neben der Erzielung des restaurirenden Schlafs ist Sorge für möglichst gute Ernährung des Kranken im Del. tr. eine Hauptsache. Der Zustand des Magens erschwert diese diätetische Aufgabe. Auf der Höhe der Krankheit ist Milchkost am vortheilhaftesten, am besten die Milch verdünnt mit Sodawasser oder einem natürlichen Säuerling. Droht sich der Kranke durch Jaktation und beständiges Verlassen des Betts zu erschöpfen, so ist die Herstellung einer Zwangsbettruhe (in schwereren Fällen) mittelst leichter Beschränkung nicht zu vermeiden. Die Gefährlichkeit der Kranken für sie selbst und ihre Umgebung macht Isolirung in gut erwärmtem Krankenzimmer und sorgfältige Ueberwachung nöthig. Unzählige Unglücksfälle, unter welchen ich nur an einen vor Jahren in der Berliner Charité vorgekommenen erinnern will, in welchem ein Delirant bei momentaner Abwesenheit des Wärters seinen Nachbarn die Schädel einschlug, machen diese Forderung unerlässlich.

Deliranten gehören nicht in Irrenanstalten. Jeder grössere Ort, ganz besonders in Weinländern, sollte seine Delirantenzelle haben.

Bei eingetretener Reconvalescenz ist die Unterhaltung ausreichenden Schlafs und Herstellung einer guten Ernährung, bezw. Beseitigung des Magencatarrhs die wichtigste Aufgabe. Neben den diätetischen Mitteln sind hier Chinapräparate, am besten Decoct. Chinae mit Acid. muriat. nützlich.

Beob. 88. Delirium tremens. Morphiochloralbehandlung.

Schwarz, 32 J., Arbeiter, nicht belastet, früher immer gesund, seit Jahren Wein- und Bierpotator, fühlte sich seit 17. 8. nach starken Alkoholexcessen matt, abgeschlagen, appetitlos, schlief schlecht, hatte ängstliche Träume, schreckte oft auf. Wegen zunehmender Präcordialbangigkeit beging er, um sich Muth zu trinken, am 26. 8. einen bedeutenden Schnapsexcess. In der folgenden Nacht wurde ihm noch mehr bange, er sah, wie sein Wohnhaus in Flammen aufging, die Flammen sein Bett umzüngelten. Er war vor Schrecken wie gelähmt. Da kamen nun Teufel und sonderbar gestaltete grosse Käfer und führten um ihn einen Tanz auf. Er spürte auch, wie sie ihn stachen und bissen. Das Zimmer füllte sich mit einer Legion von Dieben, Räubern, Kautschukmännern. Vor Angst verkroch er sich unters Bett. Am 27. hörte er nun auch beängstigende Stimmen. Er irrte, von Angst getrieben, umher, war anhaltend schlaflos.

Bei der Aufnahme am 2. 9. ist er fieberlos, congestiv, ängstlich verstört, zittert wie Espenlaub, sieht massenhaft Thiere und hört beängstigende Stimmen. Pat. ist ein grosser, kräftiger Mann. Ausser einem Magencatarrh und einer Anschwellung der Leber bestehen keine vegetativen Störungen. Puls 70, tard. Pat. erhält 2,0 Chloral mit 0,01 Morphium.

Er schläft die Nacht auf den 3. und ist nun frei von Gesichtshallucinationen. Er leidet aber noch unter Gehörshallucinationen. Bekannte und fremde Stimmen schimpfen ihn schlechter Kerl, werfen ihm vor, er habe keinen Penis, kein Hemd. Unter Morphiochloralbehandlung gute Nächte.

Am 6. 9. schwinden auch die Stimmen, die er schliesslich nur noch vor dem Einschlafen hörte. Pat. ist nun lucid, hat Einsicht für seine Krankheit, erholt sich, fühlt sich aber noch einige Tage matt, abgeschlagen und von Ohrensausen (leichte Trübung, Röthung, Einwärtsgezogensein des Trommelfells) belästigt. Am 16. 9. wird Pat. genesen entlassen.

Beob. 89. Delirium tremens, übergehend in Delirium acutum.

Ehrcich, 42 J., Bierbrauer, stammt von einer trunksüchtigen Mutter, soll selbst 10—15 Liter Bier täglich consumirt und seit längerer Zeit Erscheinungen von Alkohol. chron. geboten haben. Anfang März wurde er im Spital wegen Hypopyon und Magencatarrh aufgenommen. Seit seiner Aufnahme war er schlaflos.

Am 23. wurde das Hypopyon punktirt. In der Nacht auf den 24. wurde Pat. ängstlich, unruhig, riss sich den Verband herunter, fing an, massenhaft Hunde, Katzen, Mäuse, Ratten zu sehen. Er entwich aus dem Spital bloss mit Hemd und Unterhose bekleidet. Zurückgebracht, war er sehr ängstlich, aufgeregt, unstet, hatte Thiervisionen, zitterte am ganzen Körper. P. 108. Temp. 37,5. Pat. erhält im Lauf des Tages 0,18 Opiumextrakt injicirt, schläft unterbrochen.

Am 25. früh furibundes Delir, Feuererscheinungen, tiefe Bewusstseinsstörung. P. 130. Temp. 38,2. Pat. erhält 0,5 Liter Wein und 0,25 Extr. Opii aquos. Er schläft einige Stunden, sonst in Jaktation, triebartiger ängstlicher Unruhe.

26. Die Nacht verlief schlaflos und unter schreckhaften Delirien. Es stellen sich Muskelzuckungen ein, gesteigerte Reflexerregbarkeit, profuse Schweisssekretion. Das Bewusstsein ist tief gestört. Die Pupillen mittelweit, reaktionslos, die Zunge borkig, trocknend. Der Puls 130, leicht unterdrückbar, die Herztöne schwach.

Opium wird ausgesetzt, dafür Zinc. acet. 9,0 in 300,0 aqua, zweiständl. 1 Löffel, gereicht. Pat. erhält grössere Gaben Wein.

27. Die Nacht verlief schlaflos unter Delirien und Jaktation. Morgens beginnt Pat. um die Längsaxe zwangsmässig sich zu drehen, mit dem Kopf auf den Boden zu hämmern, zu grimassiren, zu schreien, mit allen Extremitäten strampfende, schnellende Bewegungen auszuführen. Diese auf einen direkten tiefen Hirnreiz beziehbaren Zwangsbewegungen nehmen immer mehr überhand. Pat. schnellt oft auf wie ein Fisch aus dem Wasser, schnaubt, schmatzt, pustet, reckt die Zunge hervor, reisst die Augen auf, grimassirt heftig. Jede Annäherung oder Berührung erzeugt und steigert diese Bewegungen. Das Bewusstsein ist auf tiefer Traumstufe. Pat. in Schweiss gebadet. Puls 130. Temp. 40—41. Die bisher zu beobachtende fluxionäre Färbung des Gesichts weicht immer mehr einer cyanotischen. Die Herztöne werden schwach, der Puls ist kaum zu fühlen (Campher, Liquor ammon. anisat.). Die Zunge ledertrocken, der Schlingakt erscheint durch Irradiation des Reizes fast unmöglich. Die Respiration wird unregelmässig, aussetzend. Die furibunden motorischen Entladungen kehren sturmweise wieder. In den Pausen besteht Sopor mit stertorösem Athmen. Im Lauf des Nachmittags collabirt Pat., der Puls wird unzählbar. Um $11^1/_2$ Uhr tritt der Tod ein.

Die Sektion ergab: Schädel mässig compakt, blutreich. Sinus mit dunklem flüssigem Blut gefüllt. Pia an der Convexität stark, an der Basis spärlich getrübt, theils in Form von weisslichen Streifen längs der Gefässe, theils in Form von kleinen Punkten und diffusen Flecken. Die Venen der Pia stark erweitert, geschlängelt, von Blut strotzend. Gehirn geschwellt, blutreich. Die Rindensubstanz mit Ausnahme der äussersten Schicht dunkel geröthet. Die Hirnhöhlen stark erweitert, mit klarem Serum gefüllt. Ependym verdickt, zähe. Medulla oblongata stark geröthet. Lungen in den unteren Parthien hyperämisch, sonst ödematös. Herz fettgelb, morsch. Leber venös hyperämisch. Nieren leicht geschrumpft, granulirt, fettiggelb in der Rindensubstanz. Anatom. Diagn.: Hyperaemia cerebri eximia, Hydrocephalus chronicus in potatore.

2. Die trunkfällige Sinnestäuschung (Sensuum fallacia ebriosa)[1].

Die grosse Disposition der Säufer zu Sinnestäuschungen, namentlich Gesichtshallucinationen, ist bekannt. Gewöhnlich erscheinen sie nur ganz elementar und fragmentar im Krankheitsbild, in seltenen Fällen aber gehäuft und als zusammenhängendes hallucinatorisches Delirium, das dann einen ganz transitorischen Charakter hat und selten länger als einige Stunden anhält.

Gehäufte Alkoholexcesse und calorische Schädlichkeiten können es hervorrufen.

Die Elemente des Delirs sind Gesichts- und Gehörshallucinationen; ihr Inhalt ist ein schreckhafter. Daneben Acusmen (confuser Lärm, Brausen) und Präcordialangst. Das Bewusstsein ist ein dämmerhaftes, traumartiges, das eine Erkennung der Hallucinationen nicht zulässt, aber eine summarische Erinnerung für die Krankheitserlebnisse nicht ausschliesst. Schwere Gewaltthaten gegen die durch Hallucinationen und Illusionen verfälscht zum Bewusstsein kommende Aussenwelt sind möglich.

Beob. 90. Trunkfällige Sinnestäuschung. Tödtung der Ehefrau.

Samsa, 36 J. alt, gleich wie seine Frau massloser Wein- und Schnapspotator, litt seit Jahren an schlechtem Schlaf, wüstem Kopf, Zittern, Erbrechen, Kopfschmerz, Schwindel Morgens beim Erwachen. Er war immer brutaler, reizbarer geworden, hatte seine Frau oft misshandelt, ihr sogar mit Umbringen gedroht.

Vom 1.—8. December soll das Ehepaar circa 12 Mass Schnaps zusammen consumirt haben und fast immer betrunken gewesen sein. Vom 8.—16. December hatte S. an Delirium tremens gelitten (hatte heftige Angst, sah Processionen von Menschen, Räuber, Heilige, Engel, Christus, Thiere, hörte Musik).

Vom 16. December bis 4. Januar war S. zwar frei von Hallucinationen, aber er fühlte sich schwach, zitterig, unfähig zur Arbeit, hatte Nebel vor den Augen, schlief schlecht, träumte schwer von Räubern, die zum Fenster einsteigen wollten, fühlte sich schwindlig, betäubt im Kopf, war appetitlos, litt an Ohrensausen.

Am 4. Januar brachte er seinen Sohn zu 2 Stunden entfernten Verwandten, trank dort gegen 1 Liter Wein, auf dem Heimweg etwa noch 2—3 Viertelliter. Als er aus dem Wirthshaus kam, stand ihm der Kopf im Feuer, er wusste nicht mehr, wer er war, sah sich von einer Menge Pferde, Ochsen, Mädchen umwogt, rannte in schrecklicher Angst davon und kam erst nach mehreren Stunden erschöpft nach Hause. Er war etwas besinnlicher, sprach noch mit seiner Frau, trank noch etwas Wein und ging schlafen. Nach einiger Zeit fuhr S. über einem Geräusch von zusammenschreienden Menschenstimmen auf, er sah das Fenster mit Räubern, die ihre Flinten auf ihn gerichtet hatten, erfüllt, dann senkte sich ein Nebel vor seine Augen. In schrecklicher Angst sprang er vom Bett herunter, nahm sein geladenes Ge-

---

[1]) Cohen v. Baren, Allg. Zeitschr. f. Psych. 3; Clarus, Beiträge 1828, p. 132.

wehr, vor Angst mehr todt als lebendig. Nun trübte sich sein Bewusstsein noch mehr, er weiss nur noch, dass er eine schwache Detonation hörte, dann im Fenster 2 röthlichgelbe Engel sah, und als er auf die Erscheinung zuging, seine Frau im Blut liegend fand. Darauf riss er die Thür in die Mägdekammer auf und rief um Hilfe, die Frau habe sich erschossen. Die Mägde hatten noch einen Wortwechsel vernommen, dann war es still geworden. Nach einer Weile hörten sie 3 dumpfe Schläge, dann die Rede der Frau: „Jesus, Victor, was machst du, bist du wieder verrückt geworden?" Darauf krachte der Schuss. Die Frau war durch den Kopf geschossen und lebte nur noch wenige Minuten.

S. war in der Meinung, die Frau habe sich selbst erschossen. Er wehklagte, lief unstet umher, machte auf die Umgebung einen pathologischen Eindruck. Man besorgte, dass er sich ein Leid anthue. Die um 1½ Uhr früh angekommenen Gensdarmen fanden ihn besinnlicher, etwas ängstlich. Im Verhör behauptete er, sein Weib habe sich erschossen. Auffällig war sein unbefangenes, indifferentes Benehmen.

S. ist von fahler Hautfarbe, die Venen des Gesichts sind erweitert, die Augen halonirt, die Lider ödematös, das Gesicht gedunsen, Gang unsicher. Hände zitternd, Schlaf unruhig, von lebhaften Träumen gestört. Die Untersuchung ergibt leichte Milz- und Leberschwellung und Magencatarrh. S. klagt über Wüstsein, Kopfweh, Ohrensausen, Schwindel. Er hat oft Präcordialbangigkeit, hört Nachts Leierkastenmusik, spricht viel mit sich, zuckt auch oft zusammen.

Unter Tags war er schweigsam, in Gedanken versunken; apathisch, zeigte weder Reue noch sonst eine Gemüthsbewegung. Schwäche des Gedächtnisses, überhaupt geistige Schwäche bestand unverkennbar. Anfangs behauptete S. noch, seine Frau habe sich erschossen, er hatte nur eine ganz summarische Erinnerung an die Erlebnisse der Unglücksnacht. Ende Februar fühlte er sich wohler, erinnerte sich nun seiner hallucinatorischen Erlebnisse, fing an, am Selbstmord der Frau zu zweifeln und zu vermuthen, dass er sie in seiner Angst und trunkfälligen Sinnesverwirrung getödtet habe. Allmählig kam er zur vollen Klarheit der Situation und bot auch ausser leichter Abschwächung der Intelligenz, monocrotem tardem Puls, leichtem Tremor der Hände, unruhigem Schlaf nichts Pathologisches mehr. Seine subjektiven Beschwerden beschränkten sich auf Ohrensausen und Gedächtnissschwäche, auch ertrug er selbst kleine Quantitäten Wein nicht, es wurde ihm dann gleich „kurios" im Kopf.

3. Die Alkoholpsychosen[1]).

Nicht selten kommen bei Säufern geschlossene psychische Krankheitsbilder vor. Nicht alle diese Erkrankungen haben ein specifisches Gepräge. So kommen Melancholien und Manien zur Beobachtung, die sich von anderweitig entstandenen nur insofern unterscheiden, als die organische Grundlage ihnen einen schweren idiopathischen Charakter verleiht. Die Melancholien erweisen sich als vorwiegend stuporöse, die Manien als heftig congestive mit schwerer Bewusstseinsstörung, oder als raisonnirendes Krankheitsbild.

---

[1]) Literatur: Marcel, De la folie causée par l'abus des boissons alcooliques, Paris 1847; Leidesdorf, Wien. Zeitschr. d. Gesellsch. d. Aerzte 1854; Calmeil, Gaz. des hôp. 1856, 76; Haberkorn, Alkoholmissbrauch und Psychosen, Dissert., 1859; Dagonet, Traité des mal. ment. p. 577.

Neben solchen gibt es aber auf Grundlage des Alk. chron. auch Psychosen, die ebenso specifisch sind, wie das Delirium tremens, die durch einen einmaligen, wenn auch noch so grossen Alkoholexcess niemals hervorgerufen werden, ja ganz unabhängig von einem solchen durch irgend ein somatisches oder psychisches accessorisches Moment im zerrütteten Gehirn des Gewohnheitstrinkers zur Entstehung gelangen.

Als solche specifische Alkoholpsychosen sind zu schildern:

a) Die Alkoholmelancholie[1].

Sie ist ausgezeichnet durch brüsken Ausbruch, acuten, meist nur 8—10 Tage betragenden, selten bis zu einigen Wochen dauernden Verlauf, durch erhebliche Trübung des Bewusstseins, massenhafte Hallucinationen, heftige Präcordialangst bis zur Panphobie, Raptus mel. und Tentam. suicidii, rasche Lösung mit nur summarischer Rückerinnerung, wobei dem Genesenen die überstandene Krankheit wie ein böser Traum erscheint.

Zu systematischen Delirien, zur Begründung derselben im Sinn einer Selbstanklage kommt es bei der Bewusstseinsstörung und dem acuten Verlauf kaum, höchstens in sich protrahirenden Fällen. Die namentlich in den ängstlichen Erwartungsaffekten gehäuften Hallucinationen sind theils anklagende Stimmen (Mörder, Dieb, sexuelle Beschuldigungen, z. B. venerisch zu sein, Drohung mit Tod und Gefängniss), theils Visionen (weisse Gestalten, Teufel, Gespenster, Fratzen, Thiere, meist in vielfacher Zahl). Die letzteren sind mehr episodisch und werden in dem Delir nicht weiter verwerthet.

Somatisch bestehen meist Erscheinungen von acuter Alkoholvergiftung, Alk. chron., Kopfweh, heftige Fluxionen und Schlaflosigkeit. Die häufigsten Ursachen sind Gemüthsbewegungen, besonders Schreck und Alkoholexcesse. Die Prognose ist eine sehr günstige.

Therapeutisch ist gegen Schlaflosigkeit und Angst das Opium fast ebenso wirksam wie beim Delirium tremens. Bei Fluxionen empfehlen sich Bäder mit Eisumschlägen, bei gesteigerter Herzaktion Digitalis.

Beob. 91. Alkoholmelancholie.

G. 49 J., verheirathet, Bäckermeister, hatte einen Säufer zum Vater und war selbst dem Trunk ergeben. In den letzten Jahren war er reizbar geworden und hatte in den letzten Monaten unruhig geschlafen. Morgens häufig gezittert. Im April und Mai gab es viel Geschäfte, Sorgen durch einen Hauskauf. Am 7. Mai heftiger

---

[1]) Vgl. Lükken, Schmidt's Jahrb. 1876, Nr. 11.

Schrecken anlässlich eines Kaminbrands. Im Anschluss daran wurde er schlaflos, ängstlich, errabund, tief deprimirt, äusserte, er sei ein Capitalverbrecher, habe sein Kind umgebracht, er habe ein Herz wie von Stein, sei nicht werth, dass seine Frau um ihn sei, er gehöre ins Criminal. Pat. bot heftige Fluxion zum Kopf, Tremor der Hände, sah vorübergehend am 9. u. 10. Mai massenhaft Ratten und Mäuse, schlief nicht, war sehr aufgeregt, ängstlich, hörte sich beschuldigen, er habe sich mit Mädchen geschlechtlich vergangen, das Blut von Kindern getrunken und sei deshalb zu schimpflicher Strafe bestimmt. Er erwartete seine Abholung durch den Henker, war in Todesangst, so dass seine Aufnahme in der Klinik am 16. 5. 80 nöthig wurde.

Pat. ist im Bewusstsein erheblich gestört, ängstlich, delirant, hat massenhaft Gesichts- und Gehörshallucinationen, sieht Räuber, Teufel, hört beschimpfende Stimmen, er sei ein gemeiner Kerl, ein Hund, habe masturbirt, unschuldige Mädchen verführt, mit Thieren sich vergangen, er müsse verbrannt werden. Pat. erklärt sich schuldig, da er unsittlich gelebt, hohe Personen mit Viechern verglichen habe und erwartet seinen schimpflichen Tod.

Pat. ist mittelgross, sehr fettreich, der Puls klein, 120, Temp. 37,0, Herztöne dumpf, Hände und Zunge zitternd, der Kopf heiss und fluxionär. Pat. schlummert ein, wird aber gleich wieder durch schreckhafte Traumbilder aufgescheucht. Vorübergehend Panphobie, Verzweiflungsaffekte. Auf Opium und Wein tritt Schlaf ein. Am 18. früh lassen Congestion und Angst etwas nach. Pat. berichtet, dass er soviel Feuer und Thiere gesehen. Er sei auch im Himmel gewesen, dann als Raubvogel heruntergeflogen und an einer Thurmspitze hängen geblieben. Er sei zu spät herunter gekommen, um schreckliches Unglück zu verhüten. Als es ihm gelang, sich loszumachen, war schon der Himmel heruntergefallen. Er hat die ganze Stadt angezündet, eine Masse Menschen unglücklich gemacht, massenhaft Kinder gebunden fortgeführt, Eisenbahnzüge zum Entgleisen gebracht. Er höre immer Stimmen, er solle Gott um Verzeihung bitten, aber er könne nicht beten, es sei ein schrecklicher Wirrwar in seinem Kopfe. Er müsse einen Doppelgänger haben, aus 2 Persönlichkeiten bestehen; er höre immer seine eigene Stimme und der Andere thue Alles für ihn. Er laufe mit seiner Phantasie im ganzen Hause herum.

Unter Opiumbehandlung (bis 2mal täglich 0,15 subcutan) wird Pat. ruhiger, schläft ausgiebig, erholt sich körperlich.

Bis Ende Mai bleibt er jedoch ängstlich, befangen, hallucinirend, verstört. Die Leute schimpfen über ihn, schauen drohend beim Fenster herein. Es kommt ihm vor, als ob ihm schon Hände und Füsse weggeschnitten seien. Sein Doppelgänger habe Kaiser und Könige umgebracht und die Schuld für all diese Missethaten wird ihm zugeschrieben. Er verkennt gelegentlich einen Mitpatienten für den Herrgott, der ihm Vorwürfe macht und ihn einen Lügner schilt. Ein anderer Patient imponirt ihm als der russische Kaiser und er fürchtet nun für einen Nihilisten gehalten und bestraft zu werden. Er klagt, dass er den Kopf so voll schrecklicher Gedanken habe, die er in keiner Weise vertreiben könne. Es komme ihm öfter vor, Alles sei nur Täuschung, Krankheit, aber er könne sich nicht helfen.

Am 2. Juni, nach einigen guten Nächten, schweigen die Sinnestäuschungen. Pat. fängt an, unter Nachhilfe volle Krankheitseinsicht zu gewinnen. Ab und zu ist er noch von schreckhaften Illusionen belästigt. Pat. ist noch einige Zeit erschöpft, schläft viel, erholt sich rasch auf Tonica und Abreibungen.

Beim Status retrospectivus am 26. 6. berichtet er, dass plötzlich am 9. 5. die Krankheit mit heftiger Angst und Verwirrung über ihn gekommen sei. Es war ihm, als ob Gott selbst über ihn Gericht halte und das Verdammungsurtheil fällte. Von da an habe er nur wenig lichte Momente mehr gehabt, die Umgebung bald schreckhaft, bald als Gott verkannt, gemeint, er habe Frau und Tochter ermordet. Es sei wie ein Schleier vor ihm gegangen, als er beide anlässlich eines Besuchs am 4. 6. lebend wieder sah. Von allen weiteren Krankheitserlebnissen besitze er nur ganz vage Erinnerung. Am 30. 6. wurde G. genesen entlassen.

b) Die Mania gravis potatorum[1]).

Das auf dem Boden des Alk. chron. sich entwickelnde specifische maniakalische Krankheitsbild stimmt vielfach mit dem von anderen Autoren als Mania ambitiosa, congestiva, gravis (Schüle) geschilderten überein. Ich habe es nur auf Grundlage des Alk. chron. gefunden und finde in Symptomengruppirung, Detail und Verlauf Eigenthümlichkeiten, die mir dasselbe als ein specifisches erscheinen lassen. Nie wird dasselbe durch ein melancholisches Vorstadium eingeleitet. Der Ausbruch ist ein plötzlicher unter deutlichen Congestiverscheinungen oder ein der initialen manischen Erregung der Dem. paralytica ähnlicher, nur dadurch unterschieden, dass die psychische Schwäche bei Mania gravis nicht so deutlich hervortritt.

Die Initialerscheinungen sind zunehmende Reizbarkeit, Aenderung des Charakters, Fluxionen, gestörter, zuweilen ganz fehlender Schlaf. Unstetigkeit, Hang zum Vagabundiren und gehäuften Alkoholexcessen. Früh zeigt sich schon eine bedeutende Erhöhung des Selbstgefühls. Die Krankheit erreicht rasch die Höhe der Tobsucht oder doch ein Stadium maniakalischer Erregung. Diese unterscheidet sich von einer gutartigen maniakalischen Exaltation durch die grosse Steigerung des Selbstgefühls, die grosse Reizbarkeit bis zu den grössten Brutalitäten gegen die Umgebung. durch Renommage, Kauf- und Verschwendungslust, Vagabondage, brutale Rücksichtslosigkeit, oft auch Erotismus, der sogar an den eigenen Töchtern und auf offener Strasse sich vergreift. Früh kommt es hier auch zu Grössendelirien.

Auf der Höhe der Tobsucht deuten grosse Verworrenheit, Bewusstseinsstörung, Reizbarkeit, ungeheures Selbstgefühl und fast ausschliesslich triebartige Bewegungsakte, ferner häufige Salivation, Lippen- und Zungentremor, Facialisparese, Myosis oder ungleiche Pupillen, Sprachstörung durch Ataxia labialis, die schwere idiopathische organische Natur des Processes an.

Dazu gesellen sich in allen Fällen Grössendelirien, die an Ungeheuerlichkeit an die des Paralytikers hinanreichen, jedoch nicht so

---

[1]) Vgl. Marcé, Traité des mal. ment. p. 477; Dagonet, Traité p. 580; Foville, La folie des grandeurs, Paris 1871; Schüle, Handb. 3. Aufl., p. 106; Löwenhardt, Allg. Zeitschr. f. Psych. 25; Zenker ebenda 33; Stölzner, Irrenfreund 1877, 8.

desultorisch und mannigfaltig sind. Sie haben einen vorwiegend religiösen Inhalt. Die Kranken erklären sich für Gott, Christus, andernfalls sind sie Kaiser, ungeheuer reich u. dgl.

Zuweilen kommt es auch zu desultorischem Persecutions-, namentlich Vergiftungswahn, oder wird Wahn ehelicher Untreue geäussert. Auf der Höhe der Krankheit bestehen massenhafte Hallucinationen und zunächst fast ausschliesslich des Gesichts (Teufel, Engel, göttliche Personen, Paradies), dann Gehörshallucinationen entsprechenden Inhalts.

Die tobsüchtigen Akte sind ausgezeichnet durch enorme Brutalität und durch Zerstörungsdrang, durch Heulen, Schreien, Toben, Schmieren, Zerreissen; vorübergehend und episodisch zeigen sich Anfälle zorniger Tobsucht.

Somatisch besteht meist sehr ausgesprochene Fluxion und Schlaflosigkeit. Auf dem Höhestadium ist der Gang der Krankheit ein exacerbirend remittirender. In den Remissionen besteht das Bild manischer Exaltation mit Festhaltung der Grössendelirien, mit Sammelsucht, Beschäftigungsdrang, dem Kleidung und Bettstücke zum Opfer fallen, vielfach aber vorwiegend das psychischer Erschöpfung.

Die Höhe der Krankheit dauert durchschnittlich einige Wochen. In günstigen Fällen stellt sich Schlaf und Nachlass der Erregung ein. Die Remissionen werden tiefer, die Tobsucht geht durch ein Stadium zorniger Manie, auf das ein Zustand psychischer Schwäche mit abklingenden Erscheinungen einer maniakalischen Exaltation in moriaartigem und raisonnirendem Anstrich oder ein tiefer geistiger Erschöpfungszustand mit dementer Brutalität und Reizbarkeit folgt, in Genesung über.

Es kann aber auch geschehen, dass auf der Höhe der Krankheit der Zustand sich zum Delirium acutum steigert und der Kranke rasch zu Grunde geht.

Andernfalls wird das Leiden chronisch — die Erregung weicht einer zunehmenden geistigen Schwäche; die Affekte bekommen damit einen kindlich schwächlichen Anstrich, schlagen von der Höhe des Grössenwahns oft plötzlich in kindisches Weinen um. Zeitweise zeigen sich noch zornig explosive oder einfach congestive Tobanfälle. Immer deutlicher gibt sich die tiefe Störung der psychischen und motorischen Centren in der Folge in einem andauernden triebartigen zwecklosen Zerstören, Zerreissen, Kothschmieren kund. Der Grössenwahn wird matter, fragmentarischer, die Affekte verlieren sich oder erscheinen in läppischer Aeusserungsweise. Auch aus diesem Stadium ist noch eine Erholung möglich, aber das schwer geschädigte psychische Organ geht nicht mehr intakt daraus hervor, sondern defekt, psychisch geschwächt und sehr reizbar gegenüber Alkohol- und gemüthlichen Reizen. Meist kommt es aber zu einem tieferen Degenerationsvorgang im Gehirn — zu progressiver Dementia mit ganz triebartigen Impulsen zum Zerstören. Dabei rapides Sinken der Ernährung, tarder, monocroter Puls, dumpfe Herztöne, schlecht gespanntes Arteriensystem, subnormale Temperaturen, Furunkeln, Phlegmonen — die der schmierende, im Stroh wühlende Kranke sich zuzieht und die nicht mehr recht heilen wollen. Es kommt zu Faciallähmungen, Ungleichheit der Pupillen, halbseitigem Schwitzen, Plumpheit und Unsicherheit der Bewegungen der Extremitäten.

Der Tod erfolgt nach Monats- bis Jahresfrist durch Decubitus, colliquative Diarrhöen, hypostatische Pneumonien im Zustand eines geistigen und körperlichen Marasmus.

Die Prognose ist eine zweifelhafte. In der Hälfte der Fälle, jedoch nur im ersten Stadium tritt Genesung ein, freilich oft genug mit psychischem Defekt.

Die Sektion ergibt in vorgeschrittenen Fällen Hyperostosis Cranii mit Schwund der Diploë, Blutarmuth der durch Lymphstauung getrübten Pia und Oedem des Gehirns; dazu beginnende Atrophie (Verschmälerung der Gyri), die Gefässlumina im Gehirn klaffend, stark erweitert, Ventrikel etwas erweitert, zuweilen mit granulirtem Ependym.

Das Krankheitsbild deutet im Anfang und auf der Höhe der Krankheit auf vasoparetische Hyperämie und in diesem Stadium ist jedenfalls noch Genesung möglich. Im weiteren Fortschritt kommt es zu Auswanderung von Blutelementen in die perivasculären Räume, Lymphstauung und regressiven Metamorphosen des Gehirns.

In den Anfangsstadien sind prolongirte Bäder mit Eisumschlägen, Opium- und Ergotininjektionen, bei bedeutender Steigerung der Herzaktion Digitalis empfehlenswerth. Im Uebergang zum secundären Stadium ist roborirende Behandlung, Opium, Chinin angezeigt. In den Endstadien ist Bettruhe, Warmhalten, Anregung der Circulation, gute Ernährung, Bekämpfung des Decubitus nöthig.

Beob. 92. Mania gravis potatorum. Protrahirter Verlauf. Genesung.

Hermann, 55 J., stammt von trunksüchtigem Vater. Ein Bruder litt an Alkoholmelancholie. Pat. war von Jugend auf dem Uebergenuss von Spirituosen, namentlich Wein und Rum ergeben, hat vor 30, 25 und 12 Jahren kurze Anfälle von Tobsucht überstanden. In den letzten Jahren hat er viel getrunken und deutliche Erscheinungen von Alkohol. chron. geboten.

Seit Herbst 1873 war er zunehmend reizbarer, aufgeregter, unstet geworden, hatte schlecht geschlafen. Nach gehäuften Alkoholexcessen brach in den letzten Tagen des September plötzlich Tobsucht aus, die ihn am 7. 10. 73 der Anstalt zuführte.

Pat. befand sich momentan in Remission, er kam wie ein Triumphator an auf einem Leiterwagen stehend, vor sich einen Diener, den er dem Gericht wegen übler ihm durch ihn widerfahrener Behandlung übergeben wollte. Unter diesem Vorwand hatte man ihn nach der Anstalt gelockt.

Er erklärt sich für einen Kaiser und Papst, erzählt von Visionen Gottes und Christi, die er in den Wolken gesehen, von wunderschöner Musik, die er vernommen habe. Pat. bietet grossen Gedankendrang; kommt vom Hundertsten ins Tausendste, entwickelt ein grosses Selbstgefühl. Puls frequent, tard, Kopf congestionirt. Mässiges Emphysema pulmonum.

Am 9. erhebt sich das Krankheitsbild wieder zur Höhe der Tobsucht. Schlaflos, sehr verworren, erhebliche Bewusstseinsstörung, Visionen der Jungfrau Maria, Stimmen der Verwandten. Pat. tobt, zerstört, schmiert, duldet keine Kleider.

Bäder mit Umschlägen, Opium bis zu 2mal täglich 0,15 haben keinen Erfolg. Mitte October geht die Tobsucht auf eine maniakalische Exaltation zurück. Das Bewusstsein klärt sich, die Wahnideen und Hallucinationen treten zurück.

Grosse Reizbarkeit, Begehrlichkeit, Ueberschwänglichkeit in Lob und Tadel, Stimmungswechsel, gemüthliche Schwäche, so dass Pat. durch eine Lektüre bis zu Thränen gerührt werden kann, andererseits wieder zornige Affektexplosionen von bedenklicher Dauer und Höhe, in welchen Pat. sich umbringen will, die Aerzte erschiessen will, machen, neben schlechtem Schlaf und Congestiverscheinungen, die wichtigsten Symptome des Krankheitsbildes aus. Unter subcutanen Morphiuminjektionen verlieren sich die zornigen Affekte. Pat. wird ruhig, aber er hat ethisch und intellektuell bedeutende Defekte erlitten. Er ist haltlos, zudringlich, geschwätzig, läppisch, ein Spassmacher und Zotenreisser und wenn man ihm im Geringsten freie Hand lässt, zu Alkohol- und anderen Excessen geneigt. Ein Zug von Folie raisonnante fehlt nicht, insofern Pat. mit allerlei Ausreden und Gründen sein ungehöriges Benehmen zu entschuldigen vermag.

Langsam, im Verlauf des Sommers 1874, verlor sich dieser geistige Schwächezustand bis auf Erscheinungen von Reizbarkeit und leichter ethischer und intellektueller Schwäche, so dass Pat. geordnet und mit voller Krankheitseinsicht am 15. September entlassen werden konnte.

Beob. 93. Mania gravis potatorum. Tod.

Stick, 36 J., Taglöhner, hat eine irrsinnige Schwester. Er war von Jugend auf dem Trunk ergeben, sehr geschlechtsbedürftig, ein mauvais sujet, das im Nothfall stahl, um Geld zum Trinken zu bekommen. Bei einem Einbruchsdiebstahl vor 15 Jahren wurde er ertappt, arg geprügelt und trug eine Kopfwunde davon. Er war von jeher jähzornig, aufbrausend, heirathete vor 9 Jahren, zeugte 5 Kinder, von denen 4 bald nach der Geburt starben. Seit Jahren hatten sich nebst anderen Zeichen von Alkohol. chron. eine masslose Reizbarkeit und Brutalität entwickelt.

Mitte August 1878 wurde St. schlaflos, unstet, verschleuderte seinen Besitz um ein Spottgeld, arbeitete nicht mehr, schlug sein Weib und drohte mit Brandlegung, wenn es ihm Vorstellung über sein Treiben machte, sprach verkehrt und viel, prahlte mit seiner Kraft, seinem Reichthum, wollte durch reiche Heirathen und Handel sein Vermögen riesig vergrössern, verfolgte Weiber auf offener Strasse.

Bei der Aufnahme bot er grosse Bewusstseinsstörung, triebartige Unruhe, drängte blind fort und fing an zu zerstören und drein zu schlagen, als man ihn nicht gleich fortliess. Er rühmte seine sexuelle Potenz, behauptete enorm reich zu sein, er werde jetzt mehrere schöne Frauen heirathen. Grosse psychische Schwäche. Die Ideen ohne rechten Zusammenhang und Motivirung.

Pat. bietet den Habitus eines Säufers, gedunsenes Gesicht mit erweiterten Gefässen, halonirten Augen; Miene verworren, Facialisinnervation ungleich, Tremor der Lippen und Hände. Die Arterien rigid, der Puls gross, hüpfend, 96, beim Umhergehen auf 130 Schläge sich steigernd. Der Herzstoss nach aussen von der Mamillarlinie. Der linke Ventrikel vergrössert, statt des zweiten Tons im linken Ventrikel und in der Aorta ein blasendes Geräusch.

Pat. ist schlaflos, singt, pfeift, zerstört triebartig, was ihm nur in die Hände kommt, wühlt im Stroh, rühmt seine enorme Stärke, er könne 30 Eisenbahnwagen mit der Hand umwerfen, einen Bahnzug in vollem Lauf aufhalten. Diese ungeheuere Stärke komme von Gott. Grosser Stimmungswechsel, vorwiegend heiter, episodisch zornig, schlägt von der Höhe eines Lustaffekts mit Tedeum-Singen oft plötzlich in kindisches Weinen um, spricht dann vom Aufhängen. Die ganze Manie trägt das Gepräge psychischer Schwäche und Zerfahrenheit, worauf auch die kindischen Affekte deuten.

Pat. ist andauernd schlaflos und weder Digitalis noch Opium, Morphium, Chloral, Wein Bier, Branntwein erzielen nennenswerthe Erfolge.

Pat. dämmert herum, poltert an die Thüre, schmiert und zerreisst wahrhaft triebartig. Sein Grössenwahn (ist von Gott gekommen, weiss nicht wie, ist selbst Gott, Bezirkshauptmann, Präsident, der Erste auf der Welt) wird immer zerfahrener, immer mehr von Dementia überwuchert, tritt schliesslich zurück und weicht einer kindisch heiteren Stimmung, die mit dem geistigen Verfall in grellem Gegensatz steht. Im December stellt sich auch ein körperlicher Verfall ein. Es kommt zu subnormalen Temperaturen (36), der Puls wird klein, 60, schwach, es werden Anfälle von halbseitigem Schwitzen im Gebiet des linken Halssympathicus mit Erweiterung der Gefässe, Erhöhung der Temperatur in der betreffenden Kopfhälfte beobachtet.

Die linke Pupille wird weiter, der linke Facialis ist weniger innervirt, es kommt zu Diarrhöen und leichten Collapserscheinungen, bedeutendem Rückgang der Ernährung und fortschreitender Anämie. (Bettruhe, Wein, Branntwein.) Pat. wird immer dementer, die Dementia bleibt heiter gefärbt, er glaubt sich im Himmel, ist so gesund wie die Engel im Himmel. Ausser Bettruhe Herumdämmern, Schmieren. Zerfetzen Alles dessen, was ihm in die Hände fällt, Sammelsucht, Verzehren von Leinwandfetzen, von Inhalt der Spucktröge. Fortschreitender Verfall, Decubitus. Tod am 4. 7. 79.

Sektion: Schädel hyperostotisch, Nähte verstrichen, Hydrocephalus externus. Diffuse milchige Trübung und Verdickung der Pia auf Stirn- und Scheitelhirn, Pia ödematös, blutarm. Die Gefässe der Basis zeigen starre, atheromatös verdickte Wandungen. Die Gehirnoberfläche vorquellend, die Windungen plattgedrückt, die Hirnrinde olivengrün. Das Gehirn blutarm, ödematös, die Gefässlumina stark erweitert. Die Ventrikel sehr erweitert, mit klarem Serum erfüllt. Das Ependym zähe, verdickt, nirgends Granulationen.

Lungen ödematös, im Oberlappen der rechten Lunge schlaffe Hepatisation. Der linke Ventrikel stark hypertrophisch (3 Ctm. dick), Herzfleisch blass, leicht fettig. Aortaklappen geschrumpft, verdickt. Aorta erweitert, ihre Wände starr durch Atherose. Milz, Leber, Nieren venös hyperämisch.

c) Wahnsinn[1]).

Er ist eine ziemlich häufige, durch specifische Merkmale erkennbare Störung, die Marcel schon gekannt und die Nasse als „Verfolgungswahnsinn der geistesgestörten Trinker“ trefflich geschildert hat.

Bemerkenswerth ist hier zunächst die schon von Nasse betonte Kürze des Incubationsstadiums, das sich auf Kopfweh, Schwindel, gestörten Schlaf, fluxionäre Erscheinungen beschränkt, sowie der meist plötzliche Ausbruch der eigentlichen Psychose unter schreckhaften Hallucinationen, namentlich solchen des Gehörs. Im Krankheitsbild selbst sind hervorzuheben die hier selten fehlenden Gesichtshallucinationen. Sie werden für das Delirium verwerthet und zeigen eine gewisse Persistenz. Sie haben einen vorwiegend schreckhaften Inhalt und führen zu heftiger reaktiver Angst. Daneben können sich auch phantastische Gestalten und Thiervisionen indifferenten Inhalts einstellen. Selten sind Geruchs- und Geschmackshallucinationen. Sie haben ebenfalls einen unangenehmen Inhalt und führen dann zu Vergiftungswahn. Am wichtigsten sind die Gehörshallucinationen. Auffallend häufig haben sie einen obscönen Inhalt — die Kranken hören abfällige Bemerkungen über den Zustand ihrer Genitalien (kein Penis, zu kleiner, Impotenz) oder sexuelle Beschuldigungen und Drohungen (Päderast, Thierschänder, Kinderverführer, Onanist, venerisch, bevorstehende Castration etc.).

Die Delirien sind Verfolgungs- und Grössendelirien. Die ersteren sind die wichtigsten und primären. Auch sie haben vielfach einen sexuellen Inhalt, drehen sich um Wahn ehelicher Untreue oder unzüchtigen Verhaltens der Umgebung, woran sich noch weitere Persecutionsdelirien (Lebensbedrohung, Bestohlenwerden etc.) mit entsprechenden Hallucinationen (Verbrecher, bevorstehende Hinrichtung etc.) anreihen können. Namentlich sind es auch die bei Alkohol. chron. so häufigen paralgischen und hyperästhetischen Zustände, die zum Wahn physikalischer Verfolgung (Elektricität u. dgl.) führen können.

Im Anschluss an verfolgende Delirien und Hallucinationen kommt es häufig zu heftigen reaktiven Angstzufällen. Im Uebrigen sind diese Kranken, wie dies schon Nasse fand, auffallend affektlos.

Grössendelirien können schon im Anfang sich episodisch zeigen, treten aber meist erst im Verlauf mit entsprechenden Hallucinationen ein. Sie drehen sich um grossen Reichthum, fürstliche Stellung u. dgl. (So bekam einer meiner Kranken vom lieben Gott die Mittheilung, er werde als Bürgermeister eingesetzt.) Seltener als es Nasse fand, beob-

[1]) Marcel op. cit.; Legrand du Saulle, Le délire des persécutions, Paris 1871; Nasse, Allg. Zeitschr. f. Psych. 34, H. 3.

achtete ich religiösen Inhalt (Christuswahn). Die begleitenden somatischen Störungen gehören dem Alkoh. chron. an. Der Verlauf ist ein rascher zu Genesung oder zu Ausgangszuständen psychischer Schwäche. Die Prognose ist für die acut verlaufenden Fälle eine gute, für die chronisch sich gestaltenden eine zweifelhafte. Meist wurde hier nur eine Genesung mit Defekt (restirende psychische Schwäche mit nur unvollkommener Krankheitseinsicht nach zurückgetretenen Wahnideen und Sinnestäuschungen) erzielt, jedoch sind Genesungen nicht ausgeschlossen.

Beob. 94. Acuter alkoholischer Verfolgungswahnsinn.

Döller, 32 J., ledig, Bäcker, kam am 12. 1. 80 auf der Klinik zur Aufnahme. Pat. stammt von einem trunksüchtigen Vater und ist seit seiner Jugend dem Trunk ergeben. 1879 im Sommer, nach übermässigem Schnapsgenuss, will er einen ähnlichen Zustand wie jetzt gehabt haben. Er irrte etwa 10 Tage in grosser Angst herum, hörte, dass er sexuell sich vergangen habe, dass ein Mädchen wegen ihm den Kaiserschnitt erleiden müsse, dass man ihn aufhängen oder ertränken müsse. Am Himmel sah er in diesem ängstlichen Delirium einmal ein Muttergottesbild. Er war in der Folge gesund, potator, beging vom 1. 1. 80 ab grosse Schnapsexcesse.

In der Nacht auf den 6. wurde er ängstlich, schlaflos, errabund, ging am 6. in die Kirche, um zu beichten, sah dort den hl. Martin, wie er seinen Mantel theilte. Darauf zog auch er seine Kleider aus und wurde deshalb aus der Kirche fortgewiesen. Er irrte herum, wurde am 7. Abends nach neuerlichem Excess in potu noch ängstlicher, sah Teufel, hörte Drohungen von Erhängen, Ersäufen, Beschuldigungen, er habe Ehebruch begangen, sich zu einer Sau gelegt. Sein Bewusstsein trübte sich, alle Passanten sahen anders aus als gewöhnliche Menschen, Alle begafften ihn, man sagte: „da kommt der Hase, der ist ein Reh, eine Sau, der muss ertränkt werden.“ Er merkte, dass er jeden Augenblick einen anderen Kopf bekam, bald als Hase, bald als Reh, als Schwein. Die Schulkinder lachten ihn aus, die Bauern erklärten ihn für ein Schwein, weil er sich die Natur abgetrieben. Als er in seiner Angst die Kirche besuchte, hiess es, als er herauskam: „die Sau ist beichten gegangen, weil er eine Jungfrau heirathen will.“

Am 10. Abends, nachdem er eine Stimme gehört hatte, er komme an den Galgen, ging er zum Bürgermeister, bat, man möge ihm das Leben schenken. Der erkannte, dass er irrsinnig war und that ihn in den Gemeindearrest. Dort ging der Spuk schrecklich los — er sah alle möglichen Schreckgestalten, ein Teufel kam und zwang ihn, solange mit dem rechten Fuss die linke Wade zu reiben, bis die Haut abgeschunden war. Von allen Seiten schimpfte man ihn, sagte man ihm Obscönitäten nach und forderte seinen Tod.

Pat. ist bei der Aufnahme verwirrt, ängstlich, verstört, ganz unter dem Eindruck seiner Sinnestäuschungen, congestiv, Lippen, Zunge und Hände zitternd. Er ist schlaflos, irrt von ängstlichen Erwartungsaffekten gefoltert umher.

Am 14. wird mit Opiumbehandlung (subcutan bis 2mal täglich 0,05) begonnen. Die Injektionsflüssigkeit hält er für das Blut, mit dem er dem Teufel verschrieben werde.

Unter der Opiumbehandlung stellt sich ausgiebiger Schlaf ein, Tremor, Angst, Hallucinationen und Delir verlieren sich. Pat. bietet nur noch ab und zu schreckhafte Gehörillusionen, schwere Träume. Auch dies verliert sich vom 20. 1. ab. Die Erinnerung für den ganzen Anfall ist eine traumhafte. Am 3. 2. 80 wird Pat. genesen entlassen.

Beob. 95. Subacuter alkoholischer Verfolgungswahnsinn.

Wittmer, 33 J., verheirathet, Beamter, stammt von gesunden Eltern, entwickelte sich gut, war begabt und frei von Krankheiten. Seit 10 Jahren hatte er übermässig Alkoholica (Wein, Bier) genossen, dabei unregelmässig gegessen. Seit einigen Jahren war er intolerant gegen Alkohol und Sonnenhitze geworden, seit Anfang 1881 litt er an Magenbeschwerden, Vomitus matutinus, Zittern Morgens beim Aufstehen. Im Sommer 81 Sturz über einen Baumstamm mit sofortiger Betäubung. Eine Stunde später stürzte er bewusstlos zusammen, war dann 3 Tage lang tobsüchtig, bot Amnesie für diesen Zeitraum; als er wieder zu sich kam, erholte er sich vollkommen.

Seit dem Frühjahr 82 hatte er viel Anstrengungen, Sorgen und Verdriesslichkeiten im Beruf erfahren, darüber noch mehr als sonst getrunken. In letzter Zeit hatten sich Magenbeschwerden und Tremor erheblich gesteigert. Im Juli fühlte er sich aufgeregt, zeitweise beklommen, litt an Skotomen. Seit Anfang August schlief er schlecht, klagte über Ohrensausen, nächtliches Gepolter, Hundgebell, Beklommenheit auf der Brust, Congestionen zum Kopf, erschwerte Arbeitsfähigkeit. Der Umgebung fiel auf, dass er oft vor sich hinstarrte, misstrauisch, schreckhaft, ungewöhnlich reizbar geworden war.

Am 3. 9. reiste Pat. zur Abwicklung eines Geschäfts nach Pest. Er erschien den Mitreisenden sonderbar zurückhaltend, gereizt, aufgeregt. Wie er nach der Genesung berichtete, bezog er schon auf der Reise harmlose Gespräche im Coupé auf sich, glaubte zu hören, dass man von ihm als einem Deserteur (Pat. hatte seiner Militärpflicht, da er aus seinem Vaterland ausgewandert war, nicht entsprochen) und Onanisten spreche. Er fühlte sich, in Pest angekommen, höchst unbehaglich, unsicher, beklommen. Als er Abends im Hotelgarten speiste, hörte er einen Verhaftsbefehl gegen ihn verlesen und nach ihm fragen. Er werde als Deserteur verfolgt. Auffällig war ihm, dass er gleichwohl unbehelligt blieb. Er beeilte sich sein Zimmer aufzusuchen und zu schlafen. Er konnte den Schlaf nicht finden. Von allen Seiten hörte er wie durch Telephon seine Vergangenheit und Person besprechen und kritisiren, auch hörte er, dass er mit dem Beinamen „der schwarze Hund“ gebrandmarkt sei.

Am 4. fühlte er den Kopf sehr eingenommen; es war ihm sehr beklommen, er getraute sich kaum auf die Strasse, erwartete von Stunde zu Stunde seine Verhaftung, zumal da er gehört hatte, der Verhaftbefehl stehe schon in der Zeitung.

In der Nacht auf den 5. ging ein schrecklicher Spektakel los — er sah unheimlich drohende Gestalten, sah schwarze Schatten durch das Zimmer fliegen, hörte Stimmen, die seine Handlungen kritisirten, ihn schimpften „Sau, Lump, Onanist, jetzt wichst er sich wieder einen herunter“. Er war sehr aufgeregt, empört über diese gemeinen Beschimpfungen. Als er am 5. auf der Strasse erschien, bemerkte er, dass er Gegenstand der allgemeinen Aufmerksamkeit war. Von allen Seiten hörte er Rufe „Saumagen, schlechter Kerl, schwarzer Hund“. Er entfloh nach Ofen, begab sich auf den Bahnhof, um nach Graz zurückzukehren. Als er schon im Zug sass, hörte er ebenfalls einsteigende Gensdarmen den Condukteur fragen, ob der schwarze Hund schon da sei. Auf den Stationen war ein enormes Gedränge von Leuten, die den „schwarzen Hund“ sehen wollten. Er verkroch sich im Coupé, zumal, da man mit Steinen an die Fenster warf und er, als der Zug wieder einmal hielt, die Worte hörte: „nur rasch weiter, sonst zerreisst ihn die Menge.“ Aus den anstossenden Coupés hörte er, wie man über seinen unsittlichen Lebenswandel sich unterhielt. In Graz angekommen, beeilte er sich, sich unter den Schutz der Polizei zu stellen, die ihn auf die Klinik sandte.

Pat. geht ängstlich verstört zu. Er ist fieberlos, bietet Erscheinungen von Magencatarrh, leichten Ikterus, Vergrösserung der Leberdämpfung, Zittern der Zunge und der Hände, herabgesetzte Sensibilität an den Füssen bis zu den Knöcheln herauf. Die Nächte sind schlaflos, die Hallucinationen und Delirien dauern fort. Er hört Brausen und Rufen wie von Volksgetümmel, die Stimmen, die ihn schon in Pest verfolgten. Sie haben einen schwäbischen Dialekt (seine Heimath ist Schwaben), kündigen ihm an, dass er einen schimpflichen Eselritt für seine sexuellen Vergehen zu bestehen habe. Pat. protestirt mündlich und schriftlich gegen diese infamen Beschuldigungen, ist ängstlich, aufgeregt, bittet, ihn nicht mit Gensdarmen eskortiren zu lassen, verlangt behördlichen Schutz gegen seine Verfolger. Nachts wird beständig über ihn verhandelt (Stimmen der Verfolger, Gensdarmen); er zuckt und schreckt oft auf, klagt Präcordialangst.

Vom 10. 9. an wird eine Opiumbehandlung eingeleitet. Die Nächte werden ruhiger, die Stimmen verlieren sich. Schon am 19. 9. fängt er an sein Delir zu corrigiren, „es muss so eine Art Verfolgungswahn in meinem Kopf gewesen sein". Pat. ist noch erschöpft, leicht neurasthenisch, erholt sich unter tonisirender Behandlung und den Schlaf befördernden Opiaten bis Ende September vollkommen.

Der Stat. retrospectivus lieferte die schon in der Anamnese verwertheten Details, bestätigte das Vorwalten sexuell verfolgender Stimmen im Krankheitsbild und das Freisein desselben von Gesichtshallucinationen. Erinnerungslücken fanden sich keine vor.

d) Paranoia [1]).

Eine seltene Erscheinung ist die Paranoia alkoholica. Sie bewegt sich im Rahmen eines Verfolgungswahns und findet gelegentlich Transformation in Grössenwahn. Was diese alkoholische Paranoia auszeichnet, ist der sexuelle Kern des Deliriums. Die Kranken hören alle möglichen sexuellen Beschuldigungen und wähnen sich als angebliche Sodomiter, Päderasten, Mädchenschänder u. s. w., von aller Welt verfolgt und angefeindet. Dazu kommen die somatischen und psychischen Symptome des Alkoholismus, die specifischen Sinnestäuschungen, namentlich die anderen Formen der persecutorischen Paranoia fremden Gesichtshallucinationen. Auch die früh im Krankheitsbild sich geltend machenden Züge von Geistesschwäche sind bemerkenswerth. Die Gemüthsrohheit und Reizbarkeit, die sich in brutaler Reaktion gegen die vermeintlichen Verfolger kundgibt und diese Kranken in hohem Grad gemeingefährlich macht, verdient ebenfalls Beachtung.

Beob. 96. Paranoia alkoholica.

Cermak, 53 J., ledig, Schneider, wurde wegen Verbrechens der gefährlichen Bedrohung durch Brandstiftung verhaftet und aus der Untersuchungshaft als irrsinnig

---

[1]) v. Speyer, Die alkohol. Geisteskrankheiten, Zürich 1882; Schüle, Klinische Psychiatrie 3. Aufl., p. 409.

und gemeingefährlich nach der Grazer psychiatrischen Klinik gebracht. Er erklärt die ganze Beschuldigung als Verleumdung seiner Feinde, des Bürgermeisters und der Quartierfrau, als einen Kniff seiner Verfolger, um ihm das Prävenire zu spielen und ihn unschädlich zu machen. Den Hass der Quartierfrau zog er sich vor Jahresfrist dadurch zu, dass er sie der Gensdarmerie denuncirte, sie habe heimlich ein Kind geboren, es umgebracht und im Garten verscharrt. Obwohl er die Verbrecherin dabei gesehen und auch die Leute davon gemunkelt hätten, habe die Gensdarmerie seine Anzeige gar nicht beachtet (!). Bald darauf machte ihm der Bürgermeister den Vorschlag, er solle eine von dessen Bruder geschwängerte Dirne heirathen, welchen Antrag er entrüstet abwies. Seither sei er nun Gegenstand der Verfolgung der Quartierfrau und des Gemeindevorstehers. Sie gingen ihm auf Schritt und Tritt nach, machten ihm die Kunden abspenstig, verleumdeten ihn in sexueller Hinsicht. Auch Nachts hörte er sie über ihn reden, u. A. dass er ein Duckmäuser sei, heimlich Unzucht treibe, impotent sei u. s. w.

Ehe die Quartierfrau ihm feind wurde, bemerkte er, dass sie auf ihn ein Auge geworfen habe. Sie äusserte auch wiederholt, sie werde zu ihm schlafen gehen, sie könne mit ihrem Mann nicht mehr leben, weil dieser es mit der eigenen Tochter halte, unsittlichen Umgang mit dieser pflege. Pat. glaubt, dass die Frau eigentlich aus verschmähter Liebe ihm feind wurde und sich dem Bürgermeister in die Arme warf. Er hörte sie reden, dass sie (aus Eifersucht) Nachts in seiner Nähe weile, um ihn auszuspioniren und zu überwachen. Als er die Frau bei Gericht denuncirt hatte, merkte er, dass sie die Kindesleiche ausgegraben und an einem unbekannten Ort wieder verscharrt hatte. Damit erklärt er sich den Misserfolg seiner gerichtlichen Anzeige. Kaum war er selbst eingesperrt, so hörte er im Gefängniss Tag und Nacht die Stimmen der beiden Feinde. Offenbar hatten sie sich mit einsperren lassen, um ihn auszuspioniren und zu höhnen. Der Inhalt ihrer Reden war wesentlich ein obscöner. Sie unterhielten sich über seine angeblichen galanten Abenteuer und misstrauten seiner Potenz „weil nichts dabei herauskommt".

Pat. stammt von einem Vater, der Schnapspotator war. Mehrere Geschwister gingen in zartem Alter zu Grund, wahrscheinlich an Convulsionen. Pat. war schlecht begabt, ergab sich schon früh dem Potus. Seit Jahren erweist er sich dem Alkohol. chron. verfallen. Seit Monaten schlechter Schlaf, schwere Träume, häufiges Aufschrecken, gelegentlich nächtliche Thiervisionen.

Pat. ist intellectuell sehr geschwächt, freut sich, im Spital ein Asyl und vor seinen Verfolgern, da er sie nicht hört, Ruhe zu haben. Verwitterte Miene, rechter Mundfacialis paretisch, Tremores, unruhige Nächte, Aufschrecken über Träumen von schrecklichen Thieren und Verfolgung. An seinen Wahnideen hält er unerschütterlich fest. Pat. wurde einer heimathlichen Irrenanstalt übergeben.

e) Alkoholparalyse[1]).

Zuweilen nimmt der Alkohol. chron. seinen Ausgang in Dementia paralytica. Gegenüber den gewöhnlichen Fällen dieser Krankheit, die ätiologisch mit Alkoholexcessen gar nichts zu thun hatten oder wo Alkohol-

[1]) Falret, De la folie paralytique, p. 106 und obs. 9 u. 10; Schüle, Handb., 3. Aufl., p. 418; Nasse, Zeitschr. f. Psych. 42, p. 325; Dörr, Eine eigenartige Form der paral. Geistesstörg. bei Alkoholikern, Diss., Bonn 1883; Camuset, Annal. méd. psychol. 1883, p. 201.

excesse nur eine Mitursache bildeten, ist in theilweiser Uebereinstimmung mit Schüle differentiell diagnostisch hervorzuheben: der acute, meist nur Monate betragende Verlauf, der hochgradige, meist universelle Tremor der Kranken, die Häufigkeit apoplektischer und epileptiformer Anfälle, die häufige, namentlich auf die Unterextremitäten beschränkte An- oder auch Hyperästhesie, der intensive Kopfschmerz im Beginn und Verlauf der Krankheit, die verhältnissmässige Seltenheit des Grössenwahns, die Rudera von früherem Wahn ehelicher Untreue, die häufigen und deutlich alkoholisch gefärbten Gesichtshallucinationen, die geringer hervortretende und vorwiegend auf Labialataxie, weniger auf Silbenstolpern beruhende Sprachstörung.

Dazu kommt der weniger ominöse Verlauf, insofern solche alkoholische Paralysen (Pseudoparalysen?) sich gänzlich zurückbilden oder doch mit Defekt heilen können [1]).

In zur Sektion gelangten Fällen fand ich den gewöhnlichen Befund der Paralyse, nur fehlten auffallenderweise die sonst regelmässig vorhandenen Ependymgranulationen.

Beob. 97. Alkoholparalyse. Genesung.

Schrottner, 31 J., Müllerbursche, wurde am 18. 1. 76 aufgenommen. Vater war Potator, Mutter litt an Krämpfen. Pat. war gesund bis auf Blattern, die er als Kind durchmachte, ergab sich früh dem Trunke, war seit Jahren sehr reizbar geworden, litt oft an Kopfweh, Schwindel, schlechtem Schlaf.

Seit einigen Monaten war er vergesslich, nachlässig im Dienst geworden, hatte Allerlei verkehrt gemacht. Seit einigen Tagen war er aufgeregt, schlaflos, dämmerte herum, äusserte Grössenwahn. Bei der Aufnahme grosse Bewusstseinsstörung, über Zeit und Ort nicht orientirt, glaubt sich auf seiner Mühle, ist sehr abspringend, verworren, erklärt sich für den Eigenthümer der Mühle, wird die verwittwete Müllerin heirathen, hat 100,000 fl. Vermögen, wird die Mühle wunderschön umbauen. Am Schädel einige oberflächliche Hautnarben, nirgends Spuren von Lues, die rechte Gesichtshälfte weniger innervirt als die linke, fibrilläres Zucken der Gesichtsmuskeln, Tremor der Lippen und Zunge, Sprache durch bedeutende Labialataxie gestört, jedoch nicht silbenstolpernd, Gang unsicher, leicht schwankend.

Puls sehr tard, 68, linke Pupille träger reagirend als die rechte. Die vegetativen Organe ohne Befund. Die Sensibilität ohne Veränderungen. Pat. dämmert umher, faselt von sinnlosen Grössenwahnprojekten, will das Spital ankaufen, umbauen, erwartet seine Müllerin, die in ihn verliebt ist, weil er ein so schöner starker Mann sei. Er lässt sich leicht ablenken. Die motorischen Störungen wechselnd, im Grossen und Ganzen fortschreitend. Am 24. und 28. I. epileptiformer Anfall (allgemeine Convulsionen mit Aufhebung des Bewusstseins), zunehmende Dementia mit intercurrenten Aufregungszuständen. Der Schlaf bessert sich auf Bäder und Chloral. Gegen die Aufregungszustände kommen Morphiuminjektionen zur Anwendung.

---

[1]) Nasse, Irrenfreund 1870, 7; Brosius ebenda 1868, 1; Hoffmann, Aerztl. Bericht über Siegburg 1864, p. 4.

Am 20. 4. neuer epileptiformer Anfall. Im Laufe des Mai klärt sich das Bewusstsein, die motorischen Störungen verlieren sich bis auf Erweiterung der linken Pupille und bei mimischen und articulatorischen Impulsen zu beobachtendes Zucken der linken Wangenmuskulatur. Pat. gewinnt Krankheitseinsicht, schreibt selbst seine Krankheit dem Uebergenuss geistiger Getränke zu. Auch seine geistige Schwäche verliert sich, Pat. wird vollkommen wieder leistungsfähig und, da bis zum 13. 1. 77 keine Störungen mehr auftreten, entlassen. Die Genesung hat sich erhalten.

Beob. 98. Alkoholparalyse. Tod.

Psenienigg, Fabrikarbeiter, 44 J., verheirathet seit 9 Jahren, stammt von Eltern, die beide dem Trunk ergeben waren. Seit einigen Jahren war auch er Säufer geworden.

4 Monate vor der Aufnahme wurde Pat. sehr reizbar, unverträglich, brutal gegen die Frau, der er eheliche Untreue vorwarf. Er wurde vergesslich, arbeitsscheu und ergab sich noch mehr als früher Alkoholexcessen.

Vor 6 Wochen wurde er aufgeregt, schlaflos, ängstlich, wähnte sich verfolgt, sah Nachts seine Verfolger am Fenster, Hunde, Katzen, die ihn bedrohten, hörte Geschrei, Gewimmer, entfloh oft Nachts vor Angst. Er schreckte leicht zusammen, klagte über Kopfweh, Schwindel, wähnte in der letzten Zeit, dass man ihn vergiften wolle.

Bei der Aufnahme 20. 2. 76 ist Pat. im Bewusstsein sehr gestört, er glaubt sich in der Fabrik, dämmert herum, zieht sich aus und an. Er klagt über Untreue seiner Frau. 3—4 Männer hätten immer vor der Thüre gewartet; sie habe sich schöner gekleidet als früher. Die Kleider seien von Gott weiss wem. Nachts habe man ihn immer verfolgt, vor seiner Wohnung gelärmt, ihm Hunde und Katzen, weisse Pferde und Rindvieh ins Zimmer gejagt, so dass er nicht schlafen konnte. Pat. erinnert sich nur dämmerhaft der Jüngstvergangenheit, bietet incohärenten Gedankengang, verworrene Miene. Blöder, verschlafener Gesichtsausdruck, fahlgelber Teint, linke Pupille weiter als rechte und von träger Reaktion, starkes Zittern an Zunge, Lippen und Händen, chronischer Magencatarrh, Vomitus matutinus, tarder, schwacher Puls, matte Herztöne. Cutane Hyperästhesie der unteren Extremitäten und gesteigerte Reflexerregbarkeit; breitspuriger, unsicherer Gang, langsame, durch Lippenataxie gestörte, jedoch gut articulirte Sprache.

Pat. wird ruhig, schläft mit Hilfe von Opiaten, sieht noch ab und zu Thiere, Verfolger, wird zusehends dementer. Von Ende März an kommt es zu häufigen epileptiformen Anfällen, nach denen Sprache und Schlucken jeweils einige Tage lang sehr erschwert sind. Der Gang wird nach links überhängend, die Schrift hochgradig gestört wie bei Paralyse, es stellt sich heftiges Zucken und Beben der Gesichtsmuskeln ein, die Sprache wird leise, näselnd (Parese des Gaumensegels), tremulirend. Anfang November verfällt Pat. sehr, es bildet sich rasch überhandnehmender Decubitus, unstillbare Diarrhöen führen am 14. 11. den Tod herbei.

Sektion: Schädel und Dura ohne Befund. Pia, ausgenommen über den Occipitallappen, diffus getrübt, verdickt. Dieser Befund auch an der Basis. Pia ohne Substanzverlust der Corticalis nicht abziehbar.

Auf Stirn- und Scheitelhirn sind die Windungen bedeutend verschmälert. Hydrocephalus externus und internus. Nirgends Ependymgranulationen. Gehirn blutarm, ödematös. Die Gefässe der Basis zeigen beginnende Atherose.

4. Alkoholepilepsie[1]).

Die durch Alkoholexcesse veranlassten Hirnveränderungen können auch zur Epilepsie führen. Begünstigende Momente für die Entstehung der Epilepsie bei Säufern sind nicht selten erbliche Anlage, Convulsionen in der Kindheit, Traumen. Die Behauptung von Magnan, dass die Alkoholepilepsie nur bei Absynthpotatoren vorkomme, ist nicht richtig. Sie kann bei allen Arten von berauschenden Getränken auftreten.

Da die Epilepsie funktionell eine dauernde abnorme Innervation gewisser Hirncentren, die sogen. epileptische Veränderung, voraussetzt, ist es begreiflich, dass sie so wenig als das Delirium tremens, durch einen einmaligen, wenn auch noch so heftigen Alkoholexcess hervorgerufen wird, sondern erst durch lange fortgesetzte Excesse. Das Eintreten eines epileptischen Anfalls unter dem Gelegenheitseinflusse einer Berauschung beweist immer, dass diese epileptische Veränderung, d. h. die Epilepsie schon vorher bestand, wie ja Wiederkehr der epileptischen Anfälle bei Epileptikern unter dem Einfluss eines gelegentlichen Alkoholübergenusses häufig genug vorkommt.

Ist die Alkoholepilepsie einmal ausgebildet, dann sind auch die wichtigsten Gelegenheitsursachen für die Wiederkehr der Anfälle Alkoholexcesse.

Ungefähr 10 % der Alkoholisten zeigen epileptische Zufälle. Sie sind im Allgemeinen späte Erscheinungen des Alkoh. chron.

Häufig sind diese epileptischen Insulte nur unvollständige, indem sie nur einzelne Muskelgruppen oder nur eine Körperhälfte befallen. Bemerkenswerth ist ferner, dass sie von lebhafter Congestion meist eingeleitet und begleitet sind. Auch das Bewusstsein geht häufig nicht völlig im Anfall verloren.

Indessen kommen aber neben derartigen unvollständigen Anfällen auch solche vor, die sich in Nichts von dem vertiginösen oder convulsiven gewöhnlichen Bilde der Epilepsie unterscheiden. Von grösserer Bedeutung für die Diagnose als die Form dieser Anfälle ist die Art ihres Auftretens, insofern die Anfälle in grösseren Zeitintervallen, dann aber gehäuft und im Zusammenhang mit einem Alkoholexcess wiederzukehren pflegen. Sehr gewöhnlich folgen auf solche Anfallsserien psychische Störungen in Form von Delirium epilepticum oder einem traumartigen oder auch stuporösen Dämmerzustand. Zuweilen beobachtet man eine

---

[1]) Lit.: Percy, Dict. des scienc. méd. 26; Magnan, De l'alcoolisme, 1874; Weiss (Leidesdorf, Psychiatr. Studien, 1877); Drouet, Ann. méd. psych. 1875, März; Le Grand du Saulle, Étude médico-légale sur les épilept., Paris 1877; Echeverria, Journ. of mental science 1881, Jan.; Raab, Wien. med. Blätter 1882, No. 8—10.

gleichzeitige Complication von Delirium tremens oder Hallucinatio ebriosa. Mit dem Eintritt der Alkoholepilepsie macht die intellektuelle Degeneration der Kranken rapide Fortschritte.

Die Prognose ist eine ungünstige, theils an und für sich, theils durch die immer wiederkehrenden Alkoholexcesse, welche die Prädisposition steigern und neue Anfälle provociren. Auch der Alkoholepilepsie gegenüber scheint sich das Bromkali zu bewähren. Zahlreiche Säufer bleiben indessen auch ohne Bromkali während ihres Aufenthalts im Krankenhause unter dessen günstigen hygienischen Bedingungen, namentlich bei Entziehung von Spirituosen, von Anfällen verschont.

Beob. 99. Alkoholepilepsie. Combinirtes Delirium tremens und epilepticum.

Pirch, 37 Jahre, Kaufmann, nicht belastet, seit der Jugend sehr dem Trunk ergeben, machte 1859 Delirium tremens, 1860 schweren Typhus mit Cerebralerscheinungen durch, bekam vor 9 Jahren nach Alkoholexcessen den ersten epileptischen Anfall. Solche Anfälle kehrten ungefähr alle 4 Monate, gewöhnlich nach Trinkexcessen und vereinzelt wieder. Sie begannen mit heftigem Kopfschmerz und waren von mehrstündigen stuporösen Zuständen gefolgt, in welchen Pat. ängstlich war, drohende Gestalten, Thiere, Funken sah. Vor 5 Jahren blieben sie aus und kehrten am 22. 10. 76 nach einem Alkoholexcess wieder. Vormittags beim Stiefelanziehen spürte Pat. plötzlich heftigen Kopfschmerz, es wurde ihm schwarz vor den Augen, er stürzte bewusstlos um. Nachmittags wiederholte sich der Anfall. Abends wurde Pat., aus einer Zungenbisswunde blutend, leicht stuporös ins Spital gebracht. Er gibt seine Generalien richtig an, erscheint ängstlich, unstet, aufgeregt. Allgemeiner Tremor, kein Fieber, Puls 88, sehr weich, tard, Herztöne matt, Leber geschwellt. Pat. schläft etwas. Am 23. früh findet sich Pat. erstaunt im Krankenhause zurecht. Seine Erinnerung reicht nur bis zum 22. früh.

Im Laufe des Nachmittags fängt Pat. an Vögel, Mäuse, Ratten, Kautschukmänner, die alle nach oben ziehen, zu sehen.

Steigende Unruhe, heftiger Tremor. Trotz Chloral schlaflose Nacht auf den 24., mit massenhaften Thiervisionen.

Am 24., Abends 7 Uhr, epileptischer Anfall mit Zungenbiss. Im Anschluss daran setzt, das Delirium tremens complicirend, ein Delirium epilecticum ein. Tiefe Störung des Bewusstseins, schreckliche Angst, blindes Wüthen und Fortdrängen. Pat. sieht Mörder, wird abgeschlachtet, sein Kopf liegt auf der Bank, er fühlt schuhtiefe Löcher im Leib. Dazwischen wieder massenhafte Menagerievisionen, glaubt sich im Wirthshaus, trinkt Bier, hält dem Kellner das leere Glas hin, schimpft, dass dieser nicht gleich kommt. Chloral erfolglos. Während des 25. 0,15 Extr. opii subcutan. Pat. schläft die ganze Nacht auf den 26., wird rasch lucid, hat summarische Erinnerung.

Er theilt mit, dass er zuerst vor 9, dann vor 5 Jahren ähnliche schreckhafte delirante Zustände hatte, die postepileptisch auftraten und circa 5 Tage dauerten. Pat. erholt sich unter kleinen Opiumdosen rasch und wird am 30. 10. entlassen.

Capitel 2.

Der Morphinismus[1]).

Das heutzutage in der Praxis als schmerzstillendes Mittel, namentlich subcutan, vielverwendete Morphium hat bei vielen Menschen nicht nur eine schmerzstillende Eigenschaft, sondern ruft auch ein Gefühl des geistigen und physischen Behagens hervor und steigert, solange seine belebende, excitirende Wirkung andauert, die geistige und körperliche Leistungsfähigkeit. Durch diese Eigenschaften erscheint es nicht bloss als ein Sedativum (Narcoticum, Hypnoticum), sondern zugleich als ein Stimulans und Genussmittel. Diese letztere Wirkung scheint das Morphium ganz besonders bei neuropathischen Constitutionen (Erlenmeyer) zu entfalten. Das Morphium ist bei anhaltendem Gebrauch kein harmloses Mittel. Es ruft, gleichwie der fortgesetzte und übermässige Alkoholgenuss, Erscheinungen einer chronischen Intoxication hervor, und die Nervencentren werden unter dem Einfluss des Giftes in ihren Ernährungs- und Funktionsbedingungen so sehr beeinflusst, dass bei dem an Morphiumgenuss Gewöhnten schwere, selbst lebensgefährliche Zufälle („Abstinenzerscheinungen") auftreten, wenn man dem Morphinisten die gewohnte Dosis bedeutend schmälert oder gar plötzlich gänzlich entzieht. Durch sofort auftretende Abstinenzbeschwerden, durch das Bedürfniss und Verlangen nach Morphium als Reiz- und Genussmittel, durch die trostlose Willensschwäche, welche als eine der Folgen des Morphiummissbrauchs sich einstellt, wird die Befreiung des Kranken von seinem bösen Dämon eine schwierige und meist nur in Krankenhäusern durchführbare Aufgabe.

Gleichwohl kommt fast bei jedem Morphinisten der Zeitpunkt, wo die Beschwerden der chronischen Intoxication die euphorischen Wirkungen überwiegen, diese nur noch vorübergehend und durch übermässig hohe Gaben des Morphium erzwungen werden können. Hier ist es dann hohe Zeit, dass ärztliche Hilfe eingreift, denn der Gesundheit und dem Leben des Kranken drohen nun ernstliche Gefahren. Die ätiologischen Bedingungen für die Entstehung des Morphinismus sind in erster Linie eine besondere, die Morphiumzufuhr angenehm empfindende Constitution.

Den Anlass zum Gebrauch des M. geben mit Schmerz oder Schlaf-

---

[1]) Lähr, Zeitschr. f. Psych. 1872, H. 3; Fiedler, Zeitschr. f. pract. Med. 1874, 27, 28; Levinstein, Die Morphiumsucht, 2. Aufl., Berlin 1880; Erlenmeyer, Die Morphiumsucht und ihre Behandlung, 2. Aufl. 1883; Obersteiner, Der chron. Morphinismus, Wiener Klinik 1883, III; Burkart, Die chron. Morphiumvergiftung, Bonn 1880, Derselbe, Wien. med. Presse 1880. 22. 23. 24.

losigkeit einhergehende Leiden aller Art, falls sie sehr lange andauern. Ueberlässt der Arzt leichtsinnigerweise dem Clienten das Mittel zur Selbstdisposition oder ist dem Kranken vermöge seiner Stellung das M. leicht zugänglich, so wird er zum Morphinisten.

Symptomatologie des Morphinismus.

In der Erörterung der Symptome sind die Erscheinungen der chronischen Intoxication und der Abstinenz auseinander zu halten.

Intoxicationssymptome: Sie treten selten vor Ablauf des 3. Monats auf, bei widerstandskräftigen (früher gesunden, nicht belasteten) Personen vielfach viel später und dazu so mild, dass eigentlich die krankhafte Aenderung der Nervencentren erst mit der Abstinenz zu Tage tritt. Es scheinen hier ähnliche Bedingungen wie für den Alkoholismus zu bestehen, dessen schwere und degenerative Wirkungen mehr weniger eine krankhaft veranlagte Persönlichkeit zur Voraussetzung haben. Jedenfalls ist nicht die Tagesdosis und die Dauer des Missbrauchs entscheidend, sondern die Individualität. Die Symptome der chronischen Morphiumintoxication sind psychische und somatische. Hier interessiren in erster Linie die psychischen.

So schwer wie der Alkohol schädigt niemals das Morphium das psychische Organ, aber noch niemals habe ich einen Morphinisten gesehen, der psychisch intakt sich erwiesen hätte. Die Intelligenz bleibt allerdings leidlich geschont, aber die höchsten geistigen Funktionen — Charakter, ethischer Besitz, Selbstbestimmungsfähigkeit, geistige Energie und Thatkraft erweisen sich ausnahmslos geschädigt. Der ausgebildete Morphinist ist ein charakter-, willensschwacher, energieloser Mensch, dem in foro criminali wohl immer mildernde Umstände zuzuerkennen wären und dem in der Wahrung seiner Interessen und Pflichten immer ein Beistand noth thäte.

In schwereren Fällen constatirt man überdies Schwäche des Gedächtnisses, namentlich mangelhafte Reproduktionstreue, erschwerte geistige Leistungsfähigkeit bis zum Torpor, zeitweise psychische Verstimmung bis zu ausgesprochener Dysthymie und Taed. vitae, grosse Emotivität, überhaupt tief gesunkene Widerstandsfähigkeit gegen Affekte. Dazu kommen episodische nervöse Unruhe, Aufgeregtheit, wohl vasomotorisch ausgelöste Angstanfälle, gelegentliche Gesichtshallucinationen.

Ein grosser Theil der somatischen Symptome lässt sich auf die sekretionsvermindernde und im weiteren Sinne vasoconstrictorische Wirkung des Morphium zurückführen. Durch verminderte Speichelsekretion entsteht lästige Trockenheit in Mund und Schlund; durch verminderte Talgdrüsensekretion wird die Haut trocken, spröde und durch Stagniren des Hautschmeers in den Drüsen Anlass zu Furunkelbildung gegeben. Durch mangelhafte Absonderung von Magen- und Pankreassaft leiden Verdauung und Assimilation und, in Verbindung mit verminderter Peristaltik, die Defäcation. Gewöhnlich ist auch die Urinsekretion vermindert; nicht selten ist Albuminurie. Oft schon früh tritt Amenorrhöe ein, jedoch nur selten Ausfall der Ovulation, wie zahlreiche Fälle von Schwangerschaft trotz bestehender Amenorrhöe erweisen. Auch Aspermie wird beobachtet.

Auffällig ist dagegen die oft sehr gesteigerte Schweisssekretion. Zahlreiche motorische Störungen reihen sich hier an — gesunkener Muskeltonus, Tremor, Störungen der Coordination bis zu ausgesprochener Ataxie, Sphincterenschwäche, Myosis, Accomodationsparese, Cystospasmus, Störungen der Innervation des Herzens (Asthenia cordis, Angina pectoris-artige Zufälle). Zum Theil auf vasopastische Innervationsstörungen sind zu beziehen der gesunkene Turgor vitalis, die bleichen, eingefallenen Wangen, die kühlen Hautdecken und das grosse Wärmebedürfniss dieser Kranken. Auch die sensible Sphäre betheiligt sich in Form von Hyperästhesien, Neuralgien, Parästhesien. Häufig sinkt schon früh die Libido sexualis und erlischt auch im Verlauf die Erectionsfähigkeit. In vorgeschrittenen Stadien der Intoxication stellt sich Anorexie und hartnäckige Schlaflosigkeit ein. Nicht selten sind auch Fiebererscheinungen (Levinstein, Berl. klin. Wochenschr. 1880, Nr. 6) in Form abendlicher leichter Fieberbewegungen (zuweilen selbst mit dem Bild eines typhoiden Zustandes, aber Temp. nur selten über 38,3) oder in Form von intermittirenden Fieberanfällen, die von einer echten Febr. intermittens quotidiana oder tertiana sich klinisch gar nicht unterscheiden lassen. Das Facit all dieser Störungen ist ein zunehmender Marasmus, ein Senium praecox, das zuweilen durch fettige Degeneration des Herzmuskels und Herzlähmung ein jähes Ende findet.

Abstinenzsymptome. Dieselben sind verschieden, je nachdem die Entziehung des Morphium allmählig oder plötzlich stattfindet. Im Wesentlichen handelt es sich um quantitative Unterschiede. Erscheinungen der allmähligen Entziehung können schon bei erheblicher Reduction der Dosis (in 1 Fall von Rehm, Archiv f. Psych. X, von 0,8 auf 0,27 pro die) sich einstellen. Die ersten Erscheinungen der (relativen) Abstinenz oder des Morphiumhungers sind Gähnen, Hautjucken, nervöse Unruhe, Angst, Erbrechen und Durchfall. Daran reihen sich extreme Hinfälligkeit, Tremor, Neuralgien der Extremitäten und der Viscera, Frösteln, grosses Wärmebedürfniss, profuse Schweisse, sehr labile Vasomotoriusfunktion, sehr wechselnde Pulsfrequenz, allgemein erhöhte Reflexerregbarkeit, sensorielle Hyperästhesie, Phosphene und Acusmen bis zu Hallucinationen, Agrypnie, Trübungen des Bewusstseins mit mangelhafter Correktur für die Sinnestäuschungen und daraus resultirenden einzelnen verkehrten Handlungen, qualvolle Unruhe, ängstliche Verwirrtheit, Dysthymie bis zu Taed. vitae, eigenthümliche Störung des Gedächtnisses (unrichtige Lokalisation in der Vergangenheit). Es kann sogar zu Delirium tremens-artigen Zuständen kommen wie bei der totalen Abstinenz, und interessant ist die Thatsache (vgl. Rehm's 2 letzte Fälle), dass sogar in subacutem, länger sich hinziehendem Verlauf, in einem meiner Fälle sogar tardiv, nach vermeintlich schon überwundener Abstinenz, ein förmliches hallucinatorisches Delir (Wahnsinn) auftreten kann. Dieses Delir ist ein vorwiegend schreckhaftes, mit massenhaften Hallucinationen, auch des Geschmacks und des Geruchs und mit feindlicher Verwerthung (physikalischer Verfolgungswahn — Verfolgung mit Elektricität) der zahlreichen abnormen Hautsensationen.

Die Erscheinungen der plötzlichen totalen Abstinenz treten etwa nach 6 Stunden auf.

Die Kranken werden matt, muskelschwach, unfähig sich auf den Beinen zu halten, bekommen Cholera nostras-artige Symptome, profusen Schweiss, allgemeinen Tremor, qualvolle Angst, Unruhe, bis zu Weinen, Toben, stürmischem Verlangen nach Morphium, das auch sofort alle Leiden der Abstinenz beseitigt und um dessen Besitz der Kranke selbst vor einem Verbrechen nicht zurückschrecken würde.

Nicht selten reiht sich an diese Abstinenzsymptome ein meist mehrere Tage dauerndes hallucinatorisches Delir, ein wahres Delirium inanitionis, das wegen seiner vielfachen Analogien mit dem Delir. tremens alkohol. (massenhaft Thiervisionen, episodisch auch obscöne Delirien, vorwiegend schreckhafter Inhalt der Delirien, Agrypnie, Tremor), auch wohl Delir. tremens der Morphiumsucht genannt wurde. In schweren Fällen können die Abstinenz- und Inanitionserscheinungen sich sogar bis zu bedenklicher Herz- und Respirationschwäche, Collaps, Coma erstrecken und die neuerliche Zufuhr von Morphium zu einer Indicatio vitalis machen.

Intoxications- und Abstinenzsymptome in Form elementarer psychischer Störung, Anorexie, Asthenie bestehen oft noch lange, selbst Monate nach der Entziehungskur fort.

Behandlung des Morphinismus.

Die methodische Entziehung des Giftes unter ärztlicher Leitung in einem Krankenhause ist die nächste Aufgabe. Contraindicirt ist die Entwöhnung nur da, wo ein unheilbares, höchst schmerzhaftes Leiden Morphiumbehandlung dringend fordert. Unter solchen Umständen ist der Morphinismus das kleinere Uebel.

Die vom Verf. seit einer Reihe von Jahren geübte Methode ist die der allmähligen Entziehung. Die plötzliche ist grausam, nicht ungefährlich und lässt Recidive noch mehr besorgen. Man bestimme zunächst das Existenzminimum, d. h. jenes Tagesquantum, bei welchem der Pat. sich erträglich fühlt. Dieser erste Abstrich kann ein sehr bedeutender sein (Hälfte bis Drittel der bisherigen Tagesdosis), da Morphinisten viel mehr consumiren, als sie nöthig haben. Von dieser reducirten Dosis gehe man vorsichtig binnen 10—20 Tagen auf Null herab, indem man den Ausfall an Morphium, je nach der Individualität, durch Morphium intern, besser durch Injektionen von Codein hydrochlor. oder von Extr. Opii aquos. oder durch Opiumextrakt intern deckt. Bettruhe, gute Ernährung (besonders Milch mit Cognac u. s. w., da gegen Fleisch meist Aversion besteht), Nehmen der Mahlzeiten in der euphorischen Zeit nach der Injektion, kräftiger Wein in liberaler Dosis, Tr. Bestucheff, Bäder von 28° R. helfen den Kranken über die Leiden der Entziehungskur hinwegbringen.

Dem Zustand des Herzens muss immer Beachtung geschenkt werden. Gegen Agrypnie erweist sich Brom 3,0 mit Laudanum (Erlenmeyer) nützlich, zuweilen auch Amylenhydrat und Hypnon. Chloralhydrat ist zu meiden. Die letzten Tropfen Morphin zu entziehen, kostet oft schwere Mühe. Viel dabei ist psychisch bedingt. Mit Injektionen von Áq. destill. inscio aegroto kann man oft beruhigen. Theilt man dem Kranken hinterher diesen wohlwollenden Betrug mit, so stärkt man seine Zuversicht.

Mit der Entwöhnung vom Morphium ist die Kur keineswegs beendigt. Die Ursachen, um derenwillen der Kranke zum Morphinisten wurde, müssen beseitigt, die letzten Spuren der Intoxication und Abstinenz getilgt und die Persönlichkeit moralisch und physisch widerstandsfähiger gemacht werden. Zu diesem Zweck sind Wochen, selbst Monate der Nachbehandlung nöthig. Ist die Erfüllung dieser Indicationen nicht möglich, so sind Recidive unvermeidlich.

Beob. 100.

C. P., 29 J., Arztens Frau, aus unbelasteter Familie, bekam von ihrem Manne vor 4 J. wegen heftigen Zahnwehs wiederholt Morphiuminjektionen. Sie empfand davon eine grosse Euphorie. Da sie in der Folge allerlei Kummer und Sorgen, sowie auch häufig Zahnschmerzen hatte und als Frau eines Landarztes, der zudem eine Hausapotheke hielt, Morphium sich leicht verschaffen konnte, wurde sie Morphinistin. Sie kam zu immer grösseren Quantitäten und als allmählig Erscheinungen chronischer Intoxication eintraten, griff sie ausserdem zum Cocain, das man ihr bei einem Morphiumentziehungsversuche gegeben hatte. Pat. vermag keine Dosen anzugeben. Sie habe eben in den letzten Monaten jeweils einen Fingerhut voll Morphium und ebenso viel Cocain in genügender Menge Wasser gelöst und nach Bedarf injicirt!

Seit einem Jahre hatten sich Intoxicationserscheinungen eingestellt (Agrypnie, Anorexie, Amenorrhöe, Anämie, Tremor, Abmagerung). Sie konnte nunmehr das Morphium nicht mehr entbehren und bekam, sobald sie die gewohnte Dosis nicht rechtzeitig injicirte, Abstinenzerscheinungen in Form von qualvollem Unbehagen, Gefühl grosser Schwäche, Angst, Verstimmung. In den letzten Wochen war es zu zeitweisen Angstanfällen, schreckhaften Gehörs- und Gesichtstäuschungen (Cocainwirkung?) bis zu Anfällen von hallucinat. Delir. gekommen. Am 20. 4. 87 begab sich Pat. zur Entziehungskur auf die Grazer Nervenklinik. Sie brachte bedeutende Quantitäten Morphium und Cocain mit, bekam das Cocain sofort und ohne Nachtheil entzogen, von Morphium 0,2 pro die.

Grosse, kräftig gebaute, aber marastische, anämische Dame; welke, trockene, bleiche Haut, schmutziger Teint, gesunkener Muskeltonus, schlaffe Haltung, nervöse, fatuöse Miene, gedrücktes Wesen, Pupillen eng; Tremor manuum, Patellarreflex kaum hervorzurufen. Herztöne rein, kräftig; keine vegetativen Störungen, Urin albuminfrei, Temperatur normal.

Ord.: Bettruhe, Wein, kräftige Kost. Als Existenzminimum wird 0,22 Morphium ermittelt. Die Dosis des Morphium wird consequent reducirt (am 27. 4. nur mehr 0,12, am 2. 5. 0,03 pro die). Vom 2. 5. ab Extr. Opii aquos. intern unter Heruntergehen auf 0,01 Morph. Vom 7. 5. ab Aquainjektionen. Abstinenzerscheinungen auf Mattigkeit, Verstimmung, geistige Unaufgelegtheit beschränkt. Agrypnie weicht; 4,0 Brom Abends mit Laudanum 20 gtt.

Schon wenige Tage nach Aussetzen mit Morphium rapide Besserung der Ernährung um mehrere Kilo, Hebung des Turgor vitalis, Appetit, Herstellung des Schlafes, gute Stimmung, Schwinden der Mattigkeit. Am 21. 5. ist an Pat. psychisch und somatisch nichts Abnormes mehr zu constatiren. Pat. sieht blühend, förmlich verjüngt aus. Absolut kein Morphiumbedürfniss mehr. Obwohl Frau P. schon am 23. 5. entlassen werden musste, ist sie gesund und von Rückfall verschont geblieben.

Beob. 101.

Frau K., 40 J., Beamtensfrau, aus neuropathischer Familie, früher angeblich gesund, erkrankte nach heftigen Gemüthsbewegungen im 1. Puerperium an Hysteria gravis. Sie bekam Morphininjektionen; diese beseitigten Krämpfe und alles hysterische Weh, aber Pat. konnte vom Mittel nicht mehr lassen, ohne sofort schwere hysterische Insulte zu bekommen. Sie ertrug das Mittel anfangs gut, verlor aber schon nach wenigen Jahren die Menses; gleichwohl gebar sie vor 10 und 3 Jahren. Das letzte Kind war schwächlich und starb bald nach der Geburt an Convulsionen. Libido sexualis verlor sich früh. Seit einigen Jahren stellte sich, unter einer täglichen Morphiumdosis von 0,25—0,5 subcutan, Rückgang der Ernährung ein. Pat. fühlte sich schwach, gleich erschöpft, den Pflichten der Hausfrau nicht mehr gewachsen. Sie litt an Kältegefühl, vagen neuralgischen Beschwerden, Palpitationen, Tremores, 1884 eine Zeitlang an intermittirenden Fieberanfällen, die auf Malaria nicht zurückführbar waren. Der Schlaf blieb gut.

Wegen der erwähnten Beschwerden entschloss sich Pat. am 28. 4. 85 zu einer Entziehungskur in der Nervenklinik.

Mittelgrosse Frau, reducirte Ernährung, gesunkener Muskeltonus, kaum auslösbare tiefe Reflexe, enge Pupillen, schwacher Puls, dumpfe, aber reine Herztöne, Tremor manuum et linguae, trockene kühle Hautdecken, Anämie, Anorexie, Urin albuminfrei. Temperatur 36,9. Als Existenzminimum ergibt sich 0,35 Morphium pro die.

Ord.: Bettruhe, forcirte Ernährung (Milch). Versuch mit Morphium herabzugehen ruft anfangs Globus, clonische Zwerchfellkrämpfe, ängstliche Unruhe hervor. Unter Zuhilfenahme von Extr. Opii aquos. intern gelingt bis zum 11. 5. die Reduction des Morphium bis zu 0,1. Vom 18. 5. an erhält Pat. nur noch Aq. destill. und Extr. Opii intern bis zu 0,15. Mit der Elimination des Morphium tritt ein bedeutender Umschwung der Ernährung ein. Die seit über 10 Jahren cessirten Menses treten am 22. 5. ein und verlaufen normal. Es zeigen sich wieder leichte hysterische Insulte. Unter Gebrauch von Zinc. valerian. und Extr. Opii schwinden sie und schreitet die Reconvalescenz ungestört voran. Am 6. 6. 85 kehrt Pat. zur Familie zurück. Sie gebraucht noch einige Zeit obige Mittel, hat nur noch hie und da leichte hysterische Insulte, hat kein Morphiumbedürfniss mehr und präsentirt sich nach einem Landaufenthalt im October 85 blühend und im besten Wohlsein. Menses normal.

27. 11. 86 neuerliche Entbindung. Im Puerperium (8. Tag) heftiger Schreck. Schwere hyster. Anfälle. Der Arzt gibt Morphiuminjektionen (0,02 pro die). Am 26. 1. 87 kommt Pat. selbst mit der Bitte, sie neuerdings vom Morphium zu entwöhnen. Die Entwöhnung gelingt binnen wenig Tagen bei interner Opiumbehandlung. Seither gesund.

Abschnitt V.

Hirnkrankheiten mit vorwaltenden psychischen Krankheiten.

Capitel 1.

Delirium acutum[1]).

(Transsudative Hyperämie im Uebergang zur Periencephalitis acuta.)

Unter dieser, nach einem besonders hervortretenden Symptom und nach dem Verlauf gebildeten Bezeichnung versteht die Psychiatrie eine schwere, meist tödtlich endigende Hirnerkrankung, in deren Krankheitsbild neben tiefen Störungen der Motilität und des Gesammtbefindens solche der psychischen Sphäre im Vordergrund stehen. Nie fehlen bei der Leichenöffnung schon mit blossem Auge erkennbare, wenn auch nicht streng übereinstimmende Befunde.

Sie bestehen in Blutüberfüllung des Gehirns und seiner Gefässhaut. Die Hyperämie erstreckt sich meist auch auf das Rückenmark. Der Befund der Hyperämie ist häufig durch in den letzten Lebenstagen oder Stunden aufgetretene ödematöse Ausscheidungen beeinträchtigt und verwischt. Der Gesammteindruck, den die Leichenöffnung bietet, ist der einer venösen Stauung im Centralorgan. Das Gehirn wölbt sich mehr vor, die Hirnrinde erscheint geschwellt. Den Verlauf der grossen Gefässe in der Pia mater begleiten oft weissliche Streifen, die wohl durch Lymphstauung in den Gefässscheiden bedingt sind.

Wesentlich die Zeichen einer Blutstauung, zugleich mit massenhafter Auswanderung von Blutelementen als deren Folge, ergibt auch die mikroskopische Untersuchung. Die Lymphscheiden erscheinen vollgepfropft mit weissen Blutkörperchen, unter welchen nicht selten auch rothe vorkommen. Hier und da können sich sogar capilläre Extravasate vorfinden. Die Lymphstauung erstreckt sich durch die Gefässscheiden einerseits in die Lymphräume der Pia, andererseits in das System der Deiters'schen Saftzellennetze, ja selbst in die periganglären Räume.

An den Ganglienzellen wird vielfach trübe Schwellung vorgefunden. Was die extracephalen Organe betrifft, so findet man häufig die Lungen hypostatisch, das Herz schlaff, die Muskulatur des Herzens morsch, bleich, fettig oder körnig degenerirt, das Blut auffallend dunkel und dünnflüssig. Auf das Vorkommen von körnigwachsartiger Degeneration der willkürlichen Skeletmuskeln, analog wie bei Typhus u. a. schweren acuten Allgemeinkrankheiten hat Fürstner (Arch. f. Psych. XI, H. 2) aufmerksam gemacht.

Die Ursachen der Krankheit sind mannigfach, aber darin übereinkommend, dass sie direkte Schädigungen des Gehirns bedeuten. Wahr-

---

[1]) Jehn, Archiv f. Psych. VIII, H. 3 (mit Angabe der Literatur bis 1878, darunter besonders wichtig Schüle, Allg. Zeitschr. f. Psych. 24 und 25); Schüle, Handb. p. 502; Mendel, Berlin. klin. Wochenschr. 1879, 50.

scheinlich ist in allen Fällen ihr nächster Angriffspunkt das vasomotorische Nervensystem und die den Krankheitsvorgang einleitende Wallungshyperämie eine durch Gefässlähmung zu Stande gekommene. Die Krankheit befällt fast ebenso häufig Weiber als Männer und zwar auf der Höhe des Lebens[1]). Als die eigentlichen veranlassenden Ursachen erscheinen Gemüthsbewegungen, Trunkexcesse, geistige intensive Anstrengungen, calorische Schädlichkeiten, aber viel wichtiger sind jedenfalls die nicht unmittelbar wirkenden, aber prädisponirenden Ursachen der geistigen und körperlichen Ueberanstrengung im Kampfe ums Dasein, des langjährigen Kummers, der Trunksucht, der Nahrungssorgen, der ungenügenden Ernährung, des schwächenden Einflusses überstandener schwerer Geburten und Krankheiten, der Vorgänge des Klimakterium. In zahlreichen weiteren Fällen sind Hirninsulte in Form von Kopfverletzung, Sonnenstich, Typhus mit cerebralen Complicationen oder auch unbestimmte cerebrale oder psychische Erkrankungen in früheren Jahren dagewesen und haben offenbar Folgen hinterlassen. Darauf deuten wenigstens die in den Leichen von im Delirium acutum Verstorbenen überaus häufig zu findenden Hyperostosen des Schädeldachs, die chronischen Trübungen und Verdickungen der Pia und die umschriebenen Atrophien der Hirnrinde.

Weitaus in der Mehrzahl der Fälle meines Beobachtungskreises handelte es sich zudem um erblich zu Nervenkrankheit disponirte, gemüthlich und namentlich vasomotorisch besonders reizbare Persönlichkeiten.

Auch durch den schwächenden Einfluss eines Typhus, eines Delirium tremens, einer Tobsucht bei decrepidem Gehirn kann sich im Verlauf dieser Krankheiten das Delirium acutum entwickeln. Auch als Complication einer Dementia paralytica, wenn eine der erwähnten gelegentlichen Schädlichkeiten einwirkte, sowie einer Hysterie, kann dasselbe auftreten.

Ueberblickt man diese ätiologischen Thatsachen, so liegt die Annahme nahe, dass der perniciöse Charakter der das Wesen der Krankheit ausmachenden Hirnhyperämie in der prämorbiden Beschaffenheit des betroffenen Organs begründet ist und dass das Delirium acutum eine eigenartige Reaktionsform eines belasteten oder erschöpften, in seinem Gefässtonus tief geschädigten Gehirns auf einen hyperämisirenden Vorgang darstellt.

Während die Pathogenese auf den Gefässtonus herabsetzende Schädlichkeiten hinweist und die Hyperämie als eine ursprünglich arterielle, durch verminderte Widerstände bedingte auffassen lässt, deutet der weitere Verlauf auf ein frühes Uebergehen des Zustandes in den einer venösen

[1]) Unter 45 primär aufgetretenen Fällen meiner Beobachtung waren 22 Männer im Alter von 30—47 J. und 23 Weiber zwischen 27 und 46 J.

Hyperämie, hervorgerufen durch die Verlangsamung der Circulation in den passiv erweiterten Gefässen, in Verbindung mit einer schon früh sich geltend machenden Schwäche der Herzaktion. Die direkten Folgen der venösen Hyperämie sind aber der Austritt von Blutelementen in die Lymphbahnen der Pia und des Gehirns, wobei angeborene Zartheit der Gefässe oder Ernährungsstörungen[1]) ihrer Wandungen in Folge von Inanition, Alkoholausschweifungen etc. die Transsudation erleichtern mögen.

Nun erscheinen neben den Reizsymptomen Drucksymptome. Vorübergehend kommt es noch offenbar zu theilweiser Wiederaufsaugung der Transsudate (Remissionen), aber die immer wiederkehrenden Fluxionen (Exacerbationen) führen neue Transsudate herbei, bis schliesslich die Abfuhr dieser, sowie der Stoffwechselprodukte des Gehirns nicht mehr möglich ist.

Dass ein Ausgleich der Störung nur selten mehr stattfindet, erklärt sich zum Theil aus präexistirenden Trübungen und Verdickungen der Pia (Unwegsamkeit der Lymphbahnen), vielleicht auch aus primitiver Entwicklung derselben (Arndt), zum Theil aus der so häufig bestehenden Hyperostose des Schädels (Verengerung der Emissarien), wobei noch der Befunde von Hertz (abnorme Enge der Foram. jugularia) gedacht werden mag; wesentlich fällt hier aber ins Gewicht die früh schon vorhandene Insufficienz der Herzaktion, die durch präexistirende Fettentartung bei aus Inanition oder Alkoholismus sich entwickelnden Fällen, oder durch Ernährungsstörungen (trübe Schwellung) im Verlauf der so häufig mit hoher Steigerung der Eigenwärme einhergehenden Krankheit bedingt sein dürfte.

Das Ende des ganzen Processes ist vollständige venöse Stase im Gehirn, wobei noch eine massenhafte Transsudation (Oedem) sich einstellen kann. Der Tod tritt bei diesen Kranken unter zunehmenden Erscheinungen des Hirndrucks im Sopor und durch Herzlähmung ein.

K l i n i s c h e B e t r a c h t u n g d e r K r a n k h e i t: Die Anfangssymptome des Delirium acutum entsprechen denen einer heftigen Wallungshyperämie mit Reizerscheinungen der psychischen und der motorischen Centren, zu denen sich früh schon die Symptome des Hirndrucks gesellen können. Diese Symptome können bei intensiv wirkender Gelegenheitsursache und sehr verletzbarem Gehirn in sofortigem Anschluss an jene und stürmisch auftreten, oder in allmähliger Entwicklung binnen Tagen bis Wochen sich entwickeln.

Die Kranken klagen über Kopfweh, Gefühl, als ob der Kopf zer-

[1]) Vgl. Jehn op. cit., der in den 4 von ihm untersuchten Fällen fettige Degeneration, Verdickung, Kernwucherung der Adventitia, Auflagerung von Fett- und Pigmentschollen fand.

springe, Hitze, Wallung, rauschartige Umneblung, Betäubung, erschwertes Denken. Sie haben vielfach das Vorgefühl[1]) einer schweren Hirnerkrankung. Sie werden reizbar, aufgeregt, oft auch ängstlich, moros, klagen heftige Angst. Die geistige Hemmung, die sich vorübergehend bis zu Stupor steigern kann, wird vielfach schmerzlich empfunden. Objektiv finden sich fluxionäre Erscheinungen, verstörte, verworrene Miene, Verengerung der Pupillen, unsicherer, leicht schwankender Gang, schlechter Schlaf, mit häufigem Aufschrecken bis zur Schlaflosigkeit, Empfindlichkeit gegen Licht und Geräusche. Zuweilen zeigt sich auch vorübergehend Erbrechen.

Der Uebergang in die Krankheitshöhe ist ein plötzlicher stürmischer, unter heftigen Congestiverscheinungen. Das Bewusstsein sinkt auf traumhafte Stufe herab, der Kranke beginnt zu deliriren und zu toben.

Das Krankheitsbild kann sich anfangs in dem Rahmen eines gemischten oder auch einer zornigen Tobsucht (besonders dann, wenn die auslösende Ursache ein zorniger Affekt war) bewegen. War schon die Tobsucht auffällig durch schwere Bewusstseinsstörung, Lockerung des psychischen Mechanismus und Vorherrschen eines triebartigen Bewegungsdrangs mit stürmisch impulsivem Charakter, so bekommt das Krankheitsbild immer mehr das Gepräge des zusammenhangslosen Delirs und eines zwangsmässigen organisch ausgelösten Bewegens — als Ausdruck des heftigen psychischen und psychomotorischen Hirnreizes, bei heftiger Fluxion und bei tiefer Störung des Bewusstseins.

Der Vorstellungsablauf ist ein höchst beschleunigter, verworrener, höchstens dass noch Associationen nach Assonanz und Alliteration geknüpft werden. Das Delirium wird ein äusserst zerfahrenes, das auf der Höhe der Erregung nur noch in abgerissenen Worten, Silben, Schreilauten sich äussert. Die Gedankenkette reisst beständig wieder ab und bei fortdauerndem psychomotorischem Drang kommt es dann vorübergehend zur Verbigeration.

Die Delirien sind vorwiegend ängstliche, schreckhafte. Die Kranken deliriren meist von Weltuntergang, allgemeiner Vernichtung, Tod, Vergiftung. Sie sehen, wie Alles um sie her zusammenfällt, brennt, wie sie unter den Trümmern begraben werden. Sie waren nie auf dieser Welt, haben nie existirt (Vernichtung des Persönlichkeitsbewusstseins). Daneben können ebenso unvermittelt und episodisch Grössendelirien auftreten. Ganz besonders häufig sind Blut- und Feuervisionen. Als motorische Reaktionserscheinungen zeigen sich verzweifelte Versuche, dem drohenden Unheil zu entrinnen. Diese zwar psychisch ausgelösten Bewegungsakte

[1]) Zwei meiner Kranken diagnostizirten gleich im Beginn die „Hirnentzündung“, an der sie zu Grund gehen würden.

haben bei der tiefen Störung des Bewusstseins, bei dem damit einhergehenden Verlust der Muskelgefühle und der Bewegungsanschauungen etwas eigenthümlich Zielloses, Unsicheres, Zwangsmässiges. Früh gesellen sich Reizerscheinungen in psychomotorischen Centren hinzu — der Kranke wirft sich ziellos und zwecklos umher, strampft mit den Füssen, bohrt den Kopf in die Kissen, schnaubt und blast mit dem Mund, pustet durch die Nase, respirirt krampfhaft in immer schnellerem Tempo.

Zu diesen psychomotorischen, immer noch in scheinbar gewollten Bewegungen sich abspielenden Erscheinungen treten im weiteren Verlauf Reizsymptome in infracorticalen Centren.

Es kommt zu Zähneknirschen, zu grimassirendem Spiel der Gesichtsmuskeln, Schielen, tonischem Krampf der Kiefermuskeln, Schnauzkrampf, zuckenden, stossenden, zappelnden Bewegungen der Extremitäten bis zu allgemeinen tonischen und clonischen Krämpfen. Auch die Sprache ist gestört, stotternd, lallend (durch Ataxie, Muskelinsufficienzen, Trockenheit der Mundhöhle), näselnd (durch Parese des Gaumensegels).

In zahlreichen Fällen ist auch die Reflexerregbarkeit eine allgemein erhöhte. Das Stossen und Herumwerfen des Körpers kommt dann zum Theil auf Rechnung dieser und steigert sich, gleichwie bei dem Hydrophobischen und dem mit Strychnin Vergifteten, beim blossen Anfassen des Körpers bis zu allgemeinen convulsivischen Entladungen. Hier ist dann auch das Schlucken sehr gestört, die Nahrung regurgitirt, wird herausgesprudelt. Bei fehlender Steigerung der Reflexerregbarkeit ist die Nahrungsaufnahme unbehindert, ausser es besteht temporäre Kieferklemme, oder der Kranke presst aus Vergiftungswahn die Zähne aufeinander.

Die Haut- und die Sinnesempfindlichkeit ist in diesem Stadium meist gesteigert, der Schlaf fehlt ganz oder beschränkt sich auf kurzen Schlummer mit häufigem Aufschrecken. Schon in den ersten Tagen des entwickelten Krankheitsbildes zeigen sich die Erscheinungen eines tiefen allgemeinen körperlichen Ergriffenseins. Bei der Mehrzahl der Kranken ist schon im Anfang die Eigenwärme erhöht, oder treten wenigstens in den Exacerbationen des Leidens Steigerungen jener auf. Die Temperatur kann sich zwischen 38—39° erhalten, erreicht übrigens nicht selten Höhen von 40—41° und darüber. Der Gang der Temperatur ist ein sehr schwankender, unregelmässiger.

Die Ernährung, auch da wo das Fieber fehlt und die Nahrungsaufnahme befriedigend ist, sinkt rapid. Binnen wenig Tagen verlieren sich Fettschicht und Turgor vitalis. Schon früh trocknen Lippen und Zunge ein, beschlägt sich die Mundhöhle mit einem fuliginösen Belag, wird der Puls klein, weich, frequent (meist über 100), der Zustand ein adynamischer, mit den Zeichen der Herzschwäche und Neigung zu Hypostasen in den Lungen.

Das bisher congestive Gesicht des Kranken wird nun bleich, mitunter jetzt schon zeitweise cyanotisch. Bleibt das Leben lange genug erhalten, so kommt es meist zu Petechien, Suggillationen, Decubitus. Nicht selten ist Salivation; eine regelmässige Erscheinung in der ersten Zeit ist Verstopfung. Im Urin findet sich häufig Albumin [1]. Constant zeigen sich im Verlauf der Krankheit tiefe, Stunden bis Tage währende Remissionen, in welchen das Delirium schwindet, ja selbst corrigirt wird, das Bewusstsein sich aufhellt, die Eigenwärme sich ermässigt, sogar bis zur Norm zurückgeht, die motorischen Reizerscheinungen schweigen, der auffällig lucide oder nur leicht stuporöse Kranke das Bild eines einfach Erschöpften darbietet, höchstens über Kopfweh klagt und der Reconvalescenz entgegenzugehen scheint.

Nur selten erfüllt sich diese Hoffnung, indem die Remissionen immer tiefer und andauernder werden, meist sind sie nur trügerische Besserungen und von um so heftigeren Exacerbationen gefolgt.

In diesem Wechselspiel zwischen fluxionären Exacerbationen und Remissionen mit dem Charakter der Erschöpfung bewegt sich der Weiterverlauf, jedoch schwinden die Kräfte des Kranken immer mehr und nimmt das Leiden einen adynamischen Charakter an.

Aus dem Krankheitsbild des aktiven fluxionären Hirnreizes entwickelt sich immer deutlicher das einer transsudativen passiven Hyperämie des Centralorgans.

An Stelle des Stupor tritt Sopor, an Stelle der motorischen Reizerscheinungen treten Ataxien, Muskelinsufficienzen und Paresen (Flockenlesen, unsicheres Herumtasten und Wischen, Tremor in Gesicht und Händen, erschwertes Schlingen etc.); die stürmischen Delirien werden mussitirende, die bisher meist verengten Pupillen erweitern sich, werden träge in ihrer Reaktion, die Bulbi und Hautdecken werden anästhetisch, die

---

[1]) Die Einzelbilder in diesem Zustande zeigen je nach der Besonderheit der constitutionellen Verhältnisse und der Ursachen Verschiedenheiten der Symptomencombination. So beobachtet man Fälle von mehr stürmischem Verlaufe mit heftigen Reizerscheinungen der psychischen und motorischen Sphäre (furibunde Delirien, heftige Jaktation, Zähneknirschen, Stossen, Treten etc.), hohem Fieber etc., neben Fällen, in welchen früh ein adynamischer Zustand sich bemerklich macht, die Erscheinungen des Hirndruckes (Stupor, Sopor) über die Reizerscheinungen vorwiegen, die Delirien fast ganz fehlen oder einen mehr faselnd träumerischen mussitirenden Anstrich haben, die motorischen Störungen sich vorwiegend in Ataxien, Muskelinsufficienzen, Paresen kundgeben, das Fieber fehlt oder gering, der Verlauf ein mehr schleppender ist. Auf dieser Thatsache beruht Schüle's Unterscheidung der Krankheit in eine meningitische oder maniakalische und eine Inanitions- oder melancholische Form, wobei aber der genannte Autor selbst ausdrücklich Mischformen anerkennt.

Wangen bleich mit cyanotischem Anflug, die Herztöne dumpf; der Puls wird immer weicher und frequenter (bis zu 150 Schlägen und darüber, der Kranke collabirt, die Haut bedeckt sich mit klebrigem Schweiss, es bilden sich Decubitus und Lungenhypostasen, die Eigenwärme sinkt bis zu Collapstemperaturen herab, um sich dann in der Agone zuweilen noch bis zu 40° und darüber zu erheben. Der Tod erfolgt durch Herzstillstand in tiefem Sopor, nachdem meist noch eine Exacerbation mit fluxionären Erscheinungen vorausgegangen war. Die Dauer des ganzen Krankheitsverlaufs beträgt selten unter 10 und über 21 Tage bis zum tödtlichen Ausgang.

Da wo die Kranken mit dem Leben davon kommen, dauert es mehrere Wochen bis Monate, bis sie sich erholen, und ohne eine dauernde leichte geistige Schwäche und grosse gemüthliche Erregbarkeit scheint das Gehirn aus diesem schweren Krankheitsprocesse nicht hervorzugehen. Von einzelnen Aerzten wurde auch Ausgang in Dementia beobachtet.

Jehn (Zeitschr. f. Psych. 36, p. 27, p. 676 und 37) beschreibt die „klinische Aeusserung der Reaktionszustände acuter Delirien" folgendermassen: Der Kranke fängt an eine weinerliche Stimmung zu bieten, die Ideenflucht lässt nach, die Bewegungsunruhe weicht einer eigenthümlichen Langsamkeit und Lahmheit der Bewegungen. Die Kranken liegen nun wochenlang hinfällig, willenlos, gebrochen da. Man muss sie warten, füttern wie Kinder. Dabei trophische Störungen (Ausfallen der Haare, Abschilferung der Haut, Nichtwachsen der Nägel, mangelnde Zunahme der Ernährung), motorische in Form katalepsieartigen Beibehaltens gegebener Stellungen, tetanieartiger Starre der Hals- und Nackenmuskeln, vasomotorische (pemphigusartige Blasen, besonders an den Streckseiten der Hände und Füsse, Phlegmonen, Decubitus, Excoriationen, Cyanose, Oedem der Extremitäten) neben Herzschwäche, geistiger Oede und Regungslosigkeit bis zur Stupidität, schwachen tarden Reflexen, Analgesie. Allmählig Ausgang in Blödsinn unter Lösung der Spannung, als Ausdruck des Uebergangs der schweren Ernährungsstörung der Hirnrinde in Atrophie. In leichteren Fällen habe ich bloss Zustände allerdings tiefer funktioneller Erschöpfung von Wochen bis Monate Dauer, die den Uebergang zur Genesung darstellte (vgl. Beob. 103), beobachtet.

Von grösster Bedeutung ist die rechtzeitige Erkennung dieses perniciösen, von unerfahrenen Aerzten nur zu leicht mit Tobsucht verwechselten oder mit der unklaren Diagnose „Kopftyphus" abgefertigten Hirnleidens.

Zur Unterscheidung von der Tobsucht dient der Beginn aus schweren, wenn auch vorläufig unklaren Erscheinungen eines Centralleidens, die schwere Bewusstseinsstörung, die gleich von Anfang an bestehende, nicht durch Ideenflucht motivirte tiefe Verworrenheit, das frühe Auftreten von motorischen Reizerscheinungen, die nicht mehr psychisches Gepräge haben, nicht mehr dem Hirnrindengebiet allein angehören, sondern als direkte Reizerscheinungen, speciell als Ausdruck einer Mitbetheiligung infracorticaler Centren anzusprechen sind.

Im weiteren Verlauf machen das tiefe Ergriffensein des Allgemeinbefindens, das Fieber, der auffällige Wechsel tiefgehender Remissionen bis zur Lucidität mit Zeiten tiefster Bewusstseinsstörung und psychomotorischer Reizerscheinungen die Diagnose zu einer zweifellosen.

Nahe liegt die Verwechslung mit einer spontan entstandenen Convexitätsmeningitis. Ihr häufigeres Auftreten bei Männern, der peracute Anfang, der häufige Schüttelfrost im Beginn, die früh sich einstellenden Erscheinungen von Sopor, Nackenstarre, die allgemeine Hyperästhesie, die heftigen Convulsionen, die weniger ausgesprochenen Remissionen im Verlauf gestatten eine Unterscheidung.

Die Prognose ist eine ziemlich ungünstige. Von 45 Fällen starben mir 26, darunter 15 Männer von 22, 11 Weiber von 23. Danach stellt sich die Prognose für Frauen günstiger. Besonders schlecht war sie da, wo das Delir. acut. auf Grundlage eines Alkohol. chron. sich entwickelte. Je acuter und stürmischer die Entwicklung, je schwerer die Bewusstseinsstörung und Verworrenheit, je heftiger, früher und ausgebreiteter die motorischen Reizerscheinungen, je bedeutender die Mitbetheiligung des Gesammtorganismus, je hartnäckiger die Schlaflosigkeit, um so schwerer steht der Fall da. Ausbleiben tieferer und längerer Remissionen ist mali ominis, ebenso andauernde Nahrungsscheu. Das Fieber ist kein verlässlicher Massstab, jedoch sind Temperaturen, die 40° erreichen oder übersteigen, ebenso Collapstemperaturen, entschieden schlechte Symptome, gleichwie 100 andauernd übersteigende Frequenz des Pulses.

Die Therapie wird im Stadium der Fluxion und der Reizerscheinungen durch Eisblase, laue Bäder, vorsichtigen Gebrauch von Blutegeln hinter den Ohren, Ableitungen auf Haut- und Darmkanal zunächst die Hyperämie zu bekämpfen haben. Opium, so nützlich bei acuter Meningitis, zeigte sich erfolglos. Kleine Morphiuminjektionen (0,01 bis 0,015) mehrmals täglich, minderten die psychischen Reizerscheinungen, sowie die Jaktation, und milderten den Verlauf, namentlich bei mit gestörter Reflexerregbarkeit einhergehenden Fällen.

Beachtenswerth sind die Resultate, welche Solivetti mittelst Ergotininjektionen erzielt hat.

Solivetti (Archiv. italian. 1881 fascic. I) verwendete Bonjean'sches Ergotin. Er verdünnte 1,0 mit 6,0 Aqua destill. und injicirte diese Lösung in 3 Tagesdosen. Während ihm früher alle Kranken starben, will er bei dieser Behandlung keinen einzigen mehr verloren haben. Nach 4,0 (am 4. Tag) war die Gefahr meist beseitigt. Schon am 2. Tage trat unter Abnahme der Congestion Schwinden der Delirien, grössere Ruhe und Rückgang des Fiebers ein. Am 4. Tag Reconvalescenz mit freilich tiefer und lange andauernder Erschöpfung. Ich habe seit S.'s Mittheilung zahlreiche schwere Fälle von primärem Delir. acut. behandelt und gleich günstige Resultate gehabt. Das Ergotin (Wernich) wurde unverdünnt ohne üble Folgen subcutan injicirt und zwar jeweils, wenn neue fluxionäre Erscheinungen sich geltend machten.

Absolute Ruhe, abgedämpftes Licht, möglichst kräftige, aber reizlose Nahrung (Eier, Milch, Bouillon etc.) sind weitere Forderungen. Tritt der Kranke in das Stadium der venösen Stauung und Erschöpfung, so sind Wein, Chinin, bei ungenügender Herzaktion und Collapserscheinungen Champagner, Aether, im Nothfall Campher und Moschus zu versuchen.

Beob. 102. Delirium acutum in potatore. Tod.

Mathias, 43 J., Arzt, ohne erbliche Anlage, von jeher gemüthsreizbar, empfindlich gegen Hitze, Alkohol, lebte in unglücklicher Ehe, ergab sich aus Kummer darüber dem Trunk. In letzter Zeit viel Streit mit der Frau. Wurde dabei oft ganz roth im Gesicht, klagte Herzklopfen. Am 20. 9. 78 trennte er sich nach heftigem Streit mit der Frau von dieser, reiste nach M., kam dort aufgeregt, wie betrunken und congestiv an, genoss im Laufe des Tages nur ½ Liter Wein, klagte Abends Congestionen, Kopfweh, fing an verwirrt zu reden, telegraphirte nach seinem Bruder, dieser möge schleunig kommen, legte sich dann schlafen und schlief bis 2 Uhr früh. Um 3 Uhr Morgens, am 21., brach zornige Tobsucht aus. Er delirirte von Verfolgung, verkannte die Umgebung feindlich, zerstörte. Bei der Aufnahme am 21. Abends schimpft, schreit, droht Pat. gegen die feindlich appercipirte Umgebung. Als Kern des Ganzen ergibt sich ein zorniger Affekt über seine häuslichen traurigen Verhältnisse.

Pat. ist mittelgross, sehr fettreich, congestiv. Herztöne schwach, Herzdämpfung etwas vergrössert. Puls sehr klein, 120—130, leicht unterdrückbar. Bis zum 25. besteht unter 0,01—0,02 Morphium (subcutan) das Bild einer schweren, zornigen Tobsucht, die durch Ideenjagd, grosse Verworrenheit, zunehmende Bewusstseinsstörung, Schlaflosigkeit ein eigenthümliches Gepräge erhält, mindestens einen tiefen Hirnreiz andeutet. Keine Remissionen, bloss zeitweilige Erschöpfungsruhe ohne Lucidität. Nahrungsaufnahme ungenügend.

Am 25. tritt die gefürchtete Steigerung zum Delirium acutum ein. Unter zunehmender Verworrenheit und Bewusstseinsstörung treten motorische Reizerscheinungen in Form von zwangsmässigem, ziellosem Stossen des ganzen Körpers, Schnauben und Blasen, Drehen und Einbohren des Kopfes in die Kissen, Grimassiren, Zusammenklemmen der Zähne bei Nahrungszufuhr auf.

Zwangsbettruhe, Eisblase und wegen heftiger Fluxion vier Blutegel hinter die Ohren.

26. Pat. hat einige Stunden geschlafen. Die Zwangsbewegungen sind geringer. Stupor, grosse Empfindlichkeit gegen Lichtreiz. Myosis. Tiefe Bewusstseinsstörung, turgescentes, fluxionäres Gesicht. Sehr kleiner Puls von 120. Zunge trocknend, Neigung zu Decubitus. Ab und zu schüttelnde, stossende Zwangsbewegungen.

27. Ruhige Nacht, aber sehr kleiner Puls von 132, erschöpftes, leicht soporöses Daliegen. Temp. 38,6, ab und zu stossende, schüttelnde Bewegungen. Wein!

Vom 28. an Sopor, reaktionsloses Daliegen, zuweilen noch schmerzliches Verziehen des Gesichtes. Filiformer Puls von 120—130. Temp. 36 in ano.

Am 1. October Morgens 5 Uhr noch einmal kurzes, bewusstloses Herumwerfen und Agiren. Um $5^{1}/_{2}$ plötzlicher Tod durch Herzstillstand mit krampfhafter Einkrallung der Finger.

Sektion: Leiche fettreich. Decubitus. Schädel kurz, breit. Diploë erhalten. Dura straff gespannt, Sinus mit flüssigem Blut gefüllt. Die weichen Häute über der Convexität des Gehirns stark getrübt und verdickt. Zahlreiche Pacchioni'sche Granulationen. Pia strotzend von Blut. Milchige Trübung längs der Gefässe. Gehirn leicht geschwellt, teigig, weich, sowohl in Rinden- als Marksubstanz gleichmässig und dicht injicirt. Rinde namentlich im Stirnhirn und äusserer Schichte des Hinterhauptlappens ins Graubläuliche verfärbt.

Ventrikel nicht erweitert.

Hypostase in beiden Lungen. Herz schlaff, Herzfleisch morsch, bleich, stark fettig. Muskatnussleber. Magen stark ausgedehnt und mamelonirt.

Beob. 103. Delirium acutum.

Frau Mesaritz, 37 J., stammt von einem trunksüchtigen Vater. Vatersbruder war irrsinnig. Pat. soll früher gesund gewesen sein, heirathete 1863, gebar bis 1874 ohne besondere Zufälle 4 Kinder, erkrankte im vierten Puerperium 1874 an Mel. sine delirio, kam am 10. 7. 75 im 3. Monat der 5. Gravidität ins Spital wegen Steigerung der Mel., wurde genesen am 5. 9. 75 entlassen. Pat. gebar leicht im Advent, säugte $1^{1}/_{2}$ J. Am 1. 7. 77 hatte sie das Kind abgesetzt. Am 3. 7. wird sie traurig, ängstlich, verstört, schlaflos, bekommt Teufelsvisionen. Am 5. werden 12 Blutegel gesetzt. Sofort Stupor, dann heftiges Delirium. Bei der Aufnahme am 6. profuse Menses (Secale), Inanitionsdelir (tiefe Erschöpfung, elende Ernährung, massenhafte Gesichtshallucinationen).

Mitte Juli rasche Genesung. In der Folge wohl. Der Tod des Mannes am 28. 2. 78 wird mit Fassung hingenommen. Am 2. 3. wird Pat. schlaflos, klagt Schwindel, Kopfschmerz, ist unstet, bald überlustig und tanzend, bald in Schmerz zerflossen. Am 3. tiefe Remission. Am 4. wieder bunter Stimmungswechsel, schreckhafte Gehörs- und Gesichtshallucinationen.

Am 5. 3. stellt sich unter heftigem Kopfschmerz tiefe Störung des Bewusstseins ein.

Bei der Aufnahme am 6. 3. in menstruatione. Tiefe Bewusstseinsstörung, dämmerhaftes Erkennen der bekannten Räume und Personen. Phasen von Stupor mit Starre wechseln mit solchen, in denen sie singt, tanzt, in triebartiger Bewegungsunruhe Alles durch einander wirft. Dann kommt es episodisch wieder zu ängstlicher Erregung, in welcher sie nach dem verstorbenen Manne ruft, ihn sieht, ihm Vorwürfe macht, dass er sie allein gelassen, die Hütte brennen sieht, die Umgebung feindlich verkennt.

Pat. ist fieberlos, die Pupillen erweitert. Deutliche Anämie, gesunkene Ernährung. Bis zum 9. erregen wohl das zerfahrene Delir, die Verworrenheit und Bewusstseinsstörung Verdacht auf ein tieferes Leiden, aber weder Fluxion, noch Fieber, noch motorische Reizerscheinungen gestatten eine Diagnose auf Delirium acutum.

Am 9. 3., zugleich mit dem Aufhören der Menses, ändert sich die Scene. Pat. bietet heftige Fluxion, rotirt zwangsmässig beständig um die Längsaxe, sieht sich von Flammen umgeben, im Fegfeuer, reisst sich die Kleider vom Leibe und versucht das Feuer zu löschen. Stundenweise tiefe Remissionen mit Erkennen der Umgebung. Auffällig sind in diesen Nachlässen pathetische Sprache, theatralische Posen bis zu ekstaseartigen Erscheinungen. Andauernd schlaflos. Nach einer bedeutenderen Remission am 10. früh unter Fluxion heftiger Erregungszustand, in dem sie mit dem Kopf auf den Boden hämmert, schreit, verbigerirt, grimassirt, Strabismus und Nystagmus bietet. Temp. 37. Puls 100. (Eisblase.) Nach einer halben Stunde, mit Nachlass der Fluxion, liegt Pat. erschöpft und ruhig mit verstörter, schreckhafter Miene da. Ab und zu Grimassiren. Nahrungsaufnahme unbehindert. Nachmittags wiederholt sich die Erregung.

Am 11. 3. schlaflos, ruhig, erschöpft, tiefe Bewusstseinsstörung, Grimassiren. Temp. 38,4, Zunge trocknend.

Am 12. 3. auf Morphiuminjektion (0,01) ruhige Nacht. Temperatur 39,0. Im Lauf des Tages tiefe Remission mit Temperaturabfall (38,0), die unter Morphium und Blutegeln (am 13. und 15. je 4 Stück) bis zum 16. 3. anhält. Fluxionäre Erregungszustände seltener und gemässigt, dazwischen tiefe Remissionen mit Abfall der Temperatur von 39,0 auf 38,0. Am 16. nach ruhiger Nacht heftige Exacerbation. Zwangsmässiges Schlagen mit den Händen, Schnappen und Blasen mit dem Mund, Grimassiren, Strabismus, Recken und Wälzen des Körpers. Temperatur 39. Puls 84, celer, kräftig. Zunge borkig, trocknend. Verworrene Delirien von Hölle, Feuer.

Am 17. Verfall, adynamischer Zustand. Sehnenhüpfen, ungeschicktes Herumtasten, offenbar sehr gestörte Bewegungsanschauungen. Grimassiren, Silbenstechen, Verbigeriren. So bis 20. mit zeitweisen Remissionen, die aber nur mehr stuporöse Erschöpfungszustände darstellen. (Wein, China.)

Am 20. steigt die Temperatur auf 40,5, der Puls auf 128. Klebrige Schweisse, kühle Extremitäten, allgemeine Ataxie, unsichere Tast- und Greifbewegungen, zuweilen noch Grimassiren, Sichwälzen, Strecken, Bäumen.

Nachmittags tiefe Remission — sie wolle nur noch einmal die Kinder sehen, dann gerne sterben. „O wie schön wird's im Himmel sein mit dem Mann!“ Sie verlangt zu beichten, weil sie noch heute sterben werde. Mittags Erbrechen der Nahrung nebst 3 Spulwürmern. Abends nochmals Erbrechen. Um 9 Uhr plötzlich gestorben.

Sektion: Schädeldach von gewöhnlicher Dicke, sehr compakt, in der rechten Scheitelbeingegend etwas stärker ausgewölbt. Innere Hirnhäute serös infiltrirt; die grossen Venen strotzend mit dunklem flüssigem Blut gefüllt, die kleineren Venen mässig injicirt, nur längs des medialen Randes leicht getrübt. Gehirn geschwellt. Rindensubstanz durch injicirte Gefässe gestrichelt, fein punktirt, stellenweise leicht geröthet. Gehirn teigig, Marksubstanz ziemlich blutreich, dicht von erweiterten injicirten Gefässen durchsetzt. Hypostase der Lungen. Herz wenig contrahirt, enthält dunkles, flüssiges Blut. Herzfleisch blass, schlaff. Milz um die Hälfte vergrössert, Pulpa blassbraun, weich. Rückenmark überhaupt, besonders in der grauen Substanz blutreich.

Beob. 104. Delirium acutum. Ergotinbehandlung. Genesung.

Baumann, Helene, 37 J., ledig, Magd, gelangte am 25. 2. 82 in der Grazer psychiatrischen Klinik zur Aufnahme. Sie stammt von einem trunksüchtigen Vater, litt an Rachitis, war gering begabt, entwickelte sich geistig langsam, lernte spät gehen und sprechen, wurde mit 17 Jahren unter Schmerzen menstruirt. Die Menses waren in der Folge regelmässig. Keine schweren Krankheiten, sehr geneigt zu Congestionen und intolerant für Alkoholica. Mitte Januar 82 trat Pat. einen neuen Dienst an. Sie hatte sich seit geraumer Zeit angegriffen „nervenschwach“ gefühlt. Der neue Dienst war sehr schwer, es gab viel Verdruss. Pat. fühlte immer mehr ihre Kräfte schwinden.

Seit dem 18. 2. war Pat. immer vergesslicher, verlorener geworden, ungeschickt bei der Arbeit. Sie klagte Kopfweh und liess den Gesindewein unberührt, da er ihr zu sehr zu Kopf steige. Am 24. 2 wurde sie von der Dienstfrau wegen ihrer dienstlichen Unbrauchbarkeit ausgescholten. Darauf wurde sie ganz verwirrt, kannte sich nicht mehr aus und fing Nachmittags an zu deliriren. Man fand sie auf dem Herd stehend, schreiend, mit den Fäusten an die Wand schlagend; sie faselte von Einsperrung, die gnädige Frau sei unschuldig.

Nach delirant und schlaflos verbrachter Nacht geht Pat. am 25. lärmend schreiend, im Bewusstsein auffällig gestört und tief verworren zu. Sie verkennt schreckhaft die Umgebung, äussert, sie fürchte sich, gelegentlich auch, sie sei ganz närrisch.

Pat. ist fieberlos nicht congestiv, der Schädel hydrocephalisch, die vegetativen Organe ohne Befund.

Am 27. und 28. bleibt Pat. in schwerer Bewusstseinsstörung und deliranter Verworrenheit. Eine gereizte, zornig ängstliche Stimmung ist vorwiegend; episodisch besteht Erotismus und pathetisch exaltirtes Wesen. Sie ist ganz occupirt durch illusorisch-hallucinatorische Vorgänge, schlaflos. Auf Chloral 2,0 verläuft die Nacht auf den 1. 3. etwas ruhiger.

Im Lauf des 1. 3. steigt der Puls auf 110, die Temperatur auf 38,5. Schwere Verworrenheit, ängstliches Schreien, gelegentlich Klagen über schrecklichen Spektakel, und dass der Teufel ihr keine Ruhe lasse.

2. 3. schlaflose Nacht, zornig, ängstliche Erregung, schwere Bewusstseinsstörung, Zunge trocknend. Jaktation, Verbigerien, Kissenbohren. Temp. 39 bis 39,5, Puls 96—110. (Dunkelzimmer, 2 hirud. post aur., 2mal täglich 0,01 Morphium subcutan, Eisblase.)

3. 3. schlaflose Nacht, enorme Jaktation, zwangsmässiges Bohren mit dem Kopf in die Kissen, Herumschlagen mit den Armen, taktmässiges Hämmern mit den Beinen. Heftige Fluxion zum Kopf. Nahrungsaufnahme hinreichend. Temp. 38,6 bis 39, Puls 110—135. Abends 2 hirud.

4. 3. Bis Mitternacht einige Stunden geschlafen, dann wieder Jaktation, Kissenbohren, Schreien, Brüllen, sie lasse sich nicht zerschneiden. Temp. 39, Puls 120. Decubitus. Unter Fortdauer der Morphiuminjektionen heute 2mal 1,0 Wernich'sches Ergotin subcutan!

5. 3. Darauf Schlaf, Nachlass der Fluxion und des Hirnreizes. Temp. 38,5, Puls 96, Zunge wird feucht. Noch schwere Bewusstseinsstörung. Gegen Abend wieder etwas Erregung und Fluxion. Nochmalige Ergotininjektion.

6. 3. gut geschlafen. Temp. 38, Puls 96. Spuren sich aufhellenden Bewusstseins.

Vom 7. 3. an Temp. 37,2—38, Puls 84—96. Alle Reiz- und Congestiverscheinungen geschwunden. Pat. wird lucid, versucht sich zu orientiren. Pat. ist jedoch körperlich und geistig enorm erschöpft, bietet grosses Ruhe- und Schlafbedürfniss, fühlt sich am ganzen Körper wie zerschlagen, matt, hinfällig, erträgt nicht das geringste Geräusch, klagt wechselnde Hitze- und Kältegefühle, ist sehr emotiv, weinerlich, empfindet ihre geistige Unfähigkeit ab und zu schmerzlich. Wenn sie die Augen schliesst, kommen Phantasmen und ganze Schaaren wirrer, peinlicher Gedanken. Unter Bettruhe, China, Wein, guter Nahrung, lauen Bädern erholt sich Pat. geistig und körperlich. Ende März kann sie bereits einige Stunden ausser Bett zubringen. An diesen Zustand reiht sich ein mehrmonatlicher von cerebraler und spinaler Asthenie mit Kopfdruck und Spinalirritation, der im Lauf des Sommers erst seine befriedigende Ausgleichung findet.

Bei der Entlassung am 28. 4. bestätigt Pat. obige Anamnese, speciell die

Ueberanstrengungen und Verdriesslichkeiten im Dienste. Sie habe seit dem 20. 2. keine Ruhe, keinen rechten Schlaf mehr gehabt, eine zunehmende Verwirrung und Eingenommenheit im Kopf gefühlt. Nach dem Auftritt am 24. 2. sei sie ängstlich, schreckhaft geworden, habe sich gar nicht mehr ausgekannt. Von Allem weiter bis gegen Mitte März Vorgefallenen besitze sie nur ganz summarische Erinnerung — sie lag im Wasser, Graz stand in Flammen, sie fuhr auf der Eisenbahn, sah Krieg, Mord, den Teufel, es brannte sie im Nacken, sie hörte Singen, fürchtete umgebracht zu werden.

Capitel 2.

Dementia paralytica[1].

(Periencephalomeningitis diffusa.)

Klinisch lässt sich diese Krankheit definiren als eine in der Regel **chronische Hirnkrankheit mit vasomotorischen, psychischen und motorischen Funktionsstörungen, mit progressivem Verlauf, durchschnittlich 2—3jähriger Dauer und fast immer tödtlichem Ausgang.**

Die psychischen Störungen bestehen in einer fortschreitenden Abnahme der gesammten intellektuellen Leistungsfähigkeit bis zu den äussersten Stadien des apathischen Blödsinns. Auf dieser Grundlage finden sich wandelbare Zustandsbilder der Melancholie, Manie, Tobsucht, des Grössen-, Kleinheits-, Verfolgungs-, hypochondrischen Delirs, Stupors etc.

Die motorischen Störungen bestehen in allgemeinen, wechselnden, aber progressiven Störungen der Coordination der Bewegungen, bis zu schliesslicher vollständiger Coordinationsunfähigkeit.

Intercurrent finden sich mannigfache Muskelinsufficienzen, Paresen, bis zu Paralysen, apoplektiforme und epileptiforme Anfälle.

Die vasomotorischen Störungen bestehen in einer fortschreitenden Parese der vasomotorischen Nerven bis zur vollständigen Lähmung derselben. Vorübergehend kommt es auf Grund dieser Gefässlähmung zu Schwindel-, Congestiv-, Tobanfällen etc.

Vom anatomischen Standpunkt aus wurde die Krankheit als Meningitis chron. (Meyer), Atrophia cerebri (Erlenmeyer), Cerebritis corticalis generalis (Parchappe), Periencephalomeningitis diffusa chronica (Calmeil) aufgefasst.

---

[1]) Literatur: Bezüglich der bis 1867 s. d. Zusammenstellung d. Verf. in Allg. Zeitschrift f. Psych. 1866, H. 6. Wichtige Arbeiten seitdem: Westphal, Arch. f. Psych. I, p. 44; Schüle, Sektionsergebnisse bei Geisteskranken, Leipzig 1874; derselbe, Allg. Zeitschrift f. Psych. 32, p. 581; derselbe, Handb. p. 505; Voisin, Traité de la paralysie gén. des aliénés, Paris 1879; Mendel, Die progr. Paralyse der Irren, Berlin 1880.

Die letztere Bezeichnung ist die umfassendste und für die Fälle klassischer Paralyse annehmbarste. Unter den Laien cursirt der übrigens unrichtige Ausdruck der „Gehirnerweichung“. Klinisch wurde sie bald als Dementia cum paralysi (unrichtig, da die motorischen Störungen nicht Complicationen, sondern integrirende Symptome der Krankheit sind), bald als allgemeine progressive Bewegungsataxie der Irren, allgemeine progressive Paralyse der Irren, paralytisches Irresein, Dementia paralytica bezeichnet.

Gesammtbild und Verlauf der Krankheit.

Bevor es versucht wird, das Detail der Symptome zu besprechen, erscheint es nöthig, einen Ueberblick über Gesammtverlauf und Symptomengruppirung der Krankheit zu gewinnen.

Am frühesten erscheinen die vasomotorischen Symptome, dann die psychischen und die motorischen. Die psychischen können gleichzeitig mit den motorischen einsetzen oder ihnen vorausgehen, oder, in seltenen Fällen, ihnen nachfolgen.

Die Veränderungen in der Gehirnrinde, welche diese Symptome hervorrufen, entwickeln sich in der ungeheuren Mehrzahl der Fälle ganz allmählig, und bedingen erst, nachdem sie eine gewisse In- und Extensität erreicht haben, bedeutendere Ausfalls- und Reizerscheinungen in der psychischen und motorischen Sphäre. Diese Entwicklungsperiode der Krankheit bis zur Höhe (Manie, Grössendelir u. s. w.) und bis zur Vernichtung der socialen und psychischen Existenzbedingungen kann Jahre umfassen. Die Erscheinungen dieses Prodromalstadiums sind anfangs vieldeutig und gestatten oft längere Zeit bloss die allgemeine Diagnose einer diffusen Cerebralaffektion. Selbst die organische Bedeutung einer solchen kann anfangs zweifelhaft sein, insofern die Symptome sich zunächst mit denen einer schwereren Neurasthenia cerebralis (geistige Erschöpfung, erschwerte geistige Leistung, rasche geistige Ermüdung, rasch erlahmende Aufmerksamkeit, erschwerte Erinnerungsfähigkeit, reizbare Schwäche des Gemüthslebens, Agrypnie, Kopfdruck, Congestionen, Schwindel u. s. w.) decken können.

Die Aehnlichkeit der Symptomenbilder kann dadurch noch gesteigert werden, dass einerseits erhebliche Remissionen anfangs noch eintreten, während welcher die virtuelle Leistungsfähigkeit, speciell die des Gedächtnisses, sich erhalten zeigt, andererseits indem die beim Neurastheniker selten fehlende hypochondrische Verstimmung mit peinlicher Selbstbeobachtung, mit Ueberschätzung der Beschwerden bis zu Ideen drohender „Hirnerweichung“ und Taed. vitae platzgreift.

In anderen Fällen bestehen die ersten Symptome in Congestionen, Kopfschmerz, Schwindel oder eigenthümlichen Anfällen von Migräne (ophthalmique), ausgezeichnet vor denen einer gewöhnlichen Hemicranie durch Flimmerskotome. Hemianopsie, heftigen Schläfeschmerz und Gefühle schmerzhafter Spannung im afficirten Auge, ähnlich einem acuten Glaucomanfall (Charcot). Allmählig klärt sich die Situation durch greifbare, dauernde und fortschreitende Ausfallserscheinungen in der gesammten psychischen Persönlichkeit.

„Der Kranke wird ein Anderer und er merkt es nicht" (Schüle). Als sicherste und wichtigste Erscheinung in dieser Hinsicht stellt sich eine Trübung des Bewusstseins ein, ein geistiger Dämmerzustand, der anfangs oft noch temporäre Aufhellungen gestattet, episodisch aber jetzt schon bis zur Aufhebung des Selbstbewusstseins sich erstreckt und damit die Continuität psychischen Daseins unterbricht.

In dieser fortschreitenden geistigen Umdämmerung wird der Kranke der massenhaften Störungen und Ausfälle, welche Intelligenz, Gedächtniss, Charakter erfahren, nicht mehr bewusst.

Diese Trübung des Bewusstseins macht sich klinisch in zwei Hauptkategorien desselben (Zeit und Ort) zunächst geltend, in zeitlicher und örtlicher Desorientirtheit — der Kranke kommt zu früh oder zu spät, macht gelegentlich die Nacht zum Tag, verirrt sich in bekannten Strassen u. s. w.

Aus gleicher Ursache passiren ihm eine Reihe von Verstössen im gesellschaftlichen Leben — er erscheint in defekter Toilette im Salon, im Schlafrock auf der Strasse, raucht im Theater, behält den Hut auf in der Kirche u. dgl.

Zu der Trübung der Bewusstseinsenergie gesellen sich früh Schwächeerscheinungen bezüglich der Aufmerksamkeit, des Urtheils und des Gedächtnisses, mit daraus massenhaft sich ergebenden Lapsus judicii et memoriae. Die geschwächte Aufmerksamkeit bedingt Lücken und Unrichtigkeiten der Apperception, die Schwäche der Erinnerungsbilder gibt zugleich zur Verwechslung von Personen und Situationen Anlass; geschwächte Kritik, Besonnenheit und Gedächtnissleistung führen zu Erinnerungstäuschungen, zur Verwechslung von Geträumtem, Gelesenem, Gedachtem mit wirklich Erlebtem, zu unrichtiger Lokalisation in der Vergangenheit. Immer mehr schwindet auch die Fähigkeit des erkrankten Gehirns, neue Eindrücke festzuhalten — die Ereignisse der Jüngstvergangenheit entschwinden sofort, ein Besuch, eine Mahlzeit, ein Geschäft werden sofort wieder vergessen, der Kranke erzählt z. B. dieselbe Anekdote an demselben Abend mehrmals.

Mit der Zeit entschwinden nicht bloss einzelne Facta, sondern ganze Abschnitte der Jüngstvergangenheit. (Vergessen getraut zu sein, bei dem jungen Ehemann, Vater zu sein u. s. w.)

Ziemlich früh zeigen sich auch Ausfallserscheinungen bezüglich der ethischen und ästhetischen Funktionen — gemüthliche Stumpfheit gegen

Beruf, Familie und die früher höchst gehaltenen geistigen Interessen, Kunst, Wissenschaft u. s. w., mit Bevorzugung grob sinnlicher Genüsse (Essen, Trinken, Schlafen), doppelt bedeutsam, wenn der Kranke ein früher feinfühliger, geistigen Genuss ausschliesslich bevorzugender Mensch war. Im weiteren Verlauf können sich die gröbsten Verstösse gegen gute Sitte, Sittlichkeit, Gesetz, Berufs-, Familienpflicht und sociale Stellung ergeben. Der in seinem Besitz höchster geistiger Güter schon schwer geschädigte Kranke merkt bezeichnender Weise nicht, wie sehr er sich compromittirte und reagirt allenfalls grob, selbst brutal darauf, wenn Angehörige, Freunde, Vorgesetzte ihm über sein Benehmen Vorhalt machen.

Bei vielen Kranken äussert sich das schwer geschädigte Gemüthsleben nicht bloss in Ausfallserscheinungen, sondern in solchen vermehrter Anspruchsfähigkeit, z. B. in läppischer Weichheit und Emotivität oder in extremer Gemüthsreizbarkeit, je nach dem Anlass zu einer Gemüthsbewegung. Mit überhandnehmender geistiger Umdämmerung, ethischer und intellektueller Insufficienz, Vergesslichkeit, Zerstreutheit, Trägheit, Willensschwäche, Lockerung der ästhetischen und moralischen Urtheile, mit überhandnehmender Vernachlässigung der wichtigsten Pflichten des Berufs- und Familienlebens, dem eventuellen Auftreten von Neigung zu Debauchen und zur Verschwendung wird die sociale Existenz eine immer precärere, gleichwohl ist es bezeichnend für die Urtheilsfähigkeit der Umgebung, wie falsch und optimistisch das Treiben des Kranken vielfach aufgefasst wird und wie lange oft der Kranke zum eigenen und seiner Untergebenen Schaden in seiner Stellung bleibt. So erlebt man, dass höhere Officiere trotz gröbster Saloperie und Nachlässigkeit, trotz unsinniger, oft barbarischer Behandlung ihrer Mannschaft noch Dienst machen, bis ein manisch-paralytischer Aufregungszustand erlösend eintritt.

So geschieht es im bureaukratischen Leben, dass der geschätzte Beamte, der heute in der Irrenanstalt ankommt, noch gestern amtirte, obwohl er seit Jahresfrist ganz unregelmässig auf die Kanzlei kam, mit seinen Arbeiten im Rückstand blieb, Termine vergass, mitten in Verhandlungen einschlief, wochenlang wichtige Akten nicht finden konnte, die dann der Amtsdiener im Papierkorb gelegentlich auffand.

Bei einem Kaufmann bricht Bankerott aus. Schon längst war er nachlässig in der Buchführung gewesen; wiederholt hatte er den Kassenschlüssel stecken lassen, Correspondenzen verlegt, Werthpapiere verloren; in seinen Büchern finden sich, auf viele Monate zurück, Datum- und Rechnungsfehler, ausgelassene Buchstaben und Worte, Unsauberkeiten, Aenderungen der Handschrift u. s. w.

Neben diesen diffusen und psychischen Symptomen finden sich nicht selten schon früh Heerderscheinungen im Sinne von temporärer, meist amnestischer, seltener ataktischer Aphasie, von grosser und dem Kranken selbst auffälliger Ungeschicklichkeit der erlernten Bewegungen, durch Ausfall der Bewegungsanschauungen.

Auf den gleichen Bedingungen mag eine gelegentliche Ungelenkigkeit der Zunge, Häsitation im Sprechen, Unfähigkeit der unverstümmelten oder vollinhaltlichen Wiedergabe von vorgesagten Sätzen beruhen. Von speciell somatischen Symptomen des Prodromalstadiums sind zu erwähnen: Myosis, Ungleichheit der Pupillen, tabische Symptome, ungleiche und wechselnde Innervation der Gesichtshälften, fibrilläre Zuckungen der Zungenmuskulatur, zeitweiser Tremor der Extremitäten, paralgische Beschwerden, tarder Puls, Congestionen, Intoleranz für Alkohol und für calorische Schädlichkeiten, Kopfschmerz, Kopfdruck, Schwindel, gelegentliche Ohnmacht-, Vertigo-, selbst apoplektische Anfälle mit stundenlanger geistiger Verwirrung, Sprachstörung, bei raschem Rückgang der Symptome ohne restirende Lähmungserscheinungen.

In seltenen Fällen entwickelt sich das Krankheitsbild der Dement. paralytica zu seiner Höhe nicht aus einem solchen Prodromalstadium motorisch-vasomotorischer Störungen und Ausfallserscheinungen in der psychischen Sphäre, sondern aus einer Tabes dorsalis („aufsteigende Form der Paralyse"), oder es tritt im Verlauf einer schon längst entwickelten und neben der Paralyse fortbestehenden Geistesstörung hinzu („secundäre Paralyse")[1], oder es entwickelt sich im Anschluss an eine gewöhnliche Psychoneurose, die in wirkliche Genesung oder in Heilung mit Defekt (durch restirende psychische Schwächeerscheinungen) überging. Im ersteren Fall erscheint die Paralyse als eine blosse Complikation der Psychose, gerade so, wie sie ja auch einen bisher Gesunden befallen kann. Im letzteren Fall entsteht die Frage, ob die vorausgehende Psychoneurose nicht schon der 1. Akt (Schüle), das Prodromalstadium der paralytischen Krankheit war.

Diese Thatsachen erschweren die Beurtheilung mancher Fälle von Psychose, insofern man darauf gefasst sein muss, dass sich im weiteren Verlauf das Bild der Dement. paralytica entwickelt (vgl. Schüle, Beitr. z. Kenntniss d. Paralyse).

Den Abschluss des Prodromalstadiums vermittelt nicht selten ein apoplektiformer oder epileptiformer Anfall.

Die Entwicklung der Symptomenreihen psychischerseits kann nun auf der Höhe der Krankheit eine dreifache sein:

1. Es entwickelt sich aus dem geschilderten Prodromalstadium eine maniakalische Exaltation, die durch äussere und innere Ursachen immer mehr sich steigert, mit Grössenwahn sich verbindet und rasch die Höhe der Tobsucht erreicht.

Die Tobsucht steigert sich noch weiter bis zur Höhe eines Delirium

[1]) Vgl. Baillarger, Ann. méd. psychol. 1877, p. 423; Voisin, Traité p. 15; Höstermann, Allg. Zeitschr. f. Psych. 32, Fall 1, 2, 3, s. f. p. 229 d. Lehrb. „combinirte Psychosen".

acutum, der Kranke geht schon jetzt zu Grund oder, indem er mittlerweile in die günstigen hygienischen Bedingungen einer Irrenanstalt versetzt ist, geht die Tobsucht auf die Stufe einer maniakalischen Exaltation mit Grössendelir zurück. Dieser Erregungszustand macht einer fortschreitenden Dementia Platz, wobei im Verlauf sich noch Relapse manischer Erregung und Grössendelirs einstellen können.

In anderen Fällen folgt durch Zwischentreten einer weitgehenden Remission, die Monate bis Jahre dauern kann, auf die maniakalische Erregung mit Grössenwahn ein Waffenstillstand. Ueber kurz oder lang brechen manische Erregung mit Grössendelir wieder aus und das Finale ist dann das gleiche wie im ersteren Fall (sogen. classische Paralyse).

2. Aus dem Prodromalstadium entwickelt sich ein hypochondrisches oder melancholisches Krankheitsbild, das immer mehr von Dementia überwuchert wird oder auch sich scheinbar löst, indem eine Remission sich einschiebt. Nach längerer oder kürzerer Dauer dieser setzt wieder das hypochondrische oder das classische Verlaufsbild der Paralyse ein (melancholische Form der Paralyse). Insofern das melancholische und das megalomanische Delir in typischem Wechsel sich undauernd ablösen können, hat man auch eine „circuläre“ Form der Paralyse aufgestellt.

3. Aus dem Podromalstadium entwickelt sich eine primär-progressive Dementia. Hier kommt es nicht zu Manie und Grössendelir, wohl aber können Remissionen oder Tobanfälle intercurriren (einfach demente Form der Paralyse).

Diese 3 Verlaufsweisen innerhalb des Rahmens der Dement. paral. scheinen auf anatomischen Differenzen des Processes zu beruhen, so dass möglicherweise die Dement. paral., wie sie heute noch aufgefasst wird, nur ein klinischer Sammelbegriff wäre.

Bestimmt lässt sich nur für die klassische Paralyse der Befund einer Periencephalitis festhalten, während für die demente Form wahrscheinlich der von Schüle für die Dement. paral. überhaupt geltend gemachte Befund einer einfach atrophischen, nicht entzündlichen Cortexerkrankung zuzugeben sein dürfte. Auch die melancholische Form verdient wahrscheinlich anatomisch eine Sonderstellung im Sinne eines degenerativen Vorgangs — cystoide Degeneration der Hirnrinde (durch stecknadelkopfgrosse Cysten, wahrscheinlich in Folge Abschnürung perilymphatischer Stämme durch von den Gefässwänden ausgehende Bindegewebswucherungen — Ripping) und colloide Gefässentartung?

Neben dem wandelbaren psychischen Verlauf findet sich eine Fülle von vorwiegend vasomotorischen und motorischen Störungen. Es kommt ab und zu durch vorübergehende Gefässlähmung im Gebiet des Halssympathicus zu Congestiv-, Schwindel-, Ohnmacht- und apoplektiformen Anfällen; die Sprache wird häsitirend, verlangsamt, undeutlich stammelnd, die Bewegungen der Hände werden unsicher, unbeholfen, der Gang wird unsicher, schwankend, strauchelnd; als Residuum von apoplektischen und epileptischen Anfällen kann der Kranke nach einer Seite überhängen; die Miene wird schlaff, ausdruckslos; einzelne Facialisgebiete werden paretisch, es stellen sich Tremor der Zunge, der Finger, Beben der Lippen ein, die Pupillen erscheinen ungleich, bald mydriatisch, bald myotisch.

Alle diese motorischen Störungen zeigen grossen In- und Extensitätswechsel, sind zeitweise kaum bemerklich, zu Zeiten wieder sehr hervortretend, namentlich nach paralytischen Anfällen, im Allgemeinen aber progressiv.

Gemeinsam ist allen Kranken, mag die Zwischenzeit sich gestaltet haben, wie sie will, das Endstadium.

Die Kranken sind apathisch blödsinnig geworden, sie haben kein Bewusstsein mehr von Zeit und Ort, ihre Sprache ist nur noch ein unverständliches Stammeln und Silbenquetschen, der gemischte Effekt von amnestischer Aphasie und vollständiger Coordinationslähmung; das Gehen wird immer schwieriger, schliesslich unmöglich, obwohl die grobe Muskelkraft erhalten bleibt; die Hände sind durch Ataxie und Verlust der Bewegungsanschauungen unbrauchbar geworden, so dass die Kranken wie kleine Kinder gefüttert werden müssen. Die Kranken werden durch Bewusstseinsstörung und Spinktereninsufficienz unreinlich, die Gefässlähmung hat ihre Höhe erreicht und gibt sich in lividen, kalten, ödematösen Extremitäten, monokrotem, tardem Puls und abnorm geringer Eigenwärme (durch gesteigerte Wärmeverluste) zu erkennen.

Ab und zu stellen sich noch halb- oder doppelseitige Congestivanfälle im Gebiet des Halssympathicus mit temporärer Aufgeregtheit, Jaktation, Verbigeration und Schlaflosigkeit ein oder auch apoplektiforme und epileptiforme Anfälle.

Fast constant ist in diesem Stadium krampfhaftes, oft continuirliches Zähneknirschen. Nun kommt es auch zu trophischen Störungen. Die bisherige Beleibtheit der Kranken verliert sich, trotz reichlicher Nahrungsaufnahme; die Rippen werden brüchig, es kommen Ohrblutgeschwülste, Decubitus, hypostatische Pneumonien, Blasenentzündungen und der Kranke geht an Decubitus, der selbst die Wirbelhöhle öffnen kann, an Pyämie, an Pneumonie, Cystitis mit Pyelonephritis, an bulbärer Schlinglähmung und Erstickung durch einen im Schlundkopf stecken gebliebenen Bissen oder in einem epileptiformen oder apoplektiformen Anfall etc. zu Grunde.

Die Leichenöffnung[1]) ergibt für die Fälle klassischer Paralyse die Zeichen einer chronischen diffusen Erkrankung der weichen Hirnhäute und der Gehirnsubstanz, wozu noch gewisse Veränderungen am Rückenmark kommen.

---

[1]) Tigges, Allg. Zeitschr. f. Psych. 20; Meynert, Wien. med. Ztg. 1866, 22. 28 und Vierteljahrsschr. f. Psych. 1867. 2, 1868. 3. 4; Meschede, Allg. Zeitschr. f. Psych. 29,

Die räumliche Ausbreitung der als chronisch entzündliche anzusprechenden Veränderungen an Pia und Hirnoberfläche beschränkt sich auf das Verbreitungsgebiet der Carotis (Stirnlappen und angrenzende Theile) und greift nur höchst selten auf das Gefässgebiet der A. vertebralis über.

Es handelt sich also im Wesentlichen um eine Periencephalomeningitis diffusa chronica des Vorderhirns. Bald wiegen die Erscheinungen der Meningitis (weissliche Trübung und Verdickung der Pia, am intensivsten längs dem Verlauf der grossen Gefässe), bald die der Rindenatrophie (Verschmälerung der Windungszüge, grubiges Einsinken derselben, Klaffen der Sulci) vor und weist der Umstand, dass die Intensität dieser Vorgänge regionär nicht immer übereinstimmt, darauf hin, dass dieselben nicht direkt von einander abhängig sind.

Als Complikationen und Folgeerscheinungen ergeben sich Pachymeningitis haemorrhagica, die nicht an das Territorium der chronischen Leptomeningitis gebunden ist, Atrophie und Sklerose der Marksubstanz der Grosshirnhemisphären, Ependymitis chronica ventriculorum mit Granulationsbildung, Hydrocephalus e vacuo ex- und internus, zuweilen auch graue Degeneration der Seh- und Riechnerven.

Als terminale und agonale Erscheinungen findet man Oedeme der Pia und des Gehirns. Die mikroskopischen [1]) Veränderungen bestehen an den Gefässen in Erweiterung dieser und der perivasculären Räume, Emigration von Blutkörperchen, Wucherung der Adventitiakerne, theils Neubildung, theils Obliteration von Gefässen.

Die Processe an der Glia sind die einer zu Sclerose führenden chronischen Entzündung (Schwellung der Saftzellen, Wucherung), die nach Lubimoff in Stirnlappen und Linsenkern, zuweilen auch in der Gegend des Facialiskerns und um die Oliven sich nachweisen lässt, nach Magnan und Mierzejewsky theils von der Hirnrinde centralwärts, theils von dem sich verdickenden und mit Granulationen (kleinen Fibromen) bedeckten Ependym der Ventrikel peripheriewärts sich in die Hirnmasse verbreitet.

Die consecutiven Veränderungen an den Ganglien sind theils Reizvorgänge (Kernwucherung), theils Degenerationsvorgänge (fettig pigmentöse); die Nervenröhren gehen dabei durch einfach körnigen Zerfall und amyloide Degeneration zu Grunde.

Die fast regelmässig vorhandenen Veränderungen an dem Rückenmark hat Westphal [2]) zuerst genauer studirt.

Ausser einer nicht seltenen Pachymeningitis interna und chronisch entzündlichen Veränderungen der Pia handelt es sich hier wesentlich um zweierlei Processe:

a) um eine graue Degeneration der Hinterstränge in ihrer ganzen Länge, die immer an den Goll'schen Keilsträngen am stärksten entwickelt ist und am Halstheil auf diese beschränkt sein kann;

b) um eine chronische Myelitis des hinteren Abschnitts der Seitenstränge, d. h. um einen Wucherungsprocess des interstitiellen Bindegewebes mit Bildung von Körnchenzellen, jedoch ohne Atrophie der Nervenröhren.

Dieser letztere Process ist wahrscheinlich als eine secundäre Affektion des

---

p. 587 u. Virchow's Archiv 34. 56; Magnan und Mierzejewsky, Archiv. de physiol. 1873; Schüle, Sektionsergebnisse, Leipzig 1874 u. Allg. Zeitschr. f. Psych. 32, p. 581; Mierzejewsky, Archiv. de physiol. 1875; Lubimoff, Virchow's Archiv 57 und Archiv f. Psych. IV, p. 579; Schüle, Hdb. p. 529.

[1]) Vgl. die lichtvolle Darstellung bei Schüle, Hdb. p. 520 mit sorgfältiger Verwerthung der gesammten neueren Literatur.

[2]) Virchow's Archiv 39. 40; s. f. Simon, Archiv f. Psych. I. II; v. Rabenau ebenda III. IV; Meyer ebenda III; Tigges, Allg. Zeitschr. f. Psych. 29. H. 2.

Rückenmarks („absteigende Degeneration"?) in Folge besonders intensiver Erkrankung der motorisch-trophischen Rindenfelder, als der Centren dieser Leitungsbahn, anzusprechen.

Specielle Symptomatologie.

1. Psychische Symptome. Den Rahmen und die Grundlage des ganzen psychischen Krankheitsbildes geben die Symptome psychischer Schwäche ab, die sich speziell in Oberflächlichkeit der Affekte, geringer Energie der Bestrebungen, geschwächter Logik und Kritik, geschwächtem Gedächtniss, überhaupt in Nachlass der intellektuellen und ethischen Leistungen, tieferer Störung des Bewusstseins verrathen.

Diese Defekte verleihen den auf dem Boden der Dementia (paralytica) sich entwickelnden psychischen Krankeitsbildern ganz besondere Züge, die sie zunächst von nicht auf dem Boden psychischer Schwäche stehenden unterscheiden lassen, ja nach Umständen sogar selbst beim temporären Fehlen motorischer Störungen auf die besondere Basis (Dementia paralytica) den Kundigen hinweisen.

Die maniakalischen Zustände in der Paralyse bewegen sich in allen Stufen der Erregung von der einfachen maniakalischen Exaltation bis zur Höhe der Tobsucht.

Was die maniakalische Exaltation der Paralyse von einer gewöhnlichen zunächst unterscheidet, ist, nebst der Entwicklung aus dem verdächtigen Vorläuferstadium und der Gegenwart motorischer (myotische Pupillen sind hier häufig und wichtig) und vasomotorischer Störungen die excessiv gehobene Selbstempfindung bis zu desultorischen anticipirten Grössenwahnideen, die Kauf- und Speculationssucht mit Sinnlosigkeit der Unternehmungen und Projekte (Masseneinkäufe), die Neigung zu alkoholischen und namentlich geschlechtlichen Genüssen. Die schwere Störung der Besonnenheit der noch scheinbar luciden Kranken verräth sich dabei in einer bemerkenswerthen Lascivität und Ungenirtheit in der Befriedigung der geschlechtlichen Bedürfnisse, nicht minder in der ethischen Indifferenz solcher Kranker, wenn man sie auf ihr Gebahren aufmerksam macht. Daneben bestehen auffällige Bewusstseinsstörung und Lapsus memoriae, vermöge welcher sie Namen, Thatsachen vergessen, sich in bekannten Strassen verirren, in fremde Häuser laufen in der Meinung, es sei ihr eigenes, auf ihren unmotivirten Excursionen ihr Geld verlieren, Gepäck und Regenschirm vergessen, bis sie schliesslich ausgeplündert und ganz verwahrlost, nach Umständen per Schub heimgelangen. Nicht selten begleitet diesen Erregungszustand auch Kleptomanie und die dumme Dreistigkeit im Wegnehmen der Sachen und Läugnen der Diebstähle ist dann nicht minder bezeichnend für die Zerstreutheit, Bewusstseinsstörung und Gedächtnissschwäche der Kranken.

In der Regel fängt jetzt auch die Umgebung an, den Zustand als einen krankhaften zu erkennen. Leider bemerkt man aber nicht den Umfang der Störung, begnügt sich mit einer Badereise, Kaltwasserheilanstalt, Zerstreuungskur, um die vermeintlich bloss aufgeregten Nerven zu beruhigen, und gewährt dem Kranken damit Frist, sein Geld zu verschleudern, durch unsinnige Verträge, Käufe und sonstige Speculationen seine Familie finanziell zu ruinieren und durch seine fortgesetzte Hirnerregung und Exzesse die letzte Möglichkeit einer Wiederherstellung zu vernichten.

Die Tobsuchtsfälle der Paralytiker können sich aus solchen maniakalischen Erregungen durch Summirung der äusseren und inneren Reize entwickeln, meist aber treten sie plötzlich, unvermittelt auf, erreichen rasch die Acme, um ebenso plötzlich wieder in Ruhe überzugehen. Sie können wiederholt im Verlauf der Krankheit auftreten und noch im Stadium finaler Dementia sich einstellen. Sie haben eine mehrtägige bis mehrwöchentliche Dauer, werden oft von Gefässlähmung eingeleitet und begleitet, gehen dann auch wohl mit Fieber [1]) und Reizerscheinungen (Zähneknirschen) einher und sind wohl der Ausdruck fluxionärer Vorgänge in Pia und der Hirnrinde.

Die Tobsucht der Paralytiker ist, entsprechend dem schweren idiopathischen Charakter dieser Complication und der grossen Bewusstseinsstörung, meist eine äusserst heftige. Brüllen, Schreien, blindes Zerstören, Schmieren, Kothessen sind hier ganz gewöhnliche Erscheinungen. Dabei grosse Verworrenheit und Bewusstseinsstörung; meist auch Salivation.

Die melancholischen Zustandsbilder in der Paralyse haben das Gepräge schwerer organisch vermittelter Störung, insofern sie als Mel. stupida oder als agitirte Melancholie mit heftiger Angst bis zu Panphobie sich darstellen und früh mit Erscheinungen von Gefässlähmung und motorischen Störungen sich compliciren. Die tiefere Störung des Bewusstseins, der rein primordiale Charakter der Delirien mit nihilistischem, häufig auch hypochondrischem Inhalt, das frühe Auftreten von Erscheinungen psychischer Schwäche, das Fehlen tieferer Affekte, sofern nicht organisch bedingte Angst und Panphobie eintreten, die demente Reaktion darauf in Form von kindischem Schreien und Jammern, das gelegentliche Auftreten von ambitiösen Delirien mitten in den melancholisch-nihilistischen geben diesen Zuständen ein eigenthümliches Gepräge. Gerade hier pflegen auch motorische Störungen (besonders Myosis, ungleiche

[1]) Aber durchaus nicht immer, wie L. Meyer, der sie auf Exacerbation einer chronischen Meningitis zurückzuführen versuchte, annahm.

Schüle, Hdb., bestreitet sogar für die klassische Form der Paralyse geradezu, dass ihre Tobsuchtsparoxysmen mit Fieber einhergehen.

Pupillen, fibrilläre Zuckungen in Zunge und Gesichtsmuskeln, Paresen solcher, Zähneknirschen) und vasomotorische (Gefässlähmungen im Gebiet des Halssympathicus) sich früh einzustellen, so dass die Diagnose im Allgemeinen nicht schwer ist.

Auch Temperaturmessungen können zur Differenzirung der melancholischen (und manischen) Zustandsbilder der Paralytiker von gewöhnlicher Melancholie und Manie wichtig werden, insofern (Reinhard) grössere Höhe der Kopftemperatur als die axillare, ungewöhnlich grosse Tagesschwankungen der Eigenwärme, gelegentliches Vorkommen leicht febriler Allgemeintemperaturen ohne nachweisbare Ursache, das Bild der Paralyse in hohem Grad verdächtig machen.

Grössenwahn[1]) ist eine äusserst häufige Erscheinung im Verlauf der Paralyse. Er ist indessen weder primär, noch wesentlich, noch specifisch, wie man vielfach meinte. Von diagnostischer Wichtigkeit und nicht selten dadurch allein auf die paralytische Basis hinweisend, ist die Art, wie er sich auf dem Boden der psychischen Schwäche entäussert:

a) Die Grössendelirien der Paralytiker sind ungeheuerlich, phantastisch. die Sphäre des Möglichen weit übersteigend, sich über die vorhandenen Grenzen der Zeit und des Raumes hinwegsetzend. Die Kritik des Kranken liegt so darnieder, dass jeder Gedanke zum Wunsch. das Gewünschte sofort Wirklichkeit wird und seine Phantasie ist zügellos in der Hervorrufung von Bildern der Macht und der Grösse, deren Plastik und Schwung aber in kläglichem, läppischem Contrast zum Detail der Ausgestaltung stehen.

So meldete ein Kranker eines Tags, er sei heute Nacht Herrgott geworden und werde sich nun blaue Haare wachsen lassen! Um in den Himmel zu gelangen, werde er eine Drahtseilbahn dahin bauen! Im Allgemeinen schwelgen diese Kranken in ungeheuerlichen Ideen von Macht und Reichthum. Sie sind Napoleon, Cäsar, Bismarck zugleich, Gott, Obergott; Alles um sie ist Gold, wird Gold, selbst ihr Stuhlgang. Ein Kranker behauptete, die Erde nach allen Richtungen chaussirt zu haben und vom Ausgangspunkt all dieser Strassen, in diamantenem Schlosse wohnend, die Erde zu beherrschen. Um gelegentlich auf dem Mond spazieren zu gehen, verlängerte ein Anderer seinen Penis ins Ungemessene, schleuderte ihn bis zum Mond und fuhr dann auf dieser Bahn sich selbst im Schubkarren zum Mond hinauf!

b) Der Kranke weiss die Wahnideen bei seiner psychischen Schwäche nicht zu motiviren und coordiniren, er merkt nicht das Unlogische, diametral einander Ausschliessende seiner Wahnvorstellungen.

c) Er schwelgt in wahnhaftem Besitz und Macht, ohne ein rechtes Streben zu besitzen im Sinn seiner Wahnideen zu handeln und wenn er

---

[1]) Vgl. die Schilderung von Meschede, Virchow's Archiv 34; Falret, „La folie paralytique"; Neumann, Lehrbuch p. 123.

auch einmal sich dazu erhebt, genügt bei der Gedächtnissschwäche, Bewusstseinsstörung und daniederliegenden Kritik ein nichtiger Vorwand, um ihn davon abzubringen. Andererseits wird bei der geschwächten Kritik ein lebhafter Gedanke ihm sofort zur Wirklichkeit und es nicht schwer, dem leichtgläubigen Kranken die sinnlosesten Wahnideen zu induciren.

d) Eine nicht häufige, aber dann diagnostisch wichtige Erscheinung, weil sie sich nur bei Dement. paral. und senilis findet, ist ein Wechsel des primordialen Grössendelirs mit einem mikromanischen.

Auch hier zeigt sich dann Ungeheuerlichkeit des Delirs in den Vorstellungen, nur noch ein Zwerg, kaum zollhoch, wiederholt schon gestorben zu sein u. dgl.

Der Inhalt des Grössenwahns richtet sich ganz nach Bildungsgrad und socialer Stufe des Kranken. Zuweilen ziehen sich Rudera desselben bis in die Demenz hinein.

Bei Frauen [1]) tritt der Grössenwahn weniger hervor, er ist bescheidener. Er erscheint mehr als eine Potenzirung der alltäglichen Lebensverhältnisse. Die Kranken haben viele schöne seidene Kleider, viele Strümpfe — oft hat der Wahn auch eine geschlechtliche Färbung — sie haben die schönsten Kinder geboren, lauter Zwillinge, gebären deren alle Tage u. s. w.

Hypochondrisches Delirium. Auch die hypochondrischen Delirien der Paralytiker bieten Eigenthümlichkeiten, die sie von einer gewöhnlichen Hypochondrie unterscheiden lassen.

Auch hier fehlt nicht jener Zug des Ungeheuerlichen, Absurden, wie er sich aus der tiefen Störung des Bewusstseins und der Kritik nothwendig ergeben muss.

Während der gewöhnliche Hypochonder in der Sphäre des Möglichen delirirt, bewegt sich das Delirium des Paralytikers in der des Unmöglichen.

Die Kranken kommen sich kleiner, grösser oder gar dreieckig vor, ihr Kopf, ihre Zunge sind weg, ihre Organe vertrocknet, die Oeffnungen verstopft, sie können nicht mehr essen, nicht mehr zu Stuhl gehen, sie haben seit Monaten keinen Stuhl mehr gehabt. Einer meiner Kranken wunderte sich über seine colossale Länge, da er früher doch nur ein Punkt gewesen sei. Derselbe jammerte, sein Gehirn sei nur noch eine Luftblase, sei in den Bauch gefallen; der Bauch sei mit Elektricität gefüllt, das Gehirn sei Sonne geworden (Reminiscenz von „Sonnengeflecht"?) und mit dieser (Gehirn)-Sonne habe er die ganze Welt in Brand gesteckt. Ein anderer Kranker klagte beständig, der Kehlkopf sei in den Magen gerutscht, mit einem Klystier seien

---

[1]) S. über Dem. paralytica beim weiblichen Geschlecht: Sander, Berliner klin. Wochenschr. 1870, 7; v. Krafft, Arch. f. Psych. VII; Jung, Allg. Zeitschr. f. Psych. 35, p. 235 und 625; 36, p. 406.

sämmtliche Därme abgegangen, die Zunge hänge nur noch an einem Fädchen, die Wirbelsäule sei abgebrochen, das Blut mit Blausäure vergiftet u. s. w.

Diese Delirien sind zum Theil primordialer Natur, theils die demente falsche Allegorisirung wirklich zu Grunde liegender Sensationen (Anästhesien etc.).

Auch die primäre progressive Dementia [1]), in neuerer Zeit entschieden die häufigste Form der Paralyse, bietet von der gewöhnlichen Dementia abweichende Züge. Die Selbstempfindung und Apperception der Aussenwelt ist hier nicht die indifferente der gewöhnlichen Dementia, sondern eine gehobene optimistische; früh zeigt sich schon eine tiefe Bewusstseinsstörung bezüglich der Kategorien von Zeit, Raum, Persönlichkeit; die Kranken führen eine wahre Dämmerexistenz. Dabei sind oft gewisse äussere Formen der Convenienz, der Höflichkeit, des militärischen Anstands noch lange erhalten und maskiren äusserlich den Defekt.

Auch die Störung des Gedächtnisses ist eine eigenthümliche. Während die Erlebnisse der Längstvergangenheit noch treu reproducirt werden können, sind die der Jüngstvergangenheit (Mahlzeit, Besuch etc.) im Augenblick vergessen.

Die Remissionen [2]) im Verlauf der Krankheit können zu allen Zeiten sich einstellen, Wochen bis Monate, ja selbst Jahre andauern. Sie sind namentlich in den Anfangsstadien der Krankheit oft sehr weitgehend und können mit Intermissionen resp. Genesungen verwechselt werden. Immer zeigen sich indessen Züge von geistiger Schwäche, gelockertes Vorstellen, leichtere Bestimmbarkeit, grössere Reizbarkeit, allerlei Charakteranomalien. Dabei ist die Einsicht für das Krankhafte der überstandenen Krankheitsperiode meist eine unvollkommene. Auch die Physiognomie bleibt meist pathologisch verändert. Motorische Störungen, leichte Schwindel- und Congestivanfälle zeigen sich ab und zu und verrathen das Fortbestehen schwerer Hirnveränderungen.

2. Die motorischen Störungen. Ihre allgemeinen Merkmale sind die der Ausgedehntheit, der Unvollständigkeit, des Wechsels in Bezug auf In- und Extensität, der fortschreitenden Ausbreitung mit dem Charakter der Coordinationsstörung.

Sie finden sich im Gebiet der Sprache, der Stimme, der Augen-

---

[1]) Diese Fälle haben, zusammengeworfen mit gar nicht hergehörigen und unter Vernachlässigung der Abnahme der Intelligenz, wesentlich zur Aufstellung der paralyse gén. sans aliénation beigetragen. Vgl. Lunier, Ann. méd. psych. 1849.

[2]) v. Krafft, Friedreichs Blätter 1866, H. 2; Böttcher, deutsche Klinik 1866 Nr. 1; Doutrebente, Annal. méd. psychol. 1878 März—Mai.

muskeln, der mimischen Muskulatur, der Extremitäten. Am frühesten pflegen Sprache und Stimme zu leiden.

Die Störung der Sprache[1]) ist wesentlich eine coordinatorische (Silbenstolpern), wobei theils durch Demenz der Bewegungsanschauung des ganzen Wortes, das acustische Wortbild, theils durch Störungen im articulatorischen Coordinationsapparat der Hirnrinde die Bildung des Wortes als sprachgesetzliche Einheit nur noch unvollkommen gelingt, während die Laut- und Silbenbildung an und für sich ungestört von Statten geht (Kussmaul) oder nur verwandte Vocale und Consonanten verwechselt werden.

Im Verlauf kann sich Stammeln, Stottern, Lallen, sowie auch temporäre Aphasie, im Zusammenhang mit fluxionären, congestiven Anfällen, und Glossoplegie, im Anschluss an apoplektiforme hinzugesellen.

Im Endstadium ist der Verlust der Sprache combinirter Effekt von Dementia, Aphasie und vollständiger Coordinationslähmung. In der Ruhe und des Morgens pflegen die Sprachstörungen stärker zu sein; wenn der Sprachmechanismus einige Zeit in Thätigkeit war oder, wie z. B. in der Aufregung, ein gesteigerter Impuls auf ihn stattfindet, kann die Sprachstörung anfangs noch zurücktreten.

Die Aphasie ist anfangs eine rein amnestische; im Verlauf gesellt sich vielfach ataktische und Paraphasie hinzu. Die articulirende Störung des Paralytikers beruht zum Theil auf Ataxia labialis (Mitbewegungen, fibrilläre Zuckungen in Orbicularis oris, Levator labii super. alaeque nasi, Levator menti, später auch Paresen der Oberlippe), wodurch namentlich die genauere Differenzirung der Labial- und Zischlaute (v w, b p u. s. w.) undeutlich wird, bei übermässiger Zusammenpressung der Lippen sogar die Sprache vorübergehend versagt.

Je schneller der Kranke spricht, je aufgeregter er ist, um so deutlicher wird diese labiale Ataxie, die der Kranke einigermassen maskiren kann, indem er den Mund möglichst wenig öffnet. Wichtiger ist die als Silbenstolpern bezeichnete, glosso-articulatorische, der Dem. paral. wohl ausschliesslich zukommende coordinatorische Sprachstörung. Hier kommt es zum Versetzen und Durcheinanderwerfen der Silben und Buchstaben, besonders deutlich, wenn man die Kranken vorlesen lässt (Rieger).

Dabei werden überdies oft einzelne Silben verschluckt, oder nur unvollständig ausgesprochen, indem die Innervationsimpulse zum Aussprechen der vorausgehenden Silbe nachdauern oder die für die folgende Silbe verfrüht eintreten. Oder eine Silbe wird nochmals wiederholt (Stottern) oder nachgezogen (strauchelnde Sprache), indem die Pronunciationsbewegungen im ersten Fall quasi krampfhaft sich wiederholen, im zweiten Fall der Sprachmechanismus noch nicht genügend richtig und ausgiebig innervirt ist.

In den Endstadien ist nicht selten die Sprache auch gedehnt, verlangsamt, indem der Kranke instinktiv durch langsamere und energischere Innervation das

---

[1]) Kussmaul, „Die Störungen der Sprache", p. 206; Gallopain, Ann. méd. psychol. 1876 Juli.

Coordinationshinderniss zu überwinden versucht. Jedoch kommt es nie zu skandirender Sprache.

Daneben äussert sich die Coordinationsstörung vielfach auch darin, dass die Silben ungleich und unrichtig betont werden, insofern einzelne verschluckt, andere ungewöhnlich accentuirt werden.

Trotz hoch entwickelter Sprachstörung sind die Muskeln der Zunge und der Lippen doch zu allen anderen Funktionsleistungen brauchbar.

Frühe und wichtige, weil auf diffuse Corticaliserkrankung, speciell auf Dement. paral. hinweisende Symptome sind auch die Störungen der Schriftsprache (Erlenmeyer, die Schrift etc. 1879), jedoch kommen, wie Schüle (Zeitschr. f. Psych. 36. p. 752) nachweist, Fälle von Paralyse ohne Störung der Schrift vor. Wo sie aber vorkommen, betont Erlenmeyer mit Recht ihre hohe diagnostische Wichtigkeit bezüglich der Form, der Besserung oder Verschlimmerung der Krankheit.

Die Störungen der Schrift sind nach dem genannten Autor theils psychisch-sensorische (Demenz, Verlust der Erinnerungsbilder und Bewegungsanschauungen), theils graphisch-mechanische (ataktische in Verbindung mit Zitterschrift). Dort leidet der Inhalt der Schrift durch Ausfall, unnöthiges Wiederholen, Umstellung oder Verwechslung von Buchstaben, Silben, Worten (amnestische oder ataktische Agraphie und Paragraphie). Die Bewusstseinsstörung der Kranken verhindert ein Gewahrwerden der sinnfalschen Schrift. Im letzteren Fall leidet nur die graphische formelle Leistung, die Handschrift. Die psychisch bedingte Schriftstörung geht der graphischen in der Regel voraus.

In den Endstadien geht mit dem Verlust der übrigen Bewegungsanschauungen auch die Fähigkeit des Schreibens überhaupt verloren.

Auf eine eigene Art von Störung der Lesefähigkeit hat schon früher Weiss (Compend. p. 118) und neuerlich Rabbas (Zeitschr. f. Psych. 41, p. 345) aufmerksam gemacht. Sie steht der Paralexie sehr nahe, insofern Paralytiker, wenn sie vorlesen sollen, nach Umständen den grössten Unsinn in Form theils verstümmelter, theils neugemachter Worte statt des gedruckten Textes, ohne es zu merken, lesen. Da diese Lesestörung oft schon früh, bevor sonstige Erscheinungen von Aphasie und Sprachstörung eintreten, und wahrscheinlich nur bei Paralyse vorkommt, dürfte sie diagnostisch wichtig sein.

Auch die Stimmmuskeln sind oft früh schon durch Ataxie und Parese in ihrer Funktion gestört (Schulz, Rauchfuss), die Stimme wird dadurch vielfach rauh, dumpf, belegt, bekommt einen meckernden Timbre, überschnappt leicht beim Singen. Durch gestörte Innervation des Gaumensegels bekommt sie dann auch wohl einen näselnden Charakter.

An den Augenmuskeln kommt es zuweilen, namentlich bei der tabischen Form, zu vorübergehenden Lähmungen mit Diplopie. Auch Nystagmus und Ptosis werden als vorübergehende Symptome beobachtet.

Häufig sind Innervationsanomalien der Irismuskeln[1]), die aber nur Werth haben, wenn sie als erst in der Krankheit entstanden erwiesen sind und eine intraoculäre Ursache ausgeschlossen werden kann.

Nicht selten ist im Anfang, namentlich im manischen Stadium Myosis, die auf Atropin weicht, häufiger findet sich einseitige Mydriasis, die sich auf Calabar nicht verliert. Ganz besonders wichtig ist aber die Ungleichheit der Pupillen und der Wechsel der Innervationsstörungen an der Iris.

Im Facialisgebiet finden sich oft schon früh Paresen, wechselnd und auf einige Muskelzweige, namentlich Lippenmuskeln beschränkt. Ausgebreitete Gesichtslähmungen finden sich nur temporär nach apoplektischen und epileptischen Anfällen. Eine frühe Erscheinung pflegt fibrilläres Zucken und Beben der Gesichtsmuskeln, namentlich der Mundparthien zu sein, das besonders bei mimischen und articulatorischen Impulsen auftritt und vorübergehend sich bis zu tic convulsif steigern kann. In vorgeschrittenen Stadien der Krankheit ist auch die Port. minor trigemini betheiligt. Es kommt dann zu eigenthümlichen, automatisch krampfhaften Kaubewegungen und zu Zähneknirschen. In den Endstadien der Krankheit können auch die Deglutitionsmuskeln temporär insufficient werden und dadurch Erstickungsgefahr bedingen.

Die Bewegungsstörungen der Extremitäten sind theils cerebral, theils spinal bedingt. Der Ausfall cerebraler Leistung gibt sich in Tremor, Muskelinsufficienzen, Ataxien, zuweilen auch Intentionszittern, wesentlich aber in Mangelhaftigkeit der Bewegungsanschauungen und der Verwerthung von Muskelgefühlen kund. Damit werden die (erlernten) Bewegungen plump, ungeschickt, mindestens ungraziös; der Gang erscheint schlecht äquilibirt. Dazu gesellen sich Störungen durch die Veränderungen der Leitungsbahnen im Rückenmark.

Es gibt Fälle von exquisit tabischem Gang mit Verlust der tiefen Reflexe, meist zugleich mit Aufhören des oculopupillären Reflexes, offenbar auf Grund der grauen Degeneration der Hinterstränge.

Häufiger ist der Gang leicht spastisch, mindestens steif, hölzern, scharrend. Hier sind die tiefen Reflexe gesteigert, zuweilen selbst Fussclonus hervorzurufen. Diese Gangart findet sich vorwiegend bei der klassischen Form der Paralyse und ist möglicherweise auf gestörte Reflexhemmung durch den Hydrocephalus sowie auf die Veränderungen im hinteren Abschnitt der Seitenstränge beziehbar. Das Verhalten der tiefen Reflexe haben Crump Beatly (Brain, April 1885) und Bellencourt (L'encéphale 1885, 2) u. A. studirt.

Der Erstere fand unter 65 Fällen 18mal Fehlen, 26mal Erhöhung des Patellarreflexes; der Letztere unter 68 Fällen bei 11 Fehlen, bei 43 Steigerung.

---

[1]) Austin, Ann. méd. psych. 1862, April; Seifert, Allg. Zeitschr. f. Psych. 10.

Wichtige episodische Erscheinungen sind die apoplektiformen und epileptiformen Anfälle [1]). Die ersteren sind unvollkommen, auf einen momentanen Bewusstseinsverlust mit Nachlass der Innervation beschränkt, oder sie gleichen vollkommen den apoplektischen Insulten mit Hemiplegie, von denen sie sich nur durch das rasche Zurückgehen der Lähmungen und durch gleichzeitige Erhöhung der Eigenwärme unterscheiden.

Die epileptiformen Anfälle können den Anfällen ächter Epilepsie gleichen. Häufiger sind sie nur partiell, halbseitig, gehen nicht mit völligem Verlust des Bewusstseins einher, dauern zudem länger, Stunden, selbst Tage; in seltenen Fällen beschränken sie sich auf momentane Schwindelanfälle. Diese Anfälle gehen häufig aus Zuständen mit Gefässlähmung hervor, mit heftiger Fluxion zum Gehirn und einer die Axillartemperatur um 1,5° übersteigenden Kopftemperatur (Reinhard). Häufig entwickeln sich im Anschluss an diese Anfälle auch entzündliche Affektionen der Lungen (catarrhalische und hypostatische Pneumonien), deren Entstehung, ob mechanisch durch Einfliessen von Rachen- oder Mundsecret in die Luftwege des reaktionslosen Kranken oder neurotisch durch Gefässlähmung im Bereich des Brustsympathicus, vorerst fraglich bleibt. Als seltene Anfallsformen ergeben sich tetaniforme und hysteroepileptische Insulte.

Die Anfälle können sich in allen Stadien der Krankheit vorfinden. Sie sind nicht in jedem Fall vorhanden, jedoch sehr häufig und meist wiederholen sie sich öfters, wenn sie einmal ins Krankheitsbild eingetreten sind. Nach diesen Anfällen sind die motorischen Störungen gesteigert, oft bleiben auch einige Zeit lang Facialis-Hypoglossuslähmungen und Hemiparesen zurück, die, wenn sie auf Convulsionen folgen, immer auf der Seite dieser sich finden. In der Regel schwinden sie nach Stunden oder Tagen. Auch der psychische Zustand ist nach diesen Anfällen jedesmal verschlechtert und erhebt sich nicht mehr auf das frühere geistige Niveau.

Diese Insulte sind jedenfalls nicht durch grobe anatomische Veränderungen vermittelt. Die apoplektiformen entstehen wahrscheinlich durch temporäre Gefässlähmungen mit consecutivem regionärem Oedem gewisser (motorischer Hirnbezirke; die epileptiformen Anfälle dürften durch zeitweise wiederkehrende Reizvorgänge in der motorischen Rindenzone bedingt sein. Diese Reize können direkte sein (Bechterew macht auf die Häufigkeit von Cysten zwischen Arachnoidea und Hirnoberfläche aufmerksam) oder periphere (z. B. Ueberfüllung der Harnblase), deren Wirkung bei

[1]) Baillarger, Ann. méd. psych. 1858, p. 168; Baume ebenda 1862, p. 540; Westphal, Archiv f. Psych. V, p. 337; Schüle, Hdb. p. 164; Bechterew (Mendel, Centralbl. 1883, Nr. 19); Eikholt, Zeitschr. f. Psych. 41, p. 51.

der funktionell gesteigerten Erregbarkeit der motorischen Rindenfelder begreiflich wird.

3. Die vasomotorischen Störungen. Sie verrathen sich schon früh durch den monocroten tarden Charakter des Pulses. Es handelt sich um eine fortschreitende Gefässparese bei dieser Krankheit, die vorübergehend zu regionärer totaler Gefässlähmung im Gebiet des Halssympathicus (oft halbseitig nach Analogie der Claude-Bernard'schen Durchschneidungen) mit Schwindel- und Schlaganfällen, lokaler und allgemeiner Temperaturerhöhung, halbseitigem Schwitzen etc. führt, aber auch in Form von umschriebenen Gefässlähmungen der Haut (meningitischer Fleck, Trousseau) zum Ausdrucke kommt. Im Endstadium ist diese Gefässlähmung eine allgemeine und bedingt neben neuroparalytischen Hyperämien in Lunge, Blase, Darm u. s. w. Cyanose, Kälte, Oedeme der Haut und subnormale Temperatur.

4. Als trophische Störungen sind der nicht seltene Herpes zoster, das von Servaes zuerst beobachtete Blutschwitzen, die rapide Abnahme der Ernährung im Endstadium, die Knochenbrüchigkeit mit Vermehrung der Phosphate im Urin, der finale Decubitus zu erwähnen.

5. Neben den vasomotorischen und motorischen Störungen spielen die Störungen der Sensibilität eine geringe Rolle.

Kopfschmerz findet sich nicht selten im Anfang, lancinirende Schmerzen in den Extremitäten kommen nur bei der tabischen Form vor, In den vorgeschriebenen Stadien der Paralyse ist die Sensibilität vermindert, jedoch sind genaue Funktionsprüfungen wegen der Demenz und Bewusstseinsstörung der Kranken schwierig. In manchen Fällen ist die taktile Empfindlichkeit erhalten und nur die Schmerzempfindlichkeit aufgehoben. Dann besteht Gefahr der Selbstbeschädigung und bedürfen die Kranken sorgsamster Ueberwachung. Man hat erlebt, dass analgetische Paralytiker sich die schlimmsten Brandwunden zuzogen, die Zunge abbissen und das abgebissene Stück zerkauten, mit complicirter Unterschenkelfractur umhergingen!

6. Sensorielle Störungen: Auffallend selten sind in der Dement. paral. Hallucinationen, so selten, dass man bei ihrem Vorkommen Zweifel an der Richtigkeit der Diagnose hegen und zunächst an Alkoholparalyse denken muss. In der classischen Form der Paralyse kommen übrigens Hallucinationen des Gesichtssinns vor, besonders in Aufregungszuständen. Interessante Ausfallserscheinungen im Rindenfeld des Opticus, in Form von Seelenblindheit, die sich zuweilen besserte, in der Regel aber zu Rindenblindheit fortschritt, hat Fürstner nachgewiesen. Amblyopie durch infracorticale Störungen in der Opticusbahn ist nicht selten und zwar theils als Prodromal-, theils als Verlaufssymptom. Neben negativen Be-

funden ergibt der Augenspiegel Neuroretinitis und peripapilläres Oedem. Auch Fälle von Anosmie haben Flemming, Westphal, Simon, Magnan constatirt. In einzelnen Fällen liess sich graue Degeneration des Olfactorius nachweisen.

7. Der Geschlechtstrieb[1]) ist in den Anfangsstadien der Krankheit sowie in episodischen Aufregungszuständen meist gesteigert, zuweilen auch pervers; in den Endstadien des Leidens pflegen Libido und Potenz auf den Nullpunkt zu sinken.

8. Die Dement. paral. bietet auch Abweichungen vom Gang der Temperatur[2]) bei Gesunden.

Reinhard fand im Grossen und Ganzen die Mittags- und Abendtemperaturen höher als die morgendlichen. Nicht selten kommen episodisch Steigerungen der Eigenwärme vor, die aber nicht ohne Weiteres für die entzündliche Natur des Krankheitsprocesses sich verwerthen, viel eher aus zeitweisen funktionellen Störungen wärmeregulirender Centren der Hirnrinde sich erklären lassen. Als neurotisch bedingte Temperaturen (bis 40 °) sind wohl solche anzusprechen, die mit der Entleerung der überfüllten Blase oder des Darms rasch zur Norm zurückkehren, ferner hyperpyretische Temperaturen in der Agone (bis 43 °, in einem bezüglichen Fall von mir gemessen).

Steigerungen der Temperatur selbst bis 40 ° sind etwas Gewöhnliches in den Erregungszuständen der Paralytiker, ferner als Begleiterscheinungen congestiver (Gefässlähmung im Bereich des Halssympathicus) apoplektiund epileptiformer Anfälle. Sie finden sich hier schon 10—12 Stunden vor dem Insult (Reinhard) und überdauern diesen um Stunden bis Tage. Abnorm niederen Stand der Eigenwärme hat Krömer besonders bei der hypochondrischen, tabischen und dementen Form der Paralyse gefunden.

In den Endstadien der Krankheit ist die Eigenwärme eine subnormale. Auch halbseitige Temperaturdifferenzen (bis zu 1 °) sind hier nicht selten, namentlich nach Anfällen. Prängonal kommen Collapstemperaturen bis zu 24 ° vor bei subjektivem Wohlbefinden.

Die Diagnose[3]) der Dem. paralytica ist leicht bei entwickelter Krankheit, bei genügend bekannter Anamnese und Kenntniss des bisherigen Verlaufs der Krankheit.

---

[1]) S. v. Krafft, Psychopathia sexualis, 2. Aufl., p. 110.

[2]) Krömer, Allg. Zeitschr. f. Psych. 36, H. 2 u. 3 (mit Literaturangaben); Reinhard, Archiv f. Psych. X. 2; Wirsch, Körpertemperatur in der progr. Paral. Dissert. Berlin 1881.

[3]) v. Krafft, Allg. Zeitschr. f. Psych. 23, p. 181; Hitzig, Ziemssen's Hdb. XI. p. 810; Nasse, Irrenfreund 1870, 7.

Obwohl kein einziges Symptom für diese Krankheit specifisch ist, bietet doch psychisch der Boden der psychischen Schwäche, auf dem von vorne herein alle die wechselnden psychischen Zustandsbilder sich entwickeln und verlaufen, vasomotorisch und motorisch die besondere Art der Entwicklung und Gruppirung der Symptome, sichere Anhaltspunkte für die Diagnose. Dazu die Entwicklung aus einem eigenthümlichen, mindestens eine schwere idiopathische Hirnerkrankung verrathenden Prodromalstadium, der progressive, dabei wechselnde Charakter der verschiedenen Symptomenreihen mit auffälliger Neigung zu Remissionen.

Der Differenzirung der melancholischen, maniakalischen, Grössenwahn- und Tobsuchtsbilder etc. von nicht paralytischen derartigen Formen wurde schon gedacht, über die Unterscheidung gewisser Formen des Alkohol chron. s. diesen. Gegenüber heerdartigen Hirnerkrankungen mit psychischer Störung (Dem. apoplectica, Encephalitis) ist zu beachten, dass die motorischen Störungen der Paralyse nicht Lähmungen, sondern Coordinationsstörungen, allgemeine nicht umschriebene, in Intensität und Extensität wechselnde, progressive und nicht stationäre sind.

Schwierig kann die diff. Diagnose von gewissen Fällen von Lues cerebralis auf Grund diffuser Gefäss- und Gewebsdegeneration sein.

Ausser den allgemeinen für Lues cerebralis sprechenden Symptomen kann hier die Seltenheit von Grössendelir, das besondere Hervortreten von Lähmung einzelner Hirnnerven, das oft sehr jugendliche Alter bei Hirnsyphilis, Anhaltspunkte geben.

Zu den schwierigsten Aufgaben gehört die Erkennung der Paralyse in den seltenen Fällen, wo eine anscheinend gewöhnliche Psychoneurose das Prodromalstadium darstellt.

Gleich wie Schüle, finde auch ich Fälle in meiner Erfahrung, wo kein Symptom die drohende Paralyse andeutete, ein etwaiger Verdacht aufgegeben werden musste und dennoch nach scheinbar oder wirklich gelöster Psychose das Bild der Paralyse einsetzte. Ich halte in dieser Hinsicht Psychosen bei Individuen auf der Höhe des Lebens, die Lebemänner und zudem geistig sehr angestrengt waren, für der Paralyse verdächtig, wenn Zeichen von Charakteränderung und cerebraler Asthenie der Psychose vorausgingen, diese das Gepräge einer schwereren organischen im Verlauf zeigt, als Melancholie z. B. auffällig affektlos dasteht, mit nihilistischen Delirien einhergeht, als Manie schwere Hirnreizerscheinungen bis zu Delirium acutum-artigem Gepräge episodisch bietet. Der Verdacht steigt in dem Masse, als Stuporzustände, Gefässlähmungen, Schwindelanfälle intercurrirend auftreten, Lapsus memoriae et judicii sich bemerklich machen, zeitweise ohne somatischen Erklärungsgrund Temperatursteigerungen vorkommen, endlich die Lösung der betreffenden Psychose keine ganz befriedigende ist, psychische Schwächeerscheinungen zurückbleiben.

Nicht minder schwierig und doch prognostisch so bedeutungsvoll ist die Unterscheidung blosser funktioneller Erschöpfung des Gehirns (cerebrale Neurasthenie) von beginnender Paralyse.

Eine grosse Zahl der Symptome ist beiden Affektionen gemeinsam, z. B. rasche geistige Ermüdung, erschwerte Leistungsfähigkeit, hypochondrische Verstimmung, psychische Hyperästhesie (Emotivität), gemüthliche Reizbarkeit, herabgesetzte und gestörte Vasomotoriusleistung, Schlaflosigkeit.

Tiefergehende Aenderungen des Charakters, namentlich ethische Ausfallssymptome neben den erwähnten zweifelhaften Symptomen habe ich dagegen nur bei beginnender Paralyse gefunden. Myosis, Pupillenträgheit, Schwinden der Patellarreflexe sprechen jedenfalls für eine organische Erkrankung.

Die Gesammtdauer der Krankheit ist eine sehr variable und schwer zu berechnende, da der Beginn der prodromalen Veränderungen selten festgestellt ist. Im Mittel dürfte die Krankheit 3 Jahre zum Ablauf erfordern. Bei älteren Leuten und bei weiblichen Individuen dauert sie entschieden länger. Durch geistige Erschöpfung und Trauma capitis bedingte Fälle scheinen einen längeren Verlauf zu haben, als durch Excesse in Baccho et Venere vermittelte.

Mali ominis, d. h. auf rascheren Verlauf deutend sind zeitweise Fiebertemperaturen, frühes Auftreten von Störungen der Schrift und der Bewegungen, früh und häufig erscheinende paralytische u. a. Insulte. Einen langsameren Verlauf als die klassische Form lassen die hypochondrische und die demente Form erwarten. Verlauf und Dauer sind im Einzelfall jedoch unberechenbar durch selbst in vorgeschrittenen Stadien noch mögliche Remissionen und Stillstände von Wochen- bis Jahresdauer.

In seltenen Fällen lauft der der Dement. paral. zu Grunde liegende Process binnen Monats- bis Jahresfrist ab (acute s. galoppirende Paralyse).

Analog wie beim Delir. acut. handelt es sich immer um invalide Gehirne. Ein neuerlicher schwerer Excess, ein psychisches oder somatisches Trauma (Insolation u. s. w.) können den Ausbruch der Krankheit vermitteln. Die Ausfalls- und Reizsymptome sind wesentlich die der chronischen Form, nur in stürmischer Entwicklungs- und Verlaufsweise, entsprechend der Acuität der anatomischen Vorgänge. Das Incubationsstadium dauert Tage bis Wochen (Fluxion, Kopfweh. Schlaflosigkeit, geistige Benommenheit, intellectuelle und namentlich ethische Ausfallserscheinungen, grosse gemüthliche Reizbarkeit). Eines Tags setzt Tobsucht ein mit schwerer Bewusstseinsstörung, wilder Ideenflucht, sinnlosen Grössendelirien, oft untermischt mit mikromanischen. Dabei heftige Fluxion, oft Fieber, fibrilläres Muskelzucken bis zu leichten Convulsionen, Zähneknirschen als Zeichen eines schweren Hirnreizes. Im Verlauf massloser Bewegungsdrang mit Schmieren, Zerreissen, Zerstören. Nach Tagen bis Wochen Beruhigung; nun aber schwere Demenz, Paresen, Ataxien, Aphasie, häsitirende stolpernde Sprache als Zeichen der tiefen Schädigung motorischer Rindenfelder. Unter neuerlichen Erscheinungen des Hirnreizes (Ausbrüche furioser Manie, epileptiforme und apoplektiforme Anfälle) vollzieht sich binnen Wochen bis Monaten der geistige Untergang. Nun leitet sich auch die körperliche Auflösung ein — Marasmus, Decubitus, Nachlass der gesammten Innervation, schliesslich mit Einbeziehung der vitalen Centren, bereiten den tödtlichen Ausgang vor, der in tiefster Erschöpfung, bisweilen unter Convulsionen eintritt.

Im Leichenbefund ist hervorzuheben die Verwachsung der Pia mit der Hirnrinde, Blutreichthum, Vorquellen, graurothe Verfärbung der Rinde mit stellenweiser Erweichung, besonders in den Centralwindungen. Nicht selten sind capilläre Apoplexien. Mikroskopisch erscheinen die Lymphscheiden vollgepfropft mit weissen und rothen Blutkörperchen, die Glia verdichtet (massenhafte Bildung von Spinnenzellen, Kernwucherung), die Ganglienzellen im Zustand trüber Schwellung und der Aufblähung.

Die **Prognose** der Dement. paralytica ist eine trübe, trotz einzelner Genesungen, von denen aber die meisten bezüglich der Diagnose der Krankheit oder bezüglich der der Genesung (blosse Remissionen) anfechtbar sind. Mit apodiktischer Gewissheit können wir indessen nicht das medicinisch prognostische Todesurtheil über die Kranken aussprechen.

In der neueren Literatur mehren sich die Fälle von allen Anforderungen der Kritik standhaltenden Genesungen. Vielfach sind aber die betreffenden Fälle zu früh veröffentlicht, um ein entscheidendes Urtheil zu fällen, oder war die „Genesung" keine reine, insofern psychische Schwächezustände zurückblieben, oder handelte es sich um blosse Intermissionen, insofern die Krankheit, als die „recidivirte", nicht von vorne an begann, sondern in dem Stadium wieder einsetzte, in welchem sie latent geworden war.

Diese Einwände gelten grossentheils für die von Voisin in seiner Monographie (p. 192. 521) und von Doutrebente (Annal. méd. psychol. 1878 März, Mai) beigebrachten zahlreichen (30) Fälle, bei denen die „Genesung" häufig nach profusen Eiterungen, Abscessen, Verletzungen eintrat, zum Theil auch für die von Gauster (Jahrb. f. Psych. 1879, H. 1) mitgetheilten Genesungsfälle.

Fälle nicht anzuzweifelnder Genesung haben Flemming (Irrenfreund 1877, H. 1 und 2); Schüle (Zeitschr. f. Psych. 32, H. 6); Gauster (op. cit. p. 18 und psychiatr. Centralbl. 1875. 1 u. 2), Oebeke (Zeitschr. f. Psych. 36, H. 6); veröffentlicht. S. f. Annal. méd. psychol. 1879 Mai (Irrenfreund 1879. 8); Stölzner, Irrenfreund 1877. 8; Nase ebenda 1870. 7; L. Meyer, Berlin. klin. Wochenschr. 1878. 21. Nasse (Zeitschr. f. Psych. 42, H. 4) gibt, im Anschluss an Oebeke, die bezügliche Literatur seit 1879 und theilt aus reicher eigener Erfahrung die keineswegs tröstliche Thatsache mit, dass er seit 1872 keinen Fall von Heilung erlebt hat, sowie dass von seinen 7 1870 berichteten Genesungsfällen 6 wieder erkrankten oder an ernsten cerebralen Anfällen zu Grunde gingen. Nur in einem Fall bewährte sich die Genesung, jedoch fehlte während der Krankheit die Sprachstörung, so dass die Diagnose anfechtbar ist.

Gegenüber einer so schweren und immer häufiger auftretenden Krankheit ist die **Aetiologie**[1]) von ganz besonderem Interesse. So mannigfach die Ursachen auch sein mögen, so lassen sie sich doch in dem einheitlichen Gesichtspunkt vereinigen, dass sie schwächende Einflüsse auf das Gehirn darstellen bei einer angeborenen oder erworbenen geringeren Resistenzfähigkeit dieses Organs. Diese letztere stellt das prädisponirende Moment in der Kette der Ursachen dar. Selten ist sie

---

[1]) Hoffmann, Günsburg's Zeitschr. 1850. I.

eine angeborene, hereditäre, meist eine erworbene, durch geistige oder körperliche Ueberanstrengung, erschöpfende Krankheiten, Excesse, Syphilis.

Rieger (Schmidt's Jahrb. Bd. 110, p. 88) ermittelte aus dem vorliegenden literarischen Material, dass der luetisch Gewesene 16—17mal mehr Chance hat, an Dem. paral. zu erkranken, als der von Lues Verschonte. Der prädisponirende Einfluss der Lues dürfte somit ein analoger sein wie bezüglich der Tabes. Graf (Münchener ärztl. Intelligenzbl. 1885, Nr. 31 u. 32) fand bei 40% der Paralytiker in der Anstalt Wernek vorausgegangene Lues.

Mendel (Berlin. klin. Wochenschr. 1885. 33 u. 34) fand bei Paralytikern in 75 %, bei anderweitigen Psychosen nur in 18 % der Fälle vorausgegangene Lues. Er sucht den prädisponirenden Einfluss dieser in Gefässalterationen, welche die Lues thatsächlich hervorruft.

Unter den prädisponirenden Ursachen ist weiter der Heredität, des Alters, des Geschlechts und des Standes zu gedenken. Die Erblichkeit spielt der Paralyse gegenüber eine viel geringere Rolle als bei den übrigen Psychosen. Sie erscheint nur etwa in 15—20 % der Fälle. Die Paralyse ist eine Krankheit des Gehirns zur Zeit seiner Vollentwicklung und seiner grössten Leistungsfähigkeit. Sie ist selten vor dem 30. Jahre und nach dem 60., am häufigsten vom 35.—55. Sie befällt etwa 7mal häufiger das männliche als das weibliche Geschlecht[1]). Ganz besonders tritt dieser geschlechtliche Unterschied bezüglich der Häufigkeit der Erkrankung in den höheren Gesellschaftsklassen zu Tage. Paralyse bei Frauen aus höherem Stand ist enorm selten. Eine auffallend häufige Erscheinung ist sie bei Offizieren und Militärbeamten. Die gelegentlichen Ursachen sind Excesse in Alkohol et Venere, geistige und körperliche Ueberanstrengungen, seltener lang anhaltende und tiefe Gemüthsbewegungen (Kummer, Sorgen, Kränkungen), calorische Schädlichkeiten und Trauma capitis[2]).

Bei weiblichen Individuen beobachtet man die Krankheit am häufigsten im Anschluss an gehäufte schwere Entbindungen, sowie im Klimakterium.

Bei dem gegenwärtigen Stand unserer klinischen, anatomischen und ätiologischen Kenntnisse drängt sich das Bedürfniss eines Einblicks in die Pathogenese der gefürchteten und immer häufiger[3]) werdenden Krankheit auf. Die Aetiologie weist

---

[1]) Sander, Berlin. klinische Wochenschr. 1870. 7.

[2]) v. Krafft, Ueber die durch Gehirnerschütterung etc. hervorgerufenen psychischen Erkrankungen; Erlangen 1868.

[3]) Der Procentsatz der Paralyse in den Anstalten beträgt circa 18 % des Krankenstandes, in grossen Städten, wie z. B. Paris, noch viel mehr. So betrug er nach Materne in der Pariser Anstalt Charenton 26 % (46 % auf der Männerabtheilung! 6,5 % bei den Frauen).

eine Reihe von theils prädisponirenden, theils gelegentlichen schwächenden Momenten auf; die klinische Forschung ergibt als früheste Erscheinungen des sich entwickelnden Leidens Störungen der vasomotorischen Innervation; die anatomische Untersuchung findet die Zeichen einer chronischen Entzündung in dem Gehirn und seinen Hüllen.

Es ist Aufgabe der Pathogenese [1]), diese disparaten Thatsachen mit einander in Einklang zu bringen.

Die erste Erscheinung im Process der Paralyse ist offenbar eine Vasomotoriusparese (Lubimoff, Schüle) und dadurch gesetzte Hyperämie.

Excesse in potu et Venere, calorische und traumatische Schädlichkeiten, geistige Ueberanstrengungen und Gemüthsbewegungen begünstigen das Eintreten dieser Funktionsstörung und rufen sie hervor. Ihr Eintritt erfolgt um so leichter da, wo das Gehirn an und für sich schon im Zustand einer physiologischen Turgescenz sich befindet, resp. funktionell in bedeutendem Masse thätig ist. Daraus erklärt sich einerseits die Thatsache, dass die Paralyse fast ausschliesslich im Gefässgebiete der Carotis (Stirnhirn) auftritt, als den Centren für die höchsten Leistungen des menschlichen Seelenlebens — andererseits die Thatsache, dass sie fast nur im Alter physiologischer Turgescenz des Gehirns (30.—60. Jahr) auftritt und vorwiegend Männer befällt, wegen gesteigerter Inanspruchnahme derselben im Kampf ums Dasein, vermehrter Hirnarbeit, häufigeren Insulten durch Traumen, calorische Schädlichkeiten, Excesse in Baccho et Venere, welche letzteren ja den Mann viel mehr angreifen als das Weib.

Die neuropathische Hyperämie bildet den Ausgangspunkt geweblicher Veränderungen am Gehirn und seinen Häuten.

Es kommt zunächst zur Lymphstauung in den Lymphbahnen des Gehirns und der Pia, zur Filtration von Colloid- und Eiweissstoffen, sowie von Blutkörperchen durch die Gefässwand in die perivasculären Lymphscheiden. Den Durchlass begünstigen Ernährungsstörungen der Gefässwände als Resultat prädisponirender Schädlichkeiten (erbliche Anlage, schwächende vorausgehende Krankheiten u. a. Momente wie Lues, Alkoholismus, geistige Ueberanstrengung, Trauma capitis, calorische Schädlichkeiten).

Die Lymphstauung in den perivasculären Räumen verbreitet sich auf die Deiters'schen Saftzellennetze und, da nach Boll's Nachweis die Lymphbahnen der Pia mit denen des Gehirns communiciren, auch auf die der Pia. Durch die Lymphstauung kommt es nun zu geweblichen Veränderungen in der Pia, zu chronisch entzündlichen Trübungen, Verdickungen in ihrem Gewebe. Damit werden auch die Lymphbahnen der Pia unwegsam und wird die Lymphstauung im Gehirn gesteigert. So kommt es zu einem Circulus vitiosus. In nicht seltenen Fällen ist die chronische Meningitis eine primäre und setzt vorneherein eine rückläufige Lymphstauung im Gehirn. Aus der Lymphstauung und der damit zusammenhängenden geweblichen Schwellung, speciell der Saftzellennetze entwickelt sich nun die Bindegewebsproliferation der Pia, der Neuroglia und der Gefässe; die Glia sclerosirt, die Gefässe atrophiren und die nervösen Elemente gehen unter.

Therapie: Fast scheint es müssig, bei einer so perniciösen Krankheit von einer Bekämpfung des ihr zu Grunde liegenden Processes zu reden. Sterben doch sämmtliche Kranke, seltene und diagnostisch meist

[1]) Schüle, Sektionsergebnisse p. 138 und Allg. Zeitschr. f. Psych. 32; Lubimoff, Virchow's Archiv 57.

nicht zweifellose Fälle ausgenommen, an dieser Krankheit. Dies kann uns nicht von der Pflicht entbinden, die Therapie dieses schweren Hirnleidens zu besprechen. Ist es doch wahrscheinlich, dass die trostlose Mortalität darin gegründet ist, dass die Krankheit zu spät erkannt wird. der Kranke, statt rechtzeitig in sachverständige Hände zu kommen, Gegenstand unverständiger, schwächender Eingriffe (Blutentziehungen, Kaltwasserkuren etc.) wird und Zeit hat, durch geistige, alkoholische und sexuelle Excesse sich vollends zu Grunde zu richten. Bei dem Umstand, dass die Kenntniss der Dementia paralytica auch in nichtfachärztlichen Kreisen sich verbreitet, allmählig Gemeingut des praktischen Arztes wird, lässt sich eine rechtzeitige Erkennung derselben — die erste Bedingung für eine Bekämpfung derselben — erhoffen.

Ist die Krankheit erkannt oder vermuthet, so hat die Behandlung mit aller Energie einzutreten. Sie lässt sich darin zusammenfassen, dass alle schwächenden Momente, wozu auch die Kaltwasserkuren nach der Schablone der bezüglichen Anstalten gehören, vermieden werden, dass jede geistige Anstrengung, jede calorische oder fluxionäre Schädlichkeit ferngehalten, eine reizlose, aber reichliche und nährende Kost gereicht und für genügende Leibesöffnung Sorge getragen wird. Daneben können kalte Abreibungen, laue Vollbäder ihre Indication finden. Eine auffällige Besserung — vielleicht durch resorbirende Wirkung aufs Gehirn, wird nicht selten durch Jodkali 1—2,0 pro die, zuweilen noch in vorgeschrittenen Stadien erzielt. Dieses Mittel ist jedenfalls zu versuchen. Auch eine methodische Behandlung mit Ext. secal. cornut.[1]) (etwa 0,3 bis 0,5 pro die) erschien mir nicht ohne Werth. Unter dieser Behandlung lässt sich bei rechtzeitiger Erkennung eine günstigere Prognose der Krankheit erhoffen.

Geben doch die zuweilen noch spät eintretenden Remissionen einen Fingerzeig, dass der Verlauf der Krankheit kein hoffnungslos unaufhaltbarer ist! Kommen heutzutage die Kranken in die Irrenanstalt, so handelt es sich gewöhnlich nur noch um das Caput mortuum des Processes und um eine rein symptomatische Therapie. Aber auch vom Gesichtspunkt einer solchen geben die Kranken dem Arzt viel zu thun.

Zur Bekämpfung der Tobsuchtsparoxysmen sind Bäder mit Umschlägen, kleine Morphiuminjektionen und, bei gesteigerter Herzaktion. Digitalis ganz besonders geeignet. Bei vorangehenden und begleitenden vasoparetischen und fluxionären Zuständen lässt sich Einiges von Ergotininjektionen erwarten.

---

[1]) Girma (l'Encéphale 1884. 2) berichtet ebenfalls günstige Resultate. Nach seiner Erfahrung passen Tagesdosen bis zu 0,6; Verf. versichert, dass man selbst 2,0—4,0 pro die 3—4 Monate geben könne, ohne Ergotismus zu provociren.

Bei epileptiformen Anfällen empfiehlt Krueg (Mittheil. d. Vereins d. Aerzte in NÖ, 188 p. 80) Chloralhydrat. Er will davon Erfolg gesehen haben, selbst in vorbeugender Hinsicht, wenn bekannte Symptome die Wiederkehr eines Anfalls ankündigten.

Krueg gab es im Klysma mit langem Kautschukrohr oder subcutan in 10 bis 20facher Verdünnung mittelst einer gewöhnlichen Pravazspritze, aus der der Stempel entfernt war, und die mit einer 10 Ccm. haltenden einfachen Spritze durch einen Kautschukschlauch verbunden war. Die günstigen Resultate von Krueg kann ich bestätigen. In der Regel genügt Application mittelst Klystier.

Die von L. Meyer (Berlin. klin. Wochenschr. 1880. 15) neuerdings vorgeschlagene Behandlung der Paralyse mit Einreibungen von Ung. Authenriethi auf den Schädel hat mir niemals Erfolg gebracht.

In den Endstadien der Krankheit ist bei den unreinlichen Kranken minutiöse Reinlichkeit, Bekämpfung der Harnverhaltung und ihrer Folgen, sowie des Decubitus[1]), Sorge für warme Bekleidung von Nöthen. Auch die Fütterung muss sorgsam gehandhabt werden (nur kleine, weiche Bissen!), damit die Kranken nicht ersticken, oder Pneumonie oder Lungengangrän durch in die Luftwege eingedrungene Speisepartikel bekommen.

Beob. 105. Acute Paralyse.

H., pensionirter Offizier, 41 J., wurde am 14. 3. 78 in der Irrenanstalt aufgenommen. Er hatte die Feldzüge 1859 und 1866 mitgemacht, im ersteren an schwerer Intermittens gelitten, im letzteren einen Sturz mit dem Pferd erlitten. 1864 luetische Infection mit mehreren Nachschüben, die endlich auf energische mercurielle Behandlung ausblieben. Pat. war geistig nicht hervorragend, eigensinnig und reizbar. Bis vor wenig Jahren hatte er stark in Venere excedirt. Geisteskrankheit soll in H.'s Familie nie vorgekommen sein. In den letzten 2 Monaten wurde er rechthaberisch und unverträglich, sprach oft läppisch über Politik, liess sich in Gesellschaft gehen.

Wenige Tage vor seiner Aufnahme wurde H. congestiv, schlaflos, unstet, aufgeregt, machte in Häusern und Geschäftslokalen Besuche, bei denen er Auffallendes und Ungeziemendes sprach, drang in die Wohnung der Primadonna der Oper ein, benahm sich zudringlich, unanständig, machte ihr eine Liebeserklärung und wollte sie sofort heirathen.

Bei der Aufnahme in der Anstalt Tobsucht, unendliches Wohlgefühl, massloser Grössenwahn (ist der beste Sänger, der intimste Freund des Kaisers, verschenkt Jedem der Umgebung eine halbe Million, damit die Armuth aufhöre, erwartet seine Gemahlin, die Primadonna etc.). Stürmisches Fortdrängen, das jedoch auf nichtige Vorwände beschwichtigt wird. Pat. congestiv, schlaflos, zeitweilig krampfhafte Häsitation beim Sprechen.

Am 21. 3. wird Pat. ruhig, bleibt im Bett, ist aber im Bewusstsein schwer geschädigt, lacht beständig vor sich hin, spielt schamlos mit seinen Genitalien. Anfang

[1]) Reinhard (Zeitschr. f. Psych. 39, p. 559) sah günstige Erfolge vom permanenten Wasserbad (Technik s. p. 766).

Mai neuerliche und continuirliche Erregung, die immer mehr zu einem wahrhaft triebartigen, planlosen Gebahren wird. Er hüpft, phantastisch drapirt, im Zimmer herum, zerreisst, was ihm in die Hände fällt, steckt Alles in den Mund. Andauernd tiefe Bewusstseinsstörung, enorme Verworrenheit. Was Pat. sagt, sind nur sinnlose Satzfragmente, unverständliche Wortconglomerate, hie und da tauchen noch Reste eines ganz affektlosen Grössendelirs auf. Alle Beruhigungsversuche erweisen sich erfolglos. Der übermächtige Bewegungsdrang geht in anhaltendes Schmieren, Kothund Sandessen über. Pat. wird gewaltthätig, wenn man ihn daran zu hindern sucht. Es kam wiederholt vor, dass er den sandigen Stuhlgang nochmals verzehrte, sich Haare und Gesicht damit einsalbte. Nur mechanische Beschränkung vermochte diesem Treiben einigermassen Einhalt zu thun. Aus den gebrochenen Redestücken war zu entnehmen, dass Pat. den Sand für köstliche Chocolade hielt. Mitte September schweres Panaritium, Anfang October nur schwer stillbare Diarrhöen, rapid vorschreitender Marasmus, Decubitus. Tod durch Collaps am 19. October.

Sectionsergebniss: Schädeldecke symmetrisch, nicht verdickt, Nähte erhalten. Dura fest mit dem Schädel verwachsen, an der Innenfläche ohne Veränderung. Pia und Arachnoidea über Stirnhaut und Centralwindungen, namentlich längs der Gefässen, weisslich getrübt. Die Pia haftet fest an der Corticalis und ist von dieser ohne Substanzverlust nicht ablösbar. Corticalis bräunlich, ohne deutliche Schichtenzeichnung, in den Stirnwindungen etwas verschmälert, blutarm. Stabkranz der Stirnund Centralwindungen bedeutend reducirt. Hydrops ventriculorum. Gehirn ödematös, gleichwohl von zäher Consistenz.

In den vegetativen Organen nirgends Spuren von Syphilis. Chronischer Magenund Darmcatarrh.

Beob. 106. Klassische Paralyse. Subacuter Verlauf.

Dr. med. S., 40 J., stammt von gesunden Eltern. Vaters Schwester war irrsinnig.

Pat. war verschont von schweren Krankheiten, nie luetisch gewesen, als Junggeselle Bouvivant und den Weibern hold, seit der Eheschliessung mit 34 J. solid. Er lebte in guter Ehe, zeugte 3 gesunde Kinder, war sehr angestrengt in seinem Beruf als Landarzt, machte 1869 Febris gastrica durch, musste sich schon in der Reconvalescenz beruflich wieder sehr anstreugen, klagte oft über Mattigkeit, sehnte sich nach Erholung.

Anfang 1870 wurde er in seinem Wesen und Charakter ein Anderer. Er wurde zerstreut, vergesslich, vernachlässigte seinen Beruf, erschien emotiv, reizbar.

Ende Februar wurde S. unruhig, unstet, hastig in Rede und Thun, reiste zwecklos herum, machte seinen Verhältnissen und Bedürfnissen nicht entsprechende Einkäufe, wollte Haus und Besitz verschönern, Alles umgestalten. Er grub selbst ein Rebgut um, weil er daraus einen Garten machen wollte, zerstörte die Reben, zerschnitt die Obstbaumsetzlinge, vergass von einer Stunde zur anderen, was er sich vorgenommen hatte, vergass Familie und Beruf, irrte sich in Bezug auf Zeit und Ort, wurde einsichtslos für sein verkehrtes Thun und grob, selbst drohend, wenn die Angehörigen ihn aufmerksam machten und seiner sinnlosen Geschäftigkeit Einhalt gebieten wollten. In letzter Zeit war Pat. fast schlaflos geworden, die Sprache schleppend, der Gang unsicher, die Miene fatuös. Wegen steigender Unruhe und Aufgeregtheit musste Pat. Ende Mai 69 der Irrenanstalt zugeführt werden. Pat., der mit Gewalt fortgebracht werden musste, fühlte sich in der neuen Situation gleich heimisch. Die verfallenen Züge, die schlaffe Haltung, das getrübte Bewusstsein, die engen ungleichen Pupillen, die stark zitternde Zunge deuten auf ein schweres organisches Centralleiden. Die vegetativen Funktionen sind ungestört, Temperatur normal, Puls tard, 70—80.

Pat. ist in grosser psychischer und motorischer Erregung, redesüchtig, ideenflüchtig; ein planloser Planmacher, vergisst aber von Stunde zu Stunde, was er sich vorgenommen. Er drängt fort nach Italien, dem Orient, Amerika, lässt sich aber durch nichtige Vorwände zur Verschiebung seiner Reisen bewegen. Er verlangt in einem Athem Wein, Cigarren, Weiber, wird gelegentlich zornig bis zu Angriffen auf die Umgebung, wenn man seinen Wünschen und Plänen nicht sofort willfahrt, aber ein Projekt jagt das andere. Pat. ist schlaflos, bleibt nicht zu Bett. Schon in den ersten Tagen nach der Aufnahme producirt er Grössendelirien — er ladet eine Million Menschen zu seiner Orientreise ein, schreibt hunderte von Telegrammen an Potentaten und hervorragende Gelehrte, bestellt Leviathane zur Seereise, beruft eine Volksversammlung von 28 Millionen Deutschen, wird eine Millionenstadt erbauen. Pat. ist zeitlich und örtlich ganz desorientirt, grosse Bewusstseinsstörung. Beim Diner leert er den Salat in die Suppe! Steigende Erregung, Gedankendrang, Redeflucht. Das Grössendelir wird immer ungeheuerlicher und zerfahrener. Pat. schwelgt in Wonnen — seine Millionenstadt ist schon fertig, jeder Bewohner wird zum feinsten Goethekopf. Er ruft die Weltkörper zusammen, macht aus der Erde eine Diamantgrube. Seine Riesenprojekte bezahlt er mit Banknoten, deren er so viel als nöthig mit Schnellpressen herstellt.

Mit der Erde ist er bald fertig, der Nordpol ist schon in seinem Besitz, nun wird er ein Centralmeer mit milliardischer Geschwindigkeit bauen. Er hat sich die Sonne herabgeholt und daraus einen Goldklumpen gemacht. Er hat sie herabgelangt, weil es auf der Sonne keine Aq. regia zur Lösung gibt. Er hat die Planeten heruntergeholt, statt ihrer solche aus flüssigem Gold gemacht und sie nun 1000′ über der Erde befestigt. Er sprengt die Erdrinde mit Nitroglycerin 100′ tief auf und besät sie mit Diamanten.

Mitte Juni klingt der Erregungszustand rasch ab und hinterlässt einen tiefen geistigen Schwächezustand, in dem nur noch hie und da sinnlose Grössendelirien (Besitz einer diamantenen Weste, Sack voll Diamanten im Keller, Frau hat diamantenes Corset etc.) auftauchen. Pat. hat massenhaft Erinnerungstäuschungen — er war schon vor Monaten hier; ein Bild von Rom, an welchem Ort er nie war, weckt ihm die vermeintliche Erinnerung an diese Stadt mit allen möglichen Details. Pat. ist zeitlich nicht orientirt, verwechselt Mittag- und Abendessen, hat nur mehr Interesse für seine Leibesbedürfnisse, fragt nicht mehr nach Beruf und Familie. Ungeschicklichkeit der Bewegungen, plumper, unsicherer Gang, Pupillen ungleich, bald die rechte, bald die linke weiter, hängende, schlaffe, verwitterte Züge, immer deutlicher Silbenstolpern.

Im November, ohne dass Anfälle zu beobachten gewesen wären, rapider psychischer Niedergang. Pat. wird verwirrt, blöd, episodisch sogar stuporös. Er dämmert herum, muss zum Essen angehalten werden, wird unreinlich. Die Sprache wird zeitweise ganz unverständlich (Aphasie, Silbenstolpern), der Gang breitspurig, sehr unsicher, der Körper hängt nach der linken Seite über. Ab und zu noch Rudera von Grössenwahn (Goldklumpen, Diamanten).

Vom December ab apathische Dementia, Verlust der Bewegungsanschauungen, planloses, ungeschicktes Zupfen und Knöpfen an der Kleidung.

Vom Januar 71 ab zeigt sich Marasmus, rapider Verfall, Ergrauen der Haare, äusserst tarder Puls, subnormale Temperaturen. Pat. liegt andauernd zu Bett, vermag sich nicht mehr auf den Beinen zu halten. Er muss gefüttert werden, da er das Essen nicht mehr appercipirt und der nöthigen Bewegungsanschauungen verlustig ist.

Mitte März zeigen sich Athemnoth und Dysphagie.

Am 19. März erliegt Pat. einer Pneumonie.

Section: Schädel hyperostotisch, Nähte grossentheils verstrichen. Hydrocephalus externus; milchige Trübung und Verdickung der weichen Gehirnhäute über Stirn- und Scheitelhirn, spurweise auch an der Basis, Häute von der Corticalis ohne Substanzverlust ablösbar, ödematös. Windungen der Stirn-, Scheitel- und Schläfelappen atrophisch, besonders an den Centralwindungen. Corticalis gelblich, äussere Schichten gequollen, Zeichnung erhalten. Marksubstanz blutarm, ödematös, Consistenz vermehrt.

Ventrikel erweitert, Ependym granulirt, Hydrocephalus int.; graue Degeneration der Hinterstränge des Rückenmarks. Linke Lunge bis auf die Spitze im Zustand grauer Hepatisation. In rechter Lunge Hypostase. Herz fettig. Aorta stark atheromatös.

Beob. 107. Suspecte Hypochondrie. Lösung. Dann klassische Paralyse. Tiefgehende Remission.

W., Bäcker aus Steiermark, ledig, 38 J., stammt von einer Mutter, die gegen Ende ihres Lebens irrsinnig wurde. Bruder höchst reizbar. Pat. war Potator, früher nie erheblich krank gewesen.

Seit 1 Jahr klagte Pat. über Beschwerden bei der Urin- und Stuhlentleerung. Brennen in den Füssen und Kältegefühle. Ausser chronischem Magencatarrh war objectiv nichts aufzuweisen. Pat. wurde Hypochonder, fürchtete bald zu sterben und consultirte Arzt um Arzt.

In letzter Zeit meinte er syphilitisch zu sein, wurde düster, einsilbig, abulisch, suchte am 30. 3. 76 das Grazer klinische Spital auf, um Heilung von Lues zu finden. Da keine solche zu constatiren war, Pat. tief hypochondrisch verstimmt erschien, Todesgedanken und Taed. vitae äusserte, wurde er der psychiatrischen Klinik überwiesen.

Pat. war bei der Aufnahme ängstlich, lebte in Erwartungsaffekten baldiger Auflösung, verlangte, da er in dieser ängstlichen Erwartung nicht fortexistiren könne, ein Rasirmesser, um sich zu entleiben. Er hielt sich für syphilitisch, glaubte ausserdem mit Tripper und Zersetzung der Säfte behaftet zu sein, fürchtete lebendig eingegraben zu werden, seine Lunge sei schon ganz vertrocknet etc. Magencatarrh. Anämie, absolut keine Spuren von Lues. Salivation, tarder Puls.

Ein fatuöser Zug in der Miene, kindlich weinerliches Wesen, oft ganz unsinnige Motivirung der hypochondrischen Ideen, Affektlosigkeit ausser in Angstanfällen. Ungleichheit der Pupillen mit grösserer Weite der rechten ohne intraoculären Grund. Parese des l. Mundfacialis, zitternde bis zuckende Zunge, fibrilläres Erzittern der Gesichtsmuskulatur mussten den Verdacht einer Paralyse erwecken.

Pat. blieb bis Mitte April tief hypochondrisch, untröstlich, wenn er nicht gleich Stuhl hatte. Unter immer tieferen abendlichen Remissionen schwand auffallend rasch das Bild der Hypochondrie. Pat. verliess frei von allen Beschwerden mit voller Krankheitseinsicht am 29. April das Spital, aber der Verdacht auf Paralyse wurde rege erhalten durch hochgradig tarden Puls, anhaltende Erweiterung der l. Pupille, Fortbestehen der l. Facialisparese und des Zitterns der Zunge und der Gesichtsmuskeln.

Am 29. 5. wurde Pat. wieder aufgenommen. Er erschien bis vor kurzer Zeit gesund und befand sich wohl bis zum 8. 5. Da erlitt er einen apoplektiformen Anfall ohne rückbleibende Lähmung.

Im Anschluss daran wurde er schlaflos, heiter, unstet, unternehmungslustig. Er reiste herum, trank viel, bewirthete Fremde in Wirthshäusern, trug sich mit grossen Projekten, den Eier- und Geflügelhandel des ganzen Landes an sich zu bringen, schloss mit den Bauern und Händlern Verträge ab, die seine Leistungsfähigkeit weit überstiegen. Er wurde immer aufgeregter, reizbar, brutal gegen die Angehörigen, als diese seiner Geldverschleuderung und seinen unsinnigen Projekten wehren wollten. Er fabelte von grossen Summen, die er im Handumdrehen verdienen werde, berechnete seine Verdienste mit 60—70%.

Pat. betritt die Klinik in manischer Erregung mit hochfliegendem Grössenwahn — er lädt gleich die Aerzte zur Einweihung seines Palais, das er sich bauen werde, ein. Er wird sich Kanonen zu dieser Feier anschaffen, Soldaten miethen, die Spalier bilden. Pat. fieberlos, Puls sehr tard, l. Pupille weiter, ab und zu Häsitiren der Sprache, Zucken und Beben der Lippenmuskeln, Zunge zitternd, starker Tremor digitorum, fatuöse Miene, mässige Fluxion. Bald nach der Internirung heftiger Zornausbruch mit brutaler Gewaltthätigkeit. Pat. lässt sich beruhigen, schwelgt wieder in seinen Ideen von Reichthum und Macht, spielt den gnädigen Herrn, baut in der Phantasie Schlösser, engagirt die Patienten für seinen Hofstaat.

Anfang Juni rasches Abklingen des Erregungszustands. Pat. gewinnt volle Krankheitseinsicht, findet in Alkoholexcessen die Ursache seiner Krankheit, verspricht künftig solid zu leben, belacht seine Grössenideen. An die schwere Krankheit erinnern nur noch schlaffe Haltung, breitspuriger Gang, fibrilläres Zungenzittern, Beben der Lippen beim Sprechen, ungleiche Pupillen, l. Facialisparese. Auch diese Störungen schwinden auf ein Minimum, psychische Defekte sind nicht nachzuweisen. Am 1. 8. 76 wird Pat. entlassen.

Bis zum 20. 10. 78 erfährt man nichts mehr über Pat. An diesem Tage dämmert er herum, geräth in eine Dornenhecke, zerfetzt sich die Füsse, findet sich nicht mehr heraus, wird bewusstlos aufgefunden und auf die chirurgische Klinik gebracht.

Pat. im Bewusstsein schwer gestört, dement, Silbenstolpern, l. Facialis paretisch, Zucken und Beben der Zunge und der Gesichtsmuskeln, schwankender, unsicherer Gang. Am l. Fuss tritt Phlegmone auf, die rasch in Gangrän übergeht. Fieber bis zu 41.

Es treten Dilirien schreckhaften Inhalts auf (Alles fällt zusammen, Alle werden erschlagen, heftige Angst), episodisch Grössendelirien (grosser Lotteriegewinnst etc.). Vom Anfang November an bekommen die Delirien entschieden alkoholisches Gepräge (Mädchenköpfe, Pferde, Ratten, Käfer, Fliegen, Fische). Die Schmerzen am Fuss werden als Saugbewegungen von Kinderköpfen und als Rattenbisse interpretirt.

Ende November pyämische Schüttelfröste; Gangrän der l. Unterextremität breitet sich aus, zunehmender Collaps. Tod am 24. 12. 78.

Section (Prof. Kundrat): Atrophia cerebri, praecipue loborum frontalium cum meningitide chronica convexitatis et baseos cerebri; Hydrocephalus ext. et internus, Oedema cerebri. Gangraena ped. dextri. Obliteratio venae crural. sinistr. ex thrombosi. Abscessus metastat. lobi inferior. pulmon. dextr. cum pleuritide purulenta haemorrhagica.

Beob. 108. Gewöhnliche Form der Paralyse. Massenhaft epileptiforme Anfälle, die den tödtlichen Ausgang beschleunigen.

Karmin, Arzt, 42 J., wurde am 8. 11. 75 der psychiatrischen Klinik übergeben. Er hatte seine Frau vor 4 Jahren verloren, sich darüber gegrämt, zu trinken angefangen und war in den letzten Jahren täglich berauscht gewesen. Er verlor die früher einträgliche Praxis, gerieth mit seinen Kindern in drückende Noth und suchte immer wieder in der Flasche Trost für seine bedrängte Lage. Nachdem Pat. seit Mitte 1874 eine rapide Abnahme seiner geistigen Kräfte gezeigt, ungemein vergesslich geworden war, stellte sich etwa einen Monat vor der Aufnahme ein Erregungszustand ein. Pat. war schlaflos, trug sich mit unsinnigen Projekten, Heirathsplänen, hoffte auf fabelhafte Lotteriegewinnste, dämmerte in Kneipen und auf der Strasse umher, drang Nachts einmal in das Haus einer achtbaren Familie ein und wollte sich gleich zu seiner vermeintlichen Braut ins Bett legen.

Am 5. 11. erschien Pat. im Wirthshaus, taumelnd, unfähig, ein Wort hervorzubringen. Er sank dann bewusstlos um, bekam einen epileptiformen Anfall, erholte sich nach einigen Minuten und rannte nach Hause. Dort zerschlug er die Fenster, um schönere hineinzumachen, zerschnitt seine Kleider, verwüstete seine Hausapotheke, bis man sich seiner versicherte.

Bei der Aufnahme erschien Pat. auf der Höhe einer paralytischen Tobsucht mit schwerer Bewusstseinsstörung, sinnlosem Grössenwahn, grosser Bewegungsunruhe und Verworrenheit. Zucken und Beben der Gesichtsmuskeln, häsitirende Sprachstörung, linksseitige Facialisparese, Erweiterung der rechten Pupille, unsicherer, schwankender, nach rechts etwas überhängender Gang. Keine Spuren von Lues. Keine vegetativen Erkrankungen. Hochgradig tarder Puls.

Am 9. 11. beginnen epileptiforme Anfälle, deren bis zum 11. 11. 167 gezählt werden. Sie dauern etwa 2 Minuten, sind auf die linke Körperhälfte beschränkt und bestehen in Zuckungen der Extremitäten und der Gesichtsmuskeln, während die Muskeln der linken Rumpfhälfte von tonischen Krämpfen befallen und die Bulbi nach links gerollt sind. Am 11. zeigen sich diese Erscheinungen vorübergehend auch auf der rechten Körperhälfte. Der Puls ist 80—90, die Temperatur auf 39° eingestellt. Der Urin eiweissfrei. In den Zwischenzeiten besteht Coma. Am 11. Abends hören die Krampfanfälle auf; allgemeine Resolution der Glieder, profuse Schweisse, Schlingbeschwerden, Trachealrasseln lassen vermuthen, dass der tödtliche Ausgang nahe sei. Unter Wein und grösseren Kampherdosen erholt sich Pat. Er ist aber vollkommen blödsinnig geworden und hochgradig unbehilflich in seinen Bewegungen. Ein acut entstandener, tiefgreifender Decubitus am Kreuzbein besserte sich wieder. Pat. hielt die davon entstehenden Schmerzen für Bisse eines Hundes, den er beständig zu vertreiben bemüht war.

Anfang December wird ein apoplektiformer Anfall beobachtet; am 25. 1. 76 mehrere epileptiforme auf die linke Körperhälfte beschränkte Insulte bei einer Temperatur von 38,3.

Am 23. 2. ein Anfall von allgemeinen clonischen Krämpfen. Am 12. 3. 76 vier weitere derartige Anfälle, auf die Abends in tiefem Sopor der Tod erfolgt.

Section: Schädel und Dura ohne Befund. Diffuse Trübung und Verdickung der Pia auf der Convexität (mit Ausnahme des Hinterhauptlappens), die sich auch auf die Basis erstreckt. Die Optici sind in der äusseren Schicht gelatinös verändert. Der Stirnlappen ist atrophisch, auch die Windungen des Scheitellappens sind verschmälert und unter das Niveau eingesunken. Die Ventrikel sind erweitert. Das Ependym zeigt massenhaft Granulationen. Das Gehirn ist blutarm, stark ödematös.

Beob. 109. Hypochondrische Form der Paralyse. Nach einer Remission setzt die classische Form ein. Nach abermaliger tiefer Remission Wiederkehr der hypochondrischen Form.

Schelig, 31 J., Brauer, angeblich nicht erblich veranlagt, von jeher excentrischen, reizbaren Charakters, ging 1873 nach London, um sich in seinem Beruf auszubilden. Er ergab sich dort dem Trunk und sexuellen Excessen, liess sich zu einer gegen den ausdrücklichen Willen seiner Eltern geschlossenen Ehe verleiten, zerfiel deshalb mit diesen, gerieth in bedrängte Verhältnisse, da er von Haus keine Unterstützung mehr erhielt, und ergab sich in seiner peinlichen, kummervollen Lage in erhöhtem Masse dem Uebergenuss geistiger Getränke. Er wurde etwa vor 5 Monaten schlaflos, aufgeregt, litt öfter an Schwindel, Kopfweh, Congestionen, soll vorübergehend Grössenwahndelirien gehabt haben, wurde reizbar, verstimmt, vergesslich, zerstreut. Als er vor 2 Monaten ins elterliche Haus zurückkehrte, war er geistig geschwächt, körperlich heruntergekommen, mimisch verstört, schmerzlich verstimmt, hielt sich für verarmt, unheilbar erkrankt.

Schon bei der Rückkehr fiel auf, dass Pat. unsicheren Gang und Sprache hatte. Immer deutlicher entwickelte sich ein hypochondrisch-melancholisches Krankheitsbild, und als Pat. die Nahrung zu verweigern begann, musste er am 18. 10. 75 der Irrenanstalt übergeben werden.

Pat. erschien bei der Aufnahme tief verstört, stumm, ängstlich, mit beschleunigter, oberflächlicher Respiration, sehr tardem Puls, ausgebreiteten Intercostalneuralgien, Zittern der Zunge, steifem, leicht schwankendem Gang, Salivation, Harnverhaltung. Nach wenigen Tagen fing Pat. an zu sprechen. Die Sprache war nicht gestört, auffällig nur ein näselnder Timbre. Somatisch fand sich ein chronischer Magen- und Rachencatarrh mit sehr reichlicher Schleimsekretion. Verstopfung, grosse Anämie und bedeutende Abmagerung. Zur Nahrungsaufnahme musste Pat. gezwungen werden. Als Grund der Nahrungsverweigerung ergeben sich massenhafte hypochondrische Gefühle und Wahnideen.

Es drückt ihn im Leib bis zur Brust herauf, es geht im Hals nichts hindurch, der Bauch sei in beständiger Vibration, der Urin werde nicht besser, er leide an der Wassersperre, der ganze Körper sei in Unordnung, es sei keine Verdauung mehr da, der Leib ganz voll, man schütte immer Speisen in ihn hinein, und es gehe doch nichts von ihm. Ob es wohl zum Aufschneiden des Leibes kommen werde? Man möge ihm lieber Cyankali geben. Die ganze Kraft sei weg aus dem Körper, er habe die Läusekrankheit, die Leute sagten immer, er habe einen Schanker.

Es geht Eiter zum Hals heraus, Alles ist voll Eiter, das Gehirn ist von Urin durchtränkt. Bei allem Affekt, mit dem diese Leiden geäussert wurden, bestand doch grosse psychische Schwäche. Einfaches Drohen genügte, um Pat. zur Aufnahme von Nahrung zu bewegen. Häufig bestand Unfähigkeit, Harn zu lassen.

Ende Februar 1876 schwand das hypochondrische Delir mit Besserung des Magencatarrhs, es kam zu einer erheblichen Remission, aber Fortdauer der psychischen Schwäche, der motorischen Störungen und der Salivation erwiesen die Schwere des Krankheitsbildes. Mitte April stellte sich häsitirende Sprachstörung und Zucken der Gesichtsmuskeln bei mimischen und bei articulatorischen Impulsen ein.

Am 18. 4. wurde Pat. in schwerer Bewusstseinsstörung mit heftigen Congestiverscheinungen betroffen. Er blieb in diesem unbesinnlichen, stuporartigen Zustand bis zum 26. 4., wo ein maniakalischer Erregungszustand auftrat. Pat. wurde unstet, schlief wenig, schwatzte verworren, äusserte desultorische Grössenwahnideen, zeigte Sammeldrang, grosse Bewusstseinsstörung, enormes Silbenstolpern, schwankenden

Gang, häufig Gefässlähmung im Gesicht. Unter heftiger Congestion kam es im Mai vorübergehend zu Tobsucht mit Zerreissen, Zerstören, Kothschmieren, dann ging die Erregung auf die Stufe einer maniakalischen Exaltation mit Grössenwahn zurück, Pat. faselte von reicher Braut, glänzender Hochzeit, riesigen Brauereien, die er errichten werde. Mitte August schob sich in dieses Verlaufsbild einer klassischen Paralyse eine zweite und diesmal sehr weitgehende Remission ein. Pat. erkannte seinen Zustand, gab als Ursachen der Krankheit die eingangs erwähnten an, correspondirte mit seinen Angehörigen und bot bis auf Erscheinungen psychischer Schwäche, Sprachstörung und häufige Gefässlähmung im Gesicht nichts Besonderes.

So ging es bis Anfang Janur 1877, wo auffallenderweise unter Wiederkehr des Magen- und Rachencatarrhs ein hypochondrisch-melancholisches Zustandsbild von Neuem einsetzte und von nun an bis zum Ende den progressiven Verlauf bis zur tiefsten Dementia begleitete.

Die Wahnideen waren diesmal noch ungeheuerlicher, dementer als früher. Pat. erklärte, keinen Magen mehr zu haben, achtgrädig verstopft zu sein, der Athem und Puls gehe nicht mehr, Schlund und Därme seien verschlossen, er habe überhaupt noch nie Stuhlgang gehabt, der ganze Körper sei mit Eiter infiltrirt, voll Fäulniss etc. Ab und zu wurden auch mikromanische Ideen geäussert, z. B. er sei ein Bube, erst 16 Jahre alt, etc. Anfangs wollte Pat. nicht essen, bot als Reaktion auf seine Gefühle und Wahnideen noch schmerzliche Affekte; mit rapid überhandnehmender Dementia wurde er trotz aller hypochondrischen Klagen sogar gefrässig und ganz affektlos.

Auch die motorischen und vasomotorischen Störungen nahmen immer mehr überhand. Die Sprache wurde durch enormes Silbenstolpern und Labialataxie oft kaum mehr verständlich, der Gang unsicher, schwankend, die Bewegungen der Hände unbeholfen. Die linke Pupille wurde mydriatisch. Oefters bestand Harnverhaltung. Es wurden Schwindelanfälle, aphasische Erscheinungen, Congestivanfälle beobachtet. Der Puls wurde hochgradig tard, die Extremitäten kühl, leicht cyanotisch. Bei längerem Stehen trat Oedem der Füsse auf.

Im Lauf des Jahres 1879 zeigte sich bedeutender Rückgang der Enährung. Anfang September stellte sich eine profuse Diarrhöe mit Fieber ein, die sich bald als unstillbar erwies. Pat. weigerte Nahrung, bot neben Resten von hypochondrisch nihilistischem Delir (keine Zähne, kein Leib mehr) in den letzten Lebenstagen Inanitionsdelirien und ging am 17. 9. 79. im tiefsten Marasmus zu Grund.

Section: Schädel und Dura ohne Befund. Bedeutende Serumansammlung im äusseren Arachnoidealraum. Pia über Stirn und Scheitelhirn diffus weisslich getrübt und verdickt, ödematös, leicht von der Hirnrinde abziehbar. Die Windungen des Vorderhirns bedeutend verschmälert und unters Niveau eingesunken. Ventrikel bedeutend erweitert, das Ependym stark granulirt. Hirnrinde stark verschmälert, ohne jedwede Schichtenzeichnung und von gelblich grauer Farbe. Das Gehirn im Uebrigen blutarm, ödematös, von zäher Consistenz. Die Gefässe und Nerven an der Basis ohne Veränderungen.

Beob. 110. Primäre progressive Dementia paralytica nach geistiger Ueberanstrengung.

Auditor S., 40 J., verheirathet, wurde am 8. 11. 77 der Irrenanstalt übergeben. Der Vater starb apoplektisch, eine Schwester der Mutter war geisteskrank, ein Bruder des Kranken endigte in einem Anfall von Irresein durch Selbstmord.

Pat. war ein nervös reizbarer, mit häufigen Kopfschmerzen behafteter, nicht sehr begabter, aber sehr fleissiger, pflichteifriger und keinerlei Excessen ergebener Mann.

Vor 3 Jahren war er 11 Monate lang übermässig dienstlich angestrengt. Im Anschluss an dieses schädliche Moment traten zeitweise Kopfschmerzen, Congestiv- und Schwindelbeschwerden auf. Der früher in der Concipirung gewandte Beamte vermochte selbst leichte dienstliche Arbeiten nur noch mit grosser Mühe und Anstrengung zu bewältigen. Er fühlte sich davon geistig erschöpft, verwirrt, sein Styl wurde schwerfällig. Trotz Landaufenthalt und thunlichster Schonung machte die geistige Insufficienz rapide Fortschritte. Pat. rang bei der Arbeit nach dem Ausdrucke und brachte doch nichts mehr fertig. Am 22. 5. 77 stürzte er nach dem Mittagessen apoplektisch zusammen, blieb mehrere Stunden bewusstlos unter fluxionären Erscheinungen, war dann vorübergehend verwirrt und aufgeregt, erholt sich aber dann rasch ohne restirende Lähmungserscheinungen, jedoch zeigte er seitdem eine bedeutende Abnahme des Gedächtnisses und war dienstlich zu nichts mehr fähig.

Nach einem 3monatlichen Aufenthalt in einer Kaltwasseranstalt zeigte sich Sprachstörung, und die geistige Schwäche war noch vermehrt. Ende October fühlte Pat. eine Eiskälte im linken Ringfinger, die sich über den ganzen Vorderarm ausbreitete. Die Motilität war dabei ungestört, die Sensibilität tief herabgesetzt. Die Störung (Gefässkrampf?) trat anfallsweise in der Dauer bis zu einer Viertelstunde mehrmals auf.

Am 2. kam es zu einem congestiven Aufregungszustand, in welchem er im Bewusstsein tief gestört war, delirirte, tobte, aber nach einigen Stunden wieder zu sich kam und ruhig wurde.

Am 7. stellte sich ein neuerlicher Erregungszustand ein, der ihn der Anstalt zuführte. Pat. erkannte seine Lage nicht, er meinte nur, seine Nerven seien zerrüttet, und er laufe Gefahr, irrsinnig zu werden. Sein Gedächtniss war sehr defekt, sein Bewusstsein tief gestört, Blick und Miene bekundeten vorgeschrittene Dementia, seine Diktion war schwerfällig, vielfach konnte er das rechte Wort nicht finden und empfand dies selbst schmerzlich. Die Sprache war articulatorisch sehr gestört — einzelne Silben wurden verschluckt, andere ungewöhnlich stark betont und wie krampfhaft hervorgestossen. Bei articulatorischen Impulsen stellte sich lebhaftes Zucken und Beben der Gesichtsmuskeln ein. Auf beiden Augen bestand Myosis. Die feineren Bewegungen der Hände waren unsicher, die Schriftzüge grotesk, ungleich, der Gang steif, hölzern, beim Umdrehen leicht schwankend. Keine Störungen der Sensibilität. Puls sehr tard. Der Augenspiegel ergab ausser venöser Stauung keine Veränderungen des Augenhintergrundes. Die vegetativen Organe waren befundlos bis auf Hämorrhoidalknoten und Verstopfung.

Die Demenz und Bewusstseinsstörung schreiten immer weiter vor. Pat. dämmert herum, glaubt sich bald daheim, bald in einer Kaltwasseranstalt. Sein Gedächtniss ist hochgradig defekt, Eindrücke aus der Jüngstvergangenheit haften gar nicht mehr. Altes und Neues wird bunt durcheinandergeworfen. Die Gedankenmittheilung ist durch aphasische und paraphasische Erscheinungen sehr erschwert. Pat. müht sich tagelang erfolglos an schriftlichen Arbeiten ab, die resultatlos bleiben, ihn erschöpfen und ermüden. Ab und zu tauchen in diesem Dämmerzustand ganz fragmentar und ohne weitere Verwerthung Delirien der Grösse (wird General, decorirt, muss zum Kaiser) und der Verfolgung (hat Ehebruch begangen, muss vor ein Militärgericht etc.) auf. Die Sprachstörung ist wechselnd, im Allgemeinen aber progressiv, die Haltung wird immer schlaffer, der Gang immer steifer, schwankender. Ab und zu zeigen sich Schwindel- und Congestivanfälle mit deutlicher Gefässlähmung,

Fluxion, Sprachunfähigkeit und psychischer Erregung, die sich in Herumdämmern und planlosem Fortdrängen kundgibt. Im Mai 1878 9 epileptiforme, im August ein apoplektischer Anfall, nach denen die Demenz und Sprachstörung erheblich gesteigert sind und bleiben.

Im Lauf des Winters 1878/1879 zeigen sich ab und zu unter erheblicher Fluxion heitere Erregungszustände, die bis zu 10 Tagen dauern und sich auf optimistische Auffassung der Lage, Gedankendrang, Bewegungsunruhe beschränken.

Im Februar und März 1879 zeigen sich wiederholt epileptiforme Anfälle.

Am 20. Mai, nachdem Pat. unter Tags ganz verloren vor sich hin gestiert hatte, traten Abends 7 Uhr gehäufte epileptiforme Anfälle ein. Um 11 Uhr Abends war die ganze linke Körperhälfte gelähmt, während auf der rechten die Zuckungen fortdauerten. Pat. lag dabei im Sopor mit schnarchender Respiration, Temperatur überstieg nicht 38. Um 6 Uhr früh trat am 21. der Tod ein.

Section: Schädel hyperostotisch. Dura ohne Befund. Die weichen Häute längs der grossen Gefässe auf der Convexität weisslich getrübt und verdickt. Die Gefässe der Pia sehr geschlängelt, stellenweise dicht injicirt. Die Sinus der Basis strotzend mit Blut gefüllt. Die Pia blutreich, ödematös. Ueber der 2. und 3. linken Frontalwindung ist sie nur mit Substanzverlust abziehbar. Die Hirnwindungen sind grob in der Anlage. Auf Stirn- und Scheitelhirn sind sie verschmälert und stellenweise unter das Niveau eingesunken. Die Hirnrinde röthlichgrau. Sowohl in der grauen als der weissen Hirnsubstanz treten die Gefässlumina sehr hervor. Die Schnittfläche überall wässerig glänzend, ganz besonders stark in der rechten Grosshirnhälfte.

Beob. 111. Dementia paralytica bei einem Weib. Als einzige Ursache ist Tabakmissbrauch auffindbar.

Sulitt, 34 J., ledig, Invalidentochter, wurde am 11. 3. 78 in der psychiatrischen Klinik aufgenommen.

Pat. ist frei von erblicher Anlage, war mit Ausnahme einer traumatischen Peritonitis im 8. Jahre nie krank. Sie hat nie geboren, war nie syphilitisch, nicht dem Trunk ergeben, hat keine Kopfverletzung erlitten, war regelmässig menstruirt.

Die einzige mögliche Ursache ihrer Krankheit ist übermässiges Rauchen. Es ist festgestellt, dass sie seit dem 12. Jahr sehr viel rauchte und zwar die stärksten Cigarren, meist ordinäre Virginier und bis zu 5 Stück im Tag.

In den letzten 2 Jahren hatte sie schlechte Kost. Nichtsdestoweniger fröhnte sie nach wie vor ihrer Leidenschaft. Dadurch soll nun etwa 10 Monate vor der Aufnahme eine „Nervenschwäche" eingetreten sein.

Pat. wurde zitterig, litt an Schwindel, Wallungen zum Kopf, Intercostalneuralgie und begann leise Abnahme der Intelligenz und des Gedächtnisses zu zeigen. Vor 8 Monaten fiel sie beim Treppensteigen, erlitt eine Contusion an der Wange, war aber nicht bewusstlos.

Seitdem constatirte man gehäufte Congestivanfälle, Stirnkopfschmerz, zunehmende Gedächtnissschwäche, Intelligenzabnahme, Reizbarkeit. Auch wurde die Sprache unsicher, stolpernd, der Gang steif, hölzern, schwankend, Pat. unfähig, ihre sonst geläufigen Handarbeiten zu verrichten.

Bei der Aufnahme bot Pat. grosse Bewusstseinsstörung, vorgeschrittene Demenz, heiteres, kindisches Wesen mit Spuren von Erotismus (will heirathen).

Pat. schmächtig, anämisch, der Schädel ohne Spuren eines Trauma. Enormes Zittern und Beben der Zunge, der Gesichtsmuskeln, leichter Tremor der Finger.

Linke Pupille über mittelweit, Miene dement, die Gesichtsmuskeln schlecht innervirt, hochgradige Sprachstörung (Silbenstolpern, Verschlucken von Silben). Gang schwankend, unsicher. Puls äusserst tard. Durchaus keine Spuren von Lues. Keine Funktionsstörung in vegetativen Organen. Uterus anteflektirt. Zahlreiche Intercostalschmerzpunkte, auch die Dornfortsätze sämmtlicher Brustwirbel selbst auf leisen Druck empfindlich.

Pat. bietet in der folgenden Zeit Grössenwahn, der aber rapid von der Dementia überwuchert wird. Sie hat 100 Millionen Vermögen, ein Palais in der * Strasse, fährt mit 20 Löwen und Elefanten spazieren, man solle vor ihr, als der Oberin des Schwesterordens, den Hut abnehmen. Sie ist erst 3 Jahre alt, hat wunderschöne Seidenkleider, Reitpferde etc.

Häufig intensive Gefässlähmung im Gesicht, am 23. und 25. 8. allgemeine Krämpfe mit ängstlichem Jammern und Schreien, jedoch ohne Bewusstseinsverlust. In der Folge rapid vorschreitende Dementia, Aphasie, kaum mehr verständliche Sprache, die schliesslich nur noch aus gurgelnden, unarticulirten Lauten besteht, enormes Lippen- und Zungenzittern, allgemeine Coordinationslähmung.

Im November 1878 mehrtägiger ängstlicher Aufregungszustand mit unarticulirtem Brüllen und Schlagen des Kopfes an die Wand. Nie Fiebererscheinungen.

Im Juni 1879 rapid zunehmender Marasmus, Decubitus. Am 24. 7. Collaps, Tod.

Section (14 Std. p. m.): Schädel ohne Spuren eines Traums, im Stirntheil leicht verdickt. Dura ohne Befund, Pia längs der grossen Gefässe und auch sonst diffus milchig getrübt und verdickt. Auch auf die Basis erstreckt sich dieser Befund. Pia im Uebrigen stark ödematös, wenig Blut führend. Die Stirnlappen erheblich atrophirt, um 2 Cm. von der Stirnschuppe abstehend, von ungewöhnlich derber Consistenz, namentlich links. Die Rindensubstanz verschmälert entfärbt, halb durchsichtig. Die Marksubstanz rollt sich auf der Schnittfläche ein, sie ist von geringem Blutgehalt und ödematös. Ventrikel erweitert, Ependym auffallend zähe, jedoch nicht granulirt.

Herz klein, Muskelsubstanz blass, bräunlich pigmentirt. Leber fahlbraun, atrophisch. Milz vergrössert, derb.

Capitel 3.

Lues cerebralis [1]).

Der Thatsache, dass die syphilitische Anämie (durch syphilitische Erkrankung der blutbildenden Organe, Chlorose) Psychoneurosen hervorrufen kann, die sich in nichts von anderweitig entstandenen unter-

---

[1]) Wagner, Archiv der Heilkunde IV, p. 161; Griesinger ebenda 1860, p. 68; Lanceraux, Traité histor. et pratique de la Syph., Paris 1866; Jaksch, Prager med. Wochenschr. 1864, 1—52; Virchow's Arch. XV, p. 217, und Geschwülste II, 457; Heubner, Archiv der Heilkunde XI; derselbe, Die luet. Erkrankung der Hirnarterien, 1874; derselbe, Ziemssen's Handb. XI, 1; Wunderlich, Volkmann's Sammlung klin. Vorträge, Nr. 93; Schüle, Sectionsergebnisse, p. 161; Esmarch und Jessen, Allg.

scheiden, wurde in der Aetiologie (p. 201) Erwähnung gethan. Neben solchen Fällen kann aber auch die syphilitische Erkrankung durch gewebliche Veränderungen am Gehirn und seinen Umhüllungen zu Hirnaffektionen führen, die, bei dem vorwiegend diffusen Charakter dieser, psychische Symptome als prädominirende im Krankheitsbild erscheinen lassen und somit in das Gebiet der Psychiatrie gehören.

Das Auftreten solcher luetischer Gehirnerkrankungen wird begünstigt dadurch, dass das Gehirn durch Belastung, Ueberanstrengung, Excesse aller Art geschwächt war. In solchen Fällen kann sehr früh schon nach der Infektion die Lokalisation im Gehirn erfolgen. In anderen Fällen findet diese bei Luetischen oder luetisch Gewesenen erst nach vielen Jahren, ja selbst Jahrzehnten, unter dem schädigenden Einfluss irgend einer Gelegenheitsursache, z. B. Trauma capitis, statt. In ersterem Fall ist häufig die luetische Lokalisation von einem Nachschub der Syphilis in anderen Organen begleitet, im letzteren Fall erscheint sie meist als eine freistehende Erkrankung.[1]

Die der Lues cerebralis zu Grunde liegenden Hirnveränderungen sind äusserst mannigfaltige bezüglich der Lokalisation und des Wesens derselben. Neben einfacher sclerosirender, eiterig jauchiger und gummöser Periostitis, gummöser Osteomyelitis und Virchow's entzündlicher Atrophie (Caries sicca) an den Schädelknochen sind die theils einfach entzündlichen, theils specifischen Processe an den Meningen, im Gehirn und an den Gehirnarterien hier belangreich.

Die Veränderungen an der Dura sind theils Pachymeningitis externa, theils interna, theils gummöse Meningitis, die sich mit Vorliebe zwischen den Duplicaturen dieser Membran entwickelt und ihren Ausgang in käsige Tumoren nimmt.

Häufiger sind specifische Processe (Syphilome) im Subarachnoidealraum, die Heubner als weisslich rothe oder grauröthliche oder graue, feuchte Massen von Gallertconsistenz kennen lehrte. Sie stellen diffuse oder umschriebene, nie aber scharf sich von der umgebenden, im Zustand der weissen oder rothen Erweichung befindlichen Hirnsubstanz abhebende Massen dar, die wahrscheinlich ihren Ausgang in Verkäsung (gelbe Massen) nehmen. An der Convexität führen sie zu Verwachsung der Häute unter sich und mit der (erweichten) Hirnoberfläche. An der Hirnbasis bleibt die Einbeziehung der Häute häufig aus, und erscheint der Process mehr als gallertige graue Infiltration, von Ansehen und Ausbreitung ähnlich der einer tuberculösen Meningitis.

Kommt es zur Resorption der syphilomatösen Massen, so bilden die verwachsenen Hirnhäute eine restirende narbenartige Schwarte.

Selten sind Syphilome selbstständige Neubildungen im Gehirn, meist kommen sie nur im Zusammenhang mit solchen der Gehirnhäute vor. Häufiger sind diffuse encephalitische Processe (Virchow, Schüle). Eine weitere wichtige Schädigung erfährt

---

Zeitschr. f. Psych. 14; L. Meyer ebenda 18; Westphal ebenda 20; Wille ebenda 28; Schüle ebenda 28; Erlenmeyer, Die luet. Psychosen, 2. Aufl., 1877; Mendel, Berliner klin. Wochenschr. 1879, 36; Rumpf, Die syph. Erkrankungen des Nervensystems, Wiesbaden 1887; Fournier, La syphilis du cerveau, Paris 1879.

die Circulation und Ernährung des Gehirns durch die von Heubner beschriebene endarteritische, jedenfalls häufige Erkrankung der Arterien der Hirnbasis, durch welche diese (vorwiegend A. foss. Sylv. und Corpor. callos.) unwegsam werden können; da sie aber Endarterien sind, kommt es leicht in den von ihnen versorgten Hirnabschnitten (namentlich Linsenkern, geschwänzter Kern) zu necrobiotischen Vorgängen (Erweichungen). Dazu kommen die theils durch einfach entzündliche, theils durch specifische Processe an den Hirnnerven der Basis (schrumpfende Exsudate, Syphilome) bedingten Veränderungen.

Bei der Verschiedenheit der anatomischen Processe und ihrer Lokalisation begreift sich die verwirrende Mannigfaltigkeit und Wandelbarkeit der klinischen Bilder der Lues cerebralis, in welchen sowohl diffuse als auch Heerdsymptome in bunter Folge und Gruppirung sich finden können.

Nur sehr selten entwickelt sich das Krankheitsbild acut und stürmisch. Fast immer gehen monate- bis jahrelang theils anfallsweise und heerdartige, theils continuirliche und auf diffuse Veränderungen hindeutende Symptome eines sich ausbildenden Hirnleidens voraus. Diese sind anfangs sehr unbestimmter Natur. Neben Anfällen von Kopfschmerz, der auf Druck und in der Bettwärme zuzunehmen pflegt, neben zeitweisen Schwindel-Ohnmachtsanfällen, aphasischen Symptomen, lähmungsartiger Schwäche in einer Extremität, gelegentlicher Lähmung eines Hirnnerven zeigt sich eine Aenderung des Charakters und geistigen Wesens. Die Kranken werden vielfach moros, auffallend gemüthsreizbar, gemüthlich gedrückt, oft auch hypochondrisch verstimmt. Ihr Gedächtniss, ihre Redebereitschaft leidet Noth, ihre geistige Leistungsfähigkeit nimmt ab, sie ermüden rascher bei geistiger Thätigkeit, ihre gemüthlichen Beziehungen werden stumpfer. Auch ihr Gesichtsausdruck wird ein stumpferer, fatuöser, ihre Haltung schlaffer. Die Kranken ertragen Spirituosen nur mehr schlecht, verfallen zu Zeiten in eine förmliche Schlafsucht, während sie dann wieder wochenlang von Schlaflosigkeit gequält werden. Nach kürzerer oder längerer Dauer dieser Prodromi kann ein Anfall furibunder Manie, hallucinatorischen Deliriums mit heftigster Angst und schreckhaftem Inhalt der Hallucinationen oder ein apoplektiformer oder epileptiformer Anfall den Ausbruch der eigentlichen Krankheit vermitteln. Nach völligem oder theilweisem Rückgang der Symptome des Insults entwickelt sich das Krankheitsbild einer Dementia progressiva oder auch das einer Dementia paralytica. Nur in seltenen Fällen entwickelt sich dieses primär aus den prodromalen Erscheinungen.

In diesem Verlaufsbild einer fortschreitenden Dementia können nun intercurrent die mannigfachsten Zustandsbilder primordialen Verfolgungs- und Grössenwahns, hallucinatorischen Delirs, tiefer Somnolenz- und Dämmerzustände, schwerer Tobsucht bis zu Delirium acutum-artigen Erscheinungen auftreten.

Die zu Grunde liegende psychische Schwäche, die grosse Bewusstseinsstörung, das brüske Kommen und Schwinden der Symptomencomplexe verleiht diesen ein besonderes Gepräge und deutet wenigstens bestimmt auf ein idiopathisches Hirnleiden. Erlenmeyer betont die Partialität der psychischen Defekte bei Hirnlues, z. B. den völligen Verlust des Vermögens zu rechnen, eine früher geläufige fremde Sprache zu sprechen, „wie wenn die Kranken diese Leistungen nie besessen hätten"[1]. Nie fehlen in diesem psychischen Krankheitsbild motorische Störungen. Sie sind äusserst mannigfaltig, bunt wechselnd, theils heerdartige und episodische, theils auf diffuse Veränderungen hinweisende continuirliche und progressive.

In ersterer Beziehung sind besonders wichtig Lähmungen der Gehirnnerven, unter denen solche des Oculomotorius (Ptosis), Abducens, Trochlearis, Hypoglossus, Facialis in absteigender Häufigkeit vorkommen. Seltener sind Hemiplegien, dann vereinzelte Lähmungen von Extremitäten, am seltensten Paraplegien.

Als Ausdruck diffuser Störungen in motorischen Centren finden sich allgemeine Coordinationsstörungen, die häufig auch das Gebiet der Sprache befallen und damit das Krankheitsbild sehr dem der Dem. paral. nähern. Fast regelmässig ist in Fällen chronischen Verlaufs die Sprache betheiligt. Neben Anfällen gelegentlicher Aphasie, Sprachlosigkeit, finden sich Silbenstolpern, skandirende oder wenigstens bradyphasische Sprachstörung.

In allen Zeiten des als progressive Dementia mit motorischen Störungen verlaufenden Krankheitsbildes können apoplektische und epileptiforme Insulte auftreten.

Die ersteren gehen selten mit Verlust des Bewusstseins einher, hinterlassen häufig Lähmungen (Hemiplegien, Aphasie etc.), die aber unvollständig zu sein pflegen und sich bald wieder verlieren.

Die epileptiformen Insulte bestehen in partiellen tonischen oder clonischen oder auch allgemeinen Krämpfen. Sie stellen sich häufig serienweise gehäuft ein. Das Bewusstsein ist hier nicht immer geschwunden.

Eine häufige, von Heubner mit Recht hervorgehobene Bewusstseinsstörung nach psychischen und motorischen Insulten stellen eigenthümliche Zustände von Somnolenz bis zu Coma oder rauschartiger Verwirrtheit dar, aus welchen der Kranke momentan erweckbar ist und wie ein schlaftrunkener Gesunder vorübergehend zu sich kommt. Ihre Dauer kann

---

[1] Auch Schüle (Hdb., 3. Aufl., p. 397) findet diesen „syphilitischen Blödsinn" eigenartig, insofern er 1. auffallend rasch sich entwickelt, 2. neben der allgemeinen geistigen Schwäche auffällige Partialität der geistigen Defekte aufweist, 3. insofern diese partiellen Ausfallssymptome äusserst wechselnd und veränderlich sind.

Tage bis mehrere Wochen betragen. Sie können auch als freistehende episodische Störung sich vorfinden. Die wahrscheinliche Ursache dieser Zustände sind durch Embolie oder Thrombose gesetzte Circulationsstörungen in der Hirnrinde. Nicht selten sind auch Amblyopie bis zu Amaurose, episodisch und dann mit negativem Befund, oder dauernd und mit den Zeichen der Neuritis optica und Sehnervenatrophie.

Eine untergeordnete Bedeutung haben im Krankheitsbild sensible Störungen (Dolores osteocopi, Neuralgien und Anästhesien im Gebiet des Trigeminus, rheumatoide Schmerzen in den Extremitäten).

Der Verlauf der Lues cerebralis ist im Grossen und Ganzen ein progressiver, vielfach ruckweiser, indem neue Anfälle irgend welcher Art dem Leiden einen neuen Aufschwung geben. In diesem wesentlich progressiven Gesammtverlauf zeigt sich aber ein so regelloser Wechsel der einzelnen Symptomenreihen und Zustandsbilder, wie er nur noch bei Hysterie (Wunderlich) beobachtet wird. Leichte und schwere, heerdartige und diffuse Symptome, in bunter und ungewöhnlicher Combination, reihen sich an einander und machen eine Vorhersage für die nächsten Tage und Wochen geradzu zur Unmöglichkeit. Der Tod kann unvermuthet durch einen neuen Insult erfolgen, der Kranke kann aber ebensogut noch aus den bedrohlichsten Erscheinungen heraus sein Leben fristen. Die Gesammtdauer der Hirnsyphilis beträgt Monate bis zu vielen Jahren. Der Tod erfolgt plötzlich in einem Insult und unter comatösen Erscheinungen oder in langsamem Absterben und allgemeinem Marasmus. Die Prognose ist eine zweifelhafte.

Spontanheilungen sind nicht constatirt, jedoch gelingt es der rechtzeitig eingreifenden Heilkunst, in über der Hälfte der Fälle das Leben zu retten und nicht selten auch eine Genesung zu erzielen. Meist kommt es aber nur zu einer solchen mit Defekt, wenigstens auf geistigem Gebiet. „Die Lues drückt dem Gehirn einen Charakter indelebilis auf“ (Wunderlich). Es bleibt weniger widerstandsfähig, und auf Recidive muss man immer gefasst sein.

Die erste Bedingung für ein therapeutisches Eingreifen ist die Erkennung des specifischen Hirnleidens.

Leider hat es keine specifischen Symptome. Die Diagnose wird immer nur eine Wahrscheinlichkeitsdiagnose sein können. Die nächste Aufgabe ist der anamnestische und gegenwärtige Nachweis der Syphilis überhaupt, aber auch wenn er gelingt, verbürgt er nicht an und für sich die luetische Natur des Gehirnleidens.

Wichtig sind für die Diagnose die vielfach ungenügende Motivirung der Krankheit, ausser durch Lues, die ungewöhnliche Gruppirung der Symptome und der regellose proteusartige Wechsel derselben. In ersterer Hinsicht ist das Auftreten von schweren Cerebralerscheinungen in oft jugendlichem Alter und ohne alle Disposition, Gelegenheitsursache, veranlassende Krankheit auffällig. Ein solcher Kranker stürzt z. B. apoplektisch zusammen, ohne an Atherose, Vitium cordis, Morb. Brightii etc. zu leiden. Ein anderer bekommt einen epileptischen Anfall ohne alle Motivirung.

Bezüglich der Gruppirung der Symptome ist die Vermischung heerdartiger und diffuser, das gleichzeitige Auftreten von Funktionsstörungen in ganz disparaten, anatomisch weit auseinanderliegenden Nervenbahnen bemerkenswerth. So finden sich z. B. Hemiplegien mit Lähmungen des Oculomotorius und Abducens complicirt, linksseitige Hemiplegien mit Aphasie; Epilepsie mit Lähmungen, Dolores osteocopi; apoplektische Insulte, gefolgt von Somnolenzzuständen.

Beachtung verdient auch der von Heubner hervorgehobene incomplete und flüchtige Charakter der Anfallserscheinungen neben dem regellosen Wechsel bald leichter, bald schwerer, bald psychischer, bald motorischer, sensibler, sensorieller Symptomencomplexe.

Die Therapie hat hier ein dankbares Feld, wenn sie rechtzeitig und energisch, d. h. mit specifischen Mitteln eingreift. Je wahrscheinlicher die Diagnose und je stürmischer und bedrohlicher die Erscheinungen sind, um so energischer muss jene eingeleitet werden. Bei zweifelhafter Diagnose versuche man wenigstens Jodkali.

Andernfalls schreite man zur Schmierkur, hüte sich aber, den Kranken auf eine zu schmale Diät dabei zu setzen. Das Gehirn des Syphilitischen verträgt keine schwächende Behandlung, am allerwenigsten Blutentziehungen. Bei guter Ernährung hat eine selbst forcirte Schmierkur nichts Bedenkliches. Man kann sie mit Jodkalimedication verbinden, oder dieses zwischen durch oder als Nachkur verordnen. Ist eine Schmierkur nicht möglich, so sind Sublimatinjektionen am Platze.

Bei chronischen und mehr unter dem Bild der Dementia paralytica verlaufenden Fällen empfiehlt sich das Jodkali. Es kann bis zu Tagesdosen von 8—10,0 gereicht werden, wenn man nach Erlenmeyer's Rath dasselbe in häufig wiederholter, aber kleiner Gabe und möglichst verdünnt nehmen lässt und zugleich ein starkes Infus. calami aromat. reicht.

In der Reconvalescenz ist eine roborirende Behandlung — Fleisch-, Milchkost etc., Landaufenthalt, Seebad, Kaltwasserkur, der Fortgebrauch von Ferr. jodatum — empfehlenswerth.

Die Schwefelbäder sind entbehrlich. Da immer das Damoklesschwert einer Wiederkehr des Leidens über dem invaliden Hirn des luetisch Gewesenen schwebt, ist eine geistige und körperliche Hirndiätetik unerlässlich.

Beob. 112. Lues cerebralis ähnlich dem Krankheitsbild der Dementia paralytica. Besserung bei antiluetischer Behandlung. Exacerbation, die zum Tod führt.

Schleger, 40 J., Sattler, ohne erbliche Anlage, bekam mit 24 Jahren einen indurirten Schanker. Die Behandlung scheint keine specifische gewesen zu sein. Ob in der Folge syphilitische Symptome auftraten, konnte nicht festgestellt werden. Seit 1870 litt Pat. an häufigen Schwindelanfällen, klagte auch öfter über Sehschwäche. Vor 7 Monaten hatte er geheirathet. Bald darauf bemerkte man verändertes Wesen, Reizbarkeit, abwechselnd mit Apathie, Zerstreutheit, erschwerte Arbeitsfähigkeit. Auch konnte er oft das richtige Wort nicht finden. Um Ostern 1873 soll er mehrere Tage delirirt haben.

Am 2. 8. 73 trat ein maniakalischer Erregungszustand auf, am 4. erfolgte apoplektiformes Zusammenstürzen, jedoch ohne restirende Lähmung. Am 5. stellte sich heftiges Erbrechen ein, das circa 120mal vom 6.—15. wiederkehrte und Pat. so erschöpfte, dass er, ohne ohnmächtig zu werden, nur in liegender Position erhalten werden konnte. Wegen fortdauernder maniakalischer Erregung (wollte Häuser bauen, nach Amerika reisen etc.) erfolgte am 15. 8. 73 die Aufnahme in der Irrenanstalt.

Pat. war tief erschöpft, herabgekommen, wachsbleich, fieberlos. Das Erbrechen dauerte noch einige Tage fort. Das Bewusstsein war sehr gestört, die Stimmung eine gehobene, der Gedankenablauf ein beschleunigter, jedoch hatte Pat. sichtliche Mühe, seine Gedanken zum Ausdruck zu bringen. Den Inhalt des Bewusstseins bildete ein Grössendelirium, so phantastisch, unvermittelt und alogisch wie in der Paralyse. Pat. wollte alle Menagerien der Welt besehen, Wildschweine, Elefanten kaufen, riesige Börsengeschäfte machen u. dgl. Die Bewegungen der Hände waren ataktisch, unsicher, der Gang breitspurig, unbeholfen, die rechte Pupille myotisch, die oberen Augenlider hingen paretisch herab, der M. rectus super. und internus bulbi dextr. waren paretisch, und beim Sehen nach innen und nach oben stellten sich Doppelbilder ein.

Am ganzen Körper bestand complete Analgesie bei unversehrter Tastempfindlichkeit, Lokalisation und Reflexerregbarkeit. Die Inguinal- und Nackendrüsen zeigten sich etwas geschwellt. Am Penis eine sehnig glänzende Narbe. Am Gaumenbogen eine weissliche, narbige Stelle und eine weitere weisslich verfärbte bohnengrosse, die des Epithels beraubt und von einem hyperämischen Saum umgeben war. Pat. hatte in den letzten Jahren sein Haupthaar verloren.

Die Diagnose wurde auf Hirnsyphilis gestellt und trotz des grossen Marasmus eine Schmierkur (4,0 täglich) nebst 4,0 Jodkali täglich verordnet. Zugleich wurde Pat. möglichst gut genährt und im Bett erhalten. Das Delirium wurde immer zerfahrener; Pat. vermochte seine märchenhaften Phantasien nicht von der Wirklichkeit zu unterscheiden. Die Entwicklung der Gedankenreihen gelang nur mühsam, es fiel ihm oft schwer, das gewünschte Wort zu finden; die Ereignisse der Jüngstvergangenheit wurden sofort vergessen. Pat. delirirte von einem Neger, der ihm mit einer feinen Schnur den Hals abgeschnitten habe, und verlangte Faden, um ihn wieder zusammenzunähen, er suchte seine Eisenplatten mit diamantner Grafenkrone, die ihm Bismarck geschenkt habe, er hielt sich für einen Grafen.

Am 13. 9. wurde die Schmierkur ausgesetzt, das Jodkali (4,0) jedoch fortgereicht.

Im Lauf des October schwindet die Syphilis der Mundhöhle vollkommen, die Ernährung hebt sich, das kahle Schädeldach beginnt sich mit reichlichem Haarwuchs zu bedecken. Die psychischen Symptome bessern sich nicht, im Gegentheil nimmt die psychische Schwäche zu und bekommt das Delirium ein alternirend megalo- und mikromanisches Gepräge. Pat. faselt von 2 Millionen, die ihm geschenkt seien, hält sich für einen Fürsten, Lord, aller Majestäten Adjutant, fährt mit Schiffen, die mit Windbüchsen getrieben werden und eine enorme Geschwindigkeit haben. Er ist ein grosser Zauberer, hat den Nordpol auf unterirdischem Wege besucht, indem er in den Vesuv hineingeschlüpft ist. In seinen depressiven Phasen hat er die Schwindsucht, bereitet sich auf seinen Tod vor. Zeitweise drängt er brutal fort, stürzt sich auf die Umgebung, um sie zu erwürgen, zertrümmert Fenster; 2mal machte er aus kindischem Affekt über seine Zurückhaltung einen Strangulirungsversuch.

Vom 1.—20. November nochmalige Schmierkur (4,0) unter Fortgebrauch des Jodkali. Pat. nimmt bedeutend in der Ernährung zu, die Wangen röthen sich. Am 21. November wird Jodkali ausgesetzt. Vorübergehende Unreinlichkeit erweist sich durch Anaesthesia recti und urethrae bedingt. Ab und zu werden „rheumatische" Schmerzen in den unteren Extremitäten geklagt. Vom 21. 12 an erhält Pat. täglich wieder 2,0 Jodkali bis zum 5. 4. 74, von da an täglich 4,0 Syrup. ferr. jodat.

Im Lauf des März 1874 wird Pat. ruhig, geordnet, das Bewusstsein hellt sich auf, er gewinnt Krankheitseinsicht, begreift nicht, wie er solchen Unsinn deliriren konnte. Die Erinnerung für die Krankheitserlebnisse ist eine nur summarische. Eine genaue Prüfung gibt indessen einen mässigen und dauernden Schwachsinn. Pat. kommt nicht zur klaren Einsicht, wie schwer er krank war, er beurtheilt allzu optimistisch seine jetzige relative Leistungsfähigkeit, seine Beziehungen und Gefühle zu Frau und Verwandten sind abgestumpft, dabei besteht eine gewisse Gemüthsreizbarkeit. Ptosis und Lähmungserscheinungen am rechten Auge bestehen unverändert fort.

Sprach-, Sensibilitäts- und Motilitätsstörungen sind im weiteren Verlauf nicht zu constatiren, ebensowenig luetische Erscheinungen. Am 3. 5. 74 nimmt Pat. seinen früheren Beruf wieder auf und erweist sich leistungsfähig.

Am 10. 8. 74 kam Pat. wieder zur Aufnahme. Nach bedeutenden sexuellen und Trinkexcessen hatte sich Ende Juli wieder ein psychischer Aufregungszustand mit Schwindel und heftigem Erbrechen, ganz wie das erste Mal, eingestellt.

Pat. bot psychisch dasselbe Bild, wie bei der ersten Aufnahme, d. h. grosse psychische Schwäche und Zerfahrenheit, ganz kritiklosen, ungeheuerlichen Grössenwahn. Seine Ernährung war jedoch im Gegensatz von damals eine treffliche.

Die früheren motorischen Störungen am rechten Auge bestanden unverändert fort. Eine Wiederaufnahme der Schmierkur und der Jodkalibehandlung erzielte diesmal keinen Erfolg. Pat. bot eine eigenthümliche mimische Veränderung, ähnlich einem Betrunkenen, die Wangen- und Lippenmuskeln der linken Gesichtshälfte zeigten sich öfters paretisch. Vom October an fortschreitende Amblyopie auf beiden Augen, weshalb Pat. nach England wollte, „um sich neue Augen einsetzen zu lassen". Im März 1875 kam es zu leichtem Silbenstolpern und Silbenverschlucken, das in wechselnder Intensität seither fortbestand. Anfang April trat Ataxie und Zittern in den oberen Extremitäten ein. Am 11. 5. 75 2 Schwindelanfälle. Im Lauf des Sommers entwickelt sich eine hochgradige (syphilit.) Chlorose, im November kam es vorübergehend zu Harnverhaltung und Brechanfällen. Im December wurde die Sprache stockend, verlangsamt, im Affekt völlig versagend. Die Silben wurden unrichtig betont und oft hervorgestossen. Oefters zeigten sich nun auch Gefässlähmungen im Bereich des Halssympathicus. Am linken oberen Augenlid entwickelte sich Ptosis. Psychisch bestand in dieser langen Zeit fortschreitende Dementia und ein ganz zerfahrener Grössenwahn. Pat. erklärte sich für heilig, hatte einen neuen Welttheil entdeckt durchs Firmament, war der geschickteste Koch, zugleich ein Fürst. Ab und zu Nahrungsweigerung, weil ihm die Millionen Götter das Essen verboten oder es ihm Bismarck vergiftete. Im Lauf des Jahres 1876 machte das Leiden bedeutende Fortschritte.

Ueberhandnehmende tiefe Anämie und Schwerbeweglichkeit nöthigte zu fast anhaltender Bettruhe. Die Störung der Sprache steigerte sich so, dass zeitweise Pat. vor Silbenstolpern und Stottern unverständlich wurde. Dazu gesellte sich amnestische Aphasie. Geistig bestand tiefe Dementia mit Resten von Grössendelir. Er behauptete 7 Leben, 7 Genitalien zu haben, 77 Millionen Jahre alt zu sein. Die Götter werden ihn in 7 Tagen abholen, und dann werde er verschwinden. Vom Mai an zeigten sich zeitweise Brechanfälle, Harnverwaltung, Meteorismus mit Collapserscheinungen.

Vom 8. 1. 77 an stellten sich gehäufte apoplekti- und epileptiforme Anfälle ein, die Temperatur stieg auf 39—40°. Am 16. 1. 77 trat der Tod ein.

Sektion (20 h. p. m.): Schädeldach und Dura ohne Befund. Auf der Convexität sind die weichen Häute äusserst zart, mit Ausnahme spärlicher Trübungen längs der grossen Gefässe über den Scheitellappen und weissgelblicher hirsekorngrosser Verdickungen der Pia über den Schläfelappen. An der Basis dagegen sind die weichen Häute, namentlich rechts, stark getrübt und verdickt. Der rechte N. oculomotorius ist kaum halb so dick als der linke und muss aus der verdickten Arachnoidea herauspräparirt werden. Im Uebrigen sind die Nerven der Basis unversehrt. Die rechte A. vertebralis und Fossae Sylvii, sowie der Anfangstheil der Basilaris sind verdickt, rigid, sclerotisch, jedoch nirgends undurchgängig. Allenthalben, sowohl an Convexität als Basis und selbst da, wo die Pia weder getrübt noch verdickt ist, finden sich Stellen, wo sie nur mit Substanzverlust von der erweichten Hirnrinde abgezogen werden kann. Am bedeutendsten ist dies an der Spitze der Frontallappen und am Vorzwickel der Fall.

Die Windungen des Stirnlappens sind durchweg sehr schmal und stellenweise unters Niveau eingesunken. Die Hirnrinde ist stark verschmälert, gelblichgrau, erweicht, serös durchfeuchtet. Das Gehirn ist im Uebrigen sehr blutarm, feucht glänzend, auf der Schnittfläche sich einrollend. Die Gefässe sind erweitert, die Gefässlumina deutlich hervortretend. Die Ventrikel bedeutend erweitert und mit klarem Serum gefüllt. Spärliche Granulationen.

Alle inneren und äusseren Theile der Leiche sind sehr blutarm.

Auf der linken unteren Kehldeckelfläche ist die Schleimhaut schieferig pigmentirt und zeigt oberflächliche Substanzverluste. Im Pharynx chron. Catarrh. Die linke Lungenspitze narbig eingezogen und pigmentirt. Der Unterlappen der rechten Lunge im Zustand der grauen Hepatisation. Die Ränder der Bicuspidalklappe geschrumpft, verdickt. Innenfläche der Aorta glatt, unverändert.

Leber fettig, Porta hepatis intakt, dagegen ist auf der Vorderfläche des rechten Lappens die Serosa verdickt und unter ihr eine ins Parenchym eindringende weisse, derbe, fibröse Schwiele.

Im Uebrigen keine Spuren von visceraler Lues.

Beob. 113. Progressive Dementia mit motorischen Störungen auf luetischer Grundlage. Jodkaliumbehandlung. Dauernde Besserung.

Walz, Beamter, 35 J., verheirathet, wurde am 27. 5. 76 mit der Diagnose „Dementia paralytica" der Irrenanstalt übergeben. Pat. stammt aus neuropathischer, excentrischer Familie. Der Vater galt allgemein als irrsinnig. Mit 22 Jahren zog sich Pat. einen harten Schanker zu, auf den allgemeine luetische Erscheinungen folgten. Die Behandlung scheint eine specifische, aber wenig energische gewesen zu sein. Ein Jahr nach der Infektion trat ein apoplektischer Anfall auf, der eine Facialislähmung hinterliess. Spuren der Syphilis sollen in der Folge nicht mehr zu beobachten gewesen sein, jedoch war Pat. häufig mit Kopfweh behaftet, intolerant gegen Alkohol und ermüdete rasch bei geistiger Anstrengung. 1873, gelegentlich der Wiener Weltausstellung, soll er in Potu et Venere viel geleistet haben, im Anschluss daran nervös sehr erregt und längere Zeit schlaflos gewesen sein, dann in einer Kaltwasseranstalt sich erholt haben. Vor 3 Jahren trat eine rechtsseitige Facialislähmung ein. Pat. soll damals auch vorübergehend gelallt und mit der Zunge angestossen haben.

Im Sommer 1875, zu einer Zeit, wo Pat. geistig sehr angestrengt war, stellten sich Schlaflosigkeit und rapider Rückgang der Ernährung ein. Im März 1876 wurde Pat. psychisch verändert, sonderbar, reizbar, zerstreut, vergesslich. Er war zu Zeiten ängstlich, besorgt wegen der Zukunft, fürchtete, mit seiner Familie darben zu müssen, war dann wieder heiter, sorglos bis zur Lustigkeit. Im Mai 1876 stellte sich wieder quälende Schlaflosigkeit ein, Pat. wurde aufgeregt, unfähig zur Arbeit, empfindlich gegen Licht und Geräusch.

Bei der Aufnahme erscheint Pat. leicht congestiv, wie betrunken, mit schlaffem, leicht dementem Gesichtsausdruck und apathischem Benehmen. Er erkennt den Ort nicht, wo er sich befindet, glaubt sich am folgenden Tag schon mehrere Wochen hier, vergisst im nächsten Augenblick Besuche, Mahlzeit, während sein Gedächtniss für die Längstvergangenheit ziemlich treu ist. Er findet selbst, dass er vergesslich sei, referirt, dass er schon seit längerer Zeit mit seinen Geschäften nicht mehr recht zu Streich kam, sich im Geldzählen, bei Rechnungen u. dgl. irrte. Pat. vermag längere Sätze, die man ihm vorspricht, nicht zu reproduciren, seine Sprache ist gestört, verlangsamt, leicht häsitirend. Die vorgestreckte Zunge zittert, bei mimischen und articulatorischen Impulsen zittern auch die Lippen und zeigen sich fibrilläre Zuckungen in den Gesichtsmuskeln; die rechte Gesichtshälfte, namentlich die Mundparthie, ist paretisch, am linken Auge zeigt sich leichte Ptosis und Parese des Rectus inferior. Die Pupillen sind mittel- und gleichweit, prompt reagirend. Die Bewegungen der Extremitäten sind etwas unsicher, öfters stellen sich leichte Zuckungen in denselben ein. Der Gang ist leicht schwankend, ungelenkig, breitbasig. Die genaueste Untersuchung vermag keine Spuren von Lues nachzuweisen. Der Augenspiegel ergibt links enge Arterien, etwas gestaute Venen, rechts ist die äussere Hälfte der Papille graulich verfärbt, verwischt (Oedem). Pat. ist hyperästhetisch gegen Geräusche, schläft wenig. Er dämmert herum mit sehr labilem Zeit- und Ortsbewusstsein, drängt öfters brüsk fort, geräth wiederholt in kindisch-schmerzlichen Affekt, weil die Frau ihn nicht besucht, er hier im „Kerker“ mit Fliegenfangen sich die Zeit vertreiben müsse. Einmal geräth er in stundenlanges Jammern, weil er hier ruinirt, mit Giften behandelt werde. Er sei ein verlorener Mensch, man möge einen Sarg bringen und ihn hineinlegen. „O, wie bitter, sterben zu müssen und nicht einmal seine Frau mehr sehen zu können!“

Pat. erhält Bäder, wodurch die Schlaflosigkeit schwindet. Bei den luetischen Antecedentien des Falles wird Jodkali verordnet und allmählig bis auf 6,0 täglich gestiegen, bis Jodakne und Symptome leichter Intoxikation auftreten.

Schon Mitte Juni hellt sich das Bewusstsein auf und gehen die motorischen Störungen auf ein Minimum zurück.

Der weiteren Beobachtung des interessanten Falles wird durch brüske Entnahme aus der Anstalt am 4. 7. 76 ein Ziel gesetzt. Bei der Entlassung bot Pat.

noch einen leichten Grad psychischer Schwäche, ungelenke Sprache und geringes Zucken und Beben der Gesichtsmuskeln.

Der Güte des Herrn Irrenanstaltsdirektors Birnbacher verdanke ich weitere Notizen über den Kranken. Bald nach der Entfernung aus der Anstalt trat ein apoplektiformer Anfall auf, auf den hochgradiger Rückgang der psychischen Funktionen und halbseitige Parese folgte. „Der ganze Mann war wie ein blödes, läppisches Kind." Nach einem halben Jahre erholte er sich so weit, dass er zuerst abschreiben, bald auch leichtere Conceptarbeiten besorgen konnte. Seit 2 Jahren fungirt Pat. als ziemlich beschäftigter Rechtsanwalt. „Mit Ausnahme der geringen Demenz könnte man wohl von psychischer Intaktheit sprechen."

Capitel 4.

Dementia senilis (Altersblödsinn)[1].

Im höheren Alter verfällt das Gehirn einer regressiven Metamorphose, die nur eine Theilerscheinung des allgemeinen körperlichen Involutionsprocesses darstellt.

Während dieser sich vegetativ als „Marasmus senilis" kund gibt, macht sich die organische Gehirnveränderung in einer Aenderung des geistigen Wesens und Charakters geltend. Der Mensch mit alterndem Gehirn wird bedachtsamer in Ansichten und Urtheilen; sein geistiges Assimilationsvermögen ist nicht mehr so gross, die Phantasie hat nicht mehr die Wärme und Frische der jungen Jahre, das Denken erfolgt langsamer, das Gedächtniss nimmt ab, der Ideenkreis wird ein eingeschränkter, der Wille ist nicht mehr so fest, vielmehr leichter bestimmbar.

Der Alte lebt vorwiegend in der Vergangenheit, er ist conservativ, misstrauisch gegen das Neue, er wird ein Egoist und Laudator temporis acti (Legrand du Saulle).

Häufig bleibt es nicht bei dieser senilen Charakterveränderung, es kommt zu einem fortschreitenden geistigen Schwächezustand, der bis zu den äussersten Stadien der Verblödung sich erstrecken kann.

Diesem klinischen Befund einer „Dementia senilis" entspricht anatomisch eine Atrophie der Hirnhemisphären mit gleichzeitiger Atherose der Hirnarterien. Immer ist diese Atrophie am deutlichsten an den Windungen des Frontalhirns entwickelt,

[1]) Durand-Fardel, Greisenkrankheiten, deutsche Ausgabe 1868; Marcé, Recherches cliniques sur la démence sénile, Gaz. méd. de Paris 1863; Güntz, Zeitschr. f. Psych. 30, p. 102; Wille, ebenda 30, Heft 3; Weiss, Psychosen des Seniums, Wien. med. Presse 1880, 9.

deren Schichtenzeichnung grossentheils verwischt ist und deren Färbung auf Durchschnitten ins Gelbliche spielt.

Microscopisch finden sich Veränderungen in den Ganglienzellen der Hirnrinde (einfache Atrophie, Verfettung, fettig pigmentöse Degeneration) und an den Gefässen (Atherose, Obliteration durch Atrophie, Capillaraneurysmen).

Neben dem Befund der Hirnatrophie erscheinen compensatorische Verdickungen des Schädelgehäuses, Serumansammlungen im Arachnoidealraum und den Ventrikeln. Pachymeningitis externa und interna, Oedem der Pia, vielfach auch, als theils veranlassende, theils complicirende Erscheinungen, heerdartige Erkrankungen in Form von apoplektischen und Erweichungsheerden (atheromatöse Encephalitis).

Die Atrophie kann somit eine primäre sein oder auch im Gefolge solcher heerdartiger Processe, namentlich wenn sie multiple sind, auftreten.

Die einleitenden Erscheinungen des Krankheitsbildes sind die der senilen Charakterveränderung, die sich immer mehr steigern und namentlich Egoismus, Geiz, Misstrauen, Reizbarkeit, Lapsus judicii et memoriae (besonders für die Jüngstvergangenheit), zu Tage treten lassen. Nicht selten gesellen sich dazu Schwindel-, Schlag- oder epileptoide Anfälle. Schlafsucht oder Schlaflosigkeit mit nächtlichem Herumdämmern. In anderen Fällen zeigt sich ein auffälliger Nachlass der ethischen Gefühle und in Verbindung mit geschlechtlicher Erregung ergeben sich dann grobe Verstösse gegen die Sittlichkeit, denen besonders Kinder zum Opfer fallen. Nach kürzerer oder längerer Dauer dieses Prodromalstadiums kann sich das Bild des senilen Verfolgungswahns oder das der senilen Manie (s. p. 168) entwickeln, das in die Dementia überführt, oder diese reiht sich als eine primäre progressive an jenes Prodromalstadium unmittelbar an. Es kommt dann rasch zu schwerer Gedächtnissstörung, die namentlich die Jüngstvergangenheit betrifft, zuweilen sogar die Erlebnisse der letzten Decennien ganz aus dem Gedächtniss verwischt, so dass die Kranken in längst vergangener Zeit leben. Eine die Kategorien von Zeit und Raum gleichmässig umfassende tiefe Bewusstseinsstörung macht sich geltend. Die Kranken gehen sich irre, finden sich auf der Strasse, ja selbst im eigenen Hause nicht mehr zurecht, verlegen ihre eigenen Sachen und meinen dann, sie wären ihnen gestohlen, vergreifen sich an fremdem Eigenthum u. dgl. Im Ablauf der Vorstellungen findet sich Incohärenz und Zerfahrenheit, die Stimmung wird eine labile; kindische Heiterkeit und Lachen wechseln mit Phasen schmerzlicher, oft hypochondrisch gefärbter Depression bis zu Taedium vitae. Die Kranken dämmern Nachts herum, kramen zwecklos in ihren Effekten, zerbrechen in täppischer Weise, was ihnen in die Hand fällt, können ihr Lager nicht mehr finden. Die Ursache für diese nächtliche Unstetigkeit bilden häufig Angstgefühle, abrupte Verfolgungsideen und Sinnestäuschungen.

In diesem Bild eines geistigen Verfalls können melancholische und maniakalische Erregungszustände, sowie Verfolgungsdelirium als episodische Erscheinungen auftreten. (S. p. 170.)

Nicht selten finden sich als weitere somatische intercurrente Erscheinungen apoplektische und epileptiforme Anfälle, die theils durch apoplektische und Erweichungsheerde, theils durch zeitweise Circulationsstörung und regionäres Oedem bedingt sind. Im Anschluss an jene Anfälle finden sich dann häufig Lähmungen (Hypoglossus, Facialis, Hemiplegie) von heerdartigem Charakter. Bleibt das Leben lange genug erhalten, so werden die Kranken apathisch blödsinnig, unreinlich, gefrässig und verfallen einer fortschreitenden psychischen und allgemeinen motorischen Lähmung.

Der Verlauf der Dem. senilis ist ein chronischer, bis zu mehreren Jahren betragender, jedoch gibt es seltene Fälle von acuter nur Monate umfassender Dauer[1]).

Der Tod erfolgt meist durch Hirncomplicationen, Pneumonien, oder auch durch Blasenaffektionen, Decubitus, colliquative Diarrhöen. Therapeutisch sind wir gegen den der Krankheit zu Grunde liegenden Degenerationsprocess machtlos. Eine möglichst gute Ernährung und eine Anregung der Circulation (Wein) sind Alles, was geschehen kann. Die vorwiegend nächtliche Unruhe der Kranken scheint eine Erscheinung relativer Inanition zu sein, wenigstens haben hier eine reichliche Abendmahlzeit und der Genuss von Spirituosen vielfach eine beschwichtigende Wirkung. Sind Narcotica wünschenswerth, so empfiehlt sich das Opium als Sedativum und Hypnoticum, während Chloralhydrat bei dem brüchigen Zustand der Gefässe und der meist bestehenden Fettdegeneration des Herzens nicht unbedenklich ist.

Beob. 114. Senile Melancholie. Ausgang in Dementia senilis.

Herr X., Banquier, 65 Jahre alt, wurde Mitte Juli 1864 in die Irrenanstalt aufgenommen. Seit Mai hatten sich die Symptome einer Melancholie mit Taed. vitae, verzehrender Unruhe, nihilistischen Wahnvorstellungen, ruinirt zu sein, nichts mehr bezahlen zu können, eingestellt. Dabei grosse Bewusstseinsstörung und Gedächtnissschwäche, ab und zu Stimmen, dass er Unsinn angerichtet, Betrügereien verübt habe.

Bei der Aufnahme agitirte Melancholie mit grosser Störung des Bewusstseins, heissem, rothem, congestionirtem Kopf. Quälende Unruhe, die Pat. dazu trieb, sich am Körper zu reiben und zu schaden.

Grosses schmerzliches Widerstreben, Klagen, dass er nicht wisse, was um ihn vorgehe, dass sein Gedächtniss zerrüttet sei, er aus dem Dilemma nicht mehr herauskomme (beständige contrastirende Vorstellungen), nichts mehr von der Aussenwelt

---

[1]) Morbus climactericus (Lobstein), febrile Atrophie der Greise (Virchow), s. dessen Handb. der spec. Pathol., I. Abth. 1, p. 310. 319.

wisse (Bewusstseinsstörung und gehinderte Apperception). Dabei ganz abgerissenes Delir, beständige Ausrufe „um Gotteswillen, nein, was habe ich denn gemacht" (Gedankendrang mit Unfähigkeit, eine Vorstellungsreihe zu beenden). Zu diesem Bild einer verzehrenden agitirten Melancholie mit grosser Verworrenheit und Bewusstseinsstörung gesellte sich Unreinlichkeit, Nahrungsverweigerung und nihilistischer Wahn. Er glaubte sich todt, unfähig zu laufen, ein verkehrtes Wesen, leer, verstopft, in Fäulniss übergegangen, der Stuhlgang bleibe im Körper stecken, die ganze Welt sei verkehrt, alles Narrenpossen und Dummheiten, Alles nur pro forma, Alles falsch, verloren, kein Bett, kein Essen mehr da, das Essen sei Katzendreck, ein Anderer, nicht er, habe es gegessen. Er habe das Gedächtniss verloren, sei ein Anderer geworden.

Diese auf tiefe Störung des Selbst- und Weltbewusstseins hinweisenden Wahnvorstellungen wurden ganz monoton und bruchstückweise vom Kranken ohne tieferen Affekt beständig abgeleiert. Deutlich war ein regelmässiger Wechsel zwischen relativ ruhigen und unruhigen Tagen zu bemerken, an welch letzteren Pat. Alles negirte, sehr widerstrebend war, sich Gesicht und Rumpf zerkratzte, die Nahrung verweigerte. Quälende Angst, sowie Pruritus senilis schienen die Ursache dieses beständigen Kratzens zu sein. Ab und zu Klagen über Kopfweh, Schwindel, heisser, gerötheter Kopf, zeitweise anklagende Stimmen und stinkende Gerüche, die den Wahn, Alles sei in Fäulniss übergegangen, veranlassten. Ende 1864 liess der Affekt nach, während die nihilistischen Klagen immer fragmentärer und verworrener fortbestanden. die Störung des Bewusstseins immer weiter vorschritt. Die Herztöne waren anhaltend dumpf und unrein, die Arterien rigid und geschlängelt. Im Lauf des Sommers 1[illegible] bildete sich ein fortschreitender Marasmus aus, im Juni eine Ohrblutgeschwulst, im Juli allgemeine Furunculose. Im März 1867 erlag der an vorgeschrittener Dementia mit Resten eines affektlosen nihilistischen Wahns leidende Kranke einer Pneumonie.

Sektion (24 h. p. m.): Schädel schwer, Knochensubstanz compakt, hart, spröde. Diploë verschwunden. An einzelnen Stellen der Stirn- und Scheitelbeine auf der Glastafel mohnsamengrosse Osteophyten. Nähte verwachsen. Dura fest dem Schädel adhärirend, von filziger Oberfläche. Ihre Innenfläche von mehrfach geschichteten, rostfarbenen Neomembranen ausgekleidet. Im Arachnoidealsack nur wenige Tropfen Serum. Pia im Allgemeinen blutarm, über den Stirnlappen ödematös, nur auf dem rechten Hinterlappen ist sie auffallend injicirt, die darunter liegende Hirnrinde pulpös erweicht; beim Einschneiden findet sich diese von grauweisser Färbung und erweicht: auch die unterliegende weisse Substanz ist im Umfange von 3 Ctm. in einem grauweisslich erweichten Zustand (weisse Encephalomalacie). Die Pia löst sich leicht von der Hirnrinde und ist nirgends verdickt. Die erste und zweite Frontal-, sowie die vordere und hintere Centrallappenwindung sind stark unter das Niveau eingesunken, klaffend, ihre Kämme verschmälert. Die Corticalis der Hemisphären durchweg von gelblich durchscheinender Farbe, die weisse Substanz, namentlich im Hinterlappen, zeigt erweiterte Gefässe. Ventrikel nicht erweitert, Ependym etwas verdickt.

Carotiden hochgradig atheromatös mit theilweiser Verknöcherung, ebenso die A. basiliaris mit stellenweiser cirsoider Erweiterung. Die übrigen Theile des Gehirns, sowie das Rückenmark ohne sichtbare Veränderung.

Rechte Lunge im Unterlappen im Zustand grauer Hepatisation. Mitralklappe verdickt, retrahirt, Aortaklappen atheromatös, aber sufficient. Herzfleisch gelbbräunlich, fettig auf Durchschnitten. An der oberen Wand des Aortabogens eine guldengrosse rauhe, knochenharte, atheromatöse Stelle, kleinere derartige Stellen im Verlauf der Aorta descendens. Dickdarm an einer 6 Zoll über dem Anus gelegenen, ½ Zoll langen Stelle bis auf Fingerdicke verengt.

Anatom. Diagnose: Atrophia cerebri. Encephalitis lobi posterior. cerebri dextr. Pachymeningitis interna. Pneumonia crouposa dextr. Atherosis arteriarum. Degeneratio adiposa cordis.

Beob. 115. Dementia senilis. Intercurrente Manie.

Klug, Handwerker, 67 J., aufg. 18. 12. 75, hat eine irrsinnige Schwester gehabt und war 1848 einige Wochen lang maniakalisch gewesen. Er war ein fleissiger, solider Geschäftsmann und hatte sich ein ansehnliches Vermögen erworben. Im Lauf des Jahres 1875 wurde Pat. vergesslich, zerstreut, misstrauisch, geizig. Er litt oft an Urinbeschwerden (Prostatahypertrophie). Im October apoplektiformer Anfall mit vorübergehender Sprachlähmung. Von da an war Pat. schlaflos, trieb sich unstet herum, begann zwecklos Einkäufe zu machen, weibliche Personen der Umgebung mit lasciven Anträgen zu behelligen, sich Nächte hindurch in Wirthshäusern herumzutreiben. Wenn seine Verwandten ihm Vorstellungen wegen dieses Treibens machten, so wurde er brutal und meinte, er habe doch das Recht, in seinen alten Tagen das Leben zu geniessen, er werde ja alle Tage jünger und gesunder.

Vom 10. 12. an traten 7 epileptiforme Anfälle auf. Seither wurde Pat. noch aufgeregter, ruheloser, ein planloser Planmacher, Säufer, Verschwender. Er trug sich mit Ideen, grossartige Bierbrauereien einzurichten, grosse Bauten, eine ganze Strasse zu errichten, die nach ihm den Namen führen sollte. Als er eines Tages den Gänsen auf seinem Oekonomiehof zuerst die Flügel, dann die Köpfe abhieb und schliesslich seine Angehörigen bedrohte, erfolgte seine Aufnahme auf die Klinik.

Pat. erschien bei der Aufnahme congestiv, mit glänzenden Augen, myotischen Pupillen. Er erkannte seine Lage vorerst nicht, gefiel sich in unsinniger Projektenmacherei, war zudringlich bis zur Obscönität gegen das weibliche Personal im Hause, voller Pläne und Wünsche, geschwätzig, haltlos, unstet, schlaflos. Läppisches Wesen, Oberflächlichkeit der Affekte, Lapsus judicii et memoriae, grosse Vergesslichkeit und leichte Ablenkbarkeit geben dem sonst maniakalischen Krankheitsbild das Gepräge der psychischen Schwäche. Körperlich bestanden, neben deutlicher Fluxion zum Kopf, Erscheinungen vorgeschrittenen Seniums, rigide stark geschlängelte Arterien, Emphysem.

Pat. erschien in seinem Zeit- und Ortsbewusstsein labil. Er schlief Nachts wenig, rumorte im Zimmer herum, suchte seine Effekten, konnte sie nicht finden, dämmerte unter Tags umher, baute Luftschlösser, das ganze Spital gehörte ihm, er wollte es zu einem Palais umgestalten.

Ausser einem leichten Zittern der Lippen bestanden keine motorischen Störungen. Mehrmals kam es unter lebhafter Fluxion zum Gehirn zu heftiger, schmerzlich zorniger Erregung, in welcher er brüsk fortdrängte, brutal und selbst aggressiv gegen das Personal wurde, sich aber bald wieder beruhigte.

Unter einer Behandlung mit Bädern und Morphiuminjektionen (2mal tägl. 0,01) ging die Erregung Anfang Januar 1876 zurück. Pat. hatte ruhige Nächte, corrigirte seine ausschweifenden Pläne und zeigte sogar Spuren von Krankheitseinsicht.

Die psychische Schwäche trat nun noch deutlicher zu Tage, ganz besonders in kindisch schmerzlichen Affekten, dass man ihn nicht zu seiner Familie lasse.

Ende Januar konnte endlich der dauernd beruhigte, aber geistigen Verfall deutlich kundgebende Kranke seinen Angehörigen zurückgegeben werden.

Beob. 116. Dementia senilis. Verfolgungswahn.

Mielosch, 78 J., pens. Beamter, wurde am 2. 10. 74 in der Irrenanstalt aufgenommen. Seit 3 Jahren hatten seine geistigen Fähigkeiten abgenommen, Pat. war vergesslich, zerstreut geworden, hatte sich auf der Strasse und auch in seiner Wohnung oft nicht mehr zurechtgefunden, seine Effekten verlegt und sich dann bestohlen gewähnt. Vor 4 Monaten trat ein apoplektiformer Anfall auf. Seitdem war Pat. unruhig, misstrauisch, äusserte vorübergehend Vergiftungswahn, fürchtete sich vor Dieben, war Nachts oft ängstlich, schlaflos. Die geistige Schwäche machte grosse Fortschritte, Zeit- und Ortsbewusstsein waren oft erheblich getrübt, und häufige Brustbeklemmungen, Athembeschwerden, Kopfschmerz, Schwindel, zunehmende Schwäche der Beine fanden eine theils hypochondrische, theils feindliche Beurtheilung seitens des Kranken.

Kurz vor der Aufnahme kam es zu ausgesprochenem Vergiftungswahn, und da Pat. seine Angehörigen bezichtigte, ihm nach dem Leben zu streben, immer aufgeregter wurde und schliesslich die Nahrung weigerte, entschloss man sich zur Abgabe des Kranken in die Irrenanstalt.

Pat. bietet das exquisite Bild eines senilen Marasmus. Die Arterien sind rigid, der Puls unregelmässig, aussetzend, die Lippen cyanotisch, es besteht Oedem an den Füssen und den Augenlidern, die Herzdämpfung ist erheblich verbreitert, der erste Ton an der Bicuspidalis durch ein Geräusch ersetzt.

Pat. ist geistig sehr schwach, im Zeit- und Ortsbewusstsein labil, sein Gedächtniss ist so geschwächt, dass er Eindrücke aus der Jüngstvergangenheit nicht festhalten kann. Er ist leicht ablenkbar, kindisch weinerlich. Nachts schläft Pat. wenig, er dämmert, von ängstlicher Unruhe getrieben, umher, fürchtet sich vor Dieben, Mördern, kann sich oft in sein Bett nicht mehr zurückfinden. Er berichtet. dass man ihn zu Hause vergiften wollte. Er hat gesehen, dass seine Angehörigen weissen Arsenik ihm auf den Teller streuten. Geschmeckt hat er das Gift nicht, aber seine Wirkung aus mannigfachen (durch seinen Herzfehler bedingten) körperlichen Beschwerden und daraus erkannt, dass er nicht schlafen konnte.

Auch in der Anstalt zeigt er oft Misstrauen, weigert Medicin, weil sie giftiges Fliegenpulver enthalte, das Essen, weil Arsenik drin sei, jedoch wird ein etwaiger Widerstand mühelos überwunden. Man thut ihm auch häufig etwas ins Essen, damit er nicht schlafen kann. Seine Angehörigen verfolgen ihn auch hier. Sie haben ihn mit List daher gebracht, um ihn auszurauben, sein ganzes Vermögen auf die Seite bringen zu können. Tiefere Affekte fehlen, nur ab und zu, namentlich Nachts, kommt es zu spontanen Angstanfällen, die dann die Wahnideen ins Bewusstsein rufen. Er schreit, jammert dann wie ein Kind um Hilfe. Oefters Schwindelanfälle. Fortschreitende Abnahme des Gedächtnisses und Trübung des Bewusstseins.

Von Mitte December an stellt sich bedeutende Athemnoth und allgemeines Oedem unter den Erscheinungen der Herzschwäche ein. Am 25. 12. Tod unter den Erscheinungen des Lungenödems.

S e k t i o n: Schädel hyperostotisch, Dura und Pia ohne Befund. Windungen des Stirn- und Scheitelhirns verschmälert und da und dort unter das Niveau eingesunken. Die Arterien der Basis hochgradig atheromatös entartet.

An der basalen Fläche des linken Hinterhaupt- und Schläfelappens ein encephalitischer, langgestreckter, mit trübem Serum gefüllter, mit der Pia überkleideter Heerd, der bis in die innere Hälfte der dritten Temporalwindung einerseits, andererseits bis ins Hinterhorn reicht und mit diesem communicirt. Die Wandungen des Heerdes sind mit einer Membran ausgekleidet und ockerfarbig. Die linke Arteria profunda cerebri ist in einen bindegewebigen Strang verwandelt und verliert sich in dem Heerd.

Ein zweiter, 3 Ctm. langer, gelblicher, schwieliger Heerd nimmt die Hälfte der Uebergangswindung, welche die zweite Stirnfurche bildet, ein; ein dritter analoger, kreuzergross, findet sich da, wo der Gyrus angularis in die zweite Occipitalwindung übergeht, ein vierter in der Fissura calcarina. Das Hirn im Uebrigen ödematös, anämisch. Herz von doppelter Grösse, die linke Ventrikelwand verdickt. Aorta- und Bicuspidalklappen verdickt, geschrumpft, der Anfangstheil der Aorta erweitert, die Wände in beginnender atheromatöser Degeneration. Herzfleisch gelblich verfärbt, fettig.

Abschnitt VI.

Psychische Entwicklungshemmungen.

In jeder Phase des Entwicklungsprocesses, welchen das centrale Nervensystem bis zur Erreichung seiner individuellen Entwicklungshöhe zu durchlaufen hat, können störende Umstände dazwischen treten, welche die Fortentwicklung des Gehirns oder einzelner seiner Theile schmälern, selbst ganz sistiren. Dadurch werden in der Regel auch die Leistungen des psychischen Organs dauernd beeinträchtigt, schwer geschädigt. Die Gesammtheit der damit sich ergebenden Defekt- oder Ausfallserscheinungen auf psychischem Gebiet pflegt man als psychische Entwicklungshemmungen zu bezeichnen.

Die klinische zusammenfassende Betrachtung dieser psychischen Insufficienzen stösst auf grosse Schwierigkeiten, insofern eine unendliche Mannigfaltigkeit von individuell an und für sich verschiedenen, in Art und Grad verschiedenartig und zudem in differenten zeitlichen Phasen individueller psychocerebraler Entwicklung geschädigten psychischen Leistungen vorliegt.

Im Grossen und Ganzen lassen sich 2 klinische Gruppen unterscheiden, insofern bei der einen das intellektuelle Leben schwere Defekte aufweist (intellektuelle Idiotie) und dadurch das ganze klinische Bild beherrscht wird, während bei der anderen Gruppe der intellektuelle Defekt zwar nie gänzlich fehlt, aber weit hinter der Verkümmerung der ethischen Funktionen zurücktritt (moralische Idiotie). In beiden Gruppen ergeben sich wieder mannigfache Gradunterschiede (intellektueller bezw. moralischer Blöd- und Schwachsinn), sowie hinsichtlich der Art des klinischen Verhaltens (aktive s. erethische und passive s. torpide Formen). Klinisch müssen die Fälle der moralischen Idiotie als die leichteren bezeichnet werden, insofern schwerer nur die höchsten geistigen Funktionen getroffen sind, mit leidlicher Schonung des formalen Denkens, der Fähigkeit des Schliessens und Urtheilens („Verstand"). Aber das Individuum ist Dessen beraubt, was man im Allgemeinen als „Vernunft" bezeichnen kann, nämlich der Gewinnung und Verwerthung höherer sittlicher und damit vernünftiger Grund- und Weltanschauungen, als Leitmotive eines zielvollen Strebens, als Grundbedingung eines Charakters, mit klarer Einsicht in den Werth, die Bedeutung und Pflichten der individuellen Existenz in der Gesellschaft.

Damit gewinnt diese an und für sich leichtere Form psychischer Insufficienz praktisch und social ein viel schwereres Gepräge, denn die moralische Defektuosität bedingt geistige Unselbständigkeit bis zur Unfähigkeit, eine sociale Stellung zu erringen und in derselben sich zu behaupten.

Auch anatomisch erscheinen die Fälle von moralischer Idiotie milder, insofern die ihnen zu Grunde liegenden Hirnstörungen nicht makroskopische zu sein brauchen, kaum je teratologische Bedeutung haben und die Fortentwicklung des psychischen Lebens niemals sistiren, sondern nur verkümmert oder auch in perverser Weise (als Uebergang zu den psychischen Entartungen, s. p. 419) erfolgen lassen.

Capitel 1.

Die intellektuelle Idiotie.

Unter dieser allgemeinen Bezeichnung mögen alle angeborenen oder in der Entwicklungsperiode des psychischen Organs primär eingetretenen geistigen Schwächezustände zusammengefasst werden. Diese psychischen Insufficienzen stellen klinisch eine fortlaufende Reihe von Erscheinungsbildern dar, die von den Zuständen geistiger Nullität bis zu den der Stufe des Vollsinnigen sich nähernden Zuständen des Schwachsinns sich erstreckt.

Als Unterabtheilung der Idiotie sind Zustände angeborener geistiger Schwäche hervorzuheben, bei denen der psychischen Störung, wohl auf Grund besonderer Schädlichkeiten, eine körperliche Degeneration intensiv und extensiv so ziemlich parallel geht. Solche Zustände werden Cretinismus genannt. Sie bilden somit eine Art der Idiotie. Diese bezeichnet die Gattung. Als eine besondere ätiologische Varietät des Cretinismus haben wir den alpinen zu betrachten.

Die Ursachen der Idiotie können:

1. schon während des Fötallebens,
2. während der Geburt,
3. in den Jahren von der Geburt bis zur Pubertät zur Geltung gekommen sein.

Ad 1. Unter den Ursachen, die schon im Moment der Zeugung oder während des Eilebens wirksam wurden, sind zunächst gewisse Faktoren zu erwähnen, die im Zeugungskeim gelegen sind und zu Missbildung des Gehirns resp. des Schädels führten. Diese Missbildungen bestehen in abnorm früher Synostose der Schädelnähte und dadurch gehemmter Entwicklung des Gehirns oder in selbständigen Entwicklungshemmungen dieses Organs oder einzelner Theile desselben, die für das Vonstattengehen der psychischen Vorgänge wichtig sind.

Als für die Entstehung von Idiotie besonders wichtige Faktoren von Seiten der Erzeuger hat die Statistik Epilepsie, Hirnkrankheiten, namentlich Psychosen, fortgesetztes Heirathen in der Blutsverwandtschaft, Trunksucht ermittelt. Nach den Erfahrungen von Rüer und Flemming kann es sogar vorkommen, dass von in keiner Weise belasteten Eltern Idioten erzeugt werden, wenn der Moment der Zeugung mit dem Zustand eines Rausches zusammenfällt.

Als weniger sichergestellte Momente sind grosse geistige Erschöpfung der Zeugenden, Inanition und hohe Grade von Anämie, Gemüthsbewegungen der Mutter während der Schwangerschaft, Erschütterungen des mütterlichen Körpers, namentlich traumatische Einwirkungen auf den Unterleib namhaft zu machen. Dass auch Syphilis hier wirksam werden kann, lehrt ein Fall, den Guislain (Leçons orales II, p. 93) mittheilt, wo ein Mann während einer wegen Syphilis angestellten Mercurialkur ein Kind erzeugte, das von Geburt an blödsinnig war, während alle vor- und nachher von diesem Mann erzeugten Kinder gesund und geistig normal waren.

Trotz solcher schon im Keim gelegener Schädlichkeiten kann es geschehen, dass die daraus resultirenden Hirnkrankheiten, welche zu Idiotie führen, doch erst nach der Geburt bis ins 3.—7. Jahr hinein sich entwickeln.

Ausser diesen schon das Eileben treffenden Schädlichkeiten sind gewisse tellurische anzuführen, die den endemischen und alpinen Cretinismus grossentheils bedingen. Die speciellen Schädlichkeiten tellurischer Art sind noch nicht über allen Zweifel erhaben. Die Hauptentstehungsgebiete dieses endemischen Uebels sind die grossen Gebirgsstücke unseres Planeten mit ihren Ausläufern, so in Europa die Alpen, in Asien der Himalaya, in Amerika die Cordilleren. Dass diese Schädlichkeiten schon während des Fötallebens und nicht erst nach der Geburt einwirken, beweist die Erfahrung, dass der Cretinismus sich auf die Nachkommen vererbt und selbst da, wo das Kind ganz entfernt vom Ort der Endemie erzeugt und aufgewachsen war, sich, in freilich abnehmendem Grade, auf die Descendenz Generationen hindurch überträgt, bis durch hinlänglich langzeitige Entfernung von dem Ort der Endemie und durch Kreuzung mit nicht afficirten Familien allmählig die letzten Spuren des Cretinismus schwinden.

Kreuzung der Race allein tilgt den Cretinismus nicht, sondern es ist unumgänglich Entfernung der Familie aus dem Ort der Endemie nöthig. Damit stimmt auch überein, dass nach dem Ort der Endemie eingewanderte, ganz gesunde Eltern cretinistische Kinder zeugen können. Nachkommen zweier Cretins höchsten Grades gibt es übrigens nicht, weil die Männer fast immer impotent, die Weiber in der Regel steril sind.

Da, wo der Cretinismus endemisch vorkommt, ist er entschieden Ausdruck degenerativer Momente, deren Spuren sich auch in der nicht cretinischen Bevölkerung als geringere mittlere Lebensdauer, geringere geistige und körperliche Leistungsfähigkeit, Abnahme der Fruchtbarkeit, zunehmender Procentsatz der Missbildungen, Nerven- und Geisteskrankheiten verrathen (Zillner).

Ad 2. Während der Geburt können traumatische Schädlichkeiten auf das kindliche Hirn einwirken, die zu Idiotismus führen, z. B. Beschädigungen durch zu enges Becken, forcirte Zangengeburten, Sturz des Kopfs aus den Geburtstheilen bei präcipitirter Geburt [1]).

Ad 3. In der überwiegenden Mehrzahl der Fälle kommen aber die Schädlichkeiten, deren wir schon einige berührt haben, erst nach der Geburt, in den Jahren der Kindheit zur Geltung. Sie sind äusserst mannigfache.

Auch hier sind Kopfverletzungen geltend zu machen. So fand Mitchell (Edinb. med. Journ. 1866 April, p. 932), dass bei 2 % aller Idioten Schottlands ihr Leiden äusseren Schädlichkeiten, worunter in erster Linie Kopfverletzungen, zuzuschreiben war.

Auch Köstl (endem. Cretinismus 1855, p. 95) berichtet von 48 Fällen von Blödsinn bei Kindern, deren Leiden ausschliesslich einem Fall auf den Kopf zugeschrieben werden musste.

Unstreitig gibt es auch Haus- und Stubenmiasmen, die sich namentlich in Proletarierwohnungen grosser Städte bei Mangel von Licht und Sonne, bei Unsauberheit, Ueberfüllung der Wohnräume mit Menschen bilden und sporadisch Idiotie und Cretinismus hervorbringen können. Als weitere Ursachen lassen sich Hyperämien des Gehirns durch Einhüllen des Kopfes, Schlafen am heissen Ofen, Missbrauch der Opiate und des Branntweins als Einschläferungsmittel, geltend machen (Griesinger).

Dazu kommen schlechte Pflege, mangelnde Reinhaltung des kindlichen Körpers, unzureichende Nahrung, Erschöpfungen des kindlichen Organismus durch Schädlichkeiten aller Art, endlich acute schwere

---

[1]) Mitchell, Medic. Times and Gaz. 1662, 26. Juli; Ramsbotham ebenda. 19. Juli.

Krankheiten, namentlich acute Exantheme, die Hirncomplicationen setzen, ferner Epilepsie und frühzeitig getriebene Onanie. Bei hereditär belasteten Individuen kann noch in der Pubertätszeit eine ohne alle äussere Veranlassung aufgetretene Hirnerkrankung (Hyperämie, entzündliches Oedem?) der weiteren Entwicklung des Gehirns Schranken setzen und einen Rückgang der psychischen Entwicklungshöhe verursachen. Es bleibt dann ein dauernder Zustand von Schwachsinn bis Blödsinn zurück.

Was die pathologisch-anatomischen Processe bei der Idiotie anbelangt, so lässt sich im Allgemeinen nur sagen, dass sie seltener acut, meist chronisch verlaufen, in congestiven, entzündlichen oder sonstigen Ernährungsstörungen des Gehirns, der Hirnhäute, sehr häufig auch des Schädels bestehen.

Ein einheitlicher Befund an den Centralorganen kommt durchaus nicht diesen Zuständen zu, nicht einmal dem alpinen Cretinismus, doch lässt sich im Allgemeinen der Satz aufstellen, dass die Ursachen des Cretinismus primo loco in Schädelanomalien beruhen.

Makroskopisch finden wir nun bei Idiotie als Ursache: allgemeine oder partielle Hirnatrophie aus Hyperämie, Entzündung, Erweichungsheerden des Gehirns, Meningealextravasaten, Hydrops der Arachnoidea, Hydrocephalus internus. Diese Hyperämien sind nicht selten durch calorische Schädlichkeiten (Liegen am heissen Ofen, heisse dumpfige Stube, Zuwarmhalten des Kopfs, Insolation) oder durch Athmungs- und Circulationshindernisse bei Erkrankungen der Respirations- und Circulationsorgane (Keuchhusten), entstanden, die Meningealextravasate kommen während des Geburtsakts zu Stande oder sind Complicationen von acuten Krankheiten.

Die Abnormitäten der Schädelknochen bestehen meist in vorzeitigen Synostosen.

Die mikroskopische Untersuchung von Idiotengehirnen hat bisher ergeben: Verkümmerung der Ganglien der Corticalis mit Trübung der Zwischenganglienmasse, Beschränkung der Circulation in der Corticalis durch Obliteration vieler in die Venen unmittelbar einmündender Capillargefässstämmchen.

Betrachten wir diese verschiedenartigen makro- und mikroskopischen Processe näher, so finden wir zunächst am Hirn als Bildungshemmungen oder Residuen früherer Krankheitsprocesse:

1. Abnorme Kleinheit des ganzen Gehirns in allen seinen Durchmessern. Es handelt sich hier um ein einfaches Stillstehen im Wachsthum, um ein Miniaturhirn, das übrigens in allen seinen Theilen ganz proportionirt, zuweilen aber in einzelnen Parthien ungleich entwickelt sein kann.

Es finden sich aber auch Fälle, wo bei ziemlich gutem Volumen bloss grösste Einfachheit und Armuth der Windungen der Corticalis besteht. Die Ursache dieses Wachsthumsstillstandes des Gehirns in toto kann nicht selten auf zu frühe primäre Schädelverknöcherung zurückgeführt werden, doch kommen auch Fälle vor, wo die Nähte offen blieben und die Ursache des Wachsthumsstillstandes im Hirn selbst lag. In diesen Fällen ist oft der Schädel abnorm verdickt oder Hydrocephalus vorhanden, oder auch Sclerose des Gehirns.

Ueberhaupt stehen Hirn- und Schädelentwicklung nur in untergeordnetem Zusammenhang und entwickeln sich grösstentheils selbständig.

2. Gehirne mit partieller Verkleinerung. Die Verkümmerung kann hier die Vorderlappen, die Hinterlappen betreffen, es kann sich auch um ein Zurückbleiben im Wachsthum der einen Gehirnhemisphäre in Folge einseitiger Schädelsynostose,

originärer mangelhafter Entwicklung oder encephalitischer and apoplektischer Vorgänge handeln. Weitere Befunde sind Verkümmerung der Med. oblongata und ungleiche Grösse und Asymmetrie von Basilartheilen. Zuweilen betrifft die Verkümmerung dann auch das Rückenmark. Es kann dann auch wohl der Rückenmarkskanal offen bleiben.

3. Sogenannte Porencephalie[1]), d. h. Fälle, wo ein grösseres Stück der Windungen und des Centrum semiovale fehlte, so dass man durch die Lücke frei in den Ventrikel sah. Jene wurde dann von reichlichem Serum ausgefüllt — das in einer Blase oder einem Maschenwerk der inneren Hirnhäute eingeschlossen war. Zuweilen zeigte sich auch der Schädel an der betreffenden Stelle blasig vorgebaucht. Dieser Process scheint nicht aus einer Bildungshemmung, sondern aus einer (meist fötalen) destruirenden Krankheit hervorgegangen. Es bestand in solchen Fällen in der Regel Paralyse und Contraktur auf der entgegengesetzten Seite.

4. Fehlen einzelner Hirntheile, so des Cerebellum[2]), der Zirbel, des Balkens[3]).

5. Ein sehr häufiger Befund ist ferner chronischer Hydrocephalus angeboren oder in frühesten Lebensjahren erworben, namentlich mit Offenbleiben der Fontanellen und Makrocephalie. Er ist meist primär, zuweilen secundär e vacuo bei Atrophien einzelner Hirntheile.

6. Encephalitische Processe, heerdartig oder diffus, besonders mit consecutiver Hirnsclerose und Atrophie der afficirten Stellen.

Diese Processe kommen schon im Fötalleben und nach der Geburt bis zum 5. Jahr vor. Die Idiotie ist hier meist von halbseitiger Parese, Contraktur, oft auch von Epilepsie begleitet (Griesinger).

In den häufigen Fällen, wo ein bis dahin gut entwickeltes Kind um die Zeit des Zahnens fieberhaft erkrankte, Convulsionen bekam, delirirte, sich bald erholte, aber nun Idiot wurde, sind besonders anzunehmen:

a) Congestive bis entzündliche Processe an den Hirnhäuten, wobei leicht Hydrocephalus zurückbleibt[4]).

b) Encephalitis, die nach Ablauf des acuten von Gehirnschwellung begleiteten Stadiums die Weiterentwicklung des Gehirns an den betreffenden Stellen sistirte.

Diese letzteren Processe sind besonders da zu vermuthen, wo eine Körperhälfte im Wachsthum zurückbleibt, wo halbseitige Krämpfe, Paralysen, Contrakturen sich ausbilden (Griesinger).

7. Selten sind die Fälle, wo sich das Gehirn in toto hypertrophirt zeigte (Virchow, Baillarger, Robin).

8. Am seltensten findet sich als einzige Anomalie auffallender Reichthum an grauer Substanz mit selbst heterotopischer Entwicklung derselben[5]) an Orten, wo sich normal keine findet, z. B. im Marklager der Hemisphären.

Die Anomalien, welche den Schädel betreffen, sind entweder secundäre, wie sie im Bisherigen angedeutet wurden, oder primäre.

Die ersteren werden bedingt durch Wachsthumshemmung des Gehirns im Ganzen oder einzelner Theile desselben. Hier schliessen sich dann entsprechend

[1]) Heschl, Prager Vierteljahrschrift 1859; Kundrat, Die Porencephalie. Graz 1882.

[2]) Hitzig, Ziemssen's Handb. XI, p. 476.

[3]) Sander, Archiv f. Psych. I, p. 128.

[4]) s. Huguenin, Ziemssen's Handb. XI, p. 424.

[5]) Hitzig, Ziemssen's Handb. XI, p. 759; Virchow, Simon, Meschede.

jener die Schädelnähte abnorm früh und verknöchern, wodurch allgemeine oder partielle Schädelverkleinerungen gesetzt werden.

Die primären Schädelanomalien, welche uns hier hauptsächlich interessiren, betreffen die Schädelkapsel oder bloss den Schädelgrund oder auch beide. Sie beruhen auf einer Hemmung des Knochenwachsthums in Folge entzündlicher Ernährungsstörungen an den Nähten (Virchow, Welker) mit dadurch bedingter vorzeitiger Synostose oder in Folge ungenügender Ernährung der Schädelknochen durch frühe Obliteration ihrer Gefässe (Gudden). Für einen Theil dieser Schädelanomalien macht L. Meyer (Archiv für Psych. V, p. 1) mit Recht rachitische Processe verantwortlich. Daraus entstehen dann die mannigfachsten Schädelverbiegungen und Verbildungen mit oder ohne Nahtsynostose, je nach der Natur des veranlassenden Vorgangs (Dolicho-, Lepto- Spheno-, Klino-, Brachy-, Oxycephalie).

Ist die Entwicklungshemmung des Schädels eine allseitige und gleichmässige, so entsteht die einfache Mikrocephalie bei übrigens ganz proportionirtem Schädel. Betrifft sie dagegen nur die Schädelkapsel und nicht den Schädelgrund, so entwickelt sich ein ganz eigener Typus der Gesichts-Körperbildung und auch des geistigen Lebens, der sogenannte Aztekentypus. Es sind dies Mikrocephalen, die zwar sehr klein bleiben, aber von durchaus proportionirten, nach Umständen eleganten Körperformen sind. Die Nasenwurzel liegt meist sehr hoch, so dass die Stirn gerade in die Nase übergeht (Griesinger).

Gratiolet hat einige Fälle untersucht, die einen sehr kleinen Schädel mit sehr dicken Knochen und Synostosen am Schädeldach zeigten, dagegen war die S c h ä d e l b a s i s sehr wenig verknöchert, die Basilarknochen waren noch fast ganz knorpelig, Pars petrosa und Siebbein grösser als normal, der Raum für das kleine Gehirn nach allen Richtungen äusserst gross. Dementsprechend waren Cerebellum, Med. oblongata und Rückenmark sehr stark entwickelt, desgleichen die Sinnesorgane und ihre Nerven, während die Oberfläche des Grosshirns nach Umständen weniger Windungen zeigte, als die des Orang-Utang.

Dieser enormen Entwicklung der mehr den motorischen Bahnen dienenden Hirntheile gegenüber der Verkümmerung der psychischen Centren auf Grund der compensatorischen Erweiterung am Schädelgrund entsprach auch das psychische Leben. Es sind äusserst lebhafte Geschöpfe, die sich „vogelleicht bewegen und deren Bewegungen wohl coordinirt sind. Sie sind heiteren, leicht erregbaren Gemüths, neugierig, aber sehr launenhaft, fast aller Aufmerksamkeit bar und sehr schwachen Geistes, wenn auch manche derselben ordentlich sprechen können."

Griesinger vergleicht sie mit Vögeln und manche erinnern durch ihre schmalen niederen oder kurzen Köpfe, ihre spitzige Nase mit hochliegender Wurzel und durch sehr bewegliche Augen in der That stark an die Vogelphysiognomie.

Ganz das Gegenstück dieser Fälle ist die durch primäre frühzeitige Verknöcherung der Knorpelfugen der Schädelbasis bedingte basilarsynostotische Form, wie sie vorzugsweise, aber nicht ausschliesslich dem endemischen und alpinen Cretinismus zukommt. Bekanntlich finden sich im Fötalleben drei Knorpelscheiben, nämlich zwischen vorderen und hinteren Keilbeinen und zwischen Keil- und Grundbein. Die beiden ersteren sind ziemlich bedeutungslos und verknöchern normal bald nach der Geburt. Die Synchondrose zwischen Keil und Grundbein verknöchert dagegen erst im fünfzehnten, bei manchen Individuen sogar erst im zwanzigsten Jahr, so dass die Schädelbasis nach dem Clivus zu mindestens fünfzehn Jahre Zeit hat, zu wachsen. Erfolgt diese Ossifikation zu frühe, so fixirt sie eine Form, die sonst nur bis zur Mitte des Fötallebens normal ist und die Grundlage des Cretinenschädels abgibt — nämlich:

Stärkere Biegung des Schädelgrundes nach oben, kleinerer Vereinigungswinkel des Keil- mit dem Grundbein (sphenoidale Kyphose), steilerer Clivus.

Dadurch entsteht eine sehr charakteristische, dem Aztektentypus gerade entgegengesetzte Physiognomie — nämlich vorgeschobener Nasenrücken (aufgeworfene Nase), tief eingedrückte sehr breite Nasenwurzel, weit abstehende Augen, breite, aber weniger tiefe Augenhöhlen, vorgeschobene Jochbeine und Kiefer (Prognathismus).

Eine weitere Folge ist eine mehr flache und quere Stellung der Felsenbeine und Schmalbleiben der grossen Keilbeinflügel und damit auch der mittleren Schädelgrube, wodurch wesentlich eine hemmende Wirkung auf das Wachsthum des Vorder- und Mittelhirns ausgeübt wird (Griesinger).

Die Tribasilarsynostose ist also der anatomische Ausgangspunkt für eine specielle Art cretinistischer Form, namentlich für den alpinen Cretinismus, jedoch ist diese nicht die einzige Schädeldifformität, die denselben bedingen kann, sondern alle möglichen anderen Formen von Schädelverbildung können das gleiche Resultat haben.

Mit diesen Hemmungsbildungen gehen anderweitige Skeletabnormitäten sowie auch Entartungen in anderen Körpertheilen in der Regel einher.

Zuweilen findet sich Zwergwuchs, wie es scheint durch zu frühe Verknöcherung der Epiphysenknorpel.

Der Kopf ist in der Regel unproportionirt gross, mit alten Gesichtszügen, er findet sich auf einem kleinen, untersetzten, oft noch kindlichen Leibe, dabei dicke Lippen, wulstige Augenlider, aufgeworfene, an der Basis tief eingedrückte breite Nase, gedunsene, wulstige Beschaffenheit des Körpers, beruhend auf Hypertrophie der Haut und des Fettgewebes. In der Regel findet sich dabei auch kropfige Entartung der Schilddrüse.

Das psychische Leben hat dabei, entgegen dem Aztekentypus, einen apathisch torpiden Charakter, die geistigen Processe können auf Null reducirt sein; die Sprache kann ganz fehlen.

Die klinische Betrachtung der Idioten und Cretinen hat zunächst die wesentlichen und wichtigen Funktionsstörungen im psychischen Gebiet zu berücksichtigen. Eine Eintheilung nach dem Grad der geistigen Infirmität ist bei diesen individuell unendlich variablen Zuständen schwierig durchzuführen.

Im Grossen und Ganzen lassen sich völlige Idioten und Halbidioten (Imbecille) unterscheiden und ebenso Voll- und Halbcretinen. Ein Versuch einer weiteren Unterabtheilung liesse sich nach dem Verhalten der Sprache, als dem wichtigsten Criterium geistiger Entwicklung und Entwicklungsfähigkeit gewinnen. So unterscheidet Krauss[1]):

1. Als tiefsten Grad der Idiotie den Zustand der Sinnlosigkeit, wo die Sprache gänzlich fehlt oder nur auf ein Lallen unarticulirter Laute reducirt ist.

2. Blödsinn: hier ist die Sprache dürftig entwickelt, der Wortschatz knapp und auf die Sphäre der einfachsten materiellen Lebensbedürfnisse reducirt.

3. Stumpfsinn: die Sprache ist hier nicht mehr fragmentarisch, erhebt sich schon zum einfachen Periodenbau, bleibt aber quantitativ und qualitativ auf kindlicher Stufe und an der sinnlichen Vorstellung haften.

---

[1]) „Der Cretin vor Gericht" 1853; s. f. Kussmaul, „Störungen der Sprache", p. 220; Meyer, Archiv f. Psych. V. p. 4.

4. Schwachsinn: die Sprache wird hier reicher und nähert sich der des Vollsinnigen; aber sie ist arm und lückenhaft, sobald es sich um übersinnliche Begriffe handelt.

Für unsere klinische Uebersicht genügt es vollkommen, zwei Stufen zu unterscheiden, nämlich die des Blödsinns, wo die Bildung übersinnlicher Vorstellungen (Begriffe und Urtheile) und damit der entsprechende Sprachschatz überhaupt fehlt — und die des Schwachsinns, wo diese Fähigkeit zwar in beschränktem Masse gegeben ist, aber nie die Höhe und den Umfang wie beim vollsinnigen Durchschnittsmenschen erreicht.

Psychische Symptome. Auf der tiefsten Stufe des Blödsinns fehlen die geistigen Processe fast vollständig. Die Aufnahme von Sinneseindrücken beschränkt sich auf die Objekte, an welchen das Nahrungsbedürfniss befriedigt wird, und nur das sinnliche Bedürfniss der Befriedigung des Hungers veranlasst solche tiefstehende Organisationen zu einem triebartigen Bewegen, dem der bewusste Zweck fehlt. Der Geschlechtstrieb fehlt noch oder ist nur in Anfängen vorhanden. Die Befriedigung des Nahrungstriebs bildet den Mittelpunkt aller psychischen Vorgänge. Statt eines bewussten, mit einem vorgestellten Zweck verbundenen Strebens besteht ein blosser Bewegungsdrang, der nur durch äussere Anregung oder durch ein starkes sinnliches Bedürfniss zur Entäusserung kommt und den höchstens Dressur und gewohnheitsmässige Uebung zu mechanischen Leistungen befähigen.

Der Blödsinnige verharrt in träger Ruhe, da es ihm an Motiven zum Bewegen fehlt.

Auf der tiefsten Stufe dieses Zustandes, dem apathischen Blödsinn, wo überhaupt gar keine sinnlichen Vorstellungen zu Stande kommen, beschränkt sich die motorische Seite des Lebens auf reine Reflexbewegungen und automatische Akte, zu denen höchstens noch ein gewisser Bewegungsdrang und ein Nahrungstrieb kommen. In der instinktiven Befriedigung desselben ist aber der Blödsinnige nicht einmal wie das Thier im Stande, sich seine Nahrung auszusuchen. Er steckt ohne Wahl alle Gegenstände, deren er habhaft wird, in den Mund.

Solche niedrige Organisationen sind absolut hilflos wie das neugeborene Kind. Sie würden einfach verhungern, wenn sie nicht Gegenstand der Fürsorge wären.

Der Mangel geistiger Anregung verleiht auch dem höher stehenden Blödsinnigen in seiner ganzen Haltung ein charakteristisches Gepräge des Schlaffen und Energielosen, das zum Theil auch dadurch zu Stande kommt, dass die Streckmuskeln geringer innervirt sind als beim Vollsinnigen. Auch ohne dass Paralysen und Muskelinsufficienzen beständen, haben Gang und Haltung deshalb etwas Plumpes, Täppisches, Halt- und

Hilfloses. So verschiedenartig die Stufen des Blödsinns sein mögen, so besteht die trennende Schranke vom Schwachsinn doch immer darin, dass die lückenhaften spärlichen Vorstellungen sich nicht vom sinnlichen Element losmachen können, nicht zur Bildung abstrakter begrifflicher Vorstellungen, zur Bildung von Begriffen und Urtheilen verwerthbar werden.

Aber auch die Reproduktion etwa gebildeter Vorstellungen ist eine unvollkommene, nur auf äussere Anregung oder ein sich erhebendes sinnliches Bedürfniss hin erfolgende. Die ganze Vorstellungsreihe läuft dabei rein mechanisch ab, wie sie ursprünglich gebildet wurde. Gemüthlicher Regungen ist der vollkommen Blödsinnige nicht fähig; Mitgefühl, sociale Gefühle sind ihm versagt, nicht einmal das Bedürfniss eines socialen Lebens ist ihm gegeben, er geniesst nur dessen Wohlthaten ohne alles ethische Verständniss für dessen Bedeutung. Nur nach einer Richtung ist eine Reaktion möglich — nämlich wenn sein dürftiges Ich eine Beeinträchtigung erfährt. Er reagirt darauf mit heftigen Affekten des Zornes, die geradezu überwältigend sind und in einer weit über das Ziel hinausgehenden brutalen Weise entäussert werden. Sie haben durchaus das Gepräge von Wuthparoxysmen, in welchen das Bewusstsein vollständig schwindet und deren sich das Individuum hinterher nicht erinnert. Zuweilen kommt es auch zu spontanen, ja selbst periodischen Wuth- und Tobausbrüchen unter dem Einfluss fluxionärer Hyperämien des Gehirns, namentlich bei räumlich beengtem Schädel.

Auch bei dem Schwachsinnigen ergeben sich Insufficienzen der psychischen Thätigkeit.

Schon die Sinnesthätigkeit weist Defekte auf, insofern die Aufnahme der Sinneseindrücke eine langsamere beim Schwachsinnigen ist und viele Sinneswahrnehmungen ihm entgehen. Nothwendig ergibt sich daraus ein geringerer Reichthum an Vorstellungen, zumal da auch die sinnlich aufgenommenen nicht so vollkommen verwerthet werden, wie beim Vollsinnigen, indem Association und Reproduktion träger und lückenhafter ablaufen.

Die Bildung übersinnlicher Begriffe und Urtheile leidet damit Noth, und das Urtheil in übersinnlichen Dingen ist einseitig, unklar und durch fremde Autorität stark beeinflusst. Der Schwachsinnige ist leichtgläubig, wird leicht düpirt, hat keine eigene Meinung, sondern stützt sich auf die Anderer. Das innere Wesen, die feineren Beziehungen der Dinge entgehen ihm, und ebenso unfähig ist er, wenn er wirklich einmal die Pointe der Sache erfasst hat, sie mit dem richtigen Wort zu bezeichnen.

Sein Sprachschatz ist immer arm, sobald es sich um übersinnliche Dinge handelt, während er in der ihm adäquaten sinnlichen Sphäre sich genügend auszudrücken vermag.

Der dem Vollsinnigen innewohnende Drang, Grund und Wesen der

Dinge und die mit ihnen geschehenden Veränderungen zu erforschen, fehlt ihm fast gänzlich, er nimmt die Dinge, wie sie sind, oder zeigt höchstens eine Art stupider Neugierde.

Ein höheres geistiges Interesse, ein zielvolles Streben ist ihm fremd. In der Befriedigung der gewöhnlichen materiellen Bedürfnisse des Lebens geht sein ganzes Dasein auf, er hat keine Zeit, noch weniger Lust, sich mit etwas Abstraktem zu beschäftigen, das ihn langweilt und ihm unverhältnissmässige Anstrengung kostet. Dieselbe Unzulänglichkeit wie auf intellektuellem zeigt sich auf ethischem Gebiet. Der Schwachsinnige ist nothwendig Egoist, er überschätzt vielfach seine Person und Leistungen, wodurch er den Spott der Anderen herausfordert und sich zur Zielscheibe ihres Witzes macht, wie dies meist in der Gesellschaft der Fall ist.

Das Wohl und Wehe der Mitmenschen berührt ihn nicht, nur Benachtheiligung der eigenen Persönlichkeit erzeugt stürmische Affekte, die dann leicht die Grenze der Norm überschreiten.

Seine freudigen Affekte gehen dann wohl in tolle Ausgelassenheit über, seine depressiven in Wuth oder Verwirrung, die namentlich leicht aus dem Affekt der Furcht erfolgt und in kopfloses Entsetzen ausartet.

Der Schwachsinnige kann ein brauchbares Glied der Gesellschaft sein, insofern er eine eingelernte, gewohnte Beschäftigung gut, ja wenn sie eine mechanische ist, geradezu vortrefflich verrichtet, eben weil er seine ganze Aufmerksamkeit ihr zuwendet und durch nichts abgelenkt wird; aber diese Leistung verrichtet er maschinenmässig, ohne im Stande zu sein, sie abzuändern, etwas Neues zu combiniren und zu produciren. Er hat keine eigenen und neuen Ideen, sondern zehrt von dem dürftigen Vorrath von Kenntnissen und Erfahrungen, die er mühsam erworben hat.

Nothwendig fehlt ihm damit die Aktivität, Spontaneität, das plan- und zielvolle Streben des Vollsinnigen; ein geringfügiges Hinderniss genügt, um ihn ausser Fassung zu bringen, indem er es nicht zu überwältigen vermag, und bei seiner Unselbständigkeit bedarf es oft eines blossen Abrathens, um den Erfolg seiner Willensbestrebungen zu vereiteln, wie andererseits die Autorität Anderer leicht im Stande ist, ihn zu allem Möglichen, selbst Widersinnigen zu bereden.

Höhere ästhetische moralische Urtheile und Begriffe sind kaum vorhanden. An ihre Stelle treten bloss mnemonisch erworbene und automatisch reproducirte moralische Urtheile Anderer. Fast alle ästhetischen, religiösen, rechtlichen Begriffe sind somit nur Gedächtnissleistungen und Schulreminiscenzen, die im gegebenen Fall zudem lückenhaft und verspätet eintreten.

Immerhin kann das Rechts- und Pflichtgefühl ziemlich gut entwickelt sein, nie stützt es sich aber so tief auf ethische im Charakter festwurzelnde Gefühle und Anschauungen, wie beim Vollsinnigen. Es besteht vielmehr in einer halbbewussten Regung und Eingebung eines sittliche Urtheile Anderer verwerthenden Gewissens. Deshalb ist auch die Reue über eine etwa begangene rechtswidrige Handlung eine oberflächliche.

Eine interessante Erscheinung bei einer gewissen Kategorie von Idioten sind einseitige, instinktive, den Trieben der Thiere vergleichbare Befähigungen zu gewissen artistischen Leistungen, die um so mehr in Erstaunen setzen, je mehr das gesammte übrige geistige Leben daniederliegt. Sie finden sich namentlich als hervorragende Begabung zu Mechanik, zum Zeichnen, zu Musik. An diese einseitigen Kunstfertigkeiten reihen sich weiter Fälle, wo ein auffallendes Wort- oder Zahlengedächtniss besteht.

Nie finden sich solche einseitige Begabungen bei der accidentellen, sondern nur bei der durch hereditär degenerative Momente entstandenen Idiotie.

Somatische Symptome: Zu diesen Störungen der psychischen Funktionen gesellen sich in einer grossen Zahl von Fällen anderweitige, von Läsionen der Centralorgane ausgehende Funktionsstörungen.

Im Gebiet der höheren Sinne findet sich häufig Amblyopie, durch Atrophie des Sehnervs oder Retinitis pigmentosa bedingt, ferner Schwerhörigkeit, unvollkommener Geruch (in einigen dieser Fälle hat man die Riechkolben verkümmert gefunden) und Geschmack. Auch die Hautsensibilität ist nicht selten abgestumpft bis zur Anästhesie.

Häufig kommt Strabismus vor, seltener durch Krampf als durch Lähmung der Augenmuskeln bedingt; im Gebiet der Sprachmuskeln besteht häufig Stottern.

Mannigfache central bedingte motorische Störungen finden sich in den Extremitäten, so

a) Krämpfe, bald partiell und auf Zehen, Arm oder Bein beschränkt, bald allgemein und veitstanzartig. Auch Athetose kommt hier vor.

Häufig sind epileptiforme Krämpfe. Sie können eine zweifache Bedeutung haben. Entweder sind sie der psychischen Infirmität coordinirte Symptome und durch die gleiche anatomische Ursache hervorgerufen, oder die Epilepsie ist das primäre Uebel und hat die Idiotie herbeigeführt.

b) Von Contrakturen finden sich spastischer Klumpfuss, Caput obstipum u. s. w. Auch Erscheinungen spastischer Spinalparalyse sind nicht selten und meist auf Polioencephalitis (Porencephalie) zurückführbar.

c) Häufig sind paralytische Zustände.

Viele tiefstehende Idioten können weder stehen noch gehen; bei anderen besteht Schwierigkeit, beim Gehen das Gleichgewicht zu halten. Nicht selten finden sich auch Residuen von Poliomyelitis anterior in Gestalt schlaffer Lähmung mit Muskelatrophie, erloschenen Reflexen und geschwundener elektrischer Erregbarkeit vor. Seltener sind die Befunde der spastischen Lähmung durch Hydrocephalus.

d) Zu erwähnen sind endlich noch zuweilen sich findende automatische und Zwangsbewegungen, sowie choreaartige Störungen, die nach Schüle als Ausdruck direkter Erregungsvorgänge unvollkommen entwickelter psychomotorischer Centren aufzufassen sind.

Die sexuellen Funktionen zeigen bei den Idioten ebenfalls tiefe Störungen. Sie fehlen gänzlich bei den Idioten höchsten Grades, die Genitalien sind häufig klein und verkümmert, die Menses treten spät oder gar nicht ein.

Es besteht Impotenz, resp. Sterilität. Auch bei den Idioten mittleren Grades sind die sexuellen Triebe schwach entwickelt. Zuweilen beobachtet man brunstartiges Auftreten derselben. Bei höher stehenden Idioten kommt auch Onanie vor.

Auf central bedingte trophische Anomalien sind der nicht seltene Zwergwuchs, die dicke fleischige Zunge, die wulstigen Lippen, die schlechten, bald absterbenden Zähne zu beziehen, wie sie in der Regel sich bei der endemischen Form vorfinden.

Auf dem Boden der psychischen Entwicklungshemmungen können die verschiedenartigsten Psychosen vorkommen. Bei Idioten habe ich, entsprechend der tiefen geistigen Stufe, welche sie bieten, nur Tobsucht beobachtet. Bei Schwachsinnigen habe ich die verschiedenen Psychosen, wie sie auch bei Vollsinnigen vorkommen, gefunden mit Ausnahme des Irreseins in Zwangsvorstellungen. Auch Dem. paralytica ist hier selten. Häufig sind Melancholien, namentlich als Schreckpsychosen. Geringfügige Ursachen, z. B. Umstehen eines Hausthiers, eine derbe Zurechtweisung u. dgl. können sie hervorrufen. Die Objektivirung des melancholischen Bewusstseinsinhalts geschieht besonders häufig im Sinn religiöser oder dämonomanischer Wahnideen, Panphobie, namentlich beim Eintritt in die Verhältnisse des Spitals oder Irrenhauses, ist ganz gewöhnlich. Diese schwachsinnigen Melancholiker beruhigen sich schwer, ertragen nicht gut Isolirung, die deshalb thunlichst zu vermeiden ist. Bei dem dürftigen geistigen Besitz fallen Psychosen mit systematischem Wahn (Melancholie, Paranoia) klinisch armselig aus, zudem fehlt diesen Imbecillen die nöthige Sprachentwicklung, um ihre Bewusstseinszustände befriedigend zu entäussern. Die Psychosen auf schwachsinniger Grundlage lösen sich langsamer und schwieriger als bei Vollsinnigen. Die Psychose scheint sowohl in ihren organischen als psychologischen Bedingungen schwieriger ihren Ausgleich zu finden und die psychische Behandlung hat weniger Spielraum. Jedenfalls ist die Prognose hier schwerer. Kommt es zur Lösung der Krankheit, so nöthigen in der Reconvalescenz eintretende Zustände von Heimweh oft zu vorzeitiger Entlassung, die jedenfalls von 2 Uebeln das kleinere ist.

Verlauf und Prognose. Bezüglich des Verlaufs lässt sich bei den so verschiedenartigen anatomischen Processen, die der Idiotie zu Grunde liegen, wenig Allgemeines sagen.

Häufig sind die Processe schon vor der Geburt oder in den ersten

Lebenszeiten entstanden, schreiten nicht weiter vor und hinterlassen stationären Blödsinn. Da wo die Idiotie aus Epilepsie oder Hydrocephalus sich entwickelt, hat sie vielfach einen progressiven Verlauf und die einzelnen epileptischen Anfallsgruppen oder Nachschübe entzündlicher Hyperämie bilden die Stufen, auf welchen das geistige Leben seinem völligen Untergange zugeführt wird.

Selten führt die ursächliche Hirnkrankheit an und für sich zum Tode, durch Nachschübe des Hydrocephalus, acute Hyperämien, Hirnatrophie, Meningitis etc., doch erreichen die Idioten im Allgemeinen kein hohes Alter, da das Hirn ein Locus minoris und überhaupt die physische Widerstandskraft geringer ist als bei nicht mit dieser Infirmität Behafteten.

Am ehesten noch gestattet der endemische Cretinismus ein höheres Lebensalter, doch sind auch hier Beispiele von 60jährigen Cretinen eine grosse Seltenheit. Zuweilen tritt dauernde Besserung des Leidens ein. Es handelt sich hier wohl um leichtere Fälle, bedingt durch Anämie. Erschöpfung durch geistige und körperliche Ueberanstrengung oder Masturbation.

Therapie. Eine Heilung der Idiotie ist a priori nicht denkbar. denn es handelt sich ja in der Regel um abgelaufene Hirnerkrankungen, bei denen die Therapie zu spät kommt. Nur in seltenen Fällen. wo das Leiden auf constitutioneller Lues oder auf Epilepsie beruht, wo es Ausdruck funktioneller Erschöpfung ist oder das allerdings durch palpable Hirnstörungen bedingte Leiden in seinen ersten Anfängen erkannt wird, kann von einem Heilversuch die Rede sein. Es können hier hygienische und medicamentöse Mittel in Frage kommen. Versuche, die hydrocephalische Idiotie durch Jodmittel zu bessern, haben zu keinem Resultat geführt.

Selbstverständlich sind bei der Kinderpflege alle unter der Aetiologie angeführten Momente im Interesse der Prophylaxe wohl zu berücksichtigen. Von einer Prophylaxe wird ferner das Meiste gegenüber dem endemischen Cretinismus zu hoffen sein. Neben der Entfernung aus dem Ort der Endemie, die allerdings die Nachkommenschaft am meisten vor dem Uebel schützt, aber nur selten ausführbar ist, handelt es sich wesentlich darum, durch Verbesserung der tellurischen, atmosphärischen, hygienischen Bedingungen die Ursachen der Volksdegeneration zu beseitigen. In der That haben darauf, speciell auf Verbesserung der Volksbildung, grössere Reinlichkeit, Entsumpfung von Gegenden etc., abzielende Bestrebungen bedeutende Erfolge aufzuweisen [1]).

[1]) Es sei hier nur an die Erfahrungen von Tourdes in Strassburg erinnert, wo nach Regulirung des Rheinstroms und Entsumpfung der Gegend die früher grosse Zahl der Cretinen auf ein Minimum herabsank.

Für die constatirten Fälle von Idiotie wird es sich in der Regel darum handeln, die dürftigen Elemente eines Geisteslebens durch methodische pädagogische Dressur zu einer leidlichen psychischen und socialen Existenz zu gestalten und damit sowohl der Gesellschaft als der Familie und dem Individuum eine grosse Wohlthat zu erweisen. Diese schwierige Aufgabe fällt den Idiotenanstalten zu, die diesem öffentlichen Bedürfnisse auch in anerkennenswerther Weise entsprechen.

Capitel 2.

Die moralische Idiotie [1]).

(Moralisches Irresein. „Moral insanity.")

Es gibt Individuen, die, obwohl sie mitten in dem Culturleben eines hochcivilisirten Volkes aufgewachsen sind und reichlich Gelegenheit hatten, von den Segnungen der Civilisation und Erziehung Vortheil zu ziehen, dennoch nicht, wie der normal sich entwickelnde Culturmensch, dazu gelangten, ethische (mit Inbegriff religiöser und ästhetischer) Vorstellungen zu erwerben, dieselben zur Bildung moralischer Urtheile und Begriffe zu benutzen und als Motive und Gegenmotive des Handelns zu verwerthen.

Ein Gehirn, dem diese auf der gegenwärtigen Entwicklungsstufe civilisirter Menschen integrirende Fähigkeit mangelt, erweist sich als ein ab origine inferior angelegtes, defektives, und diese Anschauung gewinnt eine mächtige Stütze damit, dass alle Erziehungsbemühungen, wie sie Familie und Schule anstrengen, gleichwie die trüben Erfahrungen, die ein so organisirtes Individuum im späteren Leben macht, sein ethisches Fühlen und Verhalten in keiner Weise günstig zu beeinflussen vermögen.

Die Ursache ist eben eine organische und für diese angeborenen Defektzustände in meist hereditären Bedingungen zu suchen, unter welchen Irresinn, Trunksucht, Epilepsie der Ascendenz die hauptsächlichsten sind.

Gegenüber diesen angeborenen Fällen von moralischer Idiotie, als Analoga der intellektuellen, finden sich ähnliche Zustände bei Individuen, die vorher ethisch vollsinnig waren, bei denen der Defekt somit ein erworbener ist (vgl. p. 590).

---

[1]) Grohmann, Nasse's Zeitschr. 1819, p. 162; Prichard, Treatise on insanity, 1842; Morel, Traité des dégénéresc. 1857; derselbe, Traité des mal. ment., p. 401, 540; Solbrig, Verbrechen und Wahnsinn, München 1867; v. Krafft, Friedreich's Blätter 1871 (mit ausführl. Literatur); derselbe, Verbrechen und Wahnsinn, Allg. deutsche Strafrechtsztg. 1872; Stolz, Allg. Zeitschr. f. Psych. 33, H. 5 und 6; Livi, Rivista speriment. 1876, fasc. V—VI; Tamassia ebenda 1877, p. 550; Gauster, Wien. med. Klinik, III. Jahrg., Nr. 4.

Er ist dann bedingt durch schwere Insulte oder Entartungsprocesse des Gehirns und theils Prodromalerscheinung, theils Begleiterscheinung solcher.

Die ursächlichen Bedingungen der erworbenen moralischen Defektuosität sind die anatomischen und funktionellen Gehirnveränderungen, wie sie schwere Kopfverletzungen, Apoplexien, die senile Involution des Gehirns, die Dement. paralyt., die Trunksucht, constitutionelle schwere Neurosen (Epilepsie, Hysterie) hervorrufen.

Das moralische Irresein trifft den innersten Kern der Individualität, ihre gemüthlichen, ethischen und moralischen Beziehungen. Da es den formalen Ablauf des Vorstellens, die Bildung intellektueller Urtheile des Nützlichen und Schädlichen fast unversehrt lässt, ermöglicht es ein logisches Urtheilen und Schliessen, das dem Unkundigen den Defekt aller moralischen Urtheile und ethischen Gefühle verhüllt und den moralischen Irren zwar klinisch, wenn auch nicht ethisch in der Rolle des unmoralischen, selbst verbrecherischen Menschen erscheinen lässt.

Wie Stolz (op. cit.) nachweist, hat schon Regiomontanus 1513 die Idee ausgesprochen, dass es boshafte, unsittliche Menschen gebe, die ihre Bosheit nicht aus sich selbst hätten und die trotzdem von den Rechtsgelehrten gehängt würden. Was der Naturforscher des 16. Jahrhunderts dem Einfluss der Gestirne (Geborensein im Zeichen der Venus) zuschrieb, sucht eine fortgeschrittene Zeit aus abnormen Organisationsverhältnissen des Menschen zu erklären.

In Deutschland dürfte Grohmann (1819) der Erste gewesen sein, der eine ethische Entartung aus organischer Ursache erkannte und sie als angeborene moralische Insanie, moralischen Blödsinn bezeichnete. Einen ersten Versuch klinischer Darstellung und Umgrenzung des Krankheitsbildes machte Prichard (1842). Die ätiologische Bedeutung des krankhaften Zustands als eines degenerativen, vorwiegend hereditären lehrte Morel kennen. Die klinischen Forschungen eines Brierre, Falret, Solbrig u. A. haben dem moralischen Irresein die allgemeine ärztliche Anerkennung verschafft.

Versuchen wir es, die klinischen Merkmale dieses eigenthümlichen Defektzustandes zu skizziren, so tritt als grellste Erscheinung, und für ihn die Signatur abgebend, eine mehr oder weniger vollkommene moralische Insensibilität, ein Fehlen der moralischen Urtheile und ethischen Begriffe zu Tage, an deren Stelle die rein aus logischen Processen hervorgehenden Urtheile des Nützlichen und Schädlichen treten. Allerdings können die Gebote des Sittengesetzes eingelernt und mnemonisch reproducirbar sein, aber wenn sie je ins Bewusstsein eintreten, so bleiben sie von Gefühlen, geschweige Affekten unbetont und damit starre, todte Vorstellungsmassen, nutzloser Ballast für das Bewusstsein des Defektmenschen, der daraus keine Motive oder Gegenmotive für sein Thun und Lassen zu ziehen weiss.

Dieser „sittlichen Farbenblindheit“, diesem „Irresein der altruistischen Gefühle“ (Schüle) erscheint die ganze Cultur, die ganze sittliche und staatliche Ordnung nur als eine hemmende Schranke für das egoistische Fühlen und Streben, das nothwendig zur Negation der Rechtssphäre Anderer und zu Eingriffen in diese führen muss.

Interesselos für alles Edle und Schöne, stumpf für alle Regungen des Herzens, befremden diese unglücklichen Defektmenschen früh schon durch Mangel an Kindes- und Verwandtenliebe, Fehlen aller socialen geselligen Triebe, Herzenskälte, Gleichgültigkeit gegen das Wohl und Wehe ihrer nächsten Angehörigen, durch Interesselosigkeit für alle Fragen des socialen Lebens. Natürlich fehlt auch jegliche Empfänglichkeit für sittliche Werthschätzung oder Missbilligung seitens Anderer, jegliche Gewissensregung und Reue. Die Sitte verstehen sie nicht, das Gesetz hat für sie nur die Bedeutung einer polizeilichen Vorschrift, und das schwerste Verbrechen erscheint ihnen von ihrem eigenartigen inferioren Standpunkt nicht anders, als einem ethisch vollsinnigen Menschen die einfache Uebertretung einer polizeilichen Verordnung. Gerathen sie in Conflikt mit dem Einzelnen oder der Gesellschaft, so treten an Stelle der einfachen Herzenskälte und Negation Hass, Neid, Rachsucht, und bei ihrer sittlichen Idiotie kennt dann ihre Brutalität und Rücksichtslosigkeit keine Schranken.

Dieser ethische Defekt macht solche inferior Organisirte unfähig, auf die Dauer in der Gesellschaft sich zu halten, und zu Candidaten des Arbeits-, Zucht- oder Irrenhauses, welche Aufbewahrungsorte sie endlich erreichen, nachdem sie als Kinder bei ihrer Faulheit, Lügenhaftigkeit, Gemeinheit der Schrecken der Eltern und Lehrer, als junge Leute bei ihrem Hang zu Vagabondage, Verschwendung, Excessen, Diebstählen die Schande der Familien, die Plage der Gemeinden und Behörden gewesen waren, um endlich die Crux der Irrenanstalten und die Unverbesserlichen der Strafhäuser zu werden.

Neben dem Mangel ethischer altruistischer Gefühle und dem nothwendig sich ergebenden Egoismus findet sich als formale affektive Störung eine grosse Gemüthsreizbarkeit, die in Verbindung mit dem Mangel sittlicher Gefühle zu den grössten Brutalitäten und Grausamkeiten hinreisst und sogar pathologische Affekte begünstigt.

Auf intellektuellem Gebiet erscheint der Kranke für Den, welcher formell logisches Denken, Besonnenheit, planmässiges Handeln als entscheidend ansieht, unversehrt. Auch das Fehlen von Wahnideen und Sinnestäuschungen im Krankheitsbild hat schon Prichard hervorgehoben. Trotzdem, ja selbst trotz aller Schlauheit und Energie, wenn es sich um die Verwirklichung ihrer unsittlichen Bestrebungen handelt, sind solche Entartete doch intellektuell schwach, unproduktiv, zu einem wirklichen Lebensberuf, zu einer geordneten Thätigkeit unfähig, von mangelhafter Bildungsfähigkeit, einseitig, verschroben in ihrem Ideengang, von sehr beschränktem Urtheil. Nie fehlt bei diesen ethisch Verkümmerten zugleich der intellektuelle Defekt. Viele sind sogar geradezu Schwachsinnige. Sie sind nicht bloss einsichtslos für das Unsittliche, sondern auch für das positiv Verkehrte, ihren eigenen Interessen Schädliche ihres Thuns und Lassens; sie überraschen, trotz aller Beweise von instinktiver Schlauheit, durch gleichzeitiges Ausserachtlassen der gewöhnlichsten Regeln der Klugheit bei ihren verbrecherischen Handlungen. Diese Defektmenschen sind nicht nur unvernünftig, sondern auch unpraktisch. Ihre höchsten geistigen Leistungen sind immer defekt, selbst wenn sie nothdürftig das besitzen, was man landläufig mit „Verstand" bezeichnet. Sie entbehren gewisser Grundanschauungen und Correktive, der Einsicht in die Ziele und die Bedeutung des Lebens. Dies zeigt sich auch in Bezug auf Geld. Sie kennen zwar dessen Münzwerth, nicht aber dessen Werth für wichtige materielle und sociale Interessen. Sie vergeuden und vernaschen es gleich Kindern. Aus diesen Defekten ergibt sich nothwendig der Mangel eines zielbewussten Strebens.

In formaler Beziehung ist auf dem Gebiet des Vorstellens, neben der Unfähigkeit der Bildung von ethischen Vorstellungen und der Verknüpfung derselben zu moralischen Urtheilen und Begriffen, die mangelhafte Reproduktionstreue der Vorstellungen (p. 73) hervorzuheben.

Auf der Seite des Strebens zeigt sich der ethische und intellektuelle Defekt in der vollkommenen Unfähigkeit zu einer Selbstführung und Selbstcontrole. Im Allgemeinen zeichnen sich diese Entarteten durch ihre geistige Schlaffheit und Trägheit aus, die nur da überwunden wird, wo es sich um Befriedigung ihrer unsittlichen verbrecherischen Gelüste handelt. Sie sind geborene Müssiggänger und sittliche Schwächlinge. Vagabundiren, Betteln, Stehlen sind Lieblingsbeschäftigungen, Arbeit ist ein Gräuel.

Ist schon das „freie" Handeln zu einem zwar willkürlichen, aber durch Fehlen oder Unerregbarkeit sittlicher Vorstellungen sittlich unfreien herabgesunken und erscheinen dem sittlich blinden Auge des Kranken die höchsten Gebote des Sitten- und Rechtsgesetzes nur als überflüssige unverstandene polizeiliche Vorschriften, so kommt dazu, dass vielfach direkt aus der Hirnabnormität heraus gesetzte, spontane, organische Antriebe zu theils einfach bizarren, theils unsittlichen und verbrecherischen Handlungen erfolgen.

Sie haben dann weitere psychisch degenerative Charakterzüge, den des Impulsiven und nicht selten den periodischer Wiederkehr (Vagabundiren, Stehlen, alkoholische und sexuelle Excesse). Soweit natürliche Triebe dem Handeln hier zu Grunde liegen, können jene zudem einen perversen Charakter an sich tragen. Dies gilt namentlich bezüglich des Geschlechtstriebs, dessen Perversionen (p. 90) grossentheils auf dem Boden des moralischen Irreseins vorkommen.

Da es sich hier um individuelle Entartungszustände handelt, sind die klinischen Erscheinungsformen äusserst mannigfache und entziehen sich einer näheren Differenzirung.

Je nach der Intensität der Störung lassen sich Zustände von moralischem Schwach- und Blödsinn, analog den Zuständen von intellektuellem Schwach- und Blödsinn, unterscheiden.

Praktisch lässt sich ein Unterschied zwischen passiven apathischen und aktiven reizbaren moralischen Idioten aufstellen.

Das moralische Irresein ist wesentlich eine stationäre Infirmität. Die Vorgänge der Pubertät, sexuelle und alkoholische Excesse können verschlimmernd wirken und perverse impulsive Antriebe wachrufen.

Diese moralischen Idioten zeigen sich sehr disponirt, auf gelegentliche Schädlichkeiten im Sinn einer Psychopathie zu reagiren. Namentlich Freiheitsberaubung genügt, um intercurrent wirkliches Irresein hervorzurufen.

Neben pathologischen Affekt- und Alkoholzuständen werden als Complicationen bei moral insanity nicht selten periodische Psychosen beobachtet, auch Fälle von Paranoia habe ich hier vorgefunden.

Die Prognose des moralischen Irreseins als einer angeborenen Infirmität ist eine hoffnungslose. Beachtung verdient jedoch der Umstand, dass die Erscheinungen eines moralischen Irreseins im kindlichen und Jünglingsalter im Zusammenhang mit Epilepsie oder Trauma capitis sich entwickeln und mit Beseitigung der Ursache wieder schwinden können. Die Prognose dieser erworbenen und symptomatischen Fälle ist demnach keine absolut schlechte.

So erzählt Wigand (On the duality of mind) den Fall eines Jungen, dem vom Lehrer ein Lineal an den Kopf geschlagen wurde. Eine völlige Umwandlung der moralischen Gefühle des Pat. erfolgte. Man trepanirte an der Stelle der Verletzung, wo eine leichte Schädeldepression sich vorfand, und entfernte einen Knochensplitter, der auf das Hirn drückte, worauf die alte Persönlichkeit sich wieder herstellte.

Die besonders in foro hochwichtige Diagnose dieser Zustände hat die Aufgabe, die klinischen Anomalien auf eine angeborene defektive Hirnorganisation zurückzuführen. Die Erfüllung dieser Forderung ist unerlässlich. Die Monstrosität einer psychischen Existenz, der Nachweis des moralischen Defekts sind ungenügend. Sie können ebensogut das Resultat einer defektiven Erziehung als das einer fehlerhaften Organisation sein. Mit allgemeinen psychologischen Kriterien ist hier nicht viel zu leisten. Die Untersuchung muss hier eine streng klinische sein, und ist es zweckmässig, vorerst die specielle Diagnose bei Seite zu lassen und die allgemeine des Bestehens einer cerebralen Abnormität überhaupt (s. p. 262) zu machen.

Für das moralische Irresein sind entscheidend:

1) Die Abstammung von irrsinnigen, trunksüchtigen, epileptischen Erzeugern.

2) Der Nachweis von anatomischen und funktionellen Degenerationszeichen, mit besonderer Berücksichtigung der Verhältnisse des Geschlechtslebens als der für die Entwicklung des moralischen Sinnes wichtigsten organischen Grundlage.

3) Der Nachweis von Erscheinungen krankhaften Verhaltens vasomotorischer (Intoleranz gegen Alkohol etc.) und motorischer Funktionen (speciell der hier häufigen epileptoiden Symptome).

Ist auf diese Kriterien die allgemeine Diagnose eines Cerebralleidens gegründet, so hat die specielle Diagnose das abnorm frühe Auftreten der ethischen Verkümmerung geltend zu machen, zu einer Lebenszeit, wo von einem Einfluss bösen Beispiels nicht die Rede sein konnte und vielfach unter den günstigsten Aussenverhältnissen (positiv gute Erziehungsbestrebungen). Das organische Bedingtsein wird durch die absolute Incorrigirbarkeit des Kranken eine weitere Stütze erhalten.

Eine weitere diagnostische Beleuchtung erfährt der moralische Defekt durch den Nachweis intellektueller Schwäche, krankhafter Gemüthsreizbarkeit, mangelhafter Reproduktionstreue des Vorstellens, durch den impulsiven perversen, d. h. auf Perversion der natürlichen Triebe, Instinkte, Gefühle beruhenden, vielfach selbst periodischen Charakter der Handlungsweise.

Die Therapie hat diesen moralischen Defektzuständen gegenüber, ausser es handelt sich um erworbene Zustände auf Grund von Epilepsie, Masturbation, Trauma capitis, keine Aussicht auf Wirksamkeit. Diese „Wilden" im Culturdasein bedürfen zu ihrem eigenen und zum Schutz der Gesellschaft vor ihnen der Verwahrung in einer Irrenpflegeanstalt. Bei passiven torpiden Fällen von moralischer Idiotie vermag jahrelange psychische Dressur in solchen Anstalten diese Defektmenschen zuweilen zu einer relativen Selbständigkeit der Lebensführung und Existenzfähigkeit ausserhalb der Anstalt zu erziehen.

Beob. 117. Moralisches Irresein.

F., 35 J., ledig, Dienstmädchen, stammt von einem excentrischen, aufgeregten Vater. Mutter unbekannt. Ein Bruder leidet an periodischem Irrsinn, ein anderer ist ein Sonderling.

Pat. kam schwächlich zur Welt, war als Kind kränklich, zuckte bei Gemüthsbewegungen gleich zusammen. Sie war unbegabt, ungelehrig, boshaft, eigensinnig, höchst reizbar, ungesellig, naschhaft, unstet, bei keiner Arbeit ausdauernd, roh, gefühllos, nur auf Befriedigung ihrer Launen ausgehend. Mit 17 Jahren traten ohne Beschwerden die Menses ein. Mit 19 Jahren, nach dem Tod der Eltern, musste sie Dienste suchen. Sie hielt nirgends lange aus, wurde auch gewöhnlich nach kurzer

Zeit verabschiedet, denn sie war faul, lügenhaft, männersüchtig und der Prostitution ergeben. Alle Versuche der ehrenwerthen Familie, sie auf gute Wege zu bringen, waren vergeblich. Sie vernaschte und verjubelte Kleider und Geld, die die Geschwister ihr zukommen liessen, ebenso machte sie es mit ihrem Erwerb, den sie als Dienstbote und durch Prostitution sich verschaffte. Gefühle der Selbstachtung, der Anhänglichkeit an die braven Geschwister waren ihr fremd. Nur wenn sie nichts hatte, suchte sie ihre Geschwister auf, um sie zu brandschatzen. Durch ihren dissoluten Lebenswandel hatte sie häufig Anstände mit der Polizei, da sie den öffentlichen Anstand verletzte, sich nicht an polizeiliche Vorschriften kehrte. An ihrem unehrbaren Lebenswandel fand sie nichts Anstössiges.

Als sie schliesslich nirgends mehr einen Dienst fand, nahmen sie die Geschwister bei sich auf. Sie machte sich durch ihr grenzenlos saloppes, unreinliches Wesen, ihre Nachlässigkeit, Faulheit, Unsittlichkeit, Rohheit, sinnlose Verschwendungslust in der ehrbaren Familie bald unmöglich. Ging sie doch in zerfetzten Kleidern, ungewaschen herum, warf sie achtlos brennende Zündhölzchen auf dem Boden herum, entblödete sie sich nicht, Abends vor die Hausthür zu stehen und Männer anzulocken! Schliesslich erkannten die Angehörigen, dass hier eine unglückliche Organisation vorliege, und zogen sich zurück.

Die F. trieb sich nun in Winkelbordellen der ordinärsten Sorte, in Schnapsbuden und Asylen für Obdachlose herum, bis sie eines Tags von der Polizei aufgegriffen wurde. Sie gerieth dabei in einen pathologischen Zornaffekt, geberdete sich wie rasend, so dass man sie nach dem Beobachtungszimmer ins Spital sandte.

Dort spielte sie die gekränkte Unschuld, fügte sich nicht der Ordnung des Hauses, hetzte die anderen Patienten auf, explodirte bei ihrer grossen Reizbarkeit beständig in zornigen Affekten, die sich um die Affaire mit der Polizei drehten. Diese war ihr feindlich gesinnt, suchte sie nur zu chikaniren, während sie kein Wässerchen je getrübt hatte. Für ihre moralischen Defekte, die daraus folgende Unmöglichkeit einer Selbstführung hatte sie eben absolut kein Verständniss. Alle durch ihren Lebenswandel ihr widerfahrenen Widerwärtigkeiten stellte sie als durch Bosheit Anderer hervorgerufen hin.

Pat. ist mittelgross, abschreckend hässlich, von groben, sinnlichen Zügen. Die sittliche Verkommenheit, Gemeinheit, Frivolität ist der Pat. sozusagen auf die Stirne geschrieben. Stirnschädel schmal, flach, Nasenwurzel tief liegend, Nasenbeine breit, flach. Mimische Contraktur der Muskeln des linken Mundwinkels.

Pat. ist plump in ihren Bewegungen, hat einen schlürfenden Gang, indem sie sich kaum die Mühe nimmt, die Füsse ordentlich aufzuheben. Sie geräth über Kleinigkeiten mit der Umgebung in Conflikt und dann in Zornaffekte, die bezüglich Intensität und Dauer das physiologische Mass weit übersteigen. Ihre Reproduktionstreue ist mangelhaft, die Darstellung der Vorkommnisse ist eine unrichtige, auch da, wo sie kein Interesse hat, zu beschönigen. Pat. ist untraitabel, grob bis zur Brutalität, arbeitsscheu, sucht Andere von der Arbeit abzuhalten, treibt sich störend und schimpfend, nach Männern ausspähend herum, querulirt um ihre Entlassung, weiss aber nicht, was sie dann anfangen will. Pat. wurde in eine Irrenpflegeanstalt versetzt.

Beob. 118. Moralisches Irresein mit epileptoiden Erscheinungen nach Trauma capitis.

L., 23 J., ledig, Taglöhner, aus nicht belasteter Familie, hatte sich bis zum 3. Jahr normal entwickelt. Damals stürzte er von der Höhe eines Stockwerks herab, erlitt eine heftige Gehirnerschütterung ohne äussere Verletzung. Von dieser Zeit an entwickelte sich ein störriges, reizbares Wesen und stellten sich in Pausen von Wochen bis Monaten Anfälle von hallucinatorischem Delirium ein, die von heftigem Kopfschmerz eingeleitet waren und einige Stunden andauerten. Der Inhalt des Delirium war ein schreckhafter, Pat. wehrte sich verzweifelt gegen Phantasmen. Er erwachte dann wie aus einem tiefen Schlaf und wusste von allem Vorgefallenen nichts. Er litt intervallär häufig an Kopfschmerz, hatte auch Schwindelanfälle, nie aber klassisch-epileptische. Pat. kam in der Schule nicht fort, war faul, lügenhaft, boshaft, gemüthlos, reizbar, eigensinnig. Vom 13. Jahr an verloren sich die Anfälle von Schwindel und Delirium. Pat. zeigte zunehmende Reizbarkeit, ergab sich einem dissoluten Lebenswandel, that nirgends gut, wurde Maurerlehrling, Schiffsjunge, Taglöhner, vertrug sich mit Niemand, wurde wiederholt wegen Raufhändeln gerichtlich bestraft. In seinen Affekten war er ganz pathologisch, verlor das Bewusstsein, ging gleich auf die Umgebung mit dem Messer los. 1870 kam er zum Militär. Er erwies sich untraitabel, unbotmässig, bekam eine Disciplinarstrafe nach der anderen, und als er einmal von einem Vorgesetzten zur Rede gestellt wurde, gerieth er in Wuth, biss ihn in die Hand und drohte ihn zu erstechen. Er kam ins Spital, dann ins Zwangsarbeitshaus, wurde von der Familie zurückgenommen, fing aber schon am folgenden Tage mit dem Vater Streit an, warf ihm einen Nachttopf nach, drohte ihn und den Bruder zu erstechen, und als ihn der Vater begütigen wollte, biss er diesen in die Hand. Er kam in Untersuchung, wurde für unzurechnungsfähig erklärt und in die Irrenanstalt gebracht (1871). Dort erwies er sich faul, untraitabel, hochgradig zornmüthig, aller moralischen Gefühle bar, unfähig zu einer Selbstführung. Er hetzte Alles durch einander, fügte sich keiner Ordnung, und wenn Isolirung und andere disciplinäre Massregeln nöthig waren, so reagirte er darauf mit Zornaffekten, in denen er tobte, zerstörte, mit Todtschlag drohte, einmal auch sein Bett in Brand steckte. Er wurde wiederholt von den Angehörigen zurückgenommen, ergab sich aber sofort der Vagabondage, dem Stehlen und Bettel, beging Alkoholexcesse, und da er Alkoholica nicht ertrug, so wurde er immer bald wieder wegen pathologischer Rausch- und Zornaffekte, gefährlicher Bedrohung etc. polizeilich eingeliefert. Er meinte selbst, es sei besser für ihn, wenn er nicht auf der Welt wäre. Er könne sich doch nicht halten, und wenn er trinke, sei es gleich aus mit ihm. Am 1. 4. 75 entwich er in raffinirter Weise, trieb sich vagabundirend, stehlend herum, wurde aber schon nach wenigen Wochen wieder gefänglich eingezogen. Nach ausgestandener Strafe ergab er sich neuen Alkoholexcessen, die ihn wieder der heimathlichen Irrenanstalt zuführten. Auf dem Wege dahin machte er mit einem anderen Kranken einen Mordanfall auf die eskortirenden Wärter.

Pat. ist ohne Degenerationszeichen, jedoch von rohen, grobsinnlichen Zügen: die Gesichtshälften sind ungleich innervirt. In der langen Beobachtungszeit in der Irrenanstalt fanden sich ausser zeitweise gesteigerter Gemüthsreizbarkeit und Anfällen von heftigem Kopfweh keine auf die frühere epileptische Neurose deutenden Erscheinungen. Intellektuell erschien Pat. trotz aller Schlauheit und Bosheit defekt, wenn auch nur in geringem Grad schwachsinnig.

Register.

A.

B.

C.

D.

F.

G.

H.

I.

K.

L.

M.

N.

O.

P.

Q.

R.

S.

T.

U.

V.

W.

Z.

www.ingramcontent.com/pod-product-compliance
Lightning Source LLC
Chambersburg PA
CBHW020848210326
41598CB00018B/1611

* 9 7 8 3 7 4 2 8 1 3 0 5 3 *